中国医师协会专科医师培养继续教育用书

《中国临床新难诊疗技术规范教程》系列丛书

急诊科疾病临床诊疗规范教程

主 编 于学忠 周荣斌 王 仲

U0295945

北京大学医学出版社

JIZHENKE JIBING LINCHUANG
ZHENLIAO GUIFAN JIAOCHENG

图书在版编目（CIP）数据

急诊科疾病临床诊疗规范教程/于学忠，周荣斌，
王仲主编. —北京：北京大学医学出版社，2011.9
ISBN 978-7-5659-0231-4

Ⅰ.①急…　Ⅱ.①于…②周…③王…　Ⅲ.①急诊—
教材　Ⅳ.①R459.7

中国版本图书馆 CIP 数据核字（2011）第 165929 号

急诊科疾病临床诊疗规范教程

主　　编：于学忠　周荣斌　王　仲
出版发行：北京大学医学出版社（电话：010－82802230）
地　　址：(100191) 北京市海淀区学院路 38 号　北京大学医学部院内
网　　址：http://www.pumpress.com.cn
E － mail：booksale@bjmu.edu.cn
印　　刷：北京画中画印刷有限公司
经　　销：新华书店
责任编辑：安　林　　责任校对：金彤文　　责任印制：张京生
开　　本：880mm×1230mm　1/32　　印张：29.5　　字数：816 千字
版　　次：2011 年 9 月第 1 版　　2011 年 9 月第 1 次印刷　　印数：1－3000 册
书　　号：ISBN 978-7-5659-0231-4
定　　价：85.00 元

编委名单

（按姓氏笔画排序）

丁　宁　首都医科大学附属北京同仁医院

于学忠　北京协和医院

马增香　河北省沧州市人民医院

马岳峰　浙江大学医学院附属第二医院滨江医院

王　仲　北京协和医院

王时光　天津中医药大学第二附属医院

王新春　哈尔滨医科大学第二医院

王育珊　吉林大学第二医院

公保才旦　青海省人民医院

卢中秋　温州医学院附属第一医院

田英平　河北医科大学第二医院

朱华栋　北京协和医院

朱继红　北京大学人民医院

刘　志　中国医科大学附属第一医院

刘世平　川北医学院附属医院

关　卫　黑龙江省医院

许　锋　卫生部北京医院

孙树杰　大连医科大学附属第二医院

孙海晨　南京军区南京总医院

苏　磊　广州军区广州总医院

李　云　济南市长青区人民医院

李　莉　郑州大学第一附属医院

李小刚　中南大学湘雅医院

李奇林　南方医科大学珠江医院

李超乾　广西医科大学第一附属医院

杨　旻　安徽医科大学第二附属医院

杨立山　宁夏医科大学附属医院

杨晓明　山西医科大学附属医院

何　建　第二军医大学附属长海医院

沈　洪　中国人民解放军总医院

宋　维　海南省人民医院

宋祖军　中国人民解放军总参谋部总医院

张　泓　安徽医科大学附属医院

张文武　深圳市宝安区人民医院

张劲松　江苏省人民医院

张新超　卫生部北京医院

陆一鸣　上海交通大学医学院附属瑞金医院

陈旭岩　北京大学第一医院

帕尔哈提·拜合提　新疆医科大学第一附属医院

周荣斌　中国人民解放军北京军区总医院

赵晓东　中国人民解放军总医院附属第一医院

秦　俭　首都医科大学附属北京宣武医院

柴艳芬　天津医科大学总医院

钱传云　昆明医学院第一附属医院

高　路　西安交通大学医学院第一附属医院

黄　亮　南昌大学第一附属医院

黄子通　中山大学附属第二医院

黄显凯　第三军医大学大坪医院

崔晓迎　内蒙古医学院附属医院

梁显泉　贵阳医学院附属医院

董利军　上海交通大学医学院附属新华医院

董钰柱　太原市紧急医疗救援中心

韩希望　陕西省人民医院

韩继媛　华中科技大学同济医学院附属协和医院

辜小丹　成都市第六人民医院

曾红科　广东省人民医院

褚　沛　兰州大学第一医院

蔺佩鸿　福建医科大学附属第一医院

熊光仲　中南大学湘雅第二附属医院

熊旭东　上海中医药大学附属曙光医院

序

为了配合专科医师培养和准入制度的建立，中国医师协会新难诊疗规范项目办公室，以专科医师培养标准为基础，组织编辑出版《中国临床新难诊疗技术规范教程》系列丛书。历时一年多的筹备和实施，终于陆续和广大临床医学工作者见面了。

在卫生事业深化改革、实现跨越式发展之年，中国专科医师培养从课题研究到全国试点工作的逐步开展，标志着我国的临床医学教育进入了一个新的发展阶段。本系列丛书作为专科医师培养继续教育用书，是专科医师培养教材的补充教材。针对临床疾病的新点、难点，推广规范的诊疗方案。指导专科医师在临床诊疗过程中使用规范的、科学的方法。因而集实用性、学术性、规范性于一身。考虑到携带的方便，特制成"口袋书"的版式，希望成为广大的专科医师临床诊疗工作中不可缺少的工具书。

诚然，本系列丛书由于编撰时间有限，和理想的水平还有一定的差距，需要一个实践、探索、总结、完善的过程，希望广大的医学工作者能提出宝贵的意见，使我们的工作有更大的改进。

本系列丛书在编辑出版的过程中得到了多位院士和专家的大力支持，并在百忙当中挤出时间完成了编写工作，在此向他们的辛勤劳动表示深深的谢意，感谢他们为中国专科医师培养事业作出的杰出贡献。

希望所有致力于医学教育的发展和人民健康事业的同道们，为专科医师培养事业继续做出不懈的努力！

《中国临床新难诊疗技术规范教程》
系列丛书　编辑部

前　言

专科医师培养和准入制度已经成为大多数国家培养专科医生的重要方式，是培养和造就一支能提供高质量医疗服务的高素质医生队伍的途径。然而，我国专科医师规范化培训还没有形成完善的制度体系，临床各专科医师的素质和水平在不同地区、不同医院之间存在很大差异。在卫生部领导下，全国专科医师培训工作试点已经于2003年启动，这对建立我国专科医师培训制度，提高专科医师执业水平有着深远的意义。急诊医学是一门新兴的跨学科的临床医学专业学科，它与临床各科既有密切的关系，又有自身的理论体系和特殊的临床医疗范畴。是专科医师系列中的重要领域。中国医师协会急诊医师分会在卫生部科教司和总会的领导下，根据"专科医师培训标准"，组织专家制定了"急诊医师培训细则"和"急诊医师培训基地细则"，并进行了试点工作。

为了配合急诊专科医师培训工作的开展，中国医师协会急诊医师分会根据卫生部有关编写《全国专科医师培训规划教材》的宗旨和要求，急诊医师分会组织全体委员共同进行编写，历时近一年，这本汇聚了全体委员智慧和汗水的《急诊疾病临床诊疗规范教程》终于和大家见面了，本书包含了"专科医师培训标准"和"急诊医师培训细则"所要求的急诊临床知识和技能，同时也体现了编写专家丰富的临床经验和对学科发展前沿的把握，可以帮助读者全面掌握临床急诊的知识和技能，也有助于读者借鉴和总结临床经验，跟上学科发展的步伐。

本书在初稿形成时，特邀请卢中秋、褚沛、孙海晨、王新春、何建等几位教授进行了审阅和校对、提出修改意见，在此对他们的大力支持表示衷心的感谢。本教程为规范教程，编写方面做了一些探讨和尝试，力求做到规范和实用，但可能还会存在不足之处，希望广大的同道能够提出宝贵意见，我们将会在再版时改进。

中国医师协会急诊医师分会

会长：

目 录

第一篇 急诊医学概论

第二篇 基本急救技术

第五篇　休　克

第六篇　急性器官功能障碍

第七篇　水电解质和酸碱平衡失调

第八篇　创伤和烧伤

第九篇　急性中毒

第十篇　急诊感染性疾病

第十一篇　神经系统疾病急诊

第十二篇　呼吸系统疾病急诊

第十九篇　皮肤急诊

第一篇

急诊医学概论

第1章 急诊医学服务体系

世界上多数国家已经认可了急诊医学是一门独立的临床医学二级学科，是一门有自身特点的医学专业学科。急诊医学的发展水平在一定程度上综合反映了一所医院、地区甚至一个国家的临床医学总体水平。本章我们就主要探讨急诊医学的专业特点及急诊医疗服务体系，并从而认识我们急诊医学发展中的不足和优势。

第一节 急诊医学概念和范畴

急诊医学主要研究各种紧急疾病和外伤等突发医疗问题在诊疗中的规律，研究对象是发生紧急疾病与外伤患者和为及时有效诊治这些病人所应有的急诊医疗服务体系（EMSS）；研究的具体内容包括在院外发病（受伤）患者的现场止血、包扎、固定和转运，在资源有限的情况下对疾病的初步检诊与紧急处理、在医院急诊科对病人的快速分诊、初始评估、稳定、诊断、治疗等。此外，还需要研究急诊医学人才培养、急诊科以及急诊医疗服务体系的管理等问题。除常规紧急医疗问题外，急诊医学还涵盖了对突发公共卫生事件、灾害以及各种重大事件的医疗应急问题。

"急救医学"被人为地理解为"院前急救"，而"急诊医学"被理解为"急诊科处理"，这都是不全面的。事实上这两个名字都是英文"Emergency Medicine"的中文译文，但在从事医院内工作的医生使用了"急诊医学"，而在急救中心工作的医务人员使用了"急救医学"。如果真实地还原"Emergency Medicine"的涵义，应当是"紧急医学"。只有这样，才能更全面地理解"紧急医疗服务体系"这样的医疗救援系统。在我国，急诊医学已经发展了二十余年，其专业领域已远远超越"（院前）急救"、和医院急诊科救治，而是扩展到快速医疗、学科建设、科学研究、系统管理等诸多方面，国际上甚至在多年前就已经出现了中毒学、灾害医学、运动医学等急诊医学的亚专业。

目前我们认定的"急诊医学"是一门独立的医学专业，需要相应专科化的医师来从事这一专业工作。急诊医师专业范畴有其独特性，即：运用有限的医疗资源完成病人的判断和快速处理。具体说来，就是针对各种急、危、重病患者或伤员紧急评估和快速诊疗。这里不再需要按照传统的分科方式以脏器进行分类，而是以发病时间以及对处置时间的需求来界定。这些病人可能需要手术干预或非手术干预，也可能需要其他介入手段的干预。所有这些需要紧急干预的疾病（特别是危及生命的疾病或外伤）以及相应的干预手段，就是急诊医学专业人员的业务范畴。

近年来，随着急诊医学的发展，急诊医师的工作任务扩展到：急诊医学教学和预防、急诊医学基础和临床研究、损伤预防、医学继续教育、灾害医学和 MCI（群体伤亡事件）管理、中毒处理和中毒咨询、危险化学品和生物恐怖事件的处理、医院和 EMS 管理等。

了解急诊医师的角色，对急诊工作的年轻医师来说至关重要，我们需要摆正位置，了解自己该干什么，不该干什么，正视我们目前所面临的困难（如急诊患者数不断地增加；为急诊预留的病床数一再缩减；患者的支付能力在下降；面临诉讼的压力有增无减），才能更好地服务于临床。

第二节　急诊医疗服务体系（EMSS）

伴随着医学科学的进步以及人们认识的不断深化，临床诊疗技术的发展以及由此带来的专科分科越来越细，导致现有的医学模式越来越不能满足人民群众的需要。现在的医学专科无一例外地依人体各个系统为基础，又根据是否需要手术为界限划分为"手术科室"及"非手术科室"。

这种分科模式的优点是使相关领域的医学工作者能够更专业化，对某一疾病进行更为深入地研究，如患者每次患病均为某一系

4

统的单一疾病，即无其他系统基础疾病也无并发症，这一模式无疑是最好的。但临床实际情况恰恰相反，很多患者往往有多系统器官的功能障碍，所以该模式就暴露了它的最大缺陷：忽略了人的整体性，只见树木不见森林，只能发现和处理与自己相关的某一系统疾病，而对身体的整体功能状态却缺乏应有的知识进行诊断与处理，从而导致严重后果。

正是在这种情况下，急诊医学应社会的需求而出现了。如果把各学科比喻为一根根相互平行的纵向线条的话，急诊医学则是与其相互垂直的横向线条，与其相互交叉又不覆盖。急诊医学不以传统学科所依据的按系统划分作为分科基础，而是以提供及时的紧急医疗救援服务作为自己的立身之本。对急诊医学的这种特殊需求，又赋予了它鲜明的"社会属性"，它的服务范围不只局限于院内，而是涵盖了院前急救、灾害医学、院内急诊及加强治疗等领域，这套系统又称为急诊医学服务体系（EMSS）。

在具体工作模式上，急诊医学在提供紧急医疗服务时不但吸收了现代医学的精髓，而且克服了传统学科的分科过细的缺点，将人体各器官视为一个不可分割的整体，认为身体的状态有赖于维持各系统功能的平衡状态，对疾病的诊疗不应只强调某一器官而应兼顾整体。同时急诊医学特别重视时效性，推崇早期识别、早期干预，要在第一时间发现并判断出威胁患者生命安全的隐患给予及时处理。

急诊医疗服务体系按成熟程度可分为三个阶段：不发达、发展中和成熟。我国目前正处于发展中阶段，在这一阶段，"急诊医学是一门独立的医学专业，需要相应专科化的医师"这一观念得到国内多数医师和政策制定者的认同，并形成急诊医学专业模式，如建立全国性的急诊医学组织、住院医师培训项目和专业证书考试。急诊医学学术体系也开始发展，出版急诊医学专业杂志。

城市化的快速发展，对急诊的需求迅猛增长，促进了急诊医学的发展。急诊医疗体系和服务质量得到明显改善，院前急救人员已经具备基础生命支持等基本技能，几项重要指标（如医院内分诊、加强心脏生命支持、创伤处理等）也有明显提高。大多数急诊科有成熟的急诊管理体系。但仍有些方面处在不发达阶段，如没有急诊医学专科医师培养计划，没有专业证书考试和专业准入制度，没有完整的急诊医学理论体系等。

在一个成熟的急诊医学服务体系中，系统发展越趋完善，急诊医学领域就越得到明显的扩展。急诊医师开始发展急诊医学学术体系，如全国性的急救网络和病例数据库（如创伤、中毒病例），急诊医学亚专业（如院前急救、小儿急诊、中毒学、灾害医学、运动医学等）的研究，完善的急诊医学专科医师培养计划、资格考试和准入制度比较，更加科学和合理的急诊医学管理系统（如质量控制、同行评议、危险管理、费用-效益分析和提高患者满意度等方面措施）。我们离成熟的急诊医疗服务体系尚有明显的差距。

第三节　急诊医学的专业特点

一、急诊医学中尤其强调时间的紧迫性

从急诊医学的"急"字上可看出急诊医学强烈的时间性。不管是院前急救，还是灾难现场紧急医学救援以及院内急诊科，急诊医学所服务的对象都是急需医学帮助的患者和伤员，而各种急、危、重患者和伤员的救治都有一个"黄金时段"，在此"黄金时段"给予必要的救治，可以最大限度地降低患者和伤员的病死率和致残率，所以说抓住"黄金时段"是抢救成功的关键。例如，急性心肌梗死患者的病死率以及远期预后与溶栓、PCI 时间密切相关；脑梗死溶栓治疗有一个明确的时间窗；严重的全身性感染与感染性休克积极的干预开始的越早，患者的病死率就下降得越明显；严重创伤患者的黄金时段为伤后数分钟至数小时，随着抢救时间的延误，病死率大幅度上升。

时间的概念对于其他传统科室则没有如此之强，当然所有的疾病都是开始干预的时间越早治愈率就越高，但毕竟时间的延误不会导致患者的生命危险，所以在其他学科就有"择期入院"、"择期手

术"、"门诊预约"、"预约检查"之说，临床工作时间上也不需要24小时开放。

二、急诊医学临床思维和临床决策的特殊性

急诊医学涉及领域广，要求急诊医师在资料和时间有限、病因诊断不明的情况下，做出合理的处置，这时急诊专科医师的临床决策能力和急诊思维尤显重要。

临床上，其他专科在思维与决策过程有一定的共性，即更为关注病理解剖诊断，强调针对病因进行治疗，这种临床思维与决策模式不适合急诊医学。急诊医学鉴于其时间性，较为强调对目前患者体内病理生理状况的了解，了解各脏器功能的状况以及各脏器功能间的关联，抓住目前最可能致命的、最严重的问题，同时注意寻找急性加重的诱因，并采用最简捷、最有效的措施，在最短的时间内以最快的速度进行干预，为进一步专科治疗赢得时间和机会。

我们可以将其他专科与急诊科对患者处理的临床思维分别形容呈"定点射击"和"双向飞碟射击"。这形象地急诊医学较为特殊的临床思维与决策，前者强调准确性，后者强调时限性与准确性的结合。

三、急诊医学与院前急救和突发公共卫生事件关系密切

近年来突发公共卫生事件大有愈演愈烈之势，这里面既有人为的恐怖事件，也有自然灾害事件，当然更有重大传染病事件、重大食物和职业中毒事件等。对于这些突发公共卫生事件，院前急救和灾害现场紧急医疗救援对急诊医学来说是责无旁贷，所以急诊医学从业人员要随时做好准备，提高对突发公共卫生患者的救治能力，预防重大传染病疫情的流行和蔓延。

四、必须具备很强的团队精神

急诊医疗是一个团队合作行为，从病情的检诊到心肺复苏都需

要不同级别的人员的密切合作。此外，从事急诊医学工作，每天都会跟很多其他科室交叉、合作，处理好复杂的人际关系、医护关系、医师跟医师之间的关系等等非常重要。急诊医师应具备良好的团队精神，这是急诊医师必须具备的三大技能之一（另两个为临床技能和沟通交流的技能），也是考核急诊专科医师临床工作能力的主要指标。

可以说急诊医学经过 20 年的发展，原来不明确的急诊医学特征已经展现出来，急诊医学已成长为从专业知识、临床思维、诊疗技术等方面与各传统专科相互交叉且具有自己独特、鲜明的专业特征的一门医学新专业。根据以上特点，不难看出，急诊医学绝不是一门"边缘学科"，也不是所谓的"多学科"，急诊医学是临床医学领域的一个"多界面的学科"。但不可否认的是，急诊医学仍然是一个"新兴学科"，为了更好地服务于人民群众，有很多问题需要进一步地研究探讨，很多方面需要进一步完善。然而急诊医学毋庸置疑是当今最具发展潜力、最有光明前途的学科之一。

第四节　国际急诊医学

国际急诊医学（international emergency medicine，IEM）是急诊医学的亚专业，旨在发展国际急诊医疗服务，让世界各国人民享有应有的急诊医疗服务。国际急诊医学包括发展和比较各国急诊运行模式，国际急诊医学教育和培训等。

近年来，世界各国对急诊医疗需求的持续增加，对急诊科急性疾病的诊治水平期望也越来越高。虽然国际急诊医学作为急诊医学亚专业并没有被完全认可，但因其前景广阔，且富有挑战性，对年轻医师具有很强的吸引力。

世界各国急诊（医院内急诊科）运行模式差异很大，甚至在一些国家内部不同急诊科也有不同模式。国际上主要形成三个医院内急诊运行模式：急诊医学专业模式、多学科模式、跨专业模式，这三个模式的主要区别在于提供急诊医疗服务的医师的类型不同。

多数国家和地区（如美国、澳大利亚、加拿大、英国、中国香港、中国台湾等）采用了专业急诊医学模式，是当今世界发展最为迅速、影响最深最广的急诊运行模式。它是由经过急诊临床专业培训的急诊医师（EPs）提供急诊医疗服务。这一模式的最主要的特点是急诊医学作为独立的医学专业存在，急诊医师有自己的专业方向——急诊医学。为数不少的国家，特别是在西欧（如法国、德国等国家），他们采用多学科模式作为院内急诊运行模式，在这一模式下，由来自不同医学专业的医师提供急诊医疗服务。该模式的主要特点是急诊医学不是一门独立的医学专业。在急诊临床工作的医师通常是各科的医师，总的来说，这一模式在世界上的影响力在逐渐减弱。一些国家（如比利时、日本、约旦等）采用跨专业模式作为其医院内急诊运行模式。在这一模式下，急诊工作的医师最初已经完成其他医学专业训练，再通过培训项目、进修项目或读研究生等方式，接受急诊医学教育和训练。现在绝大多数国家制定新的医院内急诊运行模式时采用急诊医学专业模式。但目前没有哪个国家或地区的急诊运行模式堪称完美，各自都有自己的特色。

国际急诊医学的发展受多种因素的影响，如经济因素、政治因素、种族和文化因素以及医学观念的更新，但其首要任务是急诊医学教育和培训。世界上绝大多数国家有相似的社会问题（如无家可归者问题、急诊科拥挤问题、患者收住入院困难问题等），这有助于国际间急诊医学信息的交流和患者处理的改善。交流的主要方式包括：开设诸如高级心脏生命支持（ACLS）、高级创伤生命支持（ATLS）、基础灾害生命支持（BDLS）等急诊医学课程，提高急诊医师的临床技能，形成急诊医学专业特色；举办国际间的学术交流讲座；利用先进的信息技术发展远程医学教育，突破时间、空间的限制；等等。

总之，开展国际急诊医学研究，探索我国急诊医学运行模式，找出现阶段我国急诊医学发展存在的问题是我们今后最重要的课题之一。随着国际间合作的广泛开展，有理由相信国际急诊医学的发展空间将更加宽广，"为世界各国人民提供尽可能好的急诊医疗服务"也同样是我们的服务宗旨。

（于学忠）

第2章 急诊科设置与管理

第一节 急诊科设置

"急诊"是医学专业中的一个特殊名词，它既是一个区域，又是一个专科。我们每人一生中可能不会到医学的某一个专科，但却很少有人没有来过急诊。这是一个一天 24 小时开放，一年 365 天不能停止工作的一个区域，也是一个抢救生命的专业学科。

有条件的医院都应当设立急诊科。在国外，急诊科已经有了明确的设计标准，并出现了专业化的"急诊科设计公司"。急诊科内的建筑布局、设备设施等都有了统一的标准。在我国，急诊医学还处于发展中阶段，全国的急诊科还处在"多模式"状态。各地区、各医院都依据自身的特点建立了有"自己特色"的急诊医学科。为了规范急诊科的建设，2006 年卫生部颁布了"急诊科建设与管理指南"，使急诊科的设置有了初步的参考依据。但是，对于已经存在的急诊科要改变以往的建筑格局，调整设备、设施并不是一件容易的事情。因此，目前大多数的急诊科组织机构还是依据本地区、本单位急诊工作任务、特点和规律等条件而制订的。

各医院急诊科的机构设置主要有两种类型：一类是作为医院门诊业务的一部分，在医院门诊部内设立急诊室，由门诊部统一管理，护理人员固定，而医生来自各自的专科；另一类是建立独立的急诊科或急诊室，有专门的医护人员，其他专科的人员对其进行补充和帮助。目前后者越来越多，而前者多只局限在规模较小的医院。

综合医院的急诊科应当有五个独立功能区域：诊疗区域、抢救区域、留观区域、综合病房和监护室。五个区域分别承担着不同的职能：诊疗区域内医生完成病人危险程度的判断并对非危险病人进行常规诊疗；抢救区域完成危重病人的生命支持和监护；留观区域完成不能明确危险度的病人的临床观察；综合病房完成需要进一步治疗或明确诊断，但不能确定专科病人的诊疗；监护室完成危重病人的长程生命支持及复杂生命支持操作。

医院急诊科接待的多是突发性急、危、重患者，一切治疗秩序都应以"急"为中心，所以急诊科的位置与布局，要从应急出发。急诊标志极为重要，要指示清楚。标志必须突出、醒目，白天须有指路标志，夜间须有指路灯光标明急诊科位置，以方便患者就诊。综合性医院急诊科必须有独立的区域，有单独出入口，运送患者的车辆可直接开到入口处，设计时要有专门的急救通道和残疾人通道。急诊科大厅宜宽敞，以利较多的患者和家属作短暂候诊或停留。分诊台应设在大厅最明显的位置。

除了上述提到的五个独立医疗区域，急诊科的附属设施还有挂号处、候诊区、分诊台、输液室、治疗室、检验室、B超室、X线和CT检查室、急诊药房等。

急诊医学科作为独立的临床医学二级学科，应与其他二级临床学科一样，接受医院医疗行政管理部门的管理，并实行科主任负责制。

在急诊科的人员建制上，可设科主任一名，由热心于急诊医学并有一定管理水平的德才兼备的专家担任，全面规划并管理急诊科的发展和日常医疗、行政事务。设副主任1～3名分管急诊科医、教、研。在业务方面，急诊科应实行"上级医师指导下的主治医师负责制"，即：各区域的第一责任人是负责的主治医师。因为卫生部的规定中，"具有高级职称的医师每周可以查房1～2次"，然而，急诊病人却随时可能出现病情变化，主治医师负责，可以大大降低这些病人的危险性。各区域主治医师岗位主要由急诊医学专科主治医师或低年资副高级职称人员承担。急诊住院医师承担着接受培训与承担日常工作的双重职能。他们是基础工作的主力军，但不是医疗工作的责任人。住院医师工作的目的是接受培养。在住院医师中，有急诊医学专业的住院医师和来自其他专科接受培训的住院医师，要合理并安全地安排这些医师的工作，既保证培训的顺利进行，又保证常规医疗工作的效率和安全。在没有执业医师执照之前，住院医师不能独立执行医疗工作。急诊科高级职称的医师应当被分别安排在不同的区域，并对该区域的管理和医疗承担指导和保证医疗安全的责任。这样的一个三层人员架构可以使我们保证急诊科工作的效率和安全。

急诊护理人员要根据本医院的急诊应诊病人数量、抢救病人数量和留观，是否有住院和重症监护室等情况确定其数量和质量。鉴于急诊医学科的特殊性，不能以单纯的"门诊"工作和"病房"工作的计算方式来确定急诊的护理人员人数，因为急诊科24小时开放，需要"三班倒"，急诊科没有节假日，急诊科的病人有更多的操作需要执行，所有这些都与常规的病房或门诊有很大的差别。急诊科的护理人员还需要接受急诊专科护士培训，以满足病人抢救时的业务需求。

急诊科内的"专业设置"应根据当地医疗行政管理部门和群众对急诊医学的认识，以及医院所处的地理位置、急诊病谱、医院的技术专长和上级机关分配任务来确定。传统的急诊科内分为"急诊内科"、"急诊外科"、"急诊皮肤科"、"急诊妇产科"等等。这样的分科，可以使病人直接被分配到某个"特定的专科"，很容易被病人接受。但是，这样也造成了急诊科医生观念上的偏差，认为他"是一个经过急救培训的内科医生"。这样分类的另外一个问题是当一个病人不能被明确确定专科时，往往出现医生间的推诿病人现象，如没有"急诊皮肤科"医院里面来的皮疹病人。不以专科划分诊室的优点是医生不会有"专科"意识，只有"病人得了什么病，有没有危险"这样的观念。这也是急诊医学专业所要培养的观念。在这种情况下，所有来医院的病人一定有医生接诊。但是，这同样存在两个问题，首先在专科化高度发展的今天，病人也部分地认同了"专科"好于"通科"这样的理念，认为只有专科医生才能看病；其次是我们的急诊医学专业的培训还不能真正满足"全面急诊医生"的目标要求。因此，目前大多数医院采用的是折中的办法，对于某些专业化技术不强的科室采用"急诊医学科"的模式，而对专业技术较强的学科（如五官科、妇产科等）采用专科急诊的模式。无论哪种模式，急诊医学科实行 24 小时开放坐班应诊制。某些专业实行随叫随到（on-call）的值班制度。

第二节　急诊管理与规章制度

一、预检、分诊制度

在急诊科的任何环节"分诊"都在进行，但第一站的预检、分诊工作应由第一个接待病人的护士完成。预检分诊的目的是区别有危及生命情况或潜在危及生命情况的病人与无危险病人，同时也对传染病患者进行初步排查。在按照专科设立急诊的病人，进行专科分诊。有些医院对普通急诊病人也要分清轻、重、缓、急，依次就诊。国际上预检分诊的标准有三级至五级分诊法。预检是一项重要、复杂而细致的工作，预检人员应了解病情，重点检查生命体征。除了在分诊台进行预检分诊外，在急诊科工作的所有人员都应当按照分诊的原则进行病人的判断，以便筛查出具有危及生命情况的病人。在确定有危及生命情况或有潜在危及生命情况的病人，要立即送至抢救区进行紧急生命支持或抢救；对完全没有生命危险的病人可以经过普通诊断处理后离开医院；对于无法确定病人危险程度的病人，需要安置在留观区域进行医学观察。

二、岗位责任制管理

为了确保 24 小时应诊，急诊人员应严格执行岗位责任制。在工作中要避免一人多岗的情况发生。要严格遵照卫生行政管理部门相关规定进行岗位安排。没有执业医师资格的住院医师、实习医师和实习护士不能单独值急诊班。

三、首诊负责制管理

急诊科必须严格贯彻首诊负责制，凡第一个接待急诊患者的医

14

院、科室和医师称为首诊医院、首诊科室和首诊医师。首诊医师发现涉及他科的或确系他科诊治范围的患者时,应询问病史,进行体检的同时,写好病历,并进行必要的紧急处理。然后,才能请有关科室会诊或转科。凡遇多发伤或诊断不明的患者,首诊医师应承担主要诊治责任,并请有关科室会诊。如患者确需转科,且病情允许搬动时,由首诊医师负责联系安排。

四、危重患者抢救管理

急诊科应当具有危重病人抢救的能力。抢救危重患者应按照病情严重程度和复杂情况决定如何组织抢救工作。除日常危重病人的抢救外,急诊科还要有应对灾害、事件等大型突发公共卫生事件的能力。如遇大批患者、严重复合伤等情况时,急诊科应有能力快速组织空间、设施、人员等投入抢救,并由科主任或相应人员统一指挥协调。

常规抢救工作应当由中级以上职称的医师负责组织指挥,参加抢救的医护人员要严肃认真、积极主动、听从指挥。既有明确分工,又要密切协作,避免忙乱。抢救工作中遇到有诊断、治疗、技术操作等方面的困难时,应及时请求上级医师,上级医师要随叫随到。一切抢救工作均应作好记录,要求及时、准确、清楚、扼要、完整,并必须注明执行时间。口头医嘱要准确、清楚,尤其是药名、剂量、给药途径与时间等。护士要重述一遍,避免有误,及时记录于病历上,并补开处方。

大型抢救结束时,参加抢救的人员应进行总结,通常由在急诊区域内最高级别人员组织,内容包括患者到院后抢救是否及时、正确、组织是否得力,医护配合如何,有何经验与教训等。

五、急诊病历书写管理

急诊病历的组成比较复杂。目前就我国的急诊科的病历有普通应诊区域的病历(相当于门诊病历),有病房和重症监护室的病历(相当于住院病历),还有急诊留观病历。急诊病历没有全国统一的书写规范和要求。通常的要求是：普通急诊应诊病历要求书写简明扼要、重点突出、及时准确、字迹清楚，写清病人的来诊目的以及基本表现，给出病人的印象诊断，并写明检查和用药内容即可。重要的是必须记录清楚病人来诊、检查和诊断、处置的各个时间点。留观病历和病房病历基本参照了我国住院病历书写规范的要求。

急诊病历中应严格记录各类医疗事件发生的时间（如医嘱，病情记录，交接班，病员来院、离院，患者死亡等）。因抢救当时来不及记录者，必须认真追忆。实习医师的病历、处方等必须经上级医师复核签字后才能有效。

六、急诊查房管理

急诊科普通应诊区域和多数医院的抢救室实行轮班制，无法实现和病房一样的规律查房。这些区域应当有上级医师的定时检查核对制度，以及随时呼叫的会诊制度。观察室、病房和监护室等可执行三级查房制度。副主任医师以上的人员每周查房 1~2 次，主治医师每日一次。住院医师对所管患者每日至少查房 2 次。对危重患者，住院医师应随时观察病情变化，及时处理和记录。必要时，可随时请总住院医师、主治医师、（副）主任医师诊视患者。

七、特殊病例须加强请示汇报

急诊工作涉及面广，政策性强，责任重大。因此，医护人员应增强法制观念，加强请示汇报。遇有大批外伤、中毒、特殊意外伤害、重症多发伤员等病员来诊；英雄模范、国外友人等特殊人群；涉及法律问题的伤病员；急诊患者转院；急诊医师遇到危重疑难病症或处理有困难时；发生医疗差错或医疗事故时；医护人员应立即向有关主管部门汇报。

第三节 急诊工作质量控制

和其他工作的质量保证一样，急诊科的质量也可以被划分为：基础质量、运行质量和终末质量。

急诊科的硬件环境如建筑、设施、流程、人员、管理、制度等构成了一个医院急诊科的基础质量。这些问题直接影响病人来医院后是否能够得到有效的救治。一个连基本空间和设施都不能保证的急诊科，无法想象它的质量会有多好。一个急诊科人员严重缺乏，人员素质极其低下，这样的急诊科其抢救能力也不可能高。所以，基础质量是最终质量的基础。然而，目前还没有多少医院能够注意到急诊科的重要性，以及百姓对急诊医学的依赖。很多医院领导还认为只要有一个空间就可以开急诊，只要是个人就可以做急诊科医生。这样的思维造成我们很多急诊科质量低下，人心不稳，人员流动性很大。

运行质量是质量的重要内容。无论有多大的空间，多先进的设备，多完备的人员，如果制度不能落实、执行，流程不能合理，技术不能规范，病人仍然享受不到高质量的急诊医疗服务。

提高急诊工作质量，最重要的还是要提高急诊科的组织和管理水平，进一步提高急诊科的工作效率。具体措施如下：

（一）前期工作（登记、分诊、候诊）

改善服务态度和帮助数据收集（患者一般资料、主诉、症状、生命体征、血糖、心电图等），危重病患者在床旁登记和就诊。

（二）建立急诊"fast track"模式

研究显示，那些无需住院的急诊轻症患者并不会大量增加急诊工作负荷和造成严重混乱（当他们不和重症患者混在一起时），对这类患者应做特殊处理，如建立轻症患者诊区，快速处理（fast track），如此可明显提高急诊工作效率。

（三）提高急诊医师的临床决策能力

最重要的急诊临床工作就是急诊医学临床决策能力，针对面临的急诊临床问题，利用有限的资料，在尽可能短的时间内做出临床决策，这也是急诊医学的独特之处。因此，急诊从业人员应具有医师、护士执业资质并掌握基本的急救技术（心肺复苏（CPR）：BLS、ALS，高级创伤生命支持（ATLS），气管插管、简易呼吸器应用，深静脉穿刺与置管，呼吸机应用，心电图判读，洗胃机的应用）；制定临床处理流程图和定期复习各类急症的临床指南，减少患者处理的随意性；提高各种快速检测和治疗手段，如快速床旁血糖、电解质检测，快速心肌损伤标志物、B型尿钠肽检测帮助医师迅速对胸痛和呼吸困难做出判断；制定合理的规范化的交接班制度，减少临床决策失误。

（四）完善病历信息系统和通讯设施

有条件的医院，对患者的去向进行电子化追踪、电子化记录；实时获得患者既往病历资料、基本情况；患者的重要信息一定要及时通知到主治医师，如异常心电图、重要实验室数据、不利的结果、不同意的签字单、团队问题、辅助设备/设施故障、患者的投诉等。

（五）明确患者的安置（去向）

尤其要开展观察医学（observation medicine）的研究，确定哪些患者应该留观，如何观察患者等。开设留观区域（床位）的最初目的是为那些不需要长时间住院的患者提供非急诊常规进行的检查和治疗，它有助于提高诊断的准确性、患者的满意度、为急诊医师提供教学和研究的机会。但如正常应收住院的患者，被长时间安置在急诊留观室，则会增加医疗资源的消耗。

因此，急诊医师应明确留观指征、住院和出院指征；急诊内部床位要统一协调，有条件的可增加一个住院协调员，帮助联系病房和留观床；医院内要有机动床，必要时允许走廊加床；患者离开急诊后快速整理好床铺（少于30分钟）；要有急诊优先住院权，可以出院的患者尽早出院。

此外，还应建立灵活的人员调配制度，加强与其他部门间的合作等等。总之，加强急诊工作质量控制，提高急诊工作效率是每个急诊管理工作者的职责所在。

（王　仲）

第二篇

基本急救技术

第3章 心肺复苏-基础生命支持

心肺复苏或称心肺复苏术（cardiopulmonary resuscitation, CPR）是一项基本急救技术。CPR 包括基础生命支持（basic life support，BLS）和高级生命支持（advanced life support，ALS）两部分。CPR 有时也用来专指 BLS，甚至专指心脏按压。根据复苏对象病因的不同，BLS 和 ALS 又可分为不同的专门技术，如：基础心脏生命支持（basic cardiac life support，BCLS），基础创伤生命支持（basic trauma life support，BTLS），高级心脏生命支持（advanced cardiac life support，ACLS），高级创伤生命支持（advanced trauma life support，ATLS）等。

CPR 是针对心脏骤停这一紧急情况所采取的救命措施，可由专业的医务人员操作，也可由非专业人员操作。非专业人员最好接受 CPR 的培训。未接受过培训的非专业人员也可以实施 CPR。接受过或未接受过培训的非专业人员实施 CPR 时可以通过急救电话（中国 120，美国 911，法国 15，等）获得技术指导。

【CPR 指南】

1963 年美国心脏学会（American Heart Association，AHA）开始推广 ABC 的复苏概念和技术。1966 年美国国家科学会和国家研究委员会建议按 AHA 标准培训医务人员使用胸外心脏按压。1973 年美国国家科学会和国家研究委员会建议对民众进行 CPR 培训。1974 年 AHA 发表第 1 个 CPR 指南（1980 年，1986 年，1992 年对该指南进行了三次修订）。1979 年 AHA 提出 ALS 及培训考核和监督医疗人员的建议。1983 年 AHA 和美国儿科学会制订儿科 CPR 指南。1992 年 ILCOR 成立。2000 年 AHA 出版《国际心肺复苏与心脏急救（CPR 和 ECC）指南》，2005 年和 2010 年对该指南进行了修订，目前 2010 年版是该指南的最新版本。

2010 年版《国际心肺复苏与心脏急救（CPR 和 ECC）指南》的主要改进如下：

1. 将急救生命链由原来的"早期识别求救、早期 CPR、早期电除颤、早期高级生命支持"四个环节，扩展为"立即识别心脏骤停和启动急救系统、立即开始 CPR（着重于胸外按压）、快速除颤、有效的高级生命支持、复苏后的综合治疗"五个环节。增加了复苏后的综合治疗。

2. 将基本生命支持的流程由"A－B－C（开放气道-人工呼吸-心脏按压）"更改为"C－A－B（心脏按压-开放气道-人工呼吸）"。强调心脏按压。删除了"看、听和感觉呼吸"步骤。

3. 强调高质量的 CPR，包括：①按压速率至少每分钟 100 次（而不再是每分钟"大约"100 次）；②成人按压幅度至少 5 厘米，婴儿和儿童的按压幅度至少为胸部前后径的三分之一（婴儿大约为 4 厘米，儿童大约为 5 厘米）。③保证每次按压后胸部回弹；④尽可能减少胸外按压的中断；⑤避免过度通气。

4. 对于成人、儿童和婴儿（不包括新生儿），单一施救者的按压-通气比建议值仍为 30：2。实施高级气道管理后继续心脏按压，且按压不必与呼吸同步。人工呼吸频率 8～10 次/分钟。

5. 强化了复苏后综合治疗。强调心脏骤停后需多学科综合治疗，包括：①维护和优化自主循环恢复（ROSC）后患者心肺功能和重要器官的灌注；②转运至合适的医院或 ICU；③鉴别和对可逆性病因（如：急性冠状动脉综合征、窒息、低血容量、肺栓塞、中毒、代谢性酸中毒、高/低钾血症、心脏压塞、张力性气胸等）患者进行干预性治疗；④采用亚低温治疗，快速输注 4℃生理盐水或林格液 1～2L 可诱导低温。

【心脏骤停的原因、后果和判断】

心脏骤停多由心血管系统和呼吸系统原因所致。心血管系统的原因包括心脏的原发性疾病（如急性冠状动脉综合征、急性心肌梗死、心律失常等）和继发性原因（如各种休克、代谢紊乱等）。呼吸系统的原因包括各种原因造成的气道梗阻和窒息，严重的呼吸衰竭造成的缺氧，呼吸反射障碍，支气管、呼吸肌和胸膜腔病变等。

心脏骤停后循环终止。在常温情况下，心跳停止3秒钟时病人感头晕，10～20秒钟即可发生昏厥或抽搐；60秒后瞳孔散大，呼吸可同时停止，4～6分钟后大脑细胞发生不可逆损害。

因此，时间就是生命，心肺复苏必须尽快开始。复苏开始越早，存活率越高。大量实践表明，4分钟内复苏者可能有一半人被救活；4～6分钟开始进行复苏者，10%可能救活；超过6分钟开始复苏者存活率仅4%；10分钟以上开始复苏者，存活可能性极少。

心脏骤停表现为：①意识突然丧失，病人昏倒于各种场合；②抽搐或叹息样呼吸；③面色苍白或转为发绀；④瞳孔散大。通常根据以上四点即可判断心脏骤停。检查脉搏、呼吸不是必做的，因为它们耗时且不准确。

【急救生命链】

急救生命链是一重要概念，指的是为抢救心脏骤停病人所采取的一系列措施和方法，这是现代CPR的核心概念。急救生命链包括：①立即识别心脏骤停，拨打急救电话（中国120），启动急救系统；②立即开始CPR；③尽早使用自动除颤仪（automated external defibrillator，AED）除颤；④尽早开始高级生命支持（图3-1）。

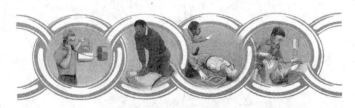

图3-1 急救生命链

在最近出版的2010年国际指南中，扩展和深化了急救生命链的概念，增加了新的环节。新指南中急救生命链的概念包括：①立即识别

23

心脏骤停，启动急救系统；②立即开始 CPR，着重于胸外按压；③快速除颤；④有效的高级生命支持；⑤复苏后的综合治疗（图 3-2）。

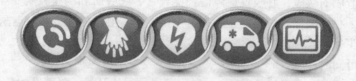

图 3-2　2010 年国际指南的急救生命链

【胸外心脏按压】

胸外按压以建立人工循环，维持重要脏器的血供。

1. 患者体位：仰卧于硬板床或地上。如为弹簧床，则应在患者背部垫一硬板。硬板长度及宽度应足够大，以保证按压胸骨时，病人身体不会移动。但不可因寻找垫板而延误开始按压的时间。

2. 按压部位：胸部中央（图 3-3）。

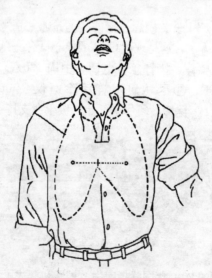

图 3-3　胸外按压部位

3. 按压方法:

①双手手掌重叠（图3-4）。

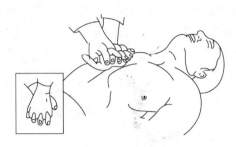

图3-4　按压部位

②抢救者双臂应绷直，双肩在患者胸骨上方正中，垂直向下用力按压，按压要利用上半身体重和肩、臂部肌肉力量（图3-5）。

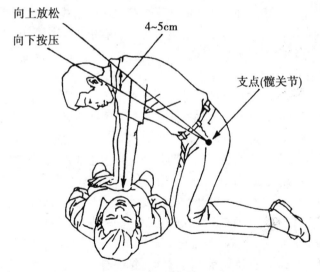

向上放松

向下按压

4~5cm

支点(髋关节)

图3-5　抢救者双臂绷直向下按压

③按压用力方式：按压应平稳、有规律地进行，尽量减少按压之间的间断。按压应用力、快速。按压及放松的时间大致相等，使

两次按压之间胸廓能完全弹回。

4. 按压频率：至少100次/分。

5. 按压幅度：成人至少5厘米，婴儿和儿童的按压幅度至少为胸部前后径的三分之一（婴儿大约为4厘米，儿童大约为5厘米）。

【电除颤】

在进行高质量的CPR同时进行早期电除颤是提高心脏骤停者存活率的关键。2010年AHA心肺复苏与心血管急救指南对这部分未作大的调整。主要主题包括：在公共场所的生存链系统中结合AED使用；在医院使用AED的注意事项；目前可在无法使用手动除颤器的情况下为婴儿使用AED；发生心脏骤停时先进行电击和先给予心肺复苏的比较；1次电击方案与3次电击程序治疗心室颤动的对比；双相波和单相波的波形；第二次电击或后续电击使用递增剂量和固定剂量的对比；电极位置；装有植入式心律转复除颤器进行体外除颤；同步电复律。

如果任何施救者目睹发生院外心脏骤停且现场有AED，施救者应从胸外按压开始心肺复苏，并尽快使用AED。在医院和其他机构使用现场的AED或除颤器治疗心脏骤停的医务人员应立即进行心肺复苏，并且尽可能使用准备好的AED/除颤器。以上建议旨在支持尽早进行心肺复苏和早期除颤，特别是在发生心脏骤停时现场有AED或除颤器的情况下。如果院外心脏骤停的目击者不是急救人员，则急救人员可以开始心肺复苏，同时使用AED或通过心电图检查节律并准备进行除颤。在上述情况下，可以考虑进行1至3分钟的心肺复苏，然后再尝试除颤。如果有两名或三名施救者在场，应进行心肺复苏，同时拿到除颤器。

对于院内心脏骤停，没有足够的证据支持或反对在除颤之前进行心肺复苏。但对于有心电监护的患者，从心室颤动到给予电击的时间不应超过3分钟，并且应在等待除颤器就绪时进行心肺复苏。

与3次电击方案相比，1次电击更能提高存活率。如果一次电击不能消除室颤，再进行一次电击的优势很小，而尽快恢复 CPR 意义更大。电击的能量应为双相波 200J 或与其相当的能量。

胸部前-侧位电极位置时合适的默认的电极位置，也可使用前-后位、前-左肩胛、前-右肩胛等位置。

【气道开放与呼吸急救】

将病人放置适当体位。正确的抢救体位是仰卧于硬板上。病人头、颈、躯干平直无扭曲，双手放于躯干两侧。如病人摔倒时面部向下，应小心转动病人，使病人全身各部成一个整体转动。要注意保护颈部，特别是怀疑有颈椎损伤时，应先固定颈椎。

气道开放多采用仰头举颌法：使患者头部后仰，颈椎适当后伸，双手或单手将双侧下颌骨前拉，抬起下颌。注意不要压迫病人颈前部软组织，以防压迫气道。也不要使颈部过度后伸。

2010 年版指南删除了"看、听和感觉呼吸"步骤。因为它耗时且不准确。气道开放后即可开始人工呼吸。

人工呼吸不应影响心脏按压，也不必和心脏按压同步，按 8 - 10 次/分钟即可。潮气量 400～600ml。可以通过口对口、口对面罩、口对气管插管、简易呼吸器或呼吸机接气管插管等方式进行人工呼吸。有氧气的地方应用氧气人工呼吸。

异物所致气道堵塞，应先采用 Heimlich 手法，争取将异物排出。

【伦理问题：停止复苏与不复苏、患者家属问题】

心肺复苏是有指征的，并非所有的心跳停止都要进行复苏。心肺复苏只对可逆性疾病所致的心脏骤停（即猝死，如急性冠状动脉综合征、急性代谢紊乱、休克、过敏等）有价值。对慢性病终末期患者（如晚期肿瘤、终末期肝肾疾病等）的复苏没有意义，"不复苏（do not resuscitate，DNR）"即指这种情况。

对于基于各种宗教或非宗教原因明确表示过"不接受 CPR"的人士，发生心脏骤停后是否进行 CPR 是有争议的。不同的文化背景有不同的选择。

停止复苏是个很难的决定。如果对心脏骤停患者实施了 30 分钟的专业复苏，仍没有生还的迹象，可停止治疗。在某些特别情况，如触电、低温等所致心脏骤停患者，复苏时间可适当延长。超长时间的"CPR"成功报道只是个例。

患者家属的知情权应得到尊重。应由有经验的医生对患者家属进行告知，告知内容至少应包括：患者的状况、医生所采取的措施、可能的预后等。复苏失败的病例应向其家属提供寻求社会帮助的信息。

（孙海晨）

第4章　人工气道建立与管理

气道管理是急救医学最基本的生命支持技术。气道管理的任务是：确保患者的气道通畅，提供充足的氧气，当自主呼吸不充分或停止时给予正压通气。

气道阻塞是一种极其紧急而又严重的情况，呼吸气流完全中断，若不及时予以疏通和通气，病人将于数分钟内因窒息而出现呼吸及心搏停止。部分性气道阻塞可因通气功能障碍而导致逐渐加重的缺氧和 CO_2 蓄积，危及心、脑等生命脏器功能。

畅通气道的方法有徒手法、气管插管、咽插管、环甲膜穿刺或切开、气管切开等，临床上可根据病情和条件选择应用。

一、徒手开放气道

在昏迷和呼吸心搏骤停的病人，气道阻塞最常见的原因是舌后坠。不管患者是否有自主呼吸，保持气道通畅都是至关重要的。

适当的体位十分重要，但常常被忽视。把患者置于仰头抬颏位，或侧卧位。可以将颈椎棘突后屈 15°伸展寰枕关节来实现这个体位。医生采用开放气道的"三步手法"，即头后仰、开口和托下颌，能有效地使阻塞的气道开放（图 4-1）。

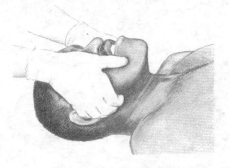

图 4-1　托颌法开通气道

二、口咽通气管

口咽通气管是将舌托起，使舌远离咽后壁的半圆形塑料装置。多为柔软的橡胶或塑料制品（图4-2）。

插入口咽通气管是快速而简单的操作。选择大小适当的口咽导管，先强迫使病人张口，然后将湿润的导管送入口内，沿舌上方反向（导管的凸面朝向病人下颌）下插。当导管插入全长的1/2时，将导管旋转180°，并向前继续推进至合适位置。也可选取一压舌板下压舌体，然后再将导管沿其上方滑入咽腔。确认口咽导管位置适宜、气流通畅后，用胶布将其妥善固定（图4-3）。

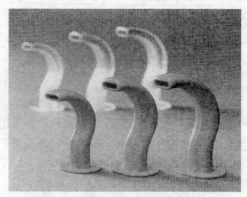

图4-2　各种类型的口咽通气管

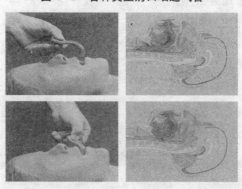

图4-3　置入口咽通气管

三、气管插管

气管插管插入人工气道将呼吸系统与外界相通，全面控制气道。气管插管成功后可以进行所有后续的呼吸支持。气管插管可以通过多种方法实现，医生可根据经验和条件选择。

气管插管的优点：①开放气道，确保了控制通气的进行和潮气量的给入。即完成了气管开放和通气两个最关键的步骤，保证了氧的供应；②保护气管减少了误吸的可能；③提供了气管内给药的途径；④有利于直接进行气管内吸引。

【解剖基础】

熟悉解剖是进行成功操作的前提。需熟悉从口唇开始至右主支气管的解剖结构。处理患者时，想象正常的结构，与看到的结构比较。由于外伤、水肿等会使解剖结构改变。医生在操作位置看到的结构是颠倒的，可能让医生迷失方向。

打开患者口腔，看到舌从上颚垂下，顶端紧靠上切牙，一端是舌尖，另一端是会厌。硬腭和软腭组成腭咽弓。悬雍垂位于正中线下端，腭舌弓和腭咽弓形成两条弓状皱襞。后面是咽后壁。所有这些结构是气道梗阻的潜在来源，必须作出评价。

气道在咽后壁弯曲 90°进入肺床。会厌的正后方且受会厌保护的就是气道入口，气道后面是食管。操作者看到的喉咽部像数字8，上半是气管，下半是食管。进入气道就是喉，中间是声带，呈A字形，顶端朝向会厌。辨别声带很重要，气管导管通过声带之间是气管插管成功的证据。

【适应证】

1. 患者自主呼吸突然停止，紧急建立人工气道行机械通气和治疗。

2. 严重呼吸衰竭，不能满足机体通气和氧供的需要，而需机械通气者。

3. 不能自主清除上气道分泌物，胃内容物反流，或气道出血，随时有误吸者。

4. 存在有上气道损伤、狭窄、阻塞、气管食管瘘等影响正常通气者。

5. 麻醉手术的需要。

【导管选择】

常用的气管导管为聚氯乙烯制品，备有各种型号供婴幼儿、儿童和成年人选用。操作前应选择合适的气管导管。

表 4-1　用于不同年龄的气管导管

年龄	导管内径（mm）	F 编号	从唇至气管中段的距离＊（cm）
早产儿	2.5～3.0	10～12	10
足月儿	3.0～3.5	12～14	11
1～6 个月	3.5～4.0	16	11
6～12 个月	4.0	18	12
2 岁	4.5	20	13
4 岁	5.0	22	14
6 岁	5.5	24	15～16
8 岁	6.0	26	16～17
10 岁	6.5	28	17～18
12 岁	7.0	30	18～20
14 岁以上	7.5～10	32～42	20～26

＊如为经鼻插管者，则加 2～3cm。气管导管内径较经口插管小 0.5～1mm。

【操作要点】

对于心搏呼吸骤停或深昏迷的急诊患者，应立即行气管插管，通常于直视下使用喉镜进行经口气管插管（图4-5）。

1. 插管前的准备：准备和检查插管所需的设备，选择合适的气管内导管并准备相邻规格的导管各一根，并对套囊作充气和放气实验。如估计声门暴露有困难者，可在导管内插入导管芯，并将导管前端弯成鱼钩状。插管前患者用带密封面罩的简易呼吸器，加压给氧2分钟。

2. 患者取仰卧位，头后仰，使口、咽、喉轴线尽量呈一直线。

3. 右手拇指、示指和中指提起下颌，并使患者张口，以左手持喉镜沿口角右侧置入口腔，将舌体推向左侧，沿正中线缓慢轻柔通过悬雍垂，至舌根见会厌。如用弯喉镜片，则推进镜片，使其顶端抵达会厌谷处，然后上提喉镜间接提起会厌暴露声门。如用直喉镜片则直接用喉镜片挑起会厌暴露声门。

4. 右手持气管导管，斜口端对准声门裂。沿喉镜走向将导管插入，通过声门进入气管。看到充气套囊通过声带，喉镜即可退出，再将导管插深1cm或更多一点，注意并记录在门齿上的导管标记的厘米数。这可帮助术者了解导管插入的深度，防止插入过深进入气管分支。

5. 导管插入后立即塞入牙垫。套囊充气，向气管导管套囊，用注射器充气约5ml。立即检查气管导管的位置，确定其是否在气管内（图4-6）。方法如下：气管导管内持续有凝集的水蒸气；按压胸廓有气体自导管逸出；接简易呼吸器人工通气可见胸廓抬起；两肺部听诊有对称的呼吸音；而上腹部听诊则无气过水声。将导管与牙垫用胶布固定，并与患者面部固定。

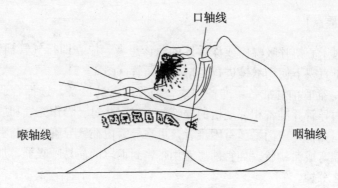

图 4-4 上气道三条轴线

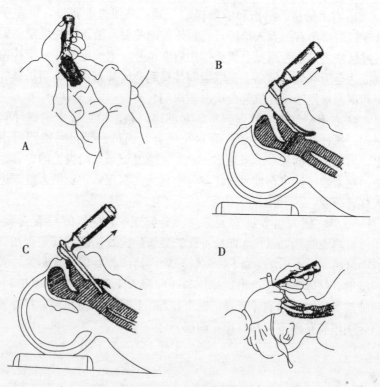

图 4-5 经口气管插管术

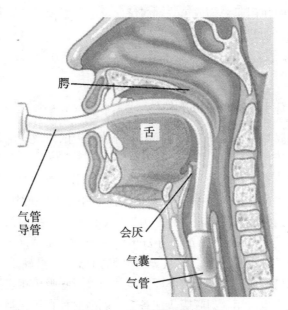

腭

舌

气管
导管

会厌

气囊

气管

图 4 - 6　经口插管导管位置

【气管插管的并发症】

1. 损伤：常见有口腔、舌、咽喉部的损伤、出血、牙齿脱落以及喉水肿。其中初学插管者最常见的失误是用喉镜冲撞上门齿，并以此为杠杆，从而导致牙齿的缺损。

2. 误吸：由于上气道的插管和手法操作，多能引起呕吐和胃内容物误吸，可用 Sellick 手法，即后压环状软骨，从而压塞食管，避免胃内容物反流和误吸。

3. 缺氧：通常每次插管操作时间不应超过 30 秒，45 秒是极限。超过此时间将导致机体缺氧，因此熟练掌握操作技术，尽量缩短插管时间，同时注意给氧，是改善缺氧的主要手段。

4. 插管位置不当：由于操作不当，导管误插入食管内，又不能及时发现，将导致悲剧性的结果，是气管插管最严重的并发症。

5. 喉痉挛：是插管严重并发症，可导致缺氧加重，甚至心搏骤停。此时使用肌松剂或镇静剂缓解此反应，必要时立即行环甲膜穿刺或气管切开。

6. 插管过深：进入一侧主支气管，导致单肺通气，产生低氧血症。

四、环甲膜穿刺和切开术

环甲膜穿刺和切开是气道梗阻时开放气道的急救措施之一，可为正规气管切开赢得时间。

环甲膜在环状软骨与甲状软骨之间，先用手指在两软骨之间做好定位，穿刺环甲膜并插入导管。该技术用于自主呼吸空气、氧气、人工通气或气管内吸引。必须选用不致损伤喉部的粗套管，其外径在成人为 6mm，在儿童为 3mm。紧急时，成人可选用 14 号静脉导管针穿刺环甲膜。若从导管针回抽出气体可确定为进入气管。针芯撤出后，将外套管牢固固定并与喷射呼吸机相连接。

临床上也常用喷射呼吸机配备的穿刺喷射针直接穿刺环甲膜进行喷射通气。喷射通气时可能会有部分口腔漏气，但不致影响肺膨胀，因为加大送气压力即可补偿。此法在数秒钟内即可开始通气，肺通气不受压胸的影响。且口腔漏气还有吹出口咽分泌物，而减少肺误吸的作用。然而，由于呼出气仍需经上气道排出，故上气道完全梗阻的病人不适用这种技术。在这种情况下，必须插入另一大口径的气管导管针或进行间隙吸引，才能为喷射通气时的呼气建立出路。

用普通刀片割开环甲间隙尚不能确立畅通的气道，必须将切口撑开，保持开口通畅，才有通气效果。例如，用手术刀先作短于 1cm 的皮肤横切口，用刀尖穿通环甲膜并旋转 90°，以保持环甲膜确实敞开。一般还需插入小号（内径 4mm）气管导管或金属管，连接呼吸器通气。环甲膜穿刺或造口术均可并发出血、假道形成、皮下或纵隔气肿，甚至食管穿孔等，应注意预防。

（孙海晨）

第5章　静脉通道的建立

静脉通道是实施医疗急救的重要途径。静脉通道可以用来输液、输血、采集血液标本、给药、营养支持等。心脏起搏器的导丝、肺动脉导管等也需经静脉通道放置。

静脉可分为外周静脉和中央静脉两类，静脉通道也有外周静脉通道和中央静脉通道之分。外周静脉在两小分支汇合处及其 2cm 内，或直且没有分支的静脉容易固定，滑动较小，穿刺较易。一般上肢的浅表静脉比下肢的容易穿刺。上肢的导管对患者活动的限制较少，发生静脉炎的危险较低。所以，如有可能，尽量选择上肢的外周静脉建立通道。

【解剖基础】

静脉壁的结构和动脉壁相似，由内及外分别是内皮、肌肉和结缔组织。静脉壁的肌层比动脉壁薄。为适应内部压力的变化，静脉壁也收缩和扩张。外周静脉有一重要结构：静脉瓣，在下肢和属支汇入较大静脉的地方较多，在中央静脉、颈部静脉和脑部静脉则几乎没有。静脉瓣帮助血液单向流向心脏，防止血液淤积在远端，特别是下肢等部位。同时，静脉瓣也阻碍导管导丝通过和进入静脉。

一、外周静脉通道

临床常用的外周静脉包括上肢、下肢和颈外静脉。外周静脉通道一般多建在手背部、腕部和肘部，而在下肢则多使用大隐静脉。在心肺复苏中，通常均在病人的肘部建立静脉通道。

由于外周静脉的建立简易、快速和安全，因此临床普遍使用，即使在心肺复苏过程中亦作为首选方式。在急诊抢救中应选择浅表粗大的外周静脉，如肘前静脉或颈外静脉等建立静脉通道，以保证静脉给药能及时进入体循环。当病人处于低血循环状态时，如严重出血、休克等，外周静脉常因充盈不足而萎陷，造成穿刺困难和费时，这时骨髓通路是可供选择的途径。另外，也不能从外周静脉输入高浓度或刺激性的液体，因为这可引起静脉炎和疼痛。

【解剖基础】

1. 上肢外周静脉解剖　在手背部，指静脉沿手的纵轴形成交叉静脉网。在手背静脉网的桡浅静脉上行至肘窝部，与头中静脉汇合，形成头静脉。前臂其他尺侧浅静脉上行与贵要中静脉汇合，并形成贵要静脉。前臂中静脉交叉上行，在肘部形成"Y"型，并向两侧分支成头中静脉和贵要中静脉。贵要静脉约在上臂下 1/3 处上行转入深层，并在向头侧移行过程中，与其他中央静脉分支汇合形成腋静脉。头静脉沿上臂外侧上行，向前交叉。在胸大肌和三角肌间隙转入深层，形成一锐角弯转后，与腋静脉垂直汇合。由此可见，头静脉并不适用于中心静脉、肺动脉导管的插管。

2. 下肢外周静脉解剖　大隐静脉起始于足内侧，向上移行途中汇合足背静脉弓的吻合支。经内踝前面向上，在胫骨内侧沟和腓长肌间行走，然后向后通过股骨内髁后方，在大腿内侧向外上方移行至腹股沟韧带下方约 3.8cm，穿出隐窝，并与股静脉吻合。

3. 颈外静脉解剖　颈外静脉起始于耳下方和下颌骨角后方，由面后静脉分支汇入耳后静脉形成。颈外静脉向下移行，从斜后方穿过胸锁乳突肌，并在锁骨中部穿过颈深筋膜，在前斜角肌侧方终止于锁骨下静脉。在颈外静脉进入锁骨下静脉处，其他静脉先汇入颈外静脉，并在局部形成静脉瓣膜，另外，约在锁骨上方 4cm 处的颈外静脉腔内也存在一瓣膜。

【套管针和穿刺技术】

目前外周静脉通道一般应用商品化的套管针，套管针根据管腔内径和长度分为不同的型号，临床常用的有 5 号、7 号、9 号等，号码越大管径越粗。应根据病人的体型和穿刺静脉的特点选择合适的型号。

　　建立静脉通道时，先进行静脉穿刺，直接将套管随穿刺针置入静脉腔内，然后拔除套管内的穿刺针，输液器直接与套管连接。

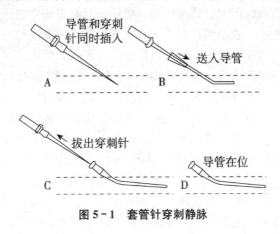

图 5 - 1　套管针穿刺静脉

二、中央静脉通道

　　临床常用的中央静脉主要有股静脉、颈内静脉和锁骨下静脉。需要快速输液、高浓度给药、监测中心静脉压、放置右心插管、安装起搏器电极时，应建立中央静脉通道。

　　中央静脉通道的主要危险是增加并发症的发生率。如锁骨下静脉和颈内静脉紧邻胸主动脉、锁骨下动脉、肺尖部、气管和神经等重要脏器组织，穿刺时如不注意，就容易受到损害。另外，中央静脉通道也易引发空气栓塞，导管栓塞，或出血等。中央静脉通道并发症的发生主要与操作者的经验有关，因此，医护人员应选择最熟悉的穿刺部位和最熟悉的方式进行。一般临床常选择锁骨上、下静脉，或颈内静脉穿刺，因为操作容易，气胸等并发症的发生率也较低。另外，当从锁骨下静脉插入时，导管头端的错位及扭曲较少发生，同时操作过程也较少影响其他的抢救措施，如心脏按压、呼吸管理等。

【Seldinger 技术】

建立中央静脉通道的方法多用 Seldinger 技术,即通过导丝置管技术。目前临床上已普遍使用。应用导丝装置建立静脉通道,必须经过系统的专业培训。在通过导丝置入套管的全过程中,导丝末端应始终保留在套管末端外,以防止导丝滑入套管内,甚至进入血循环内。导丝的头端应是可卷曲的,J 形头端的导丝有利于通过弯曲的血管。静脉穿刺后将导丝通过穿刺针置入血管腔内。如导丝置入困难,不应盲目硬插,可拔除导丝,将穿刺针连接注射器后缓慢地前后移动穿刺针,直至能顺利地回抽血液,重新置入导丝。导丝顺利进入血管后拔除穿刺针,沿导丝套入管壁扩张/套管装置。管壁扩张器的作用是保证将套管顺利置入静脉内,一般由半硬式厚壁套管和可屈曲静脉套管组成,半硬式厚壁套管置入静脉套管内。使用管壁扩张前,先在皮肤穿刺部位用手术刀略扩大创口,便于扩张器进入。捻搓扩张器有利于其进入,并达到扩张的作用。在使用扩张器时应随时注意导丝的位置。当扩张器进入血管腔后,再沿扩张器和穿刺针置入静脉套管,然后缓慢退出扩张器和穿刺针,将输液器与静脉套管连接,并妥善固定套管。

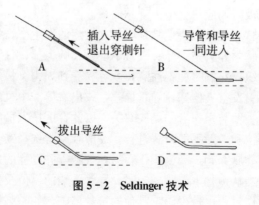

图 5-2　Seldinger 技术

【股静脉】

股静脉位于股鞘内，腹股沟韧带下方股动脉的内侧。股静脉由下肢深、浅静脉（大隐静脉）汇合而成，向上穿过腹股沟韧带成为髂外静脉，并与髂内静脉汇合成为髂总静脉，两侧髂总静脉上行汇成下腔静脉。股静脉的体表定位：髂前上棘与耻骨联合的中点下方为股动脉，内侧即为股静脉，当触及股动脉搏动时，用一手指固定搏动的部位，股静脉即位于搏动的内侧。

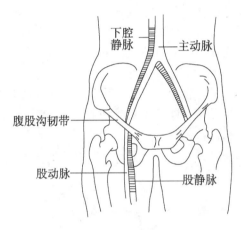

图 5 - 3　股静脉的解剖

【颈内静脉】

颈内静脉起于颅骨基底部，在颈内动脉后侧进入颈动脉鞘，走行于颈内和颈总动脉的后外侧，并在其末段逐渐转到颈总动脉的前外侧。颈内静脉上半段位于胸锁乳突肌的内侧，中段位于胸锁乳突肌两肌下脚形成的三角后侧，下半段则位于胸锁乳突肌锁骨头的后侧，并在锁骨内侧的上方汇合于锁骨下静脉。

【锁骨下静脉】

　　成人锁骨下静脉长约 3～4cm，直径 1～2cm。锁骨下静脉起始于第一肋骨外侧缘的腋静脉，横跨第一肋骨，并走行于前斜角肌的前面。前斜角肌厚约 1～1.5cm，恰位于锁骨下动静脉之间。锁骨下静脉继续走行于锁骨内 1/3 段的后侧，血管壁并附着固定于锁骨和第一肋骨。

　　在前斜角肌内侧缘和胸锁关节的后面，锁骨下静脉与颈内静脉汇合，形成无名静脉（头臂静脉）。左侧的胸导管和右侧的淋巴管，在颈内静脉汇合处附近与锁骨下静脉连接。在右侧，无名静脉沿胸骨右外侧缘的内面下行，并在此与横过胸骨柄的左侧无名静脉汇合，形成上腔静脉。在前斜角肌内侧，膈神经，胸廓内动脉和肺尖均位于锁骨下和颈内静脉汇合处的后面。在锁骨内 1/3 段的矢状位解剖面，可见肺尖和锁骨下动脉均紧邻锁骨下静脉。

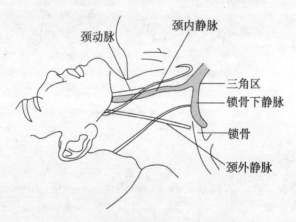

图 5－4　颈内静脉和锁骨下静脉的解剖

（孙海晨）

42

第6章 抢救异物卡喉窒息的 Heimlich 手法

【概述】

Heimlich 教授于 20 世纪 70 年代提出抢救异物卡喉窒息的最有效的简易方法是给患者膈肌下软组织以突然的向上压力，进而压迫两肺下部，驱使肺内残留空气的气流快速进入气管，便逐出堵在气管口的食物块或其他异物。此种方法谓之为 Heimlich 手法。

【异物卡喉窒息的识别】

气道异物梗阻（foreign body airway obstruction，FBAO）是一种急症，如不及时治疗，数分钟内就可导致死亡。意识丧失和心脏骤停时发生的舌后坠是上呼吸道梗阻最常见的原因，无反应的患者可因内在因素（舌、会厌）或外在因素（异物）导致气道梗阻，舌向后坠，堵塞气道开口，会厌也可阻塞气道开口，都会造成气道梗阻。

患者被食物和异物卡喉后，不能讲话，不能呼吸或咳嗽，将会用手抓住自己的喉部，此即 Heimlich 征象。急救者要马上询问患者是否被异物噎住，如果患者点头表示"是的"，即应立即施行 Heimlich 手法抢救。但若无这一苦恼的征象，则应观察患者以下表现：①患者不能讲话或呼吸；②面、唇青紫；③意识丧失。

【Heimlich 手法应用】

异物可造成呼吸道部分或完全梗阻，部分梗阻时，患者尚能有气体交换，如果气体交换良好，患者就能用力咳嗽，但在咳嗽停止时，出现喘息声。只要气体交换良好，就应鼓励患者继续咳嗽并自主呼吸。急救人员不宜干扰患者自行排除异物的努力，但应守护在患者身旁，并监护患者的情况，如果气道部分梗阻仍不能解除，就应启动 EMS 系统。气道完全梗阻的患者，不能讲话，不能呼吸或咳嗽，可能用双手指抓住颈部，气体交换消失，对此人们必须能明确识别。如患者出现气道完全梗阻的征象，急救者要马上询问患者是否被异物噎住，如果患者点头，就询问其是否能说话，如果患者不能说话，说明存在气道完全梗阻，必须立即救治，如采用 Heimlich 手法。气道完全梗阻时，由于气体不能进入肺内，患者的血氧饱和度很快下降，如果不能很快解除梗阻，患者将丧失意识，甚至很快发生死亡。

1. Heimlich 手法应用于成人　Heimlich 手法用于立位或坐位有意识的患者时，急救者站在患者身后，双臂环绕着患者腰部，一手握拳，握拳手的拇指侧紧抵患者腹部，位置处于剑突下脐上腹中线部位，用另一手抓紧拳头，用力快速向内、向上冲击，用力将拳头压向腹部，反复冲击腹部，直到把异物从气道内排出来。如患者出现意识丧失，也不能停下来，每次冲击要干脆、明确，争取把异物排出来。当患者失去意识，应立即启动 EMS 系统，非专业急救人员应开始 CPR，专业救护人员要继续解除 FBAO。

虽然 Heimlich 手法抢救成人异物卡喉窒息卓有成效，但也可产生并发症，如腹部或胸腔内脏的破裂或撕裂。对已行 Heimlich 手法治疗的患者应仔细检查有无危及生命的并发症。为减少并发症，不应将手掌放在剑突上或肋骨下缘，手掌位置应位于腹中线，低于剑突和肋下缘而高于脐部。即使手法正确，仍有可能发生某些并发症，如胃内容物反流后造成误吸。

2. Heimlich 手法自救　发生 FBAO 时，患者本人可一手握拳，用拳头拇指侧抵住腹部剑突下脐上腹中线部位，另一只手抓紧拳头，用力快速将拳头向上、向内冲击膈肌，如果不成功，患者应快速将上腹部抵压在一块坚硬的平面上，如椅背、桌缘、走廊栏杆，然后用力冲击腹部，直到把气道内异物排出为止。

3. Heimlich 手法应用于意识丧失的患者　使患者仰平卧，急救者面对患者，骑跨在患者的膝或髋部，把一只手掌根部顶在患者

44

腹部，位置在剑下与脐上之间腹中线的位置，另一只手压在前只手背上，双手快速用力向内、向上冲击，如果位置正确，身体正好处于腹中部正上方，那么，冲击到的部位也不会发生偏差，操作时，可借助身体重量实施冲击。直到把气道内异物排出为止。

4. Heimlich 手法应用于婴幼儿　使患儿平卧，面向上，躺在坚硬的地面或床板上，急救者跪下或立在患儿足侧；或急救者取坐位，使患儿骑坐在急救者的两大腿上，背朝急救者，急救者用双手的中指和示指，放在患儿胸廓下和脐上的腹部快速向上冲击压迫，但要很轻柔。重复之，直到把气道内异物排出为止。

5. 对有意识的孕妇或肥胖者的胸部冲击法　当患者是妊娠终末期或过度肥胖者时，可采用胸部冲击法代替腹部冲击法。其方法是，站在患者身后，把上肢放在患者腋下，将胸部环绕起来。一只拳的拇指则放在胸骨中线，应注意避开剑突和肋骨下缘，另一只手抓住拳头，向后冲击，把异物冲击出来，或冲击至患者已失去意识。

（张文武）

第 7 章　创面处理

【概述】

　　创伤是指机械性致伤因素作用于人体所造成的组织结构完整性的破坏或功能障碍。按致伤因素分类，可将创伤分为烧伤、冻伤、挤压伤、刃器伤、火器伤、冲击伤、毒剂伤、核放射伤及多种因素所致的复合伤（combined injuries）等。按受伤部位分类，可将创伤分为颅脑伤、颌面部伤、颈部伤、胸（背）部伤、腹（腰）部伤、骨盆伤、脊柱脊髓伤、四肢伤和多发伤等。按伤后皮肤是否保持完整性可将创伤分为两类：①闭合伤（closed injury）：皮肤保持完整无开放性伤口者，如挫伤（contusion）、挤压伤（crush injury）、扭伤（sprain）、震荡伤（concussion）、关节脱位和半脱位、闭合性骨折和闭合性内脏伤等。②开放伤（open injury）：有皮肤破损者，如擦伤、撕裂伤、切割伤、砍伤和刺伤等。在开放伤中，又可根据伤道类型再分为贯通伤（既有入口又有出口者）、盲管伤（只有入口没有出口者）、切线伤（致伤物沿体表切线方向擦过所致的沟槽状损伤）、反跳伤（入口和出口在同一点）。开放伤易发伤口感染。

　　创伤患者的病情一般都比较危重，其处理是否及时和正确直接关系到伤员的生命安全和功能恢复。创伤的救治必须从现场开始、尽快实施。急救的目的是挽救生命，在处理复杂伤情时，应优先解除危及伤员生命的情况，使伤情得到初步控制，然后再进行后续处理，并尽可能稳定伤情，为转送和后续确定性治疗创造条件。必须优先抢救的急症主要包括心跳、呼吸骤停，窒息、大出血、张力性气胸和休克等。有些必须在受伤现场进行急救。及时、正确的"住院前创伤救治"和急诊科抢救，能挽救不少危重伤者生命。常用的急救技术主要有复苏、通气、止血、包扎、固定和后送等，详见本书有关章节。本章主要简述创面（创口）的处理。

【创面处理】

一、创面（创口）检查与评估

对于开放性损伤，医师必须仔细检查伤口或创面，注意伤口形状、大小、边缘、深度及污染情况、出血的性状、外露组织、异物存留及伤道位置等。但对伤情较重者，伤口的详细检查应在手术室进行，以保障伤员安全。对投射物（如枪弹、弹片）所致的损伤，应注意寻找入口和出口，有时伤道复杂，入口和出口不在一条线上，甚至偏离入口甚远，或无出口时，应注意内脏多处损伤的可能。

创面检查必须在直视下检查创口的全部，特别注意深部的污染和异物；创口邻近的组织器官受累情况，特别注意邻近的关节。四肢创伤尤其远端开放性损伤，要注意血管、神经、肌腱和关节损伤。创口经过检查和评估，必须详细地如实记录，创口的形态特征必须准确描述，必要时可画图表示。

二、创面（创口）处理的基本原则

开放性创伤的处理，擦伤、表浅的小刺伤和小切割伤，可用非手术疗法。其他的开放性创伤均需手术处理，目的是为了修复断裂的组织，但必须根据具体的伤情选择方式方法。例如：伤口可分清洁伤口（clean wound）（无菌手术切口）、污染伤口（contaminated wound）（有细菌污染而尚未构成感染）和感染伤口。清洁伤口可以直接缝合。开放性创伤早期为污染伤口可行清创术，直接缝合或者延期缝合。感染伤口先要引流，然后再作其他处理。较深入体内的创伤在手术中必须仔细探查和修复。伤口或组织内存有异物，应尽量取出以利于组织修复；但如果异物数量多，或者摘取可能造成严重的再次损伤，处理时必须衡量利弊。另外，开放性创伤者应注射破伤风抗毒素治疗，在伤后 12 小时内应用可起到预防作用。污染和感染伤口还要根据伤情和感染程度考虑使用抗菌药。

三、一般创面（创口）的处理

开放性伤口常有污染，应行清创术（debridement），目的是将污染伤口变成清洁伤口，为组织愈合创造良好条件。清创时间越早越好，伤后 6～8 小时内清创一般都可达到一期愈合。清创步骤是：①先用无菌敷料覆盖伤口，用无菌刷和肥皂液清洗周围皮肤；②去除伤口敷料后可取出明显可见的异物、血块及脱落的组织碎片，用生理盐水反复冲洗；③常规消毒铺巾；④沿原伤口切除创缘皮肤 1～2mm，必要时可扩大伤口，但肢体部位应沿纵轴切开，经关节的切口应作 S 形切开；⑤由浅至深，切除失活的组织，清除血肿、凝血块和异物，对损伤的肌腱和神经可酌情进行修复或仅用周围组织掩盖；⑥彻底止血；⑦再次用生理盐水反复冲洗伤腔，污染重者可用 3％过氧化氢溶液清洗后再以生理盐水冲洗；⑧彻底清创后，伤后时间短和污染轻的伤口可予缝合，但缝合不宜过密、过紧，以伤口边缘对合为度。缝合后消毒皮肤，外加包扎，必要时固定制动。

如果伤口污染较重或处理时间已超过伤后 8～12 小时，但尚未发生明显的感染，皮肤的缝线暂不结扎，伤口内留置盐水纱条引流。24～48 小时后伤口仍无明显感染者，可将缝线结扎使创缘对合。如果伤口已感染，则取下缝线按感染伤口处理。

四、感染创面（创口）的处理

用等渗盐水或呋喃西林等药液纱布条敷在伤口内，引流脓液促使肉芽组织生长。肉芽生长较好时，脓液较少，表面呈粉红色、颗粒状突起，擦之可渗血；同时创缘皮肤有新生，伤口可渐收缩。如肉芽有水肿，可用高渗盐水湿敷。如肉芽生长过多，超过创缘平面而有碍创缘上皮生长，可用 10％硝酸银液棉签涂肉芽面，随即用等渗盐水棉签擦去。

五、浅表小创面（创口）的处理

1. 长径 1 cm 左右的皮肤、皮下浅层组织伤口，先用等渗盐水棉球蘸干净组织裂隙，再用 70％酒精或碘附消毒外周皮肤。可用一条小的蝶形胶布固定创缘使皮肤完全对合，再在皮肤上涂碘附，外加包扎。一周内每日涂碘附一次；10 日左右除去胶布。仅有皮肤层裂口，也可用市售的绊创膏（如"创可贴"之类），但仍应注意皮肤消毒。

2. 浅部的小刺伤，多由庄稼刺条、木刺、缝针等误伤造成。小刺伤因带有细菌污染，可能引起感染（如指头炎等），有的还可能造成异物存留，因此不应忽视。小刺伤的伤口出血，直接压迫 3～5 分钟即可止血。止血后可用 70％酒精或碘附原液涂擦，包以无菌敷料，保持局部干燥 24～48 小时。伤口内若有异物存留，应设法拔出，然后消毒和包扎。

3. 浅部切割伤（incised wound），多为刀刃、玻璃片、铁片等造成，伤口的长度和深度可不相同，关系到组织损伤范围。伤口边缘一般比较平整，仅少数伤口的边缘组织因有破碎而比较粗糙。出血可呈渗溢状或涌溢状，个别因有小动脉破裂出血呈喷射状。浅部切割伤要根据伤口的具体情况施行清创和修复。经过处理，伤口可止血和闭合。

六、烧伤创面的处理

由热力所引起的组织损伤统称烧伤，如火焰、热液、热蒸汽、热金属等。烧伤深度的识别常采用三度四分法，即分为Ⅰ度、浅Ⅱ度、深Ⅱ度、Ⅲ度。Ⅰ度、浅Ⅱ度烧伤一般称浅度烧伤；深Ⅱ度和Ⅲ度烧伤则属深度烧伤。

Ⅰ度烧伤属红斑性炎症反应，无需特殊处理，能自行消退。如烧灼感重可涂薄层油脂。

小面积浅Ⅱ度烧伤清创后，如水疱皮完整，应予保存，只需抽去水疱液，消毒包扎，水疱皮可充当生物敷料，保护创面、减痛，且可加速创面愈合。如水疱皮已撕脱，可以无菌油性敷料包扎。除非敷料浸湿、有异味或有其他感染迹象，不必经常换药，以免损伤新生上皮。如创面已感染，应勤换敷料，清除脓性分泌物，保持创面清洁，多能自行愈合。

深度烧伤由于坏死组织多，组织液化、细菌定殖几难避免，应正确选择外用抗菌药物。目前证实有效的外用药有1‰磺胺嘧啶银霜剂、碘附等。外用抗菌药物只能一定程度抑制细菌生长。烧伤组织由开始的凝固性坏死经液化到与健康组织分离，需要2～3周，在这一过程中，随时都有侵入性感染的威胁，为此近年的治疗多采用积极的手术治疗，包括早期切痂（切除深度烧伤组织达深筋膜平面）或削痂（削除坏死组织至健康平面），并立即皮肤移植。早期外科手术能减少全身性感染发病率，提高大面积烧伤的治愈率，并缩短住院日。

（张文武）

第8章 出血控制

【概述】

当血液（主要指红细胞）从血管或心脏外出至组织间隙、体腔内或身体外面，称为出血（bleeding）。血液流入（进入）体腔或组织间隙的为内出血，流出体外称外出血。控制出血是采取各种止血方法、紧急措施抢救出血伤员，防止因大出血引起休克甚至死亡，达到快速、有效、安全的止血目的。注意出血的性质有助于出血的处理。动脉出血呈鲜红色，速度快，呈间歇性喷射状；静脉出血多为暗红色，持续涌出；毛细血管损伤多为渗血，呈鲜红色，自伤口缓慢流出。控制出血是创伤早期综合复苏 VIPCIT 程序中重要一环。本章主要讨论外出血的急救止血方法。常用的止血方法有指压法、加压包扎法、填塞法和止血带法等。

【外出血的急救止血法】

（一）指压法

用手指压迫动脉经过骨骼表面的部位，达到止血目的。指压法是最直接、最简单的止血方法，但其是暂时性应急措施，因四肢动脉有侧支循环，故其效果有限，且难以持久，而且救护人员必须熟悉身体各部位血管的解剖位置和出血的压迫点。因此，应根据情况适时改用其他止血方法。

1. 头顶、额部和颞部出血　用拇指或食指在伤侧耳前对着下颌关节用力压迫颞浅动脉。

2. 面部出血　用拇指、食指或中指压迫双侧下颌角前约 3cm 的凹陷处，在此处压迫明显搏动的面动脉即可止血。

3. 一侧耳后出血　用拇指压迫同侧耳后动脉。

4. 头后部出血　用两只手的拇指压迫耳后与枕骨粗隆之间的枕动脉搏动处。

5. 腋窝和肩部出血　用拇指压迫同侧锁骨上窝中部的锁骨下动脉搏动点，用力方向为向下、向后。

6. 上肢出血　用四指压迫腋窝部搏动强烈的腋动脉，将其压向肱骨以止血。

7. 前臂出血　用手指压迫上臂肱二头肌内侧的肱动脉处。

8. 手掌、手背出血　用两手拇指分别压迫手腕的尺动脉和桡动脉搏动处止血。

9. 手指或脚趾出血　用拇指、食指分别压迫手指或脚趾两侧的动脉止血。

10. 下肢出血　在大腿根部中间处，稍屈大腿使肌肉松弛，用大拇指、单或双手掌根向后、向下压住跳动的股动脉。

（二）加压包扎法

加压包扎法最为常用。一般小动脉和静脉损伤出血均可用此法止血。方法是先将灭菌纱布或敷料填塞或置于伤口，外加纱布垫压，再以绷带加压包扎。包扎的压力要均匀，范围应够大。包扎后将伤肢抬高，以增加静脉回流和减少出血。

（三）填塞法

填塞法用于肌肉、骨端等渗血。先用 1～2 层大的无菌纱布铺盖伤口，以纱布条或绷带充填其中，再加压包扎。此法止血不够彻底，且可能增加感染机会。另外，在清创去除填塞物时，可能由于凝血块随同填塞物同时被取出，又可出现较大出血。

（四）止血带法

上止血带止血法一般用于四肢伤大出血，且加压包扎无法止血的情况。使用止血带时，接触面积应较大，以免造成神经损伤。止血带的位置应靠近伤口的最近端。止血带中以局部充气式止血带最好，其副作用小。在紧急情况下，也可使用橡皮管、三角巾或绷带等代替，但应在止血带下放好衬垫物。禁用细绳索或电线等充当止血带。使用止血带应注意以下事项：①不必缚扎过紧，以能止住出血为度；②应每隔1小时放松1～2分钟，且使用时间一般不应超过4小时；③上止血带的伤员必须有显著标志，并注明启用时间，优先后送；④松解止血带之前，应先输液或输血，补充血容量，打开伤口，准备好止血用器材，然后再松止血带；⑤因止血带使用时间过长，远端肢体已发生坏死者，应在原止血带的近端加上新止血带，然后再行截肢术。

（张文武）

第9章　骨折固定

创伤急救四项基本技术之一的固定术主要用于骨折的固定，因此，在学习固定方法之前要先了解骨折的症状和急救要点，才能正确地使用固定方法。

一、骨折的分类

人体骨骼因外伤发生完全或不完全的断裂时叫骨折。由于致伤外力的不同，可造成不同类型的骨折，骨折断端与外界直接相通的叫开放性骨折，未与外界相通的叫闭合性骨折。根据骨折的程度不同，又可分为完全性骨折，不完全性骨折。依骨折线的走向不同，可分为横行骨折、斜行骨折、粉碎性骨折、压缩性骨折等。还可按骨骼的名称分为股骨骨折、尺骨骨折、桡骨骨折等。不同类型的骨折其治疗处理的方法不尽相同。

二、骨折的主要症状

骨折的类型和部位不同其症状不完全相同，但骨折的局部症状主要有：

（一）疼痛：骨折部位疼痛，活动时疼痛加剧，局部有明显的压痛，可用骨摩擦音。

（二）肿胀：由于骨折端小血管的损伤和软组织损伤水肿，故骨折部位可出现肿胀。

（三）畸形：由于骨折端的错位，肢体常发生弯曲、旋转、缩短等畸形，当骨折完全断离时，还可出现假关节样的异常活动。

（四）功能障碍：骨折断后，肢体原有的骨骼杠杆支持功能丧失，如上肢骨折时不能拿、提，下肢骨折时不能行走、站立。

（五）大出血：当骨折端刺破大血管时，伤员往往发生大出血，出现休克。大出血多见于骨盆骨折。

三、骨折的急救要点

骨折的临时固定，是对伤处加以稳定不使活动，使伤员在运送过程中不因搬运、颠簸时断骨刺伤血管、神经，免遭额外损伤，减轻伤员痛苦，其要点是：

（一）止血：要注意伤口和全身状况，如伤口出血，应先止血，后包扎固定。

（二）加垫：为使固定妥帖稳当和防止突出部位的皮肤磨损，在骨突处要用棉花或布块等软物垫好，要使夹板等固定材料不直接接触皮肤。

（三）不随意活动骨折的部位：为防止骨断端刺伤神经、血管，在固定时不应随意搬动；外露的断骨不能送回伤口内，以免增加污染。但是，现场急救时，搬动伤员伤肢是难免的，如为使伤员再次受伤的危险，要先将伤员搬到安全地方，在包扎固定时也不可避免要移动伤肢，这时可以一人握住伤处上方，另一人握住伤处下端匝着肢体的纵轴线作相反方向的牵引，在伤肢不扭曲的情况下让骨断端分离开，然后边牵引边同方向移动，另外的人可进行固定，固定应先捆绑断处上端，后绑下端，然后再固定断端的上下两个关节。

（四）固定、捆绑的松紧要适度，过松容易滑脱，失去固定作用，过紧会影响血液循环。固定时应外露指（趾）尖，以便观察血流情况，如发现指（趾）尖苍白或青紫时，可能是固定包扎过紧，应放松重新包扎固定。固定完成后应记录固定的时间，并迅速送医院作进一步的诊治。

四、骨折固定的材料

（一）夹板：用于扶托固定伤肢，其长度宽度要与伤肢相适应，长度一般要跨伤处上下两个关节。没有夹板时可用健侧肢体、树枝、竹片、厚纸板、报纸卷等代替。

（二）敷料：用于垫衬的如棉花、布块、衣服等；用于包扎捆绑夹板的可用三角巾，绷带、腰带、头巾、绳子等，但不能用铁丝、电线。

五、骨折固定的方法

（一）前臂骨折的固定方法：用夹板时，可把两块夹板分别置放在前臂的掌侧和背侧，可在伤员患侧掌心放一团棉花，让伤员握住掌侧夹板的一端，使腕关节稍向背屈，然后固定，再用三角中将前臂悬挂于胸前。无夹板时，可将伤侧前臂屈曲，手端略高，用三角巾悬挂于胸前，再用一条三角巾将伤臂固定于胸前（图9－1）。

（二）上臂骨折的固定方法：有夹板时，可将伤肢屈曲贴在胸前，在伤臂外侧放一块夹板，垫好后用两条布带将骨折上下两端固定并吊于胸前，然后用三角巾（或布带）将上臂固定在胸部。无夹板时，可将上臂自然下垂用三角巾固定在胸侧，用另一条三角巾将前臂挂在胸前：亦可先将前臂吊挂在胸前，用另一三角巾将上臂固定在胸部（图9－2）。

（三）小腿骨折的固定方法：有夹板时，将夹板置于小腿外侧，其长度应从大腿中段到脚跟，在膝、踝关节垫好后用绷带分段固定，再将两下肢并拢上下固定，并在脚部用"8"字形绷带固定，使脚掌与小腿成直角。无夹板时，可将两下肢并列对齐，在膝、踝部垫好后用绷带分段将两腿固定，再用"8"字形绷带固定脚部，使脚掌与小腿成直角（图9－3、9－4）。

（四）大腿骨折的固定方法：将夹板置于伤肢外侧，其长度应从腋下至脚跟，两下肢并列对齐，垫好膝、踝关节后用绷带分段固定。用"8"字形绷带固定脚部，使脚掌与小腿成直角。无夹板时亦可用健肢固定法（图9－5、9－6）。

（五）锁骨骨折的固定方法：让病人坐直挺胸，包扎固定人员用一膝顶在病人背部两肩胛骨之间，两手把病人的肩逐渐往后拉，使胸尽量前挺，然后作固定，方法是在伤者两腋下垫棉垫，用两条三角巾分别在两肩关节紧绕两周在计部中央打结，打结时应将三角巾用力拉紧，使两肩稍后张，人结后将患者两肘关节屈曲，两腕在胸前交叉，用另一条三角巾在平肘处绕过胸廓，在胸前才丁结固定上肢。亦可用绷带在挺胸、两肩后张下作"8"字形固定。

（六）脊椎骨折的固定方法：脊椎骨折抢救过程中，最重要的是防止脊椎弯曲和扭转，不得用软担架和徒手搬运。如有脑脊液流出的开放性骨折，应先加压包扎。固定时，由4～6人用手分别扶托伤员的头、肩、背、臀、下肢，动作一致将伤员抬到硬木板上。颈椎骨折时，伤员应仰卧，尽快给伤员上颈托，无颈托时可用砂袋或衣服填塞头、颈部两侧，防止头左右摇晃，再用布条固定。胸椎骨时应平卧，腰椎骨折时应俯卧于硬木板上，用衣服等垫塞颈、腰部，用布条将伤员固定在木板上。

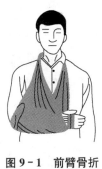 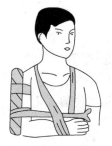

图 9-1　前臂骨折夹板固定法　　图 9-2　上臂骨折夹板固定法

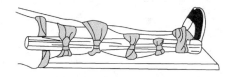

图 9-3　小腿骨折夹板固定法

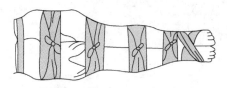

图 9-4　小腿骨折健肢固定法

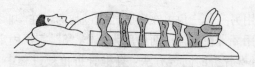

图 9 - 5　大腿骨折夹板固定法

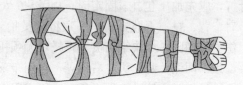

图 9 - 6　大腿骨折健肢固定法

【搬运】

伤员经过现场初步急救处理后，要尽快用合适的方法和震动小的交通工具将伤员送到医院去作进一步的诊治。搬运过程中要随时注意观察伤员的伤情变化。常用搬运方法有徒手搬运和担架搬运两种搬运法。

一、徒手搬运

适用于病情较轻且搬运距离短的患者。

（一）单人搬运法：是用搀扶、背、抱等搬运的方法（图 9 - 7）。

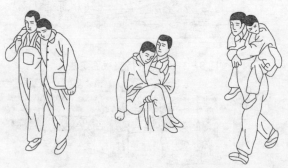

图 9 - 7　单人搀扶、背、抱搬运法

（二）双人搬运法：是用双人椅式、平托式、拉车式等搬运的方法（图9-8）。

（三）多人搬运法：是用平卧托运等搬运的方法（图9-9）。

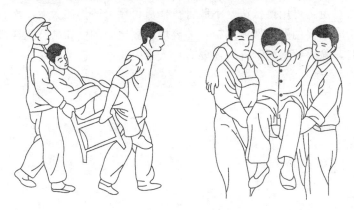

图9-8　双人椅式、平托式搬运法

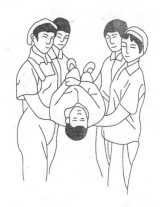

图9-9　多人平卧托运法

二、担架搬运法

用于病情较重，路途较远又不适合徒手搬运的伤员。常用搬运工具有帆布担架、绳络担架、被服担架、门板、床板以及铲式、包裹式、充气式担架。伤员上担架时，要由 3～4 人分别用手托伤员的头、胸、骨盆和腿，动作一致地将伤员平放到担架上，并加以固定。不同的病情选用不同的担架和搬运方法，如上肢骨折伤员多能自己行走，可用搀扶法。下肢骨折伤员可用普通担架搬运，而脊柱骨折时则要用硬担架或木板，并要填塞固定，颈椎和高位胸脊椎骨折时，除要填塞固定外，还要有专人牵引头部，避免晃动。

（严首春　宋祖军）

第 10 章　创伤包扎

一、创伤包扎的目的和注意事项

（一）包扎的目的

包扎的目的在于保护伤口，减少感染，固定敷料夹板，挟托受伤的肢体，减轻伤员痛苦，防止刺伤血管、神经等严重并发症，加压包扎还有压迫止血的作用。包扎要求动作轻快、准、牢，包扎前要弄清包扎的目的，以便选择适当的包扎方法，并先对伤口做初步的处理。

（二）创伤包扎的注意事项

包扎的松紧要适度，过紧影响血液循环，过松会移动脱落，包扎材料打结或其他方法固定的位置要避开伤口和坐卧受压的位置。为骨折制动的包扎应露出伤肢末端，以便观察肢体血液循环的情况。

二、创伤包扎的材料

（一）三角巾

用一块边长1米的正方形棉布，沿其对角线剪开即为两条三角巾。将三角巾的顶角折向底边的中央，再根据包扎的实际需要折叠成一定宽度的条带。若将三角巾的顶角偏折到底边中央偏左或偏右侧，则成为燕尾巾，其夹角的大小可视实际包扎需要而定。

（二）绷带

我国标准绷带长6米，宽度分3、4、5、6、8、10厘米6种规格，供包扎实际需要选用。绷带的一头卷起为单头带，从两头卷起则为双头带。其长度可视包扎部位的需要而定。现场救护没有上述常规包扎材料时，可用身边的衣服、手绢、毛巾等就便材料进行包扎。

三、创伤包扎的方法

（一）头部帽式包扎法

将三角巾的底边向内折叠约两指宽，干放在前额眉上，顶角向后拉盖头顶，将两底边沿两耳上方往后干拉至枕部下方，左右交叉压住顶角绕至前额打结固定（图10-1）。

（二）头、耳部风帽式包扎法

将三角巾顶角打一个结，置于前额中央，头部套入风帽内，向下拉紧两底角，再将底边向外反扎2～3指宽的边，左右交叉包绕兜住下颌，绕至枕后打结固定（图10-2）。

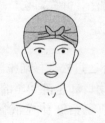 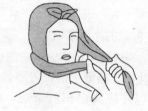 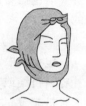

图10-1　头部帽式包扎法　　　图10-2　头、耳部风帽包扎法

（三）三角巾眼部包扎法

包扎单眼时，将三角巾折叠成四指宽的带状，斜置于伤侧眼部，从伤侧耳下绕至枕后，经健侧耳上拉至前额与另一端交叉反折绕头一周，于健侧耳上端寸丁结固定（图10-3）。包扎双眼时，将带状三角巾的中央置于枕部，两底角分别经耳下拉向眼部，在鼻梁处左右交叉各包一只眼，成"8"字形经两耳上方在枕部交叉后绕至下颌处打结固定（图10-4）。

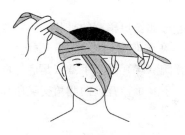
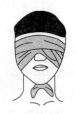

图 10-3 单眼带式包扎法　　　图 10-4 三角巾双眼包扎法

（四）三角巾胸部包扎法

将三角巾的顶角置于伤侧肩上，两底边在胸前横拉至背部打结固定，后再与顶角寸丁结固定（图10-5）。

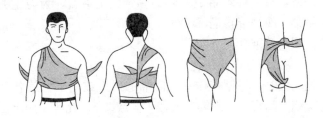

图 10-5 三角巾胸部包扎法　　　图 10-6 三角巾腹部包扎法

（五）三角巾下腹部包扎法

将三角巾顶角朝下，底边横放腹部，两底角在腰后打结固定，顶角内两腿间拉至腰后与底角打结固定（图10-6）。

（六）燕尾巾肩部包扎法

单肩包扎时，将三角巾折成约80度夹角的燕尾巾，夹角朝上，向后的一角压住向前的角，放于伤侧肩部，燕尾底边绕上臂在腋前方打结固定，将燕尾两角分别经胸、背部拉到对侧腋下打结固定。包扎双肩时，则将三角巾折叠成两尾角等大的双燕尾巾，夹角朝上，对准颈后正中，左右双燕尾由前向后分别包绕肩部到腋下，在腋后结固定（图10-6）。

（七）三角巾手、足部包扎法

包扎膝、肘部时，将三角巾扎叠成比伤口稍宽的带状，斜放伤处，两端压住上下两边绕肢体一周，在肢体内侧或内侧打结固定。包扎手、足时，将三角巾底边横放在腕（踝）部，手掌（足底）向下放在三角巾中央，将顶角反折盖住手（足）背，两底角交叉压住顶角绕肢体一圈，反折顶角后打结固定。

（八）三角巾臀部包扎法

将三角巾顶角朝下放在伤侧腰部，一底角包绕大腿根部与顶角寸丁结，另一底角提起围腰与底边打结固定。

（九）绷带手腕、胸、腹部环形包扎法

包扎手腕、胸、腹部等粗细大致相等的部位时，可将绷带作环形重叠缠绕，每一环均将上一环的绷带完全覆盖，为防止绷带滑脱，可将第一圈绷带斜置，环绕第二或第三圈时将斜出圈外的绷带角反扎到圈内角重叠环绕固定。

（十）绷带四肢螺旋包扎法

包扎四肢时，将绷带作一定间隔的向上或向下螺旋状环绕肢体，每旋绕一圈将上一圈绷带覆盖 1/3 或 2/3。此法常用于固定四肢夹板和敷料。

（十一）绷带螺旋反折包扎法

包扎粗细差别较大的前臂、小腿时，为防止绷带滑脱，多用包扎较牢固的螺旋反折法，此法与螺旋包扎法子法基本相同，只是每圈必须反扎绷带一次，反扎时用左手拇指按住反扎处，右手将绷带反折向下拉紧绕缠肢体，但绷带反扎处要注意避开伤口和骨突起处。

（严首春　宋祖军）

第11章　机械通气的临床应用

一、机械通气的目的

机械通气（mechanical ventilation）是目前临床上疗效确切的呼吸支持手段，其目的在于：①改善通气或换气功能，缓解呼吸窘迫，纠正低氧血症和呼吸性酸中毒，改善组织缺氧；②维持肺容积，预防和治疗肺不张；③减少呼吸肌做功，防止呼吸肌疲劳；减少全身和心肌氧耗；④保障镇静、肌松药物使用的安全性，避免药源性抑制呼吸；⑤降低颅内压，改善脑循环；⑥当胸壁的完整性受损时，呼吸机的正压通气和呼气末正压可以通过减轻呼吸动度及矛盾运动来维持胸壁的稳定。

二、机械通气的适应证

一般情况下，任何导致通气和/或换气功能障碍的病症引起下述情况之一均应使用机械通气：①经积极治疗后病情仍继续恶化；②意识障碍；③呼吸严重异常，如呼吸频率>35～40次/分或<6～8次/分，或呼吸节律异常，或自主呼吸微弱或消失；④血气分析提示严重通气和/或氧合障碍：$PaO_2<50mmHg$（尤其是充分氧疗后仍<50mmHg）；$PaCO_2$进行性升高，pH 动态下降。

临床上，常见的导致通气和/或换气功能障碍的病症包括：①严重的呼吸系病症如气道梗阻、胸廓创伤以及慢性阻塞性肺疾病（chronic obstructive pulmonary disease, COPD）等通气异常，急性呼吸窘迫综合征（acute respiratory distress syndrome, ARDS）、重症肺炎、肺纤维化、急性肺水肿、哮喘持续状态等换气功能异常；②神经肌肉疾病如格林-巴利综合征、重症肌无力、严重的营养不良等致使呼吸驱动力不足；③中枢性呼吸衰竭如脑外伤、脑水肿、颅脑感染或镇静剂使用过量等；④大手术或严重创伤后出现的呼吸功能异常。

在考虑应用机械通气的时机与指征时，原则上"宁早勿晚"，尽可能使缺氧和/或酸中毒所造成的组织或器官损伤不至发展到难以逆转的程度。

三、机械通气的禁忌证

如上所述，只要患者出现呼吸衰竭而常规治疗不能在短期内改善病情，都应进行机械通气，因此，严格意义上机械通气治疗无绝对禁忌证。但下述情况，如果缺乏对病情进行必要的、全面的评估以及适当地处理，直接进行机械通气，可能会产生严重的后果，视为相对禁忌证：①大咯血或严重误吸引起的窒息；②肺大疱；③张力性气胸或大量胸腔积液；④低血容量性休克。当然，这些相对禁忌证一旦出现致命性通气和/或氧合障碍时，仍应在积极处理原发病（如尽快行胸腔闭式引流，积极补充血容量等）的同时，不失时机地应用机械通气。

四、呼吸机的基本工作模式

1. 根据吸气向呼气的切换方式不同可分为"定容"型通气和"定压"型通气。

1）定容型通气：呼吸机以预设通气容量来管理通气，即呼吸机送气达预设容量后停止送气，依靠肺、胸廓的弹性回缩力被动呼气。常见的定容通气模式有容量控制通气（VCV）、容量辅助-控制通气（V-ACV）、同步间歇指令通气（SIMV）等，也可将它们统称为容量预置型通气（volume preset ventilation, VPV）。

VPV能够保证潮气量的恒定，从而保障分钟通气量；VPV的吸气流速波形为恒流波形，不能和病人的吸气需要相配合，尤其是存在自主呼吸的病人，这种人-机的不协调消耗很高的吸气功，易诱发呼吸肌疲劳和呼吸困难，增加了镇静剂和肌松剂的需要；当肺顺应性较差或气道阻力增加时，产生过高的气道压，易致呼吸机相关性肺损伤（ventilation-induced lung injury, VILI）。

2）定压型通气：以气道压力来管理通气，当吸气达预设压力水平时，吸气停止，转换为呼气；气道压力是设定的独立参数，而通气容量和流速是从属变化的，与呼吸系统顺应性和气道阻力相关。常见的定压型通气模式有压力控制通气（PCV）、压力辅助-控制通气（P-ACV）、压力控制-同步间歇指令通气（PC-SIMV）、压力支持通气（PSV）等，也可将它们统称为压力预置型通气（pressure preset ventilation, PPV）。

PPV时，潮气量随肺顺应性和气道阻力而改变；气道压力一般不会超过预置水平，利于限制过高的肺泡压和预防VILI；易于人-机同步，减少使用镇静剂和肌松剂，更好地保留自主呼吸；流速多为减速波，肺泡在吸气早期即充盈，利于肺内气体交换。

2. 根据开始吸气的机制分为控制通气和辅助通气。

1）控制通气（controlled ventilation, CV）：呼吸机完全替代病人的自主呼吸，呼吸频率、潮气量、吸呼比、吸气流速完全由呼吸机控制，呼吸机提供全部的呼吸功。CV适用于严重呼吸抑制或伴呼吸暂停的病人，如麻醉、中枢神经系统功能障碍、神经肌肉疾病、药物过量等情况。对病人的呼吸力学如静态肺顺应性、内源性PEEP等进行监测时，也需在CV的情况下进行，所测得的数值准确可靠。

如潮气量、呼吸频率等参数设置不当，可造成通气不足或过度通气；长时间应用CV将导致呼吸肌萎缩或呼吸机依赖。因此，应用CV时应明确治疗目标和治疗终点，对于一般的急性或慢性呼吸衰竭，只要病人情况允许就尽可能采用"部分通气支持"。

2）辅助通气（assisted ventilation, AV）：依靠患者的自主呼吸产生吸气负压，触发或开启呼吸机按预设的潮气量（定容）或吸气压力（定压）实现通气，呼吸功由病人和呼吸机共同完成。AV适用于呼吸中枢驱动稳定的病人，病人的自主呼吸易与呼吸机同步，通气时可减少或避免应用镇静剂，保留自主呼吸，避免呼吸肌萎缩，有利于改善机械通气对血流动力学的不利影响，有利于撤机过程。

五、临床常用模式

1. 辅助-控制通气（assist - control ventilation，ACV）

ACV 是辅助通气（AV）和控制通气（CV）两种模式的结合，当病人自主呼吸频率低于预置频率或无力使气道压力降低或产生少量气流触发呼吸机送气时，呼吸机即以预置的潮气量及通气频率进行正压通气即 CV；当病人的吸气用力可触发呼吸机时，通气以高于预置频率的任何频率进行即 AV，其最终结果是，触发时为辅助通气，无触发时为控制通气。

ACV 为危重症患者机械通气的常用模式，可提供与自主呼吸基本同步的通气，但当病人不能触发呼吸机时，CV 可确保最小的指令分钟通气量，以保证自主呼吸不稳定病人的通气安全。

2. 间歇正压通气（intermittent positive pressure ventilation，IPPV）

IPPV 又称持续指令通气（continuous mandatory ventilation，CMV），指完全由机械通气来完成通气过程，呼吸机按预设的潮气量、呼吸频率、吸气时间及流速等参数工作，而不考虑患者自主呼吸的情况。吸气由呼吸机启动，呼气由患者肺及胸廓的弹性回缩完成。IPPV 模式主要用于无自主呼吸或自主呼吸极微弱的病人，如果病人有自主呼吸，易发生人-机对抗，压力控制时可能会出现通气不足或过度。此模式不利于患者自主呼吸的锻炼。

3. 同步间歇指令通气（synchronized intermittent mandatory ventilation，SIMV）

SIMV 是自主呼吸与控制通气相结合的呼吸模式，呼吸机按预设的呼吸参数进行指令通气，在触发窗内出现自主呼吸时，便触发IPPV 通气，若在触发窗内无自主呼吸，触发窗结束时呼吸机便会自动给予 IPPV 通气。触发窗一般为 IPPV 呼吸周期的后 25%。两次指令通气间歇之间、触发窗之外出现自主呼吸时，呼吸的潮气量、流速及吸气时间由患者自己控制。为防止自主潮气量过小，一般会给予压力支持辅助呼吸。

通过设定间歇指令通气的频率和潮气量确保了最低分钟通气量；SIMV能与患者的自主呼吸相配合，减少人-机对抗，减少正压通气的血流动力学负效应，并防止潜在的并发症如气压伤等；通过改变预设的间歇指令通气的频率改变呼吸支持的水平，即从完全支持到部分支持，可以锻炼呼吸肌，利于长期带机患者的撤机；由于患者能应用较多的呼吸肌群，故可减轻呼吸肌萎缩。

不适当的参数设置（如低流速）增加呼吸功，导致呼吸肌过度疲劳；指令通气的频率不能设置得过高或过低，过高时会抑制自主呼吸，出现呼吸机依赖，过低则使患者呼吸肌做功增加，出现呼吸肌疲劳。

4. 压力支持通气（pressure support ventilation，PSV）

PSV属于部分支持通气模式，由病人触发通气并控制呼吸频率和吸呼比，当气道压力达预设的压力支持水平时，且吸气流速降低至低于阈值水平时，由吸气相切换到呼气相。

呼吸机预设触发灵敏度、压力支持水平、压力上升时间、流速切换水平。设定水平适当（一般认为为 $5\sim8cmH_2O$），PSV可克服气道阻力包括气管内导管和呼吸机回路的阻力，有效地减轻呼吸功，不易发生人—机对抗，可增加病人吸气努力的有效性，对血流动力学影响较小，既可应用于撤机过程，也是无创通气的常用模式。PSV的潮气量是由PSV水平、患者吸气力量和呼吸系统的顺应性决定，当呼吸系统的力学改变时会引起潮气量的改变，应及时调整支持水平。对严重而不稳定的呼吸衰竭病人或有支气管痉挛及分泌物较多的患者，应用时要格外小心。

5. 持续气道正压（continuous positive airway pressure，CPAP）

CPAP是在自主呼吸条件下，整个呼吸周期气道内均保持正压，患者完成全部的呼吸功。吸气时，正压气流大于吸气气流，有利于克服气道阻力，增加潮气量，减少呼吸肌做功；呼气时，气道内正压可以防止小气道萎陷，增加功能残气量，改善氧合。

CPAP只能用于有自主呼吸、呼吸中枢功能正常的患者，可以和SIMV、PSV等合用，适用于睡眠呼吸暂停综合征、ARDS、支气管哮喘、术后肺不张等。CPAP既可用于有创通气，也可用于无创通气。CPAP只需设定CPAP水平：气管插管病人从$2\sim5cmH_2O$开始，根据需要可增加至$10\sim15cmH_2O$，最高不超过$15cmH_2O$；未插管的病人一般用$2\sim10cmH_2O$。若CPAP压力过高可增加气道峰压和平均气道压，减少回心血量和肝肾等重要脏器的血流灌注等。

6. 双水平气道正压通气（bilevel positive airway pressure，BiPAP）

BiPAP是指患者自主呼吸条件下，交替给予两种不同水平的气道正压，高压力水平和低压力水平之间定时切换，且其高压时间、低压时间、高压水平、低压水平各自独立可调，利用从高压力水平切换至低压力水平时功能残气量的减少，增加呼出气量，改善肺泡通气。

BiPAP有两种工作方式：自主呼吸通气模式（S模式，相当于PSV＋PEEP）和后备控制通气模式（T模式，相当于PCV＋PEEP），因此其参数设置包括吸气压（IPAP）、呼气压（EPAP）及后备控制通气频率。当自主呼吸间隔时间低于设定值（由后备频率决定）时，即处于S模式；自主呼吸间隔时间超过设定值时，即由S模式转向T模式，即启动时间切换的背景通气PCV。

BiPAP通气时，病人的自主呼吸少受干扰和抑制，可由控制通气向自主呼吸过度，不用变更通气模式直至脱机。

7. 其他模式

高频振荡通气（high frequency oscillatory ventilation，HFOV）：是目前所有高频通气中频率最高的一种，可达$15\sim17Hz$。由于频率高，每次潮气量接近或小于解剖死腔，其主动的呼气原理（即呼气时系统呈负压，将气体抽吸出体外）保证了二氧化碳的排出。HFOV通过提高肺容积、减少吸呼相的压差、降低肺泡压（仅为常规正压通气的$1/5\sim1/15$）、避免高浓度吸氧等机制改善氧合及减少肺损伤，主要用于重症ARDS患者。

反比通气（inverse rate ventilation，IRV）：生理状态下，吸气时间总是少于呼气时间，吸呼比（I∶E）多在1∶1.5~2之间。IRV是指吸气时间长于呼气时间，吸呼比一般在1.1~2∶1。由于吸气时间延长可以使气体在肺内停留时间较长，使陷闭的小气道和肺泡复张，改善氧和，纠正缺氧，减少CO_2排出，主要用于ARDS和肺纤维化患者。IRV的最大缺点在于对血流动力学影响明显，回心血量减少，血压下降；此外，该模式违背呼吸生理，易产生人—机对抗，常需要应用镇静或肌松药。

六、呼吸机参数的设置与调节

根据患者的体重、肺基础状态、病情与病程等选择合理的通气参数，并根据血气分析、心肺功能以及病情变化对其及时调整，以期利益最大化。

1. 潮气量：一般情况下，成人潮气量为8~12ml/kg，其大小设定还应注意以下因素：患者的基础潮气量水平、胸肺顺应性、气道阻力、呼吸机管道的可压缩容积、氧合状态、通气功能和发生气压伤的危险性。疑有肺大泡、气胸、低血容量尚未纠正、低血压等情况下，应降低潮气量（5~7ml/kg）；ARDS患者也应采取小潮气量通气，以防止肺泡的过度膨胀继发肺损伤。此外，为防止发生气压伤，一般要求气道平台压力不超过35~40cmH₂O。

2. 呼吸频率：根据通气模式、潮气量大小、生理死腔、代谢率、$PaCO_2$目标水平以及患者自主呼吸频率等因素，成人机械通气频率一般可设置12~20次/分或低于自主频率2~4次/分，以保证动脉血pH以及患者的舒适度；在辅助通气状态保证70%~80%的分钟通气量。对于急、慢性限制性通气功能障碍患者，机械通气频率设定应略高些（≥20次/分）。

3. 吸气时间（Ti）及吸呼比（I∶E）：应考虑机械通气对患者血流动力学的影响、氧合状态、自主呼吸能力等因素。一般预设Ti为0.8~1.2秒，I∶E为1∶1.5~2；对阻塞性通气障碍如COPD者应延长呼气时间，避免肺内气体陷闭，减少内源性呼气末正压（PEEP）产生，吸呼比可调至1：2～3；对限制性通气障碍如 ARDS 者，可延长 Ti 或增加吸呼比，上调至1：1～1.5，以改善氧和。

4. 吸气流速：只有在容量控制通气中才直接设定吸气流速。根据患者吸气用力水平和每分通气量，一般成人选择 40～100L/min，平均 60L/min。

5. 吸氧浓度（FiO$_2$）：机械通气初始阶段，可给高 FiO$_2$（100％）以迅速纠正严重缺氧，其后依据目标 PaO$_2$、PEEP 水平和血流动力学状态，酌情降低 FiO$_2$ 至 50％以下，以维持 SaO$_2$ 在 90％以上；若不能达上述目标，宜加用 PEEP、增加平均气道压，应用镇静剂或肌松剂；若适当 PEEP 可以使 SaO$_2$＞90％，应保持最低的 FiO$_2$。

6. 触发灵敏度：吸气触发分压力触发和流量触发两种。一般情况下，压力触发灵敏度设置在低于呼气末气道内压力 0.5～2cmH$_2$O 水平，流量触发灵敏度设置在 1～3L/min，过高不能触发呼吸机送气，增加呼吸肌做功，导致呼吸肌疲劳；过低会出现误触发，导致人—机对抗。呼气触发灵敏度指从吸气相进入呼气相时的吸气峰流速下降的百分比，一般为 25％。

7. 呼气末正压（positive end expiratory pressure，PEEP）：是指呼气末肺泡压力高于大气压。恰当的 PEEP 使小气道在呼气末开放，防止 CO$_2$ 潴留，同时呼气末肺泡膨胀，增加功能残气量，改善氧合，主要应用于 ARDS、COPD、肺炎、肺水肿及大手术后预防肺不张等。PEEP 过高时可使胸腔内压升高，静脉回心血量减少，心排出量下降，重要组织或器官灌注减少，同时门静脉回流也受影响，引起消化道淤血。胸腔内压的升高也可造成颅内压升高。

PEEP 的设置与调节应遵循从小渐增（一般从 3～5cmH$_2$O 开始）达最佳状态的原则，最佳 PEEP 应是能有效改善氧合，对循环影响小，而又能达到最大肺顺应性、最小肺内分流、最低 FiO$_2$ 时的最小 PEEP 值。3～5cmH$_2$O 的 PEEP 主要是维持肺泡膨胀、增加功能残气量；5～15cmH$_2$O 用于 FiO$_2$≥60％仍不能使 PaO$_2$ 保持在 60mmHg 者；>15cmH$_2$O 用于顽固的低氧血症，但由于对循环影响较大，不宜长时间应用。

8. 其他：压力报警设为压力上限和压力下限，前者一般设定在维持正压通气峰压之上 5～10cmH$_2$O，后者在能保持吸气的最低压力水平。高压报警多见于咳嗽、分泌物阻塞、管道扭曲、人—机对抗等。

七、无创正压通气（non-invasive positive pressure ventilation，NPPV）

NPPV 是指无需建立人工气道的正压通气，常通过鼻/面罩等方法连接病人。临床研究证明，NPPV 用在合适的病例中可以减少急性呼吸衰竭的气管插管或气管切开的需要以及相应的并发症，改善预后；减少慢性呼吸衰竭患者对呼吸机的依赖，减少患者的痛苦和医疗费用，提高生活质量。

1. NPPV 的特点与适应证

NPPV 可以避免人工气道的不良反应和并发症（如气道损伤、呼吸机相关性肺炎等），但同时不具有人工气道的一些作用（如气道引流、良好的气道密封性等）。由于 NPPV 不可避免地存在或多或少的漏气，使得通气支持不能达到与有创机械通气相同的水平。NPPV 并发症较少，可随时停用、间断使用，因此，当患者出现较为严重的呼吸困难、辅助呼吸肌的动用，而常规氧疗方法（鼻导管和面罩）不能维持满意氧合或氧合障碍有恶化趋势时，应及早使用 NPPV。临床主要应用于意识状态较好、有自主呼吸能力的轻、中度的呼吸衰竭，或自主呼吸功能有所恢复、从有创机械通气撤离的呼吸衰竭患者，同时，患者具有咳痰能力、血流动力学状况相对稳定以及能与 NPPV 良好配合。

已有较多的随机对照研究表明，对于 COPD 急性加重期（AECOPD）、急性心源性肺水肿（acute cardiac pulmonary edema，ACPE）和免疫抑制患者，较早地应用 NPPV 可降低患者的气管插管率和住院病死率，可作为一线治疗手段；对于支气管哮喘持续状态、术后可能发生呼吸衰竭和拒绝插管者，仅有为数不多的研究表明 NPPV 可能对这些患者有效，部分患者有避免气管插管的可能，证据尚不充分，临床可以试用，不作为一线治疗手段；而对于肺炎 ARDS 患者目前支持证据很有限，病情相对较轻者可试验性使用，但必须严密观察，一旦病情恶化，立即采取气管插管行有创通气治疗，以免延误病情。

在 ACPE 患者首选 CPAP，如果存在高碳酸血症或呼吸困难不缓解可考虑换用 BiPAP。BiPAP 模式参数设置：IPAP/潮气量 $10\sim25cmH_2O/7\sim15ml/kg$；EPAP $3\sim5cmH_2O$（Ⅰ型呼吸衰竭时用 $4\sim12cmH_2O$）；后备频率（T 模式）$10\sim20$ 次/min；吸气时间 $0.8\sim1.2s$。

2. NPPV 禁忌证

意识障碍，呼吸微弱或停止，无力排痰，严重的脏器功能不全（上消化道大出血、血流动力学不稳定等），未经引流的气胸或纵隔气肿，严重腹胀，上气道或颌面部损伤/术后/畸形，不能配合 NPPV 等。

3. NPPV 转换为有创通气的时机

在应用 NPPV 过程中如何及时、准确地判断 NPPV 的效果，对于是继续应用 NPPV，还是转换为有创通气具有重要意义：一方面可以提高 NPPV 的有效性，另一方面可避免延迟气管插管，从而提高 NPPV 的安全性。能够成功应用 NPPV 的患者的特征可能是：基础病情较轻，应用 NPPV 后血气能快速明显改善，呼吸频率下降。应用 NPPV1～2 小时病情不能改善应转为有创通气。

八、机械通气应用的基本步骤

1. 评价机械通气的适应证与相对禁忌证，并对后者进行必要的处理。

2. 确定 NPPV 或是有创通气。

3. 确定通气模式：首先判断患者自主呼吸情况，如果呼吸完全停止，则选择控制通气，如 CV、A - CV、IPPV 模式；具有部分自主呼吸能力，应选择辅助通气，如 SIMV、PSV、SIMV＋PSV、CPAP 或 BiPAP 模式。

由于呼吸道不畅、肺部感染、代谢紊乱、肺水肿等原因出现呼吸衰竭者，需要正压通气，以维持适当的通气量，改善气体交换，减少呼吸做功。

4. 确定机械通气的分钟通气量（MV），等于患者应需的MV－自主 MV；据此确定所需的呼吸频率、潮气量、吸气时间。

5. 设置和调节呼吸机参数（见上）。

九、呼吸机治疗的并发症及处理

机械通气的并发症与气管插管、气管切开及机械通气本身有关。

1. 与气管插管、气管切开直接相关的并发症

1）插管损伤：经口或鼻插管时可能会造成从口唇或鼻腔至气管各个部位的损伤，操作时注意动作轻柔。

2）出血：是气管切开最常见的并发症，凝血机制障碍的患者，术后出血发生率更高。切口的动脉性出血需打开切口，手术止血；非动脉性出血可通过油纱条等压迫止血，一般 24h 内可改善。

3）皮下气肿、纵隔气肿、气胸：皮下气肿和纵隔气肿本身并不会危及生命，但有可能伴发张力性气胸，需密切观察。

2. 与气管插管或套管留置相关的并发症

1）气道黏膜溃疡甚或气管—食管瘘：主要由于气囊长时间压迫气管壁及局部低灌注所致，还与导管和气管间的机械摩擦、气管插管的压迫、吸痰负压过大或次数过频等有关。可选用高容低压气囊，定时测囊内压等加以预防。

2）导管易位：插管过深易进入右主支气管，可造成左侧肺不张及同侧气胸。插管后应立即听诊双肺，同时行胸部 X 线片确认导管位置，如有易位，及时退回，一旦发现气胸应立刻处理。

3）气道梗阻：是人工气道最严重的并发症，其原因包括：导管扭曲、痰栓或异物阻塞管道、气囊疝出嵌顿气管导管远端开口、

75

导管远端开口顶住隆突或气管侧壁等。一旦发生气道梗阻，应及时采取相应措施如调整人工气道位置、抽出气囊气体、加强吸痰等，若短时间内梗阻仍不改善，应考虑重新建立人工气道。

4) 切口感染：较常见，且可能侵袭至下呼吸道，需加强局部护理。

3. 与机械通气本身相关的并发症及处理

1) 通气不足：表现为 $PaCO_2$ 升高和/或 PaO_2 下降。常见原因有呼吸机回路漏气如气囊充气不足、呼吸机管道连接不紧、湿化器连接松动等；呼吸机参数调节不当如气道压力高限设置过低、PCV 时吸气压水平不足、VCV 时潮气量设置不足等；PCV 模式下出现肺顺应性下降或呼吸道阻塞；人—机对抗。处理上，要针对不同的原因做相应补正。

2) 通气过度：表现为 $PaCO_2$ 下降，出现呼吸性碱中毒。常见原因有呼吸机参数如潮气量、呼吸频率、PCV 时的吸气压或 PSV 时支持压力等设置过高；或患者自主呼吸增强时，辅助呼吸量没有相应减少。处理上，适当降低预设通气量或压力支持水平，必要时适当给予镇静剂抑制自主呼吸或延长气管导管，增加死腔量。

3) VILI：指机械通气对正常肺组织的损伤或使已损伤的肺组织损伤加重包括气压伤（常见气胸、纵隔气肿、皮下气肿、心包周围积气等）、容积伤、萎陷伤和生物伤。为了避免和减少呼吸机相关肺损伤的发生，机械通气应避免高潮气量和高平台压，吸气末平台压不超过 $35cmH_2O$，同时设定合适的呼气末正压，以预防萎陷伤。一旦出现气胸，尽早行胸腔闭式引流。

4) 呼吸机相关性肺炎（ventilator-associated pneumonia，VAP）：指机械通气 48h 后发生的院内获得性肺炎。文献报道，大约 28％的机械通气患者发生呼吸机相关性肺炎。导致 VAP 的两个重要因素为：消化道细菌定植和受污染的分泌物进入下呼吸道，而与之相关的诱发因素为：其一，人工气道建立后，呼吸道失去空气净化、湿化功能，黏膜屏障功能受损，纤毛运动减弱，对呼吸道分泌物的清除和病原菌侵袭的防御能力下降；其二，胃肠道反流和误吸以及气囊周围、呼吸机管路等部位的病原菌增加肺部感染的机会；其三，应用呼吸机的患者大部分病情危重，机体抵抗力较低，加之糖皮质激素和免疫抑制剂的应用会削弱机体自身免疫力。一般认为，高龄、高 APACHE Ⅱ 评分、急慢性肺部疾病、Glasgow 评分<9 分、长时间机械通气、误吸、过度镇静、平卧位等为 VAP 的高危因素。有效防治 VAP 的策略包括：推荐常规经口气管插管途径，严格无菌操作、避免交叉感染，加强人工气道管理，对呼吸道管路严格消毒，吸入气体加温加湿，取半卧位防止反流与误吸，加强营养支持，尽早撤机。疑诊 VAP，应及早使用广谱抗生素，以覆盖可能的致病菌，之后根据细菌培养结果更换敏感抗生素。

5）氧中毒：即长时间吸入高浓度氧导致的肺损伤，表现为肺泡表面活性物质减少、Ⅱ型肺泡细胞增生、毛细血管通透性增加、肺间质水肿。FiO_2 越高，肺损伤越重。目前尚无 FiO_2<50％引起肺损伤的证据。为防止氧中毒应尽量使 FiO_2<50％，必要时可通过增加 PEEP 来改善氧合。

6）低血压：正压通气时，胸腔内压升高，静脉回心血量减少，心排血量下降；同时，肺泡压力升高压迫肺血管，右心负荷增大，扩大的右心室可能压迫左室流出道进一步减少左室排血量，导致低血压。处理上，除合理调整呼吸机参数如降低平均气道压、减小 PEEP 外，宜酌情补充血容量，必要时使用血管活性药物。

十、呼吸机的撤离

机械通气治疗的时间依病情而定，若能掌握好脱机时机和指征，不仅可获得呼吸机治疗的最大益处，同时能有效降低和减少各种呼吸机相关并发症。原则上，只要患者病情稳定，具备下述脱机条件，理解并配合撤机，就应尽早争取脱机。

1.患者的一般情况：①基础疾病得到控制、呼吸衰竭诱因去除；②血流动力学稳定，已停用或仅少量应用血管活性药物；③呼吸驱动力正常，并存在咳嗽反射和较强的自主咳痰能力；④血氧饱和度和氧分压提示氧合良好；⑤脏器功能改善；⑥内环境稳定，无电解质紊乱、酸碱失衡；⑦无严重贫血（Hb≥8～10g/dl），营养状态良好。

2. 呼吸功能指标：①最大吸气压＜- 25cmH$_2$O；②PEEP≤5～8cmH$_2$O；③FiO$_2$≤40％时，PaO$_2$≥60mmHg；④分钟通气量（MV）＜15L/min；⑤快浅呼吸指数（自主呼吸频率/潮气量，f/VT)＜105。

呼吸功能指标对于客观评价患者的肺功能状态以及评估撤机可能性有重要价值，但并非绝对指征，应充分结合患者临床情况全面、综合考量。

3. 脱机方法：呼吸机撤离的难易主要取决于基础肺病理与病理生理状况以及是否合并肺部并发症。

需短期使用呼吸机者，只要病情稳定达脱机条件，可直接撤离呼吸机；部分不能直接撤机的患者，可尝试逐步脱机，应用 T 形管进行试验性自主呼吸，若自主呼吸 2 小时以上，患者生命体征稳定、血气分析正常，可考虑拔管。对于多数不能短时间脱机的患者来讲，一般可根据患者的不同情况采取 SIMV 过渡撤机、PSV 过渡撤机或 BiPAP 撤机等方式。原则上，长期机械通气患者应采用逐步降低机械通气水平和逐步延长自主呼吸时间的脱机策略。

4. 脱机后恢复机械通气的指征：撤机过程中，需严密观察患者的呼吸频率、呼吸节律、以及呼吸方式，监测生命指征与血氧饱和度等，根据临床情况定时动脉血气分析。一旦患者出现呼吸窘迫或呼吸肌疲劳并出现以下临床征象之一，应立即恢复机械通气：①低氧血症，PaO$_2$＜60mmHg，SaO$_2$＜90％；②RR＞35 次/分或＜5 次/分；③HR＞120 次/分、增快或减慢＞20％；④收缩压＞180mmHg 或＜90mmHg；⑤严重的心律失常；⑥烦躁、焦虑、恐惧等。

5. 气管导管的拔除：成功撤机并具有良好气道保护功能，可自主有力的咳嗽、咳痰，吞咽反射良好的患者可考虑拔管。

第 12 章　心脏电复律/除颤

一、概述

心脏电复律（Cardioversion）或电除颤（Defibrillation）是指在严重快速性心律失常时，用外加充足的脉冲电流通过心脏，使心肌各部分在瞬间同时除极，然后由心脏自律性最高的起搏点（通常是窦房结）重新主导心脏节律。心脏电复律与电除颤其本质上是属于同一性的，只是其在不同的语境下所采用不同的称谓而已。

快速性心律失常的发病机制主要包括折返激动、异位起搏点兴奋性增高和触发激动，其中折返机制占大多数。临床实践证实，心脏电复律/除颤对折返机制的心律失常作用快、疗效高，安全性好，具有药物无法比拟的优越性，而且操作简便，在抢救心律失常相关的急危重症患者和心脏骤停患者中发挥了重要作用。

20 世纪 90 年代以来，电复律/除颤技术进展迅速。例如，目前广泛应用的双相波技术在整个除颤过程中，电流在两个电极板之间双向流动，平均电流较高，而峰值电流相对较低，诸多研究和临床试验都已证实双相波除颤较之单相波在低能量提高除颤功效的同时也最大限度地减少心肌损伤；采用数码可变电阻技术，能灵敏感应人体阻抗的变化，快速自动调节机内阻抗，对于高阻抗病人的除颤成功率有所改善。还尤其值得一提的是，基于早期除颤原则发展起来的自动体外除颤（Automated External Defibrillator，AED）在尽可能缩短室颤发生与首次电击时间方面作用突出，被认为是心肺复苏生存链中的关键环节。

二、电复律/除颤的临床分类

1. 经胸体外电复律与体内电复律

一般所说的电复律多是指经胸体外电复律。体内心脏电复律用于开胸心脏手术或急症开胸抢救的患者，所需电能较小，一般20～30J。此外，也有经食道电极导管低能量电复律、经静脉电极导管心腔内电复律等。

2. 同步电复律与非同步电除颤

同步电复律是指由心电图上的 R 波所触发的同步放电，即电脉冲落在心室肌的绝对不应期内，从而避免在心室的易损期导致室速或室颤。主要应用于各种室上性和部分室性快速型心律失常如室上速、房扑/房颤、持续性单形性室速等。

非同步电除颤主要用于心室颤动或扑动、部分心室率较快的持续性多形性室速以及尖端扭转型室速即临床上所谓的无脉性室速，此时由于心脏电活动已无心动周期可言，心电图上也已无法区分 R 波。

3. 植入式心脏复律除颤器（Implantable Cardiovertor Defibrillator, ICD）：ICD类似于心脏起搏器，有电极导线经静脉植入、固定于右心室内膜面，但同时具备抗心动过缓起搏、抗心动过速复律之功能。

三、电复律的适应证

原则上，任何形式的心动过速只要导致血流动力学不稳定如晕厥前兆或晕厥、低血压甚或休克、急性心力衰竭综合征、心绞痛甚至急性心肌梗死等，在以药物为主导的内科治疗不能迅速奏效时，都是电复律的适应证。预激（WPW）综合征并房颤患者的心室率一般较快，易致室颤，即使尚未出现明显的血流动力学异常，也最好及早以电转复终止。

临床上，根据心律失常本身的严重程度如室颤以及心律失常所造成的血流动力学状态稳定与否，我们可以采取紧急电除颤/复律或择期电复律。首先，心室颤动/扑动、无脉性室速应争分夺秒立即非同步电除颤，尤其是心脏骤停时，即使一时无法确认是否系室颤所致，也应迅速"盲目除颤"，因为心脏骤停不外乎室颤、心搏静止和无脉搏电活动三种类型，其中室颤占 80％以上，即使心脏骤停的原因属后二者，及时电除颤也未发现给机体造成显著危害；反之，若为了确认心脏骤停的室颤成因而延误除颤的最佳时机，则可能会导致不可逆的严重后果。其二，伴有血流动力学不稳定的持续性室速可直接紧急同步电复律。其三，出现血流动力学不稳定的快速房颤/房扑多先经药物控制，在即刻药物治疗无效时方行同步电转复，即药物后紧急电复律。其四，血流动力学稳定的持续性房颤/房扑，需经充分抗凝 3～4 周后择期电复律。电复律前使用抗心律失常药物能提高复律的成功率，减少所需电能，防止早期复发，并能了解患者对药物的耐受性，以利复律后维持药物的选择。

四、电复律的禁忌证

已如上述，致命性心律失常应争分夺秒紧急电除颤，无所谓禁忌之说。对于择期电复律的心律失常来讲，下述情况不宜行电复律或属电复律禁忌：①洋地黄中毒；②室上性心律失常伴窦房结功能障碍、或伴高度或完全房室传导阻滞（已植入起搏器者例外）；③不能耐受抗心律失常药物治疗；④房颤持续时间＞1 年，心脏（尤其左心房）显著扩大，或曾经发生过体循环栓塞者，或房颤经复律后药物不能维持又复发的；⑤引起心律失常的直接病因如甲亢或诱发因素如风湿活动、严重电解质紊乱尤其是低钾血症等未纠正者。

怀孕期间的电复律/除颤：患者怀孕期间可能会发生多种严重快速心律失常，国内外已有报道表明孕妇接受多次电复律治疗，到达胎儿心脏的电能很小，引起胎儿室颤的几率甚低，分娩的婴儿正常，即电复律/除颤是安全的。尽管如此，在孕妇需要电击除颤或复律时，最好监测胎儿心电图，并尽量选择低的有效电量。

五、操作方法

1. 准备：择期电复律之前，首先要向患者或其亲友告知电复律的必要性和可能出现的风险，并签署知情同意书。常规检查血电解质与肝、肾功能等，纠正电解质紊乱与酸碱失衡。房颤患者抗凝3～4周。术前禁食 6h，24～48h 内停用洋地黄制剂。建立静脉通路、吸氧，准备好抢救药品及简易呼吸机或气管插管、心脏起搏器等。

2. 体位：患者仰卧于硬板床上，充分暴露其前胸，移走身上佩戴的项链等金属异物。

3. 麻醉或镇静：若患者室颤时意识已丧失，即刻直接电除颤。若是患者择期电复律，则需要适当镇静使患者保持朦胧状态或几乎接近无意识状态，睫毛反射消失，减少电击带来的不适感即达目的，没有必要过分强调"麻醉"。最常使用的是地西泮 10～30mg 静脉注射。

4. 电极准备及放置：电极板上均匀涂以导电糊、或以湿盐水纱布包裹。电极板常用的位置：①胸前～心尖位：一般是在急救时用，将电极板分别置于胸骨右缘第 2 肋间以及心尖区，两个电极板间距离不小于 10cm。电极板要紧贴皮肤，并有一定压力。②前～后位：一般用于择期复律或是根据病情评估可能需多次放电的情况如"室速风暴"时用，两块粘贴式电极分别贴附于背部左侧肩胛下区和心尖区。此种电极位置通过心脏的电流较多，电能需减少 1/3 至 1/2，成功率也较高。

5. 能量选择：选用适当能量除考虑心律失常的类型外，还应注意以下因素：病种与病程、患者心肌的条件（如缺血、酸中毒、体温过低、电解质紊乱等影响除颤效果）、心脏大小（心脏越大，需要能量越大）、心功能等。

一般情况下，房颤用单相波 100～150J 或双相波 75～100J；房扑用单相波 50～100J 或双相波 50～75J；室上性心动过速用单相波 50～100J 或双相波 50～75J；室性心动过速用单相波 150～200J 或双相波 100J。室颤时，单相波除颤选 360J，若为双相波除颤通常 150J。

6. 充电与放电：拨动旋钮设置所需能量，充电。准备放电时，再次核实同步或非同步，并确认操作人员及其他人员不应再接触患者、病床及与患者相连接的仪器，病人的身体不接触金属床边。按下放电按钮，完成电复律。

7. 注意事项：①室颤者电除颤后不管成功与否，均应立即胸外心脏按压 2min，酌情应用肾上腺素、胺碘酮等。②电复律后密切观察患者生命体征，积极处理可能出现的并发症，直至患者完全清醒、心律稳定。

六、电复律/除颤的并发症及处理

复律成功后，患者的血流动力学状态几乎均能改善。偶有患者电复律后发生低血压、低心排量或充血性心力衰竭，其原因或与电击治疗的并发症如血栓栓塞、心律失常、心肌损伤、心肌顿抑等有关，亦或与左心房正常电活动恢复而机械收缩功能尚未复原有关。

房颤患者易并发血栓栓塞症，即使在电复律前经食道超声检查没有发现明显的血栓者仍可出现栓塞并发症，此可能与电复律后的心房顿抑有关。室速转复后的患者也偶可见栓塞并发症，尤其是见于左室功能不全的患者或是有前壁心肌梗死病史的患者。一旦出现，应积极抗凝或溶栓治疗。

电击可引起缓慢性心律失常和快速性心律失常，后者常为同步机制不恰当所致，而前者原因较为复杂，既可能与多次电击或电击强度过高有关，也可能与患者的心脏基础条件有关，尤其是有潜在窦房结或房室结功能不健全者的风险更大。一般情况下，电击引起的心律失常多为一过性，无需特殊处理，罕见引起室颤的情况。

心肌损伤多因使用过大的电击能量或多次反复电击所致，表现为心电图 ST-T 改变以及肌钙蛋白或 CK-MB 轻度升高，历时数小时或数天。

电除颤后的心肌顿抑除与除颤本身可能相关外，更可能的原因或许在于心脏骤停时心排血量和冠状动脉血流暂时中断所致的心肌缺血以及恢复自主循环后的再灌注损伤。

此外，电击时的皮肤灼伤多系电极板按压不紧或导电耦合剂涂的太少所致，也与多次重复高能量有关，无需特殊处理，可自行恢复。

（张新超）

第13章 临时人工心脏起搏

一、概述

人工心脏起搏是通过起搏器发放一定频率和节律的电脉冲，经电极刺激心房或心室的某一局部心肌使之兴奋，并通过细胞间缝隙或闰盘连接向周围心肌传导，最终引起整个心房或心室的兴奋及有规律地收缩，以维持心脏射血功能，是心律失常介入治疗的重要方法之一。

临时心脏起搏主要用于可逆性原因的或短暂性的严重缓慢心律失常的治疗，若可逆性原因消除而心律失常持续或反复发作，应植入永久性心脏起搏器。

二、起搏系统

人工心脏起搏系统包括脉冲发生器即起搏器和电极导线两部分。

脉冲发生器发出脉冲电流经电极刺激心脏产生兴奋和收缩，称为起搏功能，同时，电极将感知到心脏自身电活动的信号反馈给脉冲发生器，称之为感知功能。感知是电极顶端探查到所在心腔位置的心肌自主除极波的能力，一般用感知灵敏度表示，心腔内电信号的振幅必须在设置的感知灵敏度以上时，才能被脉冲发生器所感知，进而控制起搏脉冲的发放。

电极分单极和双极两种，前者是电极导线远（顶）端只有一个负极，接触心内膜，与起搏器外壳构成回路；单极电极表面积小，起搏阈值低，感知灵敏度高，易发生感知过度；后者指电极导线顶端为负极，正极位于距负极 1～2cm 处，电流回路在心腔内，不易出现感知故障。

人工心脏起搏发挥作用的前提是心肌必须具有兴奋、传导和收缩功能，同时，起搏器发放的脉冲也必须达到一定的强度（起搏阈值）才能兴奋心肌细胞，引起心肌收缩。起搏阈值受内在和外在多种因素的影响，其一，不同生理状态下的起搏阈值是不同的，如睡眠和进食时，起搏阈值提高，而运动和体位改变时，起搏阈值是降低的。其二，起搏系统本身的一些因素影响起搏阈值：①起搏脉冲的宽度（脉宽）：即通电时间，脉宽越窄，起搏阈值越高，脉宽超过2ms时，几乎测不到起搏阈值。②端电极的极性与表面积：电极导线顶端、与心内膜接触的电极即端电极为负极时，起搏阈值是降低的；负极电极表面积越小，电流密度越高，起搏阈值越低。临床上目前常用的心内膜电极形状呈伞状极或锚状极等，其优点不仅是与心肌接触面积减小，可降低起搏阈值，而且与心内肌小梁固定的更好。③其三，机体的一些病理或病理生理状态也影响起搏阈值：①心肌的特性：心肌缺血、坏死、纤维化时，阈值增高。②酸碱失衡与电解质紊乱：酸中毒和高钾血症可升高起搏阈值，低钾血症降低起搏阈值。③内分泌与代谢异常：高血糖、甲状腺功能低下可能提高起搏阈值。④药物影响：Ⅰ类和某些Ⅲ类抗心律失常药如胺碘酮抑制心肌组织的兴奋性，使起搏阈值升高，外源性肾上腺皮质激素和儿茶酚胺类药降低起搏阈值。

三、临时人工心脏起搏的类型

临时人工心脏起搏包括经心内膜电极、体外电极、食道电极或心外膜电极等途径起搏。起搏水平可以是心房、或是心室（急诊最为常用）。

1. 经体表电极起搏：起搏电极片一般贴附在左肩胛下和心尖区。经体表电极起搏时，为"夺获"心室常需要较高能量，也因此会不可避免地引起病人胸壁肌肉收缩等明显不适，目前多用于心脏停搏、传导阻滞引起的症状性心动过缓、或窦房结功能不全的急诊临时起搏。参数设置一般为：脉宽20～40ms，输出电流50～100mA，起搏电压50～70V。

2. 经食道起搏：经食道临时心脏起搏的电极经过定位可持续稳定地起搏心房，对窦房结功能不全的心动过缓、窦性停搏或静止有效；另外，通过超速抑制，对终止室上速和部分房扑也有显著疗效。经食道临时心脏起搏时需要较宽的脉冲和较高的能量，参数设置一般为：脉宽 $5\sim10ms$，输出电流 $30mA$，起搏电压 $25\sim50V$。

3. 经静脉心内膜起搏：多是经颈内静脉或锁骨下静脉将临时起搏电极植入到相应心腔，该法效果稳定、创伤小、并发症少。也可选择股静脉途径，但并发感染与静脉炎的机会明显增加。有条件的情况下，为确保起搏电极在心房或心室的准确定位，宜在 X 线透视下将电极送到右心耳或右室心尖部。若临床情况紧急，也可在没有 X 线的指引下使用球囊飘浮导管电极，通过观察和分析起搏心电图的形态确定起搏电极的位置。但若是在心脏骤停的情况下，静脉血液回流已停止，应用飘浮导管电极也可能是徒劳的。心室起搏一般设置输出电流 $2\sim5mA$，电压 $3\sim6V$，心室感知灵敏度 $1\sim3mV$。

4. 经心外膜起搏：只限于开胸手术或开胸心脏按压者进行紧急起搏时应用。

四、临时心脏起搏的适应证

对于任何原因导致的症状性心动过缓、传导阻滞进而可能引起心脏停搏和/或血流动力学异常的急症状况，为保障患者维持稳定的心脏节律和尽可能充足的心排血量，临时性人工心脏起搏往往是不可或缺的紧急治疗措施。

最常见的导致缓慢性心律失常甚或心脏停搏的可逆原因为急性心肌梗死或心肌缺血、药物过量、电解质紊乱、创伤、手术（冠状动脉旁路移植术和/或消融术）、急性迷走神经激惹如急腹症等，在临时进行有效的起搏治疗的同时，务必注重这些可逆因素的纠正与去除，争取达到标本兼治。

此外，临时心脏起搏还用于一些心律失常的临床诊断以及一些临床情况如介入治疗、复杂手术等的预防性或保护性措施。

临时心脏起搏属暂时性急救措施，其中经心内膜起搏电极导线放置时间一般不超过2周，长者不超过1月。待病情平稳渡过急性期至稳定后，尽早拔除电极导线，若仍需起搏治疗，则应植入永久性起搏器。

五、经静脉临时心脏起搏术

1. 术前准备：①向患者或其亲友告知临时心脏起搏的必要性和可能出现的并发症，并签署知情同意书。②持续心电监护，建立静脉通路，准备好抢救药品及简易呼吸机或气管插管、除颤仪等。③备好临时起搏设备包括临时起搏器、心内膜电极、静脉穿刺导入器等。

2. 操作方法：

已如前述，在一些紧急状况或不具备X线指引条件的情况下需床旁应用漂浮导管（双极电极）完成人工心脏起搏，本节主要以经锁骨下静脉-右心室心内膜起搏模式为例对此加以叙述。

患者常规连接肢体导联和胸前导联心电图，去枕平卧，背部略垫高。取锁骨中点稍外侧、锁骨下缘约1cm处为穿刺点，常规消毒、戴无菌手套、铺洞巾，1％利多卡因局麻；针尖指向胸骨上凹，穿刺针与胸壁平面约呈15°～20°角，压低针头进针，边进针，边抽吸，直到吸出静脉血（一般进针4～6cm即可），固定针头，沿针腔插入导引钢丝，保留导引钢丝，退出穿刺针，沿导丝送入扩张管和外套管进锁骨下静脉；保留外套管，拔出导引钢丝和扩张管，迅速将电极送入锁骨下静脉至上腔静脉。将起搏电极导线尾端与脉冲发生器相连，持续心电监护。向导管球囊内注入1.0ml空气，开启起搏器，预设起搏频率高于患者心率20次/分左右，随血流运动平稳送入电极导线，此过程中密切观察心电图变化，一旦显示肢体导联呈左束支阻滞图形，且QRS波前见有规律地起搏脉冲信号，表明起搏电极已抵右心室壁并成功"夺获"心室，此时抽净球囊内气体，使电极的两极同时与心室壁密切接触。一般情况下，右心室心尖部是最常用的起搏部位，但理论上右室流出道或间隔部起搏能使心脏激动的顺序更符合生理，血流动力学更为稳定。

3. 注意事项：

1）穿刺时宜将针头的斜面对向躯体下方以及插入导丝时其弯头也指向下方，以利于其后的电极导线顺利进入上腔静脉，避免进入颈内静脉。

2）穿刺时如抽出血液呈鲜红色，或去除注射器后有搏动性的血液从针孔流出，则提示误入锁骨下动脉，应即刻拔出穿刺针，局部按压数分钟；如吸出空气，提示穿入胸腔，更应立即拔出针头，并密切观察有无气胸及给予相应的处理。

3）整个穿刺过程中及起搏成功后，要安全放置起搏器，以免坠落和导联拔出。密切监测患者的生命体征变化及一般情况，防治各种可能出现的并发症。

4）常规持续心电监护，并每日做 12 导联心电图与前图进行比较，同时检测起搏器电池电量、起搏和感知功能至少每日 1 次，如发现异常，应尽快查明原因，及时处理。

六、经静脉临时心脏起搏的并发症与处理

经静脉临时心脏起搏的并发症包括静脉穿刺损伤（如气胸、血胸）、心腔内电极导线的机械刺激作用（如心律失常、心肌穿孔）、电极导线脱落或移位、感染或血栓形成、起搏器失灵等。

气胸、血胸的发生率为 1%～5%。穿刺过程中患者突然出现胸痛、呼吸困难，应考虑气胸可能，行 X 线检查。肺压缩 30% 以上需抽气或闭式引流。

心肌穿孔的发生率较低，约为 0.1%，主要与操作不当或导管顶端过分顶压心内膜有关，通常表现为胸痛、心包摩擦音和不能有效起搏等。一旦发现，需将电极导线退至心腔，行超声心动图检查，评价出血以及心包填塞的情况，如果可能，重新选择起搏位置。

起搏故障多是由于脉冲发生器释放的刺激输出失败或不能有效夺获心肌所致。其中，心电图上无脉冲信号输出可能是由于电池耗竭、或电极导线与外部起搏器的连接可能脱落、抑或是感知过度引起起搏器发放脉冲抑制所致；失去夺获心肌的功能可能是起搏阈值升高、电极导线脱落或移位以及脉冲发生器-电极界面的系统完整性受到破坏等因素所致，处理上可根据不同缘由考虑更换电池、增加输出电压或电流、或考虑重置或替换电极。

感知功能不良是指起搏器不能识别心肌自主除极、进而导致脉冲信号的发放也出现异常。起搏器植入后早期，心肌-电极界面间水肿可影响感知不良，也可能与电极移位有关；发生在植入后期的感知不良，多与电极-心内膜心肌界面间发生纤维化、电极折断或电池耗竭有关。感知过度时，起搏器能够感知不应感知的生理性或非生理性信号，心电图上可显示起搏器输出脉冲的异常抑制而又无自主心脏事件的证据，此时可通过降低感知灵敏度处理并观效。

术中严格无菌操作、保持穿刺部位清洁是预防感染的良策。一旦出现感染征象，应尽早拔除电极导线，局部消毒，经验性使用静脉抗生素治疗，同时进行电极导线和血液的细菌培养。如病情仍需人工心脏起搏，应选择新的植入途径。

（张新超）

第 14 章 穿 刺 术

一、腰椎穿刺术

腰椎穿刺术（lumbar puncture）常用于检查脑脊液的性质，对诊断脑膜炎、脑炎、脑血管病变、脑瘤等神经系统疾病有重要意义。也可测定颅内压力和了解蛛网膜下腔是否阻塞等，有时也用于鞘内注射药物。

（一）适应证

1. 有脑膜刺激征者。

2. 可疑颅内出血、脑膜白血病、肿瘤颅内转移者。

3. 原因不明的剧烈头痛、昏迷、抽搐或瘫痪者。

4. 脱髓鞘疾病者。

5. CNS 疾病需要椎管内给药治疗、麻醉和椎管造影者。

（二）禁忌证

1. 颅内高压者、颅后窝占位性病变者。

2. 处于休克、全身衰竭状态者。

3. 穿刺局部有化脓性感染者。

（三）方法

1. 体位　患者侧卧于硬板床上，背部与床面垂直，头向前胸屈曲，两手抱膝紧贴腹部，使躯干呈弓形；或由助手在术者对面用一手挽患者头部，另一手挽双腘窝处并用力抱紧，使脊柱尽量后凸以增宽椎间隙，便于进针。特殊情况下亦可取座位进行穿刺，患者前躬，前臂交叉置于椅背上，使脊柱明显后凸。

2. 选取穿刺点　以髂后上棘连线与后正中线的交汇处为穿刺点，此处相当于第 3～4 腰椎棘突间隙，有时也可在上一或下一腰椎棘突间隙进行。

3. 消毒与麻醉　常规消毒皮肤后，术者戴无菌手套、盖洞巾，用2%利多卡因自皮肤到椎间韧带逐层做局部浸润麻醉。

4. 穿刺　术者用左手示指和拇指固定穿刺点皮肤，右手持穿刺针以垂直背部、针尖稍斜向头部、针体偏向臀部的方向缓慢刺入，成人进针深度约4～6cm，儿童约2～4cm。当针头穿过韧带与硬脑膜时，有阻力突然消失的落空感。此时可将针芯慢慢抽出（以防脑脊液迅速流出，造成脑疝），即可见脑脊液流出。

5. 测量脑脊液压力　放液前先接上测压管测量压力。正常侧卧位脑脊液压力为70～180mmH$_2$O。

6. Queckenstedt试验　用于了解蛛网膜下腔有无阻塞。即在测量初压后，由助手先压迫一侧颈静脉约10秒，再压另一侧，最后同时按压双侧颈静脉。正常时压迫颈静脉后，脑脊液压力迅速升高1倍左右，解除压迫后10～20秒，迅速降至原来水平，称为梗阻试验阴性，提示蛛网膜下腔通畅；若压迫颈静脉后，不能使脑脊液压升高，则为梗阻试验阳性，提示蛛网膜下腔完全阻塞；若施压后压力缓慢上升，放松后又缓慢下降，提示有不完全阻塞。凡有颅内压增高者，禁做此试验。

7. 留取标本　撤去测压管，收集脑脊液2～5ml送检；如需做培养时，应用无菌操作法留标本。

8. 包扎固定　穿刺完毕，将针芯插入后一起拔出穿刺针，覆盖消毒纱布，用胶布固定。去枕平卧4～6小时，多饮盐开水，以免引起术后低颅压性头痛。

（四）注意事项

1. 严格掌握禁忌证，凡疑有颅内压升高者必须先做眼底检查，如有明显视乳头水肿或有脑疝先兆者，禁忌穿刺。凡患者处于休克、衰竭或濒危状态以及局部皮肤有炎症、颅后窝有占位性病变者均列为禁忌。在后两者情况，又必须进行脑脊液检查时，可行小脑延髓池穿刺。

2. 严格无菌操作，穿刺时避免微血管损伤。

3. 穿刺时患者如出现呼吸、脉搏、面色异常等症状时，应立即停止操作,并作相应处理。

4. 鞘内给药时,应先放出等量脑脊液,然后再等量置换性药液注入。

二、骨髓穿刺术

骨髓穿刺术(bone marrow puncture)是采集骨髓液的一种常用诊断技术。临床上骨髓穿刺液常用于血细胞形态学检查,也可用于造血干细胞培养、细胞遗传学分析及病原生物学检查等,以协助临床诊断、观察疗效和判断预后等。

(一)适应证

1. 原因不明的肝、脾、淋巴结肿大,发热、恶病质。

2. 外周血液出现幼稚红细胞。

3. 外周血液中血细胞单个和(或)多个增多与减少。

(二)禁忌证

1. 血友病和有明显出血倾向等患者。

2. 外周血液检查能确诊者。

3. 妊娠中晚期孕妇做骨髓穿刺应慎重。

(三)方法

1. 选择穿刺部位 ①髂前上棘穿刺点:髂前上棘后 $1 \sim 2cm$ 处,该处骨面平坦,易于固定,操作方便,危险性极小;②髂后上棘穿刺点:骶椎两侧、臀部上方突出的部位;③胸骨穿刺点:胸骨柄、胸骨体相当于第 1、2 肋间隙的部位。此处胸骨较薄,且其后有大血管和心房,穿刺时务必小心,以防穿透胸骨而发生意外。但由于胸骨的骨髓液丰富,当其他部位穿刺失败时,仍需要进行胸骨穿刺;④腰椎棘突穿刺点:腰椎棘突突出的部位。

2. 体位 采用髂前上棘和胸骨穿刺时,患者取仰卧位;采用髂后上棘穿刺时,患者取侧卧位;采用腰椎棘突穿刺时,患者取坐位或侧卧位。

3. 麻醉 常规消毒局部皮肤,术者戴无菌手套,铺无菌洞巾。然后用 2% 利多卡因做局部浸润麻醉:皮肤、皮下直至骨膜。

4. 固定穿刺针长度　将骨髓穿刺针的固定器固定在适当的长度上。髂骨穿刺约 1.5cm，胸骨穿刺约 1.0cm，肥胖者可适当放长。

5. 穿刺　术者左手拇指和示指固定穿刺部位，右手持骨髓穿刺针与骨面垂直刺入，若为胸骨穿刺则应与骨面成 30°～40°角刺入。当穿刺针针尖接触骨质后，沿穿刺针的针体长轴左右旋转穿刺针，并向前推进，缓缓刺入骨质。当突然感到穿刺阻力消失，且穿刺针已固定在骨内时，表明穿刺针已进入骨髓腔。如果穿刺针尚未固定，则应继续刺入少许以达到固定为止。

6. 抽取骨髓液　拔出穿刺针针芯，接上干燥的注射器（10ml或 20ml），用适当的力量抽取骨髓液。当穿刺针在骨髓腔时，抽吸时患者感到有尖锐酸痛，随即便有红色骨髓液进入注射器。抽取的骨髓液一般为 0.1～0.2ml，若用力过猛或抽吸过多，会使骨髓液稀释。如果需要做骨髓液细菌培养，应在留取骨髓液计数和涂片标本后，再抽取 1～2ml，以用于细菌培养。

若未能抽取骨髓液，则可能是针腔被组织块堵塞或"干抽"，此时应重新插上针芯，稍加旋转穿刺针或再刺入少许。拔出针芯，如果针芯带有血迹，再次抽取即可取得红色骨髓液。

7. 涂片　将骨髓液滴在载玻片上，立即做有核细胞计数和制备骨髓液涂片数张。

8. 加压固定　骨髓液抽取完毕，重新插上针芯。左手取无菌纱布置于穿刺处，右手将穿刺针拔出，并将无菌纱布敷于针孔上，按压 1～2 分钟后，再用胶布加压固定。

（四）注意事项

1. 骨髓穿刺前应检查出血时间和凝血时间，有出血倾向者应特别注意，血友病患者禁止骨髓穿刺检查。

2. 骨髓穿刺针和注射器必须干燥，以免发生溶血。

3. 麻醉前需做利多卡因皮试。

4. 穿刺针针头进入骨质后要避免过大摆动，以免折断穿刺针。胸骨穿刺时不可以用力过猛、穿刺过深，以防穿透内侧骨板而发生

94

意外。

5. 穿刺过程中，如果感到骨质坚硬，难以进入骨髓腔时，不可强行进针，以免断针。应考虑为大理石骨病的可能，及时行骨骼X线检查，以明确诊断。

6. 做骨髓细胞形态学检查时，抽取的骨髓液不可过多，以免影响骨髓增生程度的判断、细胞计数和分类结果。

7. 行骨髓液细菌培养时，需要在骨髓液涂片后，再抽取1～2ml骨髓液用于培养。

8. 由于骨髓液中含有大量的幼稚细胞，极易发生凝固。因此，穿刺抽取骨髓液后立即涂片。

9. 送检骨髓液涂片时，应同时加送2～3张血涂片。

10. 多次干抽时应进行骨髓活检。

三、腹腔穿刺术

腹腔穿刺术（abdominocentesis）常用于检查腹腔积液的性质、协助明确病因，也可行腹腔内给药。大量腹水致呼吸困难或腹部胀痛明显时，穿刺放液可减轻症状。在急诊常作为诊断性腹腔穿刺。

（一）适应证

1. 诊断性穿刺

（1）腹部创伤疑有腹内脏器损伤。

（2）受伤史不明，不能明确有无腹内脏器伤诊断。

（3）临床体征、症状与实验室检查不符。

（4）有休克表现，难以用腹部以外合并伤解释。

（5）经全面检查仍不能确诊。

（6）弥漫性腹膜炎诊断不明。

（7）怀疑腹腔内脓肿。

（8）急腹症怀疑消化道穿孔。

（9）腹腔积液病因不明。

2. 治疗性穿刺

（1）大量腹水有压迫症状致明显呼吸困难、气促、少尿者。

（2）腹腔内注射药物进行治疗。

（3）腹水浓缩回输。

3. 行人工气腹作为诊断和治疗手段

（二）禁忌证

粘连性腹膜炎、肝性脑病前期、包虫病、卵巢囊肿等。

（三）方法

1. 患者准备

（1）履行告知义务，精神紧张者口服地西泮；

（2）术前嘱患者排空尿液，以免穿刺时损伤膀胱；

（3）测量腹围、脉搏、血压，检查腹部体征，以观察病情变化。

2. 体位　根据病情、积液多少、体质状况可采用坐位、半坐位、左侧卧位或仰卧位，放液时使患者保持体位舒适，并于背部铺好腹带。

3. 选取穿刺点

（1）平卧位，叩诊腹部移动性浊音，在浊音界下方作穿刺点，或取左髂前上棘与脐连线中、外 1/3 的交界点（此处不易损伤腹壁动脉）；（2）侧卧位，穿刺点在双侧腋前线与脐水平线交界处（此处常用于诊断性穿刺）；（3）仰卧位时，脐与耻骨联合连线中点上方 1.0cm，偏右或偏左 1～1.5cm 处（此处无重要器官且易愈合）；（4）少量积液，特别是包裹性分隔时，应在超声指导下定位穿刺；（5）已婚妇女可经阴道后穹窿穿刺。

4. 消毒与麻醉　常规消毒、术者戴无菌手套，盖消毒洞巾，自皮肤至壁腹膜以 2% 利多卡因做局部麻醉。

5. 穿刺与放液　左手固定穿刺部位皮肤，右手持针经麻醉处垂直刺入腹壁，待针尖抵抗感突然消失时，表示针尖已穿过壁腹膜，即可抽取腹水，并留样送检。诊断性穿刺，可直接用 20ml 或 50ml 注射器及适当针头进行。大量放液时，皮肤消毒前需垫好多头腹带，可用 8 号或 9 号针头，并于针座处接一橡皮管，助手用消毒血管钳固定针头，并夹持胶管，以输液夹子调整速度，将腹水引入容器中记录液体量并送检。

6. 加压固定　放液后拔出穿刺针，覆盖消毒纱布，以手指按压数分钟，再用胶布固定。大量放液后，需要束以多头腹带，以防腹压骤降、内脏血管扩张引起血压下降或休克。

（四）注意事项

1. 术中应随时询问患者有无头晕、心悸、恶心等症状，并密切观察患者呼吸、脉搏及面色改变等，出现上述症状立即停止穿刺，并作适当处理。

2. 穿刺时要避免伤及腹壁血管和肠管。

3. 穿刺不顺利或腹水流出不畅，可将穿刺针稍作移动或稍变换体位。

4. 穿刺后嘱患者仰卧，并使穿刺针孔位于上方，以防腹水漏出。大量腹水患者，为防止液体漏出，在穿刺时应注意勿使自皮肤到壁腹膜的针眼位于一条直线上，方法是当针尖通过皮肤到达皮下后，稍向周围移动一下穿刺针头，然后再向腹腔刺入。如仍有液体漏出，可用蝶形胶布或火棉胶粘贴。

5. 放液不宜过快、过多，肝硬化患者初次放腹水量不宜超过3000ml，放液频率≤2次/周，放液过多易诱发肝性脑病和电解质紊乱。但在维持大量静脉输入清蛋白（40～60g/L）的基础上，也可大量放液，可于1～2小时内排出4000～6000ml腹水，甚至放尽。如为血性胸水，仅留取标本送检，不宜放液。术后卧床休息至少12小时。

6. 放液前后均应测量腹围、脉搏、血压，检查腹部体征。

7. 术后应严密观察有无出血和继发感染的并发症。注意无菌操作，防止腹腔感染。

8. 做诊断性穿刺时，应立即进行腹水常规、生化、细菌培养和脱落细胞学等检查。

四、胸腔穿刺术

胸腔穿刺术（thoracentesis）的目的是明确胸腔内有无气体、

血液或其他积液，并明确气胸的压力，积液的性状；抽液和抽气可减轻对肺脏的压迫，促使其膨胀；也可穿刺给药等。在急诊，胸腔穿刺术是各种原因特别是胸外伤所致血、气胸常用的诊断和治疗手段。

（一）适应证

1. 创伤性血、气胸；张力性气胸；自发性气胸等穿刺抽液（气），以减轻肺组织压迫。

2. 急性脓胸，抽吸排脓，治疗胸腔感染，并作病原学检查。

3. 诊断性穿刺抽液，以确定胸膜腔积液性质。

4. 胸膜腔内注射药物。

（二）禁忌证

无绝对禁忌证。应用抗凝剂或凝血机制障碍有出血倾向者，应慎行；血小板计数$<50\times10^9$/L 者，应在操作前先输血小板。穿刺部位有炎症、肿瘤，患有严重肺结核、大咯血为相对禁忌证。

（三）方法

1. 体位　胸腔抽液时患者为坐位，面向椅背，两前臂置于椅背上，前额伏于前臂上。不能坐起者可半坐卧位，患侧前臂上举抱于枕部。

胸腔抽气患者取仰卧位，手臂抱头，根据 X 线胸片选择最佳进针位置，通常在第 2 前肋间锁骨中线偏外侧处，或在腋前线 4～5 肋间。

2. 选取穿刺点　穿刺点选在胸部叩诊实音最明显部位，常取肩胛线或腋后线第 7～8 肋间；也可选腋中线第 6～7 肋间或腋前线第 5 肋间。包裹性积液可结合 X 线或超声检查确定穿刺的部位、方向与深度。

3. 消毒与麻醉　常规消毒皮肤，戴无菌手套，覆盖消毒洞巾。用 2％利多卡因于下一肋骨上缘（腋中线以后穿刺）或肋间隙中央（前胸壁穿刺）的穿刺点自皮至胸膜壁层进行局部浸润麻醉。

4. 穿刺　术者以左手示指与中指固定穿刺部位皮肤，右手将穿刺针的三通活栓转到与胸腔关闭处，再将穿刺针在麻醉处缓缓刺入，当针尖抵抗感突然消失时，转动三通活栓使其与胸腔相通，进行抽液（气）。助手用止血钳协助固定穿刺针，以防针刺入过深损伤肺组织。注射器抽满后，转动三通活塞使其与外界相通，排出液体。根据需要抽液完毕后可注入药物。

5. 加压固定　抽液（气）毕拔出穿刺针，覆盖无菌纱布，稍用力压迫穿刺部位片刻，用胶布固定后嘱患者静卧。

（四）注意事项

1. 操作前应向患者说明穿刺目的，消除顾虑；对精神紧张者，可于术前半小时给地西泮或可待因镇静止痛。

2. 操作中密切观察患者的反应，如有头晕、面色苍白、出汗、心悸、胸部压迫感或剧痛、昏厥等胸膜过敏反应，或出现连续性咳嗽、气短、咳泡沫痰等表现时，立即停止抽液，对症处理。

3. 应避免在第9肋间以下穿刺，以免穿透膈肌损伤腹腔脏器。

4. 严格无菌操作。穿刺时要防止空气进入胸腔，始终保持胸腔负压。

5. 一次抽液不可过多、过快，诊断性抽液50～100ml即可；减压抽液，首次不超过600ml，以后每次不超过1000ml；如为脓胸，每次尽量抽净。抽气速度不宜过快，第一次抽气量以不超过800～1000ml为宜。检查瘤细胞，至少需100ml，并应立即送检，以免细胞自溶。

6. 恶性胸腔积液，可注射抗肿瘤药物或硬化剂诱发化学性胸膜炎，促使脏层与壁层胸膜粘连，闭合胸腔，以防止胸液重新集聚。

五、心包腔穿刺术

心包腔穿刺术（pericardiocentesis）主要用于对心包积液性质的判断与协助病因的诊断，同时有心包压塞时，通过穿刺抽液可以减轻患者的临床症状。对于某些心包积液，如化脓性心包炎，经过穿刺排脓、冲洗和注药尚可达到一定的治疗作用。

（一）适应证

原因不明的大量心包积液，有心包压塞症状需进行诊断性或治疗性穿刺的患者。

（二）禁忌证

以心脏扩大为主而积液少者不宜进行心包腔穿刺术。

（三）方法

1. 体位　患者取坐位或半卧位，并以手术巾盖住面部。

2. 选取穿刺点　仔细叩出心浊音界，采用心脏超声定位，决定穿刺点、进针方向和进针的距离。

3. 消毒　常规消毒局部皮肤，术者及助手均戴无菌手套、铺洞巾。自皮肤至心包壁层以 2% 利多卡因做逐层局部麻醉。

4. 穿刺　术者持针穿刺，助手以血管钳夹持与其连接的橡皮管。在心尖部进针时，根据横膈位置高低，一般在左侧第 5 肋间或第 6 肋间心浊音界内 2.0cm 左右进针，应使针自下而上，向脊柱方向缓缓刺入；剑突下进针时，应使针体与腹壁成 30°～40°角，向上、向后并稍向左刺入心包腔后下部。待针尖抵抗感突然消失时，提示穿刺针已穿过心包壁层，同时感到心脏搏动，此时应稍退针少许，以免划伤心脏。助手立即用血管钳夹住针体并固定其深度，术者将注射器接于橡皮管上，然后放松橡皮管上的止血钳。缓慢抽吸，记录液量，并留标本送检。

5. 加压固定　穿刺完毕拔出穿刺针后，盖消毒纱布、压迫数分钟，用胶布固定。

（四）注意事项

1. 严格掌握适应证。心包穿刺术有一定的危险性，所以应由有经验的临床医师操作或指导，并应在心电监护下进行穿刺，以防意外。

2. 穿刺前必须进行心脏超声检查，确定液平段大小、穿刺部位、穿刺方向和进针距离，选取液平段最大、距体表最近点作为穿刺部位，或在超声指导下进行穿刺抽液更为准确、安全。

3. 穿刺前应向患者做好解释，以消除其顾虑，并嘱其在穿刺过程中切勿咳嗽或深呼吸。穿刺前 30 分钟可服地西泮或可待因 30mg。

4. 麻醉要完全，以免因疼痛引起神经源性休克。

5. 第 1 次抽液量不宜超过 100～200ml，以后再渐增至 300～500ml。抽液速度要慢，过快、过多会使血液回心导致肺水肿。

6. 如抽出鲜血，应立即停止抽吸，并严密观察有无心包压塞症状。

7. 取下空针前夹闭橡皮管，以防空气进入。

8. 穿刺中、穿刺后密切观察呼吸、血压、脉搏等的变化。

第 15 章　急诊输血

【概述】

　　输血是临床上一项重要的抢救和治疗措施。正常人的血容量相对恒定，约占体重的 7％～8％，如果健康人一次失血不超过全血量的 10％，所失的血浆和无机盐可以在 1～2 小时内由组织液渗入血管内而得到补充，血浆蛋白也可以一天内得到恢复，但红细胞和血红蛋白恢复较慢，一般需 3～4 周。如果一次失血超过全血量的 15％时，机体的代偿机能将不足以维持血压的正常水平，可引起机体活动障碍，此时就需要输血。

　　输血的治疗作用除了用以补给、维持血容量，提高血压以抗休克外，还可供给具有携氧能力的红细胞以纠正因严重贫血所导致的急性组织缺氧，补充各种凝血因子以纠正某些病人的凝血功能障碍。因此需要根据不同病因，不同的输血治疗目的而采取不同种类的输血方式。如急性大失血，引起血压下降时，则应输全血；严重贫血者主因红细胞数量不足而影响组织氧供，故最好输注浓缩的红细胞悬液；大面积烧伤病人大量丢失血浆，最好补充血浆或血浆代用品；对某些出血性疾病的患者，则可输入浓缩的血小板悬液或含有凝血因子的血浆以改善凝血功能，促进止血。

　　输血绝非有益无害，严重的输血反应可以致命。故必须严格掌握输血的适应证，无明确适应证者不应滥用输血。

【血液制品】

　　1. 全血

　　含血红蛋白（Hb）约 12g/100ml，不含具有功能的血小板及不稳定的凝血因子 V 和 Ⅷ。可用于任何原因导致的血红蛋白和血容量迅速下降并伴有组织缺氧的患者。当 Hb<70g/L 或红细胞压积（Hct）<22%，或出现失血性休克时可考虑输注。但采用晶体液并胶体液扩容仍是治疗失血性休克的主要措施。

2. 浓缩红细胞

含血红蛋白约 20g/100ml。用于需要提高血液携氧能力、血容量基本正常或低血容量已被纠正的患者，对急性失血病人可配合晶体液或胶体液一起应用。当血红蛋白<70g/L 或血细胞比容<22%时可考虑输注；病情危重者 Hb<90～100g/L 或 Hct<27%～30%可输注。对于严重冠心病和肺疾患患者，如出现组织氧供不足的情况，输血指征可适当放宽。需外科手术治疗的病人 Hb<70g/L 应考虑输注，Hb 在 70～100g/L 之间应根据患者的贫血程度、心肺代偿功能、有无代谢率增高以及年龄等因素决定。

3. 洗涤红细胞

用于避免引起同种异型白细胞抗体和避免输入血浆中某些成分（如补体、凝集素、蛋白质等），包括对血浆蛋白过敏、自身免疫性溶血性贫血、高钾血症及肝肾功能障碍和阵发性睡眠性血红蛋白尿的患者。

4. 血小板

10 单位含血小板（150～500）×10^9。用于血小板数量减少或功能异常并伴有出血倾向或表现的患者。病人的血小板计数在（10～50）×10^9/L 之间时，可根据临床出血征象判断决定；手术病人的血小板计数<50×10^9/L 应考虑输注，在（50～100）×10^9/L 之间应根据是否有自发性出血或伤口出血情况决定。如术中出现不可控渗血并确定血小板功能低下，输血小板不受上述限制。自身免疫性血小板减少性紫癜（ITP）、血栓性血小板减少性紫癜（TTP）、未经处理的弥散性血管内凝血（DIC）及严重脓毒症患者不宜通过输注血小板减少出血风险。

5. 新鲜冰冻血浆

用于各种原因引起的多种凝血因子缺乏并伴有出血表现时输注，如肝脏疾病、双香豆素抗凝治疗过量、接受大剂量输血病人

（出血量或输血量相当于患者自身血容量）所致凝血因子损失、DIC、TTP 等。外科手术病人的 PT 或 APTT＞正常值 1.5 倍且创面弥漫性渗血时以及病史或临床过程表现有先天性或获得性凝血功能障碍时输用。一般需输入 10～l5ml/kg 体重。

6. 新鲜液体血浆（FLP）

主要用于补充多种凝血因子缺乏，包括不稳定凝血因子 V 和 Ⅷ。

7. 普通冰冻血浆（FP）

主要用于补充稳定的凝血因子 Ⅱ、Ⅶ、Ⅸ、Ⅹ。不伴有贫血的烧伤早期以及某些内科、儿科疾病引起的血容量减少。大面积烧伤、肝硬化、慢性肾炎、肠瘘等低血浆蛋白血症的患者可输用。但尚无证据推荐用于急性血容量补充治疗。

8. 冷沉淀（Cryo）

含约一半全血中的凝血因子 Ⅷ 和纤维蛋白原。作为浓缩凝血因子 Ⅷ 制品的替代品，主要用于儿童及成人轻型甲型血友病、血管性血友病（vWD）、纤维蛋白原缺乏症（DIC）及因子 Ⅷ 缺乏症患者，严重甲型血友病需加用 Ⅷ 因子浓缩剂。

9. 凝血酶原复合物（PCC）

主要用于补充凝血因子 Ⅱ、Ⅸ，治疗乙型血友病，纠正明显延长的凝血酶原时间（DIC）。

【输血指征】

1. 外科输血

手术及创伤致血红蛋白＜70g/L，应考虑输注浓缩红细胞，以提高血液携氧能力，低血容量患者可配合晶体液或胶体液应用；血红蛋白在 70～100g/L 之间，根据患者的贫血程度、心肺代偿功能、有无代谢率增高以及年龄等因素决定；血红蛋白＞100g/L 可以不输。而当急性大量血液丢失致血红蛋白和血容量迅速下降并伴有缺氧症状，血红蛋白＜70g/L 或红细胞压积＜22％，或存在持续活动性出血，估计失血量超过自身血容量的 30％，出现失血性休克时需考虑输注全血。

血小板计数<50×10^9/L，或术中出现不可控渗血、确定血小板功能低下应考虑输注血小板；计数>100×10^9/L，可以不输；计数在（50～100）×10^9/L之间，应根据是否有自发性出血或伤口渗血决定。

当患者急性大出血输入大量库存全血或浓缩红细胞后（出血量或输血量相当于患者自身血容量）、PT或APTT>正常1.5倍、创面弥漫性渗血、病史或临床过程表现有先天性或获得性凝血功能障碍，需输注新鲜冰冻血浆。

2. 烧伤输血

烧伤病人在最初几天之内皮肤烧伤面丧失大量血浆，这时最需要补充血浆和晶体溶液，以恢复血液总量。以后溶血性贫血逐渐加重时，可输以浓缩红细胞或全血。

3. 内科输血

当红细胞破坏过多、丢失或生成障碍引起的慢性贫血并伴缺氧症状，血红蛋白<60g/L或红细胞压积<20％时可考虑输注红细胞。当内科急性出血引起的血红蛋白和血容量迅速下降并伴有缺氧症状，血红蛋白<70g/L或红细胞压积<22％，或出现失血性休克时可考虑输注全血，但晶体液或并用胶体液扩容仍是治疗失血性休克的主要补液方案。

各种溶血性贫血急性发作，如自体免疫溶血性贫血（AIHA）、阵发性睡眠性血红蛋白尿（PNH）、葡糖-6-磷酸脱氢酶（G6PD）缺乏者在接触氧化剂药物、化工毒物或进食蚕豆后，血红蛋白迅速下降伴有缺氧症状，潜在威胁生命时急切需要输血，以减轻缺氧状态。但AIHA和PNH病人输血后溶血和黄疸可能加重，但为了抢救生命，可选择洗涤红细胞，如有条件可检测抗体类型而选择相配的血制品。

因血液凝血因子缺乏、消耗（如血友病、DIC）或血小板缺乏而有严重出血和贫血时，需要输血。通常都用新鲜全血，因除了补充红细胞，还能补充血浆中凝血因子和血小板。但如果贫血不很严重，主要的目的是止血，则选用新鲜血浆或血浆的生物制品（浓缩的凝血因子）效果更好（表 15-1～表 15-3），如甲型血友病即可用冷沉淀或因子Ⅷ的高度浓缩物。血小板缺乏的出血可用浓集血小板的成分输血，依据血小板计数和临床出血症状结合决定是否输注血小板：血小板计数 $<5\times10^9/L$ 应立即输血小板防止出血；血小板 $(10\sim50)\times10^9/L$ 根据临床出血情况决定；计数 $>50\times10^9/L$ 一般不需输注；有出血表现时应一次足量输注并测血小板增高指数（CCI）值，CCI>10 为输注有效。预防性输注不可滥用，以避免产生同种免疫导致输注无效。

表 15-1　甲型血友病Ⅷ因子和替代物的治疗剂量

出血的严重程度	Ⅷ因子（500IU/瓶）	冷沉淀（80～100IU/袋）
轻度：鼻、牙龈等	14IU/kg（1～2瓶）	1袋/6kg
中度：关节、肌肉、胃肠道、外科手术	20IU/kg（2～4瓶）	1袋/4kg
重度：脑出血	40IU/kg（4～6瓶）	1袋/2kg

表 15-2　乙型血友病Ⅸ因子的治疗剂量

出血的严重程度	Ⅸ因子（500IU/瓶）	新鲜冰冻血浆
轻度出血	15IU/kg（2瓶）	1袋/15kg
重度出血	20～30IU/kg（3～6瓶）	1袋/7.5kg

表 15 - 3　DIC 的输血

DIC 的输血

1. 如 PT 或 APTT 延长，患者正在出血：

   用可得到的最新鲜的全血，可提供红细胞、纤维蛋白原和大多数其他的凝血因子

   可选择新鲜冰冻血浆，含有不稳定的凝血因子：1 袋/15kg

2. 如纤维蛋白原低或 APTT 或凝血酶时间延长，同时给予冷沉淀（提供纤维蛋白原和Ⅷ因子）：1 袋/6kg

3. 如血小板计数少于 5×10^9/L，患者正在出血，同时给予浓缩血小板

（章德文　何　建）

第16章 急诊血液净化技术

【概述】

20世纪40年代，血液净化技术主要用于尿毒症患者的治疗，其常用方法包括：血液透析、腹膜透析、血液滤过、血液透析滤过、连续性肾替代治疗、血液灌流及血浆置换等。近二十年来，人们越来越多地认识到机体受到严重的病理打击后，可出现失控性全身炎症反应，最终导致多个脏器功能损害。这些危重患者生命体征不稳定，常在接受机械通气治疗的同时，需要接受血液净化治疗，以纠正急性肾功能不全等导致的内环境紊乱。为此，高效、稳定且操作简便的床旁血液净化技术应运而生，并形成一系列治疗方式，统称为连续性肾替代治疗（Continuous Renal Replacement Therapy，CRRT）。目前，CRRT不仅用于治疗 ARF 患者，还广泛用于肾以外器官功能的支持、改善液体分布和重建内环境稳态，有效地提高了急危重症患者的救治成功率。CRRT与机械通气和全胃肠外营养一样，已成为各种危重病救治中最重要的支持措施之一。

【急诊常用血液净化方法】

1. 血液透析（hemodialysis，HD）

血液透析疗法是根据 Gibbs - Donnan 平衡原理而设计。既半透膜两侧液体中的小分子物质（钾、钠、钙、镁、氯、尿毒、肌酐、胍类、酚类等）通过半透膜小孔从高浓度区一侧向低浓度区一侧弥散，大分子物质如蛋白质、细菌、血细胞等则不能通过；而水分则从低溶质浓度的一侧向高溶质浓度的一侧渗透，最后达到半透膜溶液中物质平衡。人工肾机器（血透机）包括三个组成部分：

①主机：负责血液流量控制，透析液的配置、加温、成分监测和报警；②透析器：是血液透析的主要部件，目前主要使用空心纤维型透析器。透析治疗是将血液和透析液分别引入由半透膜隔开的透析器血液区和透析液区，通过逆向流动而广泛接触半透膜（面积1.0m² 以上），发生溶质的弥散和溶剂的渗透作用，以清除血中的毒性物质，并从透析液中补充机体所需要的物质，达到血液净化的治疗目的。为了去除患者多余水分，通常是加大透析液区的负压，以增加血液区和透析液区之间跨膜压力差，将水分从血液中滤出，称为超滤；③供水系统：负责将水净化，然后将其送入主机内，供配置透析液之用。血液透析治疗一般是 2～3 次/w，5～6h/次。

2. 血液滤过（Hemofiltration，HF）

HF 是模仿正常肾小球清除溶质方式的一种血液净化方法。其方法是将患者的动脉血引入特别的高通量滤过器，以提高跨膜压力的方法使滤过率接近正常肾小球水平，从而使水、电解质及包括中分子物质在内的某些尿毒症毒素能顺利通过滤过膜而清除。由于HF 滤出率可达 60～90ml/min，每次 HF 可滤出液体 20～25L（类似肾小球滤过），则每次血滤时应补充 20～23L 置换液（这一过程类似肾小管重吸收）。由于 HF 时血浆渗透压几无变化，故不良反应甚少，且能迅速准确地清除体内过多的水分及中分子物质。对顽固性高血压、充血性心力衰竭、尿毒症心包炎及有神经病变者尤为适合。

3. 血液灌流（hemoperfusion，HP）

HP 是利用吸附剂（活性炭或树脂）清除体内有害代谢产物或外源性毒物以达到血液净化的一种吸附型解毒装置。方法是将患者动脉血引入上述装置中通过吸附作用，清除血液中某些包括中分子物质在内的尿毒症毒素后，再将血液输回体内。此法对中分子物质的清除较血透为佳，但不能清除体内多余的水分、电解质及尿素，对治疗尿毒症心包炎、神经病变、药物中毒及免疫性疾病有良好作用。将血液灌流器与透析器串联使用可避免单纯血液灌流在尿毒症治疗中的不足。

4. 血液透析滤过 (hemodiafiltration，HDF)

HDF 具备血液透析及血液滤过两种治疗特色，是目前较理想的血液净化方法。HDF 时所用滤器与 HF 相似，每次亦需脱水 15~20L，补充置换液 12~18L。HDF 对中分子物质、小分子毒物均有良好清除效果，已逐渐被多数血液净化中心采用。

5. 连续性肾替代治疗 (continuous renal replacement therapy，CRRT)

CRRT 是近年来血液净化治疗技术的一项重要进展。是以缓慢的血液流速和/或透析液流速，通过弥散和/或对流方式，进行溶质交换和水分清除的血液净化治疗方法的总称。由于其血液和透析液流速缓慢，因此，对内环境影响较小，能保持心血管系统的稳定性，且能较好的维持机体的体液平衡，特别适用于伴有急性肾衰竭和/或多脏器功能衰竭危重患者的抢救治疗。常用的 CRRT 方法包括：缓慢连续超滤 (Slow Continuous Ultrafiltration，SCUF)、连续性动脉—静脉血液滤过 (Continuous Arterio-venous Hemofiltration，CAVH) 连续性静—静脉血液滤过 (Continuous Veno-venous Hemofiltration，CVVH)、连续性静—静脉血液透析 (Continuous Veno-venous Hemodialysis，CVVHD)、连续性静—静脉血液透析滤过 (Continuous Veno-venous Hemodiafiltration，CVVHDF)、连续性高通量透析 (continuous high flux dialysis，CHFD)、连续性高容量血液滤过 (high volume hemofiltration，HVHF) 以及连续性血浆滤过吸附 (continuous plasmafiltration adsorption，CPFA) 等。

【CRRT 适应证】

1. 重症急性肾衰竭患者

由于 CRRT 具有缓慢和等渗性去除液体的特性，有利于改善血流动力学稳定性，保护和恢复肾功能，故适用于 AFR 合并以下危重病患者：①血流动力学不稳定，甚至在休克和液体严重超负荷状态下，必须去除大量液体者。该类患者不能耐受 HD。②需补充足够的热量和蛋白质而接受深静脉高营养治疗的高分解代谢型患者。③合并多脏器功能衰竭者。

2. 危重病非肾衰患者

近年来的研究发现，CRRT 能清除大量的中分子炎性介质。因此早期应用 CRRT 治疗，清除炎性介质、细胞因子并维持体液平衡，有利于改善 SIRS、ARDS、MODS 和急性坏死性胰腺炎等疾病的进程，保持内环境的稳定。故可用于：急性化脓性胆管炎、严重脓毒症、急性重症胰腺炎、心脏等大手术后、急性心肌梗死和容量负荷性心力衰竭、严重水、电解质紊乱、酸碱平衡失调、药物及毒物中毒等的综合治疗。

【CRRT 装置及方法】

1. 滤器

CRRT 中使用的滤器应血流阻力小，对容质和水通透性大，凝血概率低、生物相容性佳。CAVH 中血流阻力最大的部位为滤器和动脉血管通路。因此，应尽量选用短而粗的滤器，如 12.5cm 短纤维较 20cm 长纤维的滤器阻力减少 40%～60%。膜面积较大的滤器可提供较大的滤过率，但阻力相对也较大，增加了凝血机会，仅建议在低血压情况下使用。近年来透析膜的生物相容性问题越来越引起重视。目前在 CRRT 中使用的滤器大部分由聚砜膜（polysulphone，PSU）、聚酰胺膜（polyamide，PA）等合成膜制成。

2. 管路

早期 CRRT 治疗中使用的为常规血液透析采用的管路。近年来已有特殊的 CRRT 管路问世，共有以下几方面的改进：一是连接部位采用了路厄锁型连接，以避免连接处脱落；二是增加取样口和置换液输入口，以满足临床上频繁取样监测生化等指标的需要和输入置换液的便利；三是制作材料的牢固性和生物相容性更佳，四是整套管路的长度大大缩短以降低血流的阻力。

3. 置换液

维持正常的水电解质、酸碱平衡是 CRRT 的一个重要治疗目标。以对流为基础的 CRRT 技术（如 CVVH、CAVH 等），每日超滤量达 20～30L，同时也需输入接近正常血清电解质成分的大量置换液。在各种置换液配方中，碱基是比较关键的成分。目前输入体内的碱基主要有碳酸盐、醋酸盐、乳酸盐及枸橼酸盐，其中后三者需在肝脏或肌肉中转变为碳酸氢根离子而起治疗作用。

4. 透析液

通过透析液的弥散作用，可增加小分子溶质的清除率，目前常用的透析液为腹膜透析液，标准流速为 1L/h。但需注意的是，腹膜透析液为无钾溶液，必要时应适当加入 10％KCl 溶液。腹透液中含有大量的葡萄糖，有时会导致严重的高血糖，在计算热卡时，应把这部分葡萄糖计入在内。

5. 抗凝

和其他血液净化技术一样，CRRT 需要持续性抗凝来预防体外循环中发生凝血。由于 CRRT 循环血流量、管路压力、抗凝药物药代动力学、治疗时间等不同于常规血透。尽管目前可选择许多抗凝技术，但仍无一种理想的抗凝方法。

表 16 - 1　连续性肾替代治疗中的抗凝疗法

名称	负荷量	维持量	特点
生理盐水冲洗			出血风险小，滤器寿命短，易加重水负荷
常规肝素法	1000～2000U	5～10U/kg/hr	效果确实，有出血危险，易产生血小板减少
局部肝素法	1000～2000U	肝素：5～20U/kg/hr	出血危险降低，需反复调整肝素/鱼精蛋白比例

名称	负荷量	维持量	特点
低分子量肝素法	40mg	10～40mg/h	出血危险降低，半衰期长，用鱼精蛋白不易完全纠正，需特殊监测，费用高
局部枸橼酸盐法		4% 枸橼酸钠 100～180ml/h	出血危险降低，滤器寿命长，需反复监测酸碱平衡及血钙水平
前列腺素		前列腺素：4～8ng/kg/min 肝素：24U/kg/h	监测困难，易产生低血压，无特殊拮抗剂，需和肝素并用

【并发症】

1. 与技术相关并发症：包括抗凝引起的出血、体液失平衡、高血容量、低血压、低钠血症、高血糖、滤器破膜漏血、空气栓塞等。

2. 与血管通路相关并发症：包括管路脱开。出血、血栓形成、感染、肢体远端缺血等。

（郭志勇　何　建）

113

第 17 章 急诊高压氧治疗

【概述】

高压氧治疗是人类在与疾病斗争的过程中，通过不断实践、反复认识，才逐步发展起来的。随着科学技术的进步，高压氧治疗现已成为临床治疗学的一个重要组成部分。在高压氧舱内进行部分急诊和危重患者抢救是高压氧治疗的一个重要功能。实践证明，抢救及时、应用得当，会取得独特疗效。

1. 定义

高压氧舱是为高压氧治疗提供压力环境的特殊设备，氧舱设备的高压密闭环境是保证患者有效吸氧的基本条件。在空气加压舱内，通过面罩或类似装置吸纯氧（氧浓度大于95％的氧气），或在氧气加压舱内直接呼吸舱内氧气的过程，也就是机体暴露在超过一个大气压的环境中呼吸纯氧的治疗方法和过程，称为高压氧治疗。换句话说，患者在加压舱内吸入纯氧，利用氧的物理、化学、生物及生理作用而达到治疗疾病的目的，就是高压氧治疗。

2. 机制

（1）高压氧下血液运输氧的方式变化，血中溶解氧量增加，提高血氧张力

正常条件海平面压力下，肺泡和动脉血氧分压为 13.3 kPa（100mmHg），血红蛋白约有 97％与氧饱和，血氧含量为 19.4 vol％。此时，在血液中物理溶解氧量很少，如呼吸空气在 1 ATA 下仅为 0.32 vol％，2 ATA 下为 0.81 vol％，3 ATA 下为 1.31 vol％。但是，如果吸纯氧则 1 ATA 下可达 2.09 vol％，2 ATA 下为 4.2 vol％，3 ATA 下为 6.4 vol％。经研究证实，6 vol％溶解氧是组织平均的摄取氧量，活动的肌肉、心肌组织则稍高，约为

10 vol%。可见，高压氧下，由于血浆中所溶解的氧量显著增加，已足够满足机体平均的需氧量。血液中直接供给组织的氧是溶解氧（游离氧），结合氧还需要氧离，这是组织细胞摄取氧气的必经途径。

高压氧条件下，很少需要由血红蛋白结合氧的解离供氧，即机体代谢所需要的氧，仅靠物理溶解氧，即可基本满足基础代谢和维持生命活动的需要。由此可见，正是基于这一原理，在救治 CO 中毒、其他有害气体中毒、血红蛋白携氧障碍性疾病、急性缺血、缺氧性损伤与窒息等急症时，高压氧会有显效。

（2）高压氧调节血管舒缩功能，增加缺血区血流量和椎-基底动脉供血量

高压氧作用下，可使正常机体组织的小动脉收缩，血流量减少。由于高压氧的缩血管作用，可降低颅内压，减轻脑水肿，切断缺氧—水肿的恶性循环。与此同时，缺血、缺氧组织的血管反而因局部氧分压低、CO_2 积聚、酸中毒等因素对高压氧作用不敏感，没有发生收缩，反而舒张，从而可使高氧张力的血液由正常部位组织流向缺血区域，使损伤病灶区获得较多的血供和氧供，有利于损伤的恢复。

在高压氧作用下，颈动脉系统血流量有所减少，而椎动脉血流量增加，使得脑干和网状激活系统的供血量增多，血氧张力升高，这将有利于脑干功能活动，对脑干功能结构损伤，尤其是对持续性植物状态患者的觉醒与恢复，起到良好的促进作用。

高压氧对心肺复苏后缺氧性脑病、脑血栓、颅脑外伤及脑功能障碍等的治疗，同样依赖于上述作用机理。

（3）高压氧增强微循环与血液流变性功能，改善缺血、缺氧组织血供，促进侧支循环的建立

高压氧作用下缺血组织的血管扩张，血流速度加快，微循环得到改善。用血管血流描记法证实，在 2 ATA 氧压下 10～15min，缺血的四肢供血可增加到功能活动需要值。有研究证实，在 3 ATA 氧压下，Wistar 大鼠皮肤微循环血流速度加快，红细胞聚集

减轻，开放的微动脉数增加，并较早有侧支循环建立。这表明微循环的改善是克服局部缺血、缺氧，尤其是改善细胞缺氧代谢障碍的重要基础之一，并有利于营养性溃疡的恢复和术后伤口更快地建立侧支循环。

高压氧对缺血性心脑血管疾病的治疗作用，除了提高组织氧含量、改善损伤组织血液灌注外，还与适宜高压氧作用下改善血液流变性能有密切关系，可降低白细胞与血管内皮细胞黏附作用，增强微循环血流动力，从而减少白细胞，尤其是活化的白细胞对血管内皮细胞的刺激和损伤作用，减少缺血时白细胞和血小板的激活活化，防止血细胞聚集、黏附导致的微血栓栓塞作用。

在微循环有足够的组织灌注量时，高压氧治疗可提高血液中溶解氧量，提高组织氧供，偿清氧债，消除缺氧，恢复正常代谢。然而，在微循环灌注量极度减少的情况下，应用高压氧则未必能收到预期效果。因为自血中弥散入组织的氧量太少，不足以改善组织氧合和维持正常代谢。由此可见，在高压氧治疗中，微循环和血液流变性功能状态起着重要作用，因而在进行高压氧治疗时要重视对微循环功能的同步改善。此外，高压氧治疗在缺血性损伤疾病中的适应证较广，在治疗过程中，不同疾患的针对性治疗措施也不可忽视。

（4）氧的抗微生物特性形成的高压氧对细菌、尤其是厌氧菌的抑制作用

高压氧对革兰阴性和革兰阳性细菌都有抑制作用，所以氧可以认为是一种广谱抑菌剂。在2～3 ATA氧压下，对脑膜炎双球菌的生长有明显抑制作用；在3 ATA氧压下，对革兰阳性菌、白喉杆菌生长可完全抑制；对干酪乳杆菌生长抑制至少需2.8 ATA氧压。

关于高压氧抑菌作用的机制，可分为非特异性和特异性两方面。非特异性机制是高压氧使硫氢基氧化为二硫基，而硫氢基是许多酶的组成部分，如辅酶A、谷胱甘肽过氧化物酶和琥珀酸脱氢酶等，这些酶活性的缺失，可致包括细菌在内的各类微生物代谢发生障碍。特异性机制则是针对厌氧菌，因其既缺乏细胞色素氧化酶，

又缺乏过氧化氢酶和过氧化物酶，由于厌氧菌类体内这些内源性抗自由基酶的缺乏，故在高压氧条件下，它既不能从代谢中获得能量，又不能除去有氧代谢过程中产生的过氧化氢，从而不仅代谢发生障碍，又受到自由基损害，从而导致其在高压氧条件下不能生存。这就是高压氧治疗某些厌氧菌感染疾病，如气性坏疽、破伤风以及由厌氧菌感染引起的口腔科某些疾病等取得显著疗效的机制。

（5）高压氧对体内气泡或禁锢于体内气体引起的疾病的治疗作用

高压氧在治疗减压病（潜水减压病、航空减压病）和空气栓塞症中具有显著疗效。其机制在于一方面加压治疗时压力作用，使机体血管内已形成的气泡体积缩小和使气泡内气体压强升高，加快其溶入体液的速度和过程，使气泡可通过微小血管，消除阻塞。另一方面，是以氧取代氮，使体内氮张力迅速降低，气泡内的氮分压与体液中氮张力间的压差梯度加大，促使氮气溶解于血液或体液，并经肺脏等排出体外，从而消除栓塞，改善受压受损组织的供血与供氧，使受损组织得以恢复。

（6）高压氧下，提高血氧弥散速率，增加有效弥散范围，克服组织的氧供障碍

人脑灰质毛细血管静脉端，于常压空气条件下，氧的有效弥散半径约为 30 μm，通常脑细胞距毛细血管最远处亦约为 30 μm，毛细血管间间距约为 60 μm。在 0.3 MPa（3 ATA）氧压下其弥散半径可达 100 μm 左右，这就使得在常压下无法深达的组织细胞获得足够的氧供，增加组织储氧量，纠正缺氧。

（7）高压氧减少细胞内钙超载，对细胞膜活性和信使系统有调节作用

作为生物膜的细胞膜功能是多方面的，既有电荷、离子通道，又有受体和信号转导途径。目前认为细胞内钙超载是损伤细胞功能与结构的病理生理基础。正常生理条件下，细胞外钙离子（Ca^{2+}）浓度约为 2 $\mu mol/L$，而细胞内 $[Ca^{2+}]i$ 约为 0.05 $\mu mol/L$，细胞外钙浓度比细胞内钙高出 5 个数量级。过量的 Ca^{2+}，通过兴奋性

氨基酸—谷氨酸、N-甲基-D-天冬氨酸（NMDA）受体通道，流入细胞内，是导致细胞凋亡的机制之一。实验证实，在 0.25 MPa（2.5 ATA）高压氧作用下，在提高细胞色素氧化酶、Na^+-K^+-ATP 酶活性的同时，尚可调控 Na^+/Ca^{2+} 平衡，减少 Ca^{2+} 内流，减轻细胞内钙超载，使细胞膜功能正常化。经研究证实，减少细胞膜上 L 型钙通道的开放数，是高压氧减少 $[Ca^{2+}]i$ 超载的机制之一。

【诊断思路】

1. 适应证

高压氧医学在临床广泛应用已 40 余年，虽然积累了丰富的临床经验，但由于各国学者对高压氧治疗的认识存在一定的差距，且各种疾病的发展及环境的不同，加之受到不同国家医疗保险制度的制约，制定的高压氧治疗适应证、禁忌证不完全一样。根据国内文献报道，目前我国应用高压氧治疗的疾病约 130 余种，其中一部分疾病的治疗效果非常显著，而针对大部分疾病只是一种辅助性的治疗方法。中华医学会高压氧医学分会 2001 年和 2004 年分别重新修订了高压氧治疗的急症、适应证和禁忌证。急症病种包括：①急性CO 中毒及其他有害气体中毒；②气性坏疽、破伤风及其他厌氧菌感染；③急性减压病；④心肺复苏后急性脑功能障碍；⑤气体栓塞症；⑥休克的辅助治疗；⑦脑水肿；⑧肺水肿（除外心源性肺水肿）；⑨挤压综合征；⑩断肢（指、趾）再植及皮肤移植术后血运障碍；⑪药物及化学中毒；⑫急性缺血缺氧性脑病。

2. 禁忌证

绝对禁忌证包括：①未经处理的气胸、纵隔气肿；②肺大疱；③活动性内出血及出血性疾病；④结核性空洞形成并咯血者。相对禁忌证包括：①重症上呼吸道感染；②重度肺气肿；③支气管扩张症；④重度鼻窦炎；⑤心脏Ⅱ度以上房室传导阻滞；⑥血压过高者（＞160/100mmHg）；⑦心动过缓（＜50 次/min）；⑧未经处理的恶性肿瘤；⑨视网膜剥离患者；

⑩早期妊娠（3个月内）。

从上述禁忌证来看，涉及范围较广，但在临床上考虑某种疾病是否采用高压氧治疗时，应首先对患者病情及身体状况进行全面准确地判断与评价。如患者治疗的利大于弊，就应该坚持高压氧治疗。例如，一位早期妊娠的孕妇发生急性一氧化碳中毒，并伴有脑水肿、昏迷，如不及时用高压氧进行抢救，就可能有生命危险或留下严重的后遗症，而对胎儿情况的影响应在孕妇恢复后再予以考虑。如弊大于利，得不偿失，就不应冒险进行高压氧治疗。

【处理原则】

1. 严格掌握高压氧治疗的适应证与禁忌证。对于采用高压氧治疗可显著改善病情，但同时又存在高压氧治疗禁忌的患者，应当积极采取措施，尽可能控制禁忌证，为患者尽早接受高压氧治疗创造有利条件。例如，一位急性一氧化碳中毒患者，同时伴有高血压，血压高达 180/105mmHg，应当给予降压药物，使血压降至 160/100mmHg 以下，尽早入舱治疗；再如，一位车祸致全身多发伤的患者，在颅脑损伤的同时伴有气胸，考虑采用高压氧治疗时，必须对气胸进行妥善处理，实施胸腔闭式引流后，可让患者携带闭式引流装置入舱治疗，治疗过程中严密观察病情变化。

2. 重视综合治疗。高压氧治疗效果取决于有效循环的好坏，须尽力改善循环功能。与此同时还应当注意保持水、电解质、酸碱平衡，给予脱水、抗炎、醒脑、促进脑细胞代谢、活血化瘀、营养神经等综合治疗。此外，对于昏迷患者还应当加强护理，预防继发性感染。

3. 会同高压氧专科医师制订治疗方案，做好进舱前的各项准备。治疗前应提醒患者，不准携带易燃物品入舱，如火柴、打火机、电动玩具、酒精、汽油等。严禁穿着尼龙、腈纶等化纤衣服入舱，防止产生静电火花。注意防火安全工作。入舱前应向患者介绍高压氧设备情况，通信设备使用方法，并教会患者进行开张咽鼓管的动作，如口含糖果，吞咽唾液，捏鼻鼓气等，最好每次入舱治疗前点滴麻黄碱滴鼻剂或呋麻滴鼻剂以预防中耳气压伤。对危重患者或昏迷患者必要时先做鼓膜穿刺术，以免鼓膜过度受压而破裂穿孔。

（郑成刚　何　建）

第三篇

病情评估和病人转运

第18章 病情严重程度评估方法介绍

急诊患者多因突发病状来诊，在急诊科停留时间短，预后迥异。疾病爆发或重大灾难时，需同时面对大量患者。如何科学评价患者，以便成功地处理，成为急诊医学问世以来，困扰各国急诊医务人员的重大问题。危重医学领域已经发展出多数国家公认的非特异性危重程度评估系统。但观察时间长和评估指标多，使这类系统不适合急诊患者。而特异性评估系统，便于有效评价某类疾病和分诊，不能用于所有患者。因此，本章节将着力介绍基础生命体征为核心的ABC评价系统及急诊常用的非特异性病情严重程度评估方法。

各种病情危重程度评价系统通常包括疾病特异性和非特异性评分两大系统。特异性评分系统如20世纪70年代Baker等提出的创伤严重程度评分、Tensdale的格拉斯哥昏迷评分（Glasgow coma scale，GCS）、Starmark的机体反应水平分级（Reaction level scale，RLS）以及急性胰腺炎Ranson评分、脏器衰竭评分、Murray肺损伤评分等；非特异性评价系统，其特点是可广泛用于多种不同疾病的评估，适宜在原发疾病不同的患者之间进行比较。

第一节 病情危重程度非特异性评价

一、病情危重程度评估的分级

正确地评估在实际工作中意义重大。只有根据危重程度有次序的工作，才能使危重患者得到及时、恰当诊治。患者病情是否确实危重是急诊医师接诊时首要的思维，据此可分为确实、可能性大或潜在三类。其次，要根据患者病状和初步诊断评估危重程度。另外，确定医疗活动背景、患者处理优先权对于评价危重程度也必不可少。病情危重程度分为危（critical）、重（emergent）、轻

(lower acuity) 三级。

表 18 - 1　患者危重程度分级定义

危（critical）：患者表现为致命性疾病（伤）的症状或体征，如不及时开放气道、稳定呼吸、循环、处理神经系统异常，很有可能死亡。
重（emergent）：患者表现为严重疾病（伤）的症状或体征，如不快速开始治疗可导致病情恶化或出现致残性并发症。
轻（lower acuity）：患者表现的症状或体征极少可能发展为严重疾病或发生严重并发症。

二、ABC 评估系统

2001 年世界卫生组织（World Health Organization，WHO）推出初级创伤救护（Primary Trauma Care，PTC）标准版，运用和高级创伤生命支持（ATLS）同样的基本原理，旨在为缺医少药的边远地区提供创伤观察、治疗、稳定和转运等方面的指南。ABC 系统，目的是通过对重要生命体征的有序观察，及时发现威胁患者生命的情况，决定处置优先权和期望达到的目标。同时在诊疗过程，一旦患者重要生命体征出现恶化，运用 ABC 系统能及时发现并相应处理。实际上，通过急诊临床实践的观察，ABC 系统不仅适用于创伤患者的观察和处理，且适用于所有急诊患者，同时是其他评估系统的基础。

ABC 系统的核心是对呼吸、循环基本生命体征的密切观察和维持稳定。它包括 6 个步骤、5 项基本要素和 3 项核心要素。

（一）6 个步骤：分诊、初步检查、进一步检查、稳定、转运、确定性治疗。初步检查同时开始复苏，直到初步检查完全结束，才开始进一步检查，直到进一步检查完成，患者稳定才开始转运、确定性治疗。

（二）5 项基本要素和 3 项核心要素

ABC 系统中包含 ABCDE 五项基本要素，其中 ABC 是三项核心要素。在观察和处理患者过程，必须按照由 A 到 E 的顺序进行。它们属于初步检查的范畴，是患者到达急诊科从分诊开始就要观察和处理的指标。

A（airway）- 气道，指评估气道通畅与否。

B（breathing）呼吸，指呼吸管理。观察项目：能否清晰说话（关乎气道通畅问题，但会受清醒程度影响）、呼吸频率、呼吸节律、有无发绀、反常呼吸、呼吸困难、皮下气肿、气管移位和气道阻塞的征象、听诊有无异常呼吸音等。其中，呼吸频率是基础又重要的指标，如患者呼吸频率大于 30 次/分或小于 10 次/分，均提示病情重。若平素无发绀的患者出现吸氧无法改善的发绀、出现点头样呼吸等临终呼吸状态，提示病情危，随时可能死亡。

C（circulation）- 循环，指循环管理。观察项目：血压、脉搏、心率、心律（观察有无心律失常、期前收缩等）、尿量、意识（清醒、烦躁、淡漠或昏迷，反映脑供血状况）、尿量（反映内脏供血、循环储备）、毛细血管再充盈时间（反映末梢循环灌注）、口唇和手掌色泽（反映有无贫血、缺氧，但易受低体温影响）、皮肤有无花斑样改变等。其中，血压和脉搏是基础又重要的指标，其中收缩压若小于 90mmHg 或比基础收缩压下降大于 30%，则提示已经出现严重休克，病情危；若收缩压大于 180mmHg 和/或舒张压大于 110mmHg，伴随意识障碍、少尿、剧烈头痛、呕吐、偏身瘫痪等情况，提示病情危或重。

初步检查中的 ABC 是 ABC 系统的核心，一旦 ABC 中的任何一项出现严重问题都将立刻危及生命。所以，在进一步检查前，必须确保 ABC 均已稳定。而且，在任何时间，若 ABC 中任一项恶化，必须重新进行评估和立即再次实施初级救护。

D（disability）- 神经损伤程度评估，指迅速做出神经功能评估。观察项目：意识水平评估（了解脑功能状况）、瞳孔、神经功能检查等。由于时间限制（尽量在 30 秒内），在此阶段并不需要进行全套神经系统检查，只需要进行意识水平评估（若时间充裕，可用格拉斯哥昏迷评分，见表 18-2；若紧急，则用 AVPU 评估法，见表 18-3)。

表 18-2　格拉斯哥昏迷评分（Glasgow Coma Scale，GCS)

功能	反应	评分	功能	反应	评分	功能	反应	评分
眼睛 (4)	自发睁眼 呼唤睁眼 疼痛睁眼 不睁眼	4 3 2 1	言语 (5)	对答正常 答不对题 吐词不清 难辨之声 不言语	5 4 3 2 1	运动 (6)	遵嘱运动 定位疼痛 躲避疼痛 肢体屈曲 肢体背伸 不运动	6 5 4 3 2 1

GCS 评分总分 3~15 分，由睁眼、言语和运动三部分相加得出。分值越低，昏迷程度越高。

表 18-3　AVPU 系统评估法

A	Alert	清醒
V	Verbal response	对言语有反应
P	Resonance to Pain	对疼痛有反应
U	Unresponsive	无反应

患者意识障碍的程度从 A 到 U 逐渐加重

E（exposure）- 暴露全身，指细致全面的全身检查。检查过程中，注意保温，避免低体温。

在 ABC 系统初步检查阶段，需要检出和处理危及患者生命的问题，次要问题待患者稳定后处理，这些问题将在进一步检查中分检出，在确定性治疗阶段得以恰当治疗。

三、急诊危重度指数（emergency severity index，ESI)

【概念】

为解决患者待诊期间安全问题，使恰当的患者在恰当的时间和地点接受恰当资源地诊疗。急诊医师 Richard Wuerz 和 David Eitel 在 1998 年发展出急诊严重度指数（Emergency Severity Index, ESI）的原始概念。1999 年通过 Pilot 检验后引起多位急诊专家的兴趣，并初步形成流程。此后 ESI 在临床经过多方（美国和其他国家多中心）验证的同时，不断得到更新和精简，于 2005 年推出 ESI 使用手册第四版（现在所用版本），2010 年推出网络教程。

　　ESI 是用于急诊科分诊的工具，从资源和紧急程度角度为急诊科患者的分层提供了一种方法。通过分诊流程能将患者快速、可重复和与临床相关地分为五级，从 Ⅰ 级（最紧急）到 Ⅴ 级（最不紧急）。其中 Ⅰ 级和 Ⅱ 级基于患者的危重程度，Ⅰ 级指患者将发生死亡，立即需要复苏。主要针对窒息、无脉、严重呼吸窘迫、$SPO_2 < 90\%$、急性意识状态改变、无反应或已行气管插管等情况，需要紧急开放气道、电除颤、吸氧、监测、其他维持血流动力学稳定的措施；Ⅱ 级指患者可能有高危情况、意识障碍或严重疼痛而不能等待，其中高危情况的概念不仅取决于病情严重程度，还取决于资源分配，即哪个患者更适合在最后一张开放床位上诊治。Ⅲ—Ⅴ 级的患者集中区别于资源的分配。不需要临床资源处理的患者归为 Ⅴ 级，只需要一种临床资源处理的患者归为 Ⅳ 级，需要多种临床资源处理的患者归为 Ⅲ 级。其中，归为 Ⅲ 级的患者中如果出现危险的生命体征则考虑归为 Ⅱ 级（见图 18-1 和表 18-4）。

表 18-4　危险的生命体征

年龄	心率（次/分）	呼吸频率（次/分）	脉搏血氧饱和度
<3 个月	>180	>50	
3 个月~3 岁	>160	>40	92%
3~8 岁	>140	>30	
>8 岁	>100	>20	

优点：该指数属于五级分诊制度，通过危重程度和资源分配的结合来合理安置患者，能减少临床资源浪费、提高工作效率、降低安全隐患，适合用于各级急诊科，尤其适合患者量大，资源难以合理分配的单位。缺点：需经过一定培训才能有效、合理地分诊。

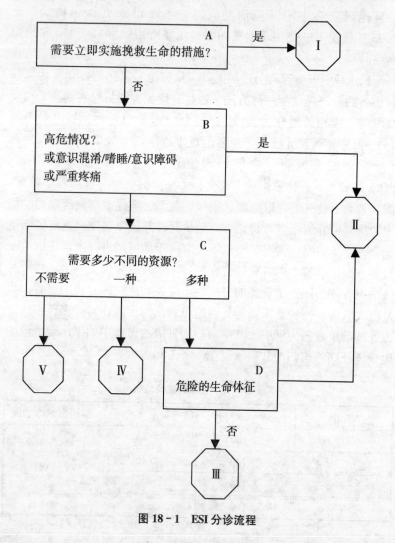

图 18-1　ESI 分诊流程

四、改良早期预警系统（MEWS）

【概念】

英国成立风险患者应急小组的目的是通过多学科方法识别有潜在风险和从重症中恢复的患者，以便早期干预或转运。早期预警系统（Early Warning Score，EWS）是风险患者应急小组用于评估患者的有力工具。分值与患者预后密切相关，评分增加则死亡风险、住院时间、所需医疗干预相应增加。EWS 对外科患者也有早期识别能力（见表18-5）。1999 年，英国国家急救委员会推荐将 EWS 作为急救的重要评价工具，制定相关处理策略。2001 年，Subbe 等对 EWS 改进形成改良早期预警系统（Modified Early Warning Score，MEWS）。MEWS 较 EWS 的改良主要体现在体温，通过修正体温正常范围提高预测效能（见表18-6）。

表 18-5 英国诺福克与诺里奇大学医院（The Norfolk & Norwich University NHS Trust）使用的 EWS

项目	评分						
	3	2	1	0	1	2	3
心率（次/min）		＜40	41～50	51～100	101～110	111～130	＞130
收缩压（mmHg）	＜70	71～80	81～100	101～199		≥200	
呼吸频率（次/分）			＜9		9～14	15～20	21～29	≥30
体温（℃）		＜35.0	35.1～36.5	36.6～37.4	＞37.5		
意识（AVPU 评分）				清楚 对声音有反应 对疼痛有反应 无反应			

129

表 18 - 6　MEWS

项目	评分						
	3	2	1	0	1	2	3
心率 （次/min）		≤40	41~50	51~100	101~110	111~129	≥130
收缩压 （mmHg）	≤70	71~80	81~100	101~199		≥200	
呼吸频率 （次/min）		<9		9~14	15~20	21~29	≥30
体温（℃）		<35.0		35.0~ 38.4		≥38.5	
意识（AVPU评分）				清楚 对声音有反应 对疼痛有反应 无反应			

多数学者认为 MEWS 总分≥5 分是评价患者危重度和死亡率的分水岭。MEWS 总分 5 以上，患者危重程度明显增高，死亡率显著增加。已有多个国家学者对 MEWS 的预测价值进行分析和评价，证实该系统能识别有潜在危险患者。

优点：该评分工具结构简单，具有快速（10 分钟内）、简捷、费用低廉和便于操作的优点。适合于急诊科、基层医院甚至 ICU 的患者评估。缺点：存在假阳性或假阴性的问题。

五、快速急诊内科评分（REMS）

【概念】

为获得一套适合急诊内科成年患者病情危重程度评估的系统，瑞典的 Olsson 和同事在只能用于院前急救危重程度评估的快速急性生理学评分（the Rapid Acute Physiology Score，RAPS）基础上发展形成快速急诊内科评分（Rapid Emergency Medicine Score，

REMS）。之后经过继续论证和多国学者的验证，认为该评分能预测院内急诊内科成年患者住院治疗期间的死亡率（长期和短期）、住院时间等。

这套评分系统包括 5 项生理学指标：心率、血压、呼吸频率、格拉斯哥昏迷评分和脉搏血氧饱和度，一项修正指标：患者年龄。5 项生理变量的单项分值 0~4 分，总计 0~20 分。年龄评分 0~6 分。总分值：0~26 分（表 18-7）。

表 18-7　REMS

生理变量得分	高于正常范围					低于正常范围			
	+4	+3	+2	+1	0	+1	+2	+3	+4
平均动脉压（mmHg）	>159	130~159	110~129		70~109		50~69		<49
心率（次/分）	>179	140~179	110~139		70~109		55~69	40~54	<39
呼吸频率（次/分）	>49	35~49		25~34	12~24	10~11	6~9		<5
脉搏氧饱和度（%）	<75	75~85		86~89	>89				
格拉斯哥昏迷评分	<5	5~7	8~10	11~13	>13				

年龄评分：<45 岁（0）；45~54 岁（2）；55~64 岁（3）；66~74 岁（5）；>74 岁（6）

随 REMS 分值增加到一定程度，患者死亡率相应变化。著者研究发现：REMS<6 分，所有患者均存活；而大于 13 分，死亡率高达 60% 以上。据此，将 REMS<6 分的患者归为低度危险组，13 分≥REMS≥6 分的患者归为中度危险组，REMS>13 分的患者归为高度危险组。

优点：与 APACHE Ⅱ 评分相比，REMS 更为简化、快捷，而且两者预测价值没有显著差别。与 RAPS 相比较，REMS 对患者院内死亡率、预后评估显然更优。

第二节　病情严重程度特异性评价方法及其他评分法介绍

APACHE Ⅱ 评分：为 ICU 最为常用的病情严重程度评估的评分方法。1985 年 Knaus 等发展出急性生理和慢性健康评估系统（Acute Physiology and Chronic Health Evaluation，APACHE Ⅱ）评价疾病的严重程度（附表 1）。通过 12 项常规生理变量结合年龄、既往健康状况评估危重患者的严重程度。这套系统已经得到广泛验证，确实能用于一般和外科重症患者的评估。但是，APACHE Ⅱ 评分包括几项血生化指标，而且首次评分要观察 24 小时，所以不适合急诊科的快速评估。

Le Gall 等自 1984 年提出简化急性生理学评分（simplified acute physiology score，SAPS Ⅰ）后，又对其不断更新、补充和完善。通过对 12 个欧美国家 137 个 ICU 内 12997 例患者的研究，于 1993 年提出 SAPS Ⅱ。这套评分由 12 项生理变量、年龄、住院类型和 3 种慢性疾病构成，还需计算 PHM 值。由于包括几项血生化指标和观察时间长（至少 24 小时）的原因，也不适合急诊科快速评估。

其他用于特定人群特异性评分：急诊科脓毒血症死亡率评分（Mortality in Emergency Department Sepsis score，MEDS score）仅限于脓毒血症患者的病情严重程度和预后评估（附表 2）；CURB - 65 适用于社区获得性肺炎患者的危重度评估和分诊（附表 3）；适用于急性胰腺炎的急性胰腺炎 Ranson 评分（附表 4）；颅内出血评分（Intra - Cerebral Hemorrhage，ICH）用于评估自发性颅内出血的严重程度和预后（附表 5）；适用于多器官功能衰竭的序贯性器官功能衰竭评估评分（sequential organ failure assessment score，SOFA）（附表 6）；适用于创伤患者的创伤严重度评分（injury severity scoring，ISS）或新的创伤严重度评分（New Injury Severity Scoring，NISS）和创伤修正损伤严重度评分（trauma revised injury severity score，TRISS）等等。

【总结】

适用急诊的危重病情评估系统共同的特点是以基本生命体征为核心，简便易行、观察时间短和不需要等待辅助检查，能够在床旁迅速完成评估和观察，但往往对预后判断不够准确。随着急诊就诊人数逐渐增加，灾难、疾病爆发等紧急事件的冲击，急诊科将面临重大挑战，发展简便、实用、准确，而且兼顾资源分配的评分系统是每个急诊医护的职责。

（王　锦、钱传云）

附 表

附表 1 APACHE II评分

生理学变量	+4	+3	+2	+1	0	评分
直肠温度 (℃)	≥41°	39~40.9°	32~33.9°	38.5~38.9° 34~35.9°	36~38.4°	
	≤29.9°	30~31.9°				
平均动脉压 (mmHg)	≥160 ≤49	130~159	110~129 50~69		70~109	
HR (按心室率)	≥180 ≤39	140~179 40~54	110~139 55~69		70~109	
RR - (不管是否机械通气)	≥50 ≤5	35~49	6~9	25~34 10~11	12~24	
氧合: A~aDO$_2$ or PaO$_2$ (mmHg):						
a. FiO$_2$≥0.5: A-aDO$_2$	≥500	350~499	200~349		<200	

生理学变量	+4	+3	+2	+1	0	评分
b. $FiO_2 < 0.5$: PaO_2	<55	55~60		61~70	>70	
动脉血 pH	≥7.7 <7.15	7.6~7.69 7.15~7.24	7.25~7.32	7.5~7.59	7.33~7.49	
血清 Na (mmol/L)	≥180 ≤110	160~179 111~119	155~159 120~129	150~154	130~149	
血清 K(mmol/L)	≥7 <2.5	6~6.9	2.5~2.9	5.5~5.9 3~3.4	3.5~5.4	
血清肌酐 (mg/dL) 急性肾衰竭时得分倍增	≥3.5	2~3.4	1.5~1.9 <0.6		0.6~1.4	
红细胞压积 (%)	≥60 <20		50~59.9 20~29.9	46~49.9	30~45.9	
白细胞计数 (×10⁹/L)	≥40 <1		20~39.9 1~2.9	15~19.9	3~14.9	
年龄评分						
年龄 (岁)	≤44	45~54	55~64	65~74	≥75	

生理学变量	+4	+3	+2	+1	0	评分
分值	0	2	3	5	6	

慢性健康评分

入院前须满足慢性器官功能不全或免疫功能抑制状态的诊断

相关诊断标准见下表

肝　　活检证实的肝硬化及明确的门脉高压；既往因门脉高压引起的上消化道出血；或既往发生肝功能衰竭/肝性脑病/肝昏迷

心血管　纽约心脏病协会心功能Ⅳ级

呼吸　慢性阻塞性、梗阻性或血管性肺疾病导致活动重度受限，即不能上楼或不能做家务；或明确的慢性低氧、CO_2潴留、继发真红细胞增多症、重度肺动脉高压（>40mmHg）或呼吸机依赖

肾脏　接受长期透析治疗

免疫功能　应用治疗影响感染的抵抗力，如免疫功能抑制治疗、化疗、放疗、长期或近期使用大剂量激素，或罹患疾病影响感染的抵抗力，如白血病、淋巴瘤和 AIDS

符合慢性器官功能不全或免疫功能抑制的患者才有慢性健康评分

择期手术后入 ICU，为 2 分

急诊手术或非手术后入 ICU，为 5 分

若不符合慢性器官功能不全或免疫功能抑制的诊断，无论入院情况如何，均没有慢性健康评分（即慢性健康评分为 0）

最终 APACHE Ⅱ评分＝急性生理评分＋年龄评分＋慢性健康评分

APACHE Ⅱ评分的理论最高值为 71 分

附表 2 急诊脓毒血症死亡率评分（MEDS score）

变量	分值
晚期疾病	6
呼吸急促或低氧血症	3
感染性休克	3
血小板计数＜15 万个/mm^3	3
中性粒杆状核细胞＞5%	3
年龄＞65 岁	3
下呼吸道感染	2
在养老院居住	2
意识改变	2

MEDS 相关死亡危险分级

死亡风险	分值
极低危险组	0～4 分
低度危险组	5～7 分
中度危险组	8～12 分
高度危险组	13～15 分
极高危险组	＞15 分

意识模糊	是＋1
尿素氮＞7mmol/L	是＋1
呼吸频率≥30 次/分	是＋1
收缩压＜90 或舒张压≤60mmHg	是＋1
年龄≥65 岁	是＋1

CURB-65 相关死亡风险

分组	分值	30 天病死率及建议
低度危险组	1 分	2.7%，考虑门诊治疗
中度危险组	2 分	6.8%，考虑住院治疗或门诊密切治疗
高度危险组	3 分	14.0%，考虑住院治疗，可能需入 ICU
极高危险组	4～5 分	27.8%，考虑住院治疗，可能需住 ICU

附表 4　Ranson 评分

	评分
入院时	
年龄＞55 岁	是＋1
白细胞计数＞16 000/μl	是＋1
血清葡萄糖水平＞200mg/dl（＞11.1mmol/L）	是＋1
血清乳酸脱氢酶＞350IU/L	是＋1
谷丙转氨酶＞250IU/L	是＋1
经过最初的 48 小时	
红细胞压积降低＞10%	是＋1
.血尿素氮升高＞5mg/dL（＞1.8mmol/L）	是＋1
钙离子＜8mg/dL（＜2mmol/L）	是＋1

PaO$_2$<60mmHg	是+1
碱缺失>4mmol/L	是+1
液体补充>6L	是+1

Ranson 评分相关死亡风险

分值	预期病死率
0~2 分	1%
3~4 分	15%
5~6 分	40%
7~11 分	100%

附表 5 颅内出血评分（ICH score）

格拉斯哥昏迷评分（GCS）3~4 分	+2
格拉斯哥昏迷评分（GCS）5~12 分	+1
格拉斯哥昏迷评分（GCS）13~15 分	+0
年龄≥80 岁	+1
出血量≥30ml	+1
脑室出血	+1
幕下起源的出血	+1

颅内出血评分死亡风险

分值	30 天病死率
1 分	13%
2 分	26%
3 分	72%
4 分	97%
≥5 分	100%

附表 6　序贯性器官功能衰竭评估评分（SOFA）

SOFA 评分	0	1	2	3	4
呼吸					
PaO_2/F_1O_2（mmHg）	>400	<400	<300	<200	<100
SaO_2/F_1O_2		221~301	142~220	67~141	<67
凝血					
血小板 $\times10^3/mm^3$	>150	<150	<100	<50	<20
肝					
胆红素（mg/dL）	<1.2	1.2~1.9	2.0~5.9	6.0~11.9	>12.0
（μmol/L）	<20	20~32	33~101	102~204	>204
心血管					
低血压（mmHg）μg/kg/min	没有低血压	MAP <70mmHg	多巴胺≤5或任何剂量的多巴酚丁胺	多巴胺>5或去甲肾上腺素≤0.1	多巴胺>15或去甲肾上腺素>0.1
中枢神经系统					
GCS	15	13~14	10~12	6~9	<6
肾					
肌酐（μmol/L）				300~440	>440
或尿量（ml/d）	<110	110~170	171~299	或<500	或<200

第 19 章　床旁血流动力学监测

血流动力学是研究血液在心血管系统中流动的一系列物理学问题，即流量、阻力、压力之间的关系。血流动力学监测是急危重症病人病情评估及抢救治疗中重要的监测手段，可分为有创及无创两类方法。

一、适应证

用于心肌梗死、心力衰竭、急性肺水肿、急性肺梗死、各种休克、心跳呼吸骤停、严重多发伤、多器官功能衰竭、等急危重病症需严密监测循环系统功能变化者，以便指导容量复苏及心血管活性药物的应用。

二、方法

（一）有创血流动力学监测

通常是指经体表插入各种导管或监测探头到心腔或血管腔内。利用各种监测或监测装置直接测定各项生理学参数。

1. 漂浮导管或 Swan-Ganz 导管：可以获得大量血流动力学和氧输送相关信息，对麻醉和危重患者的滴定式循环支持提供监测依据。漂浮导管目前临床常用的有两种：

①普通型导管，以冷盐水为指示剂，通过导管近端孔注入右心室，与血流混匀升温后流入肺动脉，经导管顶端热敏电阻感知温差变化，经计算机计算出心排量，此法需人工间断测得。

②改进型 Swan-Ganz 导管，在导管右心室近端有一热释放器，通过发射能量脉冲使局部血流升温，与周围血混匀降温并流入肺动脉，经顶端热敏电阻感知而计算出心排量，从而可连续测得心排量，减少了操作误差、细菌感染、循环负荷改变等并发症。

2. 脉搏指数连续心输出量监测（PICCO）：是近年来应用于临床的微创监护技术。该操作不经过右心，创伤比较小，可以全面、准确、持续监测血流动力学参数。可直接给出前负荷容量参数，不受压力变化的影响。另外此技术能够打破传统的静态监测，实现动态功能性监测。对肺水的定量测量则能使医生更为全面地掌握循环、呼吸功能，实现心肺功能监测。再加上技术掌握容易、并发症少等优势，使得该技术在休克、急性呼吸窘迫综合征、急性心衰、严重创伤、大手术等病人的监护中显得格外实用。

3. 其他有创血流动力学监测方法：此外今年来还有一些微创血流动力学监测方法应用于临床，如：动脉脉搏波形法连续心排血量测定（APCO）、锂稀释法心输出量监测（LiDCO）等。

（二）无创血流动力学监测

无创血流动力学监测是应用对机体组织没有机械损伤的方法，经皮肤或黏膜等途径间接取得有关心血管功能的各项参数，其特点是安全、无或很少发生并发症。临床无创血流动力学监测包括：心率、血压、EKG、SPO_2、超声心动图，以及颈静脉的充盈程度，此外目前应用比较广泛和前沿的一些无创血流动力学监测的方法有：生物电阻抗法（TEB）、CO_2 部分重吸收法（NICO）、体表置电极心电阻抗血流图法、惰性气体再呼吸法（IGR）、基于桡动脉容积脉搏波法、基于指端容积脉搏波法、基于脉搏血氧饱和度法等。

1. 生物阻抗法

经胸电阻抗法（TEB）：TEB 利用心动周期于胸部电阻抗的变化来测定左心室收缩时间间期并计算出每搏量，然后再演算出一系列心功能参数。基本原理：欧姆定律（$R = U/I$）。

优点：临床操作简单、费用低、能动态观察心排血量的变化趋势。缺点：抗干扰能力差、测量结果略大于温度稀释法测定值。

2. 惰性气体再呼吸法（IGR）

惰性气体再呼吸法（IGR）是一项无创测定有效肺血流量（QEP）的安全、简便、设计完善的技术。在无肺内分流存在时，

QEP 等于心排血量（CO）。虽然目前关于 IGR 的报道不多，但它的科学价值得到广泛认同，有着广阔的临床应用前景。

3. 二氧化碳复吸入法（NICO）

是利用二氧化碳弥散能力强的特点作为指示剂，根据 Fick 原理来测定心排血量。基本公式为：$Q = VCO_2/(CVCO_2 - CaCO_2)$。

基本过程为受检者重吸入上次呼出的部分气体（成人 $100 \sim 200ml$），考虑到吸入的二氧化碳量较少，重吸入时间短，而二氧化碳在体内贮存体积较大，故假设混合静脉血二氧化碳浓度保持不变。通过呼气末二氧化碳分压（$PETCO_2$）与二氧化碳解离曲线间接推算 $CaCO_2$。肺内分流通过血氧饱和度、吸入氧浓度进行计算。重吸入法测定心排血量值＝心输出量通过肺泡有通气的部分（即肺泡毛细血管血流量）＋心输出量中未进行气体交换部分（即分流部分）。前者是测量值，后者是测算值。NICO 所测心排血量的重点在于 CO 的有效部分，即积极完成气体交换的血流量，就此点的意义来说 NICO 大于经典的温度稀释法。NICO 的数值改变大多发生于温度稀释法测量值变化之前，即 NICO 对血流动力学改变的反映快于经典的温度稀释法，这对某些关键时刻意义重大。

三、参数解读

1. 动脉血压（AP）：正常值：收缩压 $90 \sim 140mmHg$，舒张压 $60 \sim 90mmHg$。

心排量、全身血管阻力、大动脉壁弹性、循环容量及血液黏度等均可影响动脉血压。

2. 心率（HR）：正常值：$60 \sim 100/min$。

反映心泵对代谢改变、应激反应、容量改变、心功能改变的代偿能力。心率适当加快有助于心输出量的增加，<50 次/min 或>160 次/min，心输出量会明显下降。

3. 中心静脉压（CVP）：正常值：$3 \sim 10mmHg$。

CVP 是临床反映右心功能和有效循环血容量负荷的指标。正常情况下，CVP 相当于右心房和右心室舒张压。在血流动力学急剧变化时，连续观察 CVP 的变化，特别是结合血压、脉搏等其他指标，对判断血容量、心功能及外周静脉压状况均有较高的临床实用价值。体循环血容量改变、右心室射血功能异常或静脉回流障碍均可使 CVP 发生变化，胸腔、腹腔内压变化亦可影响 CVP 测定结果。

4. 右心房压（RAP）：正常值：0～8mmHg。

反映循环容量负荷或右心室前负荷变化，比 CVP 更为准确。心包积液及右心衰竭时可造成相对性右室前负荷增加，右室流入道狭窄（如三尖瓣狭窄）时右房压不能完全代表右室前负荷。

5. 右心室压（RVP）：正常值：收缩压 15～25mmHg，舒张压 0～8mmHg。

收缩压一般反映肺血管阻力及右心室后负荷、右室心肌收缩状态，舒张压意义同 RAP。

6. 肺动脉压（PAP）：正常值：收缩压 15～25mmHg，舒张压 8～14mmHg，平均压 10～20mmHg。

反映右心室后负荷及肺血管阻力的大小，肺动脉平均压超过 3.33kPa 时称肺动脉高压症；在肺实质及肺血管无病变情况下，它在一定程度上反映左心室前负荷。

7. 肺动脉阻断压（PAOP）：正常值：6～15mmHg。

反映肺静脉压状况，一般情况下肺循环毛细血管床阻力较低，故 PAOP 能较准确地反映左室舒张末期压力（LVEDP），从而反映了左心室前负荷大小。要注意在下列情况下 PAOP 可能高于 LVEDP：

①二尖瓣狭窄或左心房黏液瘤梗阻左室流入道。

②肺静脉阻塞。

③肺泡内压增高（如持续正压通气）。

8. 心输出量（CO）：正常值：4～6L/min。

心输出量大小受心肌收缩力、心脏的前负荷、后负荷及心率等 4 个因素影响。目前，测量心输出量的金标准仍是利用漂浮导管以冰盐水为指示剂，通过导管近端孔注入右心室，与血流混匀升温后流入肺动脉，经导管顶端热敏电阻感知温差变化，经计算机计算出心排量。用温度稀释法所得的结果实际上是右室输出量。漂浮导管法（PAC）因其并发症和远期疗效不确定在临床的应用日益减少。近年来，一些创伤更小，操作更简便，准确性也较高的心输出量监测的设备在临床上应用的越来越广泛。如 PiCCO（脉搏轮廓温度稀释连续心排血量监测）凭借其不经过右心，创伤及并发症小的独特优势，通过中心静脉导管和动脉导管就能对每一次心脏搏动进行测量，能连续、全面测量血流动力学参数（心脏前、后负荷，心肌收缩力水平），并定量测定血管外肺水情况，因而在临床得到了更广泛的应用。另外，Flotrac 传感器的发明为利用脉搏波形计算心输出量的 Vigileo 监护仪提供了计算每搏量所需的高度真实的动脉压信号，也保证了心输出量计算值的精确性。

9. 评价容量反应性的动态指标

动态指标是指当自体血容量重新分布，引起循环系统改变，从而判断容量反应性的指标。该类指标不需要液体扩容，反映的是机体的容量反应性，可重复性好。动态指标值越大，容量反应性越好。容量管理的动态指标包括，SVV，PPV，SPV，dDown 等。

（1）每搏量变异度（SVV）：SVV 是计算一个呼吸循环的最大的每搏量（SVmax）与最小的每搏量（SVmin）之差值与每搏量平均值（SVmean）的比值，可预测心脏对容量负荷的反应以及与 Frank-Starling 曲线的关系。SVV 近年来已作为指导围术期液体管理的重要方法应用在临床实践。

（2）收缩压变异（SPV）及其降低的差值（dDown）：机械通气时，患者完成一次呼吸过程并暂停吸气 10 秒，通过有创动脉压监测获得动脉压波形，记录患者的呼气末收缩压（SPexpir）、吸气末收缩压（SPinsp）、吸气末暂停收缩压（SPapnea）。以 SPapnea 为基线，收缩压吸气时上升、呼气时下降，计算得出 SPV 及 dDownL。SPV＝SPinsp－SPexpir，dDown＝SPapnea－SPexpir

（3）脉压变异（PPV）：机械通气时，通过有创动脉压监测获得动脉压波形，脉压等于收缩压减去舒张压，记录脉压最大值

（PPmax）和最小值（PPmin），计算得出 PPV。

$$PPV(\%)=(PPmax-PPmin)/[1/2\times(PPmax+PPmin)]\times100\%$$

研究证明，动态指标敏感性及特异性均明显优于压力性指标，其中 PPV 及 dDown 的预测价值最高。在失血性休克动物模型中，PPV 可作为容量不足的早期监测指标。SPV 的预测价值次于 PPV 及 dDown，尽管 SVV 是直接测量心排血量，但其敏感性较其他动态指标差，原因尚不清楚，可能与使用脉搏形态分析测量方法有关。尽管动态指标敏感性及特异性均明显优于压力性指标，但实际应用中仍有较多限制。①SVV、SPV、PPV 只能用于无心律不齐和自主呼吸的机械通气。因为自主呼吸对心脏功能的影响与机械通气时的影响相反，将显著降低其可靠性②机械通气时潮气量的大小对 SVV、SPV、PPV 也有影响。潮气量＞8 ml/kg 时 PPV 的预测价值最高，并且把 12％作为扩容治疗的临界值，当潮气量＜8 ml/kg 时，PPV 敏感性降低，并且临界值也变为 8％。潮气量＜5 ml/kg 时 SVV 对容量负荷不敏感，潮气量在 10～15 ml/kg 时 SVV 最敏感。各项指标大概的界值范围是：SVV 为 10％左右，SPV 为 8～10mmHg，dDown 为 5mmHg，PPV 为 10％～13％，如大于界值范围，则认为容量反应性好。

（张　玮　钱传云）

146

第 20 章 危重病人转运

【概述】

危重病人是指病情严重的病人。危重病人转运主要包括两个方面：一是院内转运，二是院外转运。随着人们对健康需求的不断增长，各种突发公共事件及意外事故的频繁发生，危重病人越来越多，保证危重病人的安全转运，会为进一步的救治赢得时间，提高生存质量。为此，加强对院外院内所转运的危重病人管理，加强急救转运制度管理和急救转运技术培训，严格转运流程、病人交接等转运措施，使危重病人能够在转运过程中，维持生命体征平稳，病情稳定，安全转运。

转运危重病人有可能增加死亡率和伤残率，因此转运中的监护和生命支持是不可缺少的。患者可以在转运途中生命征的监护中获益，这对患者的治疗是很有帮助的。严谨的工作程序、周到的服务态度、细致的工作方法，体现了医务人员对患者生命权的尊重。

【院内转运】

1. 提高急救搬运技术，为安全转运打好基础

定期组织医护人员进行急救搬运技术培训，学习法律知识，增强安全意识，从而熟练掌握各项急救搬运技术。如心肺复苏，气管插管，人工呼吸，静脉留置通道，多种急救仪器的使用，不同病人的搬运技术，不同病种的转运卧位等，为抢救转运急危重病人打下了良好的基础，赢得了时间，使患者在院内及时得到了正确有效的初步急救，维持了患者生命体征平稳，安全转运到相应的专科病房进行确定性的治疗。

2. 转运前做好各项准备工作

依据不同的病种备用不同的急救药品和设备以及转运工具，保持功能良好。转运人员要熟悉途中所进行的治疗护理措施，认真核对转送病人药品和物品，了解病人的心理状态，使病人安全的转送到接受科室顺利的接受治疗。

3. 病情评估

院内转运可能导致重症患者的生命体征轻度及重度的改变，且可能造成不同程度的并发症，在转运之前应该对病人的病情做一个全面的评估，例如病人现存的病情，可能会发生的并发症，及时处理的用药。

4. 征得家属同意

当接到医嘱需要转运病人时，第一时间内和病人家属取得联系，解释患者要被转运的地方、目的及需要家属几个人陪同，需要如何配合，并告知途中病人有可能发生的问题，以免病人在途中出现意外情况时患方不理解所造成的医患纠纷影响了安全转运。然后在病人转运知情同意书上签字。

5. 通知对方科室

通知要被转往的科室，告知患者的性别、主要诊断及需要特殊准备的物品，以便于对方科室能够有计划的接患者，如果是做各种检查，提前预约，确保患者到达后及时行各种检查。

6. 加强途中急救监护，维持生命体征平稳

当确定转运病人时，搬运要求动作准确，并做到轻、稳、快、避免震动。病情危重或颈腰椎骨折的病人要 3～4 人同时搬运，保持头部躯干成直线位置。推车搬运时患者要用约束带防止坠伤，盖好被服，注意保暖，体位安置据病情和伤情而定，一般轻伤员取仰卧位，颅脑损伤者要侧卧位或头偏向一侧，以防舌后坠或分泌物阻塞呼吸道，胸部伤取半卧位或伤侧向下的低斜坡位，减轻呼吸困难，腹部伤取仰卧位膝下垫高，使腹部松弛，休克病人取仰卧中凹位等。输液患者应固定好针头，防止针头脱出，而使药液外渗；有引流管者应妥善固定，防止引流管折叠、

148

扭曲、受压等造成引流不畅。保持头部在大轮端，可因大轮转速慢、稳而减轻震动。上下坡时头部始终在高处端，以免引起患者不适。转运过程中医护人员始终守护在病人上身靠近头端位置，便于观察病人的面色、瞳孔、呼吸的变化等。途中应做的治疗护理措施不漏掉，保持各种治疗措施有效，如途中发现病情恶化和意外伤时要立即进行处理，并及时与有关科室联系呼救，以便得到及时的抢救。

7. 建立交接流程记录，完善交接班制度

转运患者时，护送人员将病人运送到目的地后，与接收科的医护人员共同安置病人，包括卧位、液体、引流管、吸氧等，然后进行详细的床边交接，包括病历的交接，转运前后和途中的病情，生命体征，用药情况，特殊治疗措施，病人的心理状态等，接收科的医护人员了解交接内容无误后，进行接班记录，最后由双方医护人员签全名，即完成交接流程。避免了因交接班时出现的差错而影响了病人的安全转运。

【院外转运】

危重病人的院外转运，主要涉及在现场处置后，需转运到医院内以得到进一步救治；下级医院转运至上级医院或有专科救治能力的医院；放弃治疗返家的、病情危重的临终病人。院外转运与院内转运一个最大的不同就是需要救护车这样一个载体来共同完成转运任务。制定一个切实可行、有相应特点的计划，以应对转运过程中预想或突发抢救的需要，对理想的实施高质量地转运非常重要，并且这个计划需要定期修改和不断地完善，使之程序化、规范化，这个计划主要包括以下六个方面：

1. 人员

是由有转运经验的医护人员或与专科医生一起、配备应急救护设备与药品一起组成转运危重病人的人员。

2. 设备与药品

(1) 车载设备与药品：包括呼吸支持设备，如：氧气，面罩，带有呼气末正压通气瓣的自动膨胀手动通气设备，吸引设备，气管插管包，环甲软骨切开包，急性胸腔引流设备，脉搏血氧计，潮气末二氧化碳监测仪（机械通气病人），带有脱机报警功能的便携式通气机（最好有呼气末正压通气功能）；循环支持设备，如：监护仪/除颤仪，备有合适型号袖带的血压计，血管穿刺针和动脉监护器具，注射器和针，体外起搏器（例如：心脏手术后的病人）；各种抢救药品等。

（2）其他设备：鼻胃管和引流袋，尿管和引流袋，手套，约束带等，以及专科病人所需的设备与药品。

3. 转运的证据资料

转运的重要证据资料包括：伤病员在转运前和转运中病情诊治情况；相关医院及家属的重要联系电话；家属的要求；各种设备、药品和出车检查情况的记录；交接病人的手续和病情的记录，以及所有具有法律意义的签字证据。上述内容可以设计成记录表格，并不断地完善其内容，以满足转运工作的需要。病历资料还要包括转运指征以及转运全过程中伤病员病情变化的情况。

4. 交流与沟通

很好的交流，对安全转运是必要的。①院前-院内信息的沟通，通告患者的病情、设备运转情况以及预计到达的时间，有利于危重患者的救治。独立出诊难免会出现诊治上的偏差，而院内急诊科医护力量有明显的优势。畅通的信息沟通，能充分发挥急诊科医护人员对院前现场救治的指导作用和相互学习。②和家属谈话，让家属了解转运计划的主要内容、患者的病情、运送的原因、时间，可能发生的情况，以及应对的措施，也是很有必要的。不但能对病情起到监控的作用，而且也体现了人文关怀。

5. 转运的工作程序

（1）制定严谨的转运工作程序，是保障医疗安全的基础。在制订计划时有两个问题是值得注意的。一是转运前及转运中的风险评估和病情评估是非常必要的。二是院外院内的链接，决不单纯是交接表格上的签字。患者监护权未移交时，转运人员一直要陪护直至到达转运的科室。抢救的每一个环节都要有人接替，院内抢救程序开始运转时，交接工作才算完成。患者负责权移交时，交接的内容包括病情与治疗计划，以落实治疗的延续性。每当患者移交时，这种交接都要进行。

（2）对需要机械通气的患者，要保证氧气与呼吸机在转运中的正常使用。如果替代通气条件无法确保安全，则转运的风险和利益就要重新权衡了。

（3）转送途中的复苏可视情况，或靠边停车复苏，或车上进行复苏。

（4）对转运放弃治疗返家的危重病人，也要做好准备工作，充分与家属沟通，避免发生医疗纠纷，延长出车时间，浪费急救资源。

6. 转运的安全问题

（1）救护车的驾驶员要保持行车安全，做好出车前的准备工作。出车时遵守行车速度限制，如果伤病员被固定好又急需抢救时，可以加快车速。但开快车增加危险和交通事故的发生。如果发生了交通事故，对抢救病人是毫无帮助的。因此，行车安全是第一位的。急救人员的安全与伤病员的安全同样重要。如果开快车是为了使病人受益而危及急救人员的安全，是没有意义的。

（2）危重病人能否实施转运，取决于转运利益与风险的综合评估。经现场初步救治的伤病员，虽然转运途中病情有可能进一步加重，也需要立即送达医院。但院际转运时，并不是所有要求转运的危重病人都能实施转运计划的。经过认真的风险评估后确实不能实施院际转运时，应通过另一种途径来解决患者的救治问题。所有危重病人的转运，必须遵循急救原则，实行就近、就医疗机构救治能力的原则转送。

（3）传染病病人转运时，除了做好常规转运工作外，还要严格按照传染病转运规定，做好病人和家属、医护人员的防护工作。

（4）在重大灾害事件中大批危重伤员转运时，驾驶员的工作职责发生了变化。在现场救治人员紧缺的情况下，驾驶员不仅承担着转运伤员的重要任务，还需协助医护人员参与现场抢救。因此，在制定灾害事件救援预案和演习中，不要忽略了驾驶员的作用。他们也应熟悉救援工作的程序。

（公保才旦）

第四篇

常见急诊症状

第 21 章 发 热

【概述】

发热（fever）是指某个人的体温因各种原因超过正常范围，见于各种全身性和局部性感染以及许多非感染性疾病（如肿瘤与结缔组织病等），它是内科急诊中最常见的症状。一般而言，当腋下、口腔或直肠内温度分别超过 37℃、37.3℃ 和 37.6℃，并且 24h 内温度差波动在 1℃ 以上，可称为发热。按照发热的高低，可分为：①低热：37.3～38℃；②中度发热：38.1～39℃；③高热：39.1～41℃；④超高热：41℃ 以上。

【诊断思路】

1. 病史　详细询问病史对发热原因的诊断能提供重要线索。

（1）起病方式：一般而言，急性感染性疾病起病多较急骤，常有受凉、疲劳、外伤或进食不洁食物等病史，若发热前有明显寒战者，多属化脓性细菌感染或疟疾；而一般非感染性发热，以及结核、伤寒、立克次体和病毒感染多无寒战。

（2）重视发热的伴随症状：在询问病史时，应当重视具有定位意义的、伴发的局部症状，以便确定主要病变在哪个系统。如发热伴有鼻塞流涕、咽痛、咳嗽，而一般情况良好者多为上呼吸道感染，若有胸痛、咳铁锈色痰和呼吸困难者，则多为下呼吸道感染，如肺炎。发热伴神经系统症状，如头痛、呕吐、昏迷、惊厥、脑膜刺激征等则表示病变在中枢神经系统，应考虑各种脑膜炎、脑炎、中暑、急性脑卒中等；但儿童易有高热惊厥，不一定有严重脑部病变。发热伴有肋椎角、腰肋部疼痛及尿频、脓尿、血尿者提示多为泌尿系统感染。发热伴有明显关节痛或关节炎症状者应多考虑风湿热等结缔组织疾病。发热伴有恶心呕吐、腹痛、腹泻者，应多考虑急性胃肠道炎症。发热、黄疸伴右上腹痛应注意肝胆感染。依此类推。

除上述病史外，还应重视流行病学资料，如患者来自的地区、年龄、性别、职业、发病季节、旅游史、接触感染史等，尤其是传染病的流行病学史非常重要。

2. 体格检查　遇急重发热病人，应首先测呼吸、脉搏、血压等重要生命体征，并快速进行全面的体格检查，重点检查皮肤、黏膜有无皮疹、淤点以及肝、脾、淋巴结肿大等。发热伴有休克时，患者面色青灰，脉细速，血压下降或测不出，见于重症肺炎、暴发性流行性脑脊髓膜炎、中毒性菌痢、脓毒症、肾综合征、出血热等。

长期不明原因的发热患者尤应注意隐蔽性病灶，如肝、膈下、脊椎、盆腔、鼻窦、乳突等局部脓肿。肝脓肿是引起长期发热的常见病因，在早期不一定有局部症状。脊椎病变如结核或败血症后脊椎旁化脓性病灶在体检时易被忽略。眼底检查与肛门指检应作为常规，粟粒性结核可有眼脉络膜结核结节，年老患者肛门指检可发现前列腺脓肿。此外，腹部与盆腔手术（包括引产）后发热可由腹腔或盆腔内隐蔽的脓肿引起。

3. 辅助检查　对发热患者行辅助检查时必须明确检查的目的，并以简便快捷为原则。对于通过病史询问和体检能确诊者不一定均做辅助检查。常用的辅助检查包括：①血、尿、粪常规检查。②血清学检查：如肥达、外斐反应，钩端螺旋体病的凝集溶解试验，乙脑的补体结合试验，系统性红斑狼疮的抗核抗体试验等。③血或骨髓培养：对伤寒、副伤寒、脓毒症、细菌性心内膜炎等疾病的病原诊断均具有决定性意义。④X线、CT与MRI检查：CT与MRI检查对诊断骨盆内、膈下与腹腔深部隐蔽性脓肿，尤其对发现腹膜后病灶如淋巴瘤、脓肿、血肿等有重要价值。⑤超声检查：对疑有急性渗出性心包炎和感染性心内膜炎患者，可行超声心动图检查。腹部超声波检查适用于疑有腹腔内占位性病变、肝脓肿、肝胆道结石以及肾脓肿、泌尿系结石等患者。⑥活体组织检查：如肝穿刺活组织检查、淋巴结以及皮损与皮下结节活体组织检查等。骨髓检查对白血病、恶性组织细胞病等具有决定性诊断价值。

4. 病因诊断　在临床实践中，以发热为主诉或以唯一症状就诊者有急性发热，原因不明发热，长期低热，超高热等。其病因特征亦各异。

（1）急性发热：热程在 2 周以内的发热称为急性发热。其原因很多，绝大多数属于感染，尤以呼吸道、泌尿道和消化道感染最常见。在排除上述系统感染后，则要注意某些急性传染病和其他系统的感染。一般而言，这类发热，常伴有定位症状，比较容易诊断。

（2）长期"不明原因"的中、高热：系指发热持续 3 周以上，体温多次超过 38.3℃，经过至少 1 周深入细致的检查仍不能确诊的一组疾病，称为原因不明发热（fever of unknown origin, FUO）。其病因主要有感染（占 60%～70%）、恶性肿瘤（占 20%）与结缔组织-血管性疾病（占 10%）三大类。病因也受年龄的影响：6 岁以下的 FUO 患儿以感染性疾病为主，尤其是原发性上呼吸道、泌尿道感染或全身感染；6～14 岁年龄组则以结缔组织-血管性疾病和小肠炎症性疾病为最常见的病因；14 岁以上的成人组，虽然仍以感染性疾病占首位，但肿瘤性疾病明显增多。仍有 10% 的病例始终原因不明。

（3）长期低热：系指口腔温度在 37.5～38.4℃，持续 4 周以上者。由感染性疾病引起者占 40%，非感染性疾病占 57%，原因不明占 3%。器质性低热包括：①慢性感染：如结核病、肝疾病、慢性肾盂肾炎、慢性胆道感染以及各种病灶感染（鼻窦炎、牙根脓肿、前列腺炎、慢性盆腔炎、肛门周围脓肿等）。②结缔组织疾病：如风湿热、类风湿性关节炎、系统性红斑狼疮等。③内分泌疾病：如甲亢、嗜铬细胞瘤等。④恶性肿瘤：早期淋巴瘤、实质性癌肿转移等。功能性低热包括：①生理性低热：月经前低热、妊娠期低热等。②神经功能性低热：多见于青年女性，长期低热可长达数月或数年。③感染后低热。

(4) 超高热：系指发热超过 41℃ 以上，主要见于体温调节中枢功能障碍，有以下各种原因：①中暑或热射病；②脑部疾病：如严重脑外伤、脑出血、脑炎与脑肿瘤等；③输血、输液污染引起严重热原反应与脓毒症；④麻醉药引起的恶性高热；⑤临终前超高热等。

【处理原则】

1. 支持治疗　患者出现神志改变、呼吸窘迫、血流动力学不稳定等危及生命的症状与体征时，立即实施监护、建立静脉通路、气道管理、补液以及氧疗，必要时予以呼吸支持治疗。

2. 对症处理　高热的对症治疗包括：①物理降温：一般可用冷毛巾湿敷额部，每 5～10min 更换 1 次，或用冰袋置于额、枕后、颈、腋和腹股沟处降温，或用 25%～50% 酒精擦浴。或头置冰帽、冰水灌肠、冷盐水洗胃，或将病人置于空调房内（使室温维持在 27℃ 左右）。应根据具体条件选用。②药物降温：视发热程度可采用口服或肌注解热镇痛药。

3. 抗生素经验性应用　对感染病例早期抗生素经验性应用是有益的。一般来讲，若有明确的病原菌感染，则选择覆盖特定病原菌的窄谱抗生素；若不明确，可选择覆盖革兰阳性和革兰阴性需氧菌、厌氧菌的广谱抗生素。

（张文武）

第22章 头 痛

【概述】

头痛（headache）是许多疾病的常见症状，并非均由中枢神经系统疾病所引起，因此，大多数头痛无特异性。颅外或颅内疾病对疼痛敏感结构产生刺激，均可引起头痛，一般是指眉弓、耳廓和枕外隆突连线以上的疼痛，头颅下半部分的疼痛称为颜面疼痛。头痛是急诊科及神经内科常见的急症，导致急性头痛的病因很多，给病人带来极大的痛苦，某些疾病导致的头痛甚至会危及病人的生命。

【诊断思路】

对于任何头痛病人，不管既往有无头痛史，都要重视。头痛的特点以及与之有关的各种因素，都可能对头痛的诊断和鉴别诊断提供重要的线索。对于进行性逐渐加重或首次突然发生的头痛，应予以特别关注。

（一）病史 详细询问病史有助于明确头痛的诊断，重点应了解头痛的发病方式、性质、部位、持续时间和程度以及产生、恶化或缓解的因素、有无伴发症状等。

1. 发生的急缓 急性起病的头痛多见于高血压脑病、颞动脉炎和急性青光眼等，伴有发热者，提示有急性感染性疾病发生。突然发生剧烈头痛，出现呕吐及意识障碍，提示脑血管畸形或颅内肿瘤破裂出血而引起蛛网膜下腔出血或脑出血。缓慢起病的头痛可见于颅内、外多种慢性疾病，若头痛进行性加剧并伴有颅内压增高表现，提示可能有颅内占位性病变，如脑肿瘤、脑脓肿、慢性硬膜下血肿和结核性或真菌性脑膜炎等。不伴有颅内压增高表现的慢性头痛，以眼源性和鼻源性头痛较为常见。急性起病的剧烈头痛，突发、突止，持续时间短暂的头痛应考虑头痛型癫痫。慢性反复发作性头痛是肌收缩性头痛、偏头痛及三叉神经痛的特征之一。

2. 发生时间与持续时间　头痛发生（持续）的时间-强度关系具有重要的诊断意义。动脉瘤破裂引起的头痛即刻达到高峰，呈雷击样、爆裂样痛。急性发作的头痛或疼痛性质突然发生变化，要考虑蛛网膜下腔出血或脑出血。偶尔，未破裂的动脉瘤可能会出现头痛急性发作或性质变化等预兆症状，应高度警惕。偏头痛急性发作，其强度可在数小时内逐渐增加，持续数小时到 1～2 天不等，睡眠后缓解为其特征性表现。持续数月以上的头痛，大多数情况下为不严重的疾患。晨间头痛剧烈，并呈慢性进行性加剧，见于颅内占位性病变；有规律的晨间头痛可见于鼻窦炎；阅读后头痛则多为眼源性。原发性三叉神经痛的持续时间仅为数十秒，呈刀割电击样痛。神经症性头痛多为长年累月，有明显的波动性和易变性。

3. 部位　起源于头部、眼、耳、鼻窦、口腔病变等表浅部位的头痛，较易识别，如三叉神经痛、偏头痛和颞浅动脉炎等引起的头痛多表浅，且局限，多位于一侧；青光眼引起的头痛多位于眼眶上部或眼球周围；有时因筛窦炎和蝶窦炎导致的疼痛位于头顶或颞部而导致错误诊断；头颅深部病变引起的头痛部位与病变部位不一定相符，但疼痛多向病变同侧放散，如幕上占位性病变在未出现颅内压增高前，其疼痛常向同侧额颞顶部放散；后颅窝病变引起的疼痛常位于枕颈背部；脑脓肿引起的头痛多位于病灶侧。急性颅内、外感染所致的头痛多是全头痛，颈部剧烈头痛多见于脑脊髓膜炎和蛛网膜下腔出血等。

4. 性质　当疼痛性质较为特殊时，对于疾病的诊断和鉴别诊断有较大帮助。在头痛基础上出现的症状可能会有更大的诊断价值，如短暂而剧烈的疼痛、刺痛样、疼痛位置不固定、常多处发生则多是良性疾病的表现，如沿三叉神经分支分布出现面部阵发性电击样短促剧痛，为原发性三叉神经痛的特点；吞咽动作诱发疼痛或使疼痛加剧，则是舌咽神经痛的特征。一般说来，头痛的程度很少有诊断价值，但偏头痛、丛集性头痛、脑膜炎、蛛网膜下腔出血、脑室出血、高血压脑病也会出现剧烈的头痛，而脑肿瘤引起的头痛通常不很剧烈。

5. 诱发、加重和缓解因素　头痛可因某些因素而激发、加重或减轻，有时亦可为头痛的诊断提供一些必要的基本信息。情绪紧张、压抑或疲劳诱发多为张力性头痛；低颅压、高血压、一过性脑供血不足引起的头痛多与体位有明显关系；偏头痛可因进食含亚硝酸盐食物（如香肠、巧克力）、光刺激和月经不调等诱发和加剧；丛集性头痛直立减轻，酒后加剧；舌咽神经痛、三叉神经痛和颞动脉炎可因吞咽或咀嚼动作而加剧；转头、低头或咳嗽常使颅内占位性疾病或脑膜炎的头痛加剧。饮酒、劳累、睡眠不足、饥饿、天气寒冷等因素亦可诱发良性头痛症候群。

6. 伴随症状　伴随症状对于评估病变的严重程度及鉴别诊断有着重要意义，因此，应高度重视头痛所伴随出现的症状。急性头痛伴有恶心、呕吐、抽搐、进行性意识障碍加剧多为颅内压增高征兆，提示有较严重的颅内急性病变；伴有一过性视力障碍、复视或眩晕见于椎-基底动脉供血不足。视乳头水肿或眼底出血提示颅内压增高或高血压脑病。慢性头痛伴失眠、多梦、健忘等症状多为自主神经功能紊乱性疾病，反复发作可考虑偏头痛、三叉神经痛等。随血管搏动性跳痛加剧见于血管性头痛、偏头痛或丛集性头痛。

7. 年龄与性别　年轻女性反复发作性头痛，并与月经周期有关提示有偏头痛、紧张性头痛、或精神性头痛等。老年人偏头痛、紧张性头痛、或精神性头痛少见，而代之以全身疾病、头面部疾病和颅内疾病导致的头痛多见。

（二）体格检查　全面详细的体格检查不但可为头痛病因学诊断提供重要依据，而且还能对病人病情的危重程度进行评估。必要时应进行颅外器官检查和精神心理卫生检查，有时可能会提供准确的病灶定位。①生命体征：体温升高见于脑膜炎、脑炎和其他感染性脑疾病。血压短期内突然升高为脑出血高危因素；血压明显升高还见于高血压脑病、先兆子痫和子痫、蛛网膜下腔出血或脑干出血等。②神经系统检查：急性头痛伴发热出现脑膜刺激征者应考虑脑膜炎、脑炎等，无发热者应考虑蛛网膜下腔出血。运动神经异常、反射异常和单侧颅神经异常高度提示颅内有实质性损伤。③颅外皮肤、局部检查：头面部血管异常多伴发颅内动静脉畸形，颞动脉有结节或压痛提示颞动脉炎，鼻窦疾病局部可有压痛及分泌物增多。眼、耳、鼻等多种疾病均可导致头痛，应予以认真关注。

（三）辅助检查　根据病史和体格检查资料常能区分头痛是功能性还是器质性，适当选择必要的辅助检查常能明确诊断。常用的辅助检查有：血常规、脑脊液检查、脑电图检查、血管造影以及头部 CT 或 MRI 检查等，可根据病情需要选择。必要时进行特殊针对性较强的其他检查，包括眼压测定、检眼镜、喉镜和耳部检查等。

（四）病因学诊断　根据头痛发生的原因，可分为神经性、血管性、创伤性、中毒性、颅内压增高或降低性、脑源性、鼻源性和眼源性头痛等。

（1）颅内病变　各种性质的颅内病变均可引起头痛。较严重颅内病变所致头痛的共同特征是头痛起病多为急性起病，头痛较剧烈，可伴有程度不同的呕吐、意识障碍、行为异常以及中枢神经系统的症状和局限性体征。①急性脑血管病：突发头痛伴有颈项强直多见于蛛网膜下腔出血；以头痛起病，迅速出现意识障碍、偏瘫多见于脑出血；高血压脑病常以剧烈头痛为首发症状，可伴有恶心、呕吐、视物模糊、烦躁不安、嗜睡、意识障碍等。②颅内炎症：各种病原微生物引起的颅内炎症的特点是绝大多数先有发热或头痛与发热同时出现，多为弥漫性胀痛、跳痛或撕裂样痛，多见于脑膜炎、脑炎等。③颅内占位性病变：脑肿瘤、脑转移瘤、脑脓肿、囊肿及肉芽肿等引起的头痛多为进行性加重，晨起后头痛明显，随着病情进展可出现呕吐和视乳头水肿等。④颅内压增高：头痛伴有剧烈呕吐。⑤颅脑外伤：急性颅脑外伤后头痛多伴有损伤史和颅内压增高的症状，创伤后慢性头痛多伴有精神心理因素（创伤后应激综合征）。⑥眩晕：头痛伴眩晕见于小脑和桥小脑角肿瘤以及椎-基底动脉供血不足。

颅内病变引起的慢性头痛突然加剧，意识障碍进行性加重则提示可能发生脑疝。

（2）颅外病变　许多颅外病变均可引起头痛，应仔细寻找原因，以免误诊误治。①血管性头痛（包括偏头痛和丛集性头痛）多为单侧搏动性头痛，少数为双侧性。②颈性头痛多见于颈椎病。可伴有肢体麻木、无力等表现。③眼、耳、鼻、鼻旁窦、牙齿、颞颌关节等处的病变引起的头痛多有原发病灶表现，有利于鉴别。青光眼易引起急性头痛，较易误诊，应高度警惕。④全身性疾病如感染、中毒、癌转移等均可引起急性头痛，多表现为双颞侧搏动性痛或全头部胀痛，绝大部分均能找到原发病变的特征。⑤精神心理因素导致的头痛多与情绪变化密切相关，症状多有紧张、失眠多梦、焦虑等，神经系统检查无任何阳性体征，暗示治疗后头痛多可有所缓解或减轻。

【处理原则】

头痛可以是一组独立的疾病，也可以是其他疾病的一个症状，故在对其进行治疗之前需明确病因诊断。

1. 病因治疗　治疗原则是对病因明确的病人，应尽快去除病因，如颅内占位性病变引起的头痛应尽快手术，脑膜炎根据类型选用抗生素等。各种原因引起的头痛，在去除病因后都会或多或少缓解或消除。值得重视的是精神心理因素导致的头痛不能忽视社会心理方面的治疗。

2. 急性发作的治疗　减轻或终止头痛发作，并对并发症给予对症治疗，如颅内压增高者给予降颅压治疗；偏头痛给予镇痛治疗。严重偏头痛急性发作给予镇痛剂与镇静剂合用，必要时可给予酒石酸麦角胺口服或皮下注射，也可与咖啡因合用，但应减少剂量，高血压、冠心病及老年人应慎用。

3. 反复发作头痛的治疗　三叉神经痛、偏头痛、丛集性头痛、精神心理因素等引起的头痛，如已严重影响病人的生活质量者，根据其发病原因要给予预防性治疗，如三叉神经松解术，局部封闭治疗等。普萘洛尔及甲基麦角酸丁醇对预防偏头痛发生有较好的作用。

4. 对症治疗　对于无危及生命的良性头痛综合征，可适当给予必要的非成瘾性止痛剂，如阿司匹林、米格来宁、索米痛片等，较严重头痛不缓解可单次给予盐酸可待因，或与阿司匹林合用。对于疲劳、失眠引起的头痛可适当给予镇静安眠药，改善睡眠。

（王新春）

第 23 章　意识障碍与昏迷

【概述】

意识障碍（disturbance of consciousness）是指高级神经功能受到损害，人体对内外环境认识能力下降或消失，导致机体对自身和外界环境刺激的反应减弱或丧失。昏迷（coma）则是意识障碍的最严重表现形式，是指由于脑功能受到高度抑制而产生的意识丧失和随意运动消失，并出现刺激反应或反射活动异常，任何刺激均不能使其完全苏醒。一般认为，当脑干网状结构损害或受到抑制时引起觉醒功能障碍，双侧大脑半球广泛损伤或脑功能抑制引起意识障碍。

【分类与诊断要点】

1. 意识清醒　病人呈觉醒状态，对触觉、痛觉、听觉、视觉及语言刺激反应灵活。

2. 急性意识内容障碍　包括：①精神错乱；②急性意识模糊状态；③朦胧状态；④谵妄状态。

3. 急性意识障碍的觉醒程度　包括：①嗜睡；②昏睡；③昏迷（根据病情的严重程度，可分为浅昏迷和深昏迷）。目前常用格拉斯哥昏迷量表（Glasgow coma scale）为昏迷的程度提供评估标准。

4. 特殊的意识障碍　①去大脑皮层综合征；②无动性缄默症；③持续性植物状态；④闭锁综合征。

【诊断思路】

对任何昏迷病人，都应认真快速评估其昏迷的程度与危急程度。

1. 病史　详细询问病史常能对昏迷的病因诊断提供重要线索。

（1）起病方式：昏迷发生的缓急及演变过程对病因诊断有提示作用。突然昏迷，有高血压、动脉硬化或有诱发血压升高原因者多见于脑出血、缺血性脑病；既往有高血压、急性肾炎，血压急剧升高应考虑高血压脑病的可能；患有心房颤动、亚急性感染性心内膜炎或静脉炎突然发生昏迷，多见于脑栓塞。昏迷持续时间较短，应考虑一过性脑供血不足的可能。外伤后数小时或数日后逐渐发生昏迷见于硬膜外或硬膜下血肿。

（2）伴随症状：昏迷前出现某些特征性表现具有诊断意义，如喷射性呕吐见于颅内高压，非喷射性多见于颅外疾病。抽搐可表现为局限性或全身性、持续性或间歇性发作，见于多种脑和全身性疾病。不自主运动以肌阵挛、扑翼样震颤等常见，如药物中毒、肝性脑病等。瘫痪可表现为偏瘫、交叉瘫或四肢瘫，如脑出血、脑梗死。部分病人可有尿、便失禁等。昏迷前如有进行性加剧的头痛、呕吐、视乳头水肿可能有颅压增高，应考虑脑肿瘤、脑脓肿、脑出血等。发热、头痛、颈项强直多见于脑炎或脑膜炎等。

此外，年龄、性别、接触史、流行病学史对某些传染病如流行性脑脊髓膜炎的诊断具有一定的意义。

2. 体格检查

（1）生命体征　①体温：体温升高见于全身或颅内感染、脑干、脑室出血等导致的体温中枢调节紊乱；体温降低见于酒精和巴比妥中毒、低血糖等。②呼吸：呼吸异常的性质有时可决定于昏迷发生的病因。呼吸深而慢（Kussmaul 呼吸）见于糖尿病酮症酸中毒和尿毒症，分别伴有烂苹果味和尿氨味；浅而慢的呼吸见于镇静安眠药及成瘾性药物中毒；肝性脑病和酒精中毒分别有肝臭味和酒味，大蒜味则提示有机磷中毒。鼾声呼吸见于脑出血；Cheyne-Stokes 和 Biots 呼吸多见于中枢神经系统疾病，间歇式呼吸病人多预后不良。③脉搏：脉搏强弱不等、快慢不均的昏迷，很可能是心房颤动所致的脑栓塞。颅压增高者脉搏缓慢，伴发热则脉搏加快。

④血压：血压增高见于高血压脑病、脑出血、脑梗死等。血压降低多见于低血糖、肝性脑病、镇静安眠药和成瘾性药物中毒、甲状腺功能减退、肾上腺危象等。意识障碍越严重，血压越不稳定。

（2）神经系统检查　包括瞳孔大小、对光反射、眼球运动、脑干功能及运动反应、各种反射和脑膜刺激征检查。一侧反射减弱或消失或两侧不对称，提示脑局限性病变。深、浅反射的改变可判断昏迷的程度，浅反射由存在到消失或深反射由亢进到消失，均提示昏迷程度加深。深昏迷时，病人所有的反射均消失。脑膜刺激征阳性见于颅内感染、蛛网膜下腔出血、脑疝等。

（3）眼底检查　急/慢性高血压、糖尿病、尿毒症或颅内压增高可见视乳头水肿或视网膜出血。成年人玻璃体膜下出血，高度提示蛛网膜下腔出血；严重的视乳头水肿多数是较长时间的颅内压增高所致，应考虑颅内肿瘤、脓肿等占位性病变所致。

（4）全身检查　①皮肤黏膜、瞳孔：注意观察皮肤颜色、皮疹、出血点及外伤等，如面色灰暗见于肝病、樱红色见于一氧化碳中毒等，皮肤、巩膜黄染见于肝性脑病；发绀见于窒息、肺性脑病等；皮肤苍白见于休克、贫血、尿毒症、低血糖性昏迷等；潮红见于CO_2、颠茄类及酒精中毒；皮肤湿冷可见于伴随休克、低血糖昏迷；瞳孔缩小多见于有机磷中毒、镇静安眠药和成瘾性药物中毒；疱疹、皮肤瘀斑、皮疹等须考虑疱疹性脑炎、流行性脑膜炎、脓毒血症、肾综合征、出血热等。②全身检查：头颈部有无皮肤外伤、脑脊液漏、耳鼻/耳后及皮下出血、舌咬伤等，可鉴别颅脑外伤及癫痫大发作。胸部检查可提供心、肺病变所致的神经系统并发症；腹部检查可能发现全身感染、肿瘤、肝病或内脏破裂出血的证据；脊柱、四肢检查可发现肿瘤、长骨骨折引起的脑脂肪栓塞等。

3. 辅助检查　由于引起昏迷的病因复杂多变，在选择检查时，要有一定的方向性和目的性。①血常规、尿常规、尿糖、二氧化碳结合力、肝功能、肾功能、血糖、离子等生化检查有助于全身疾病鉴别。②脑脊液检查有助于了解颅内压力改变、颅内感染及出血。脑脊液呈均匀血性见于脑出血破入脑室或蛛网膜下腔出血，混浊、细胞、蛋白增多和糖、氯降低见于细菌性脑膜炎或化脓性脑膜炎。③其他相关检查包括脑电图、脑血流图、头部 CT、MRI 等检查，对于明确昏迷的原因有较大帮助。DSA 有助于蛛网膜下腔出血的病因诊断及静脉系统血栓的诊断。

4. 病因诊断　根据导致昏迷的病因可分为脑功能失调和中枢神经的局灶性损伤（或颅外和颅内）两大类。

【处理原则】

对于任何一个昏迷病人都应立即评估其生命体征及病情的危急程度，对于血流动力学不稳定和低氧血症的病人必须立即实施生命体征监护，并给予有效处置，同时寻找病因。

1. 一般处理

（1）保持呼吸道通畅　加强护理，防止误吸。吸氧，呼吸衰竭应使用呼吸兴奋剂，必要时气管切开或人工辅助通气。

（2）维持有效循环　给予补液、强心、升压药物，纠正休克。

（3）控制高血压及高体温　对于脑出血和脑梗死病人，血压及体温应降至安全范围之内。

（4）控制癫痫发作给予地西泮、苯巴比妥等（见第五章）。

（5）改善脑代谢、促进脑细胞功能恢复　可用促醒药物如纳洛酮、胞磷胆碱、甲氯芬酯等。低温及亚冬眠有减轻脑水肿和降低脑代谢作用。

2. 并发症治疗

（1）呼吸衰竭、休克、心力衰竭治疗　保持呼吸道通畅，机械辅助呼吸。通过补液、应用升压药物等治疗休克。通过强心、利尿等措施治疗心功能不全。

（2）强直性发作及癫痫持续状态治疗　出现此种症状往往预后不良，随时可能死亡。应立即处理，使用地西泮、苯巴比妥等。严重颅脑外伤引起的昏迷或昏迷伴有高热、抽搐、去大脑强直发作时，可用人工冬眠疗法。

（3）降颅内压治疗　颅压增高者应进行降颅内压治疗，以控制脑水肿，防止发生脑疝。可选用利尿剂、甘露醇、10％甘油氯化钠等脱水药物和激素，可适当给予脑细胞保护药物。

3. 病因治疗

对于昏迷患者，尽可能早期明确病因，及时针对病因进行治疗是关键所在。某些脑出血、脑肿瘤和脑脓肿所致的昏迷，及时施行手术治疗，常可使病人转为清醒。感染性疾病所致昏迷须及时有效地给予抗感染治疗；内分泌和代谢性障碍所致昏迷须针对其病因进行治疗，如低血糖给予25％～50％葡萄糖60～80ml静脉推注；外源性中毒如有害气体中毒昏迷给予吸氧或高压氧治疗；镇静安眠药中毒等所致昏迷可采取特效解毒等措施。

4. 其他治疗

（1）止血　颅内出血、内脏应激性溃疡出血或外伤失血可酌情给予止血剂，如6-氨基乙酸、对羧基苄胺、酚磺乙胺、氨甲苯酸或云南白药等。

（2）预防感染　因昏迷患者容易合并感染，故一般均需使用抗生素。即使无发热、无明显感染征兆也应给予抗生素进行预防性治疗。

（3）维持水、电解质平衡与营养支持　昏迷患者多有进食障碍、呕吐及多汗等，故需注意补充营养及维持水、电解质的平衡。

（4）对症治疗　有呕吐及呃逆者，应用维生素 B_6、甲氧氯普胺等。

（王新春）

第 24 章 眩 晕

【概述】

眩晕（vertigo）是内科急诊常见就诊症状之一，是一种自我感觉异常的运动幻觉，以自身或物体旋转、移动或晃动感为主要表现的空间定向和/或平衡感觉障碍，可伴有倾倒、站立不稳、方向感偏移等平衡失调以及眼球震颤和自主神经功能障碍等表现。眩晕与头晕（dizziness）二者表现不同，头晕表现无自身或外界物体运动和/或旋转感，仅表现为站立或步态不稳、头重脚轻，临床上应予以区别。

【诊断要点】

1. 病史及眩晕的特点　眩晕是一种非特异性的临床症状，其病因复杂，病史应重点询问眩晕是突然发作还是缓慢持续性发作；诱因及持续时间；眩晕与体位变化及睁闭眼的关系；发作时有无错定物位与倾倒；病程中有无缓解与复发；有无发热、头部外伤史；既往有无使用耳毒性药物史；有无耳、眼、心血管、血液、内分泌及代谢病史等。通过病史可区别系统性眩晕与非系统性眩晕。详细询问病史及眩晕的特点有助于病因诊断。

（1）起病方式：眩晕本身是一种非特异性的临床症状，应重点询问眩晕发作情况。突然发作多见于系统性眩晕，其中以脑血管疾病多见。另外，还应明确眩晕与体位变化及睁闭眼的关系，如转头或体位改变，持续时间短暂，伴有一过性神经受损表现，提示椎-基底动脉供血系统病变。通过病史可区别系统性眩晕和非系统性眩晕。

（2）临床表现：熟悉系统性眩晕和非系统性眩晕的不同临床表

现，对于判断病变损害位置、眩晕的性质以及病因学的鉴别诊断具有重要意义。

1）系统性眩晕　是指前庭本身或相邻部位病变引起的眩晕，亦称为真性眩晕，包括耳源性、前庭神经性、中枢性和颈性眩晕。临床表现为周围物体或自身旋转、倾斜、摇晃，多有恶心、呕吐，可伴眼球震颤、平衡障碍、共济失调及自主神经症状等。急性单次发作的自发性眩晕通常由前庭神经炎或小脑梗死诱发；反复发作性眩晕多为良性位置性眩晕、Meniere病和椎-基底动脉供血不足所致。

2）非系统性眩晕　是指前庭以外疾病导致的眩晕，如眼源性疾病、全身系统性疾病引起的眩晕等，亦称为假性眩晕。共同特点是头重脚轻、站立或步态不稳、眩晕感不明显，无眼球震颤，多无恶心、呕吐。眼源性眩晕无旋转感及听力障碍，睁眼时加重，闭眼后缓解或消失。如眩晕在闭眼时加重，睁眼减轻或消失，无眼震，多是脊髓后索或周围感觉神经病变等非系统性眩晕的特点。

2.体格检查　对于眩晕病人，头面部、眼部、耳部、乳突及心脑血管、血液等应作为常规检查，不能遗漏。听力、前庭诱发试验等应作为重点检查项目之一。神经系统应重点检查部分脑神经（Ⅴ、Ⅶ、Ⅸ、Ⅹ）以及脑干和小脑受损的症状和体征。详细的体格检查有助于眩晕的病因学诊断。

3.辅助检查　有目的的选择血液、CSF、心电图、脑电图、心脏超声、颈椎X线片等检查常能对非系统性眩晕的病因学诊断和鉴别诊断提供参考。阳性表现的头颅CT、MRI（包括血管成像）等对系统性眩晕的病因学诊断具有定性意义。其他如电测听、听觉诱发电位、眼震电图等检查，均有助于病因学诊断和鉴别诊断。

4.病因学诊断　引起眩晕的疾病很多，涉及心脏疾病、颅脑疾病以及全身多个系统疾病，须仔细鉴别，明确病因。眩晕需与晕厥前状态、癫痫相鉴别。另外还应与头晕和精神性眩晕相区别。

（1）心、脑血管疾病　高血压、低血压、快速或缓慢性心律失

171

常（如室上性心动过速、三度房室传导阻滞、病态窦房结综合征）、阿-斯（Adams-stokes）发作、心脏瓣膜病等是引起眩晕的常见病因。急性脑血管病如椎-基底动脉供血不足、椎-基底动脉闭塞综合征、小脑梗死或出血、Wallenberg综合征、锁骨下动脉盗血综合征等心脑血管疾病常导致前庭中枢性眩晕。该类眩晕的共同特点是起病急，且常同时伴有病变血管所分布范围相应的神经系统症状和体征。

（2）颅内占位性病变　包括桥小脑角肿瘤、听神经瘤、脑干肿瘤、小脑中线肿瘤及第四脑室肿瘤、囊肿、颞叶肿瘤及脓肿等。该类眩晕的共同特点是病程较长，头痛并进行性加重，具有相应的神经系统症状和体征，可伴有恶心、呕吐等颅内压增高的症状。

（3）耳源性眩晕　发作性眩晕，伴有耳鸣及波动性、渐进性、感音性听力减退多为Meniere（梅尼埃）综合征。眩晕发作的特点呈突发性，常伴严重的恶心、呕吐、面色苍白、出汗等自主神经症状及眼球震颤；头部转动及躯体运动可加重眩晕，无神经系统阳性体征，前庭变温试验提示功能减退或消失。前庭神经元炎眩晕发作突然而剧烈，伴恶心、呕吐、眼球震颤，但无听觉及其他神经系统症状和体征，持续2～6周即有好转，发病前常有发热、流涕、咽痛等病毒感染表现；前庭功能检查显示一侧或双侧反应减弱。

（4）其他原因

1）颈性眩晕　发作与头颈运动有密切关系，又称椎动脉压迫综合征。头颈部向健侧活动时，易发生眩晕，可伴有头痛、恶心、呕吐、共济失调、平衡障碍，耳鸣、一过性黑蒙、猝倒发作等表现，发作持续时间短暂。颈椎CT扫描或血管成像有助于明确局部病变。

2）药物毒性　多种药物如氨基糖苷类抗生素（链霉素、庆大霉素、卡那霉素、新霉素等）以及卡马西平、苯妥英钠、水杨酸、奎宁、三甲双酮、酒精等均具有耳毒性，可损害第Ⅷ对脑神经而引起眩晕。表现为自发性眩晕、共济失调、走路不稳等。因药物不同，临床表现有所差异。苯妥英钠中毒因同时损害小脑，除眩晕症状外，常可伴有显著的眼球震颤、构音障碍、共济失调等。

3）颅脑外伤　颅脑外伤后由于前庭系统受损而引起的眩晕，损害部位不同，眩晕的形式、程度和伴发症状亦不相同。有明确的外伤史，并须排除中枢神经系统器质性病变，头颅 CT、MRI 等检查均正常，可支持诊断。

4）全身疾病　心血管疾病、内分泌疾病、血液病以及肾衰竭等均可导致眩晕，包括颈动脉窦综合征、心律失常，阿-斯综合征、高血压、低血压，机械性心功能不全等。颈动脉窦综合征者常因急剧转颈、低头、衣领过紧或颈部突然受压而发生眩晕，重症者出现晕厥。中、重度贫血病人易在用力或运动时出现眩晕。低血糖引起的眩晕多同时伴有出汗、全身无力和不稳感，补充葡萄糖后可完全缓解。

5）感染性疾病　凡直接或间接累及前庭相邻部位的炎症如迷路炎、急性或慢性中耳炎、脑炎、脑膜炎、脑膜脑炎等均可引起眩晕。炎症损害部位不同眩晕及伴发症状亦不同，且伴发症状具有定位意义。眩晕有缓解与复发交替发生的特点。小脑性眩晕有头痛、呕吐、眩晕三联症，而眩晕可轻可重，可有快相向患侧的眼震及共济失调。

【处理原则】

1. 一般治疗　眩晕发作时卧床休息，防止跌倒。避免声、光刺激，减少头和/或体位变动。除梅尼埃（Meniere）综合征病人外，应鼓励病人注视附近的物体。

2. 药物治疗　下列药物治疗主要以控制症状为主要目的。

（1）抗胆碱能药物　通过中枢抗胆碱作用抑制前庭系统活性，改善内耳循环，并有止呕吐作用。常用药物有：阿托品 0.5mg，皮下注射或稀释后静脉滴注，待症状消失或缓解后停药。有青光眼、前列腺肥大者禁用。氢溴酸东莨菪碱 0.2～0.3mg，每隔 6h 口服一次；或 0.3～0.5mg/次，肌内注射。山莨菪碱 5～10mg，肌内注射或静脉滴注，如症状未控制，30～60min 后可重复给药

1次。

（2）抗组胺药物　该类药物可阻断 H_1 受体，通过中枢抗胆碱活性，产生抗眩晕、止吐效应。常用药物：异丙嗪（非那根）20～50mg，2～3次/d，口服；或20mg/次，肌内注射。苯海拉明12.5～25mg，1次/4～6h，口服。

（3）镇静药　有缓解病人的焦虑、恐惧情绪，抑制前庭神经核活动的作用。地西泮（安定）2.5mg，3次/d，口服；或10～20mg，缓慢静脉注射。艾司唑仑1～2mg，2～3次/d，口服。严重者可采用利多卡因1～2mg/kg，加入5％葡萄糖液100～200ml缓慢静脉滴注。

（4）血管扩张剂　常用药物：甲磺酸倍他司汀6～12mg，3次/d，口服或20mg静脉滴注。曲克芦丁100～200mg加入糖或盐水中静脉滴注。地芬尼多25～50mg，3次/d，口服。盐酸罂粟碱30～60mg，3次/d，口服；或30～60mg，肌内或静脉注射。盐酸氟桂利嗪5mg，每日睡前服用1次，但有帕金森病或其他锥体外系疾病者应禁用。尼莫地平30mg，3次/d，口服或20mg静脉滴注。

（5）利尿剂　适用于Meniere综合征。乙酰唑胺（diamox）250mg，2～3次/d。双氢克尿噻25～50mg，2～3次/d。

（6）其他药物　阿司匹林、噻氯哌啶等，适用于血管性眩晕。

3．病因治疗　有明确病因者应积极对因治疗，如脑血管病、肿瘤、耳部感染等。

（王新春）

第25章 抽搐

【概述】

抽搐（tic）是神经-肌肉疾病不随意运动的病理性表现，临床上表现为横纹肌不随意的痉挛性痫性发作和骨骼肌不自主的发作性痉挛。根据表现不同可分为惊厥、强直性痉挛、肌阵挛、扭转性痉挛、手足徐动、肌束颤动和习惯性抽搐。

【诊断思路】

1. 病史　抽搐是许多脑部和全身性疾病的严重表现或主要症状之一。在询问病史过程中应注意以下几个方面：

（1）发病年龄　不同的年龄组抽搐的发病原因有所不同，具有重要的诊断参考价值。①婴幼儿与儿童期抽搐：以高热惊厥最为常见，其他常见原因有颅脑产伤、脑缺氧、先天性脑畸形（如大脑发育不全、结节性硬化等）、颅内感染、原发性癫痫、血管畸形、离子紊乱、遗传性代谢异常等。②青壮年期抽搐：以颅脑外伤、中毒、脑肿瘤、原发性癫痫、颅脑及全身感染、过度换气综合征等常见。③中老年抽搐：常见原因有脑肿瘤、脑血管疾病、颅脑及全身感染、后天性代谢障碍，如低血糖、尿毒症、肝昏迷、甲状腺功能低下、离子紊乱、碱中毒等。详细询问既往史对抽搐的病因诊断具有重要参考价值。

（2）抽搐的表现形式　根据抽搐的发病原因，可将抽搐分为痫性抽搐、高热抽搐、低钙性抽搐、原因不明性抽搐和假性抽搐（心因性抽搐），其表现形式各有不同。突然发作，意识丧失，眼球上移，四肢强直多为强直-阵挛性抽搐，连续发作间隔时间缩短，出现体温升高，则为抽搐持续状态；局限性阵挛性抽搐多无意识障碍，多见于眼睑、口角、手足等部位。有精神创伤因素，哭笑无常，突发全身僵直，双手握拳，眼球运动正常，抽搐动作杂乱无章，无定位体征，暗示治疗多有疗效见于假性抽搐（癔症性抽搐）。手指强直掌侧内收，掌指及腕关节屈曲表现的局限性发作为手足搐搦症（低钙性抽搐）的特征。

（3）伴随症状　根据抽搐时意识是否出现障碍可分为有意识障碍性抽搐和无意识障碍性抽搐两大类，前者多为颅内器质性病变或较为严重的全身性疾病，颅内器质性病变抽搐多为阵挛性和/或强直性，意识障碍较严重。严重全身性疾病导致的抽搐意识障碍可轻可重，无明确神经定位体征以及疾病本身表现严重是其特点。发作前出现头痛可见于高血压脑病、颅内感染、创伤及占位性病变，伴脑膜刺激征可见于脑膜脑炎、蛛网膜下腔出血等；发作时意识障碍、大小便失禁、伴有舌咬伤见于癫痫大发作。原发性或各种疾病继发性高血压导致的抽搐多见于高血压脑病、子痫、肾疾病、大动脉炎等。高热抽搐多见于婴幼儿。

2. 体格检查　对于抽搐的病人应按系统进行详细的体格检查，以明确颅内器质性病变或全身性病变。神经系统、精神方面的检查有助于判断抽搐的性质，有神经定位体征如偏瘫、偏盲、病理反射阳性等多为颅脑病变，精神行为状态异常有助于判断功能性抽搐，但应除外大脑海马区病变。全身检查有助于发现内科疾病引起的抽搐，如心房颤动栓子脱落可导致脑栓塞，腹部血管杂音可能为肾血管狭窄导致的高血压脑病；贫血、肾萎缩、肌酐升高可能为尿毒症性脑病；恐水、恐风见于狂犬病。苦笑面容、牙关紧闭、角弓反张见于破伤风等。

3. 辅助检查　根据病史及体格检查选择相应的辅助检查项目，大多都能明确诊断。一般检查包括血、尿常规，血液电解质、生化、血气及脑脊液等。心电图、超声检查对于心脏和各器官病变诊断有参考意义；颅脑 CT 及 MRI 对于颅脑病变大多具有定性价值；脑电图检查对区别抽搐发作类型具有重要参考价值。其他如不同部位的 X 线摄片、血管造影、肌电图等可根据相应线索选择检查。

176

4. 病因诊断　引起抽搐的常见疾病有很多，主要有以下几大类：

（1）新生儿抽搐　新生儿抽搐的原因有颅脑产伤、出生前后的脑缺氧、先天性脑畸形、感染、代谢异常（低血钙、低血糖、低血镁、低血钠、维生素 B_6 依赖、氨基酸尿）等。近半数的患儿在新生儿期有抽搐发作史。新生儿抽搐轻者为局限性的肢体或面肌的阵挛运动，重者可表现为移动性的阵挛性痉挛，如阵挛开始于左上肢，随后出现在右下肢，并互相融合。严重者脑电图可呈现低平电位伴多发性的尖波放电。新生儿抽搐偶可见强直性痉挛、肌阵挛、眼球固定或肢体强直。

（2）发热惊厥　是幼儿抽搐常见原因，惊厥多发生在发热高峰时，温度多在 39℃ 以上。惊厥的发生主要与发热有关，并非某些致病因子的直接作用。发热惊厥多见于上呼吸道感染、扁桃体炎，少数可见于消化道感染或出疹性疾病。脑电图检查多数枕区有明显的慢波。出生前、出生时和新生儿期的损伤、低血钙、维生素 B_6 缺乏、过敏、特别是荨麻疹皆可成为发热惊厥的促发因素。严重脱水，可使惊厥发作加重。

（3）脑外伤　从轻微脑震荡到严重的颅脑外伤均可导致抽搐。发作形式以局灶性抽搐为多见，少数可见由局灶性发作进展为单纯全身性大发作。抽搐可在外伤后立即发作，也可因伤势严重、脑组织挫伤或合并血肿、感染等，在伤后数小时或 1 周内发作。个别人伤后经历一定的潜伏期后出现抽搐发作，多由于外伤后脑组织形成瘢痕灶所致，多见于颅脑机械性损伤、弹伤、中暑、放射性损伤、电击伤等。

（4）脑部感染　脑部感染可以是细菌、寄生虫、病毒、螺旋体等所致的脑炎、脑膜脑炎或局限性脓肿，也常见于重症脓毒症。抽搐的类型与病因、病变部位、脑发育程度有关。例如在婴儿多表现为婴儿痉挛或持续性的肌阵挛发作，儿童则为失神发作或全身性强直-阵挛大发作，成年人多倾向于局限性发作。

（5）脑肿瘤　抽搐是脑肿瘤的常见症状，以局灶性抽搐为多。

抽搐的发生特征与肿瘤部位有关。常见于胶质细胞瘤、星形细胞瘤、脑膜瘤等。颅脑 CT、MRI 常能明确诊断。

（6）脑血管病　婴幼儿抽搐见于颅脑产伤伴局灶性出血、先天性心脏病合并脑血管栓塞、感染性栓子所致的血管闭塞或脑脓肿等。患儿无明显特殊征象而出现抽搐、呕吐、激动、体重不能增加、方头以及囟门不闭合应考虑硬膜下血肿可能。成人脑血管病性抽搐常见于脑梗死、脑血栓形成、脑出血、蛛网膜下腔出血、高血压脑病、脑静脉血栓形成和脑血管瘤、动-静脉畸形等。大脑静脉血栓形成可出现头痛、局灶性或全身性抽搐发作，伴以单瘫、偏瘫、视乳头水肿，脑脊液检查可发现红细胞，常被误诊为脑梗死（栓塞）或脑炎，死亡率高。以上疾病通过脑血管造影、CT、MRI 或 MR 血管成像常能明确诊断。

（7）脑部变性病变　在儿童及青年期脑变性病所引起的抽搐，以肌阵挛性发作为多见。进行性肌阵挛性癫痫（Unverricht-Lundborg 综合征）多有家族史，青春前期发病，进行性痴呆，以肌阵挛发作和锥体外系症状如共济失调、震颤、肢体强硬等为特征，并常伴有全身性癫痫大发作。结节性硬化以智力障碍、抽搐和颅内钙化斑、皮肤损害（皮脂瘤、黄色瘤等）为特征。其他儿童脑变性疾病抽搐还可见于婴儿痉挛、弥漫性硬化（Schilder 病）等。成人脑变性疾病发生反复抽搐者以大脑弥漫性萎缩症（Alzheimer 病）、脑叶萎缩症（Pick 病）、皮质-纹状体-脊髓变性多见，以进行性痴呆为特征，伴肌阵挛发作，可有偏瘫，亦可出现锥体束、锥体外系和延髓性麻痹、肌萎缩等症状。

（8）缺血、缺氧性脑病　心脏停搏、窒息、呼吸衰竭、二氧化氮麻醉，一氧化碳中毒等是引起缺血、缺氧性脑病的常见原因。抽搐可表现为肌阵挛发作和全身性抽搐发作，这种发作可伴有昏迷或意识障碍。

（9）中毒　许多中枢神经兴奋药物（如尼可刹米、茶碱、贝美格、阿托品、水杨酸、氯丙嗪、洋地黄、异烟肼、成瘾性药物等）、农药（如有机磷等）、金属及其化合物（如有机汞、二基酚、五氧酚、五氯酚钠、有机氯等）和杀虫剂中毒（如磷化锌等）中毒均可引起抽搐。另外，某些有毒植物类（如乌头类、毒蕈类等）中毒和大量长期服用苯巴比妥等药物突然停用亦可出现抽搐。

（10）代谢、内分泌异常与其他全身性疾病　抽搐发作常见于代谢与内分泌障碍。电解质紊乱（低血钠、高血钠、低血钙等）是这类抽搐的常见诱发因素。手足搐搦症见于过度换气导致的呼吸性碱中毒、呕吐、胃肠引流减压等（失钙、氯和钾等离子）引起的代谢性碱中毒。黏液性水肿昏迷前可有全身性抽搐发作。初期出现出汗、震颤、头晕、倦怠，继而可出现手、足麻木、听及视力障碍，并伴有交感神经兴奋症状，言语模糊、共济失调、肌阵挛，继之昏迷者可能为低血糖。其他如尿毒症性脑病、脓毒症、子痫、婴儿核黄疸及婴幼儿期遗传代谢性疾病如糖原累积症、半乳糖血症等均可导致抽搐发作，均具有典型的特征。白血病、系统性红斑狼疮侵及脑时也有可能导致抽搐发作。

【处理原则】

1. 急性发作的处理　抽搐持续发作有时会危及生命，急性期应以控制发作为主要目的。

（1）一般处理：①立即将患者平卧，解开衣扣，头偏向一侧，去除义齿及口腔异物，以防误吸。②放置牙垫，防止舌咬伤；③保持呼吸道通畅，导管或面罩吸氧，必要时行气管插管。④防止外伤，不可强制固定肢体，以免发生骨折。⑤预防并发症。

（2）控制发作：立即给予抗痫药物，可选用地西泮 10～20mg 静脉注射或苯巴比妥钠 100～200mg 肌肉注射，必要时 2～4h 可重复给药或交替使用。抽搐持续状态可考虑给予异戊巴比妥钠（阿米妥钠）0.5g，用葡萄糖稀释后缓慢静脉注射，发作控制后立即停止注射，剩余药物改做肌肉注射。如仍然不能有效控制发作，可使用全身麻醉药物硫喷妥钠 0.5g 用 0.9％氯化钠 20ml 稀释后缓慢静注（15～20min），或加入 500ml 氯化钠中持续静脉滴注。也可选用劳拉西泮（氯羟安定）或氯硝西泮，其作用比地西泮强 5 倍，半衰期也长。

使用任何一种抗痫药物时，应特别注意其抑制呼吸、降低血压等副作用。

（3）治疗脑水肿：25％的甘露醇 250ml，30min 内快速静脉滴注，呋塞米 20mg 稀释后静脉推注，或二者每 6～8h 交替使用。

（4）纠正水电解质平衡与代谢紊乱：持续抽搐时大量水分丢失，可能出现内环境和代谢紊乱，应及时发现并积极处理。

（5）口服抗痫药物：急性发作控制后应及时给予口服抗痫药物，如苯妥英钠、卡马西平、或丙戊酸钠等，必要时应长期使用。

（6）营养支持。

2. 病因治疗　根据病因不同，采用不同的治疗方法，如感染引起者给予抗生素，脑出血给予手术治疗，低血糖抽搐或抽搐后低血糖立即给予 50％葡萄糖 60ml 静脉推注，然后用 10％葡萄糖维持等。

（王新春）

第 26 章　晕　厥

晕厥（syncope）也称为昏厥，是指一过性全脑血流低灌注引发的短暂性意识丧失，其主要特点表现为意识丧失发生迅速、短暂性持续、发作呈自限性、并能完全恢复。由于发作时常因患者的肌肉张力消失而不能保持当时所处的正常姿态而跌倒，部分患者可能会同时伴有外伤。导致晕厥发生的原因较多（表 26 - 1），但以血管迷走性晕厥最为常见，其次为心源性晕厥。一般性晕厥多无后遗症，但心源性晕厥如诊治不当或反复发作可能会伴有潜在生命危险。急诊见到的晕厥大多在就诊时意识已经恢复，医生很难见到患者的发作过程和表现。因此，协助患者积极查找病因甚至重于对患者的临时性处理。

表 26 - 1　晕厥的常见原因

分类	常见疾病
心源性晕厥	病态窦房结综合征及其他类型的严重心律失常、心绞痛发作或急性心肌梗死、急性冠脉综合征、原发性肥厚性心肌病、主动脉瓣狭窄左房黏液瘤嵌顿、某些先天性心脏病等。
脑源性晕厥	短暂性脑缺血发作、脑动脉狭窄或阻塞、癫痫发作、高血压脑病、严重的脑动脉硬化症、短暂性脑缺血（TIA）、基底动脉型偏头痛、以及颅内肿瘤等。
神经反射性晕厥	单纯性晕厥（血管抑制性晕厥）、颈动脉窦综合征、疼痛性晕厥、咳嗽性晕厥、排尿性晕厥、运动后晕厥等。

分类	常见疾病
直立性低血压性晕厥（体位性晕厥）	单纯性自主神经衰弱、帕金森病合并自主神经衰弱、路易体痴呆、脊髓损伤、药物所致体位性低血压、血容量严重不足等。
血液成分异常性晕厥	过度换气综合征、低血糖症、高原性晕厥、严重性贫血等。
精神性晕厥	癔症、重度抑郁症、恐惧性疾病、心理冲突躯体化、幻想性虚构性病等。

【诊断思维程序】

一、病史与问诊

应注意询问晕厥发生的时间、地点、是否伴有外伤、是否意识完全丧失及持续的时间，跌倒时是否肌力完全丧失、有无外伤，有无目击者；是自发性完全恢复，还是否经过处理以及缓解的方法。是首次发作还是反复性发作。发病前患者所处的体位或当时的活动状态，有无感冒、睡眠不佳、精神因素影响、高血压、颈椎病等与本次发病相关的诱因。发生是否与头部旋转或体位的变化密切相关。发作前有无恶心、呕吐、站立不稳、倾倒、出汗，心悸及其他伴随症状；发作后有无胸痛、胸闷、气短，大小便失禁等症状；既往或家族中有无类似疾病相关史、用药及治疗的效果。有无某些可引起晕厥的特殊药物使用史。

二、临床特点与表现

（一）心源性晕厥：患者常有冠心病、先心病、心肌病、左房黏液瘤、心律失常或其他心脏病史，发作前或发作后常伴有胸痛、胸闷、气短，或心悸感，部分患者也可能出现血压明显升高或降

182

低；特别是病态窦房结综合征及高度房室传导阻滞者，发作时常发生严重心律不齐或严重心动过缓。心电图、超声心动图、心肌酶学、电解质检验有助于诊断。

（二）脑源性晕厥：常见于高血压、颅内肿瘤或转移瘤、癫痫以及老年患者，多由血压过于波动导致脑血管痉挛或供血不足所致；也可见于颅内实质病变基础上的精神刺激、或腔隙性脑梗死、脑动脉栓塞及短暂性脑缺血。发作前可伴或不伴有血压增高、头痛、恶心、呕吐等前驱症状，部分患者可能有癫痫史；发作后如若出现偏瘫、失语、肢体麻木等症状或体征时应注意与脑血管意外鉴别。头部 CT 或脑电图等检查有助于临床鉴别。

（三）神经反射性晕厥：此类晕厥多属于功能性晕厥，也是临床最常见的晕厥类型。

1. 单纯性晕厥：又称为血管抑制性晕厥或血管迷走性晕厥。多见于年轻女性，发病有明显诱因，发作前多处于坐位或立位。与其他类型晕厥不同的特征性表现是部分患者在发作前常有头晕、眩晕、心慌、恶心、面色苍白、出汗、肢体软弱无力、焦虑等前驱症状。发作时可伴有心率减慢或血压下降，发作后患者可自然清醒，多无后遗症，但部分患者可出现短时间的神志恍惚、头痛等症状。发作间歇期直立倾斜试验是诊断的有效手段。

2. 体位性晕厥：又称直立性低血压性晕厥，此种晕厥的特点表现为患者在平卧、久蹲或较长时间站立时发病，发作时血压急剧下降、心率变化不明显，晕厥持续的时间较短，一般无明显的前驱症状，体位变化为发作的重要诱因。但此类晕厥的发生应注意除外某些降压药、镇静药和神经系统用药以及血容量严重不足所致。

3. 颈动脉窦性晕厥：又称为颈动脉窦综合征，以年轻女性和中年以上者多见，多因颈动脉窦受刺激所致。部分患者临床可见血压过低或心率明显减慢，常有反复发作史。

4. 其他类型晕厥：排尿性晕厥多见于中年以上男性，一般无先兆，常于夜间起床排尿后发生，晕倒持续时间短暂，可自行苏醒；咳嗽性晕厥多见于喉炎、百日咳及慢性支气管炎患者，常以剧烈咳嗽为诱因，也可由用力排便、大笑等用力活动引起；吞咽性晕厥多由吞咽动作或舌咽神经痛诱发。

（四）低血糖性晕厥：多见于过度饥饿、糖尿病患者不正确的使用胰岛素、口服降糖药或处于感染等应急状态下，此类患者发作前多有饥饿感、出汗、乏力、心慌等前驱症状，给予含糖食物或静脉注射葡萄糖可快速恢复。血糖检测有助于诊断及鉴别诊断。

（五）精神性晕厥：此类患者多见于癔症、重度抑郁症等心理障碍患者，发作前多有精神受刺激或睡眠不足等因素影响。一般体检多无阳性体征，既往史有助于诊断。

三、临床思维要点

1. 首先应注意鉴别患者临床表现是眩晕、晕厥，惊厥、癫痫发作、还是昏迷。这些表现的伴随症状具有一定交叉性，但是诊断概念是完全不同的。

2. 对晕厥诊断应注意到以下问题：①患者晕厥发作时是否具有完全性意识丧失；②是否具有发作迅速、时间短暂的特点；③患者是否完全性自我恢复且无后遗症；④发作时是否具有肌紧张消失。如若具备以上 4 项条件时晕厥诊断基本可以成立，如若缺乏 1 项以上条件则应注意除外其他原因所致的意识障碍。

3. 不同年龄和性别对疾病的分析和鉴别具有重要意义，年轻女性功能性晕厥较常见，而中老年患者首先应注意到器质性疾病。

4. 应注意询问本次发作的诱因，发作与体位、咳嗽、吞咽、排尿等动作的关系；晕厥发作时所处的环境、发生的速度、意识障碍持续的时间，向目击者询问发作时的表现、面色、触诊脉搏的变化特点，以及患者恢复的方法等。

5. 注意询问患者晕厥发生前后的伴随症状、自我感受。

6. 对疑为心源性晕厥患者应给予心电监测或心肌酶学检测，必要时应检查超声心动图。

7. 急诊就着过程中发生晕厥较少，大多数患者为晕厥恢复后方来就诊，协助患者积极查找病因是处理患者的首要前提。

8. 仔细询问既往史、家族史和反复发作史是判定、评估的基础，同时应注意患者有否特殊服药史或饮食史。

四、急诊检测项目

晕厥患者病因的多样化导致急诊检测项目的困难与复杂，主要应根据病史推断病因的类型再开具相关的检查。特别应注意的是心源性晕厥、脑源性晕厥、血液成分异常所致晕厥不要轻易漏诊。

【抢救与治疗措施】

1. 对就诊者的相关症状给予对症治疗。
2. 病因明确者给予针对病因的处理。
3. 对病因不明确者应建议到相关科室进一步检查。

（王育珊）

第27章 急性胸痛

急性胸痛（chest pain）是指在短时间内发生的由胸壁或胸腔内脏器疾病引发的胸部疼痛，偶尔也可由其他部位病变放散导致。由于不同个体对疼痛的反应不同，故胸痛的程度与原发疾病的轻重程度可能并不完全一致。对急诊胸痛患者往往需要仔细进行鉴别，特别是对于心脏、大血管、某些胸部疾患引发的胸痛要给予及时处理。

表 27－1 胸痛疾病的分类

胸痛分类	常见病因
胸壁病变	急性皮炎、皮下蜂窝组织炎、带状疱疹、非化脓性肋软骨炎、肌炎、肋间神经炎、外伤
心脏与大血管疾病	心绞痛、急性心肌梗死、急性冠脉综合征、心肌病、急性心包炎、二尖瓣或主动脉瓣的病变、胸主动脉瘤、肺梗死、心脏神经官能症
呼吸系统疾病	胸膜炎、胸膜肿瘤、自发性气胸、血胸、血气胸、支气管炎、肺炎、肺癌等
纵隔疾病	纵隔炎、纵隔脓肿、纵隔气肿、纵隔肿瘤
其他	食管炎、食管癌、食管裂孔疝、膈下脓肿、肝脓肿、脾梗死等

【诊断思维】

一、问诊与病史

急性胸痛是急诊患者的常见症状，病因复杂（表 27－1），问诊时要注意有无引发胸痛的原因或诱发因素。要注意询问胸痛的部位、疼痛的性质、有无放散痛、疼痛持续的时间，胸痛与呼吸困难之间有无关系，胸痛的伴发症状。同时，也要注意了解胸痛与体位的关系，有无创伤或手术史，胸痛发生或发作与创伤伤口、创面的关系。本次就诊前有无进行过诊治，缓解的方法、效果如何，以及了解有无呼吸系统疾病、心血管系统疾病等与胸痛相关的既往病史。

二、临床表现与鉴别

1. 心绞痛

表现为胸骨中、上段之后的疼痛，可波及心前区，并可放散至左肩、左臂内侧达无名指和小指。疼痛性质一般常为压榨性或窒息性，部分不典型患者也可表现为闷胀性或紧缩性，常由体力劳动或情绪激动所诱发。一般持续 3～5 分钟，休息或舌下含服硝酸甘油可缓解。发作时绝大多数患者可出现暂时性心肌缺血而引起心电图相应导联 ST 段改变（下移多见）。运动负荷试验和 24 小时动态心电图有助于诊断。必要时行冠状动脉造影，如管腔直径减少50%～70%可确诊。

2. 急性心肌梗死

疼痛部位与心绞痛相仿，亦可在较低位置或上腹部出现，性质更剧烈，持续时间更长，患者常烦躁不安、大汗，甚至有濒死感，大多数患者含服硝酸甘油胸痛也不能缓解。临床特点与梗死部位相关，可有恶心、呕吐、心律失常、休克、心力衰竭等并发症出现。心电图相应导联出现 ST 段抬高及病理性 Q 波。血清心肌酶、肌红蛋白、肌钙蛋白 I 或 T 增高，并可有白细胞计数增高，血沉增快；放射性核素检查可显示心肌梗死部位和面积，超声心动图有助于了解心室壁的运动和左心室功能，冠状动脉造影可明确病变血管部位，并为进一步治疗提供依据。

3. 急性冠脉综合征

急性冠状动脉综合征是介于不稳定型心绞痛和急性心肌梗死之

间的一种状态，是急诊急救中常遇到的冠状动脉血管急症，临床类型主要包括不稳定型心绞痛、非 ST 段抬高的（非 Q 波）心肌梗死、ST 段抬高的（Q 波）心肌梗死。紧急状态下诊断不清或暂时不能明确鉴别时可以统称为急性冠状动脉综合征，如若能明确诊断为不稳定型心绞痛和急性心肌梗死时一般仍应使用各自的诊断名称。

4. 主动脉夹层分离

剧烈胸痛是本病开始的最常见症状，疼痛性质具有一定的特征性，多呈撕裂样或刀割样，一开始即达高峰，常常难以忍受，大多数患者的疼痛部位靠近胸骨区，可以放射到背、肋、腹、腰和下肢等部位；常用的强止痛剂往往也不能使疼痛缓解。患者多伴有高血压史，且临床上出现与既往高血压不相符的面色苍白、大汗淋漓、皮肤湿冷、脉搏细弱、呼吸急促等类似休克的症状和体征。两上肢的血压和脉搏可有明显差别，上下肢血压压差减小。累及腹主动脉或分支者可同时伴有剧烈腹痛、恶心、呕吐，甚或腰痛、血尿。X 线胸片缺乏特异性改变，部分患者可示主动脉增宽；超声心动图、磁共振显像有助确立诊断，DSA 是诊断本病最可靠的方法。

5. 急性心包炎

胸痛是本病最主要的症状，大多表现为与发热同时出现的较剧烈而持久的心前区疼痛，疼痛常放射到左肩、背部、颈部、或上腹部；疼痛可随体位改变、深呼吸、咳嗽、吞咽、卧位而加重，坐位或前倾位时可减轻。同时可伴有呼吸困难、发绀、烦躁不安、水肿，甚至休克等心脏压塞症状。病变早期可闻及心包摩擦音，出现心包腔积液时心包摩擦音消失，但心界明显扩大，心音遥远。心电图除 aVR 和 V_1 外，其余导联均有 ST 段弓背向下的抬高，T 波倒置，无病理性 Q 波出现。超声心动图可协助确立诊断，心包穿刺液涂片、培养会有助于确定病源性质。

6. 急性肺动脉栓塞

肺动脉栓塞常发生胸痛、咯血、呼吸困难和休克，常有右心负荷急剧增加的表现，如发绀、右心室急剧增大、肺动脉瓣区第二心音亢进、三尖瓣区收缩期杂音、颈静脉充盈、肝大、下肢水肿等。

心电图示电轴右偏，Ⅰ导联 S 波加深，Ⅲ导联 Q 波显著，T 波倒置，胸导联过渡区左移，右胸导联 T 波倒置等改变，可资鉴别；胸片、放射性核素肺扫描和必要时肺动脉造影有助于诊断。

7. 自发性气胸

患者常表现为突发性、逐渐加剧的呼吸困难，伴有不同程度的胸痛、发绀；重症患者可表现为严重呼吸困难、大汗淋漓、心悸、血压下降或休克。查体可见患侧肺部呼吸运动减弱、肋间隙饱满、叩诊为鼓音，肺肝浊音界消失，听诊时呼吸音减弱或消失。常继发于肺结核、慢性阻塞性肺疾病、肺癌等肺部疾病基础上，也可由于外伤或先天性肺大疱破裂引起。X 线检查是明确诊断最准确、可靠、快捷的方法。

8. 反流性食管炎

反酸伴胃灼热是本病最常见的症状，但部分患者可以胸痛为主要症状，表现为胸骨后烧灼痛，严重者可发生酷似心绞痛样的胸骨后剧烈刺痛，同时伴有放射痛。但此种疼痛与心绞痛不同之处是多在餐后一定的时间、增加腹压或在平卧位、躯体前屈位时明显或加重，一般扩血管药物并不能使疼痛缓解。纤维食管内镜检查是确诊最准确的方法。

9. 心脏神经官能症

此类患者的胸痛多表现为心前区短暂性刺痛或持久的隐痛，常伴有胸闷、气短、心悸等症状，胸痛部位不固定，疼痛范围较广或极为局限；疼痛时间可为瞬间即过、也可为长时间持续或几天也不好转；自觉深吸气或作叹气性呼吸胸痛可得以缓解，轻度体力活动胸痛非但不发作反而自觉舒适；胸痛发作时含服硝酸甘油无效或需要较长时间才能好转。大多数患者常有失眠、多梦、易出汗、急躁易怒等表现，胸痛发作多以精神刺激为诱因。胸透、心电图等辅助检查不能找到器质性疾病根据。

三、临床诊断思维要点

1. 应注意鉴别胸痛的危险程度

对以胸痛为首发症状来急诊就医的患者，首先应注意是否有急性心肌梗死、主动脉夹层破裂、肺动脉栓塞、急性心包炎及心包填塞、自发性气胸等可危及生命的严重急危症，问诊时应给予注意询问相关的症状，并加以鉴别。

2. 应注意发病年龄与疾病的关系

青壮年胸痛，应注意胸膜炎、自发性气胸；中、老年人则应注意心绞痛与心肌梗死。

3. 应注意询问胸痛的特点

一般情况下，胸壁疾病所致的胸痛常有固定的部位和放射区域。肋间神经痛一般沿肋间神经分布，呈阵发性灼痛或刺痛，且局部有压痛；带状疱疹是成簇的水疱沿一侧肋间神经分布伴神经痛，呈刀割样痛或灼痛，疱疹不超过体表中线。胸膜炎所致的胸痛常与胸廓呼吸扩张度较大的部位相关，疼痛多发生在胸廓的下侧部或前部；心绞痛及心肌梗死的疼痛多位于胸骨后或剑突下，可波及心前区，呈压迫或紧缩性，并有窒息感，同时伴有向左肩和左上臂内侧的放射性疼痛。食管及纵隔病变引起的胸痛也多易发生在胸骨后，常为隐痛、闷痛或烧灼痛。膈肌病变所致的胸痛易发生在肋缘及斜方肌处，往往伴有放射痛。

4. 应注意询问胸痛的影响因素

一般胸壁疾病所致的疼痛常于局部压迫或胸廓活动时加剧，局部麻醉后痛即缓解；胸膜炎及心包炎的胸痛则可因大力呼吸及咳嗽而加剧，亦可因体位相应改变而加重或缓解；劳累、精神紧张，可诱发心绞痛发作，经休息或含服硝酸甘油，可使心绞痛缓解而心肌梗死则无效；反流性食管炎的胸骨后烧灼痛，常于吞咽食物时发作或加剧，在服用抗酸剂和促动力药物后可减轻或消失。

5. 应注意有关既往病史的询问

其他有关病史的询问有助于临床鉴别，肺梗死常有静脉血栓、产后、手术后、长期卧床等病史；自发性气胸常既发于基础肺部疾病，如肺结核、慢性阻塞性肺疾病，肺癌等；心绞痛与心肌梗死常有高血压和/或冠状动脉粥样硬化病史；主动脉夹层分离患者常有高血压病史，急性食管炎常有大量饮酒、进食过于辛辣食物或有吞咽异物、腐蚀剂病史。

四、急诊检测项目

1. 一般检查：血常规、心肌酶学、肌钙蛋白、心电图描记。

2. 影像学检查：X 线透视或摄片、超声波检查、CT 检查、磁共振显像、纤维内镜检查（纤维食管内镜、纤维支气管内镜）等。

3. 有创检查：冠状动脉造影、肺动脉造影、心包穿刺。

【处理基本原则】

一、病原治疗

针对病因给予抗炎、止咳、扩冠、吸氧等措施，以及相应外科治疗。

二、对症治疗

外敷、局部封闭、镇痛药。

（王育珊）

第 28 章　呼吸困难

【概述】

呼吸困难（dyspnea）是指患者自觉呼吸费力、即使用力换气也满足不了自身氧需求的一种临床表现。呼吸困难既可以是患者的一种自我感受或症状，也可以是一种临床客观体征。主要表现为呼吸急促或张口喘息，常伴有呼吸频率加快、鼻翼翕动、咳嗽、发绀、端坐呼吸等，部分患者伴有呼吸节律及深度的改变。引起呼吸困难的病因较为复杂，依据系统疾病特征可将其分为肺源性呼吸困难、心源性呼吸困难、中毒性呼吸困难、血源性呼吸困难、神经精神性呼吸困难；依据呼吸时相又可分为吸气性、呼气性和混合性呼吸困难。

【诊断思路】

一、问诊与病史

病史与问诊是诊断呼吸困难的重要线索，患者多以"喘气费劲""上不来气"或"憋得慌""心慌气短"为主诉就诊。问诊过程中要同时注意观察患者呼吸困难的特征表现，借以鉴别呼吸困难类型（表 28-1），以便明确问诊的重点。同时要注意询问伴发症状，了解呼吸困难与体位、活动的关系，呼吸困难加重和缓解的方法、既往有无类似发作；本次就诊前有无进行过诊治，效果如何。

表 28 - 1　呼吸困难类型的疾病鉴别

呼吸困难类型	临床常见疾病
肺源性呼吸困难	
气道阻塞	咽喉、气管与支气管的炎症、水肿、肿瘤或异物所致气道狭窄或梗阻；支气管哮喘。
肺疾病	肺炎、肺脓肿、ARDS、COPD、弥漫性肺间质纤维化、肺不张、肺栓塞、肺结核、细支气管肺泡癌等。
胸廓疾患	严重胸廓畸形、气胸、大量胸腔积液和胸廓外伤等。
神经肌肉疾患	脊髓灰质炎病变累及颈髓、急性多发性神经根神经炎和重症肌无力累及呼吸肌；药物导致呼吸肌麻痹等。
膈运动障碍	膈麻痹、高度鼓肠、大量腹水、腹腔巨大肿瘤。
心源性呼吸困难	各种原因所致的心力衰竭，尤其是急性左心衰；心包积液。
中毒性呼吸困难	尿毒症、酸中毒、吗啡中毒、亚硝酸盐中毒和一氧化碳中毒等。
血源性呼吸困难	大出血或休克、重度贫血、高铁血红蛋白血症等。
神经精神性呼吸困难	重症脑部疾病致呼吸中枢功能障碍；精神因素所致呼吸困难。

二、临床鉴别与表现

1. COPD 合并急性感染

多有慢性支气管炎或 COPD 病史，本次发作常以新近发生的感染为诱因，临床上多以咳、痰、喘为主要症状，以呼气性呼吸困难为基本特征，同时具有肺气肿体征，听诊肺部可闻及程度不同的干、湿啰音。

2. 支气管哮喘急性发作

多有个人、家族性过敏史或反复发作史，发病前常有与花粉、发霉物、鱼、蛋、海产品或某些药物等过敏原接触史，部分患者可以上呼吸道感染为诱因。临床表现为以呼气性呼吸困难为主的混合性呼吸困难，两肺满布哮鸣音或伴有湿啰音。有时需与慢性喘息性支气管炎或 COPD、急性左心衰鉴别。

3. 支气管肺癌

此类患者多以中老年为主，由于肿瘤压迫导致支气管狭窄而引发进行性加重的以吸气性呼吸困难为主的混合性呼吸困难，特别是并发感染时呼吸困难可进一步加重；部分患者伴有不同程度的胸痛、干咳或刺激性呛咳，常有间断性血痰、咳痰带血或大咯血；同时出现贫血、体重下降等改变。痰液查找癌细胞，或胸部 CT、纤支镜检查可明确诊断。

4. 弥漫性间质性肺病

临床特征突出表现为隐袭性、进行性呼吸困难，活动后加重；部分患者伴有不同程度的干咳，典型患者可有杵状指。胸廓呼吸运动减弱，两肺底多可闻及细湿啰音或捻发音。随病情进展可出现典型的限制性通气功能障碍。

5. 气胸

患者常表现为突发性或逐渐加剧的呼吸困难，伴有不同程度的胸痛、发绀；重症患者可表现为严重呼吸困难、大汗淋漓、休克。查体可见患侧肺部呼吸运动减弱、肋间隙饱满，叩诊为鼓音，肺肝浊音界消失，听诊时呼吸音减弱或消失。X 线检查是明确诊断最准确、可靠、快捷的方法。

6. 肺梗死

患者表现为突然出现的呼吸困难常伴发剧烈胸痛，或窒息感，特别是在深呼吸或咳嗽时疼痛明显加重；常在肺梗死 24 小时之后出现咳痰带血或少量咯血。典型患者可见呼吸急促、患侧呼吸运动减弱、部分患者可闻及干鸣音或湿啰音。此类患者一般多有产后、手术后长期卧床史。肺动脉造影检查可以协助确诊。

7. 心源性哮喘

常见于各种原因所致的急性左心功能不全，发作前多有诱因。一般发病急，活动时加重，部分患者表现为端坐呼吸或出现夜间阵发性呼吸困难；常伴阵发性咳嗽、咳大量白色或粉红色泡沫痰。两肺可闻及广泛哮鸣音及中下肺部湿啰音。心率增快，心尖部可闻及奔马律或心律失常。

8. 血源性呼吸困难

多发生于大失血、严重贫血、急性一氧化碳或其他有害气体中毒、急性食物或某些药物中毒，临床表现以原发病或诱发原因不同而异，大多在呼吸困难同时伴心动过速或休克，除严重贫血患者外可出现不同程度的发绀。实验室血常规、碳氧血红蛋白及氰化物检测有助诊断。

9. 精神源性呼吸困难

以年轻或更年期女性多见，发病前多有情绪激动或焦虑等精神因素。临床除可见呼吸浅快外常无其他阳性体征，部分患者可由于过度通气而发生口周、四肢麻木和手足搐搦等呼吸性碱中毒的表现。

10. 神经源性呼吸困难

此类呼吸困难主要见于脑出血、脑肿瘤、脑外伤、脑膜炎等颅脑实质性疾病，特征表现为呼吸频率缓慢，常伴呼吸节律改变，以抽泣样呼吸、潮式呼吸、呼吸暂停（呼吸遏制）等形式较为常见。此类患者多以头痛、呕吐、意识障碍等症状到急诊就诊，呼吸困难多为伴发表现。头部 CT 可协助明确诊断。

11. 其他类型呼吸困难

急性大量服用安眠药、过量注射吗啡或吸入毒品所致中毒引起的呼吸困难，大多表现为呼吸频率减慢；既往肝疾患出现呼吸困难伴昏迷者，应注意到肝性脑病的可能。糖尿病、慢性肾功能不全者出现深大呼吸，应考虑为代谢性酸中毒所致的呼吸困难。

三、诊断思维要点

呼吸困难一般诊断并不困难，观察、分析病情时应注意以下要点：

（一）呼吸困难的类型

观察呼吸困难的类型有利于病因分析和诊断，详见表 28 - 1。

（二）注意呼吸规律变化特点

1. 呼吸频率与节律：临床上一般超过 24 次/min 称为呼吸频率加快，少于 10 次/min 称为呼吸频率减慢，大多数呼吸困难表现为呼吸频率增快。特殊的呼吸节律改变见于：（1）潮式：呼吸又称为 Cheyne - Stokes 呼吸，是呼吸中枢兴奋性降低的一种特异性表现。（2）下颌式呼吸：又称临终呼吸，表现为呼吸频率缓慢且不规则。

2. 呼吸深度：深大呼吸（Kussmaul 呼吸），主要见于糖尿病及尿毒症引起的酸中毒；呼吸变浅常见于呼吸肌麻痹及镇静剂过量等；急性腹膜炎时腹式呼吸运动常受限，多发性肋骨骨折时可能会出现反常呼吸运动。

（三）起病方式

缓慢发生的呼吸困难主要见于慢性心肺疾病逐渐加重，发生较急的呼吸困难常见于肺水肿、肺不张、大量胸腔积液；突然发生的严重呼吸困难主要见于呼吸道异物、气胸、急性肺栓塞和急性呼吸窘迫综合征（ARDS）等。

（四）性别及年龄

一般男性和儿童常为腹式呼吸，女性则以胸式呼吸为主，如若出现呼吸形式的突然改变可能提示某些疾病，详见临床鉴别与表现。

（五）发病诱因与基础疾病

对原发基础疾病应给予足够的认识，感染是呼吸困难最常见的诱因，而劳累性呼吸困难常是心力衰竭的早期症状。

四、急诊检测项目

1. 一般检查：

1）常规检查　血常规、嗜酸性粒细胞计数、血糖测定、心肌酶学检查、肌钙蛋白测定。

2）特异性检查　碳氧血红蛋白、痰脱落细胞、肺功能检查、心电图描记等。

2. 影像学检查：胸部影像、胸腔超声或超声心动图、CT、纤支镜检查等。

【治疗原则与措施】

一、抢救原则

控制症状、纠正缺氧，维持呼吸道通畅，控制感染、积极治疗原发病。

二、救治措施

（一）氧疗

氧疗是处理呼吸困难的首要措施，如能除外气胸，应尽快给予合适氧疗，必要时予以无创或有创机械通气。

（二）保持呼吸道通畅

解痉、平喘、气道湿化、祛痰或促进排痰，必要时建立人工气道（经鼻或口气管插管，气管切开）。

（三）应用呼吸兴奋剂

适用于中枢抑制的患者。

（四）激素应用

适用于急性肺水肿、支气管哮喘等情况，但不宜长期使用。

（五）控制感染

对于感染者选择合适的抗生素。

（六）其他对症措施及原发病治疗

（王育珊）

第29章 咯 血

【概述】

声门以下呼吸道或肺组织出血，经口腔咯出称为咯血（hemoptysis），咯血量的多少视病因或病变的性质而异。一次咯血量大于 200ml 或 24 小时内咯血量大于 400ml 称为大咯血，大量咯血时血液自口、鼻涌出，常可阻塞呼吸道，造成窒息或严重失血危及生命。少量咯血有时仅痰中带血而被忽视。但应注意咯血量多少并不一定与疾病的严重程度完全一致，小量咯血，尤其是持续痰中带血，可能是肺癌的一种临床表现。因此，不仅对大量咯血要采取有效措施，进行止血及抢救，对少量咯血也应查明原因，妥善处理。

引起咯血的常见疾病有：

1. 呼吸系统疾病：肺结核、支气管扩张、肺癌、肺脓肿、支气管炎、气管异物、支气管扩张、良性支气管瘤、肺炎、肺真菌病、肺阿米巴病、肺吸虫病、尘肺、恶性肿瘤肺转移、支气管肺隔离症，鼻、咽、喉部创伤或病变等。

2. 心血管系统疾病：风湿性心脏病二尖瓣狭窄、急性左心衰、肺栓塞、肺动脉高压、肺动静脉瘘等。

3. 全身性疾病及其他原因：血小板减少性紫癜、白血病、血友病、再生障碍性贫血、弥散性血管内凝血、肺出血型钩端螺旋体病、流行性出血热、肺型鼠疫、慢性肾衰竭、尿毒症、胸部外伤、肺出血肾炎综合征、替代性月经、杀鼠剂中毒和结缔组织病等。

【诊断思路】

1. 病史

询问出血为初次或多次，如为多次，与以往有无不同。青壮年咳嗽，咯血伴有低热者应考虑肺结核；中年以上的人，尤其是男性吸烟者应注意肺癌的可能性。细致询问和观察咯血量，色泽，有无混有痰液。询问个人史时须注意结核病接触史，多年的吸烟史，月经史，职业性粉尘接触史，生食螃蟹、蝲蛄史等。

咯血伴发热：可见于肺结核、肺炎、肺出血型钩端螺旋体病、流行性出血热、支气管肺癌等。

咯血伴胸痛：可见于大叶性肺炎、肺梗死、肺结核、支气管肺癌等。

咯脓血痰：可见于肺脓肿、空洞型肺结核、支气管扩张等。支气管扩张也有反复咯血而无咳痰者，此型称为干性支气管扩张。

咯血伴呛咳：可见于支气管肺癌、支原体肺炎等。

咯血伴有皮肤黏膜出血：须注意流行性出血热、血液病。

咯血伴黄疸：须注意肺梗死、钩端螺旋体病。国内文献报告，无黄疸型钩端螺旋体病也有引起大咯血。

2. 体格检查

对咯血患者均应做胸部细致反复的检查。有些慢性心、肺疾病可并竹状指（趾），肺结核与肺癌患者常有明显的体重减轻，有些血液病患有全身出血性倾向。

3. 辅助检查

（1）痰检查有助于发现结核杆菌、真菌、细菌、癌细胞、寄生虫卵等；出、凝血时间，凝血酶原时间，血小板计数等检查有助于出血性疾病诊断；红细胞计数与血红蛋白测定有助于推断出血程度，嗜酸性粒细胞增多提示寄生虫病。

（2）血常规、出凝血功能检查有助于出血性疾病的诊断，动脉血气分析有助于判断重症病人的肺功能情况。

（3）X线检查：咯血患者均应做 X 线检查，胸部透视，胸部平片，体层摄片，有必要时可做支气管造影协助诊断。

（4）CT 检查：胸部 CT，尤其是高分辨 CT（HRCT）检查有助于发现微小的出血病灶，基本上已经取代支气管动脉造影。

（5）支气管动脉造影：仅作为介入治疗前对出血部位的精确定位。

（6）支气管镜检查：原因不明的咯血或支气管阻塞肺不张的患者应考虑支气管镜检查，如肿瘤、结核、异物等，同时在直视下吸出痰或血液、局部止血、灌洗、取活体组织病理检查或异物取出等。

（7）放射性核素镓检查：有助于肺癌与肺部其他肿物的鉴别诊断。

（8）PECT：在明确病变性质和范围方面有一定的优势。

在临床上咯血常需与呕血进行鉴别：

	咯 血	呕 血
原 发 病	各种呼吸道疾病（肺结核、支气管扩张症等）	各种消化道疾病（胃溃疡、食管静脉曲张等）
前驱症状	胸闷、喉痒、咳嗽等	上腹部不适，恶心、呕吐等
血液性状	色鲜红，泡沫状，伴痰液，呈碱性	色暗红，凝块状，伴食物残渣，呈酸性
演变	大咯血后常持续血痰数日，咽入较多咯血时，可有少量黑便	呕血停止后数日仍有黑便

【处理原则】

1. 快速临床评估，注意大咯血的判断和救治，保持呼吸道通畅，防止窒息，迅速止血，纠正缺氧。如果自主呼吸极其微弱或消失要立即行气管插管、机械通气，心脏骤停者要立即心肺复苏。

2. 一般处理：对大咯血病人要求绝对卧床休息。医护人员应指导病人取患侧卧位，并做好解释工作，消除病人的紧张和恐惧心理。咯血期间，应尽可能减少一些不必要的搬动，以免途中因颠簸加重出血，窒息致死。同时，还应鼓励病人咳出滞留在呼吸道的陈血，以免造成呼吸道阻塞和肺不张。如病人精神过度紧张，可用小剂量镇静剂，如地西泮 2.5mg，口服，2 次/d，或地西泮针剂 10mg 肌注。对频发或剧烈咳嗽者，可给予镇咳药，必要时可给予可待因 15～30mg，口服，3 次/d。但对年老体弱患者，不宜服用镇咳药。对肺功能不全者，禁用吗啡、哌替啶，以免抑制咳嗽反射，造成窒息。

3. 止血治疗：

（1）药物止血：

1）垂体后叶素：可直接作用于血管平滑肌，具有强烈的血管收缩作用。用药后由于肺小动脉的收缩，肺内血流量锐减，肺循环压力降低，从而有利于肺血管破裂处血凝块的形成，达到止血目的。具体用法：垂体后叶素 5～10U＋5％葡萄糖液 20～40ml，缓慢静注（10～15min 注毕）；或垂体后叶素 10～20U＋5％葡萄糖液 250～500ml，静滴。必要时 6～8h 重复 1 次。用药过程中，若病人出现头痛、面色苍白、出汗、心悸、胸闷、腹痛、便意及血压升高等副作用时，应注意减慢静注或静滴速度。对患有高血压、冠心病、动脉硬化、肺源性心脏病、心力衰竭以及妊娠患者，均应慎用或禁用。

2）血管扩张剂：起到"内放血"的作用，造成肺动脉和支气管动脉压力降低，达到止血目的。对于使用垂体后叶素禁忌的高血压、冠心病、肺心病及妊娠等患者尤为适用。常用的有：酚妥拉明、普鲁卡因（首次用此药者，应作皮试）。

3）阿托品、山莨菪碱：阿托品 1mg 或山莨菪碱 10mg，肌注或皮下注射，对大咯血病人亦有较好的止血效果。此外亦有采用异山梨酯及氯丙嗪等治疗大咯血，并取得一定疗效。

4）一般止血药：主要通过改善凝血机制，加强毛细血管及血小板功能而起作用。如：氨基己酸（6-氨基己酸，EACA）及氨甲苯酸（止血芳酸，PAMBA）、酚磺乙胺、巴曲酶、卡巴克洛

（安络血）。

（2）支气管镜的应用：其目的是明确出血部位，清除气道内的陈血，配合血管收缩剂、凝血酶、气囊填塞等方法进行有效地止血。出血较多时，一般先采用硬质支气管镜清除积血，然后通过硬质支气管镜应用纤维支气管镜，找到出血部位进行止血。目前借助支气管镜采用的常用止血措施有：支气管灌洗、局部用药、气囊填塞。

（3）选择性支气管动脉栓塞术：近 20 年来，动脉栓塞术已被广泛应用于大咯血病人的治疗。尤其是对于双侧病变或多部位出血；心、肺功能较差不能耐受手术或晚期肺癌侵及纵隔和大血管者，动脉栓塞治疗是一种较好的替代手术治疗的方法。支气管动脉栓塞术治疗大咯血的近期效果肯定，一般文献报道有效率可达80％左右。但这毕竟只是一种姑息疗法，不能代替手术、消炎、抗痨等病因治疗。

（4）放射治疗：对不适合手术及支气管动脉栓塞的晚期肺癌及部分肺部曲霉菌感染引起大咯血病人，局限性放射治疗可能有效。

4. 手术治疗：绝大部分大咯血病人，经过上述各项措施的处理后出血都可得到控制。然而，对部分虽经积极的保守治疗，仍难以止血，且其咯血量之大直接威胁生命的患者，应考虑外科手术治疗。

5. 并发症的处理：

（1）窒息：大咯血病人的主要危险在于窒息，这是导致病人死亡的最主要原因。因此，在大咯血的救治过程中，应时刻警惕窒息的发生。一旦发现病人有明显胸闷、烦躁、喉部作响、呼吸浅快、大汗淋漓、一侧（或双侧）呼吸音消失，甚至神志不清等窒息的临床表现时，应立即采取以下措施，全力以赴地进行抢救。

（2）失血性休克：应按照失血性休克的救治原则进行抢救。

（3）吸入性肺炎：应给予充分的抗生素或抗结核药物治疗。

（4）肺不张：首先是引流排血或排痰，并鼓励和帮助病人咳嗽。若肺不张时间不长，可试用氨茶碱、α-糜蛋白酶等，雾化吸入，湿化气道，以利于堵塞物的排出。消除肺不张的最有效办法，是在纤维支气管镜下进行局部支气管冲洗，清除气道内的堵塞物。

6. 积极查找原发病，对因治疗。

（孙树杰）

第 30 章　急性腹痛

【概述】

急性腹痛（Acute abdominal pain）是急诊患者最常见的主诉之一，指由于各种原因引起的腹腔内外脏器、器官的病变而表现为腹部的急性疼痛，以发病急、变化快、病情重为特点，病因复杂、病种多，常涉及内、外、儿、妇产科乃至神经、精神各科的疾病，临床实际工作中容易出现误诊、漏诊、错误治疗。故如何对急症腹痛进行全面准确的诊治，成为临床工作的难题。

【诊断思路】

1. 病史采集

（1）现病史

1）针对腹痛本身的问诊：①腹痛起病情况：有无饮食、手术等诱因，急性起病者要特别注意各种急腹症的鉴别，应仔细询问、寻找诊断线索。缓慢起病者要考虑功能性与器质性，良性与恶性疾病的区别，除病因、诱因外，还应特别注意缓解因素；②腹痛的性质和程度：腹痛的性质与病变性质密切相关。绞痛多为空腔脏器痉挛、扩张或梗阻所致；烧灼痛多与化学性刺激有关，如胃酸。剧烈刀割样疼痛多为脏器穿孔或严重炎症所致；持续钝痛可能为实质脏器牵张或腹膜外刺激所致；隐痛或胀痛反映病变轻微，可能为脏器轻度扩张或包膜牵扯等所致；③腹痛的部位：腹痛的部位多代表疾病部位，对牵涉痛的理解更有助于判断疾病的部位和性质。熟悉神经分布与腹部脏器关系对疾病的定位诊断有利；④腹痛的时间与进食、活动、体位的关系，已如前述。饥饿性疼痛，进食缓解对高酸分泌性胃病，尤其是十二指肠溃疡诊断有帮助。

2）相关鉴别问诊：腹痛的伴随症状对确立疾病的性质、严重程度均十分重要。腹痛伴发热、寒战显示有炎症存在，见于急性胆道感染、腹腔脓肿、肝脓肿，也可见于腹腔外疾病。腹痛伴休克同时有贫血者可能是腹腔脏器破裂；无贫血者见于胃肠穿孔、肠扭转、绞窄性肠梗阻、急性出血坏死性胰腺炎。腹腔外疾病如心肌梗死、肺炎也可有腹痛与休克，应特别注意。腹痛伴黄疸，可能与肝、胆、胰疾病有关。急性溶血性贫血也可出现腹痛与黄疸。腹痛伴血尿，可能为泌尿系疾病（如泌尿系结石）所致。腹痛伴反酸、呕吐、腹泻，提示食管、胃肠病变，呕吐量大提示胃肠道梗阻；伴反酸、嗳气提示消化性溃疡或胃炎；伴腹泻提示消化吸收障碍或肠道炎症、溃疡或肿瘤。

3）诊疗经过问诊：①患病以来是否到医院就诊？做过哪些检查？体格检查有哪些阳性发现？有无行血常规、尿常规、大便常规、肝肾功能及生化检查、腹部B超或CT检查、内镜检查、病理检查等，结果如何？②治疗和用药情况，结果如何？包括各种抗生素、解痉药物、质子泵抑制剂、生长抑素等药物的疗效。

4）患病以来一般情况问诊：包括饮食、睡眠、大便、小便和体重变化情况等，即现病史五项，以了解全身一般情况。

（2）相关既往及其他病史的问诊

1）既往史：有无结核、肝炎、糖尿病、肿瘤病史，有无传染病接触史，有无药物和食物过敏史，有无外伤手术史。如有消化性溃疡病史要考虑溃疡穿孔；有心血管意外病史要考虑血管栓塞。

2）要注意腹痛与年龄、性别、职业的关系，幼儿常见原因有先天畸形、肠套叠、蛔虫病等；青壮年以急性阑尾炎、胰腺炎、消化性溃疡等多见；中老年以胆囊炎、胆石症、恶性肿瘤、心血管疾病多见；育龄妇女要考虑卵巢囊肿扭转、宫外孕等；有长期铅接触史要考虑铅中毒。

3）爱人健康状况，月经婚育情况，有无流产史等。

4）有无相关遗传家族史。

2. 体格检查

（1）腹部查体：腹痛的部位、性质和程度、与体位的关系，腹痛的范围等。

（2）全身体检：注意有无发热、皮肤苍白、黄染、出血点，腹痛与发热、黄染是否同时出现，有无体表淋巴结肿大等。

3. 辅助检查

（1）血、尿、粪的常规检查：血白细胞总数及中性粒细胞增高提示炎症病变、几乎是每个腹痛病人皆需检查的项目。尿中出现大量红细胞提示泌尿系统结石、肿瘤或外伤。有蛋白尿和白细胞则提示泌尿系统感染。脓血便提示肠道感染，血便提示绞窄性肠梗阻、肠系膜血栓栓塞、出血性肠炎等等。

（2）血液生化检查：血清淀粉酶增高提示为胰腺炎，是腹痛鉴别诊断中最常用的血生化检查。血糖与血酮的测定可用于排除糖尿病酮症引起的腹痛。血清胆红素增高提示胆疲乏疾病。肝、肾功能及电解质的检查对判断病情亦有帮助。

（3）腹腔穿刺液的常规及生化检查：腹痛诊断未明而发现腹腔积液时，必须作腹腔穿刺检查。穿刺所得液体应送常规及生化检查，必要时还需作细菌培养。不过通常取得穿刺液后肉眼观察已有助于腹腔内出血、感染的诊断。

（4）X线检查：腹部 X 线平片检查在腹痛的诊断中应用最广。膈下发现游离气体的，胃肠道穿孔即可确诊。肠腔积气扩张、肠中多数液平则可诊断肠梗阻。输尿管部位的钙化影可提示输尿管结石。腰大肌影模糊或消失，提示后腹膜炎症或出血。X线钡餐造影、或钡灌肠检查可以发现胃十二指肠溃疡、肿瘤等。疑有肠梗阻时应禁忌钡餐造影。胆囊、胆管造影，内镜下的逆行胰胆管造影及经皮穿刺胆管造影对胆系及胰腺疾病的鉴别诊断有帮助。

（5）实时超声与 CT 检查：对肝、胆、胰疾病的鉴别诊断有重要作用，必要时依超声检查定位作肝穿刺，肝脓肿、肝癌等可因而确诊。

（6）内镜检查：可用于胃肠道疾病的鉴别诊断，在慢性腹痛的患者中常有此需要。腹痛的部位可以初步判定病变脏器。但许多内脏性疼痛常定位含糊。

腹痛的程度在一定的意义上反映了病情的轻重。腹痛节律对诊断的提示作用较强,实质性脏器的病变多表现为持续性痛、中空脏器的病变则多表现为阵发性。而持续性疼痛伴阵发性加剧则多见于炎症与梗阻同时存在的情况。

伴随的症状:伴发热的提示为炎症性病变;伴吐泻的常为食物中毒或胃肠炎、仅伴腹泻的为肠道感染、伴呕吐可能为胃肠梗阻、胰腺炎;伴黄疸的提示胆道疾病;伴便血的可能是肠套叠、肠系膜血栓形成;伴血尿的可能是输尿管结石;伴腹胀的可能为肠梗阻;伴休克的多为内脏破裂出血、胃肠道穿孔并发腹膜炎等。而如上腹痛伴发热、咳嗽等则需考虑有肺炎的可能,上腹痛伴心律失常、血压下降的则心肌梗死亦需考虑。

【处理原则】

1. 尽快明确诊断,按病因进行治疗。

2. 加强支持疗法,及时对症处理。

3. 严密观察病情,注意全身情况(脉搏、血压、体温及血常规检查)及腹部情况(腹痛及腹膜刺激症状等)。在未确诊的观察期间,要做到"四禁"(禁食、禁用止痛剂、禁用泻药、禁止灌肠)和"四抗"(抗休克、抗腹胀、抗感染及抗水、电解质紊乱)。

4. 剖腹探查指征

(1)一般处理后病情不好转,发生腹膜炎症状或腹膜炎症状加重者;

(2)疑有腹内出血者;

(3)疑有内脏穿孔或绞窄性病变者。

5. 非手术治疗指征

(1)急性腹痛好转,或腹痛已愈 3d 而病情无恶化者;

(2)腹膜刺激症状不明显,或腹膜炎已局限化者。

6. 明确诊断的内科急腹症,可用止痛镇静剂以缓解疼痛,吗啡、哌替啶、阿托品，用于肝胆疾患及肾、输尿管结石所致的疼痛；阿托品、颠茄浸膏片用于胃肠道痉挛引起的腹痛；针刺疗法，电刺激镇痛法，神经阻滞药及精神安定药，用于功能性腹痛。

（孙树杰）

第31章 腹 泻

【概述】

正常人一般每日排便一次，个别人每日排便 2～3 次或每 2～3 日一次，粪便的性状正常，每日排出粪便的平均重量为 150～200g，含水分为 60%～75%。腹泻（diarrhea）是一种常见症状，是指排便次数增多，粪质稀薄，每日排便量超过 200g，含水量超过 80%，或含有黏液、脓血或未消化食物。腹泻时常伴有排便急迫感，肛门不适、失禁等表现。

腹泻分急性和慢性两类，急性腹泻发病急剧，病程在 2～3 周之内。慢性腹泻指病程在两个月以上或间歇期在 2～4 周内的复发性腹泻。

【分类】

1. 急性腹泻

（1）急性肠道疾病

1）细菌性食物中毒：沙门菌属性食物中毒，金黄色葡萄球菌性食物中毒，变形杆菌性食物中毒，嗜盐菌性食物中毒，肉毒中毒，致病性大肠埃希菌性食物中毒，绿脓杆菌性食物中毒，韦氏杆菌（耐热型）性食物中毒，真菌性食物中毒。

2）急性肠道感染：常见病毒、细菌、真菌等感染，也包括急性溃疡性结肠炎、克罗恩病等。

3）急性肠寄生虫病：急性阿米巴痢疾，人芽囊原虫病，急性血吸虫病。

（2）急性中毒：植物类急性中毒，动物类急性中毒，化学毒剂及农药急性中毒，药物刺激及副作用。

（3）全身性疾病：败血症，过敏性紫癜，变态反应性肠炎，尿毒症，糖尿病酮症酸中毒，甲状腺危象，肾上腺皮质功能减退症。

2. 慢性腹泻

（1）消化系疾病

1）肠源性慢性腹泻：慢性肠道细菌感染性疾病（慢性细菌性痢疾、溃疡型肠结核）；炎性肠病（克罗恩病、溃疡性结肠炎）；肠寄生虫病（慢性阿米巴痢疾、肠鞭毛虫病、钩虫病、绦虫病、胃肠型黑热病、慢性血吸虫病、肠道蠕虫病）；肠道肿瘤（结肠癌，肠恶性淋巴瘤，胃肠道祥癌综合征）；肠道吸收不良或功能性病变（吸收不良综合征、肠易激综合征、神经功能性腹泻、肠道菌群失调、盲祥综合征、短肠综合征、发酵性消化不良、糖裂解酶缺乏症、倾倒综合征）；其他原因的肠炎（嗜酸性粒细胞性胃肠炎、放射性肠炎）。

2）胃源性慢性腹泻：慢性萎缩性胃炎、胃大部切除术后胃酸缺乏等。

3）胰源性慢性腹泻：慢性胰腺炎、胰腺癌、胰腺广泛切除等。

4）肝、胆道疾病所致的慢性腹泻：慢性胆囊炎、胆石症、肝硬化等。

（2）全身性疾病：内分泌代谢障碍性疾病［糖尿病性肠病、甲状腺功能亢进症、甲状旁腺功能减退症、慢性肾上腺皮质功能减退症、垂体前叶功能减退症、卓-艾综合征、类癌综合征、凡-莫（Verner-Morrison）综合征］；尿毒症、药物或食物过敏性慢性腹泻等。

【诊断思路】

1. 病史

急性腹泻的流行病学及进餐情况对诊断具有非常重要的意义：急性细菌性痢疾常在夏秋季发病，可有痢疾的接触史或细菌性食物中毒；化学毒物中毒或其他食物中毒常在集体中暴发或同餐者在短期内先后发病；由变态反应引起的腹泻可伴有荨麻疹、血管神经性水肿及嗜酸性粒细胞增多；以发热起病的急性腹泻，须注意急性全身性感染；小儿夏秋季流行性腹泻，经多次便培养未发现致病菌，可能为病毒性腹泻；腹部大手术、长期应用广谱抗生素、肾上腺皮质激素或抗癌药物治疗的衰弱患者，出现顽固性腹泻，粪便由稀糊状变为黏液状或脓血状，可能为白色念珠菌性肠炎。

腹泻的伴随症状对了解腹泻的病因和机制、腹泻引起的病理生理改变以及作出临床诊断有着重要的价值：腹泻伴有里急后重提示直肠与乙状结肠疾病，如急性痢疾、直肠炎症或肿瘤等；伴有发热者常见于急性细菌性痢疾、伤寒、副伤寒、肠结核、肠道恶性淋巴瘤、克罗恩病、败血症、溃疡性结肠炎急性发作等；伴有明显消瘦或贫血者多见于胃肠道恶性肿瘤、肠结核或吸收不良综合征等；伴有下腹疼痛、排便后腹痛往往减轻或消失者常见于结肠性疾病；伴有脐周或右下腹疼痛、腹泻之后腹病一般不缓解者常见于小肠病变；腹泻伴有发作性绞痛、局限性腹胀与肠蠕动亢进，提示不完全性肠梗阻，可见于肠结核、克罗恩病、结肠直肠癌等。无腹痛的慢性腹泻常为非炎症性病变，如吸收不良综合征、大部分肠切除术后、慢性消化不良；伴有腹部肿块者常见于胃肠道恶性肿瘤、肠结核、克罗恩病、或血吸虫性肉芽肿；伴有重度脱水者常见于霍乱、细菌性食物中毒等；伴有关节疼痛或肿胀者多见于系统性红斑狼疮、肠结核、溃疡性结肠炎、克罗恩病等。

2. 体格检查

腹泻常为某些疾病的症状，体格检查常可发现原发病的体征。急性腹泻常有脱水的体征，如眼窝下陷、皮肤干燥而缺乏弹性。小肠吸收不良综合征，可有营养不良的表现，甚至呈不断改进病质状态。不完全性肠梗阻引起的腹泻，腹部可见到肠型及蠕动波，肠鸣音亢进。左下腹部压痛多见于溃疡性结肠炎、慢性细菌性痢疾。右下腹部触到肿块多见于肠结核、克罗恩病、阿米巴肠病。小肠病变的压痛多在脐周围。结肠的癌肿可在相应的部位触到肿块。直肠癌可通过肛门指诊或肛镜检查发现。

3. 实验室检查

（1）粪便检查：包括外观、镜检与培养等。镜检时应注意有无红细胞、白细胞、虫卵、原虫等。

（2）其他检查：血常规、血沉、电解质、尿素氮、二氧化碳结合力等。如怀疑为胃源性腹泻，应进行胃液分析。对疑为甲状腺功能亢进患者，可做相关检查如基础代谢率、甲状腺吸碘率等。

（3）吸收功能检查：D-木糖吸收试验、维生素 B_{12} 吸收试验、胰功能试验等。主要用于诊断脂肪泻，表明腹泻为胰源性。

（4）辅助检查

1）X 线检查：腹部平片可显示部分肠梗阻、钙化胆石、胰腺钙化、淋巴结钙化等。胃肠道钡餐可观察消化道运动功能状态，了解有无器质性病变；钡剂灌肠常有助于发现结肠各种病变。CT、内镜逆行胰胆管造影术有助于肝、胆、胰疾病的诊断。

2）内镜检查：有助于胃、结肠病变的诊断，必要时还可做纤维小肠镜检查。

3）B 超检查：有助于胃、胆疾病及可疑腹部肿块的诊断。

【并发症】

脱水和酸中毒：是急性腹泻的主要致命原因。

急性病毒性心肌炎：部分腹泻可由病毒引起，引起心肌炎的常见病毒是柯萨奇病毒，是腹泻最危险的并发症之一。

心脑血管意外：这是造成老年人急性腹泻致死的不容忽视的并发症。腹泻时体内大量水分和钠、钾、钙、镁等阳离子从大便中排出，水分丧失使人体处于脱水状态，血容量减少，血液黏稠度增加，血流缓慢，容易形成血栓并阻塞血管，使冠状动脉阻塞造成心绞痛和心肌梗死，脑血管阻塞引起缺血性脑卒中。钠、钾、镁、钙是体内重要的阳离子，缺乏时可造成严重心律失常或猝死。

低血糖：腹泻时食欲通常会下降引起摄入食物不足，此时就需要分解体内贮藏的肝糖原以维持血糖稳定，而老年人没有足够的肝糖原贮藏转化为血糖，当血糖降低时，老人就容易出现疲乏、出汗、心悸、面色苍白及晕厥等一系列低血糖症状。

【处理原则】

腹泻是症状，根本治疗要针对病因。凡病因不明者，尽管经对症治疗后症状已有好转，也绝不可放松或取消应有的检查步骤，对尚未排除恶性疾病的病例尤其如此。

1. 快速评估：评估病人的整体状况，应注意是否存在在血流动力学不稳定，如果存在要予以吸氧、快速建立静脉通路、密切监护、积极液体复苏，轻症病人可给予口服补液，严重脱水者要选择静脉补液。

2. 病因治疗：肠道感染引起的腹泻必需抗感染治疗，以针对病原体的抗菌治疗最为理想。

（1）菌痢、沙门菌或产毒性大肠埃希菌、螺杆菌感染：可选用复方新诺明，诺氟沙星，环丙沙星，氧氟沙星，三代头孢菌素；

（2）溶组织阿米巴、梨形鞭毛虫感染：甲硝唑，替硝唑，奥硝唑；

（3）乳糖不耐受症和麦胶性乳糜泻所致的腹泻：在饮食中分别剔除乳糖或麦胶类成分；

（4）高渗性腹泻：停食或停用造成高渗的食物或药物；

（5）分泌性腹泻：易致严重脱水和电解质丢失，除消除病因外，还应积极由口服和静脉补充盐类和葡萄糖溶液，纠正脱水；

（6）胆盐重吸收障碍引起的结肠腹泻：可用考来烯胺吸附胆汁酸而止泻；

（7）胆汁酸缺乏所致的脂肪泻：可用中链脂肪代替日常食用的长链脂肪，因前者不需经结合胆盐水解和微胶粒形成等过程而直接经门静脉系统吸收；

（8）中毒病人要尽快脱离中毒环境、清除体内未吸收的毒物、应用特效解毒剂、补液促排等；

（9）涉及外科疾病的患者要及时请相关科室会诊、处理。

3. 对症治疗

（1）止泻药 常用的有蒙脱石散剂、磷酸铝凝胶、活性炭、鞣酸蛋白、次碳酸铋等。

（2）解痉止痛剂：可选用阿托品、奈福泮、甲氧氯普胺、山莨菪碱、普鲁卡因等。

（孙树杰）

第32章 恶心和呕吐

恶心和呕吐是临床最常见的症状之一，可见于消化系统疾病、中枢神经系统疾病和全身性疾病，而往往后者更为多见。恶心是一种欲吐但未吐出的感觉，是呕吐的前驱症状，其临床意义与呕吐相同。

一、常见病因

（一）消化系统疾病

1. 胃肠疾病；

2. 肝胆疾病；

3. 急腹症；

4. 咽部不良刺激。

（二）神经系统疾病

1. 急性脑血管疾病；

2. 颅内感染性疾病；

3. 颅内占位性疾病；

4. 脑外伤；

5. 其他能导致颅内压增高性疾病。

6. 颅外血管神经疾病。

（三）前庭功能障碍性疾病

1. 颈椎病；

2. 位置性眩晕；

3. 梅尼埃病；

4. 前庭神经（核）受损性疾病；

5. 迷路炎；

6. 后循环缺血；

7. 晕动病。

（四）全身性疾病

1. 感染性疾病；

2. 内分泌代谢性疾病；

3. 中毒及药物不良反应；

4. 心因性疾病；

5. 其他全身性疾病。

（五）其他系统疾病

（六）生理性变化

二、诊断思路及要点

临床上，极少有单纯恶心呕吐而不伴随其他症状者，也极少仅仅通过恶心呕吐就能作出正确诊断者，即使消化系统疾病本身也是如此，因此，充分考虑伴随症状和体征，才是正确的诊断思路。首先应判断疾病来源于全身还是哪个系统，其次应判断疾病的性质，最后做出具体疾病的诊断。

（一）消化系统疾病

1. 判断是否消化系统疾病　仔细询问病史，如恶心呕吐为主要症状，其他症状轻微，或仅局限于腹部，则以消化系统疾病可能性大。如果同时伴有腹部阳性体征，如压痛、反跳痛、包块、肠型、振水音、腹胀等，则可进一步确定疾病原发于消化系统。一般来说，阳性体征出现的部位，往往是疾病的原发部位。

2. 判断是否急腹症　大多数外科急腹症都伴有恶心呕吐，须认真加以鉴别。

1）感染　除胃肠炎和病毒性肝炎外，其他伴有感染的急性消化系统疾病几乎都属于外科急腹症，如胆道感染、急性胰腺炎、腹膜炎、肝脓肿以及继发于消化道穿孔、肠梗阻、缺血坏死、外伤等的感染。

2）疼痛　所有的外科急腹症在病程的某一阶段都有疼痛，其中绝大多数是首发症状。由于疼痛的存在，呕吐往往退居次要地位。外科急腹症疼痛的特点是较剧烈，部位固定，时间持续，或伴有腹膜炎体征。肠梗阻早期可能有例外。

3）阳性体征　凡外科急腹症都能检查到阳性体征，如压痛、反跳痛、肌紧张、肠型、包块、腹水等。有些疾病早期不易发现阳性体征，但经过细致观察，会逐渐显露出来。

4）阳性辅助检查结果　没有任何阳性检查结果的外科急腹症几乎是不存在的，所以，通过化验、超声、放射影像、核磁共振、造影等检查，仍然没有阳性所见，则往往属于内科急腹症。

（二）神经系统疾病

恶心呕吐是神经系统　特别是中枢神经系统疾病常见的症状，甚至有时是主要症状。如果同时伴随下列表现，应考虑中枢神经系统疾病。

1. 突然发生的意识障碍　意识障碍与呕吐的发生在时间上是相近的，则预示为原发的中枢神经系统疾病。如果呕吐明显早于意识障碍，则不能排除后者是脱水或离子紊乱所致。

2. 头痛　头痛剧烈，和呕吐发生时间相近，且是初次发生，应考虑脑出血或蛛网膜下腔出血。经常发生头痛伴呕吐，应考虑三叉神经痛、枕大神经痛、颈椎病、偏头痛以及血管痉挛性头痛等。慢性头痛伴呕吐，进行性加重，应考虑颅内压增高。

3. 高血压　呕吐的同时血压明显增高而不伴随明显神经受损表现，应考虑高血压脑病可能。

4. 发热　任何发热性疾病均可伴随恶心呕吐，没有鉴别意义。但如果同时有意识障碍和神经受损表现，则脑炎可能性大；仅有意识障碍，无神经受损表现，则可能为感染性脑病或感染所致的全身衰竭；有脑膜刺激征则考虑脑膜炎或脑膜脑炎。

5. 头部 CT 或核磁共振　对于中枢神经系统疾病，不论确诊或需要排除，都是必要的检查手段，特别是脑卒中，是诊断的金标准。

（三）前庭功能障碍性疾病

眩晕伴随恶心呕吐是急诊室常见的就诊原因，但急诊医生往往难以区别具体的病因，经常做出眩晕症或脑供血不足这种模糊的诊断。

1. 症状持续时间　少于 30 秒，最常不超过 1 分钟，则可能为位置性眩晕；持续数分钟至数小时，则梅尼埃病可能性大；持续 1 天以上，则颈椎病椎动脉型和中枢性眩晕可能性大。

2. 眼振　水平或略带旋转的眼振（周围性眼振），提示前庭神经病、梅尼埃病或迷路炎；垂直或不规则眼振（中枢性眼振），提示病变在中枢。

3. 体位　某些特定体位导致发作，变换体位立刻缓解，则为位置性眩晕；发作与颈部活动有关，颈椎病可能性大；其他疾病与体位关系不大，但往往卧位略有缓解，是非特异性的。

4. 神经功能障碍　中国后循环缺血专家共识指出，如果没有神经功能障碍的表现，即相对应的运动、深浅感觉减弱或缺失，则后循环缺血的可能性非常小。因此，对于眩晕呕吐的患者，不要轻易下"椎基底动脉供血不足（后循环缺血）"的诊断。

5. 颈部疼痛　颈部的自觉痛和颈椎及附近组织的压痛，提示颈椎病的存在。

6. 辅助诊断　颈椎 X 线片，椎动脉 CTA，颈椎核磁共振成像，前庭功能检查等均有助于正确诊断。对于颈椎病椎动脉型，X 线片可以显示有无椎间孔狭窄、椎体滑脱、椎体侧旋移位、钩椎关节紊乱以及生理曲度等，因此，不能用 CT，CTA 或核磁共振替代。

（四）全身性疾病

很多全身性疾病都伴有恶心呕吐，且非唯一和主要症状，多为非特异性症状，因此，鉴别诊断意义不大。但是，有时能提示疾病的变化。

1. 感染性疾病　临床感染证据充分，伴有剧烈呕吐和头痛，应注意颅内感染的可能。

2. 内分泌代谢性疾病　糖尿病患者出现不明原因呕吐，应注意酮症酸中毒；甲状腺功能亢进患者呕吐、心率快、发热、烦躁，应注意甲亢危象的可能；慢性肾上腺皮质功能不全者，或长期服用肾上腺皮质激素者，应注意肾上腺危象可能；呕吐伴低钠血症，同时有意识障碍，不能除外低渗性脑水肿，如抗利尿激素分泌失调综合征。

3. 中毒及药物不良反应。呕吐物中的特殊气味，提示中毒可能；正在使用洋地黄的病人，不论使用时间长短，均应考虑洋地黄中毒的可能，如同时有黄视绿视现象，新发心律失常，则诊断成立。洋地黄的个体差异很大，因此，洋地黄血药浓度仅供参考，不能决定诊断；不明原因的恶心呕吐，应注意药物不良反应可能，停用可疑药物可以验证。

4. 心因性疾病。除恶心呕吐外，其他主诉很多，彼此之间缺乏病理生理联系，多方检查未发现器质性疾病证据者，应考虑心因性疾病，如神经官能症、抑郁症、厌食症、癔症等。

（五）其他系统疾病

呼吸系统疾病、泌尿系统疾病、循环系统疾病、妇科疾病、眼科疾病等都可能引起恶心呕吐，一般鉴别意义不大，但有些情况须加以注意。

1. 慢性肾病。出现恶心呕吐，提示肾功能恶化。

2. 青光眼。有时呕吐为主要症状甚至是唯一症状，但多伴有头痛眼痛，此时需询问有否虹视现象、视力下降，检查有无患侧瞳孔散大（开角型青光眼）及眼压升高，不难诊断。

（六）生理变化

恶心呕吐不一定都是疾病，在正常情况下也可发生，如正常妊娠，不良气味、不良味道、不良景象刺激等。

三、处理原则及要点

（一）针对病因治疗

能够有效地控制原发病或引起恶心呕吐的病因，就能很好地缓解症状，如中枢神经系统疾病中的恶心呕吐，绝大多数原因是高颅压，所以，降低颅内压既治疗原发病，也可以缓解恶心呕吐；前庭功能障碍所致者，眩晕缓解，恶心呕吐即可缓解。

（二）对症治疗

由于病因的确定和治疗往往需时较长，所以为了迅速缓解病人的痛苦，临床上习惯同时使用止吐药。止吐药种类较多，可根据病因不同加以选择。

1. 用于各种原因所致的呕吐

1）甲氧氯普胺。为多巴胺受体阻断药，同时还具有 5-羟色胺 4（5-HT$_4$）受体激动效应，对 5-HT$_3$ 受体有轻度抑制作用；可作用于延髓催吐化学感受区中多巴胺受体，具有强大的中枢性镇吐作用；能促进胃及上部肠段的运动，提高静息状态胃肠道括约肌的张力，增加下食管括约肌的张力和收缩的幅度，使食管下端压力增加，阻滞胃-食管反流；加强胃和食管蠕动，并增强对食管内容物的廓清能力，促进胃的排空；促进幽门、十二指肠及上部空肠的松弛，形成胃窦、胃体与上部小肠间的功能协调。因此，既可用于全身性疾病导致的反射性呕吐，也可用于胃肠疾病导致的呕吐。

2）吩噻嗪类。代表药氯丙嗪，该药阻断中脑边缘系统及中脑皮层通路的多巴胺受体，同时对 5-HT、M-型乙酰胆碱受体、α-肾上腺素受体均有阻断作用，小剂量时可抑制延脑催吐化学感受区的多巴胺受体，大剂量时直接抑制呕吐中枢，产生强大的镇吐作用。老年人使用，应注意体位性低血压。

2. 用于前庭功能障碍性疾病所致呕吐

1）H$_1$ 受体拮抗药。苯海拉明、茶苯海明、异丙嗪等都是此类药，可能通过中枢性抗胆碱能，作用于前庭和呕吐中枢及中脑髓质感受器，主要是阻断了前庭核区胆碱能突触迷路冲动的兴奋，所以，主要用于晕动病和前庭功能障碍所致的恶心呕吐。

2）地芬尼多可改善椎底动脉供血，调节前庭系统功能，抑制呕吐中枢，也有抗眩晕及镇吐作用。

3）5％碳酸氢钠 60ml 静注，能迅速缓解部分梅尼埃病的眩晕呕吐。

3. 胃肠功能障碍所致呕吐

能促进胃肠动力的药物均可适用，如多潘立酮、甲氧氯普胺、莫沙必利等。

4. 药物副作用

抗癌药等细胞毒性药物或放疗引起的呕吐，轻者可使用甲氧氯普胺，重者可使用 5 - HT_3 受体拮抗剂如阿扎司琼、昂丹司琼等。

（关　卫）

第33章 呕血和黑便

呕血和黑便绝大多数都源于消化系统疾病出血，为了叙述方便，以下分开讨论。

一、呕血

概述。呕血多见于上消化道出血，少见于下消化道近端的急性大量出血。上消化道是指十二指肠悬韧带近端的消化系统，也包括胃空肠吻合术后的近端空肠。呕血多见于消化系统疾病本身，也可鉴于全身出血性疾病和药物不良反应，少见的情况是口鼻出血所致。

（一）常见病因。

1. 食管疾病。

（1）食管胃底静脉曲张破裂；

（2）食管癌；

（3）食管炎；

（4）食管溃疡；

（5）食管憩室炎；

（6）食管贲门撕裂（Mallory - Weiss 综合征）；

（7）食管异物。

2. 胃十二指肠疾病。

（1）消化性溃疡；

（2）急性胃炎；

（3）恶性肿瘤；

（4）食管胃底静脉曲张破裂；

（5）胃黏膜脱垂；

（6）十二指肠憩室；

（7）其他少见胃病。

3. 胆管、胰腺疾病。

（1）胆管疾病；

（2）胰腺癌；

（3）壶腹癌；

（4）异位胰腺。

4. 全身性疾病。

（1）急性胃黏膜病变（应激性溃疡）；

（2）尿毒症；

（3）血液病；

5. 心血管病；

6. 结缔组织病；

7. 药物和毒物。

（二）诊断思路及诊断要点

1. 首先判断是否呕血。

（1）确定呕吐物来自胃，而非口鼻。但有时口鼻出血，吞入胃内再呕出，也会造成呕血假象；

（2）量大、鲜红或暗红，则肯定为呕血；

（3）血液在胃内存留时间较长，受胃酸作用，呈咖啡色，但是咖啡色的胃液不一定是血。我们经常发现肉眼看似胃出血的咖啡样胃液，但胃液潜血试验阴性，可能与食物或胆汁有关。所以，咖啡色胃液，如果没有其他确凿的上消化道出血的证据，一定要做潜血试验；

（4）咖啡样胃内容物伴有确切的便血，可确定为呕血（鲜血便除外）；

（5）咖啡样胃内容物伴有休克，则高度怀疑为呕血；

（6）有明确的易致呕血的疾病，则高度怀疑为呕血。

2. 判断出血量。

不能以呕吐量的多少来判断出血量的大小，因为血性胃内容物还包括胃液、胆汁、食物和水，而且多为肉眼主观判断，非容器测量，所以非常不准确。

如果除出血外没有其他明显的不适感，则出血量不大。如果出血速度缓慢，累积量虽较大，但往往症状不明显，不过这种缓慢的上消化道出血很少表现为呕血，而以便血为主。

如果病人感到乏力、头晕、黑蒙、苍白，则出血量较大，进一步出现休克表现，说明是大量出血。

由于机体代偿的原因，血红蛋白和红细胞计数下降较缓慢，所以急性出血早期，也不能作为出血量多少的指标。

3. 判断呕血的病因。

首先应该判定呕血是消化系统疾病本身亦或其他。因为治疗措施有所不同，所以此点很重要，同时也为进一步诊断提供方向、节约时间。

（1）既往消化系统疾病病史。

1）有明确的易导致出血的消化系统疾病，如肝硬化或其他门脉高压症、消化性溃疡病活动期、近期上消化道出血史等，高度怀疑出血来自消化系统疾病本身；

2）既往有慢性胃病，长期未彻底治愈，近期有加重倾向，则出血来自消化系统疾病可能性大；

3）腹痛和呕血相继出现，且上腹部有明确的阳性体征，如压痛、反跳痛、包块等，提示消化系统疾病。

（2）用药史

1）某些药物和酒精可能引起急性胃黏膜损伤如糜烂性胃炎和急性溃疡等。这种损伤发病急，愈合也快，有时24小时即可恢复，所以胃镜检查过晚则可能漏诊；

2）抗血小板药和抗凝药均可能引起消化道和其他器官出血，对于心脑血管疾病患者应询问此类药物的应用情况。

（3）其他病史。

1）危重病。呕血时是否发生在重病期间，特别是突发的危重病，如严重外伤、大面积烧伤、大手术后、败血症、休克、急性器官衰竭、重度颅脑疾病等，此类疾病易并发应激性溃疡或急性胃黏膜病变，表现为糜烂性胃炎和浅表性溃疡，这种溃疡一般不会穿孔。疾病的发生可能与应激状态下，急性胃黏膜缺血和胃酸有关，早的可在危重病发生后数小时即可出现，一般发生于2～12天。发病前往往没有先兆，出血量较大，预后不佳。但是，严重颅脑疾病，如脑外伤、脑手术后、脑出血以及脑炎等所并发的消化道出血，不同于所谓的应激性溃疡。这种溃疡可发生于食管、胃和十二指肠，通常较深，有可能引起穿孔，其发生机制可能与中枢神经反射所致的更低的胃液 pH 值有关；

2）尿毒症。尿毒症晚期也可发生上消化道出血，但发病机制与应激性溃疡不同，可能与尿素分解产生的氨和铵盐，对胃黏膜的刺激和腐蚀有关，另外，尿毒症晚期常有血小板减少，是胃出血的另一重要因素；

3）心脏病。重度心衰有时会导致消化道出血，特别是慢性肺源性心脏病的右心衰。发生机制可能与胃肠道淤血、缺氧和酸中毒有关；

4）血液病。凡是有凝血功能障碍的血液病都可能引起消化道出血，如血友病、再生障碍性贫血、白血病以及各种类型的紫癜；

5）此外，还有一些少见的情况，如胃肠道血管瘤、遗传性出血性毛细血管扩张症（如果有明确的皮肤毛细血管扩张和出血，且有家族性，应高度怀疑本病）、腹主动脉瘤向肠腔穿破、结缔组织病以及钩端螺旋体病等，也有引起消化道出血的报道，应予以注意。

（三）处置原则及要点

1. 原则上，所有病人都应该尽早行纤维内镜检查，如果病情危重，不允许做胃镜，应先抢救，病情好转后，争取尽早做胃镜。如果内镜检查不能明确诊断者，腹腔动脉造影和放射性核素扫描对诊断有一定帮助；

2. 经纤维内镜明确诊断及出血部位的，如能经内镜止血，应尽可能实施。目前方法有热凝、机械和药物局部注射三类；

3. 胃底食道静脉曲张出血，如不能经内镜止血，应尽快实施三腔双囊管压迫止血，同时采取降低门脉压的措施，如β受体阻滞剂等；

4. 必要时可采取手术治疗；

5. 失血性休克者，应实施液体复苏。

（1）已经充分止血者，应实施积极地液体复苏，复苏目标值为

1）中心静脉压（CVP）≥8（非机械通气）或≥12mmHg（机械通气）；

2）平均动脉压（MAP）≥65mmHg；

3）尿量≥0.5ml/kg/h；

4）中心静脉（上腔静脉）氧饱和度（ScvO$_2$）≥70％或者混合静脉氧饱和度（SvO$_2$）≥65％。

（2）未有效止血者，应实施控制性或延迟性液体复苏，复苏目标值为收缩压80～90mmHg，同时要积极止血。研究表明，针对活动出血者，较之积极的液体复苏，控制性液体复苏存活率高；

（3）复苏液体可用全血、血浆、白蛋白、人工胶体、生理盐水、乳酸林格液和高渗液，不用5％或10％的葡萄糖；

（4）正确的液体复苏未达目标值者，可考虑使用血管活性药物，如去甲肾上腺素、多巴胺、血管加压素等。

6. 抗酸治疗。除了 Mallory‐Weiss 综合征外，几乎所有的上消化道出血，都有胃酸的参与，所以，都应该使用抗酸药，力争将胃液的 pH 值保持在≥6。首选质子泵抑制剂，次选 H$_2$ 受体拮抗剂。参见 2009 中国急性非静脉曲张性上消化道出血诊治指南；

7. 没有凝血功能障碍者，不建议使用止血药；

8. 对因治疗。

二、便血

全消化道出血都会有便血的表现，只要出血量达到 5ml，便潜血即可呈阳性。所以，消化道出血，即意味着便血，几无例外。本节只讨论下消化道出血。

（一）常见病因

1. 小肠疾病。

（1）急性出血坏死性肠炎；

（2）肠结核；

（3）克罗恩病；

（4）空肠憩室炎或溃疡；

（5）回肠远端憩室炎或溃疡；

（6）肠套叠；

（7）小肠肿瘤；

（8）小肠血管瘤；

（9）Dieulafoy 病。

2. 结肠疾病。

（1）慢性非特异性溃疡性结肠炎；

（2）结肠憩室；

（3）结肠息肉病；

（4）结肠癌。

3. 直肠疾病。

（1）肛管直肠损伤；

（2）溃疡性结肠炎；

（3）结核性直肠溃疡；

（4）直肠新生物；

①直肠息肉；

②直肠乳头状瘤；

③直肠癌；

④直肠类癌。

（5）邻近恶性肿瘤或脓肿侵及直肠；

（6）放射性直肠炎。

4. 肛管疾病。

（1）痔；

（2）肛裂；

（3）肛瘘；

5. 肠系膜血管病。

（1）肠系膜动脉闭塞症（缺血性肠病）；

（2）肠系膜静脉血栓形成；

6. 全身性疾病。

（1）血液病；

（2）尿毒症；

（3）急性传染病和寄生虫病；

（4）维生素缺乏症；

（5）中毒或药物副作用；

（6）遗传性出血性毛细血管扩张症；

（7）白塞氏病；

（8）弹性假黄瘤。

7. 上消化道出血。

（二）诊断思路及诊断要点

1. 除外上消化道出血。

2. 除外饮食因素所致黑便如动物血等。

3. 小肠疾病。诊断较为困难，如果能够除外上消化道出血和结肠及以下部位的出血，则只能考虑小肠出血。一般各种小肠疾病几乎没有特异性临床表现，因此，很难通过症状和体征确诊。但是，如果突然出现腹痛、呕吐、便血、便与血不相混、黏液便、腹部痛性肿块、无发热，则应高度怀疑肠套叠。如果没有痛性肿块，而有寒战发热等脓毒症表现，应怀疑急性出血坏死性肠炎。

下列辅助检查对确诊小肠疾病有帮助。

（1）X线钡餐及气钡双重造影；

（2）推进式小肠镜。可检查蔡氏韧带下 60cm 以内空肠，通过结肠可检查部分远端回肠，距离视结肠长度而定；

（3）双气囊全小肠镜；

（4）胶囊内镜；

（5）血管造影，对小肠毛细血管扩张症有确诊意义；

（6）核素扫描；

（7）腹部 CT。

4. 结肠疾病。

228

几乎所有的结肠疾病都可能有腹泻、黏液便、血便或腹痛等症状，也没有特异性的临床表现，所以，最后确诊往往都需要辅助检查。纤维结肠镜检查加活检，能做出大部分诊断。多层 CT 仿真内镜，不但能发现肠腔内的病变，对肠壁病变也有帮助。检查阳性者，仍需行结肠镜检查。无多层 CT 时，可行 X 线气钡双重造影检查，但远不如前者。肿瘤标记物检查，特异性、敏感性都不高，早期诊断意义不大。

5. 直肠肛管疾病。

往往为鲜血便，血液附在粪便表面，或便后滴血。直肠炎或溃疡，有时伴便次增多，排便不净感。直肠癌晚期，可有排便困难。

最简单的检查是肛门直肠指诊，能确诊大部分肛管疾病和少部分直肠疾病，但是直肠疾病的确诊，仍有赖于直肠镜。应注意直肠周围组织疾病侵及直肠和肛管。

6. 肠系膜血管病。

缺血性肠病是肠系膜动脉狭窄或闭塞所致，并非少见，由于诊断困难，且非坏疽性缺血性肠病有自愈倾向，所以极易漏诊。本病无特异性临床表现，但有些证据可提供诊断线索。

（1）腹痛先于便血，往往提前 1 天；

（2）腹痛发生率几近 100%，便血发生率不确定，据报道有坏疽者可达 80% 以上；

（3）严重动脉硬化或栓塞病的其他证据，特别是冠心病、高血压性心脏病、风湿性心脏病、动脉硬化闭塞症、心力衰竭等；

（4）在少数情况下，并非动脉硬化所致，如血管炎、肿瘤压迫、自身免疫系统疾病、血液病、胰腺炎、血管畸形等。

因为病变多发生于结肠脾曲，所以结肠镜对确诊意义重大。不能做结肠镜者，可通过彩超检查肠系膜动脉血流和肠壁厚度，特异性和敏感性均较高。有报道，阳性预测值达 81%，参考意义很大。选择性血管造影和 CT 血管成像对诊断有帮助，但目前 DSA 对小动脉闭塞敏感性低，所以血管造影阴性也不能除外本病。气钡双重造影或仿真结肠镜如果发现指压痕或锯齿样黏膜像，则有确诊意义。

肠系膜静脉血栓形成的诊断更为困难，很少有术前确诊者。下列征象可提供诊断方向。

（1）渐进性腹痛，腹痛前可有腹部不适、腹胀等前驱症状；

（2）可有便血和发热；

（3）症状重，体征轻；

（4）腹膜炎或腹腔血性渗液；

（5）门脉高压症和腹腔感染易致本病。

结肠镜、彩超发现静脉增宽、CT静脉期血管成像、肠系膜上动脉造影对诊断有帮助。

7. 全身性疾病。

下消化道出血是某些全身性疾病的表现之一，但即使已经确诊的某些全身性疾病能够导致小肠出血，也不能绝对肯定出血就是该病所致。如果便血的发生缓解与全身疾病的加重缓解相一致，按原发病治疗有效，而又无其他原因可以解释，则可认为便血是源于全身性疾病。

8. 比较缓慢的上消化道出血，有时仅表现为便血，应予注意。

（三）处置原则及治疗要点

1. 有失血性休克者，首先行抗休克治疗。失血性休克的液体复苏，同呕血一节；

2. 有外科急腹症证据者，应尽早手术，特别是缺血性肠病已发生坏疽者，手术治疗是唯一能够挽救生命的方法；

3. 有条件者，结肠镜和小肠镜应作为首选检查手段和治疗手段；

4. 血管病所致者，如无手术指征和坏疽，可抗凝、抗血小板或溶栓治疗；

5. 有感染征象者，应选择覆盖肠道菌群并对厌氧菌有效的抗生素；

6. 针对病因和原发病治疗。

（关　卫）

第34章 紫 癜

【概述】

紫癜是皮下的点状或片状出血，是出血性疾病的皮肤表现，可见于血管性疾病和血小板疾病，也可见于血管周围组织疾病。

一、常见病因

（一）血管性疾病

1. 过敏性紫癜；

2. 症状性非血小板减少性紫癜；

3. 单纯性紫癜；

4. 机械性紫癜；

5. 直立性紫癜；

6. 血管性假血友病；

7. 遗传性出血性毛细血管扩张症；

8. 遗传性家族性单纯性紫癜。

（二）血小板疾病

1. 特发性血小板减少性紫癜；

2. 继发性血小板减少性紫癜；

（1）药物性；

（2）感染性；

（3）血液病；

（4）结缔组织病；

（5）血栓性血小板减少性紫癜；

（6）伊文思综合征；

（7）溶血性尿毒症综合征；

（8）抗磷脂抗体综合征；

（9）甲状腺功能亢进；

（10）大量输血。

3. 先天性血小板减少性紫癜；

4. 周期性血小板减少症；

5. 血小板无力症；

6. 血小板病（血小板第 3 因子异常）；

7. 出血性血小板增多症。

（三）凝血功能障碍

1. 血浆凝血因子缺乏；

（1）遗传性凝血因子缺乏症（单一凝血因子缺乏）；

（2）获得性凝血因子缺乏症（多为多种凝血因子缺乏）。

2. 凝血因子耗损增加；

（1）弥散性血管内凝血（DIC）；

（2）副蛋白血症。

3. 存在抗凝物质。

（四）血管周围组织疾病

1. 老年性紫癜；

2. 恶病质紫癜；

3. 爱-唐综合征；

4. 弹性假黄瘤；

5. 遗传性间质发育不全。

二、诊断思路及要点

紫癜只是出血性疾病的表现之一，但往往是促使患者就诊的主要因素。多数出血性疾病的确诊需要血液化验的证据，不能仅以临床表现获得正确的诊断。

（一）临床特征比较明显，典型情况下可以不依赖辅助检查的即能得出初步诊断或确诊的疾病。

1. 遗传性出血性毛细血管扩张症。如果具备全部下列 3 项表现，则诊断成立。

(1) 固定某一部位的皮肤黏膜毛细血管扩张;

(2) 毛细血管扩张部位反复出血;

(3) 阳性家族史。

2. 老年性紫癜。皮肤高度退行性变，组织松弛，毛细血管脆性增加，轻微外伤，如拉扯、挤压、捻挫等，即可造成沿静脉分布的片状紫癜，且常无自觉症状，可自愈。

3. 机械性紫癜和直立性紫癜。这两种紫癜都与机械性或重力性因素导致的静脉压过高，毛细血管破裂有关，如剧烈咳嗽或胸部挤压，使胸腔内压增高，上腔静脉区域出现紫癜;反复测量血压，使袖带压迫处或远心端出现紫癜;长时间站立不动，下肢出现紫癜等。仔细询问发病过程不难诊断。

4. 过敏性紫癜。本病的紫癜有 3 个特点，一是唯一的可突出皮肤的紫癜（并非所有病例），即可以触摸到的紫癜;二是同时具有充血和出血的特性，即压之可部分退色，其他紫癜压之不褪色;三是对称分布。如果具备上述三个特点，过敏性紫癜基本可以成立，再加上过敏因素、和/或关节炎、腹痛、肾损害表现，则可确诊。本病血小板、出凝血功能检查正常。

(二) 必须有实验诊断证据才能确诊的疾病。下列实验室检查有助于明确紫癜的病因，但并非全部试验都要做，而是从简单快捷的实验开始，通过渐进式检查，逐层确定或排除某些疾病，以达最后确诊的目的。但是做实验室检查前应认真询问病史，仔细查体，有助于确定检查方向。例如紫癜合并显而易见的出血，通过加压很容易止血，则考虑是血管性疾病，反之考虑是凝血功能障碍所致。

1. 血小板计数正常，包含下列疾病:

(1) 血管周围组织疾病所致的紫癜;

(2) 血管性疾病导致的紫癜;

(3) 血小板无力症;

(4) 血小板病（可有间歇性血小板减少）。

2. 血小板计数减少，包含下列疾病:

（1）特发性血小板减少性紫癜；

（2）继发性血小板减少性紫癜；

（3）先天性血小板减少性紫癜；

（4）周期性血小板减少症；

（5）血小板病（有时血小板计数正常）。

3. 血小板计数增多，见于下列疾病：

（1）原发性出血性血小板增多症；

（2）继发性出血性血小板增多症，如继发于真性红细胞增多症、慢性粒细胞白血病、急性出血或溶血、恶性肿瘤、骨髓纤维化及脾切除术后等。

4. 出血时间延长，见于下列疾病：

（1）血管性假血友病；

（2）维生素C缺乏症；

（3）出血性毛细血管扩张症；

（4）原发或继发性血小板减少性紫癜；

（5）血小板增多症；

（6）血小板病。

5. 阿司匹林耐受实验阳性，见于血管性假血友病。

6. 毛细血管脆性试验（束臂试验）阳性，见于下列疾病：

（1）过敏性紫癜；

（2）原发或继发性紫癜；

（3）毛细血管扩张症；

（4）坏血病（维生素C缺乏症）；

（5）血小板病。

7. 血管性假血友病因子（VWF）降低见于：

（1）血管性假血友病；

（2）血友病携带者。

8. 血小板功能检查。包括血小板黏附功能、血小板聚集功能、血块退缩实验及血小板第3因子有效性测定等，对诊断血小板病和血小板无力症有确诊意义。当然，继发性血小板功能障碍如尿毒症、严重肝病、异常蛋白血症、骨髓增生综合征和长期服用抗血小板药等，也可出现阳性结果。

9. 凝血功能障碍性疾病，可做如下检查，如果均正常，则基本可除外。

(1) 凝血酶原时间 (PT)；

(2) PT 活动度；

(3) 活化部分凝血活酶时间 (APTT)；

(4) 凝血酶时间 (TT)；

(5) 纤维蛋白原 (FIB)；

(6) INR。

如果上述检查结果任意一项出现阳性结果，则表示可能有凝血功能障碍，则应进一步筛查，是否属于遗传性或获得性疾病。一般而言，遗传性凝血功能障碍是单一的凝血因子缺乏或缺陷，而获得性凝血功能障碍则同时有多个凝血因子减少或功能障碍。

凝血因子的检查难以普及，而且急诊科所遇到的出血性疾病多为继发性，所以，应注意有无可导致凝血功能障碍的原发病，对快速确诊有重要意义，如慢性肝病、非霍奇金淋巴瘤、多发骨髓瘤、白血病、实体恶性肿瘤、维生素 K 缺乏症、阻塞性黄疸、吸收不良综合征、手术、创伤、败血症、休克等。心血管疾病患者应询问抗凝、抗血小板及抗栓药物的应用，亦应特别注意其他药物副作用。

10. DIC。DIC 有时会以紫癜为首发症状，如果有 DIC 的致病因素，应想到本病的可能。DIC 的早期诊断、早期治疗对预后极为关键，晚期的死亡率几近百分之百。不要等到典型的临床表现出现和所有的检查结果都阳性才做出诊断，血液化验变化要早于临床表现，因此，必须密切监测某些实验室检查的动态变化，才能做到早期诊断。

(1) 任何可能导致 DIC 的因素存在；

(2) 不能充分解释的血小板进行性减少，不管是否在正常范围内，均应加以重视。我们有 1 例严重中毒的病人，入院时血小板 $430 \times 10^9/L$，8 小时后降到 $270 \times 10^9/L$（正常值（100~300）×

235

$10^9/L$），最后确诊为 DIC，且按 DIC 治疗，抢救成功。因此，有 DIC 可能者，应几小时 1 次查血小板，直至排除诊断；

（3）如果 D 二聚体（D－Dimer）和纤维蛋白原降解产物（FDP）同时阳性，则 DIC 的可能性高达 95%。此 2 项检查亦应数小时 1 次，直至排除诊断；

（4）如果 PT、APTT、TT、FIB 异常，但 D－Dimer 和 FDP 正常，也不能诊断 DIC，如果仍怀疑 DIC，则可动态观察。3P 试验和优球蛋白溶解时间的特异性和敏感性不如 D－Dimer 和 FDP。

三、处理原则及治疗要点

（一）迅速采血，查血常规、PT、APTT、D－Dimer，结合临床表现，确定引起紫癜的疾病或诊断方向；

（二）如果有休克表现，应考虑到失血性休克或过敏性休克两种可能。如果是失血性休克，则以消化道出血可能性大，其他部位出血则以器官损害为主，较少出现休克，在出血停止前应行限制性液体复苏，可参考消化道出血的处置原则。过敏性休克应以抗过敏药物如肾上腺皮质激素和抗组织胺药，及血管活性药为主；

（三）如果没有明确的凝血因子缺乏证据，不应使用凝血因子，且尽量避免使用止血药，以免促发血栓形成；

（四）继发性紫癜应以治疗原发病为主；

（五）原发性紫癜或遗传性凝血因子缺乏症，在补充凝血因子时，应补充单一凝血因子，避免使用复方制剂；

（六）继发性凝血功能障碍，应补充多种凝血因子，以复方制剂为主，或新鲜血浆；

（七）针对 DIC，不能单纯补充血小板和凝血因子，必须同时使用肝素或低分子肝素，可以辅用氯吡格雷和双嘧达莫，同时应尽可能保证血压在正常范围内。DIC 早期可单纯使用抗凝和抗血小板治疗，不必须使用凝血因子和血小板。

（关　卫）

第 35 章 血 尿

【概述】

血尿（Hematuria）正常人尿液中无红细胞或仅有少量红细胞（0～2 个/HP），当新鲜尿液离心（每 10ml 尿以 1500 转速转 5 分钟）沉渣镜检，每高倍镜视野下红细胞≥3 个或新鲜尿液直接记数红细胞超过 8000/ml 或 12 小时尿 Addis 记数红细胞超过 5×10^6，称为血尿。血尿根据外观和颜色分类，可分为镜下血尿（Microscopic hematuria）和肉眼血尿（Macroscopic hematuria）。镜下血尿为尿液中红细胞较少，肉眼观察尿色正常，称为镜下血尿；肉眼血尿为尿液中红细胞较多，肉眼观察尿色呈洗肉水样、红色或浓茶色。根据血尿发作时间可分为一过性、间歇性和持续性血尿。根据血尿发作伴有的症状又可分为症状性血尿和无症状性血尿。根据其排尿先后又可分为初始血尿、终末血尿和全程血尿。血尿是泌尿系统疾病常见的一种重要的临床表现。

【诊断思路】

血尿的诊断思路为首先确定是否为真性血尿，再明确是否为泌尿系统病变，最后做出定位及病因诊断。

一、病史及临床表现

1. 病史

血尿的诊断中首先需排除月经、阴道或直肠出血污染尿液所致的假性血尿及服用利福霉素类药物所致的红色尿。此外正常人剧烈运动后尿红细胞可一过性增加至 10 000～60 000/ml。详细采集病史，了解患者月经、妇科疾病及直肠疾病情况，有无服用相关药物等。

确定为真性血尿后，了解血尿出现的时间，有无初始血尿、终末血尿或全程血尿情况，有无血凝块，有无牙龈出血、全身淤斑、咯血、消化道出血等情况。有无外伤史、结核病史、尿路结石病史、系统性红斑狼疮病史及糖尿病史等，有无尿路刺激症状、肾绞痛、伴有发热等情况，有无大量或长期服用相关药物情况等，有无家族遗传倾向等。病史详细与否将直接影响进一步检查的方向及病因诊断。

2. 临床表现及伴随症状

（1）血尿伴疼痛常提示尿路结石，绞痛或胀痛，较剧，常难以忍受，大汗淋漓等。肾结石多为胀痛；输尿管结石常为绞痛，解痉药物可明显缓解疼痛；膀胱结石可出现排尿困难或排尿中断现象；膀胱结石滑入尿道可引起剧烈疼痛，针刺样，有时可见细小结石排除。此外泌尿系结核、肿瘤及肾盂肾炎也可引起疼痛。

（2）血尿伴发热常见于泌尿系统感染、钩端螺旋体病、流行性出血热、急性肾盂肾炎等。

（3）血尿伴出血倾向常见于血液疾病，血小板减少性紫癜、血友病、白血病等。

（4）血尿伴尿频尿急尿痛等膀胱刺激症状，提示病变在膀胱或后尿道，急性膀胱炎、急性肾盂肾炎、前列腺炎等。

（5）无症状性血尿，多见于 IgA 肾病、肾肿瘤等。

（6）血尿伴腹部肿块，常见于泌尿系统肿瘤、多囊肾、异位肾等。

二、体格检查

血尿患者的体格检查，体温高者，多考虑感染性疾病；血压高者，应想到慢性肾炎等。注意皮肤黏膜有无出血。肾区、输尿管区和膀胱区压痛及叩痛有助于泌尿系统疾病的诊断。疑有相关疾病的体征，如怀疑有系统性红斑狼疮者，应注意有无脱发、面部蝶形红

238

斑、雷诺征等。

三、辅助检查

（1）尿常规检查：当尿沉渣用显微镜观察 10 个高倍视野（HP）平均红细胞＞3 个/HP。若进一步推测血尿来源，可做尿三杯试验：分别取三杯一次排尿过程中的初段、中段及末段尿液做尿沉渣镜检，初段血尿提示来自尿道，末段血尿提示可能为膀胱三角区或前列腺病变，全程血尿提示膀胱及膀胱以上泌尿系统病变。

（2）尿蛋白含量测定：新鲜尿离心后测尿蛋白量。肉眼血尿蛋白浓度＞0.4g/L，镜下血尿蛋白浓度＞0.2g/L 为肾小球性血尿。除蛋白外伴颗粒管型、细胞管型，特别是红细胞管型者提示为肾小球性血尿。

（3）尿红细胞形态检查：红细胞形态检查也可为血尿的定位诊断提供一定的依据，近年来把尿中红细胞形态分成三种：①正常红细胞；②轻微变形红细胞：包括小红细胞、影子样红细胞、球形红细胞、帽盔状红细胞；③严重变形红细胞：芽孢状红细胞、环状或靶样红细胞、穿孔状红细胞、破裂红细胞。其中变形红细胞＞30%或芽孢状红细胞≥5%可考虑为肾小球性血尿；变形红细胞＜30%或为均一的正常红细胞可考虑为非肾小球性血尿。

（4）血清免疫学检查：C3 补体，自身抗体检查等可提示是否肾小球病变。

（5）静脉肾盂造影、泌尿系统 B 超、CTU 等检查可明确或排除肿瘤、结石等情况。

（6）膀胱镜及输尿管镜检查：可对下尿路、膀胱及输尿管中下段的出血情况做出定位诊断。

四、病因诊断

1. 肾小球性血尿

（1）肾小球疾病：病史中可能发现患者伴长期高血压、蛋白尿等，体格检查可有水肿或曾有水肿症状等，尿液检查中可发现尿管型，免疫学检查可发现自身抗体及补体异常等等。

（2）遗传性肾炎：或称 Alport 综合征，多发于青少年，血尿为镜下或肉眼血尿，持续或复发，家族中有耳部疾病、眼疾患和肾功能损害患者。

（3）薄基底膜肾病：肾小球病变是基底膜变薄，又称家族性良性血尿，临床表现为持续性镜下血尿，家族史阳性。

（4）IgA 肾病：是我国肾小球源性血尿最常见的病因，多数表现为反复发作的血尿，起病多在儿童和青少年，病史中有前驱上呼吸道感染症状。

2. 非肾小球性血尿

（1）泌尿系感染：血尿伴尿路刺激症状，尿频、尿急、尿痛伴发热时应考虑泌尿系感染，肾盂肾炎、感染伴结石可有肾叩击痛等，血常规血象升高，尿常规白细胞增多；行尿培养及菌落计数可确定诊断。

（2）泌尿系结石：血尿伴腰痛或腹痛者须考虑泌尿系结石，肾盏和肾盂静止性结石可仅有血尿而无腹痛或腰痛，X 线或泌尿系 B 超可有阳性发现。

（3）泌尿系肿瘤：肾、输尿管、膀胱、前列腺肿瘤引起的血尿，可在肿瘤标记物、B 超、静脉肾盂造影或 CTU 检查中有阳性发现，也可在膀胱镜检查中取到标本行病理学检查明确。

（4）尿路畸形：常见的有肾盂-输尿管连接部狭窄、肾盂积液和多囊肾等，大量积液和婴儿型多囊肾有时可在腹部触及肿物。可经 B 超等影像学检查可明确诊断。

（5）胡桃夹综合征等血管畸形：左肾静脉行经主动脉与肠系膜上动静脉的夹角间，如夹角过窄，可受压而发生血尿或蛋白尿。诊断需凭 B 超或彩色多普勒血管声检查，左肾静脉远端口径较近端扩大 3 倍以上，CTU 提示血管走行畸形，同时证实血尿来自单侧肾，尿中红细胞均一性等，可明确诊断。

3. 全身性疾病 ①感染性疾病，如流行性出血热，猩红热、钩端螺旋体、败血症；②血液病，如血小板减少性紫癜，再生障碍性贫血，白血病及血友病等；③急性风湿热、系统性红斑狼疮、结节性多动脉炎、过敏性紫癜；④血管炎、充血性心力衰竭、亚急性心内膜炎（SBE）、急进性高血压。在病史、体格检查及辅助检查中可有阳性发现。

4. 肾邻近器官疾病 如盆腔炎、急性阑尾炎、结肠或直肠炎症、恶性肿瘤如宫颈癌、结肠癌等及其他疾病侵及或刺激尿路时可产生血尿，可根据病史体征及相关检查做出鉴别。

5. 药物 环磷酰胺（CTX）、抗凝药、磺胺、吲哚美辛、甘露醇、汞剂等可引起血尿。需详细追问有无服药史明确。

6. 功能性血尿 健康人可于运动后出现血尿，为运动后一过性血尿，而休息后血尿消失。

【处理原则】

血尿的治疗包括对症治疗及病因治疗。原则上在对症处理的同时，通过方便快捷的方法尽快做出病因诊断，让患者能及时接受病因治疗，解除病因、延缓或阻止病情进展。

1. 对症治疗 主要包括对伴随症状的处理。伴绞痛的患者可予654-2等解痉止痛治疗；伴发热的患者可予降温及抗生素治疗；伴出血倾向的可予止血或补充相关凝血因子等治疗；伴膀胱刺激症状明显者可予抗生素治疗的同时，再予口服碳酸氢钠片1片，每天3次，可以减轻症状及抑制细菌生长繁殖。对于出血量较多，出血时间较长，血色素甚至血压下降的患者可急诊纠正贫血，维持生命体征，行膀胱镜及输尿管镜检查，明确出血部位，做出相应处理；对于有较多血凝块排除或排尿困难、中段症状明显患者可予先行留置导尿等对症处理。

2. 病因治疗 及时做出病因及定位诊断后，对于泌尿系感染引起的血尿，嘱多饮水，促进细菌及炎性渗出物的排除，给予抗感染治疗，临床上应用磺胺类、头孢类或喹诺酮类等药物，获得尿培养结果后按药敏选择。对于药物引起的出血性膀胱炎应立即停药等等。对于肾小球性疾病引起的血尿，可给予相关免疫抑制等专科治疗。对于全身性疾病、泌尿系结石、肿瘤引起的血尿，可予手术或非手术方式解除病因或延缓病情进展。

（徐正宽　马岳峰）

第36章 腰 痛

【概述】

腰痛（lumbodynia）是急诊诊疗中常见的症状，一般指上起第12胸椎水平，下至骶部区域的疼痛。按症状时间可分为：急性疼痛≤3个月，慢性疼痛>3个月，按症状的发作状态又可分为持续性疼痛及发作性疼痛。腰痛的发病率仅次于感冒，男女均以35～55岁为疾病高发期。引起腰痛的原因很多，可以由腰背部组织直接病变引起，也可由邻近器官、后腹膜脏器或脊柱病变引起。

【诊断思路】

腰痛的原因众多，发病机制复杂，在急诊诊疗中主要是根据病史、症状及体征、辅助检查等及时作出病因诊断。

一、病史及临床表现

1. 病史

采集腰痛患者的病史时，需了解起病急缓，有无诱因，疼痛部位是否明确，持续性还是发作性疼痛，有无加重缓解因素；是否伴有全身症状，如发热畏寒、乏力、盗汗、消瘦、皮疹、晨僵等；有无其他关节肿痛、畸形、功能障碍等。既往有无类似症状发作，有无做过相关检查及治疗等；是否有家族性遗传倾向；同时问诊者应注意患者在回答问题时语态是否正常，是否有癔症相关精神症状等。病史的详细采集可为下一步处理提供一个大致的诊疗及检查方向。

2. 临床表现及伴随症状

（1）腰痛 腰痛可为自主感觉痛，持续存在或反复发作，也可为按压或叩击后感疼痛，脊柱固定压痛点一般提示脊柱或小关节病变；肾区叩击痛一般为肾脏或输尿管病变，脊柱旁疼痛一般为肌源性疼痛。

（2）功能障碍　腰痛常伴有功能障碍，活动受限。一般由两种机制引起功能障碍，一是急性或长期疼痛引起的机体自我保护，减少活动，以免疼痛加剧；二是疾病本身导致的解剖结构改变，使原有功能下降或丧失，如强直性脊柱炎。

（3）畸形　一般为骨性病变引起，脊柱压缩变形、骨折、椎体结核、强直性脊柱炎等引起外观上的改变。

（4）腰痛伴全身症状　发热畏寒、食欲下降、体重改变、一般提示感染性疾病，结核、泌尿系结石等，强直性脊柱炎及类风湿关节炎也可引起发热。

（5）伴其他关节疼痛或畸形　一般由关节炎性疾病累及脊柱而导致的腰痛，类风湿关节炎、强直性关节炎，自身免疫性疾病等。

（6）伴晨僵　全身关节炎性疾病如类风湿关节炎、强直性脊柱炎会引起晨僵，晨僵的时间和疼痛关节部位可以帮助鉴别。

（7）与活动的关系　肌源性如腰肌劳损、骨性关节炎、腰椎结核、脊柱肿瘤等活动后加重疼痛，而类风湿关节炎或强直性脊柱炎等活动后减轻，泌尿系结石等与活动关系不明显。

（8）放射痛　腰椎间盘突出，压迫神经根可引起相应下肢的麻木，放射性疼痛，若长时间不能解除压迫还会引起下肢肌肉萎缩，一些不典型的心绞痛，也可放射至腰背部，或单纯以腰背部疼痛为临床表现，不容忽视。

（9）伴精神症状　癔症性疼痛也常表现为腰疼，但疼痛的时间、性质、部位常常变化，镇痛剂无效，癔症性疼痛的诊断需小心排除器质性病变后才能做出。

二、体格检查

腰痛的体格检查包括基本生命体征、体温、血压、呼吸、心率外，还需尽量确定疼痛部位，明确是否部位局限。脊柱外形有无畸形，步态，腰部活动范围等。目的是希望通过体格检查来提供病因诊断的诊断依据。

（1）步态　腰扭伤或腰椎结核患者常以双手扶腰行走；腰椎间盘突出症的患者，行走时身体常向前侧方倾斜；强直性脊柱炎行走时颈部前伸，胸腰椎变平直，整个脊柱僵硬，步态缓慢强直等。

（2）腰部有无肿胀　腰椎结核椎旁寒性脓肿穿破骨膜后积聚在腰大肌鞘内，形成腰大肌脓肿，压力过高时引起疼痛肿胀，一般在病变后期发生，少数病人发现寒性脓肿才来就诊。

（3）压痛点　局部固定压痛点常提示特定病变。腰背肌压痛常见于腰肌劳损；腰部肌痉挛常见于腰椎结核、急性腰扭伤及腰椎滑脱等保护性现象。

（4）拾物试验阳性提示腰椎病变。

（5）骶髂关节过伸试验（Naoholos sign）及骶髂关节扭转试验（Gaenslen sign）阳性提示骶髂关节病变。

（6）直腿抬高试验（Lasegue sign）及加强试验（Braqard sign）阳性常提示腰椎间盘突出症。

（7）肾区叩击痛　肾结石或急性肾盂肾炎患者可有轻度叩击痛。

三、辅助检查

（1）血常规　血象中白细胞、中性粒细胞的变化可以明确是否为感染性疾病。

（2）血清类风湿因子及 HLA-B27 检查　90％强直性脊柱炎血清 HLA-B27 为阳性，而类风湿因子均为阴性。

（3）B超　泌尿系B超可以明确泌尿系结石情况；后腹膜B超可提供邻近器官如胰腺等有无占位、炎性渗出、假性囊肿等情况；浅表软组织B超可明确腰大肌等软组织有无寒性脓肿形成等。

（4）X线　在急诊诊疗中简单易行，可明确肾及输尿管部位有无阳性结石；脊柱形态有无畸形，骨质是否变薄及破坏，是否累及椎弓根，椎间隙正常与否，椎旁有无软组织影。晚期强直性脊柱炎腰椎X线呈竹节样改变等。

（5）CT 及 MRI　CT 检查主要了解腰部及腹膜后骨性或软组织及器官病变范围，腰突症中可见椎间盘突出，硬膜囊受压变扁，脊柱肿瘤、脊柱结核可见骨质破坏等。MRI 检查对软组织特别是脊髓受压等情况了解更为明确。

（6）脊髓造影　脊髓造影是一种侵袭性检查，目前已经少用，可以明确诊断椎管占位、椎管狭窄等疾病。

四、病因诊断

腰痛的病因众多，发病机制复杂，急诊诊疗中需根据病史、体征、体格检查及辅助检查等作出病因诊断，下面对一些常见的病因作简单介绍。

（1）邻近组织器官病变引起的腰痛　肾及输尿管结石引起的肾绞痛，疼痛较剧烈，病史中可能有结石病史，体格检查可有肾区叩击痛或输尿管压痛点，或伴发热畏寒，X 线及 B 超检查可能发现阳性结石确诊病因；急性肾盂肾炎，多为钝痛或酸痛，伴发热畏寒，全身酸痛，食欲缺乏等全身症状，体格检查中肾区叩击痛，辅助检查中可发现血尿，白细胞尿，白细胞管型等，尿液培养可发现致病菌；胆囊、胰腺炎症、消化性溃疡等引起的腰部疼痛，疼痛部位不局限，无固定压痛点，可有腹部压痛，Murphys 征改变，严重时可有腹膜刺激症状，B 超及 CT 可发现腹部病变而确诊病因。有些不典型性心绞痛也可表现为腰部疼痛，需根据心电图、心肌酶谱检查等明确或排除。

（2）腰椎退行性疾病　一般包括腰椎间盘突出症，腰椎管狭窄症，腰椎滑脱。腰椎间盘突出症临床表现多为腰痛及坐骨神经痛；可引起对应的肢体麻木，直腿抬高试验和加强试验阳性，查腰椎 CT 和 MRI 可明确腰椎间盘突出情况而做出病因诊断。腰椎管狭窄症症状和腰突症相似，可引起腰痛，间歇性跛行，主要鉴别在于体征相对较少，直腿抬高试验常为阴性，CT 检查腰椎间盘膨出而非突出纤维环，引起椎管狭窄。腰椎滑脱主要为椎弓峡部裂性和退行性改变，引起相邻两椎体相对移位，影像学检查可明确。

（3）强直性脊柱炎 属血清阴性脊柱关节病变（阳性者仅占14%以下），症状主要为腰痛和骶髂部疼痛，伴僵硬感，适当活动后可略缓解，行走时颈部前伸，胸腰椎变平直，整个脊柱僵硬，步态缓慢，辅助检查中血清 HLA－B27 可为阳性，骶髂关节过伸试验和骶髂关节扭转试验阳性，X 线检查可见骶髂关节面模糊，间隙变窄甚至融合，脊柱晚期呈"竹节样"改变。

（4）腰椎结核与肿瘤 腰椎结核属慢性炎症性病变，可先有其他部位如泌尿系统结核、肺结核等病史，有全身症状，长期低热，盗汗，乏力，体重下降等全身表现，局部表现为局部压痛，肌痉挛和脊柱活动受限，当寒性脓肿形成时腰部可触及肿胀感，甚至窦道形成，截瘫症状等，拾物试验阳性，行走时双手托住腰部，头及躯干向后倾。辅助检查中发作期结核菌素试验可为阳性，X 线常见多个椎体受累，椎间隙变窄，骨质破坏，椎体塌陷，CT 及 MRI 可发现椎间盘破坏和周围软组织病变情况，寒性脓肿界限等。而腰椎肿瘤多见于老年人，腰部疼痛逐日加重，不随体位和活动改变而变化，X 线可见骨破坏，常单个椎体病变，累及椎弓根，椎间隙正常，CT 及 MRI 检查可见椎体有占位性病变，而无椎旁软组织病变，穿刺或切取病理活检可明确。

（5）外伤性及劳损性腰痛 外伤性腰痛为有明确的外伤史，起病比较急，活动时疼痛加剧，血沉、CRP、血象正常，影像学检查可明确是否有腰椎及骶髂关节损伤；劳损性腰痛为工作中需长期重体力劳动，频繁弯腰扭转动作，或长期静止性姿势，如驾驶员等引起。

（6）腰椎关节突关节综合征 多为中年女性，既往无外伤史，多在正常活动时突然发病，突感腰部疼痛，剧烈，不敢活动，第一次发作后，可经常发作，体格检查时脊柱向痛侧侧弯，腰、骶棘肌出现保护性肌痉挛，局限压痛点，直腿抬高试验阴性。CT 可以发现关节突肥大、增生、硬化，关节半脱位及关节骨质增生引起的侧隐窝狭窄等；MRI 显示增生关节突关节对椎管及神经根管的压迫，关节囊的水肿，关节囊内软组织突出及关节腔内的滑膜变化等。关节突关节阻滞是诊断关节突关节综合征的金标准。

（7）其他引起腰痛的疾病 腰部纤维组织炎、癔症性疼痛等。

【处理原则】

对腰痛的处理包括对症治疗和病因治疗，病因治疗需明确病因诊断后才能进行，故急诊诊疗中需对症治疗和病因诊断同时进行。对腰痛的治疗应该因人而异，其目的是尽早恢复功能活动及工作。对于急性腰痛，可通过适当的卧床休息和对症治疗达到治愈。而慢性腰痛的治疗最为困难，除对症治疗外，还需要长期的腰腹肌锻炼和心理治疗进行配合。

（1）对有发热，血象高等感染征象的患者，可以尽早使用广谱抗生素、解痉、消炎镇痛等，同时完善相关检查明确感染部位等病因诊断。对非感染性病变的对症处理，一般包括①卧床休息；②消炎镇痛剂、肌肉松弛剂；③理疗、按摩；④封闭疗法；⑤牵引；⑥功能锻炼；⑦劳动保护，减少重体力活动，停止长期静止性姿势的工作等。

（2）病因治疗 明确病因诊断后，可对病因进行治疗，因病因复杂，种类繁多，总体上说病因治疗可分为非手术治疗和手术治疗等，非手术治疗包括药物治疗、物理运动疗法等，而手术治疗包括病变切除、重建手术等，目的是解除病因或阻止、延缓病情进展，改善生活质量，恢复功能活动。

（徐正宽　马岳峰）

第 37 章 瘫 痪

【概述】

瘫痪（Paralysis）是指自主运动时肌力的减退或消失，肌力的减退为不完全性瘫痪，肌力的消失为完全性瘫痪，临床上将瘫痪又分为功能性瘫痪和器质性瘫痪两类。前者由心因性引起，即癔症性瘫痪。器质性瘫痪按照病变的解剖部位可分为上运动神经元瘫痪、下运动神经元瘫痪和肌病瘫痪。

【诊断思路】

急诊诊疗中对于瘫痪的患者，需根据病史、体格检查、辅助检查等做出准确的定位诊断及病因诊断。功能性瘫痪需排除器质性病变以后，结合心因性改变，才能做出诊断。

一、病史及临床表现

1. 病史

病史采集中需了解患者的职业，有无毒物和药物接触史；外伤史；糖尿病、高血压病史。既往中风病史，有无家族遗传史。瘫痪以来有无发热、头痛或疼痛、体重变化、智力发育、昏迷、抽搐等疾病以及有无加剧或演化的情况。患者以往做过的检查如胸片、脑电图、脊髓和脑 CT、MRI，脑脊液化验，其结果如何。针对瘫痪部位，是单肢瘫、偏瘫、截瘫还是四肢瘫。急性起病还是慢性起病。若系慢性逐渐进行性加重的瘫痪，应分清瘫痪程度和瘫痪范围，演化过程。瘫痪有无日轻夜重、劳累后加剧等肌力波动现象。有无反复发作。

2. 临床表现

(1) 上运动神经元瘫痪 也称中枢性瘫痪，是由皮层运动投射区和上运动神经元通路损害而引起。表现为肌张力增高，肌肉萎缩不明显，浅反射消失，深反射亢进，病理反射阳性。皮质型常引起对侧中枢性单肢瘫；内囊型常引起"三偏"综合征，见于脑血管意外；脑干型常表现为病侧周围性颅神经麻痹和对侧肢体的中枢性偏瘫；脊髓型可表现为四肢瘫或截瘫，多伴有损伤平面下感觉障碍及大小便失禁。

(2) 下运动神经元瘫痪 亦称周围性瘫痪，是脊髓前角细胞（或脑神经运动核细胞）、脊髓前根、脊周围神经和脑周围神经的运动纤维受损的结果。表现为个别或几个肌群受累，瘫痪肌肉明显萎缩，肌张力降低，深反射减弱或消失，病理反射阴性。前角、前根型表现为周围性瘫痪，弛缓性瘫痪，无感觉及痛觉丧失；神经丛型表现为所支配肌肉的周围性瘫痪。末梢型多表现为对称性四肢远端的无力或瘫痪，肌肉萎缩，伴有袜套样感觉障碍。

(3) 肌病瘫痪 在神经-肌肉联接点或肌肉本身发生病变时导致肌肉收缩运动障碍。一般为暂时性的，其瘫痪程度可时有变化，可有肌张力及腱反射减低或消失，但一般无肌萎缩及肌束颤动，也没有病理反射及感觉障碍。肌肉疾病所致的瘫痪，常不按神经分布范围。有肌肉萎缩，以近端损害较严重，可有肌张力和腱反射的减低。此外，各种肌炎还有疼痛及压痛，但无感觉减退或消失，也无病理反射。肌病瘫痪中常见的为周期性瘫痪、重症肌无力和肌肉失用性萎缩后的瘫痪等。

二、体格检查

急诊诊疗中对瘫痪患者的体格检查，除了基本生命体征的检查外，还要做一系列神经系统检查，主要是为了做出初步的定位诊断，确定下一步辅助检查的大致范围。

(1) 瘫痪部位的肌肉外观检查 注意观察肌肉的体积和外观，有无肌肉萎缩或肥大，改变的范围及界限，并做两侧对称性比较。观察有无肌束颤动。

(2) 肌力分级检查 肌力分级可以评估瘫痪的程度，以及完全性瘫痪或不完全性瘫痪。

(3) 肌张力检查 检查者可通过触摸肌肉的硬度及被动伸屈肢体时所感知的阻力来判断，用增高、正常、减弱来描述。

肌张力增高 触摸肌肉时坚实感，被动伸屈肢体时阻力增加。可分为痉挛性肌紧张和强直性肌紧张，痉挛性为运动开始时阻力大，终末时突感减弱，又称为折刀现象，见于锥体束损害；强直性为屈肌和伸肌同时紧张，铅管样强直，见于基底节损害。

肌张力减弱 触诊时感肌肉松软，被动活动时肌张力减低，关节过伸等，见于周围神经、脊髓前角灰质及小脑病变等。

(4) 神经反射检查 可分为浅反射和深反射，反射弧中任何一部分发生病变，均可使反射活动改变。

浅反射 包括腹壁反射、提睾反射、跖反射和肛门反射，浅反射常用来鉴别完全性瘫痪与不完全性瘫痪。

深反射 包括肱二头肌反射、肱三头肌反射、桡反射、膝反射及跟腱反射。深反射亢进为上运动神经元瘫痪的表现。

(5) 病理反射 常用的方法为 Babinski sign 和 Oppenheim sign。阳性结果均提示锥体束病变。

(6) 在急诊诊疗中常会遇到昏迷患者，昏迷的患者自主运动消失时，可通过下列检查发现患者的瘫痪体征。①船帆征，一侧偏瘫时可见该侧鼻唇沟变浅，口角低垂，呼气时瘫痪侧面颊鼓起如风鼓起的船帆；②压眶反应，对昏迷不深的患者，压眶时观察有无皱眉及肢体移动或健侧肢体的保护性动作，瘫痪侧面部及肢体的动作减少；③扬鞭征，检查者将患者两侧肢体同时提起，然后同时松手任其下落，下落快的一侧为瘫痪侧；④下肢外旋征，正常人仰卧位时，双足垂直并稍外旋，检查时患者双足摆正瘫痪侧下肢处于外展外旋位，患侧足尖较健侧外旋，但需鉴别股骨骨折。

三、辅助检查

(1) 实验室检查 血常规、血生化、血电解质、血自身抗体全

251

套、AChR - Ab。脑脊液检查，脑脊液的压力、性状、化学成分、显微镜检、免疫学、微生物学、细胞学检查。

（2）肌电图检查 肌电图检查对下运动神经元瘫痪价值可靠，表现为失神经支配。对于外伤致神经损伤患者肌电图的检查一般安排在外伤4周以后进行，可减少神经挫伤水肿引起的检查误差。

（3）DSA 多用于检查神经系统动脉瘤、动脉狭窄或闭塞、动静脉畸形、静脉或静脉窦病变、肿瘤的血管结构等。

（4）TCD 经颅多普勒检查主要颅内血管的血流情况，一般当颅内有血管缺血性及灌注改变时有阳性发现。

（5）CT 检查 对颅内占位性病变、颅脑外伤、脑出血、脑梗死、脑水肿、脑萎缩、椎管内肿瘤、脊柱损伤、椎间盘突出等疾病诊断可靠。CTA 用于发现动脉瘤、血管肿瘤、动静脉畸形、较大血管的栓塞等有重要价值。

（6）MRI 或 MRA 检查 病变早期往往仅有 MRI 的阳性发现，对软组织病变优于 CT，MRA 对血管性病变可有阳性发现。

（7）肌肉病理活检 在瘫痪患者考虑肌病瘫痪时可做肌肉病理活检。

总之，辅助检查的应用灵活多变，考虑病变部位在皮质运动区、内囊、脑干病变等，应选用头颅 CT、MRI、脑电图等；如考虑是血管畸形或动脉瘤，应做脑血管 DSA 或 MRA、TCD 等；截瘫患者病变部位多在脊髓，应选用腰穿做脑脊液检查、椎管造影或脊髓 MRI 等；周围神经性瘫痪病变部位在脊髓前角，周围神经病变应做血钾、肌电图、腰穿脑脊液检查，必要时应做神经肌肉活检；肌肉病变如重症肌无力等应查肌电图血清酶学检查及肌肉活检。

四、定位诊断及病因诊断

瘫痪的定位诊断即定位病变部位，分上运动神经元病变、下运动神经元病变及肌肉接头处病变或肌肉病变。病因诊断为通过病史、体征及辅助检查明确引起上述病变的具体因素等，为病因治疗做准备。

（1）上运动神经元瘫痪　可分为：皮质型，内囊型，脑干型，脊髓型。均有上运动神经元瘫痪特征性临床表现。皮质型损害一般表现为对侧中枢性单肢瘫，病史上有外伤、多发性硬化病史等，体格检查中见单侧肢体瘫痪，辅助检查中 CT、MRI 等可见皮质运动区病变。内囊型损害临床表现上常有对侧偏瘫、对侧偏身感觉缺失或对侧同向偏盲，最常见脑血管意外，CT 及 MRI 也会有阳性发现。脑干型病变临床上多表现为病灶侧的周围性颅神经瘫痪和对侧肢体的中枢性偏瘫，一般 MRI 检查中会有阳性发现，多借助病史及体格检查做定位诊断。脊髓型损伤上颈髓病变引起四肢瘫（中枢性）。下颈髓病变，可引起上肢周围性瘫痪及下肢中枢性瘫痪；胸段脊髓病变引起中枢性截瘫；腰髓病变引起双下肢周围性截瘫，并多伴有损伤平面以下感觉障碍及大小便失禁，辅助检查中 CT 及 MRI 可有阳性发现。

（2）下运动神经元瘫痪　可有其特征性临床表现外，各个部位的病变还有下列特点：①脊髓前角细胞病变：局限于前角细胞的病变引起弛缓性瘫痪，没有感觉障碍，瘫痪分布呈节段型，如颈髓前角损害引起三角肌的瘫痪和萎缩。②前根病变：瘫痪分布亦呈节段型，因后根常同时受侵犯而出现根性疼痛和节段型感觉障碍。③神经丛病变：损害常引起一个肢体的多数周围神经的瘫痪和感觉障碍。④周围神经病变：瘫痪及感觉障碍的分布与每个周围神经支配关系相一致。

（3）肌病瘫痪　常见的为重症肌无力、周期性瘫痪、多发性肌炎、肌营养不良症，此外还有线粒体肌病和脑肌病、强直性肌病等。①重症肌无力临床表现上眼肌下垂，活动后加重，休息后缓解等波动现象。肌肉组织活检可见受累骨骼肌纤维间小静脉周围淋巴细胞浸润，并多数合并胸腺瘤。当呼吸机受累时出现肌无力危象，危及生命，需重视。辅助检查中可见 AChR 抗体阳性，胸腺肥大或胸腺瘤，疲劳试验、新斯的明试验阳性。②周期性瘫痪是一组以反复发作的骨骼肌松弛性瘫痪为特征的疾病。临床表现起病较急，常于清晨或半夜发生，双侧或四肢软瘫，两侧对称，近端重于远端。体格检查中瘫痪肢体肌张力减低，肌腱反射降低或消失，感觉正常，发作时大多伴有血清钾含量变化。

【处理原则】

急诊诊疗中遇到瘫痪的病人，以维持生命体征，首先处理危及生命的情况为原则。瘫痪的临床表现多种多样，对昏迷病人先无法判断瘫痪与否时，应首先注意有无呼吸道梗阻、外伤出血、休克、脑疝等，如有这些情况，先紧急处理，等生命体征平稳后再做相关检查及问诊，明确定位诊断及病因诊断，再做相应处理。而且，急诊遇到的多为突发瘫痪或病情进展加重后的患者。

（1）对病因明确的瘫痪的处理 急性瘫痪患者予减轻水肿、甲强龙冲击疗法、神经营养治疗等；慢性患者以对症治疗为主，减少并发症，如肺部感染，褥疮等。

（2）对病因不明确的瘫痪的处理 对症治疗的同时做出定位及病因诊断，再根据具体病情做出相应处理，如脊髓损伤的患者给予制动治疗，颅脑损伤的患者给予控制生命体征、亚低温减少氧耗、缺血性给予溶栓治疗，出血性给予脱水降颅内压、止血治疗等，并积极给予并发症的处理。

（徐正宽　马岳峰）

254

第五篇

休 克

第 38 章　休克概论

【概述】

休克（shock）是由于各种强烈致病因素作用下，引起有效循环血容量突然下降使全身各组织和重要器官灌注不足，从而导致一系列代谢紊乱、细胞受损及脏器功能障碍为主的一组临床综合征。休克是临床常遇到的急诊，应早期诊断，及时处理，同时积极查找病因，如果不及时纠正可引起多脏器功能不全综合征（MODS）或多器官衰竭（MOF），最终导致死亡。

氧供给不足和需求增加是休克的本质，因此治疗休克的关键环节就是尽快恢复对组织细胞的氧供，并促进其有效的利用，从而重新建立氧的供需平衡和保持正常的细胞功能。休克的临床表现为面色苍白、皮肤湿冷、肢端发绀、脉搏细速、尿量减少、神志淡漠及血压下降等。休克的分类方法很多，但尚无统一意见。本章讨论低血容量性休克、感染性休克、心源性休克和过敏性休克。

【诊断要点】

1. 病因与诱因　休克常见的致病因素包括大出血、创伤、中毒、烧伤、窒息、感染、过敏、心脏泵功能衰竭等。休克发生的病理生理过程与其诱因密切相关，其分类也主要是以病因学分类为主。虽然目前对于休克分类尚无统一认识，但临床一般将其分为三大类：①低血容量性休克，包括失血性、烧伤性和创伤性休克三种，其共同环节都有血容量的降低；②血管扩张性休克，包括感染性、过敏性和神经源性休克三种；③心源性休克，包括心脏本身病变、心脏压迫或梗阻引起的休克。感染性休克和低血容量性休克是临床上最常见的休克类型。

2. 临床表现特点

(1) 休克早期　患者在原发症状体征为主的情况下出现烦躁，精神紧张，面色、皮肤苍白，口唇甲床轻度发绀，心率加快，呼吸频率增加，出冷汗，脉搏细速，血压可骤降（如大失血），也可略降，甚至正常或稍高（代偿性），脉压缩小，尿量减少。部分病人表现肢暖、出汗等暖休克特点。眼底可见动脉痉挛。

(2) 休克中期　患者烦躁，意识不清，呼吸表浅，四肢温度下降，心音低钝，脉细数而弱，血压进行性降低，可低于 50mmHg 或测不到，脉压小于 20mmHg，皮肤湿冷发花，尿少或无尿。若原来伴高热的病人体温骤降，大汗，血压骤降，意识由清醒转为模糊，亦提示休克直接进入中期。

(3) 休克晚期　表现为 DIC 和多器官功能衰竭。

1) DIC 表现：顽固性低血压，皮肤发绀或广泛出血，甲床微循环淤血，血管活性药物疗效不显，常与器官衰竭并存。

2) 急性呼吸功能衰竭表现：吸氧难以纠正的进行性呼吸困难，进行性低氧血症，呼吸急促，发绀，肺水肿和肺顺应性降低等表现。

3) 急性心功能衰竭表现：呼吸急促，发绀，心率加快，心音低钝，可有奔马律、心律不齐。如出现心律缓慢，面色灰暗，肢端发凉，亦属心功能衰竭征象，中心静脉压升高，肺动脉楔压升高，严重者可有肺水肿表现。

4) 急性肾衰竭表现：少尿或无尿、氮质血症、高血钾等水电解质和酸碱平衡紊乱。

5) 其他表现：意识障碍程度常反映脑供血情况，休克晚期脑灌注不足，病人可出现谵妄、嗜睡和昏迷。

3. 辅助检查

(1) 实验室检查　①血常规、尿常规（包括尿比重）、粪常规（包括潜血）；②血生化（包括电解质、肝、肾功能等）检查；③血气分析；④出、凝血指标检查包括 DIC 相关项目检查；⑤各种体液、排泄物等的病原体培养检查和药敏测定等。⑥血清酶学检查如

CK-Mb、肌钙蛋白（cTnT 或 cTnI）、肌红蛋白（Myo）、D-二聚体（D-dimer）的测定，另外还有血清乳酸浓度、血降钙素原（PCT）、C-反应蛋白（CRP）的测定。

（2）血流动力学监测　血流动力学监测包括有创和无创检测，检测指标主要包括中心静脉压（CVP）、肺毛细血管楔压（PWAP）、心排出量（CO）和心脏指数（CI）等。使用漂浮导管（swan-Ganz catheter）进行有创监测时，还可抽取混合静脉血标本进行测定，并通过计算了解氧代谢指标，更全面判断心功能和组织氧合状态，对休克的正确诊治有重要意义。

（3）胃黏膜内 pH 值测定（pHi）　pHi 监测是 20 世纪 80 年代末正式应用于临床的一项新的循环检测技术，具有使用方便、无创伤和结果可靠等优点，这项检测技术有助于判断内脏供血状况、及时发现早期的以内脏缺血表现为主的"隐性代偿性休克"，也可通过准确反映胃肠黏膜缺血缺氧改善情况，指导休克复苏治疗。

（4）其他需检查的项目　①心电图床旁；②X 线、CT 检查；③床旁 B 超和超声心动检查；④血管造影。

4. 诊断注意事项　通过详细询问病史，典型的临床表现，以及仔细体格检查和必要的辅助检查，一般能够能及时作出休克的判断。但临床上有时不能在休克早期诊断，导致休克晚期不可逆的改变。为避免休克发展成为难治性休克或出现 MODS 等并发症，早期诊断、早期治疗显得尤为重要，早期诊断应注意以下几个方面的问题：

（1）仔细询问病史，积极寻找休克的病因。常见的休克病因有创伤性、过敏性、失血性、心源性、感染性和神经源性。

（2）临床观察重点　①脉搏：休克早期脉搏变化先于血压波动，一般来讲，早期脉搏加速，脉搏增速＞20 次/分，提示血容量低，休克时脉搏一般＞120 次/分。若休克继续发展，脉搏可变快变弱直至触摸不清。②血压：休克初期血压正常、略降或稍高（代偿性），脉压差缩小，休克中期，血压进行性降低。③皮肤温度和色泽：是体表血液灌流情况的标志。休克早期面色、皮肤苍白，口唇甲床轻度发绀，出汗等，后期皮肤湿冷发花。如病人的四肢温暖、皮肤干燥、轻压指甲或口唇时，局部暂时缺血呈苍白、松压后色泽迅速转为正常，表明末梢循环已恢复、休克好转；反之则说明休克情况好转。④精神状态：休克患者意识可正常。如患者平均动脉压小于 60～70mmHg，此时脑灌注压下降，最常见的是精神状态急性改变，表现为烦躁不安、易激惹、意识淡漠、嗜睡、昏迷等。⑤尿量　是反映肾的血流灌注量指标，也是间接反映生命重要脏器血流灌注状态最敏感的指标之一。休克时肾血流量改变最为显著，尿量可随之改变。休克早期尿量多在 20～30ml/h，随着肾血流量进一步下降，尿量可少于 400ml/d，损害再进一步加剧可导致无尿。

(3) 诊断休克需满足三个条件：①有诱发休克的病因；②血液下降：收缩压＜80mmHg，脉压＜20mmHg，原有高血压者收缩压较原收缩压下降 30％以上；③循环和组织灌注不良表现：如意识异常；脉搏细速（超过 100/min）或者不能触及；四肢湿冷；胸骨部位皮肤指压阳性（压迫后再充盈时间＞2s）；皮肤花纹、黏膜苍白或发绀；尿量＜30ml/h 或无尿。

【治疗要点】

1. 一般处理　患者应平卧（下肢可抬高 15°～20°）、吸氧、保温、必要时适度镇静。监测血压、心率、呼吸、血氧饱和度、神志和尿量等，同时开放静脉通路，通常需要开发两条以上的静脉通路，以利于补液和药物治疗。休克患者均需要吸氧，以改善组织缺氧，可以使用鼻导管或面罩吸氧，必要时可以使用呼吸机辅助呼吸。

2. 针对病因的治疗　积极处理导致休克的病因是整个治疗的关键，和纠正休克状态的治疗应该是同步的。一旦休克出现，应首先采取止血、抗感染、抗过敏、扩容、镇痛等措施，去除休克发展的因素。对于严重威胁生命又必须外科处理的原发疾患如体腔内脏器大出血、消化道穿孔等，应在积极抗休克同时，积极进行术前准备，包括插管、呼吸支持、配血、备皮等，争分夺秒挽救生命。

3. 液体复苏治疗　各种休克都存在有效循环血量的绝对或相对不足，除心源性休克外，液体复苏（扩容治疗）是纠正有效循环血量不足，改善器官微循环灌注的首要措施。休克液体复苏的基本原则如下：

（1）扩容治疗应遵循的输液原则是"按需供给"，需要多少就补充多少，充分扩容。补液种类有晶体和胶体两种。晶体液以平衡液为主，可提高功能性细胞外液容量，并可部分纠正酸中毒。

（2）液体种类和性质：复苏所用的液体分为晶体液和胶体液。晶体液有生理盐水、高渗盐水、复方氯化钠注射液（林格液）和平衡盐溶液；胶体液有低分子右旋糖酐、羟乙基淀粉、白蛋白和新鲜冰冻血浆。需要注意的是休克时一般不用葡萄糖溶液，因为输入后不能扩容，并且进入机体后葡萄糖转化为水，大量水分进入细胞内，引起细胞水肿；同时在急性应激状态时血糖常常升高，葡萄糖耐量下降，如果大量输入外源性葡萄糖，可使高血糖不易控制并加重代谢紊乱。晶体液和胶体液的选择：理论上认为，胶体液分子量较大，可以提高血浆胶体渗透压，保持血管内有效循环血容量，但在一些病理情况下，常存在血管通透性增高，大量补充胶体液可使大分子量的胶体分子漏出血管外加重组织水肿；而晶体液有向细胞外转移的弊端，可导致肺间质水肿或腹腔内水肿。但目前认为，选择胶体液或晶体液扩容同样有效，尚无优劣之分。重要的是液体量，要达到足够的充盈压以改善组织的灌注程度。

（3）输液推荐意见：最初 1h 的补液按 10～20ml/kg 输入，补液总量应视患者的具体情况及其心肾功能状况而定，在补液初期因补液量大、速度快，应严密观察患者血压、心率情况以避免发生心力衰竭。有条件时应行中心静脉压（CVP）或肺毛细血管楔压（PCWP）的监测，以避免在大量补液时发生肺水肿。

4. 纠正代谢性酸中毒　在休克时，由于组织低灌注导致无氧代谢引起乳酸生成增加，酸中毒时可使血管平滑肌对儿茶酚胺等血管活性药物敏感性降低、心肌收缩力下降。应该通过及时监测血气分析了解患者酸中毒情况，并适当补充碱性液体，以改善酸中毒。这方面常用药物有5%碳酸氢钠（首选）、乳酸钠（肝功能损害者不宜采用）。

5. 合理应用血管活性药物　使用血管活性药物前，应该充分补充血容量。使用血管活性药物目的是收缩血管，增加血管阻力，以升高血压，保证重要器官的血液灌注；同时扩张微血管，以解除休克时的微循环痉挛。血管活性药物均应从小剂量开始，根据患者血压水平逐渐调整药物剂量，建议用注射泵精确调整剂量，使平均血压保持在70mmHg以上，并注意要在扩容的同时纠正酸碱平衡紊乱和电解质紊乱。在治疗过程中，需要随时调整用药的种类或联合用药，对于重症休克的患者，尤其是老年人和既往有心脏疾病的患者，应该在有监护的条件下进行补液。常见的血管活性药物有：

（1）多巴胺：多巴胺是肾上腺素的前体物质，是治疗休克最常用的药物，其作用的最大特点是对不同受体兴奋的程度呈明显的剂量依赖性：小剂量即<5μg/(kg·min)时激活多巴胺能受体，具有扩张肾、肠系膜和冠状动脉的作用，增加肾小球滤过率和肾血流，增加尿钠排出量。中剂量即5～10μg/(kg·min)时以激活β受体为主，增加心肌收缩力和心率。大剂量即>10μg/(kg·min)时以激活α受体为主，使动脉收缩，血压升高。如果多巴胺剂量超过20μg/(kg·min)，则会心肌做功增加，氧耗量增大和显著增快心率，所以在临床上应尽量避免超过此剂量。

（2）去甲肾上腺素：去甲肾上腺素是一种强α受体激动药，并对β受体也有一定作用。能兴奋心肌、收缩血管、升高血压及增加冠状动脉血流量，作用时间短。由于去甲肾上腺素能收缩肾血管，使肾血管阻力持续增加，肾脏血流减少，所以目前在临床主要用于脓毒症休克，其他类型的休克已较少使用。使用去甲肾上腺素时，可以将起始剂量调整为10～20μg/min，监测患者血压，在患者平均动脉压维持在70mmHg左右时逐渐减量。

（3）肾上腺素：为α和β肾上腺素能受体激动药，可以使心率增快、血压升高、心指数和每搏量增大。但肾上腺素可使内脏血流进一步减少，全身和局部乳酸浓度升高。因此，目前肾上腺素主要用于过敏性休克，但对其他类型的休克，如果患者对其他升压药物无反应时亦可试用。

（4）抗胆碱能药物：包括山莨菪碱、阿托品和戊乙奎醚（长托宁），具有周围抗胆碱能作用，能解除由乙酰胆碱分泌引起的平滑肌痉挛，尤其是能解除微循环痉挛，改善微循环；同时还具有兴奋呼吸中枢，解除支气管痉挛；抑制血小板和中性粒细胞聚集等作用。山莨菪碱和戊乙奎醚还有明显的保护细胞膜的功效，因副作用较阿托品小，尤其是戊乙奎醚半衰期长、不影响心率。治疗感染性休克时，山莨菪碱 10～40mg 肌肉注射或静脉滴注，每 10～30min 可再给予 1 次；戊乙奎醚，1～6mg 肌内注射，每 8、12h 1 次。根据末梢循环改善情况逐渐调整用药剂量，如果病情改善，可适当延长间隔时间，直至停药。

6. 肾上腺皮质激素的应用　糖皮质激素有减轻毒血症和稳定细胞膜和溶酶体膜的作用，大剂量时还能：①增加心搏量，降低外周阻力，扩张微血管，改善组织灌流；②维护血管壁、细胞壁和溶酶体膜的完整性，降低脑血管通透性，抑制炎症渗出反应等；③稳定补体系统从而抑制过敏毒素、白细胞趋化聚集、黏附和溶酶体酶释放；④抑制花生四烯酸代谢，控制脂氧化酶和环氧化酶产物的形成；⑤抑制垂体 β-内啡肽的分泌；⑥维持肝线粒体正常氧化磷酸化过程。目前对使用糖皮质激素顾虑最多的是降低了机体抵抗力，增加感染机会和导致血糖不易控制，除过敏性休克外，其他类型的休克不建议常规使用。对于脓毒血症休克的治疗，在应用足量抗生素的同时，可短期（3～5d）使用糖皮质激素（剂量相当于氢化可的松 300mg/d）。

7. 肠道保护　休克严重时可引起腹胀、肠麻痹、应激性溃疡、肠道菌群紊乱和细菌、内毒素移位，使病情进一步恶化，故应注意休克时的肠道保护问题。适当使用黏膜保护剂、制酸剂或生长抑素避免消化道应激出血。情况允许应尽早启动肠内营养。

8. 其他综合治疗手段　休克可引起内环境紊乱和多器官功能

不全，故治疗中不但要注意纠正体内水、电解质、代谢紊乱和酸中毒，同时应注意评估其他各脏器的功能，并根据特点进行保护和支持治疗，防止 MODS 出现。例如，急性心功能不全时，除强心利尿外还应减少补液量，适当降低前、后负荷；出现肾功能损害时，要注意利尿，必要时行血液净化治疗；出现休克肺时，要正压给氧，改善呼吸功能。

（杨立山）

第39章　低血容量性休克

【概述】

低血容量性休克（hypovolemic shock）是临床上最常见的休克类型，它是由于大量出血或体液丢失，或液体积存于第三间隙导致有效循环血容量降低引起。低血容量性休克的主要表现为 CVP 降低，回心血量减少，CO 下降所造成的低血压。失血性休克（hemorrhagic shock）是指因较大的血管破裂或脏器出血丢失大量血液，引起循环血量锐减所致的休克。其特点为静脉压降低、外周血管阻力增高和心动过速，系最具有代表性的低血容量性休克。及时补充血容量、制止继续失血、失液和治疗原发病是治疗此休克的关键。

【诊断要点】

1. 病因与诱因　出血性休克常见的病因有：严重创伤（外伤后肝脾破裂、大面积烧伤）、血管因素（如腹主动脉瘤破裂）、胃肠道因素（如消化性溃疡、急性胃黏膜病变，食管胃底静脉曲张破裂等所致上消化道大出血）和妊娠相关性因素（如异位妊娠、产后大出血）等。剧烈呕吐腹泻、肠梗阻、大量出汗导致体液也可引起有效循环血量的锐减出现休克

2. 临床表现特点

（1）出血性休克多表现为冷型休克（低排高阻型休克），突出的表现特点是"5P"：① 皮肤苍白（pallor）；② 冷汗（prespiration）；③ 虚脱（prostration）；④ 脉搏细弱（pulselessness）；⑤呼吸困难（pulmonary dificiency）。最初反应为交感神经兴奋，表现为精神紧张、烦躁、皮肤苍白、出冷汗、四肢

末端发凉、脉细速，血压可正常但脉压小；若出血量大或在较晚期血压常下降，并有呼吸困难。休克的程度和出血量呈正比。

（2）体征　对于出血性休克的病人，不但要观察患者有无面色苍白、皮肤湿冷、脉搏细速、血压下降、呼吸急促、意识障碍等，而且要关注病人的出血部位及可能的出血量。①头颈部：出血部位一般都很明显。头皮血供很丰富，外伤即刻就可造成很严重的出血，颅内出血一般不造成休克。颈部大血管损伤导致的出血将很快出现休克导致死亡。②胸腔：胸腔积血时患侧呼吸音减弱或消失，叩诊呈浊音。心脏压塞典型三联征包括：心音减弱、颈静脉搏动及低血压。③腹部：肝脾外伤是失血性休克的常见病因。腹腔积血可出现弥漫性腹痛，腹膜炎。但昏迷或多发复合伤患者可无典型表现。进行性腹胀应高度怀疑腹腔内出血，可行诊断性腹腔穿刺。④盆腔：骨盆骨折可导致 1000～1500 ml 的失血。⑤四肢：四肢出血部位常较显著，但某些部位的出血也可能较隐蔽。如股骨骨折可导致大量出血，一侧股骨干非开放性骨折，失血量可达 500～1000ml。

3. 辅助检查

（1）休克的相关检查　①动态观察全血细胞分类计数：红细胞计数、血小板等；②血型和交叉配血试验；③血清学指标：血清电解质、肝肾功能、血气分析、血清乳酸水平等；④凝血及 DIC 全套。

（2）导致低血容量性休克的原发疾病的检查　①尿 HCG 检查：育龄期妇女不明原因休克应考虑查尿 HCG。②床旁 B 超：可以迅速判断胸腹有无积液（出血），对实质器官损伤（如肝脾破裂）有较大价值。③心脏超声可明确心包填塞。④X 线、CT：血气胸、主动脉夹层及胃穿孔时胸片可有相关征象。腹部 CT 常用于评价腹腔内或腹膜后损伤导致的出血。脑外伤患者应行头颅 CT。血管造影和介入放射学对脏器出血的诊断和治疗也有一定的价值。⑤诊断性腹腔灌洗和后穹隆穿刺：诊断性腹腔灌洗可检测到腹腔中的出血，后穹隆穿刺可以明确宫外孕破裂等产科出血。

4. 诊断注意事项　凡遇到大量失血、失水或严重创伤时，均应想到休克发生的可能。诊断时要注意：①仔细询问患者是否有外伤史、中毒史、出血性疾病史，以及既往外科病史。育龄妇女要特别询问末次月经时间和有无阴道出血（包括出血量、出血时间的询问）。②应注意识别患者虚弱感、头晕、意识模糊等休克早期的症状，避免被原发的疾病症状所掩盖。③临床上要注意一些隐匿性出血也可以导致休克。如上消化道出血有时在出现呕血和便血之前即有休克，盆腔骨折可致腹膜后大量出血，异位妊娠破裂的出血等，注意识别，以防误诊。④腹腔内出血常见者为肝、脾破裂，异位妊娠破裂出血。肝、脾破裂病人常有腹部外伤史，但有时可自发破裂（如肝癌结节破裂），病人常先有上腹疼痛，以后转为全腹部，且伴有腹部压痛和移动性浊音，诊断性腹腔穿刺可以确诊。异位妊娠破裂出血的患者常有短期（一般 6～7 周）闭经史，继而有阴道流血和腹痛。腹痛剧烈，首先位于下腹部，且有腹部移动性浊音。妇科检查有少量阴道出血。经阴道后穹隆穿刺可确诊。⑤胸腔出血可由外伤、支扩、结核、肿瘤以及主动脉夹层血肿等引起。病人常先出现胸痛，随呼吸而加剧，叩诊变浊，呼吸音降低。胸部 X 线可发现胸腔积液，胸腔穿刺抽到血液可确诊。⑥根据原发病的性质、出血部位的情况、动态的观察患者的临床表现以及相关实验室及影像学的检查，尽可能准确的评估出血量的多少，这对失血性休克的诊治很重要。休克的程度和出血量呈正比，依其严重程度，一般可将出血性休克分为四级（以体重 70kg 为例）：出血量＜750ml 为Ⅰ级；出血量 750～1500ml 为Ⅱ级；出血量 1500～2000ml 为Ⅲ级；出血量＞2000ml 为Ⅳ级。

【治疗要点】

1. 尽快去除引起低血容量性休克的原因，积极处理原发病。确定出血的部位及原因对于指导下一步确切治疗至关重要。早期外科干预是抢救失血性休克最重要的手段。对创伤患者而言，外出血的控制应进行直接压迫止血，内出血则需要手术干预。骨折患者应进行牵引固定以减少进一步失血。导致失血性休克的妇产科急诊，例如宫外孕、前置胎盘、胎盘早剥、卵巢破裂及流产等，一般均需要手术治疗。对于消化道出血患者，及早使用血管加压素及H_2受体拮抗剂。食道静脉曲张破裂出血患者可使用三腔二囊管压迫止血。对上消化道出血，也可用胃镜止血。对呼吸道的大咯血，首选的药物是垂体后叶素，也可用纤维支气管镜止血。

2. 尽快恢复有效血容量（液体复苏），纠正微循环障碍。早期、快速和足量的扩容是低血容量性休克抢救成功的关键。①首选是根据临床表现、出血部位的情况、血压、血常规、CVP或PAWP等，确定输液量。原则上是"需要多少，补充多少"。要注意不但要补充失去的血量，还要考虑补充大量积聚在组织间隙液体容量，因此补液量常为失血量的2～4倍。②液体复苏治疗时可以选择晶体溶液（如生理盐水和等张的平衡盐溶液）和胶体溶液（如白蛋白和人工胶体液）。目前尚无足够的证据表明晶体液与胶体液由于低血容量休克液体复苏的疗效与安全方面有明显差异。晶体液与胶体液的比例一般为3∶1，大量输注晶体液，可引起血浆蛋白稀释以及胶体渗透压下降，同时出现组织水肿。另外生理盐水的大量的输注可引起高氯性代谢性酸中毒。大量的输注乳酸林格液应考虑到其对血乳酸水平的影响。近年来研究表明：高渗盐溶液包括高渗盐右旋糖酐注射液（HSD 7.5％NaCL＋6％dextran）和高渗盐注射液（HS 7.5％、5％或3.5％氯化钠）等可能在容量复苏上有很好的前景。因为荟萃分析表明，休克复苏时HSD扩容效率优于生理盐水，但对死亡率没有影响。对人工胶体要注意其安全性问题，如对肾功能及凝血系统的影响。白蛋白是构成正常血浆中维持容量与胶体渗透压的主要成分，因此在容量复苏过程中常被选择使用，但其价格昂贵，并有传播血源性疾病的潜在风险。由于5％葡萄糖溶液很快发布到细胞内间隙，因此不推荐用于液体复苏治疗。对于血红蛋白＜70 g/L的失血性休克病人，应考虑输血治疗，大量失血时应注意补充凝血因子。③控制性液体复苏（延迟复苏）：即在活动性出血控制前应给予小容量液体复苏，在短期允许的低血压范围内维持重要脏器的灌注和氧供，避免早期积极复苏到来的副作用。目前推荐对出血未控制的失血性休克病人，早期采用控制性液体复苏，收缩压维持在 $80 \sim 90$ mmHg，以保证重要脏器的基本灌注，并尽快止血；出血控制后在进行积极容量复苏，但对颅脑损伤的多发伤病人、老年人及高血压病人应避免控制性液体复苏。④补液速度：原则是先快后慢，以能维持血流动力学和组织灌注的正常低限。然后再根据血压、CVP 或 PAWP 等确定。⑤为保证液体的快速输注、必须开放两条以上有效的静脉通道。⑥对低血容量休克病人须严密血流动力学监测并动态观察其变化；对于持续性低血压的病人，应采用有创动脉血压监测，以指导休克的治疗。⑦临床指标：以往临床常把神志改善、心率减慢、血压升高和尿量增加作为低血容量休克病人的复苏目标，然而，在机体应激反应下，这些指标往往不能真实地反映休克时组织的有效改善，目前推荐将心脏指数（CI）、平均动脉压（MAP）、血乳酸、氧输送（DO$_2$）、氧消耗（VO$_2$）、中心静脉氧饱和度（SvO$_2$）、碱缺失、胃黏膜内 pH 值（PHi）和胃黏膜 CO$_2$ 张力（PgCO$_2$）等指标作为低血容量休克病人的复苏效果及预后的参考指标。⑧会诊：根据病情需要请普外科、脑外科、心胸外科、骨科、消化内科、妇产科、放射科等相关科室医师会诊，协助诊治。

3. 合理应用血管活性药　对于低血容量休克的病人，一般不常规使用血管活性药，通常在积极进行容量复苏的状况下，仍然存在持续性低血压，才选择性的使用血管活性药物。一般使用多巴胺和多巴酚丁胺，对于难治性休克，可选用去甲肾上腺素、肾上腺素。

4. 防治酸中毒　低血容量休克时有效循环血量减少导致组织灌注不足，产生代谢性酸中毒，其严重程度与创伤的严重性及休克持续的时间相关。轻度酸中毒不需处理，在组织血流灌注逐步改善的同时将会自行纠正。严重的代谢性酸中毒可能引起低血压、心律失常和心脏骤停。使用碳酸氢钠能短暂改善休克时的酸中毒，但过度的血液碱化使氧离曲线左移，不利于组织给氧。因此在失血性休克的治疗中，不主张常规使用碳酸氢钠，只用于紧急情况或

pH<7.20。

5. 保护和支持各重要器官功能，防治器官功能衰竭　休克后期出现 DIC 和 MODS，除采取一般的治疗外。还应针对不同器官功能衰竭，采取不同的治疗措施，如出现 ARDS 时，则应用呼气末正压通气（PEEP），以改善呼吸功能；如出现急性心力衰竭时，除减少补液外，需采取强心、利尿并适当降低前后负荷；如出现肾衰竭，则应尽早利尿和进行床旁的透析治疗（CRRT）；如严重创伤出血的病人后期出现的严重脓毒症，要加强全身抗感染和局部病灶的处理；如出现严重的低蛋白血症等营养紊乱时，应积极给予包括肠内、肠外的营养支持。

6. 其他抗休克的一般治疗　包括患者的体位、保持呼吸道通畅、吸氧、保温，必要时适度镇静。监测血压、心率、呼吸、血氧饱和度、神志和尿量等。

（杨立山）

第 40 章　感染性休克

【概述】

各种病原微生物及其代谢产物（内毒素、外毒素）侵入人体，导致全身性感染，如在全身性感染同时伴有低血压（如收缩压＜90mmHg，或去除其他可引起血压下降因素之后较原基础血压下降幅度超过 40mmHg）和组织灌注不良，且经充分容量复苏后低血压和组织灌注不良状态仍持续存在，或必须应用血管活性药物才能维持血压正常，此种情况称感染性休克（septic shock）。感染性休克是全身性严重感染的特殊类型，是感染所致多器官功能衰竭（MOF）的一个发展阶段，死亡率高达 50％以上。控制感染是救治感染性休克的主要环节之一。

【诊断要点】

1. 病因与诱因　造成感染性休克的病原体有细菌、病毒、真菌、立克次体、原虫等，其中最常见的是革兰阴性杆菌如大肠埃希菌、铜绿假单胞菌等。亦可见于革兰阳性菌，如金葡菌、肺炎链球菌等。此外病毒、支原体等亦可引起感染性休克。各种感染性疾病如肺炎、脓毒症、腹膜炎、急性重型胰腺炎和各类脓肿等均可导致感染性休克。高龄、营养状况差、使用激素及化疗、创伤和术后，以及合并其他并发症等情况，均可导致免疫力低下，易发生感染性休克。

2. 临床表现特点

（1）大多有感染病史　如高热、寒战、多汗、出血、栓塞、衰弱及全身性肿胀等全身性感染的常见表现。

（2）肺　氧分压（PaO_2）、氧饱和度（SaO_2）下降和呼吸急促是感染性休克时肺功能减退的可靠指标，临床常表现为急性肺损伤（ALI）和 ARDS。

（3）脑　休克早期表现为烦躁不安，以后转为抑郁、淡漠，晚期嗜睡、昏迷。这是由于脑组织耗氧量很高，对缺氧特别敏感，休克导致脑灌注不良所致。

（4）皮肤　反映外周微循环血流灌注情况，所以注意检查皮肤色泽、温度、湿度，临床上根据四肢皮肤暖冷差异又可分为"暖休克"和"冷休克"，"暖休克"的皮肤潮红、不湿、不凉，"冷休克的"皮肤苍白、发绀、湿凉、出冷汗。

（5）肾　休克时出现肾小动脉收缩，肾灌注量减少，造成少尿或无尿，肾缺血又引起肾小管坏死，影响尿液的浓缩和稀释及酸化功能，出现低比重尿（正常 $1.010 \sim 1.020$）、尿 pH>5.5，提示肾曲小管缺损，存在碳酸氢钠渗漏或远曲小管分泌 H^+ 障碍。

（6）心脏　由于细菌毒素作用，常发生中毒性心肌炎；由于细胞线粒体、溶酶体和代谢性酸中毒对心肌产生抑制作用，心肌收缩力减退，心排血量减少，血压下降、脉压小、冠状动脉灌注不足，心肌缺血、缺氧等造成心功能损害，导致急性心力衰竭和心律失常发生。

（7）胃肠和肝　在感染性休克时胃肠和肝可发生充血、水肿、出血和微血栓形成，消化道常发生应激性溃疡、糜烂、出血。肝细胞因内毒素和缺血缺氧而发生坏死，使肝功能各项酶、胆红素和血糖升高。

（8）造血系统　由于内毒素作用，常发生造血抑制和微血栓形成，结果造成血小板和各项凝血指标下降，临床出现 DIC。

3. 辅助检查

（1）血象　感染性休克其白细胞总数多升高，中性粒细胞增加，核左移。但如感染严重，机体免疫抵抗力明显下降时，其白细胞总数可降低。血细胞比容和血红蛋白增高，提示血液浓缩。出现 DIC 时，血小板进行性下降。

（2）血流动力学检查　根据中心静脉压（CVP）、肺动脉楔嵌

272

压（PAWP）、心排血量（CO）等血流动力学指标可将感染性休克分为三个类型：①低排高阻型；②高排低阻型；③低排低阻型。

（3）血生化（包括电解质、肝、肾功能等）检查

（4）尿常规

（5）血气分析　常常有低氧血症、代谢性酸中毒、而 $PaCO_2$ 早期由于呼吸代偿而可轻度下降呈呼吸性碱中毒，晚期出现呼吸性酸中毒。

（6）出凝血各项指标多有异常改变，动态监测可提高 DIC 早期诊断水平。

（7）动脉血乳酸浓度　是反映休克程度和组织灌注障碍的重要指标，需及时定期监测。另外还有血降钙素原（PCT）、C-反应蛋白（CRP）的测定，对感染的诊断都有重要价值。

（8）利用各种体液、分泌物、排泄物的培养寻找病原体。

4. 诊断注意事项　感染性休克的诊断必须具备感染及休克综合征这两个条件。在病人具备感染的依据后，如出现各组织和重要器官灌注不足症状时，需警惕感染性休克的发生。感染性休克大多数可找到感染病灶，如重症肺炎、暴发性流脑、中毒型菌痢等。个别感染性休克常不易找到明确的病变部位，需反复做各种体液、分泌物、排泄物的微生物培养。感染性休克要与其他原因引起的休克相鉴别。感染性休克诊断要点：

（1）临床上明确的感染灶；

（2）有全身性炎症反应综合征（满足下列两项或两项以上条件者）：①体温>38℃或<36℃；②心率>90 次/分；③呼吸频率>20 次/分，或 $PaCO_2$<32mmHg；④血白细胞>$12×10^9/L$ 或<$4×10^9/L$，或幼稚细胞>10%；

（3）收缩压低于 90mmHg 或较基础血压下降超过 40mmHg，或血压依赖输液或血管活性药物维持；

（4）有组织灌注不良的表现，如少尿（<30ml/h）超过一小时，或有急性意识障碍；

（5）可能在血培养中发现有致病微生物生长。

【治疗要点】

1. 急诊科初始评估和稳定　包括脑、心、肺、肾等重要脏器灌注的评估，监测心电、血氧、血压监测等，建立静脉通路（最好是中心静脉），给予吸氧、补液等呼吸循环支持，必要时行机械通气。

2. 控制感染　是救治感染性休克的主要环节。对创伤或感染灶要彻底清创引流，消除感染源，对创伤或手术后不明原因的发热，应努力追究原因，警惕腹腔内感染灶的存在，并排除胆道系统和泌尿生殖系统感染之可能。对疑为感染性休克的病人，应尽早予以经验性抗感染治疗，不必等待血培养结果。一开始应选用广谱、对革兰阴性、阳性菌及厌氧菌等均有效的抗生素，要足量，经静脉应用。免疫正常患者可单用一种广谱抗生素，如三代头孢菌素。免疫力减退患者常用有两种或两种以上的广谱抗生素。休克时肝、肾等器官受损，在选择抗生素的种类、剂量和给药方法上，应予注意。

3. 其他抗休克治疗

（1）容量复苏　所有全身性感染患者均需补充液体，积极扩容。低血压成人患者每补 500ml 等张晶体液需评价患者临床状态，直至灌注恢复正常，一般总量达 4～6L。有条件时可监测中心静脉压或肺动脉楔压以指导补液。如患者经积极补液后（通常大于 4L）仍无好转或有容量负荷超载的迹象，考虑使用心血管活性药。近年来提出的感染性休克的初始液体复苏应该尽早进行，即早期目标指导性治疗方案（early goal directed therapy，EGDT），其前 6 小时液体复苏目标如下：①中心静脉压 8～12mmHg。②动脉平均压≥65mmHg。③尿量≥0.5ml/(kg·h)。④中心静脉（上腔静脉）或混合静脉血氧饱和度≥70%。

（2）血管活性药　如果扩容治疗不能够恢复血流动力学稳定，那么就必须使用血管活性药物。血管活性药物可选用去甲肾上腺素、多巴胺、多巴酚丁胺、肾上腺素以及山莨菪碱、酚妥拉明等。

升压药适用于休克初发血压骤降，补液不能立即开始或液量不能迅速补足，休克稍晚期的低阻高心排血量血流动力学状态。纠正感染性休克低血压状态时，首选升压药物为去甲肾上腺素、多巴胺。近几年去甲肾上腺素的使用日益增加，原因是其能够产生有益的正性肌力作用和血管收缩效应，而产生心动过速作用比多巴胺少。在有严重低血压者，应用本药可改善尿的排出量。另外去甲肾上腺素是强烈的外周血管收缩剂，特别适用于感染性休克伴有明显外周血管扩张并导致低血压的情况。用法：宜经可靠的导管（最好置于中心部位）静脉内输入，开始剂量 $0.05\mu g/(kg \cdot min)$，逐渐增大剂量以取得预期的血流动力学效应。推荐的上限剂量为 $1.0\mu g/(kg \cdot min)$。多巴胺、多巴酚丁胺、肾上腺素的具体应用可参照有关章节。血管扩张药适用于高阻低心排血量型休克，但必须在补足液体量的基础上选用。山莨菪碱（654-2）能扩张周围和内脏血管，解除小血管痉挛，降低外周血管阻力，增加心输出量及改善微循环，适用于暴发性流行性脑膜炎、中毒性痢疾、中毒性肺炎的早期治疗。成人剂量 $10\sim40mg$，儿童为 $0.5\sim2mg/kg$，静脉推注，先小剂量开始，然后每隔 $15\sim30$ 分钟重复一次。起效的标志是面色转红、皮肤转温、眼底血管痉挛消失或缓解及血压回升。对难以复苏的休克，也可选用酚苄明、酚妥拉明。也可以将多巴胺等升压药与扩张血管药联合应用，以保留兴奋 β 受体的强心作用，消除其 α 受体的兴奋作用。

（3）激素与乌司他丁　肾上腺皮质激素在感染性休克的治疗中的作用一直存在较大争议。尽管糖皮质激素具有抗过敏、抗炎、抗毒素、抗休克等作用，但近年的研究显示，大剂量、短疗程糖皮质激素冲击治疗并不能改善感染性休克的预后。目前仅在液体复苏和血管升压药对改善成人感染性休克患者低血压效果不明显时考虑静脉使用氢化可的松，对严重脓毒症或感染性休克的治疗，在有效抗生素治疗下，采用短期（$2\sim3d$）冲击疗法，皮质激素用量不宜大于对应氢化可的松 $300mg/d$ 的量。近年来发现蛋白酶抑制剂乌司他丁具有糖皮质激素的抗炎、抗休克作用，并能减轻缺血再灌注和氧自由基对细胞的损伤，有利于脑、心、肺、肝、肾等脏器保护，提高免疫机制，且无激素副作用，在感染性休克的治疗中产生有益的救治作用。

（4）支持各重要脏器，防治并发症　①建立人工气道（气管内插管或气管切开），保护呼吸道不发生误吸及梗阻，提高对组织的氧供。必要时尽早进行机械通气。②纠正酸碱、水、电解质失衡。③营养代谢支持以保持正氮平衡。④防治并发症，如 ARDS、急性肾衰竭、心功能不全、消化道出血、DIC 等。

（杨立山）

第 41 章　心源性休克

【概述】

心源性休克（cardiogenic shock）是指心搏出量减少，不能维持最低限度的心排血量，导致组织器官严重灌注不足而致的周围循环衰竭、全身组织缺血、缺氧等一系列代谢与功能障碍的临床综合征。心搏出量减少，或是由于心脏排血能力急剧下降；或是心脏充盈突然受阻。因此，称之为"动力衰竭"（power failure）或者"泵衰竭"（pump failure）。本病死亡率极高，尽管近年来一些新的治疗技术的发展如辅助循环和心脏外科技术的进步，但死亡率仍超过50％，既往有心肌梗死病史，高血压，心脏增大，年龄超过60岁者，均为高危因素。及时、有效的综合抢救可望增加患者生存的机会。

【诊断要点】

1. 病因与诱因　绝大多数心源性休克发生于心脏疾病进展恶化之后，也可以发生于急性心脏不良事件之后。受累心肌的绝对数量是决定预后的重要因素。临床上最多见的病因是急性心肌梗死，因心肌坏死，导致心肌收缩能力降低而致泵衰竭，心肌梗死病人中15％～20％并发心源性休克，左心室心肌坏死的范围至少为40％。严重的心肌炎、心肌病（通常并发慢性肺动脉高压、冠状动脉不全或心脏瓣膜受损、心包填塞、重症急性瓣膜病、严重的心律失常、多见于快速心律失常，特别是快速型室性心律失常，也可见于缓慢的房室传导阻滞）、心脏创伤、乳头肌断裂、张力性气胸、肺栓塞（肺循环阻塞超过70％）、巨大心房黏液瘤或慢性心力衰竭终末期等均可导致本病。

277

2. 临床表现特点

(1) 原发病的表现：包括先兆表现，症状，体征因病因不同而有所不同。当急性不良事件后发生心源性休克时，疼痛可成为明显的临床症状，如急性心肌梗死可表现为持续性的胸痛。当慢性病程急性恶化或另一疾病导致休克时，症状可不明显。

(2) 周围循环衰竭的症状：①血压降低，收缩压低于90mmHg或者原有高血压其收缩压下降幅度超过30mmHg，脉压差小于20mmHg。②心率增快、心音低钝，严重者呈单音律，脉搏细弱扪不清。③面色苍白、四肢厥冷、皮肤湿冷有汗，皮肤出现花斑样改变。④可伴有意识障碍。⑤尿量少于17ml/h，甚至无尿。⑥器官灌注不足的表现：神智呆滞、烦躁、表情淡漠、呼吸急促，临终前可有呼吸不规律或暂停，肝、肾功能障碍，高乳酸血症表现。⑦休克晚期出现广泛性皮肤、黏膜及内脏的出血，即DIC表现。

(3) 肺毛细血管楔压（PCWP）低于18mmHg、心脏指数（CI）低于$2.2L/(min \cdot m^2)$。

(4) 除外由于疼痛、缺氧、继发于血管迷走反应、心律失常、药物反应或低血容量等因素的影响。

(5) 体征：急性心肌梗死患者出现第一心音减弱可认为有左心收缩力下降；当出现奔马律时，即可认为是左心衰竭的早期表现，急性左心衰合并肺水肿的患者可出现呼吸加快，肺部啰音和哮鸣音、粉红色泡沫痰等。出现颈静脉怒张，有低血压而无肺水肿征象，腹部触诊肝脏肿大，则为急性右心衰。新出现的胸骨左缘响亮的收缩期杂音，提示有急性室间隔穿孔或乳头肌断裂所致急性二尖瓣反流，如果杂音同时伴有震颤或出现房室传导阻滞，都支持室间隔穿孔的诊断。血压下降，可代偿性的出现心率增快，甚至超过最大有氧极限（230减去患者年龄）。至失代偿期时常出现心动过缓。代偿性的交感兴奋导致皮肤湿冷。

3. 辅助检查

(1) 实验室检查：若心源性休克是由急性心肌梗死所致，则有血清心肌损伤标志物如 CK-MB、肌钙蛋白 I（Troponin I）和肌钙蛋白 T 升高。当休克时间长时，血清中乳酸水平增高（正常人乳酸含量低于 2mmol/L），一过性（几小时内）升高（2～10mmol/L）表示暂时性的组织灌流减少；若含量持续高于 10mmol/L，超过 24 小时，则是危险的信号，预示死亡。常规生化检查明确血清 K^+ 和血清 HCO_3^- 水平，了解有无代谢性酸中毒。长期服药的患者，应监测血药浓度，已明确是否存在药物中毒或者药物不良反应。

（2）心电图检查：是最快，最简便也是最有帮助的指标，可以提示有价值的心脏疾病线索，宜做 12 导联心电图，如有心肌梗死的征象，则支持心源性休克的诊断。同时还应注意 ST 段和 ST-T 的改变，若缺乏支持急性心肌梗死心电图的改变，则应考虑其他原因，如主动脉夹层动脉瘤、肺栓塞、心脏压塞、急性瓣膜关闭不全、出血或严重感染。还可以考虑可能引起休克的其他原因，如严重的心律失常，房室传导阻滞等。

（3）影像学检查：胸部 X 线检查常发现有肺血管充血，肺水肿的征象；还可以从中得到有无心脏增大，纵隔是否增宽等体征。放射性核素心室造影有助于评价心室和瓣膜功能。

（4）超声心动图：此检查有重要意义。可以观察到局部心肌运动减弱、运动消失以及收缩功能的其他异常，表示心肌泵功能衰竭，并可根据其程度和范围，推测心肌缺血性障碍的程度；可观察心肌未受损的部位有无代偿性的心肌过度运动等；检查心脏瓣膜，看是否有心包积液，主动脉是否异常。若病人能自主呼吸，可经胸壁进行超声检查；若已经插管和人工通气，心脏超声检查可经食管进行。根据左心室的前负荷，测定血容量，即通过测量左室舒张末期表面积，其正常值在 $10\sim15cm^3/m^2$。若低于 $10cm^3/m^2$，可能为低血容量；若高于 $15cm^3/m^2$，则可能为高血容量。通过检测左心室收缩功能，判定左心室是否存在功能障碍，计算左心室在某一轴切口的射血分数，正常值应大于 60%。

（5）血流动力学监测：中心静脉压（CVP）、肺毛细血管楔压（PCWP）、心输出量（CO）、心脏指数（CI）、平均动脉压

（MAP）及左室充盈压（LVFP）等血流动力学指标对诊断、临床观察、药物疗效判定均有重要的临床指导意义。肺动脉舒张压、肺毛细血管楔压以及心排血量等指标可作为鉴别心源性休克和血容量不足引起的低血压的重要依据。肺毛细血管楔压是引起肺水肿的一个重要因素，当 PCWP 超过 17mmHg 时，即会有肺淤血发生；超过 25mmHg 时出现肺水肿。

4. 诊断及注意事项　新发生的急性心肌梗死或原有的心脏病突然加重，对诊断心源性休克具有重要的参考价值，如同时出现血流动力学不稳定，出现血压下降，脉搏细速、节律不规整，或出现低心排血量综合征，结合实验室检查，即可诊断为心源性休克。诊断过程中要特别注意对既往心脏病史的询问，无心脏病史者应注意查找发病诱发因素，同时注意排除其他类型休克。

【治疗要点】

心源性休克的病死率高，大约半数死于休克发生后10h内，因此，临床上应尽早识别，在形成不可逆的代谢性改变和器官损害或微循环障碍之前开始病因治疗至关重要，使心排血量达到保证周围器官有效灌注的水平。如暂时没有病因治疗的条件，则应采取紧急维持生命功能的对症治疗。应在严密的血流动力学监测下积极开展各项抢救治疗。对症治疗要求达到以下指标：动脉平均压维持在 $70 \sim 80mmHg$；心率 $90 \sim 100$ 次/min；左室充盈压（LVFP）20mmHg，心脏做功降低。最好的指标是心搏出量提高，动脉血氧分压（PO_2）和血压、尿量可以作为病情转归的判定指标。

1. 一般处理

（1）体位：立即就地，就近组织抢救，绝对卧床休息，一般仰卧，下肢抬高 $20° \sim 30°$，有呼吸困难的病例，可取半卧位。尽量不要搬动，必须搬动动作要轻。

（2）建立有效的静脉通道，必要时行深静脉插管。留置导尿管监测尿量。持续心电、血压、血氧饱和度监测。有条件者可行血流动力学监测。

（3）立即解除患者的紧张状态，有效止痛，阿片类药物不仅可以镇静和减轻疼痛，而且可抑制肾上腺素的释放，减轻心脏的应激状态。最常用的药为吗啡，起始量为 3～5mg，静注或者皮下注射，根据患者的主观反应和血压情况调整剂量。但要注意吗啡的低血压反应和呼吸抑制作用，老年患者尤应注意，剂量减半。动脉导管和肺动脉导管可对此进行有效处理。

（4）氧疗：持续吸氧，氧流量一般为 4～6L/min，可用鼻导管或者面罩给氧。如一般供氧不能使动脉血氧分压维持在 60mmHg以上时，需考虑经口或鼻气管内插管，作机械辅助通气和正压供氧。

2. 液体复苏　除中心静脉压明显上升达 1.96kPa（20cmH$_2$O）以上，或有明显肺水肿者，补充血容量首选 250～500ml 右旋糖酐-40 静滴，或 0.9%氯化钠、平衡盐 500ml 静滴，前 20min 内快速补液 100ml，如中心静脉压（CVP）上升不超过 1.5mmHg，可继续补液至休克改善，或输液总量达 500～750ml。如肺毛细血管楔压（PCWP）＜10～12mmHg，应输注平衡盐液。PCWP 每变化 2～3mmHg，应测心排血量一次。如无血流动力学监护条件者可参照以下指标判断：诉口渴，外周静脉充盈不良，尿量＜30ml/h，尿比重＞1.02，CVP＜6mmHg，则表明血容量不足。

3. 纠正酸中毒　首先保持上呼吸道通畅，静注碳酸氢钠（5%或 8.4%），可以纠正组织低氧引起的酸中毒，剂量按下列公式计算：体重（kg）×0.2×BE＝mmolNaHCO$_3$（8.4%），开始给药可按计算所得的半量，以后根据血气分析的结果决定用药剂量。

4. 药物治疗　容量状况被充分改善后，衰竭心肌的支持治疗是必需的。

（1）儿茶酚胺类升压药的应用：临床上常用的升压药为多巴胺、间羟胺、多巴酚丁胺、去甲肾上腺素、肾上腺素等。首选多巴胺，从 1μg/（kg·min）静脉滴注开始，以后每 5～10min 增加 1μg/（kg·min），直至升压满意或达 15μg/（kg·min）。多巴胺剂量 2～5μg/（kg·min）主要兴奋多巴胺受体，以扩张血管作用为主，使肾和肠系膜小动脉舒张，增加尿量并缓和外周血管总阻力的增高；剂量 $5\sim10\mu g/(kg\cdot min)$ 主要作用于 β_1 受体，以强心作用为主，多用于灌注不足伴收缩压 $<90mmHg$ 或低于平时 $30mmHg$ 者；剂量 $\geqslant10\mu g/(kg\cdot min)$ 时，主要作用于 α 受体，以升压作用为主，血管明显收缩，且随剂量增大而更显著。

间羟胺与去甲肾上腺素的作用非常近似而较弱，如多巴胺不能维持足够的灌注压，可给予间羟胺 $8\sim15\mu g/(kg\cdot min)$，常与多巴胺合用，用于治疗明显低血压，其剂量常为多巴胺剂量的一半。

多巴酚丁胺有与多巴胺相似的正性心力作用，有轻微的增加心率和收缩血管的作用，用药后可使心指数提高，升压作用却很弱，静脉点滴，治疗量为 $5\sim10\mu g/(kg\cdot min)$。

在低血压的情况下，肾上腺素可以提高血压和心脏指数，当血压较高时，肾上腺素不能使心肌灌注量再增加，反而使心脏指数下降，故肾上腺素仅能短期应用，待血流动力学稳定后，尽快改用较弱的升压药。也有观点认为，肾上腺素可使冠状动脉狭窄段后的血供区血流量相对降低，所以不适用于急性心肌梗死后心源性休克的治疗。

去甲肾上腺素的升压作用强于多巴胺，增快心率的程度则较轻，当患者收缩压低于 $70mmHg$，或者多巴胺剂量大于 $20\mu g/(kg\cdot min)$，才能维持血压，则需改用或者加用去甲肾上腺素。剂量为 $5\sim15\mu g/(kg\cdot min)$，由小剂量开始，根据血压情况每 $3\sim5min$ 调整一次，迅速提高动脉压。当收缩压升至 $90mmHg$ 以上并稳定，可改用多巴胺滴注。

（2）血管扩张剂的应用：心源性休克时，周围小动脉处于强烈收缩状态，兴奋受体的升压药，可提高血压，但也使周围小动脉更强烈收缩，使衰竭的心脏做功进一步增加，并行成恶性循环，故血压提升后须加用血管扩张剂治疗。一般血压提高至 $90mmHg$ 并稳定后，即加用血管扩张剂。最常用的是硝酸甘油和硝普钠。不宜单独使用扩血管药，以免加重低血压。

硝酸甘油扩张小静脉，降低前负荷，对急性肺水肿可获速效，以 5～10mg 加入 5％葡萄糖液 250ml 中缓慢静脉滴注，从小剂量 5～10µg/min 开始，以后每 5～10min 增加 5µg/min，直到出现良好的效应。

硝普钠可以减轻前后负荷，一般以 5～10mg 加入 5％葡萄糖液中静滴，从小剂量 5～10µg/min 开始，一般滴速 20～100µg/min，应注意避光静滴，每 4～6h 后换瓶，以防氰化物中毒。

扩血管药使用后良好指标是：①心排血量增加，体循环血管阻力减小；②PCWP 降低，一般降至 15～20mmHg 最为适宜；③收缩压通常降低 10mmHg；④胸痛缓解，肺部啰音减少或消失，末梢循环改善，尿量增加。

（3）强心苷类药物的应用：在心源性休克时除了特殊情况不应使用，因为洋地黄类药物不能增加心源性休克时的心排血量，却可引起周围血管总阻力增加，反而减少心搏出量。还可诱发心律失常，因此只有在伴发快速室性心律失常时方考虑应用，尤其是快速房颤为洋地黄应用指征，使心室率维持在每分钟 90～110 次，但其用量为正常人用量的 1/2～2/3，并随时注意中毒的可能。

（4）其他药物的应用：高血糖素、皮质激素、极化液对心源性休克均有其有利的一面，但其疗效不确切。对于急性心肌梗死合并心源性休克者，有选择的给予抗凝治疗，普通肝素开始静脉推注 60 U/kg体重，最大剂量 4000U/h，随后静脉滴注 12U/(kg·h)，最大剂量 1000U/h，将部分凝血活酶时间调整至 1.5～2.0 倍正常值（为 50～70s）；依诺肝素对于 <75 岁的患者初始剂量 30mg 静脉推注，15min 后皮下注射 1.0mg/(kg·12h)，对于 >75 岁的患者无需静脉注射，皮下注射的剂量减至 0.75mg/(kg·12h)。此外，对于早期急性心肌梗死患者冠状动脉内或周身采用溶血栓治疗，可使缺血心肌的血供恢复，从而改善心室功能与消除心源性休克的发生。

5. 辅助循环　主要是应用主动脉内气囊反搏（IABP），其对心源性休克的治疗效果意见不一致，存活率为 11％～70％，这和适应证的选择、使用时机，以及是否同时采取外科治疗措施有关。使用 IABP 可以使心脏工作量减少，心肌氧耗减低，增加冠脉血量，保持平均动脉压。使用 IABP 存活率比单纯药物治疗者高，所以只要没有明显禁忌证，且有可能接受手术治疗者，应采用 IABP 治疗。其他辅助循环包括静-动脉转流术，左心室辅助装置等。

6. 病因和诱因治疗

（1）急性心梗合并心源性休克：在主动脉内气囊反搏保护下行紧急的经皮冠状动脉介入治疗（PCI）或者冠状动脉搭桥术（CABG），可使休克的死亡率降至 50% 左右。

（2）发生急性心包填塞患者需行紧急心包穿刺。

（3）发生严重缓慢型心律失常，可先静脉使用阿托品，如疗效不佳，需行紧急的临时心脏起搏治疗。

（4）心肌梗死发生心脏机械并发症时（如乳头肌断裂，室间隔穿孔，心脏破裂）在 IABP 支持下尽快行外科手术纠正。

（5）发生严重快速室性心律失常，如血流动力学稳定，依病情选用适宜抗心律失常药物，如可达龙 150～300mg，如血流动力学不稳定，需给予紧急电复律。

（6）其他：发生肾衰，应控制出入水量。纠正酸碱水电解质失衡，必要时行血液透析治疗。发生脑水肿，给予脱水和脑细胞保护治疗。发生 DIC，根据病情的不同阶段使用肝素补充凝血因子，抗纤溶疗法等。

（魏 挺 高 路）

第42章 过敏性休克

【概述】

过敏性休克（anaphylaxis，anaphylactic shock）是因外界某些特异性过敏原物质作用于已致敏的机体后，通过全身性速发型变态反应，在短时间内发生的一种强烈的多器官受累的症候群。表现为以急性循环衰竭为主，属Ⅰ型变态反应。该型休克与组胺和缓激肽等血管活性物质进入血液，造成血管床容积扩张，毛细血管通透性增加有关。其临床表现和程度，因机体反应性、抗原进入量和进入途径等不同而有很大差异，大多在出现休克表现的同时，伴有喉头水肿、支气管痉挛、急性肺水肿等改变，部分可呈闪电样发作，无明显症状而猝然晕倒。过敏性休克是过敏反应中最严重的一种，难以预料且突然发生，若未及时采取相应抢救措施，则很可能危及生命。约75％突然发生于以前从未发生严重过敏反应的人群，发病年龄以20～40岁青壮年居多，老年及小儿病人也有发生。

【诊断要点】

1. 病因与诱因 药物在过敏性休克的病因中排第一位，尤其是注射给药，其中最主要的是青霉素。15％的青霉素与第一代头孢素，2％与第二、三代头孢素有交叉过敏反应。抗生素中发生过敏反应最少的是红霉素。大部分麻醉药可以非特异性的引起组胺释放。近年来发现，能引起过敏性休克的肿瘤化疗药物及中药也在逐渐增多，并且随着现代影像技术的发展，显影剂的广泛使用，碘显影剂所致的过敏性休克的发病数也在逐年增多。所有的血浆代用品几乎都有可能引起变态反应，但人血白蛋白除外，因为它几乎没有抗原性，其他血浆代用品引起过敏风险最大的是右旋糖酐。在3％

的输血病人中，血液和血液制品最常引起非溶血性变态反应。食物过敏常见于儿童和成人，引起成人过敏反应的物质主要有含油物质、鱼类和甲壳类，而引起儿童过敏的有奶类、豆类和蛋类。"阿片类药物""非甾体类抗炎药"等并不产生 IgE 抗体，亦会引起如过敏性休克同样的反应，称之为类过敏性休克反应，导致支气管痉挛。

2. 临床表现特点　机体经呼吸系统吸入、皮肤接触、消化系统摄入以及注射等途径致过敏原进入体内 0.5h 内出现的休克，为急发型过敏性休克，占 80%～90%；0.5～24h 发作者为缓发型过敏性休克，占 10%～20%。其主要有三个重要临床标志：①血压急剧下降到休克水平（80/50mmHg 以下）；②患者出现意识障碍；③出现各种各样的过敏相关症状。

过敏性休克一般有前驱症状：感觉身体不适、焦虑、濒死感，然后可出现瘙痒（主要是在毛发多的、手脚掌或外耳道部位），荨麻疹性风团，咽部异物感，伴喘鸣的呼吸困难，发音困难、声音嘶哑或咳嗽，甚至窒息（Quincke 水肿）。可出现消化系统的症状：腹痛、腹泻（有时可以带血）或呕吐，主要是由于消化道黏膜水肿和分泌物增多所致。神经系统的症状主要有神志不清，伴眩晕和抽搐等。心血管系统的表现在最初有乏力，可能伴有心悸，随着休克的进展，发生心律失常、传导障碍或复极异常。心脏骤停可能在无任何前驱症状时发生，也可继发于支气管痉挛所致的缺氧或持续的血管麻痹性休克。其他尚有结膜充血、泪液过度分泌、鼻溢和鼻充血，甚至晕厥、癫痫发作等表现。

休克的表现，在接受特定抗原性物质后，血压急剧下降到 80/50mmHg 以下，出冷汗、脉搏细弱，由于脑缺氧、脑水肿，可出现意识障碍。

体检可见球结膜充血、瞳孔缩小或散大、对光反应迟钝、面色苍白、口唇发绀、皮肤潮红、手足水肿、神志不清、咽部充血、心音减弱、心率加快、脉搏细弱、血压下降，有肺水肿者，双下肺可闻及水泡音和哮鸣音。

3. 辅助检查　过敏性休克多发病突然，无需做特殊辅助检查多能确诊，切忌为了做某项检查而贻误了抢救时机。

血管通透性增加引起血液浓缩，血液检查可以发现血液浓度的变化比如血细胞比容变大和蛋白血症以及凝血功能紊乱。特异性亚临床试验对诊断没有价值（如组胺和纤维蛋白溶酶量），或缺乏可靠性（如寻找特异性的过敏原），但可以回顾性地证明休克的过敏特性。

心电图检查可以了解是否存在冠状动脉病变，血气分析可以检查出是否有酸中毒和高碳酸血症，特别是在发生了支气管痉挛和喉头水肿的情况下。

4. 诊断及注意事项　过敏性休克是一临床诊断，需要立即采取治疗措施。一般来讲，凡在接触（尤其是注射后）抗原性物质或某种药物，或蜂类叮咬后立即发生全身反应，迅速出现典型多系统器官损伤，尤其是皮肤、心血管及呼吸系统功能障碍的症状和体征，如皮肤瘙痒发红、荨麻疹、血管性水肿、低血压、急性上呼吸道阻塞、支气管痉挛等，而又不能以药品本身的药理作用解释时，应马上考虑到本病的可能。

在诊断时应注意与神经源性休克和血管抑制性晕厥鉴别。神经源性休克由剧痛、外伤、麻醉意外、脑脊髓损伤等引起，因神经作用使外周血管扩张，有效血容量相对减少所致；血管抑制性晕厥发生于注射后，无呼吸困难，无瘙痒及皮疹，经平卧位后症状立即好转。

【治疗要点】

过敏性休克的抢救不同于其他类型休克，由于发病来势迅猛，而且在与抗原物质接触后休克反应发生的时间越早说明病情越严重，进展也就越快。因此，抢救要求做到争分夺秒，发现患者即应就地抢救；转运或搬动患者容易延误抢救时机；若就地处理得当，病情常在短时间内可以得到缓解或改善。抢救过程中强调两点：一是迅速作出过敏性休克的判断，二是要积极抢救，特别是抗休克治疗和维护呼吸道畅通。

1. 确定并消除致敏因素和体位　立即停用可疑过敏原或过敏药物，由接触过敏源而引起反应者应立即离开现场；结扎注射或虫咬部位以上的肢体以减缓吸收，亦可在局部以 0.005％肾上腺素 2～5ml 封闭注射。对消化道摄入的致敏原，可考虑放置胃管洗胃，以及灌注药用炭。使患者取平卧位，松解领带腰带，有呼吸困难者上半身适当抬高，如意识丧失，头部置于侧位，清除口、鼻、咽中分泌物。

2. 基础生命支持　对病情进行连续评估，因呼吸功能障碍和循环功能衰竭是过敏性休克致死的主要原因，所以稳定呼吸和循环功能对过敏性休克的治疗至关重要。主要措施有保持呼吸道通畅、给氧。可用鼻导管给氧，必要时可采用面罩给氧，高频通气给氧，如有喉头水肿紧急气管插管，气管切开，严重而又未能缓解的气管痉挛，需气管插管和呼吸机辅助呼吸治疗，以保持气道通畅，充分供氧。迅速建立有效的静脉通路，以保证抢救药物及时输入，必要时可以以用晶体液（如平衡盐等）扩充血容量，禁止用胶体液（有过敏的危险），但输液量不宜过多，输液速度不宜过快，以免引起或者加重肺水肿。呼吸、心跳骤停患者，应立即开始心肺复苏。

3. 药物治疗

(1) 肾上腺素的应用：肾上腺素是治疗过敏性休克必不可少的特异性治疗手段也是首选药物。肾上腺素作用于痉挛支气管的 β_2 受体可舒张支气管；作用于心脏 β_1 受体有正性肌力的作用；还可以作用于血管 α 受体，收缩血管，以治疗血管性虚脱，对抗许多过敏性反应介质的有害作用，并可以通过抑制肥大细胞颗粒的释放达到对病因治疗的目的。当患者出现休克、气道水肿、或有明确的呼吸困难，应及时给予 0.1％肾上腺素 0.3～0.5ml 皮下注射，按需要可 5～10min 重复应用。如果患者对初始剂量无反应或存在严重的喉痉挛或症状明显的心力衰竭，应该静脉注射 5～10ml (1∶10000)，如果没有建立静脉通道，可以 0.01mg/kg 或一次 1mg 的剂量皮下注射或肌肉注射，也可以选择 0.5～1mg 的剂量气

288

管内给药。休克前用过 β 受体阻断剂的患者必须加大肾上腺素的用量。当静脉注射肾上腺素时，可能引起严重的心动过速、心肌缺血、血管痉挛和高血压，应警惕，阿托品和胰高血糖素（1～5mg 静脉注射）可能有助于改善这些患者的心脏症状。本药在治疗过程中可以重复应用数次，一般经过 1～2 次肾上腺素注射，多数患者休克症状在半小时内可逐渐恢复。

（2）糖皮质激素的作用：应用肾上腺素后，可用糖皮质激素治疗。若休克持续不见好转，应及早静脉注射地塞米松 10～20mg，或琥珀酸氢化可的松 200～400mg，或甲基泼尼松龙 120～240mg 静脉滴注或稀释后静脉注射，每 4～6h 重复一次。这些药物不能在休克急性期起作用，但是可以抑制迟发过敏性休克的残余症状和体征，如休克发生几小时后又出现的表现，还可以增强组胺的作用。

（3）抗过敏或抗组胺类药物的应用：抗组胺类药物可以治疗所有轻度的急性荨麻疹。优先考虑使用盐酸苯海拉明（1mg/kg，静脉注射）和雷尼替丁（50mg 静脉注射，时间为 5min）。也可氯苯那敏（扑尔敏）10mg 或异丙嗪（非那根）25～50mg 肌内注射，或静脉注射 10％葡萄糖酸钙 10～20ml。慎用西咪替丁，快速静注可致低血压或心脏骤停。

（4）血管活性药物的应用：如果重复应用肾上腺素和组胺拮抗药后仍存在低血压，需积极补充液体。如果血压仍低，可以选用血管活性药物以提高动脉压，维持脏器血供，但是患者应尽早停用升压药。缩血管药首选间羟胺，每次 10～20mg 肌内注射，必要时以 50～100mg 加入 500ml 液体中静脉滴注，根据血压调整用量。也可以选用多巴胺 20～40mg 静脉滴注。对循环痉挛期的病人，可加用扩血管药物，如阿托品、山莨菪碱等，但一定要同时补充血容量。

（5）支气管痉挛的治疗：当发生支气管痉挛紧急情况时，用 β₂ 受体兴奋剂、气雾剂可以达到较好的疗效。明显支气管痉挛者，可给予氨茶碱 0.25 于 50％的葡萄糖液中 20～40ml 缓慢静脉注射，也可用沙丁胺醇溶液或间羟异丙肾上腺素等喷雾吸入治疗。

（6）特殊治疗：①青霉素过敏反应可于原来注射部位注射青霉素酶 80 万单位；②链霉素过敏反应应首选钙剂，可用 10％葡萄糖酸钙或 5％氯化钙，10～20ml 缓慢静注，半小时后未完全缓解，可再给药 1 次。

4. 连续观察　初期抢救成功后，对过敏性休克的连续观察时间不得少于 24h。对于病情不稳定的患者或仍需持续注射升压药物的患者，有条件应该放置肺动脉导管。

有高达 25％的患者存在双相发作，即在初期成功的救治后经历一个最长达 8h 的无症状间期后，再发危及生命的过敏症状。临床上给予糖皮质激素对过敏的双相发作有明显的控制作用，静脉注射氢化可的松 100～250mg，每 6h 一次，有助于阻止双相过敏反应的迟发表现。

（魏　挺　高　路）

第六篇

急性器官功能障碍

第 43 章　急性脑功能衰竭

【概述】

急性脑功能衰竭（acute brain failure）是脑部病损发展到严重阶段或由其他器官、系统的原发疾病累及脑部，致使脑部受到严重损害，从而使脑功能发生障碍引起的一种以颅内压增高及意识障碍为主要表现的临床病理状态，常为许多全身疾病和颅内疾患的严重后果，它是临床各科中常见的、病死率最高的脏器功能衰竭。

【诊断要点】

一、病因

（一）颅内病变　幕上病变（大脑半球）；幕下病变（脑干和后颅凹病变）；弥漫性大脑病变。

（二）代谢性脑病　缺血性脑病；缺氧性脑病；低血糖性脑病。

（三）脑以外脏器病变　肝昏迷；尿毒症昏迷；肺性脑病；中毒性脑病。

（四）其他　中枢神经系统病变，水、电解质或酸碱平衡紊乱。

二、临床表现特点

急性脑衰竭的临床表现，除原发疾病的各种临床表现外，主要表现为急性意识障碍、脑部局限性或弥漫性损害的症状和体征及颅内压增高症等，可伴有癫痫发作和呼吸功能紊乱等。

（一）意识障碍

是脑功能衰竭临床基本表现和突出特点，意识障碍的程度与脑功能衰竭程度相一致。意识障碍通常可分为觉醒障碍和意识内容障碍。依据检查时刺激的强度和患者的反应，可将觉醒障碍区分为嗜睡、昏睡、浅昏迷和深昏迷四种程度。临床上可见到特殊类型的意识障碍，呈现意识内容活动丧失而觉醒能力尚存，患者有时睁眼似睡，但对环境并无感知，称为睁眼昏迷或醒状昏迷。多见于去大脑皮质状态、无动性缄默症和持续性植物状态。

在意识障碍出现的同时，势必伴随脑的某些部位症状如言语功能、眼球活动和肢体运动等方面出现障碍，临床上最常见的是Glasgow 昏迷计分法。凡积分＜8 分预后不良；积分 5～7 分预后恶劣；积分＜4 分者罕有存活。

（二）颅内压增高与脑水肿

急性脑功能衰竭的重要病理改变是脑水肿、颅内压增高。典型表现为头痛、恶心呕吐与视乳头水肿，常伴有血压增高、脉搏缓慢、呼吸慢而深、瞳孔缩小、烦躁不安或意识障碍、抽搐等生命体征的变化。随着颅内压增高，终致脑疝形成，急性发生者常表现为突然和急剧进展的意识障碍、瞳孔改变，呼吸与循环功能异常、肌张力障碍等。如未及时解除，可在短时间内致死。脑疝的出现是急性脑功能衰竭发生发展的严重后果，早期识别与防治其形成与发展有极其重要的意义。临床上常见而危害大的脑疝有小脑幕裂孔下疝、枕骨大孔疝和小脑幕裂孔上疝，它们可单独存在或合并发生。

（三）神经体征

1. 呼吸功能紊乱：呼吸功能除直接与肺相关外，呼吸调控与大脑额叶、间脑及脑干不同水平中枢调节紧密相关。幕上占位病变呈现潮氏呼吸（Cheyne - S tokes respiration），渐增、渐减的过渡换气与短暂无呼吸规律交替。中脑下部病变引起中枢性过渡换气，深快均匀的过渡呼吸。脑桥病变引起长吸性呼吸，充分吸气后暂停2～3s 再呼气。延髓背侧病变引起呼吸深浅节律完全不规则。

2. 眼球激动（眼徘徊）：基于大脑广泛受损，两眼球来回急速活动。

3. 眼球浮动：脑桥局部病变。双眼迅速向下移动，超过俯视

294

范畴，缓慢回升到正常眼位。

4. 瞳孔变化：正常瞳孔大小 3～5mm，不同部位损害有不同变化：①丘脑、丘脑下部受损：瞳孔中度缩小，光反射存在；②中脑不完全损害（天幕疝）：瞳孔明显扩大，光反射消失；③脑桥受损：瞳孔小如针尖；④延髓外侧损害：同侧瞳孔缩小，光反射存在。

5. 反射变化：①强直性颈反射：提示中脑深部或间脑水平病变，与颅底后颅凹强迫性头位并非一致；②强握反射：提示大脑额叶后部损害，系原始反射；③吸吮反射：提示大脑弥漫性病变，系原始反射。

（四）脑死亡

指全脑功能不可逆性丧失或为严重不可逆性脑缺氧性损害。通常以美国脑死亡协会哈佛标准为主：包括对外界无任何反应；自发或被动动作缺失；自主呼吸停止，靠呼吸机维持被动呼吸；同期心跳存在；脑干各种反射消失（角膜、瞳孔反射等）；脑电图呈静息电位（脑波波幅低于 2 mV 以下），动态监测必须达6～12h。

三、辅助检查

（一）影像学检查：包括颅脑 CT 和 MRI 检查，可明确多数病因。

（二）脑电图和脑诱发电位监护：多可发生相应的电位变化，对患者的诊断和判断预后均有重要意义。

四、诊断注意事项

通过详细询问病史，仔细观察全身及神经系统症状和体征变化，配合必要的辅助检查，一般能及时作出确切的判断。临床上分析脑受损的部位及其功能障碍水平是非常重要的，对指导治疗，判断预后有较大价值。通常可根据意识状态、颅内高压症、脑损害的症状和体征，结合必要的辅助检查，来推断脑部损害的范围及功能障碍水平。一般分为幕上局限性病变、幕下局限性病变和弥散性脑损害等三种情况。

【治疗要点】

急性脑功能衰竭的治疗是多方面的，主要包括积极治疗原发疾病、降低颅内压、高压氧疗法、冬眠疗法、对症治疗和并发症的处理，同时应用脑保护剂和营养支持疗法。治疗的原则应根据不同的病因，有效地采取综合性治疗方案，以控制和逆转急性脑功能衰竭的发展，最大限度地减轻脑损害，使患者能够恢复正常功能。急性脑功能衰竭的预后主要取决于引起脑功能衰竭的病因及其所致脑损害的严重程度。

1. 病因治疗：针对病因及时采取有效的治疗措施是抢救脑功能衰竭的关键，如颅内肿瘤、外伤性血肿和高血压性脑出血的大血肿等，应尽早开颅手术；对各种原因所致的呼吸和循环障碍、缺氧和代谢障碍等全身性疾病，应维持良好的呼吸和循环功能；水电解质和酸碱平衡紊乱者须积极加以纠正；有糖尿病酮症中毒者应给予胰岛素治疗和补液；急性中毒者须采取有效的措施清除毒物和进行解毒治疗。

2. 一般处理：保持呼吸道通畅，定期吸痰，给氧，防止舌根后坠，密切观察并维持呼吸、血压、脉搏等生命体征，适当补液，并加强护理。

3. 控制脑水肿：脑水肿是脑功能衰竭的重要病理基础，因此，消除脑水肿和降低颅内压是脑功能复苏的一个重要措施。最常用的脱水疗法是采用高渗脱水剂，如甘露醇、尿素和甘油等；也可采用利尿剂如呋塞米；尚可使用肾上腺皮质激素和二甲亚砜等。脱水的同时须注意液体疗法。如药物无法控制者可选择脑减压术或脑室引流。

4. 低温保护：通过低温降低脑代谢，减轻缺氧和脑水肿，为脑功能的复苏提供可能。

5. 控制癫痫发作：急性脑缺血、缺氧后常出现癫痫。癫痫发作时影响呼吸功能，增加组织耗氧量，并使颅内压增高，无疑加重脑功能衰竭病人的脑水肿。因而须积极控制癫痫。抗癫痫药物可选用氯硝西泮肌注或静注。苯妥因钠属脂溶性药物，对中枢神经系统亲和力强，可降低脑耗氧量，减少脑乳酸积聚，以及扩张脑血管，增加脑血流量等作用。至于其他抗癫痫药物可酌情选用或联合应用。

6. 高压氧：无论脑外伤、脑水肿或颅内压增高，在 2～3 个大气压下吸氧，远较一般吸氧治疗的效果好。高压氧治疗脑水肿可增加氧分压，使血浆内溶解的氧量增多，增大毛细血管和细胞间质氧扩散系数，有利于改善脑细胞缺氧，减轻脑损害。

7. 促进微循环，改善脑低灌注状态：采用右旋糖酐 240 或输入血液代用品稀释血液，降低血黏度，改善微循环增加脑灌流量，帮助脑功能的恢复。

8. 脑保护剂和脑营养代谢剂、苏醒剂：应用抗自由基药物、钙通道阻滞剂和降低脑代谢等措施阻止脑细胞发生不可逆改变，达到对脑组织的保护作用。

9. 防治并发症：如防治消化道出血和急性肾衰竭，纠正水电解质紊乱和酸碱平衡失调，防止感染，抗惊厥等。

总之，脑功能衰竭的治疗首先应强调病因治疗，依据脑功能衰竭的发展不同阶段，分别采用上述多项方法综合性治疗。严格把握各个阶段的特点，积极改善急性脑缺血、缺氧、脑水肿恶性循环导致的脑损害，阻断脑功能衰竭向不可逆性严重的脑缺氧——脑死亡方面发展。

（韩继媛）

第44章 急性肺损伤与急性呼吸窘迫综合征

【概述】

急性肺损伤（acute lung injury，ALI）/急性呼吸窘迫综合征（acute respiratory distress syndrome，ARDS）是在严重感染、休克、创伤及烧伤等非心源性疾病过程中，肺毛细血管内皮细胞和肺泡上皮细胞损伤造成弥漫性肺间质及肺泡水肿，导致的急性低氧性呼吸功能不全或衰竭。以肺容积减少、肺顺应性降低、严重的通气/血流比例失调为病理生理特征，临床上表现为进行性低氧血症和呼吸窘迫，肺部影像学上表现为非均一性的渗出性病变。ALI发展至严重阶段（氧合指数＜200）时即为ARDS。ALI/ARDS是临床常见危重症之一，病死率极高，严重威胁重症患者的生命并影响其生存质量。

【发病机制】

ARDS早期的特征性表现为肺毛细血管内皮细胞与肺泡上皮细胞屏障的通透性增高，肺泡与肺间质内积聚大量的水肿液，其中富含蛋白及以中性粒细胞为主的多种炎症细胞。中性粒细胞黏附在受损的血管内皮细胞表面，进一步向间质和肺泡腔移行，释放大量促炎介质，如炎症性细胞因子、过氧化物、白三烯、蛋白酶、血小板活化因子等，参与中性粒细胞介导的肺损伤。除炎症细胞外，肺泡上皮细胞以及成纤维细胞也能产生多种细胞因子，从而加剧炎症反应过程。凝血和纤溶紊乱也参与ARDS的病程，ARDS早期促凝机制增强，而纤溶过程受到抑制，引起广泛血栓形成和纤维蛋白的大量沉积，导致血管堵塞以及微循环结构受损。ARDS早期在病理学上可见弥漫性肺损伤，透明膜形成及Ⅰ型肺泡上皮或内皮细胞坏死、水肿，Ⅱ型肺泡上皮细胞增生和间质纤维化等表现。

【诊断要点】

一、病因与诱因

多种危险因素可诱发 ALI/ARDS，主要包括直接肺损伤因素，如严重肺部感染、胃内容物吸入、肺挫伤、吸入有毒气体、淹溺、氧中毒等；间接肺损伤因素，如严重感染、严重的非胸部创伤、急性重症胰腺炎、大量输血、体外循环、弥散性血管内凝血等。病因不同，ARDS 患病率也明显不同。严重感染时 ALI/ARDS 患病率可高达 25%～50%，大量输血可达 40%，多发性创伤达到 11%～25%，而严重误吸时 ARDS 患病率也可达 9%～26%。同时存在两个或三个危险因素时，ALI/ARDS 患病率进一步升高。另外，危险因素持续作用时间越长，ALI/ARDS 的患病率越高，危险因素持续 24、48 及 72h 时，ARDS 患病率分别为 76%、85%和 93%。

二、临床表现

（一）症状　口唇及指端发绀是主要临床表现之一。其特点是起病急，呼吸频速、呼吸困难和发绀进行性加重。通常在起病1～2天内发生呼吸频速，呼吸频率大于 20 次/分，并逐渐进行性加快，可达 30～50 次/分。随着呼吸频率增快，呼吸困难也逐渐明显，危重者呼吸频率可达 60 次/分以上，呈现呼吸窘迫症状。随着呼吸困难的发展，缺氧症状也愈加明显，患者表现烦躁不安、心率增速、唇及指甲发绀。以鼻导管或面罩吸氧的常规氧疗方法缺氧症状无法缓解。疾病后期多伴有肺部感染，表现为发热、咳嗽咳痰等。

（二）体征　初期除呼吸频速外无明显呼吸系统体征，随着病情进展，出现唇及指甲发绀，吸气时锁骨上窝及胸骨上窝下陷，有些患者两肺听诊可闻及干、湿性啰音和哮鸣音，后期可出现肺实变体征，如呼吸音减低或水泡音等。

三、辅助检查

（一）X线胸片 早期X线胸片显示肺野清晰，或仅有肺纹理增多模糊，提示血管周围液体聚集。后期为大片实变阴影，并可见气管充气征，乃至发展成"白肺"。

（二）动脉血气分析 早期表现为呼吸性碱中毒和不同程度的低氧血症。后期呼吸肌疲劳导致通气不足，二氧化碳潴留，$PaCO_2$升高，产生混合性酸中毒。

（三）肺功能检测 肺容量和肺活量、残气量和功能残气量均减少，呼吸死腔增加，静-动脉分流量增加。

（四）血流动力学监测 常表现为肺动脉楔压正常或降低。监测血流动力学不仅对诊断、鉴别诊断有价值，而且对液体治疗和机械通气治疗，特别是PEEP对循环功能影响，亦为重要的监测指标。

四、分期

典型临床经过可分4期：

（一）损伤期 在损伤后4～6小时以原发病表现为主，呼吸可增快，但无典型呼吸窘迫。X线胸片无阳性发现。

（二）相对稳定期 在损伤后6～48小时，经积极救治，循环稳定。而逐渐出现呼吸困难、频率加快、低氧血症、过度通气及二氧化碳分压（$PaCO_2$）降低，肺体征不明显，X线胸片可见肺纹理增多、模糊和网状浸润影，提示肺血管周围液体积聚增多和间质性水肿。

（三）呼吸衰竭期 在损伤后24～48小时，呼吸困难、窘迫和出现发绀，常规氧疗无效，也不能用其他原发心肺疾病解释，呼吸频率加快可达35～50次/分，胸部听诊可闻及湿啰音、爆裂音。X线胸片两肺有散在斑片状阴影或呈毛玻璃样改变，可见支气管充气征。血气分析氧分压（PaO_2）和$PaCO_2$均降低，常呈代酸呼碱。

（四）终末期 极度呼吸困难和严重发绀，出现神经精神症状如嗜睡、谵妄、昏迷等。X线胸片示融合成大片状浸润阴影，支气管充气征明显。血气分析严重低氧血症、CO_2潴留，常有混合性酸碱失衡，最终可发生循环功能衰竭。

五、诊断

2000年中华医学会呼吸病学分会提出了中国内地的 ALI/ARDS 的诊断标准（草案）。

（一）有 ALI/ARDS 发病的高危因素。

（二）急性起病，呼吸频数和（或）呼吸窘迫。

（三）低氧血症：ALI 时动脉血氧分压（PaO_2）/吸入氧气分数值（FiO_2）≤300；ARDS 时 PaO_2/FiO_2≤200。

（四）胸部 X 线检查两肺浸润阴影。

（五）肺毛细血管楔压（PCWP）≤18mmHg 或临床上能除外心源性肺水肿。凡符合以上五项可诊断为 ALI 或 ARDS。

本病须与大片肺不张、自发性气胸、上呼吸气道阻塞、急性肺栓塞和心源性肺水肿相鉴别，通过询问病史、体检和胸部 X 线检查等可做出鉴别。

【治疗要点】

一、原发病治疗

感染、创伤后的全身炎症反应是导致 ARDS 的根本原因。控制原发病，遏制其诱导的全身失控性炎症反应，是预防和治疗 ALI/ARDS 的必要措施。主要包括充分引流感染灶、有效地清创和合理使用抗生素。

二、呼吸支持治疗

（一）氧疗 ALI/ARDS 患者吸氧治疗的目的是改善低氧血症，使动脉血氧分压（PaO_2）达到 $60\sim80$mmHg。可根据低氧血症改善的程度和治疗反应调整氧疗方式，首先使用鼻导管，当需要较高的吸氧浓度时，可采用可调节吸氧浓度的文丘里面罩或带贮氧袋的非重吸式氧气面罩。ARDS患者往往低氧血症严重，大多数患者一旦诊断明确，常规的氧疗常常难以奏效，机械通气仍然是最主要的呼吸支持手段。

（二）无创机械通气　预计病情能够短期缓解的早期ALI/ARDS患者可考虑应用无创机械通气。合并免疫功能低下的ALI/ARDS患者早期可首先试用无创机械通气。应用无创机械通气治疗ALI/ARDS应严密监测患者的生命体征及治疗反应。神志不清、休克、气道自洁能力障碍的ALI/ARDS患者不宜应用无创机械通气。

（三）有创机械通气　气管插管和有创机械通气能更有效地改善低氧血症，降低呼吸功，缓解呼吸窘迫，并能够更有效地改善全身缺氧，防止肺外器官功能损害。ARDS患者经高浓度吸氧仍不能改善低氧血症时，应气管插管进行有创机械通气。对ARDS患者实施机械通气时应采用肺保护性通气策略，即：

1. 弃用传统的超生理大潮气量，采用小潮气量通气，严格限制跨肺压，推荐平台压不超过30～35cmH$_2$O。

2. 无禁忌证情况下，允许高碳酸血症，一般主张保持pH值大于7.20，否则可考虑静脉输注碳酸氢钠。可采用肺复张手法促进ARDS患者塌陷肺泡复张，改善氧合。临床常用的肺复张手法包括控制性肺膨胀、PEEP递增法及压力控制法（PCV法）。一般认为，肺外源性的ARDS对肺复张手法的反应优于肺内源性的ARDS，ARDS病程也影响肺复张手法的效应，早期ARDS肺复张效果较好。应使用能防止肺泡塌陷的最低PEEP，有条件情况下，应根据静态P－V曲线低位转折点压力＋2cmH$_2$O来确定PEEP。ARDS患者机械通气时应尽量保留自主呼吸。若无禁忌证，机械通气的ARDS患者应采用30～45度半卧位。常规机械通气治疗无效的重度ARDS患者，若无禁忌证，可考虑采用俯卧位通气。对机械通气的ARDS患者，应制定镇静方案（镇静目标和评估），不推荐常规使用肌松剂。

三、药物治疗

在保证组织器官灌注前提下，应实施限制性的液体管理，有助于改善 ALI/ARDS 患者的氧合和肺损伤。存在低蛋白血症的 ARDS 患者，可通过补充白蛋白等胶体溶液和应用利尿剂，有助于实现液体负平衡，并改善氧合。补充 EPA 和 γ2 亚油酸，有助于改善 ALI/ARDS 患者氧合，缩短机械通气时间。糖皮质激素、NO、肺表面活性物质、PGE_1、布洛芬等环氧化酶抑制剂、抗细胞因子单克隆抗体或拮抗剂及酮康唑均不作为 ARDS 的常规治疗。

四、营养和代谢支持

ARDS 患者处于高代谢状态，应尽早开始营养代谢支持，根据患者的肠道功能情况，决定营养途径。肠道功能障碍的患者，采用肠外营养，包括糖、脂肪、氨基酸、微量元素和维生素等营养要素，总热卡量不应超过患者的基本需要，一般为 25～30kcal/(kg·d)。肠道功能正常或部分恢复的患者，尽早开始肠内营养，有助于恢复肠道功能和保持肠黏膜屏障，防止毒素及细菌移位引起 ARDS 恶化。

五、治疗新进展

液体通气及体外膜氧合技术（ECMO）及静脉内气体交换等治疗方式有待于进一步探索。

（韩继媛）

第 45 章　急性心力衰竭

【概述】

急性心力衰竭是指由于急性心脏病变所致的心排血量骤降，肺循环压力突然升高，周围循环阻力增加，引起肺循环充血而出现急性肺淤血，肺水肿并可伴组织器官灌注不足和心源性休克的临床综合征。急性右心衰竭主要为大块肺梗死引起。临床上以急性左心衰竭最为常见，急性右心衰竭则较少见。急性心力衰竭可以突然起病或在原有慢性心力衰竭基础上急性加重；大多数表现为收缩性心力衰竭，也可表现为舒张性心力衰竭；发病前患者多数合并有器质性心脏病。

【诊断要点】

一、病史和临床表现

（一）**基础心血管疾病的病史**　大多数患者存在引起急性心力衰竭的各种病因。年轻人中多由风湿性心脏瓣膜病、扩张性心肌病、急性重症心肌炎引起，而在老年人中主要为冠心病、高血压和老年性退行性心瓣膜病所致。

（二）**诱发因素**　常见的诱因有严重感染；慢性心力衰竭治疗缺乏依从性；心脏容量超负荷；严重颅脑损害或剧烈的精神波动；急性心率失常；支气管哮喘发作；肺栓塞等这些诱因使原来心功能尚可代偿的患者骤发心力衰竭，或者使已有心力衰竭的患者病情加重。

（三）**早期表现**　原来心功能正常的患者出现原因不明的疲乏或运动耐力明显降低以及心率增加至 15~20 次/min，可能是左心功能降低的最早期征兆。

（四）急性肺水肿　突发严重呼吸困难，呼吸频率达 30～50 次/min，强迫坐位、烦躁不安并有恐惧感，频发咳嗽并咳出大量粉红色泡沫痰，听诊心率快，心尖部可闻及奔马律，两肺底可闻及湿啰音和哮鸣音。

（五）心源性休克　收缩压≤80mmHg 或原有高血压者，其收缩压下降大于 60mmHg 且持续 30 分钟以上；组织低灌注状态，可有皮肤湿冷、苍白、发绀，心动过速；尿量显著减少甚至无尿；意识障碍，常有烦躁不安、焦虑、濒死感，甚至发展为意识模糊、昏迷。

二、辅助检查

（一）心电图　能提供许多重要信息，包括心率、心律、传导以及某些病因根据，如心肌缺血性改变、ST 段抬高或非 ST 段抬高型心肌梗死以及陈旧性心肌梗死的病理性 Q 波等。

（二）胸部 X 线检查　可显示肺淤血和肺水肿。评估基础的或（和）伴发的心脏和肺部疾病以及气胸等。

（三）超声心动图　此法为无创性，应用方便，有助于快速诊断和评价急性心力衰竭，还可用来监测患者病情的动态变化。

三、实验室检查

（一）动脉血气分析　检测动脉氧分压、CO_2 分压和血氧饱和度以评价氧含量和肺通气功能。

（二）常规实验室检查　包括血常规和血生化检查如电解质（钠、钾、氯等）、肝功能、血糖、白蛋白及 C 反应蛋白等。研究表明，C 反应蛋白对评价急性心力衰竭患者的严重程度和预后有一定的价值。

（三）心力衰竭标志物　B 型利钠肽（BNP）及其 N 末端 B 型利钠肽（NT - proBNP）的浓度增高已成为公认诊断心力衰竭的客观指标。可用于：①心衰的诊断和鉴别诊断，如 BNP 小于 100ng/L 或

NT - proBNP 小于 400 ng/L，心力衰竭可能性很小，其阴性预测值为 90%；如 BNP 大于 400 ng/L 或 NT - proBNP 大于 1500 ng/L，心力衰竭可能性很大，其阳性预测值为 90%。②心力衰竭的危险分层：有心力衰竭临床表现，BNP/NT - proBNP 水平又显著增高者属高危人群。③评估心力衰竭的预后：临床过程中这一标志物持续走高，提示预后不良。

（四）心肌坏死标志物　旨在评价是否存在心肌损伤或坏死及其严重程度。

1. 心肌肌钙蛋白 T 或 I（cTnT 或 cTnl）：其检测心肌受损的特异性和敏感性均较高。急性心肌梗死时可升高 3～5 倍以上。

2. 肌酸磷酸激酶同工酶（CK - MB）：一般在发病后 3～8 h 升高，9～30 h 达高峰，48～72 h 恢复正常，其动态升高可列为急性心肌梗死的确诊指标之一。

3. 肌红蛋白：其分子质量小，心肌损伤后即释出，故在急性心肌梗死后 0.5～2 h 便明显升高，5～12 h 达高峰，18～30 h 恢复，作为早期诊断的指标优于 CK - MB，但特异性较差。

【处理原则】

一、支持治疗

（一）体位　静息时呼吸困难者应半卧位或端坐位，双腿下垂以减少回心血量，降低心脏前负荷。

（二）四肢交换加压　四肢轮流绑扎止血带或血压计袖带，通常同一时间只绑扎三肢，每隔 15～20min 轮流放松一肢。此法可降低前负荷，减轻肺淤血和肺水肿。

（三）吸氧　适用于低氧血症和呼吸困难明显的患者。酒精吸氧可使肺泡内的泡沫表面张力降低而破裂，改善肺泡的通气。方法是在氧气通过的湿化瓶中加 50%～70%酒精或有机硅消泡剂，用于肺水肿患者。

（四）其他　进易消化的食物，应少量多餐；利尿剂应用时间较长的患者应注意补充多种维生素和微量元素；肺淤血、体循环淤血及水肿明显者应严格限制饮水量和静脉输液速度。

二、药物治疗

（一）镇静剂　主要应用吗啡，用法为 2.5～5mg 静脉缓慢注射，亦可皮下或肌内注射。

（二）支气管解痉剂　氨茶碱可解除支气管痉挛，并有一定的正性肌力及扩血管利尿作用。

（三）利尿剂　首选呋塞米，先静脉注射 20～40mg，继以静脉滴注 5～40mg/h，其总剂量在起初 6 h 不超过 80mg，起初 24h 不超过 200mg。

（四）血管扩张药物　可应用于急性心力衰竭早期阶段。收缩压大于 110mmHg 的急性心力衰竭患者通常可以安全使用；收缩压在 90～110mmHg 之间的患者应谨慎使用；而收缩压小于 90mmHg 的患者则禁忌使用。主要有硝酸酯类、硝普钠、重组人 BNP（rhBNP）、乌拉地尔、酚妥拉明。

1. 硝酸甘油：特别适用于急性冠状动脉综合征伴心衰的患者。硝酸甘油静脉滴注起始剂量 5～10μg/min，每 5～10min 递增 5～10μg/min，最大剂量 100～200 μg/min。

2. 硝普钠：适用于严重心力衰竭、原有后负荷增加以及伴心源性休克患者。临床应用宜从小剂量 10μg/min 开始，逐渐增加剂量至 50～250μg/min，静脉滴注，疗程不超过 72 h。

3. rhBNP 国内一项 II 期临床研究提示，rhBNP 较硝酸甘油静脉制剂能够更显著降低 PCWP，缓解患者的呼吸困难。方法：先给予负荷剂量 1.500pg/kg，静脉缓慢推注，继以 0.0075～0.0150pg·kg/min 静脉滴注；也可不用负荷剂量而直接静脉滴注。疗程一般 3d，不超过 7d。

4. 乌拉地尔：可有效降低血管阻力，降低后负荷，增加心输出量，但不影响心率，从而减少心肌耗氧量。通常静脉滴注 100～400μg/min，可逐渐增加剂量。

（五）正性肌力药　此类药物适用于低心排血量综合征，可缓解组织低灌注所致的症状，保证重要脏器的血液供应。血压较低和对血管扩张药物及利尿剂不耐受或反应不佳的患者尤其有效。

1. 洋地黄类：此类药物能轻度增加 CO 和降低左心室充盈压，对急性左心衰竭患者的治疗有一定帮助。一般应用毛花苷 C 0.2～0.4mg 缓慢静脉注射，2～4h 后可以再用 0.2mg，伴快速心室率的房颤患者可酌情适当增加剂量。

2. 多巴胺：250～500μg/min 静脉滴注。此药应用个体差异较大，一般从小剂量起始，逐渐增加剂量，短期应用。

三、其他疗法

（一）机械通气　可在出现心跳呼吸骤停而进行心肺复苏时或合并 I 型或 II 型呼吸衰竭可应用。

（二）血液净化治疗　本法对急性心力衰竭有益，但并非常规应用的手段。

（三）心室机械辅助装置　急性心力衰竭经常规药物治疗无明显改善时，有条件的可应用此种技术。

（四）主动脉内球囊反搏（IABP）治疗　临床研究表明这是一种有效改善心肌灌注同时又降低心肌耗氧量和增加 CO 的治疗手段。

（五）外科手术　急性大块肺栓塞所致急性右心衰竭时还要用到溶栓和介入治疗。

（六）及时矫正基础心血管疾病，控制和消除各种诱因。

（韩继媛）

第 46 章　急性肾损伤与急性肾衰竭

【概述】

急性肾损伤（acute kidney injury，AKI）是指不超过 3 个月的肾脏功能或者结构方面的异常，包括血、尿、组织检查或影像学方面肾损伤标记物的异常。急性肾衰竭（acute renal failure，ARF）是一组由多种原因造成肾功能在短时间内（数小时至数天）急剧减退，导致肾小球滤过率下降和血肌酐、尿素氮升高为特点的临床综合征。近年来，国际急救医学和肾脏病学者提出以"急性肾损伤"取代传统的"急性肾衰竭"的概念，这样的重新命名并不是简单的医学术语的更迭，更为深远的意义在于对各种致病因子所致的肾脏损伤及早识别、及早诊断、及早干预，从而改善患者的预后、降低病死率。

【诊断要点】

1. 病因

根据发病原因的不同和各自的病理、生理特点，病因可分肾前性如失血、休克、严重失水、电解质平衡紊乱，急性循环衰竭等，肾性如急性肾小球肾炎、急性肾小管坏死、大面积挤压伤等；肾后性如完全性尿路梗阻等。其中以急性肾小管坏死（acute tubular necrosis，ATN）最为常见，其他还包括急性间质性肾炎、肾小球疾病和血管疾病。

2. 临床表现

急性肾损伤及急性肾衰竭的临床表现差异很大，与病因和所处分期不同有关，其临床病程可分为三期。

1）起始期：此期患者常遭受一些已知 ATN 的病因，例如低血压、缺氧、脓毒症和肾毒素，但尚未发生明显肾实质损伤。在此阶段如能及时采取有效措施，AKI常常是可预防的。但随着肾小管上皮发生明显损伤，肾小球滤过率（glomerular filtration rate, GFR）逐渐下降，从而进入维持期。

2）维持期：该期一般持续1～2周（短者2天，长者可达4～6周），GFR维持在低水平。部分患者可出现少尿（尿量<400ml/d或17ml/h）和无尿（<100ml/d），但也有些患者可无少尿。但不论尿量是否减少，随着肾功能减退，临床上出现一系列尿毒症表现，主要是尿毒症毒素潴留和水电解质及酸碱平衡紊乱所致。全身表现包括消化系统症状如厌食、恶心、呕吐、腹泻等，严重可出现消化道出血。呼吸系统表现主要是容量过多导致的急性肺水肿和感染。循环系多因尿少及水钠潴留，出现高血压及心力衰竭、肺水肿表现。神经系统受累可出现意识障碍、躁动、谵妄、抽搐、昏迷等尿毒症脑病症状。感染是常见而严重的并发症。此外，水电解质和酸碱平衡紊乱表现为水过多、代谢性酸中毒、高钾血症、低钠血症、低钙和高磷血症等。

3）恢复期：GFR逐渐升高，并恢复正常或接近正常范围。少尿患者开始出现尿量增多，继而出现多尿，再逐渐恢复正常。与GFR相比，肾小管上皮功能的恢复相对迟缓，常需数月后才能恢复，大部分患者肾功能可恢复到正常水平，只有少数患者转为慢性肾衰竭。

3. 辅助检查

1）尿液检查：尿少、尿色深而浑浊，尿比重低，常固定在1.010～1.012（早期可达1.08），尿钠增高，>30mmol/L（多数为40～60mmol/L），尿渗透压降低<350mmol/L，尿呈酸性，尿蛋白定性＋～＋＋＋，尿沉渣镜检可见粗大颗粒管型，严重挤压伤或大量肌肉损伤者可有肌红蛋白尿，肌红蛋白管型，少数红、白细胞。

2）血液检查：红细胞及血红蛋白均下降，白细胞增多，血小板减少。血中钾、镁、磷增高，血钠正常或略降低，血钙降低，二

310

氧化碳结合力亦降低。血尿素氮和肌酐升高。但氮质血症不能单独作为诊断依据，因肾功能正常时消化道大出血病人尿素氮亦可升高。血肌酐增高，血尿素氮/血肌酐≤10是重要诊断指标。此外，尿/血尿素＜15（正常尿中尿素200～600mmol/24h，尿/血尿素＞20），尿/血肌酐≤10也有诊断意义。

3）影像学检查：尿路超声波检查对排除尿路梗阻及与慢性肾脏病鉴别很有帮助。如有足够的理由怀疑存在梗阻，且与急性肾功能减退有关，可作逆行或静脉肾盂造影。

4）肾活检：在排除了肾前性及肾后性病因后，拟诊肾性AKI但不能明确病因时，都有肾活检指征。

4. 诊断及鉴别诊断

AKI诊断标准：肾功能的突然减退（48 h内），目前定义为血肌酐绝对值升高＞26.4μmol/L（0.3 ms/dl），或血肌酐较前升高＞50%，或尿量减少［尿量＜0.5 ml/(kg·h)，时间超过6 h］。具体分期为：AKI 1期（危险期）：血清肌酐升高≥0.3mg/dl（26.4μmol/L）或为基线值的1.5～2倍；或者尿量＜0.5ml/kg/h，持续＞6小时；AKI 2期（损伤期）：血清肌酐升高至基线值的2～3倍；或者尿量＜0.5ml/kg/h，持续＞12小时；AKI 3期（衰竭期）：血清肌酐升高至基线值的3倍或在血清肌酐＞4mg/dl（354μmol/L）基础上急性增加0.5mg/dl（44μmol/L）；或者尿量＜0.3 ml/kg/h持续＞24小时或无尿持续＞12小时。急性肾衰竭一般是基于血肌酐的绝对或相对值的变化诊断，如血肌酐绝对值每日平均增加44.2μmol/L或88.4μmol/L；或在24～72h内肌酐值相对增加25%～100%。根据原发病，肾功能急性进行性减退，结合相应临床表现，实验室与影像学检查，一般不难作出诊断。但需与功能性（肾前性）少尿相鉴别，上述血、尿检查可资鉴别。此外，肾超声波检查可以判断双肾的大小及形态、是否存在尿路梗阻等，是诊断和鉴别诊断的基本检查项目之一。

【治疗要点】

尽早识别并纠正可逆因素，避免肾脏受到进一步损伤，维持水、电解质、酸碱平衡是 AKI 和 ARF 治疗关键。无论何种病因引起的 AKI 和 ARF，都必须尽快纠正肾前性因素，尽早明确诊断，及时采取干预措施。

1. 尽早纠正可逆病因，预防额外损伤

对于各种严重外伤、心力衰竭、急性失血等都应进行治疗，包括扩容、处理血容量不足及休克性感染等。应停用影响肾灌注或肾毒性的药物。

肾前性 AKI 和 ARF 早期需积极恢复有效血容量，包括静脉补充生理盐水、降低后负荷以改善心输出量、调节外周血管阻力至正常范围。如果肾前性 AKI 和 ARF 早期未能及时纠正，可继发出现急性肾小管损伤，患者死亡率显著升高。确保容量充分时任何治疗策略的基础，但 AKI 和 ARF 时如何确定最佳补液量较为困难。既往有充血性心力衰竭史者，容量复苏时更需注意补液速度。

2. 维持液体平衡

一般采用"量出为入"的原则，每日进水量为一天液体总排出量加 500ml；具体每日进水量计算式为：不可见失水量（981±141ml）-内生水（303±30ml）-细胞释放水（124±75ml）＋可见的失水量（尿、呕吐物、创面分泌物、胃肠或胆道引流量等）。体温每升高 1℃，成人酌加入水量 60～80ml/d。肾替代治疗时补液量可适当放宽。

3. 营养支持治疗

维持机体的营养状况和正常代谢，有助于损伤细胞的修复和再生，提高存活率。AKI 和 ARF 患者所需能量为 30～35kcal/（kg·d）计算（1cal＝4.18J），由碳水化合物和脂肪供应；蛋白质应限制在 0.8g/（kg·d），对于高分解代谢或者营养不良以及接受透析的患者蛋白质摄入量则应适当提高。尽可能地减少钠、钾、氯的摄入量。不能口服的患者需静脉营养补充必需氨基酸及葡萄糖。

4. 并发症治疗

密切随访血肌酐、尿素氮及电解质变化。当出现高钾血症时应给予积极处理，包括：①10％葡萄糖酸钙 10～20ml 稀释后缓慢静脉注射以拮抗钾离子对心肌的毒性作用；②碱剂（5％碳酸氢钠或 11.2％乳酸钠 100～200ml）静脉滴注，既可纠正酸中毒又可促进钾离子向细胞内流；③50％葡萄糖液 50～100ml 加胰岛素 6～12U 静脉注射，促进糖原合成，使钾离子向细胞内转移；④口服离子交换树脂 15～30g，每日 3 次。上述措施无效的高分解代谢的高钾血症患者透析治疗是最有效方法。

应及时治疗代谢性酸中毒，可选用 5％碳酸氢钠 100～250ml 静滴。对于严重酸中毒患者，如 $HCO_3^- < 12mmol/L$ 或动脉血 pH<7.15～7.2 时，应立即开始透析。

AKI 及 ARF 时心力衰竭临床表现与一般心力衰竭相似，治疗措施亦基本相同。但 AKI 及 ARF 患者对利尿剂的反应很差，对洋地黄制剂疗效也差，加之合并电解质紊乱和在肾衰竭时洋地黄肾排泄减少，易发生洋地黄中毒。药物治疗以扩血管为主，使用减轻心脏前负荷的药物。容量负荷过重心力衰竭最有效的治疗是尽早进行透析治疗。

感染是 AKI 及 ARF 常见并发症，也是死亡的主要原因之一。应尽早使用抗生素。根据细菌培养和药物敏感试验选用对肾无毒或毒性低的药物，并按肌酐清除率调整用药剂量。

5. 肾替代治疗

肾替代疗法包括腹膜透析、间歇性血液透析和连续性肾脏替代疗法。AKI 及 ARF 时肾替代疗法的目的和作用应包括维持体液、电解质、酸碱平衡，有效清除尿毒症毒素；防止或治疗可引起肾进一步损害的因素，促进肾功能恢复，如纠正急性左心衰竭，清除体内的炎症介质等；为原发病和并发症的治疗创造条件，如抗生素应用及营养支持等。肾替代治疗的指征为肾功能减退不能满足机体的基本生理需要，甚至出现因为水、电解质和酸碱失衡、尿毒症毒素潴留等导致的并发症。其中需要紧急透析的指征包括对静脉输注碳酸氢钠无效的严重代谢性酸中毒、积极内科保守无效的严重高钾血症等电解质紊乱、积极利尿治疗无效的严重肺水肿，以及出现严重尿毒症症状如脑病、癫痫发作、心包炎等。

（崔晓迎）

第 47 章　急性肝衰竭

【概述】

急性肝衰竭（acute liver failure，ALF）是指原来无肝疾病（主要是指肝硬化）的患者，由于肝细胞大量坏死或功能丧失发生急性严重肝功能不全，导致以肝性脑病（hepatic encephalopathy，HE）和凝血功能障碍为主要特征的临床综合征。此综合征病情严重、临床症状复杂、病死率高，是严重的危害人们健康的肝疾病。

【诊断要点】

一、病因

在我国病毒性肝炎是引起急性肝衰竭的主要病因，常由甲、乙、丙及戊型肝炎病毒引起，尤其以乙型和丙型肝炎病毒最为多见。损伤肝或影响肝代谢的药物，如利福平、对乙酰氨基酚、四环素等；食物中毒中的毒蕈中毒，生鱼胆中毒等均可导致急性肝衰竭。

二、临床表现

1. 基本临床表现

ALF 是因急性肝细胞损伤所致的多器官衰竭综合征，主要临床表现在两个方面：肝合成功能下降的相关表现，患者合成功能下降的相关表现和排泄障碍的表现。患者健康状况全面衰退、显著乏力、严重的消化道症状（食欲减退、恶心呕吐、上腹闷胀、厌油、腹部明显胀气、腹水出现、肠鸣音减少或消失、并可闻及肝臭味）黄疸进行性加重加深，每天血清胆红素升高 $17.1\mu mol/L$ 以上。有明显的出血倾向，如皮肤淤点、淤斑、鼻出血以及广泛牙龈出血等。

2. 肝性脑病与脑水肿

肝性脑病是毒性物质在中枢神经系统（CNS）内潴积引起脑功能改变，是 ALF 引起肝外器官衰竭的首见脏器，并以此作为 ALF 的特征性表现与诊断的必备条件。ALF 所致的肝性脑病与肝硬化门脉高压症所引起的临床表现有一些差异，前者更易出现激动、烦躁不安、多动、癫痫样发作、抽搐、去皮质或去脑强直体位姿势。一般分为 4 级，Ⅰ～Ⅱ级是轻度，可逆转，Ⅲ～Ⅳ级属重度，逆转很困难，预后极差。

脑水肿是 ALF 最常见且最严重的并发症。Ⅳ级 HE 病人中，80％的人并发脑水肿，其临床典型表现（如去脑姿势、高血压、瞳孔异常变化）仅见于极少数晚期病例，脑水肿的若干症状和体征，如去皮层、去脑姿势、烦躁、激动、多动等均与肝性脑病重叠，尤其有些脑水肿病人并不表现有任何可能察觉的征象，故无临床表现者并不能排除脑水肿。

3. 凝血功能障碍

重症肝炎患者由于肝脏合成凝血因子减少，纤维蛋白质减少以及出、凝血因子的消耗增加，内毒素血症加重了出、凝血功能紊乱，所以临床可以看到患者常有皮肤紫癜，牙龈出血，自发性出血，少数患者可以出现上消化道大出血及颅内出血。

4. 感染

ALF 病人并发感染的发生率高达 80％。引起感染的致病菌主要是革兰阳性球菌。主要感染部位为呼吸系统及泌尿系统，其次为胆道、肠道等，最严重的感染为脓毒症与自发性腹膜炎。并发真菌感染者约 30％，致病菌多为白色念珠菌。少数 ALF 患者并发感染者无临床表现，仅部分病人有发热及白细胞升高。

5. 代谢紊乱

（1）低血糖：急性肝炎一般不发生低血糖，但有 40％的 ALF 患者可出现空腹低血糖（＜2.22mmol/L）并陷入昏迷，有时与肝性脑病甚难鉴别，但补充葡萄糖液后迅速好转，有学者称之为"假性肝昏迷"，其发生机制与糖转运、糖原储存的异常或丧失及糖原异生的减少有关。

（2）电解质平衡紊乱：①低钠血症：在 ALF 常见，主要由于肾对钠水潴留超过对钠潴留造成稀释性低钠血症，Na^+ 向细胞内转移也是加重低钠血症的原因之一。②低钾血症：在 ALF 中也经常发生，特别是发生在出现肾衰竭前的病程早期，可能原因与摄入不足、胃管引流、利尿剂的应用、高醛固酮血症及血浆胰岛素升高有关。③低血钙与低血磷：因清蛋白水平降低，总血钙的测定需要校正。此外，测定游离血钙更好。ALF 患者中低磷也常出现。

（3）酸碱平衡失调代谢性碱中毒颇为常见，即低钾、低氯血症所致的碱中毒。ALF 患者由于低血压及低氧血症/组织缺氧，或由于肾功能不全，体内大量乳酸、丙酮酸、乙酰乙酸、柠檬酸、琥珀酸及游离脂肪酸堆积，可致代谢性酸中毒，最后由于内毒素、脑水肿或并发呼吸道感染等原因引起呼吸中枢抑制，出现高碳酸血症时，则引起呼吸性酸中毒。

6. 心血管异常

ALF 的血流动力学特征为高动力循环，表现为心排血量增加、平均动脉压降低及系统血管阻力降低，表现为低血压发作，心律失常及组织缺氧。

7. 肺功能不全与肺水肿 ALF 患者常伴有肺功能不全或水肿。通气过度是毒性物质刺激呼吸中枢所致，并由此导致呼吸性碱中毒。

8. 肾衰竭

是 ALF 常见的并发症之一，发生率为 30%～75%，电解质酸碱平衡紊乱常见。少数病例肾衰竭归因于肾前性尿毒症，如消化道大出血、脱水等；另有部分病例为急性肾小管坏死；但大部分病例则为功能性肾衰竭。ALF 一旦发生肾衰竭，预后极差。

三、实验室检查

1. 凝血酶原时间（PT）明显延长　PT 是诊断肝衰竭重要性

指标之一，当凝血酶原活动度（PTA）＜40％，常提示肝细胞有大片坏死，凝血因子合成减少。

2. 胆碱酯酶明显降低，肝细胞的严重损害可引起该酶的合成减少。

3. 胆—酶分离现象　在肝功能衰竭时胆红素进行性升高，而谷丙转氨酶达到一定高峰后逐渐下降，而病情反而严重，这一现象是肝衰竭预后不良的标志。

4. 氨基酸测定　肝衰竭时氨基酸代谢紊乱，使支/芳比值降低，如该比值＜1可诱发肝性脑病。

5. 其他　血氨升高可诱发肝性脑病，血清胆固醇降低。血AST/ALT比值：一般情况下的细胞质中AST/ALT＜0.6，如肝细胞坏死溶解AST从线粒体释放，该比值＞1，如＞1.2预后较差。血内毒素血症的检测。

四、诊断标准

根据中华医学会感染病学会和肝病学分会2006年制定的肝功能衰竭诊疗指南，ALF的临床诊断标准为：急性起病，2周内出现Ⅱ度及以上肝性脑病（按Ⅳ度分类法划分）并有以下表现者：①极度乏力，并有明显厌食、腹胀、恶心、呕吐等严重消化道症状；②短期内黄疸进行性加深；③出血倾向明显，PTA≤40％且排除其他原因；④肝进行性缩小。

【治疗要点】

一、急症监护

尤其对重症病人要立即实施24h监护。监测心率、血压、呼吸等生命指征，同时要对肝的影像形态、酶学变化进行检查。血总胆红素和血氨等进行动态观察，以了解病情进展。保证每日给予足够的热量，补充维生素B、维生素C和辅酶A等，蛋白质应慎用以免加重肝性脑病，最好使用植物蛋白，同时维持酸碱平衡和纠正电解质紊乱。对需要控制饮食的患者可适当地给予静脉补充高营养。

二、保护肝细胞

输注白蛋白（20g/d）或新鲜血浆（200ml/d）能加速肝细胞再生改善肝功能。肝细胞保护剂如1,6-二磷酸果糖有保护肝细胞作用。肝细胞生长素能刺激肝细胞 DNA 的合成，促进肝细胞再生，对肝损害有一定修复作用。

三、针对并发症的治疗

1. 肝性脑病和脑水肿的预防和治疗　高氨血症患者应严格限制蛋白质饮食，抑制肠道细菌，防止细菌将肠内蛋白质分解产生氨，慎用利尿剂，以免引起低钾性碱中毒，促进肾氨的生成以减少氨的产生；酸化肠道，降低肠内 pH，使氨的形成吸收减少，还可使血液中的氨通过肠黏膜扩散入肠腔成为铵盐排出防止氨的吸收，方法可用食醋保留灌肠，口服乳果糖及静脉应用谷氨酸钠、精氨酸等。非氨性肝昏迷者左旋多巴能解除肝功能不良时未受解毒的假性神经递质（苯乙醇胺、胺）对中枢神经的抑制。输入高浓度支链氨基酸（缬氨酸、亮氨酸、异亮氨酸）可以抑制芳香族氨基酸（苯丙氨酸、酪氨酸）进入脑内过程。

脑水肿者应严格限制入水量以保持相对的负平衡，及时使用脱水剂。注意呼吸通畅，给氧。高热者要物理降温，以减少脑耗氧量。

2. 凝血异常出血　其治疗十分棘手，预后也差，应着重预防。对凝血因子减少（或）PT 延长的患者进行替代治疗是处理出血的唯一方法，在进行血管侵入性操作前必须进行。一般患者无出血征兆时不必补充新鲜冷冻血浆，但在凝血极度异常时（INR＞7）例外。维生素 K 常规使用，可使用重组活性Ⅶ因子。

3. 感染应定期监测培养，以早期发现潜在的细菌和真菌感染，以便根据培养结果尽早采取适当治疗措施。

4. 消化道出血急性肝衰竭患者应接受 H_2 受体阻断剂或质子泵抑制剂或硫糖铝作为二线治疗，以预防因应激性溃疡所致的酸相关性胃肠道出血。

5. 血流动力学/肾衰竭时应密切注意急性肝衰竭患者的液体复苏及血管内血容量的维持。伴急性肾衰竭者如需要透析支持，建议采用持续性而不是间断性血液透析。在血流动力学不稳定者应考虑采用肺动脉导管插入术以保证适当补充血容量。如果补充液体不能维持平均动脉压在（50～60）mmHg，应使用全身血管收缩剂如肾上腺素、去甲肾上腺素或多巴胺。

6. 代谢性失衡　急性肝衰竭保持代谢平衡非常重要，反复监测血糖、磷酸盐、钾和镁等水平，并随时予以纠正。

四、肝移植

原位肝移植是治疗进展期急性肝衰竭唯一有效的方法，也是急性肝衰竭患者生存率提高的根本原因。急诊肝移植有可能促进或加重多器官功能衰竭，因此，是否选择做肝移植，还必须权衡患者继续肝支持治疗存活的可能性。

五、人工肝支持治疗

用人工肝支持系统来替代急剧衰竭的肝作为肝移植前的过渡措施或肝自身恢复的过渡措施，这一设想具有合理性，但实施困难。连续性血液滤过透析（CHDF）与分子吸附再循环系统（MARS）是近年先后用于急性肝衰竭治疗的新型血液净化技术。均能全面清除蛋白结合毒素及水溶性毒素、降低颅内压、改善肾功能，有助于脑水肿、肝肾综合征及多器官功能衰竭的防治。其他的肝支持系统还包括：血浆置换、血浆灌注、体外肝灌注和门静脉内肝细胞输注等。迄今为止，所有这些肝支持系统都还处于临床试验阶段，不能作为急性肝衰竭治疗的标准方案。

（崔晓迎）

第48章 弥散性血管内凝血

【概述】

弥散性血管内凝血（disseminated intravascular coagulation，DIC）是在某些严重疾病基础上，由特定诱因引发的复杂的病理过程。致病因素引起人体凝血系统激活、血小板活化、纤维蛋白沉积，导致弥散性血管内微血栓形成；继之消耗性降低多种凝血因子和血小板；在凝血系统激活的同时，纤溶系统亦可激活，或因凝血启动而致纤溶激活，导致纤溶亢进。临床上以出血、栓塞、微循环障碍和微血管病性溶血等为突出表现。

【诊断要点】

一、病因和诱因

1. 病因

易于发生 DIC 的基础疾病甚多，其中以感染性疾病最为常见，其次为恶性肿瘤、严重创伤，约占 DIC 发病总数的 80%。近年来，医源性 DIC 日益引起重视，国外学者已将其列为 DIC 的重要病因之一。

2. 诱因

可诱导或促进 DIC 的发生、发展的诱因主要包括：①单核-巨噬细胞系统受抑，常见于重症肝炎、脾切除等；②纤溶系统活性降低，主要见于抗纤溶药物使用不当；③妊娠等高凝状态；④可致 DIC "启动阈" 下降的因素，如缺氧、酸中毒、休克等。

二、发病机制

DIC 的发病机制甚为复杂，且可因基础疾病不同而各异，现将其归纳如下：

1. 外源凝血途径激活

人体许多组织、细胞都富含组织因子（TF），当其受损时，组织因子释入血液，通过激活外源凝血途径触发凝血反应，导致微血栓形成，在 DIC 发病过程中具有极其重要的作用。此外，病理条件下，人体多种组织、细胞可异常表达 TF（如肿瘤细胞），以及一些进入血流的外源性物质，具有与组织因子相同的活性和作用，也可成为 DIC 的"始动"因素。因此，目前强调组织因子（TF）在 DIC 发病中的主导作用。

2. 内源凝血途径启动

多种致病因素，如细菌、病毒等激活因子Ⅻ导致内源凝血途径激活，也是 DIC 发病机制中的重要一环。

3. 血小板活化加速凝血反应

多种 DIC 致病因素可导致血小板损伤，使之在血管内皮处黏附、聚集并释放一系列内容物和代谢产物，加速、加重 DIC 进程。

4. 纤溶激活，致凝血-抗凝失调进一步加重

在 DIC 的发病机制中纤溶亢进十分重要。纤溶激活的始动因素既可以是凝血激活的病理因素，而凝血启动后的连锁反应也可以是纤溶激活的重要原因。

5. IL-6、TNF 等炎性细胞因子通过刺激内皮细胞表达 TF 从而对 DIC 发病发挥作用。

三、临床表现

DIC 的主要临床表现：①出血：皮肤自发性的出血，淤点、淤斑；②休克及微循环衰竭：休克多突然发生，常伴全身多部位出血倾向。③多发性微血管栓塞：多发生在表浅部位（皮肤、黏膜）血栓栓塞性坏死。深部组织、器官栓塞引起多器官功能衰竭。④微血

管病性溶血。

四、诊断标准和临床分期分型

1. 诊断标准

(1) 存在易于引起 DIC 基础疾病;

(2) 有下列两项以上临床表现:

①多发性出血倾向;②不易以原发病解释的微循环衰竭或休克;③多发性微血管栓塞症状、体征;④抗凝治疗有效。

(3) 实验室检查符合下列标准(同时有以下三项以上异常):

①血小板低于 $100 \times 10^9/L$ 或进行性下降(如为肝病、白血病患者则血小板 $<50 \times 10^9/L$);②纤维蛋白原 $<1.5g/L$ 或呈进行性下降,或 $>4.0g/L$(白血病及其他恶性肿瘤则 $<1.8g/L$,肝病则 $<1.0g/L$);③3P 试验阳性或 FDP$>20mg/L$(肝病时 FDP$>60mg/L$)或 D-二聚体水平升高(阳性);④凝血酶原时间缩短或延长 3 秒以上(肝病者延长 5 秒以上)或呈动态变化或 APTT 延长 10 秒以上;⑤疑难或其他特殊患者,可考虑行抗凝血酶、因子Ⅷ、C 及凝血、纤溶、血小板活化分子标记物测定。

2. 分型

(1) 按病理过程分型:血栓形成为主型、纤溶过程为主型,两者特征见表 48-1。

表 48-1　血栓形成为主型与纤溶过程为主型 DIC 主要特点

	血栓形成为主型	纤溶过程为主型
病因	多见于感染型 DIC	多见于肿瘤型 DIC
发病时期	DIC 早、中期	DIC 后期
临床特征	皮肤、黏膜坏死脱落,休克、脏器功能衰竭为主	多发或迟发性,出血为主
治疗原则	抗凝、血小板及凝血因子	补充抗纤溶治疗

(2) 按临床经过分型：急性型、亚急性星、慢性型（表 48 - 2）。

表 48 - 2　急性型与慢性型 DIC 的不同特点

	急性型	慢性型
基础疾病	感染、手术、创伤、病理产科、医源性因素	肿瘤、变态反应、妊娠过程
临床表现	微循环障碍、脏器功能衰竭严重多见，早期较轻，中后期严重而广泛	以轻、中出血为主要表现，可无微循环障碍及脏器功能衰竭
病程	7 日以内	14 日以上
实验检查	多属失代偿型	多属代偿型或超代偿型
治疗及疗效	综合疗法、单独抗凝治疗可加重出血	抗凝与抗纤溶联合治疗有效
转归	较凶险	多数可纠正

3. 临床分期

DIC 是一个病理过程，根据它的病理生理特点及发展过程，典型者一般可经过三期：①高凝期：由于凝血系统被激活，所以多数患者血中凝血酶含量增多，导致微血栓的形成，此时的表现以血液高凝状态为主；②消耗性低凝期：由于凝血系统被激活和微血栓的形成，凝血因子、血小板因消耗而减少，此时常伴有继发纤溶。所以有出血的表现；③继发性纤溶亢进期：在凝血酶及Ⅻa 的作用下，纤溶酶原活化素被激活，从而使大量纤溶酶原变成纤溶酶，此时又有 FDP 的形成，它们均有很强的纤溶和/或抗凝作用，所以此期出血十分明显。

【治疗】

DIC 的治疗原则是序贯性、及时性、个体性和动态性。主要治疗包括：①去除产生 DIC 的基础疾病的诱因；②阻断血管内凝血过程；③恢复正常血小板和血浆凝血因子水平；④抗纤溶治疗；⑤溶栓治疗；⑥对症和支持治疗。既往多主张以上①～⑤治疗措施可酌情同时进行；近年来则倾向按序贯方程治疗，即按上述顺序逐项进行，只在前一项治疗未获满意疗效时再进行下一项治疗。

一、治疗原发病和消除诱因

1. 治疗原发病：原发病的治疗是终止 DIC 病理过程的最关键措施。临床实践表明，凡是病因能迅速去除或控制的 DIC 患者，其治疗较易获得成效。

2. 诱因的消除：某些诱因的存在，是促发 DIC 的重要因素。因此，积极消除诱因，如防治休克、纠正酸中毒、改善缺氧等，可以预防或阻止 DIC 的发生、发展，为人体正常凝血-抗凝、凝血-纤溶平衡的恢复创造条件。

二、抗凝治疗

抗凝治疗是阻断 DIC 病理过程最重要的措施之一。其目的在于抑制广泛性毛细血管内微血栓形成的病理过程，防止血小板和各种凝血因子进一步消耗，为恢复其正常血浆水平、重建正常凝血与抗凝平衡创造条件。

1. 肝素：是最主要的抗凝治疗药物，它主要灭活 Xa 及 XIa、IXa。肝素抗 Xa 的作用大于抗凝血酶的作用，肝素的抗凝作用通过抗凝血酶Ⅲ（ATⅢ）实现。目前，临床上使用的肝素分为普通肝素和低分子量肝素，宜在早期使用。

2. 抗凝血酶（AT）治疗

药用 AT 目前主要来自血浆浓缩物。DIC 时用量为首剂 $40\sim80\ IU\cdot kg^{-1}\cdot d^{-1}$，静脉注射，以后逐日递减，以维持 AT-Ⅲ活性至 80%～160% 为度。由于 AT 血中半寿期长达 50 小时以上，因此一般每日用药一次即已足够，疗程 5～7 天。

3. 活化蛋白 C（APC）治疗

（1）作用机制：①抗凝作用：抑制病理凝血反应，防止血栓形成（抑制因子 V、Ⅷ功能）；②抗炎作用：抑制单核细胞分泌 TNF、IL-6，下调 TF 的生成及释放；③增强纤溶活性；④其他：抑制粒细胞与内皮黏附、信号转导及基因转录。

（2）使用方法：APC-drotrecogin-α，12～18μg·kg^{-1}·h^{-1} 或 24～30μg·kg^{-1}·h^{-1}，持续静滴×4 天。

（3）适应证：①DIC 早、中期；②严重脓毒血症（有休克，两个脏器以上功能障碍及出、凝血异常）；脑膜炎球菌脑膜炎可常规使用。

（4）禁忌证：①活动性脏器出血；②血小板低于 $30×10^9$/L。

4. 水蛭素

使用者主要为基因重组水蛭素（r-hirudin），本制剂为强力凝血酶抑制剂。其作用不依赖 AT；抗原性弱，少有过敏反应；不与血小板结合，极少导致血小板减少；生物学稳定性好，不受体内其他因素影响；以原型从肾脏排出、毒性低等是其优点。水蛭素主要用于急性 DIC，特别是其早期，或用于血栓形成为主型 DIC 患者。用法：0.005mg·kg^{-1}·h^{-1}，持续脉滴注，疗程 4～8 日。

5. 其他抗凝新药

（1）DX90650：为特异性因子 Ⅹa 抑制物，动物试验表明，对内毒素诱发 DIC 有防治作用。参考剂量：10～100μg/kg，口服，每日 2～3 次。

（2）单磷酸磷脂 A（monophosphoryl Lipid A，MLA）：动物实验表明，MLA 可显著降低内毒素诱发 DIC 的发生率及严重程度。参考剂量 5mg/kg，静脉滴注 1～2 次/日。

（3）甲磺酸卡萘司他（Nafamostat mesilate，NM）：人工合成的蛋白酶抑制剂，主要作用于外凝系统，降低Ⅶa 活性介导因子 Ⅹa 活化。

三、补充血小板及凝因血子

1. 适应证：DIC 患者血小板和凝血因子的补充，应在充分抗凝治疗基础上进行。

2. 主要制剂

（1）新鲜全血：可提供血小板和去除组织因子、钙离子以外的全部凝血因子。在心功能允许的条件下，可一次输血 800～1500ml，或按 20～30 ml/kg 的剂量输入，以使血小板升至约 $50 \times 10^9/L$，各种凝血因子水平升至正常含量的 50％ 以上。为避免因输入血小板和凝血因子再次诱发或加重 DIC，可在输血同时按每毫升血（其他血液制品亦然）加入 5～10U 标准肝素，并计入全天肝素治疗总量，称为"肝素化血液制品输注"。

（2）新鲜血浆：新鲜血浆所含血小板和凝血因子与新鲜全血相似，并可减少输入液体总量、避免红细胞破坏产生膜磷脂等促凝因子进入患者体内，是 DIC 患者较理想的凝血因子和血小板的补充制剂。研究发现，45 分钟内输入 1000 ml 新鲜血浆，可使血小板升至约 $50 \times 10^9/L$，因子Ⅷ浓度由 20％提高至 100％，纤维蛋白原提高至 1.0g/L 以上。

（3）纤维蛋白原：适用于急性 DIC 有明显低纤维蛋白原血症或出血极为严重者。首剂 2～4g，静脉滴注，以后根据血浆纤维蛋白原含量而补充，以使血浆纤维蛋白原含量达到 1.0g/L 以上为度。

（4）血小板悬液：血小板计数低于 $20 \times 10^9/L$，疑有颅内出血或临床有广泛而严重的脏器出血的 DIC 患者，需紧急输入血小板悬液。血小板输注要求足量，首次用量至少在 4 个单位以上（每 400 ml 新鲜全血所分离出的血小板为一个单位）。以使血小板达到有效止血水平，24 小时用量最好在 10 个单位以上。从理论上讲，患者血小板升至 $50 \times 10^9/L$ 以上时，方可避免严重的出血。输入血小板的有效作用时间，一般约 48 小时，如 DIC 病情未予良好控制者，需 1～3 天重复输注一次血小板。

（5）其他凝血因子制剂：从理论上讲，DIC 的中、晚期，可出现多种凝血因子的缺乏，故在病情需要和条件许可的情况下，可酌用下列凝血因子制剂：①凝血酶原复合物（prothrombi completx concentrate，PCC）：剂量为 20～40U/kg，每次以 5％葡萄糖液 50ml 稀释，要求在 30 分钟内静脉滴注完毕。每日 1～2 次；②因子Ⅷ浓缩剂：剂量为每次 20～40 U/kg，使用时以缓冲液稀释，20 分钟内静脉输注完毕，1 次/日；③维生素 K：在急性 DIC 时的应用价值有限，但是在亚急性和慢性型 DIC 患者，作为一种辅助性凝血因子补充剂仍有一定价值。

四、纤溶抑制物

1. 主要适应证：①DIC 的病因及诱发因素已经去除或基本控制，已行有效抗凝治疗和补充血小板、凝血因子，出血仍难控制；②纤溶亢进为主型 DIC；③DIC 后期，纤溶亢进已成为 DIC 主要病理过程和再发性出血或出血加重的主要原因；④DIC 时，纤溶实验指标证实有明显继发性纤溶亢进。

2. 主要制剂、用法和剂量

（1）氨基己酸（EACA）：每次 4～10g，以 5％葡萄糖或生理盐水 100ml 稀释，维持剂量 1g/h，小剂量每日 5g 以下，中等剂量每日 10g 以下，大剂量每日可达 20g。本品快速静脉注射可引起血压下降，休克者慎用。

（2）氨基苯酸（抗血纤溶芳酸，PAMBA）：每次 200～500mg 加于葡萄糖液 20ml 中，静脉注射，每日 1～2 次，或加于液体静脉滴注，每小时维持量 100mg。

（3）氨甲环酸（止血环酸）：DIC 时多用注射剂。用量为氨基己酸的 1/10，1～2 次/日，或静脉滴注，每小时维持量 0.1g。小剂量 0.5g/d，中等剂量 1.0g/d 以下，大剂量可达 2.0g/d。

五、溶栓治疗

溶栓治疗用于 DIC 的治疗尚在试验探索阶段。有人认为 DIC

是出血性疾病中唯一的溶栓治疗适应证。

六、DIC 治疗的进展

1. 尿蛋白 C 抑制物（uPCI）：实验研究中观察到 uPCI 能够预防 DIC 动物模型中的高凝状态、继发性纤溶和器官功能衰竭，并且与低分子肝素（LMWH）相比，治疗 DIC 的效果更好，且无出血不良反应。提示 uPCI 有可能作为临床治疗 DIC 的方法。

2. 抑制 PAI-1：Montes 等利用特异性单抗 33B8 抑制 PAI-1 活性，预防内毒素诱导兔 DIC 模型内纤维蛋白的沉积，为临床上通过降低纤溶抑制物活性治疗 DIC 提供思路。

3. 维生素 D_3：维生素 D_3 的活性形式 $1\alpha-25$（OH）2 Vit D_3 能上调单核细胞的 TM 表达，下调其 TF 表达，而单核细胞在脓毒症患者 DIC 发生中起重要作用。Asakura 等发现每日口服 $1\alpha-25$（OH）2 Vit D 32.0mg/kg，持续 3 天，能比 LMWH 更有效地预防大鼠脂多糖诱导 DIC，但不能预防 TF 诱导的 DIC。

4. rFⅦa：Moscardo 等报道 1 例剖宫产术后腹腔内出血患者，使用冰冻血浆、纤维蛋白原、血小板输注后仍持续出血，采用 rFⅦa 静脉内给药后迅速起效，无不良反应，提出 rFⅦa 除用于治疗血友病外，也可用于与 DIC 有关的严重、顽固的出血。

（董钰柱）

第 49 章　多器官功能障碍综合征

【概述】

多器官功能障碍综合征（multiple organ dysfunction syndrome，MODS）是指急性疾病过程中两个或两个以上的器官或系统同时或序贯发生功能障碍。MODS 的发病基础是全身炎症反应综合征（systemic inflammatory response syndrome，SIRS），也可由非感染性疾病诱发。

【诊断思路】

1. 临床表现：临床上 MODS 有两种类型：①速发型：指原发急症在发病 24 小时后有两个或更多的的器官系统同时发生功能障碍。②迟发型：先发生一个重要器官或系统的功能障碍，经过一段较稳定的维持时间，继而发生更多的器官、系统功能障碍。

2. 诊断标准：MODS 的诊断指标目前尚未统一，初步诊断标准见下表：

器官	病症	临床表现	检验或监测
心	急性心力衰竭	心动过速，心律失常	心电图失常
外周循环	休克	无血容量不足的情况下血压降低，肢端发凉，尿少	平均动脉压降低，微循环障碍
肺	ARDS	呼吸加快、窘迫、发绀，需吸氧和辅助呼吸	血气分析有 PaO_2 降低等，监测呼吸功能失常

器官	病症	临床表现	检验或监测
肾	ARF	无血容量不足的情况下尿少	尿比重持续在 1.010±，尿钠、血肌酐增多
胃肠	消化道出血肠麻痹	进展时呕血、便血、腹胀，肠音弱，肠源性感染，急性非结石性胆囊炎	胃镜检查可见病变
肝	急性肝衰竭	进展时呈黄疸，神志失常	肝功能异常，血清胆红素增高
脑	急性脑功能衰竭	意识障碍，对语言、疼痛刺激等反应减退	肝功能异常，血清胆红素增高
凝血功能	DIC	进展时有皮下出血瘀斑、呕血、咯血等	血小板减少，凝血酶原时间和部分凝血活酶时间延长，其他凝血功能试验也可失常

【处理原则】

1. 积极治疗原发病　无论是否发生 MODS，为抢救病人的生命，原发病应予积极的治疗。

2. 重点监测病人的生命体征　对可能发生 MODS 的病人应进一步扩大监测范围，如中心静脉压、尿量及比重、肺动脉楔压、心电图改变等，可早期发现 MODS。

3. 防止感染　外科感染是引起 MODS 的重要病因。对可能感染或已有感染的病人，须合理使用广谱抗生素或联合应用抗菌药物。对明确的感染病灶，应采取各种措施使其局部化。

4. 改善全身情况和免疫调理的治疗　急症病人容易出现的水电解质紊乱、酸碱平衡失调，创伤、感染所致的低蛋白血症、营养不良，外科常见的等渗型缺水、代谢性酸中毒等都必须纠正。对难以控制的 SIRS，增强免疫功能可能有利于防止 SIRS 的加剧。

5. 保护肠黏膜的屏障作用 尽可能采用肠内营养，可防止肠道细菌的移位，合并应用谷胺酰胺和生长激素，可增强免疫功能，减少感染性并发症的发生。

6. 及早治疗首先发生功能障碍的器官 治疗单个器官功能障碍的效果胜过治疗 MODS，只有早期诊断器官功能障碍，才能及早进行治疗干预，阻断 MODS 的发展。

急性胃肠功能障碍

【概述】

急性胃肠功能障碍（acute gastrointestinal dysfunction，AGD）是继发于创伤、烧伤、休克和其他全身性病变的一种胃肠道急性病理改变，以胃肠道黏膜损害以及运动和屏障功能障碍为主要特点。

【诊断要点】

一、病因

1. 感染性疾病 特别是大肠杆菌和铜绿假单胞菌引起的腹腔感染；

2. 非感染性疾病 严重烧伤、创伤大出血、DIC、重症胰腺炎等。

二、临床表现

1. 腹胀、腹痛 由于肠蠕动减弱或消失，致肠胀气，肠麻痹使消化吸收功能障碍。持续腹胀使肠壁张力增加，加重肠道微循环障碍；腹压增加影响呼吸，加重缺氧。

2. 消化道出血 出血灶呈弥漫性，可呕血或柏油样便，大量出血可导致出血性休克、贫血。

3. 腹膜炎 胃肠缺血缺氧致肠腔细菌进入腹腔；溃疡发展造

成溃疡穿孔，导致弥漫性腹膜炎。

4. 肠源性感染　因胃肠屏障功能障碍，细菌及毒素发生移位，可出现严重全身感染中毒症状。

5. 急性非结石性胆囊炎　与急性胆囊炎症状相似，如发生，往往提示危重病患者预后凶险。

【治疗要点】

1. 原发病的治疗　积极有效处理原发病，加强对休克、创伤、感染的早期处理。

2. 保护和恢复胃肠黏膜的屏障功能　防治内源性感染，缩短肠外营养时间。

3. 降低胃酸及保护胃黏膜　可使用质子泵抑制剂或 H2 受体拮抗剂等。

（董钰柱）

第七篇

水电解质和酸碱平衡失调

第50章 水、钠代谢失调

第一节 失 水

【概述】

失水是指体液容量减少并出现一系列功能、代谢紊乱的病理过程。临床常见原因是由于体液丢失过多或机体从外界摄入的水分过少所致。

失水主要是细胞外液的丢失，Na^+是构成细胞外液渗透压最主要的离子，因而机体失水的同时，常常伴有Na^+丢失。根据水和Na^+丢失的比例和性质，临床上常将失水分为高渗性失水、等渗性失水和低渗性失水三种。

高渗性失水：失水多于失Na^+，使得体液呈高渗状态，血浆渗透压>310mOsm/L，血清Na^+>145mmol/L。等渗性失水：临床上最多见的失水类型，多为急性失水，水与电解质成比例的丢失，血浆渗透压与血钠浓度均正常。低渗性失水：失Na^+大于失水，血浆渗透压<280mOsm/L，血清Na^+<130mmol/L。多表现为慢性失水，伴有明显的细胞外液减少，而细胞内液可增加，临床不多见。

【诊断要点】

一、病因

（一）高渗性失水

1. 水摄入不足

1）频繁呕吐、意识障碍、创伤、拒食、食管肿瘤、吞咽困难不能饮水，多见于沙漠迷路、地震、矿难等致淡水供应断绝；

2）脑外伤、脑卒中等致渴感中枢迟钝或渗透压感受器不敏感。

2. 水丢失过多

1）经肾丢失：①中枢性尿崩症 ADH 产生或释放不足，或肾性尿崩症患者肾远曲小管和集合管对 ADH 的反应减少，导致水的重吸收减少；②使用甘露醇、山梨醇、尿素、高渗葡萄糖溶液等脱水药物，以及昏迷患者长期鼻饲高蛋白饮食引起渗透性利尿；③糖尿病患者多尿，特别是糖尿病酮症酸中毒、非酮症性高渗性昏迷、高钙血症等致大量水分从尿中排出。

2）皮肤丢失：环境高温、剧烈运动、高热等大量出汗，婴幼儿腹泻，烧伤暴露疗法散失大量低渗液体。

3）经肺丢失：哮喘持续状态、过度换气、气管切开等使肺呼出的水分明显增多（2~3 倍）。

4）水向细胞内转移：剧烈运动或惊厥等情况下细胞内小分子物质增多，渗透压增高，水转移至细胞内。

（二）等渗性失水

1. 消化道丢失　呕吐、腹泻、胃肠引流或肠梗阻等致消化液大量丢失。

2. 皮肤丢失　大面积烧伤、剥脱性皮炎等大量体液渗出。

3. 组织间液丢失　胸、腹腔积液的引流。

（三）低渗性失水

1. 补液不当　高渗性或等渗性失水时，补充过多水分，导致细胞外液低渗。

2. 经肾丢失

1）过量使用排钠性利尿药（如噻嗪类、依他尼酸、呋塞米等），Na^+ 重吸收被抑制；

2）急性肾衰多尿期，肾小管中存在大量不被吸收的溶质（如尿素），或糖尿病酮症酸中毒等通过渗透性利尿作用使钠和水的重吸收减少；

3）肾小管功能障碍：失盐性肾炎、肾小管性酸中毒等；

4）肾上腺皮质功能减退症。

二、临床表现特点

（一）高渗性失水

1. 轻度失水　失水量约相当于体重的 2%～4%，因渴感中枢兴奋而口渴，除口渴外一般没有其他症状；

2. 中度失水　当失水量达体重的 4%～6% 时，极度口渴、头晕、乏力、尿少；皮肤弹性下降，唇舌干燥，眼窝凹陷；有效循环容量不足，心率加快，醛固酮分泌增加，血浆渗透压升高，尿比重增高；

3. 重度失水　当失水量达 7%～14% 时，脑细胞失水严重，出现神经系统异常症状，如躁狂、谵妄、定向力失常、幻觉、晕厥和脱水热。当失水量超过 15% 时，可出现高渗性昏迷、低血容量性休克、尿闭及急性肾衰竭。

（二）等渗性失水

又称急性失水，是临床上最常见的失水类型。体液散失少于体重的 5% 时，主要表现是厌食、恶心、乏力、尿少，一般不会有口渴；当体液散失达到体重的 5% 时，有效循环血容量和肾血流量减少，可出现脉搏细数、肢端湿冷、血压不稳、少尿、口渴等表现；当体液散失达到体重的 7% 时，血压下降，可出现休克表现，微循环障碍，可出现代谢性酸中毒。如果散失体液主要是胃液，因 H^+ 大量丢失，则可出现代谢性碱中毒。

（三）低渗性失水

又称慢性失水，多有原发病的表现。常见的症状有头晕、视觉模糊、恶心、呕吐、乏力、脉搏细速，但无口渴，严重者导致细胞内低渗和细胞水肿。临床上依据缺钠的程度大致分轻、中、重三度：

1. 轻度失水　当血清钠 135mmol/L 左右时，患者有头晕，乏力，尿少，尿钠减少；

2. 中度失水　当血清钠低于 130mmol/L 时，表现为恶心、呕吐，脉搏细数，血压不稳或下降，肌肉挛痛、手足麻木、肢端湿冷、静脉下陷、直立性低血压。尿量明显减少，尿钠测不出；

3. **重度失水** 当血清钠在 120mmol/L 以下时，出现头痛、嗜睡、神志不清，痉挛性抽搐，腱反射减弱或消失，四肢发凉、体温低、脉细弱而快等休克表现，并伴木僵等神经症状，严重者昏迷。

三、诊断注意事项

根据病史（钠摄入不足、呕吐、腹泻、多尿、大量出汗等）可推测失水的类型和程度，如高热、尿崩症应多考虑高渗性失水；呕吐、腹泻应多考虑低渗性或等渗性失水；昏迷、血压下降等提示为重度失水，但应做必要的实验室检查来证实。

（一）高渗性失水

依据体重的变化和其他临床表现，可判断失水的程度。中、重度失水时，尿量减少；除尿崩症外，尿比重、血红蛋白、平均血细胞比容、血钠和血浆渗透压均升高。严重者出现酮症、代谢性酸中毒和氮质血症。

（二）等渗性失水

血钠、血浆渗透压正常；失水时间长、失液量大，实验室检查可见红细胞计数、血红蛋白量及血细胞比容（每增高 3% 约相当于钠丢失 150mmol）明显升高；尿量少，尿钠少或正常。

（三）低渗性失水

血钠和血浆渗透压降低，至病情晚期尿少，尿比重低，尿钠减少；血细胞比容、红细胞、血红蛋白升高更明显，尿素氮增高，血尿素氮/肌酐（单位均为 mg/dl）比值>20：1。

【治疗要点】

积极治疗原发病，避免不适当的脱水、利尿、鼻饲高蛋白饮食等。已发生失水时，应依据失水的类型、程度和机体情况，决定补充液体量的种类、途径和速度。严密注意每日的出入水量，监测血电解质等指标的变化。

（一）补液总量

应包括已丢失液体量及继续丢失的液体量两部分。

1. 已丢失液体量 依据失水程度、体重减少量，可大致估算出已丢失量。对于高渗性失水患者，丢失量＝现体重×K×（实测血清钠－正常血清钠）。公式中的系数 K 在男性为 4，在女性为 3。

2. 继续丢失量 是指就诊后发生的继续丢失量，包括生理需要量（约 2000 ml/d）及继续发生的病理丢失量（如大量出汗、肺呼出、呕吐等）。临床实践中，应根据患者的实际情况适当增减。

（二）补液种类

高渗、等渗和低渗性失水均有失钠和失水，仅程度不一，均需要补钠和补水。一般来说，高渗性失水补液中含钠液体约占 1/3，等渗性失水补液中含钠液体约占 1/2，低渗性失水补液中含钠液体约占 2/3。

1. 高渗性失水 补水为主，补钠为辅。经口、鼻饲者可直接补充水分，经静脉者可补充 5％葡萄糖液、5％葡萄糖氯化钠液或 0.9％氯化钠液。补液增加了血容量，K^+ 被稀释，在尿量达到 40ml/h 后适当补充钾，以免血钾过低。重度高渗性失水常伴有代谢性酸中毒，若补液后不能缓解，可以补给 $NaHCO_3$ 液纠正。

2. 等渗性失水 补充等渗含钠溶液为主，首选平衡盐溶液，临床常用 1:2 比例配制的 1.86％乳酸钠溶液＋复方氯化钠溶液，或者 1:2 比例配制的 1.25％ $NaHCO_3$＋0.9％NaCl 溶液。葡萄糖进入机体后被迅速分解为 CO_2 和水，释放热量，在补水的同时补充了能量，重症高钠血症的患者，可考虑输注等渗盐水，下述配方更符合生理需要：0.9％氯化钠液 1000ml＋5％葡萄糖液 500ml＋5％碳酸氢钠液 100ml。

3. 低渗性失水 补充高渗液为主，0.9％氯化钠液 1000ml＋10％葡萄糖液 250ml＋5％碳酸氢钠液 100ml。补钠量可参照下述公式计算：补钠量（mmol）＝（142mmol/L－实测血清钠）×体重(kg)×0.6（女性为 0.5）。可按氯化钠 1g 含 Na^+ 17mmol 折算。一般先补给补钠量的 1/3～1/2，复查生化指标，并重新评估后再决定下一步的治疗方案。输入高渗盐水，在补水的同时迅速纠正血钠过低，也有利于细胞内的水分向细胞外液中转移，减轻细胞水肿，必要时可补充 3‰～5‰氯化钠液 200～300ml。但补充高渗液不能过快，一般以血钠每小时升高 0.5mmol/L 为宜。对于出现休克患者，应先以等渗盐水迅速扩容以补足血容量，改善微循环与组织灌注。根据实际情况，可考虑应用羟乙基淀粉、右旋糖酐等胶体液改善胶体渗透压。

（三）补液方法

1. 补液途径　尽量口服或鼻饲，不足部分或中、重度失水者需经静脉补充。急需大量快速补液时，宜鼻饲补液，经静脉补充时宜监测中心静脉压（<120mmH_2O 为宜）。

2. 补液原则　先快后慢，先盐后糖，先晶后胶，见尿补钾，按需补钠。重症者开始 4～8 小时内补充液体总量的 1/3～1/2，其余在 24～28 小时补完。记录 24 小时出入水量，密切监测体重、血压、脉搏、血清电解质和酸碱度，具体的补液速度要根据患者的年龄，心、肺、肾功能和病情而定。

第二节　水过多与水中毒

【概述】

水过多是指水的摄入量超过水的排出量，过多的水分在体内潴留的一种病理状态，多见于抗利尿激素（ADH）分泌过多或者肾排水功能低下的患者，表现为细胞外液量增加、血钠浓度降低。水过多使得细胞外液呈低渗状态，过多的水进入细胞内，导致细胞水肿，则称为水中毒。

【诊断要点】

一、病因

多因水调节机制障碍，而又未限制饮水或不恰当补液引起。

（一）循环中 ADH 增多　　ADH 由下丘脑视上核与室旁核分泌，与肾远曲小管基底膜侧的 ADH 受体结合，提高远曲小管和集合管对水的通透性，从而使水的重吸收增加。

1. ADH 主动分泌增加：肿瘤所致的异位 ADH 分泌，以及药物或相关疾病均可引起。脑脓肿、蛛网膜下腔出血、脑血栓形成等中枢神经系统疾病以及异丙肾上腺素、吗啡、长春新碱等药物能促进 ADH 释放，手术、创伤、强烈精神因素刺激均可刺激下丘脑使之分泌 ADH 增多；肺结核、肺脓肿、肺燕麦细胞癌等合成并自主释放 ADH。

2. ADH 代偿性分泌增加：严重心力衰竭全身性水肿、肝硬化大量腹水等致回心血量减少，有效循环血量减少，从左心房传至下丘脑抑制 ADH 释放的神经冲动减少，导致 ADH"适当"或代偿性分泌增加。

3. 刺激 ADH 分泌的渗透压阈值降低，导致 ADH 分泌的"相对"增加，妊娠两个月后绒毛膜促性腺激素分泌增加可能参与了渗透压阈值的重建。

4. 医源性 ADH 用量过多：如尿崩症治疗适当。

当循环中 ADH 增多时可导致尿量减少，体液总量明显增多，有效循环血容量和细胞内液增加，血钠浓度降低。

（二）抑制 ADH 功能的因素减弱　　肾上腺皮质功能的减退，糖皮质激素、盐皮质激素分泌不足，使肾小球滤过率减低，对 ADH 的抑制作用减弱，在入水过多时容易导致水潴留。

（三）原发性肾排水功能障碍　　急慢性肾衰竭，肾血流量减少，肾小球滤过率降低，肾排水明显减少，而摄入水分未加限制时，水负荷增加，易导致水中毒。

（四）其他　　高渗性失水时短时间内通过静脉输入大量的低渗液体可导致医源性的水中毒。

二、临床表现特点

（一）急性水过多和水中毒

起病急骤，主要表现为头痛、凝视、失语、精神失常、共济失调、癫痫样发作等神经精神症状，嗜睡与躁动交替出现甚至昏迷。因细胞外液呈低渗状态，低渗性细胞外液中水分向细胞内转移，导致急性脑细胞水肿，可出现头痛、呕吐、视乳头水肿、呼吸抑制、心率缓慢等颅高压表现，严重者可发生脑疝而致呼吸、心搏骤停。

（二）慢性水过多和水中毒

轻度或慢性水过多往往症状不典型，仅有体重增加，常被原发病的症状所掩盖。当血浆渗透压低于 260mOsm/L（血钠 125mmol/L）时，有疲倦、表情淡漠、皮下组织肿胀，胃黏膜水肿，表现为恶心、食欲减退；当血浆渗透压降至 240～250mOsm/L（血钠 115～120mmol/L）时，出现头痛、嗜睡、神志错乱、谵妄等神经精神症状；当血浆渗透压降至 230mOsm/L（血钠 110mmol/L）时，可发生抽搐或昏迷。血钠在 48 小时内迅速降至 108mmol/L 以下可致神经系统永久性损伤或死亡。

三、实验室检查

由于水过多，导致血液稀释，血清钠、血清氯、血浆渗透压降低，血红蛋白与血浆白蛋白浓度降低，平均红细胞体积增大。过多的体液需要肾代谢，原尿大量产生，醛固酮分泌减少，对原尿中钠的重吸收减少，尿钠排出总量增加，但尿的比重是降低的。

四、诊断注意事项

依据有导致 ADH 分泌过多或摄入低渗性液体过多的病史，结合临床表现及必要的实验室检查，一般可作出诊断。在作出诊断的同时应明确水过多的病因和程度，有效循环血容量和心、肺、肾功能状态，以及血浆渗透压。应注意与缺钠性低钠血症鉴别。水过多和水中毒时尿钠一般大于 20mmol/L，而缺钠性低钠血症的尿钠常明显减少或消失。

【治疗要点】

基本原则：①去除原发病因素；②控制水的摄入量、增加排出量；③监测生命体征、电解质和酸碱度，防治电解质酸碱失衡和其他并发症。

轻症患者 记录 24 小时出入水量，以供水少于尿量为目标，或适当加用利尿剂，如依他尼酸和呋塞米等。

重症患者避免补液过多可预防病情的加重。去除引起 ADH 分泌增多的病因，积极治疗原发病。明确为 ADH 分泌过多者，除病因治疗外，可选用利尿剂、地美环素（demeclocycline）或碳酸锂治疗。在纠正低渗状态的同时，应注意保护心、脑功能，主要包括高容量综合征和脑细胞水肿：

1. 高容量综合征为主的患者 以脱水为主，减轻心脏负荷。首选呋塞米或依他尼酸等袢利尿药，如呋塞米 20～60mg，每天口服 3～4 次。急重者可用 20～80mg，每 6 小时静脉注射 1 次；依他尼酸 25～50mg，用 25％葡萄糖液 40～50ml 稀释后缓慢静脉注射，必要时 2～4 小时后重复注射。噻嗪类利尿药影响尿液浓缩，使钠、钾的丢失超过水的丢失，反而加重低钠血症，不宜使用。用硝普钠、硝酸甘油等保护心脏，减轻其负荷。有效循环血容量不足者要补充有效血容量，危急病例可采取血液超滤治疗。

2. 低渗血症为主的患者 已出现神经精神症状者应迅速纠正细胞内低渗状态，除限水、利尿外，可考虑使用 3％～5％氯化钠液，一般剂量为 5～10ml/kg。应用高渗盐水除有利尿作用外，主要是提高细胞外液的渗透压，使细胞内水分向细胞外转移，减轻细胞水肿，使脑细胞功能得以恢复。但是，高渗盐水有扩容作用，可导致血容量的迅速增加，甚至诱发心衰、肺水肿，应严密观察心肺功能变化，调节剂量及滴速，同时用利尿剂减少血容量。昏迷患者应考虑甘露醇脱水治疗。

3. 对于难以处理的水中毒患者，或者急性肾衰少尿期或慢性肾衰晚期病人，条件允许的情况下应尽早血液透析或腹膜透析，及时清除体内多余的水分，同时也有利于纠正体内的电解质紊乱和酸碱失衡。

第三节　低钠血症

【概述】

低钠血症（hyponatremia）是指血清钠浓度＜135mmol/L 的一种病理生理状态。

【诊断要点】

一、病因

（一）低渗性低钠血症

1. 低容量性低钠血症（低渗性脱水）见本章第一节。

2. 高容量性低钠血症（水中毒）由于①水分排出减少；②水分摄入过多。多见于心力衰竭、肝硬化、肾衰竭。

3. 等容量性低钠血症　主要见于 ADH 主动分泌增加、ADH 分泌异常综合征（见本章第二节）。当容量达到一定限度时，可通过利 Na^+ 作用增加尿 Na^+ 的排出，使水钠处于一个稳定的状态，形成等容量性低钠血症。

（二）等渗性低钠血症　又称假性低钠血症，见于高脂血症、高蛋白血症，因相对高的血脂或蛋白等因素占去了过多的血浆容量，造成相对的血浆中钠呈低值。

（三）高渗性低钠血症　见于糖尿病。

（四）特发性低钠血症　又称消耗性低钠血症，机制未明，多见于恶性肿瘤、肝硬化晚期、营养不良、年老体弱、其他慢性疾病晚期。

二、临床表现

低容量性低钠血症和高容量性低钠血症临床表现、诊断可参阅本章第一节、第二节。轻度等容性低钠血症对机体无明显影响，也无明显临床症状，当低钠血症较明显而有较多的水从细胞外液进入细胞内时，就会引起脑细胞水肿所致的一系列中枢神经系统症状，

346

如恶心、呕吐，甚至抽搐、昏迷等。特发性低钠血症、低渗性低钠血症和高渗性低钠血症时主要为原发病的表现。

三、实验室检查

（一）血清钠的检测　据此判断缺钠的程度；

（二）尿钠的检测　低容量性低钠血症尿钠降低；高容量性低钠血症尿钠增高；

（三）肾功能的检测　低容量性低钠血症尿素氮增高，肾功能有损害；高容量性低钠血症尿素氮正常，肾功能良好；

（四）红细胞计数、血红蛋白量、血细胞比容等　在低容量性低钠血症时增高；在高容量性低钠血症时降低。

【治疗要点】

1. 病因治疗。

2. 对症支持治疗。

低容量性低钠血症和高容量性低钠血症治疗可参阅本章第一节、第二节。等容量性低钠血症以治疗原发病为主，同时注意限水、利尿。

第四节　高钠血症

【概述】

高钠血症（Hypernatremia）是指血钠浓度大于 145mmol/L 的临床常见电解质紊乱状态。

【诊断要点】

一、病因

病理生理学上根据细胞外液的变化可分为低容量性、高容量性和等容量性高钠血症；但此类分型对于指导临床诊断和治疗用处不大，一般临床上把高钠血症分为浓缩性高钠血症和潴钠性高钠血症

347

两种。前者体内总钠减少，而细胞内和血清钠增高，多见于单纯性失水或者失水＞失钠。后者临床较少见，主要是由于肾排钠减少和（或）摄入钠过多所致。常见于下列情况：

1. 钠摄入过多　常见于注射 $NaHCO_3$ 过多、输入高渗性 $NaCl$ 等，患者多伴有严重血容量过多。

2. 肾排钠减少　多见于右心衰竭、肾病综合征、肝硬化腹水等肾前性少尿；急、慢性肾衰竭等肾性少尿；代谢性酸中毒、心肺复苏等补碱过多；老人或婴幼儿肾功能不良；Cushing 综合征、原发性醛固酮增多症等排钾保钠性疾病；使用去氧皮质酮、甘草类排钾保钠类药物等。

二、临床表现特点

浓缩性高钠血症的临床表现参阅本章第一节高渗性失水。潴钠性高钠血症多以神经精神症状为主要表现，临床表现取决于血钠浓度升高的速度和程度。初期症状不明显，随病情进展或者血钠快速升高，可出现脑细胞脱水症状，如神志恍惚、烦躁不安、抽搐、惊厥、癫痫样发作、昏迷乃至死亡等。此外还有一类特发性家族性高钠血症（Liddle 病）临床上症状轻微，主要表现为高血压和低血钾，与醛固酮增多症相似。

三、实验室检查

高钠血症患者实验室检查并不复杂，血清钠、氯、血浆渗透压和尿钠是最常用指标。

（一）常用血液化验指标

1. 血清钠浓度　升高，大于 145mmol/L。多伴随高氯血症，且两者上升的程度一般一致。

2. 血浆晶体渗透压　＞295mOsm/kg。

3. 血液量·正常或升高，红细胞计数、血红蛋白、血浆蛋白质及血细胞比容基本正常或轻度下降。

4. 红细胞形态　红细胞体积缩小，平均红细胞血红蛋白浓度升高。

（二）常用尿液化验指标

1. 尿钠浓度　多明显升高，但在应激反应早期的患者多有所下降；在内分泌紊乱者，尿钠浓度多降低。

2. 尿氯浓度　与尿钠浓度的变化一致。

3. 尿渗透压和尿相对密度　与尿钠浓度的变化一致，多数患者由于氯化钠排出增多，水分吸收增多，渗透压和相对密度皆明显升高；在内分泌紊乱者，尿渗透压和相对密度较低。

（三）其他辅助检查

1. 脑脊液检查　在部分患者中可发现红细胞及蛋白质增多。

2. 必要时做脑 CT 检查。

四、诊断注意事项

详细询问病史，患者多数都有口渴、饮水量和尿量减少症状，病史往往有助于我们区分浓缩性高钠血症和潴钠性高钠血症，但对于起病急骤，伴有严重精神、神经系统症状的患者主要依靠实验室血清学检查确诊。

【治疗要点】

首先是尽可能去除病因或针对病因进行治疗。如缺水应立即让患者饮水即可纠正高钠血症。对于浓缩性高钠血症和潴钠性高钠血症则采取不同的方法治疗。浓缩性高钠血症的临床表现参阅本章第一节高渗性失水。对潴钠性高钠血症的治疗主要是排除体内过多的钠，可输 5％葡萄糖液，同时用排钠利尿药以增加排钠，可用呋塞米（速尿）或依他尼酸钠（利尿酸钠）。这些利尿药排水作用强于排钠，故使用时必须同时补液。如果病人有肾衰竭，则可采用血液或腹膜透析治疗。透析液以含高渗葡萄糖为宜。同样应监测血钠下降速度，以免下降过快而引起脑水肿。

（曾红科）

第51章　钾代谢失调

钾的生理功能，正常人体（胖人除外）占钾量为 50～55mmol/kg 体重。大部分（约98%）存在于细胞内液中（主要在肌肉、皮肤、红细胞、骨、脑、肝等中），是细胞内主要的阳离子。其生理功能为：①维持细胞的正常代谢；②维持细胞内外渗透的相对平衡；③维持细胞内外酸碱平衡及离子平衡；④维持神经肌肉细胞膜的应激性。⑤维持心肌功能。钾代谢紊乱时会导致机体细胞功能异常，如钾过高时心肌自律性、传导性、兴奋性受抑制，缺钾时心肌兴奋性增高，均表现心律失常。

第一节　高钾血症

【概述】

血清钾浓度高于 5.5mmol/L 称为高钾血症（hyperkalemia）。应当注意的是：高钾血症也未必总是伴有体内钾过多。例如，在未经治疗的糖尿病酮症酸中毒病人，可因渗透性利尿（因高血糖所致）而使尿钾的排出大量增加，机体因而可处于缺钾状态，但大量失水所致的肾血流量减少和肾小球滤过率减少等原因，又可导致高钾血症。

【原因和机制】

1. 钾潴留：（1）钾摄入过多：在肾功能正常时，因钾摄入过多而引起高钾血症是罕见的；（2）肾排钾减少：是引起高钾血症的主要原因，临床高钾血症最常见于不论何种原因引起的急性而严重的肾小球滤过率减少；任何原因引起的少尿也常伴有高钾血症。主要见于急性肾衰竭。在慢性肾衰竭的发展过程中，病人逐渐对排钾进行适应，表现为每一肾单位排钾量增加；（3）肾小管分泌钾的功能缺陷：在间质性肾炎患者，肾小管和肾间质受损，故肾小管泌钾功能障碍；全身性红斑狼疮、肾的淀粉样变等也可损害肾小管而使其泌钾功能受损；（4）盐皮质激素缺乏：醛固酮主要作用于肾远曲小管和集合管，促进其对钠的重吸收和钾氢的排泌。此外，对结肠黏膜、涎腺及汗腺等也有同样的作用；（5）保钾利尿药的大量使用。

2. 细胞内钾释出过多：（1）酸中毒：酸中毒可伴有高钾血症，因为酸中毒时细胞外液的 H^+ 进入细胞而细胞内的 K^+ 释出至细胞外；（2）缺氧：缺氧时细胞内 ATP 生成不足，细胞膜上钠-钾泵运转发生障碍，故钠离子潴留于细胞内，细胞外液中的 K^+ 不易进入细胞；（3）高钾性周期性麻痹：发作时细胞内钾向细胞外转移，是一种家族性疾病；（4）细胞和组织的损伤和破坏：①血管内溶血：重度溶血如血型不合输血时，红细胞的破坏使大量理 K^+ 进入血浆；②严重创伤特别是在挤压综合征（crush syndrome）伴有肌肉组织大量损伤时，从损伤组织可释出大量的 K^+，特别是挤压综合征常伴有急性肾衰竭，因而易发生威胁生命的高钾血症。

【诊断思路】

高血钾症临床症状无特殊性，常被原发病或尿毒症的症状所掩盖，因此一般以实验室检查和心电图检查为主要诊断依据。以下 3 点是诊断高血钾症依据：

1. 临床表现：患者有手足及口周麻木，感觉异常，四肢乏力，肌肉酸痛，动作迟钝，神志模糊，心跳缓慢或心律不齐。

2. ECG 示 T 波高尖，QT 及 P－R 间期延长，P 波消失，QRS 波增宽，房室传导阻滞。

3. 化验检查：血清钾>5.5mmol/L

【高钾血症如何处理】

1. 高血钾急救措施

（1）静滴 5％的碳酸氢钠纠正酸中毒，可提高血液的 pH 值，使血液中的钾转移到细胞内；

（2）10％葡萄糖酸钙 20 毫升缓慢静脉推注，可以对抗高血钾对心肌的抑制作用；

（3）使用高渗葡萄糖加胰岛素静脉滴注也可使血钾移入细胞内；

（4）口服聚磺苯乙烯如肾乐；

（5）透析是纠正高钾血症的措施，上述处理手段无效时，应考虑进行血液透析或腹膜透析。

2. 高钾血症治疗注意事项

（1）避免过多食用含钾较多的食物和水果；

（2）避免使用含钾高的药物，如枸橼酸钾、氯化钾、青霉素钾、保钾利尿剂如螺内酯和氨苯蝶啶，特别是要避免服用含大量钾离子的中药汤剂；

（3）如因病情需要输血时，绝对禁用库存血，因保存一周的库存血，其血清钾可高达 16mmol/升，应采用 3 天以内的新鲜血液；

（4）坚持服用碳酸氢钠等碱性药物。

【典型病例分析】

挤压综合征合并高钾血症急救

患者女，45 岁，被倒塌建筑物挤压 60 余小时后被解救出紧急转入我院，伤后患者未进食及饮水，一直无尿。入院查体 To、BP 测不出，P 153 次/分，R 27 次/分，神志淡漠；脱水貌，间断抽搐，双眼凝视，呼吸急促。心肺及腹部查体无明显异常。双下肢膝以下肿胀明显，皮温低，表面有张力水泡，双足背动脉未扪及，双小腿无痛觉，不能自主运动。实验室检查 血气分析：pH 7.117，二氧化碳分压（PCO_2）44.8mmHg，氧分压（PO_2）68mmHg，碳酸氢根（HCO_2^-）14.5mmol/L，碱剩余（BE）- 15mmol/L，氧饱和度（SO_2）86％，K^+ 8.3mmol/L。血生化：尿素氮 11.4mmol/L，肌酐 152.3 μmol/L，丙氨酸转氨酶 328 IU/L，天冬氨酸转氨酶

352

459 IU/L，白蛋白 20.9g/L，肌酸激酶（CK）22973 IU/L。血常规：HB 16.6g/L，WBC 42.23×10^9/L，Na^+ ％ 86.4％。入院诊断：①双下肢挤压伤伴缺血坏死；②挤压综合征，横纹肌溶解综合征，急性肾衰竭；③高钾血症，代谢性酸中毒；④低血容量性休克。

急救经过：鉴于患者血流动力学不稳定，无法耐受血液净化治疗，故采用内科治疗抢救。为了纠正低血容量性休克，立刻建立中心静脉置管和外周静脉通道快速加压补液，多通道同时予生理盐水、羟乙基淀粉、冰冻血浆，并予肾上腺素＋多巴胺维持血压。为了纠正高钾血症和代谢性酸中毒，同时给予 10％葡萄糖酸钙，50％葡萄糖＋胰岛素溶液，5％ 碳酸氢钠溶液。经上述措施抢救 50分钟后，患者血压恢复为 108/63mmHg，抽搐渐停止。

复查血气分析 pH 7.314，HCO_2 - 14.1mmol/L，BE -12mmol/L，SO_2 100％，K^+ 5.31mmol/L。2 小时后共计补液 4500 ml。患者生命体征改善，P 108 次/分，R 20 次/分，Bp 112/74mmHg，神志好转，尿量 1500 ml。此后顺利转入骨科行截肢术。术后患者病情逐渐稳定，尿量逐渐增加，2 天后复查血肌酐正常，CK 显著下降。10 天后 CK 恢复正常。

分析点评：从本例患者的救治过程中可以看出，对于挤压综合征的患者，早期及时充分补液、补碱，纠正低血容量状态至关重要。在挤压早期，患者急性肾衰竭多为肾前性低血容量因素的基础上合并肌红蛋白损害所致，及时补充血容量，碱化尿液后患者肾功能及可能恢复。充分有效的内科处理能够在一定程度上保护患者肾功能，避免血液净化治疗。此外，合理的内科处理在纠正高钾血症和酸中毒方面并不亚于血液净化治疗的效果。

大量的文献和经验显示，对挤压综合征患者治疗的关键是补液、补碱。根据土耳其抢救地震伤员的经验，补液速度推荐 1 L/h，甚至更快；同时应补碱液和甘露醇稀释液，一方面可以保证机体容量，另一方面可以碱化尿液，预防急性肾衰竭发生。

第二节 低钾血症

【概述】

　　血清钾正常值为 3.5～5.5mmol/L。低于 3.5mmol/L 称为低钾血症（hypokalemia）。血钾在 3.1～3.5mmol/L 为轻度低钾血症；血钾在 2.5～3.0mmol/L 为中度低钾血症；血钾低为 2.5mmol/L 者为重度低钾血症。

【原因和机制】

　　1. 钾摄入减少：一般饮食含钾都比较丰富。故只要能正常进食，机体就不致缺钾。消化道梗阻、昏迷、手术后较长时间禁食的患者，不能进食。如果给这些患者静脉内输入营养时没有同时补钾或补钾不够，就可导致缺钾和低钾血症。

　　2. 钾排出量增加：

　　（1）经胃肠道失钾：这是小儿失钾最重要的原因，常见于严重腹泻呕吐等伴有大量消化液丧失的患者；

　　（2）经肾失钾：这是成人失钾最重要的原因。引起肾排钾增多的常见因素有：①利尿药的长期连续使用或用量过多；②某些肾疾病：如远侧肾小管性酸中毒时，由于远曲小管泌 H^+ 功能障碍，因而 H^+-Na^+ 交换减少而 K^+-Na^+ 交换增多而导致失钾；③肾上腺皮质激素过多：原发性和继发性醛固酮增多时，肾远曲小管和集合管 Na^+-K^+ 交换增加，因而起排钾保钠的作用。Cushing 综合征时，糖皮质激素皮质醇的分泌大量增多；④镁缺失：镁缺失常常引起低钾血症，动物实验还证明，镁缺失还可引起醛固酮增多，这也可能是导致失钾的原因。⑤碱中毒：碱中毒时，肾小管上皮细胞排 H^+ 减少，故 H^+-Na^+ 交换加强，故随尿排钾增多。

　　（3）经皮肤失钾：汗液含钾只有 9mmol/L。在一般情况下，出汗不致引起低钾血症。但在高温环境中进行重体力劳动时，大量出汗亦可导致钾的丧失。

354

3. 细胞外钾向细胞内转移：细胞外钾向细胞内转移时，可发生低钾血症，但在机体的含钾总量并不因而减少：如①低钾性周期性麻痹：发作时细胞外钾向细胞内转移，是一种家族性疾病。②碱中毒：细胞内 H^+ 移至细胞外以起代偿作用，同时细胞外 K^+ 进入细胞。③过量胰岛素：用大剂量胰岛素治疗糖尿病酮症酸中毒时，可发生低钾血症；④钡中毒：抗日战争时期四川某地发生大批"趴病"病例，临床表现主要是肌肉软弱无力和瘫痪，严重者常因呼吸肌麻痹而死亡。经我国学者杜公振等研究，确定该病的原因是钡中毒。但当时钡中毒引起瘫痪的机制尚未阐明。现已确证，钡中毒引起瘫痪的机制在于钡中毒引起了低钾血症。

【诊断思路】

一、缺钾性低钾血症

1. 摄入不足；

2. 排出过多：经肠胃（长期大量呕吐、腹泻、胃肠引流、造瘘、透析等）；肾失钾：①肾疾病：急性肾衰竭多尿期、肾小管性酸中毒、失钾性肾病、尿路梗阻解除后利尿、Liddle 综合征；②内分泌疾病：原发性或继发性醛固酮增多症，如 Conn 综合征、Bartter 综合征、肾素瘤、肾动脉狭窄等；Cushing 综合征、11 -或17 -羟化酶缺乏症等导致去氧皮质醇分泌增多；③使用排钾性利尿剂；④渗透性利尿：⑤补钠过多，致肾小管钾钠交换使钾排出过多；⑥碱中毒、酸中毒恢复期；⑦应用某些抗生素，如青霉素、庆大霉素、羧苄西林、多粘菌素 B 等，其机制未明，可能是因为改变了肾小管上皮细胞内的电位差，有利于钾排出。

3. 其他失钾：大面积烧伤等。

二、转移性低钾血症

1. 代谢性、呼吸性碱中毒、酸中毒恢复期；

2. 使用大量葡萄糖液；

3. 周期性麻痹：如家族性低钾性周期性麻痹、Graves 病、特发性周期性麻痹；

4. 急性应激状态；

5. 棉籽油、氯化钡中毒；

6. 使用叶酸、维生素 B_{12} 治疗贫血，新生红细胞迅速利用钾；

7. 反复输入冷存洗涤过的红细胞；

8. 低温疗法使钾进入细胞。

三、稀释性低钾血症

需进一步了解病史，了解有无丢失钾的病因。转移性低钾血症的特点是反复发作性周期性瘫痪。诊断时要首先区分是肾性（一般肾性的尿钾多> 20mmol/L）或肾外的原因；并对可能的病因作相应的检查，如原发性醛固酮增多症，注意查血浆肾素活性、醛固酮水平。一般血清钾水平可大致反映缺钾性低钾血症的钾缺乏程度（血清钾 3.5mmol/L 表示钾丢失达总量的 10％以上）。

接诊病人时特别要注意是否有重度低血钾和危重病症同时存在，如呼吸困难，致命性心律失常。

以下 3 点是诊断低血钾症依据：

1. 实验室检查：血清钾低于 3.5mmol/L。

2. 心电图显示 T 波低平、双相或倒置，S－T 段降低，Q－T 间期延长及出现 U 波。

3. 根据临床症状进行病因诊断。

【治疗要点】

一、处理原则

1. 积极病因治疗。

2. 尽可能口服补钾，血钾不低 2.5mmol/L 的病人如不伴有低血钾临床症状以口服补钾为主，安全且可靠。

3. 静脉补钾：血钾低 2.5mmol/L 伴低血钾临床症状的患者应

予静脉补钾。

二、低钾血症治疗注意事项

1. 接受利尿剂治疗的大部分病人，不需常规钾替代治疗。然而，接受洋地黄治疗病人，用 β_2-激动剂的哮喘病人和 NIDDN 病人中，避免低钾血症特别重要。

2. 当低钾血症轻度，纠正原发病变可能足以。

3. 当低血钾严重伴有呼吸肌麻痹，室颤或其他恶性室性心律失常者，可适当增加补钾速度和浓度。现代精确的静脉灌注泵已减少了补高浓度氯化钾溶液的危险。然而大多数情况是，静脉给予溶液钾浓度不需>60mmol/L，滴注速度不应>10mmol /h。偶尔可能需要比较快地补给氯化钾溶液以阻止进行性严重低钾血症。滴注速率>40mmol /h 氯化钾应该进行持续心脏监护和测定血浆钾/h，避免严重高钾血症和/或心脏停搏。为了补充氯化钾，葡萄糖液不是理想选择，因为随后增高病人血浆胰岛素水平可导致一过性低钾血症加重，症状加剧，特别是洋地黄化病人。最后，当低钾血症伴有低镁，通常需矫正镁缺乏去阻止肾钾丢失和促使钾充盈。每日最大剂量不能超过 9～12 克。在任何情况下，都严禁氯化钾直接静脉注射。

（李奇林）

第52章 镁代谢失调

【概述】

镁离子是人体不可或缺的重要元素，正常成年人机体内含镁约为 1000mmol，约合 24g，是机体内含量居第 4 位、细胞内含量居第 2 位的阳离子。正常人血清镁浓度为 0.75~1.25mmol/L。

1. 镁的代谢与调节 镁的代谢平衡主要通过肠道吸收和肾排泄维持。正常情况下，成年人每日需要摄取 240~300g 镁。绿叶蔬菜、谷类、水果、大豆、肉、乳类、海鲜等食物是镁的重要来源。镁在肠道的吸收是主动转运过程，吸收部位主要是小肠，钙对镁的吸收有竞争作用。肾滤过的镁离子 90% 以上在肾小管被重吸收，3%~6% 最终被肾排泄。

镁的代谢受体液等多种因素调节。食物中镁摄入量少，含钙、磷酸盐低，蛋白质多时镁吸收增加，反之吸收减少。甲状旁腺激素、维生素 D、生长激素可促进肠道对镁吸收，降钙素、醛固酮则降低吸收。低镁血症时可刺激甲状旁腺激素，促进肾小管对镁的重吸收。高镁血症、高血钙、低血磷、甲状腺素、醛固酮等减少肾小管对镁的重吸收。

2. 镁在体内的分布 机体中的镁 50%~60% 分布于骨骼中，是镁的主要储存库，其余大部分存在于骨骼肌、心肌、肝、肾、脑等组织。绝大多数（99%）镁分布于细胞内，血清镁仅占总镁量的 0.5%~1%。细胞内镁约 90% 为结合型，主要结合于核酸、ATP、蛋白及磷脂，游离部分仅为 10%。血清中镁以三种形式存在：①离子型镁，约占血清镁总量的 55%；②复合型，与重碳酸、磷酸、柠檬酸等形成的镁盐，约占 15%；③蛋白结合镁，约占 30%。

3. 镁的生理功能

358

（1）维持细胞正常生理功能　细胞内镁是包括 Na^+- K^+ ATP 酶、己糖激酶、丙酮酸脱氢酶、羧化酶、胆碱酯酶等 300 多种酶的辅助因子、变构效应激活因子或底物成分，在众多生理过程中起着重要的作用：①参与蛋白质、脂肪和碳水化合物氧化磷酸化及代谢；②在蛋白质合成过程中参与 mRNA 及蛋白质转录；③参与核苷酸代谢和 DNA 复制、结构维持及修复；④调节细胞增殖、分化和凋亡；⑤维持细胞膜稳定性，参与离子转运；⑥参与神经冲动的产生、传递和肌肉收缩。

（2）维持神经、肌肉、心肌和血管兴奋性　Mg^{2+} 与 Ca^{2+}、K^+、Na^+ 等共同参与神经肌肉、心肌和血管兴奋性形成和维持。Mg^{2+} 对中枢和周围神经系统、心肌、血管平滑肌、胃肠道平滑肌均呈抑制作用。

镁代谢失调主要是指细胞外液中镁浓度的变化，包括低镁血症（hypomagnesemia）和高镁血症（hypermagnesemia）。

第一节　低镁血症

低镁血症指血清镁浓度 <0.75mmol/L。

【诊断要点】

1. 存在引起低镁血症的诱因或病因　进食少，镁摄入不足及应用利尿剂是低镁血症的常见原因。

（1）镁摄取不足　①长期进食少；②小肠手术、腹泻等导致镁吸收障碍；③长期静脉高营养但未补充镁。

（2）镁排出过多　①持续呕吐、长期腹泻或胃肠吸引、胃肠瘘等导致消化液丢失；②肾小球肾炎、肾盂肾炎、肾小管酸中毒、急性肾小管多尿期等肾疾病影响肾小管重吸收镁；③长期应用利尿剂、高钙血症、甲状旁腺功能减退、原发性醛固酮增多症等均可促进尿镁排出，降低血镁；④氨基糖苷类、两性霉素 B、顺铂、环孢霉素、强心苷等可促进尿镁排出；⑤其他导致镁丢失的疾病，如急、慢性酒精中毒，糖尿病酮症酸中毒，皮肤大面积烧伤等。

（3）分布异常 ①急性出血性胰腺炎，镁盐可沉积于坏死的胰腺脂肪组织；②骨饥饿综合征（hungry bone syndrome），甲状旁腺功能亢进尤其伴有骨病的患者在甲状旁腺切除后，大量的 Mg^{2+} 和 Ca^{2+} 进入骨细胞，引起血镁明显下降；③糖尿病酮症酸中毒在补液和胰岛素治疗后，可使 Mg^{2+} 进入细胞内而引起低镁血症；④营养不良经治疗后，Mg^{2+} 可随营养物质进入细胞内；⑤碱中毒促进 Mg^{2+} 进入细胞。

2. 有低镁血症临床表现

（1）神经肌肉表现 ①神经肌肉应激性增强，患者可表现为小肌束纤维收缩、震颤和手足搐搦。Chrostek 征和 Trousseau 征可为阳性；②中枢神经系统表现：反射亢进，听觉或视觉过敏以及焦虑、易激动等症状；③平滑肌的兴奋可导致呕吐或腹泻。

（2）心血管系统 心肌兴奋性和自律性增高，可引起各种心律失常，包括室性期前收缩、房性或室性心动过速、心室颤动等。心电图还可有 PR 间期、QT 间期延长，ST 段压低及 T 波增宽、低平或倒置等改变。低镁血症可诱发心力衰竭和加重洋地黄中毒。

（3）电解质紊乱 可伴有低钾血症和低钙血症。电解质紊乱可因导致低镁血症的病因引起，也可因低镁血症影响钾、钙的代谢和体内分布所致。

（4）其他 慢性缺镁可引起糖耐量异常、高脂血症、骨质疏松和软化。

3. 诊断检查

（1）血清镁测定 是最为常用和简便的评价镁代谢的方法，反映的是血清中离子镁水平。

（2）尿镁测定 测定 24 小时尿镁，一定程度上可反映体内镁含量情况，当 24 小时镁排泄量低于 1.5mmol，考虑机体缺镁。低镁血症患者如果尿镁排泄增加，考虑肾性因素导致低镁，否则考虑肠道吸收或进食减少所致。

（3）镁负荷试验 留取 16 小时尿，测定尿镁排出量。若尿镁大于输入量的 70%，表示体内不缺镁，若小于 20%，则说明体内缺镁。

（4）其他　红细胞镁测定、肌肉镁测定。

4. 注意事项

根据患者有引起低镁血症诱因或病因、临床表现，结合血清镁检测，可诊断低镁血症。某些情况下可进一步行尿镁或镁负荷试验等检查。经补镁治疗缓解患者症状可作为低镁血症的诊断依据之一。下列情况需要考虑存在低镁血症的可能：①有手足搐搦等表现，但血钙不低，或虽然血钙低，经补钙治疗无好转；②顽固性心律失常；③不明原因腹痛、腹泻；④顽固哮喘或哮喘持续状态；⑤低钾血症、低钙血症不易纠正；⑥长期静脉营养。

【治疗要点】

1. 处理原发病因　积极处理病因及诱因，减少镁进一步丢失。

2. 补镁治疗　根据患者状态、疾病缓急轻重情况、缺镁程度决定补镁治疗方案：①轻症患者，胃肠功能正常者可口服补镁，可予氧化镁 0.5g 每日 3～4 次口服；②症状不重，口服吸收差或不能耐受者，可采用肌注。通常可予以 20％～50％的硫酸镁 2g，每 4 小时一次，共 5 天；③若重度缺镁，出现手足搐搦，痉挛发作或严重心律失常等，则需给予静脉补镁治疗。可用 25％～50％硫酸镁 4～8ml 溶于 5％葡萄糖液 100～150ml，10～15 分钟静脉滴入。

补镁时应注意：①完全解除镁缺乏时间较长，疗程一般至少需要 4～5 天，缺镁严重时可能延长至 3 周；②肾功能损害时补镁应慎重，用量要小，并及时监测血镁水平，以防发生镁中毒；③镁剂注射过快可引起血压迅速下降、肌肉麻痹、呼吸衰竭甚至心脏停搏，故 25％～50％的硫酸镁禁忌直接静脉注射。一旦发生镁剂过量应立即静脉注射钙剂拮抗。

3. 治疗合并存在的水、电解质、酸碱失衡　尤其应积极纠正低钾血症、低钙血症。

第二节　高镁血症

高镁血症指血清镁浓度＞1.25mmol/L。

【诊断思路】

1. 存在引起高镁血症的诱因或病因

（1）镁摄入过多　多为医源性因素，在采取硫酸镁治疗各种疾病（如冠心病、子痫）过程中使用过量而导致高镁血症。

（2）镁排泄减少　急、慢性肾衰竭伴有少尿或无尿时，肾排镁减少可引起血清镁增高，是引起高镁血症的最主要的原因。甲状腺功能减退及Addison病患者因抑制镁重吸收的激素水平下降也可出现高镁血症。

（3）分布异常　①组织细胞大量破坏，镁从细胞内释放入血，如溶血、严重创伤、骨骼肌溶解、大手术；②酸中毒时，细胞内镁也可转移至细胞外。

2. 有高镁血症临床表现　在血清镁浓度不超过2mmol/L时，临床症状可不明显，只有当血清镁浓度升至3mmol/L或更高时，才可出现明显的临床症状：

（1）神经肌肉表现　神经肌肉应激性下降，表现为肌肉无力，腱反射减退，严重者出现迟缓性瘫痪、吞咽及言语困难，甚至波及呼吸肌而出现呼吸困难。①中枢神经系统表现：嗜睡、昏迷；②抑制胃肠道及膀胱平滑肌引起嗳气、呕吐、便秘、尿潴留。

（2）心血管系统　引起传导阻滞和心动过缓，甚至心脏停搏。心电图可出现PR间期延长及QRS波增宽。抑制血管平滑肌导致外周血管阻力降低、动脉血压下降。

3. 诊断检查

（1）血清镁浓度升高（＞1.25mmol/L）可直接诊断高镁血症。

（2）24h尿镁排泄量对诊断病因有较大帮助。若血清镁高而尿镁减少，说明高镁血症是因各种原因导致肾脏重吸收镁增加引起，否则可能是因镁摄取增加或分布异常所致。

【治疗要点】

1. 处理原发病因

2. 钙剂治疗　钙剂对镁有显著的拮抗作用。发现镁过量时，立即予10％葡萄糖酸钙10～20ml稀释后缓慢注射，也可使用10％氯化钙。

3. 生命支持　患者出现心脏停搏或呼吸衰竭时立即予以心肺复苏。血压下降明显时使用血管活性药物。并发心律失常时积极抗心律失常治疗。

4. 降低血镁　限制镁进一步过量摄入；使用利尿剂促进尿镁排泄；肾功能不全高镁血症难以纠正，应采取血液透析治疗，但要注意透析应使用无镁透析液。

5. 治疗合并存在的水、电解质、酸碱失衡。

（黄子通）

第53章 钙代谢失调

第一节 低钙血症

【概述】

　　钙是机体内含量最丰富的矿物质，正常人钙总量达 700～1400g。体内钙由食物供给，成人每日需摄取钙约 1.0g，钙主要含于牛奶、乳制品及果菜中，食物钙需转变成钙离子才能被肠道吸收，钙是维持心肌、骨骼、凝血、神经肌肉兴奋性和酶活性等正常生理功能的重要元素之一。血浆钙以 3 种形式存在，包括离子钙、与白蛋白结合的钙和与阴离子结合的复合物，其中具有生物活性的是离子钙。血钙浓度的正常范围是 2.25～2.75mmol/L，体内钙代谢受甲状旁腺（PTH）、1, 25 - (OH)₂VD₃ 和降钙素三个激素调节，同时还与 pH 呈负相关，碱中毒时下降，酸中毒升高。血清总钙水平与血清白蛋白水平呈正相关，但离子钙却与血清白蛋白相关性不高，反映在低蛋白血症时血清总钙水平下降，但离子钙水平可以正常。

　　在血清蛋白浓度正常时，血钙低于 2.20mmol/L 或血清钙离子低于 1mmol/L 称为低钙血症（hypocalcemia）。

【诊断思路】

　　1. 病史　详细询问病史常能提供重要的诊断线索。

　　（1）起病方式：一般具有慢性基础疾病或长期饮食不良史，早期轻度低钙可不伴有临床症状而易被忽视，一旦进展至低钙危象则危及生命，早期确诊治疗与监测尤为重要。

　　（2）伴随症状：轻度低钙引发的临床症状不具典型性，主要包括以下几点：

神经肌肉系统症状：轻度肌肉痉挛和手足抽搐。骨骼系统症状：少儿时期囟门闭合迟缓、鸡胸、方头、O 形和 X 形腿，成年时期骨质软化、骨质疏松和骨纤维化等。心血管系统症状：心电图出现 QT 延长、T 波低平或倒置等。消化系统症状：腹痛、恶心、呕吐等。

（3）低钙危象：血钙严重降低（低于 1.75mmol/L），可导致患者出现全身肌肉强直性抽搐、惊厥乃至昏迷，伴有喘鸣、呼吸困难，严重者发生喉痉挛窒息死亡。

2. 体格检查　低钙血症的症状和体征主要表现为组织兴奋性增加，早期主要是四肢和面部感觉异常、麻木或针刺感，局部肌肉痉挛、腕足抽搐，手足呈鹰爪状。中晚期出现呼吸系统异常体征，可闻及支气管痉挛和喉痉挛造成的喘鸣音，严重者伴有心律失常、心功能不全甚至急性心功能衰竭体征。神经系统则出现反射亢进、病理征如 Chrostek 和 Trousseau 征呈阳性。

3. 辅助检查　电解质检查提示血钙水平下降至 2.2mmol/L，心电图也可出现如下改变：①QT 间期延长；②T 波低平或倒置；③ST 段延长；④室性心动过速；⑤心室颤动。

4. 病因诊断

急诊常见低钙血症病因与普通门诊有所不同，简述如下：

（1）急性胰腺炎：胰腺坏死释放出的脂肪酸与钙离子结合形成钙皂，减少机体对钙的吸收。同时由于全身炎症反应，对 PTH 反应性下降。

（2）低镁血症：使 PTH 分泌减少，机体对 PTH 反应性下降，骨盐 $Mg^{2+} - Ca^{2+}$ 交换障碍。

（3）妊娠：由于妊娠期胎儿与孕妇需钙总量可达 80g，一旦摄入不足可造成缺钙。

（4）输血：常见于大量快速或长期输血患者（如地中海贫血或血友病），血制品中含有枸橼酸钠，可于血清钙离子结合，患者肝功能异常时更易发生。

(5) 维生素 D 代谢障碍：①维生素 D 产生不足。②维生素 D 转化异常。③维生素 D 吸收减少。

(6) 慢性肾衰竭：①排磷减少；②实质损伤；③PTH 敏感性降低；④代谢物毒性作用。⑤蛋白丢失。

(7) PTH 功能减退：①PTH 绝对不足：临近部位术后、遗传或自身免疫疾病损伤甲状旁腺；②PTH 相对不足：PTH 靶器官或受体异常，常见假性甲状旁腺功能低下患者。

(8) 输注钙离子螯合剂，如草酸盐和柠檬酸盐等。

【处理原则】

1. 病因治疗：

病情较缓，可积极寻找并处理引发低钙血症的原发病。

2. 对症治疗：

严重低钙抽搐可导致患者猝死，需紧急处理待病情平稳后再行病因治疗。

低钙危象的处理：①钙剂使用：使用 10％葡萄糖酸钙 10～20ml 或 5％氯化钙 5～10ml 与生理盐水稀释后静脉注射（不少于 15 分钟），如症状未能缓解，20～30 分钟后可重复使用。注意静脉注射时可出现全身发热，如果过快可产生恶心、呕吐、血压下降、心律失常和心搏骤停。②活性维生素 D：低钙持续超过 24 小时以上者，应结合活性维生素 D 制剂治疗，如 1，25－（OH）$_2$ VD$_3$ 0.25μg 2 次/日，严密监测血钙。③镁剂使用：持续补充钙及活性维生素 D 仍未能缓解，并排除肾功能异常和高镁血症后，可给予 25％硫酸镁 5～10ml 肌肉注射或同浓度硫酸镁 10～20ml 加入到 5％葡萄糖注射液 500～1000ml 中缓慢静脉滴注，注意监测血镁。

由于钙交换与血钾和 pH 有密切关系，因此在补钙的同时应积极纠正钾和 pH 的异常，否则影响补钙效果。

3. 维持治疗：

病情趋于稳定且需长期补钙的患者，宜使用口服补钙，如碳酸钙 2～4g/d 分 4 次服用，同时辅以维生素 D 治疗。

第二节　高钙血症

【概述】

在血清白蛋白浓度正常时，血钙大于 2.75mmol/L 称为高钙血症，无论有无临床症状或体征。

【诊断思路】

1. 病史　注意详细询问原发病史及药物服用史，尤其警惕恶性肿瘤。

（1）起病方式：早期症状不明显，一般出现症状时血钙已超过 3mmol/L。

（2）伴随症状：全身症状：脱水、体重减轻、瘙痒、厌食。神经肌肉系统症状：肌乏力、表情淡漠，严重者可有精神障碍和木僵。心血管系统症状：降低心肌兴奋性和传导性，动作电位平台期缩短、复极加速。泌尿系统症状：肾对高钙尤其敏感，损伤部位主要是肾小管，早期可导致肾小管水肿、坏死、基底膜钙化，表现为浓缩功能障碍所致多尿。晚期可造成肾小管纤维化、肾结石、肾钙化，发展成肾衰竭。其他：可造成多处异位钙化灶，形成于血管壁、关节、软骨、肾、胰腺和骨膜等部位，引起相应部位脏器的功能异常。

（3）高钙血症危象：当血清钙大于 3.7mmol/L，可出现严重脱水、消化道出血、高热、心律失常、多尿、意识不清，甚至昏迷，此时死亡率明显增高，患者常死于急性肾衰、重症胰腺炎和心搏骤停。注意当白蛋白严重低于正常时，离子钙水平可明显高于总钙水平，在血清钙浓度正常时也可发生高钙血症危象。

2. 体格检查　高钙血症时可致兴奋组织的兴奋性下降，早期可出现有记忆力减弱、易疲劳、肌肉松弛、腱反射和肌张力减弱。中晚期神经系统功能异常，出现幻觉、定向力障碍和昏迷。可伴有心血管系统异常体征，包括心动过缓、心律不齐，严重时可出现致命性心律失常或心搏骤停。高钙常伴随有低钾发生，可加重心律失常。

3. 辅助检查　血电解质检查提示血钙水平大于至 2.75mmol/L，可同时伴有磷酸盐、碱性磷酸酶、肌肝和尿素氮异常。心电图可出现如下改变：①QT 间期缩短；②PR 间期延长；③QRS 时限延长或出现切迹；④T 波增宽、低平；⑤房室传导阻滞。

4. 病因诊断

（1）恶性肿瘤：常见病因为恶性肿瘤和恶性肿瘤骨转移，如多发性骨髓瘤和 Burbitt 淋巴肉瘤可分泌破骨细胞刺激因子，激活破骨细胞加强骨质溶解。肾癌、胰腺癌、肺癌可通过前列腺素增多分泌而加强溶骨作用。

（2）甲状旁腺（PTH）功能亢进：①原发性：甲状旁腺增生或肿瘤；②继发性：维生素 D 缺乏或慢性肾衰竭致低钙血症，长期低钙刺激使甲状旁腺代偿性增生。PTH 分泌增多可促进溶骨、钙重吸收和维生素 D 活化增加。

（3）维生素 D 中毒：长期服用维生素 D 不当可造成维生素 D 中毒。

（4）甲状腺功能亢进：甲状腺素有溶骨作用，18%～25% 的中度甲亢病人合并有高钙血症。

（5）其他：高钙血症还可见于使用噻嗪类药物、维生素 A 摄入过量、肾上腺功能不全等。

【处理原则】

1. 病因治疗：

如患者病情不危重，可针对原发病展开治疗，结合限制钙的摄入，才可以从根本上缓解高钙血症。但高钙血症大都发生在肿瘤晚期患者，因此通过增加尿中钙的排出或减少骨破坏显得更为重要。

2. 对症治疗：

轻度高钙血症（血钙低于 3.00mmol/L）或中度高钙血症（血钙处于 3.10～3.70mmol/L）可通过补液纠正缺水及增加钙的排泄

等方法来降低钙浓度，补液以生理盐水按 300～500ml/h 速度持续静脉滴注为宜，通过纠正脱水产生利尿效果，与呋塞米静脉注射起协同作用促进尿钙的排出。需同时监测血钾和血镁水平，因为三者的异常可相互增加诱发心律失常的危险性。

高钙危象（血钙高于 3.7mmol/L）除了补液与利尿结合外，还可以通过如下方法：①糖皮质激素：起效迅速，能拮抗恶性肿瘤及血液病所致高钙血症，常用氢化可的松琥珀酸钠 100～300mg/d 静脉滴注。②二磷酸盐：强效抗骨溶解剂，氯甲二磷酸盐 300mg 加入 500ml 生理盐水静脉滴注 1 次/日（连续 5 日）。③降钙素：强力骨吸收抑制剂，使骨钙释放减少，可在数小时内降低血钙。④血液净化治疗：高通量血滤或血透可以在 2～4 小时内快速降低血钙。

（苏　磊）

第54章 酸碱平衡失调

　　酸碱平衡是维持人体内环境稳定、保障生命的重要因素。机体代谢每天约产生固定酸 120～160mmol 和挥发酸 15000mmol，但体液中能允许的 H^+ 浓度变动范围很小，正常 pH 值之所以在 7.35～7.45 狭窄范围内动态变化，保证人体组织细胞赖以生存及维持正常代谢功能的内环境稳定，是由于体内有一系列复杂而精细的酸碱平衡调节机制的作用，包括化学缓冲系统、细胞内外液电解质交换和肺、肾的生理调节。维持酸碱平衡是急、危重病人救治过程中的重要环节。临床上往往通过血气分析来了解酸碱平衡状况，特别是动态的血气监测对于判断急危重病人的呼吸功能、循环功能、组织代谢状况、酸碱失衡类型、指导治疗、判断预后均有重要的作用。

第一节　常用血气分析与酸碱平衡的测定指标及其意义

【概述】

　　在正常生理状态下，血液的酸碱度，即 pH 或 H^+ 经常维持在一个很狭小的数量范围内，即动脉血 pH 稳定在 7.35～7.45（平均 7.40）或 [H^+] 35～45nmol/L（平均 40nmol/L）之间，此种稳定即为酸碱平衡。如果体内酸与碱产生过多或不足或排泄异常，引起血液 pH 改变，此状态称为酸碱失衡。凡是由原发 HCO_3^- 下降或 $PaCO_2$ 升高，引起 [H^+] 升高的病理生理过程称为酸中毒；凡是由原发 HCO_3^- 升高或 $PaCO_2$ 下降，引起 [H^+] 下降的病理生理过程称为碱中毒。而以 pH 值区分，又可分为酸血症或碱血症，pH＜7.35 为酸血症，pH＞7.45 为碱血症。

　　血气分析仪测定的基本指标是 pH、PaO_2 和 $PaCO_2$，并根据这三项指标推衍出其他指标。

1. 动脉血氧分压（PaO_2）：PaO_2 是血液中物理溶解的氧分子所产生的压力。正常值为 $95\sim100mmHg$。临床意义：判断有无缺氧及缺氧的程度。PaO_2 降至 $60mmHg$ 是诊断呼吸衰竭的标准；$PaO_2<40mmHg$，为重度缺氧；$PaO_2<20mmHg$ 以下，脑细胞难以从血液中摄取氧而面临有氧代谢停止，生命将难以维持。

2. 动脉血氧饱和度（SaO_2）：SaO_2 指动脉血氧与 Hb 结合的程度，是单位 Hb 含氧百分数。由于并非全部 Hb 都能氧合，且血中还存在其他 Hb，如高铁 Hb、正铁 Hb 和其他变性 Hb 等，故 SaO_2 难以达到 100%，正常值为 $95\%\sim98\%$。临床意义：间接反映缺氧的程度，评价组织摄氧能力，提供氧疗及纠正酸碱失衡的理论依据。SaO_2 与 PaO_2 的相关曲线称氧合血红蛋白解离曲线（ODC），呈 S 形，分为平坦段和陡直段两部分。PaO_2 在 $60mmHg$ 以上，曲线平坦，在此段即使 PaO_2 有大幅度变化，SaO_2 增减很小。PaO_2 在 $60mmHg$ 以下，曲线陡直，PaO_2 稍降，SaO_2 明显降低。ODC 受 pH、$PaCO_2$、温度以及红细胞内 2，3-DPG 含量等因素影响而左右移动，并进而影响 Hb 与 O_2 结合的速度和数量。ODC 位置受 pH 影响而发生的移动称 Bohr 效应。pH 降低，ODC 右移，在相同的 PaO_2 条件下，SaO_2 降低一些，在肺虽不利于 Hb 自肺泡摄氧，但至外周氧合 Hb 易释放氧，有效发挥供应组织氧的作用；pH 升高，ODC 左移，SaO_2 虽增高，但氧合血红蛋白不易释放氧，组织缺氧加重。这是肺心病急性加重期治疗时一定要防止出现碱中毒的主要原因。临床上要防止 ODC 明显左移，以免加重组织缺氧。

3. 动脉血氧含量（CaO_2）：CaO_2 指每升动脉全血含氧的 mmol 数或每百毫升动脉血含氧的毫升数，为血液中红细胞和血浆含氧量的总和，包括 Hb O_2 中结合的氧和物理溶解氧两部分。呼吸空气时物理溶解氧微不足道，每 $100ml$ 血液中仅溶解 $0.3ml$。物理溶解氧与 PaO_2 成正比。在充分氧合时，每克 Hb 可结合 $1.34mmol$ 氧。正常值约 $9.0\pm0.45mmol/L$（$20\pm1.0ml/dl$）。临床意义：CaO_2 减少可有三种情况：Hb 减少（贫血）、SaO_2 下降、或两者兼之。其结果是组织供氧减少。

4. 肺泡-动脉氧差 $[P(A-a)DO_2]$：$P(A-a)DO_2$ 不能直接测定，可根据公式计算：$P(A-a)DO_2=(PIO_2-PaCO_2/R)-PaO_2$，正常值约为 $5\sim15mmHg$。其中，PIO_2 为吸入气氧分压，R 为呼吸商（即 CO_2 呼出量/O_2 摄取量＝0.8）。临床意义：$P(A-a)DO_2$ 是肺换气功能指标。其增大表明肺内混杂血增多，氧合不全，换气功能差，常压供氧不能提高 PaO_2（如 ARDS、肺水肿、间质性肺疾病）。吸入氧浓度、通气/血流比值、肺内分流量、肺弥散功能、氧耗量、心输出量和氧解离曲线等多种因素均能影响 $P(A-a)DO_2$，临床判断时应予充分考虑。

5. 氧合指数或呼吸指数（PaO_2/FiO_2）：PaO_2/FiO_2 亦即动脉血氧分压/吸入氧浓度的比值。正常值为 $400\sim500$。临床意义：这是以吸入氧浓度为尺度来衡量肺换气功能的指标，能较为稳定的反映肺换气功能。低于 300 提示可能有急性肺损伤，低于 200 肯定有急性肺损伤。

6. 动脉血二氧化碳分压（$PaCO_2$）：$PaCO_2$ 是血液中物理溶解的 CO_2 分子所产生的压力。正常值为 $35\sim45mmHg$。成人年龄因素对 $PaCO_2$ 影响不明显。主要临床意义：①判断肺泡通气状态：$PaCO_2$ 升高提示肺泡通气不足，$PaCO_2$ 降低提示肺泡通气过度。②判断呼吸衰竭的类型：Ⅱ型呼吸衰竭 $PaCO_2>50mmHg$；肺性脑病时，$PaCO_2$ 一般应$>70mmHg$。③判断有无呼吸性酸碱平衡失调：$PaCO_2>50mmHg$ 提示可能有呼吸性酸中毒；$PaCO_2<35mmHg$ 提示可能有呼吸性碱中毒。④判断有无代谢性酸碱平衡失调的代偿反应：代谢性酸中毒代偿后 $PaCO_2$ 降低，代谢性碱中毒代偿后 $PaCO_2$ 升高。

7. 血浆 CO_2 含量（$T-CO_2$）：$T-CO_2$ 系指血液中各种形式存在的 CO_2 总量，主要包括结合形式的 HCO_3^- 和物理溶解的 CO_2；此外尚有极少量碳酸、与血浆蛋白和 Hb 结合的氨甲酰基化合物，可忽略不计。正常人动脉血浆 CO_2 总量 25.2mmol/L。其中

HCO$_3^-$即实际碳酸氢盐占 95％以上，故 T－CO$_2$基本上反映 HCO$_3^-$的含量。T－CO$_2$受物理溶解的 CO$_2$（PaCO$_2$）影响程度虽较小，但 CO$_2$潴留或通气过度时均可使 T－CO$_2$发生改变。临床意义：CO$_2$潴留或代谢性碱中毒时，T－CO$_2$增加；通气过度或代谢性酸中毒时 T－CO$_2$降低。血中溶解的 CO$_2$含量虽少，却决定着 CO$_2$的弥散驱动力，直接影响血液中的 pH。对体液的酸碱平衡和呼吸调节起重要作用。CO$_2$离解曲线不同于 O$_2$离解曲线，正常人每 1mmHg 分压的改变所引起的 CO$_2$含量的变化远远大于 O$_2$，因此 CO$_2$的排出受通气量的影响更为明显。

8. pH 值：血液酸碱度 pH 是血液中氢离子浓度〔H$^+$〕的负对数值。正常为 7.35～7.45。相应的〔H$^+$〕为 35～45mmol/L。静脉血 pH 较动脉血 pH 低 0.03～0.05。根据 Henderson－Hassalbach 方程式，pH＝pKa＋lg {〔HCO$_3^-$〕/〔H$_2$CO$_3$〕}，pH 受呼吸和代谢因素的共同影响，主要取决于血液中碳酸氢盐缓冲对（HCO$_3^-$/H$_2$CO$_3$），其中 HCO$_3^-$由肾脏调节，H$_2$CO$_3$由肺调节，两者比值为 20：1 时，血 pH 为 7.40。动脉血 pH 值的病理改变最大范围 6.80～7.80。临床意义：动脉血 pH 值是判断酸碱平衡调节中机体代偿程度最重要的指标，它反映体内总的酸碱度，是机体呼吸性和代谢性因素综合作用的结果。pH＞7.45 为碱血症，即失代偿性碱中毒；pH＜7.35 为酸血症，即失代偿性酸中毒；当 pH 为 7.35～7.45 时则可能有三种情况：无酸碱失衡、代偿性酸碱失衡及混合性酸碱失衡，由于酸碱综合作用的结果已被代偿，要区别是呼吸性、代谢性及混合性酸碱失衡，须结合其他有关指标进行综合判断。

9. 碳酸氢盐（HCO$_3^-$）：HCO$_3^-$为血液中碱储备的指标，也是 CO$_2$在血浆中的结合形式。包括标准碳酸氢盐（SB）和实际碳酸氢盐（AB）。SB 是动脉血在 38℃、PaCO$_2$为 40mmHg、SaO$_2$为 100％条件下，所测得的血浆碳酸氢盐 HCO$_3^-$的含量，正常值 22～27mmol/L。AB 是实际条件下测得的 HCO$_3^-$含量。正常人 SB 与 AB 两者无差异。SB 是血标本在体外经过标化、PaCO$_2$正常时测得的，一般不受呼吸因素影响，受肾调节，是能准确反映代谢性酸碱平衡的指标。AB 受呼吸性和代谢性因素的双重影响：AB 降低，既可能是代谢性酸中毒也可能是呼吸性碱中毒的代偿结果；AB 升高，既可能是代谢性碱中毒，也可能是呼吸性酸中毒时肾的代偿调节反应。临床意义：代谢性酸中毒时，AB＝SB＜正常值；代谢性碱中毒时，AB＝SB＞正常值。AB 与 SB 的差值，反映呼吸因素对血浆 HCO_3^- 影响的程度。呼吸性酸中毒时，受肾代偿调节作用影响，HCO_3^- 增加，AB＞SB；呼吸性碱中毒时，HCO_3^- 则减少，AB＜SB。

10. 缓冲碱（BB）：BB 是血液（全血或血浆）中具有缓冲作用（中和 H^+）的所有碱（阴离子）的总和。血浆缓冲碱（BBP）主要是 HCO_3^- 和血浆蛋白，正常值＝24＋17＝41mmol/L。全血缓冲碱（BBB）包括 HCO_3^-、血浆蛋白、血红蛋白和少量的 HPO_4^{2-}。正常值＝24＋17＋15×0.42＝47.3mmol/L。临床意义：BB 反映机体对酸碱平衡的总缓冲能力。代谢性酸中毒时，BB 减少；代谢性碱中毒时，BB 增加。如临床测定显示 BB 降低，但 HCO_3^- 正常时，表明病人存在 HCO_3^- 以外的碱储备不足的情况，如低蛋白血症或贫血等，此时补充 HCO_3^- 可能是不适宜的。

11. 碱剩余（BE）：BE 是在 38℃、$PaCO_2$ 为 40mmHg、SaO_2 为 100％条件下，将血液标本滴定至 pH7.40 时所需的酸或碱的量，反映缓冲碱的增加或减少。需加酸者为正值，说明缓冲碱增加，固定酸减少；需加碱者为负值，说明缓冲碱减少，固定酸增加。正常值为 0±3mmol/L。临床意义：BE 不受呼吸因素的干扰，是反映代谢性酸碱平衡的指标之一。BE 与 SB 的意义大致相同，但因其反映总的缓冲碱的变化，故较 SB 更全面。但 BE 亦为体外计算而得，也存在和 SB 相同的限制，它不能完全反映体内真实的 HCO_3^- 和 $PaCO_2$ 变化。

12. 阴离子间隙（AG）：指血清中的阳离子数与阴离子数之差。根据电中和原理，血浆中阳离子总数和阴离子总数应相等（电荷总和应相等）。阳离子或阴离子中任何离子的减少都必引起其他离子的相应减少或增加，以维持电荷平衡。如 HCO_3^- 减少，必引起 Cl^- 增加。血浆 Na^+ 与 K^+ 之和占阳离子总数的 95%，而 HCO_3^- 和 Cl^- 占阴离子总数的 85%。阴阳离子均包含两部分，即测定的与未测定的。未测定的阴离子简称 UA，未测定的阳离子简称 UC。临床上实际是用能测定的 AG 反映未测定的 AG：

$$Na^+ + K^+ + Mg^{2+} + Ca^{2+} = Cl^- + HCO_3^- + AG$$

$$AG = Na^+ - (Cl^- + HCO_3^-) = 140 - (100 + 24) = 16mmol/L$$

临床意义：AG 增高提示有机酸（如乳酸、酮体等）或/和无机酸（如磷酸、硫酸等）阴离子增多。AG>16mmol/L 提示代谢性酸中毒（高 AG 型），一般认为 AG>20mmol/L 肯定存在有代谢性酸中毒。另外，大量应用钠盐或含钠抗生素可见 AG 升高，低 Mg^{2+} 血症可引起低 K^+、低 Ca^{2+}，继而引起 Cl^- 也相应降低，导致 AG 增高。脱水亦可引起 AG 有限升高。AG 减低可见于：未测定的阳离子增加（高 K^+、Ca^{2+}、Mg^{2+} 血症），未测定的阴离子减少（低蛋白血症）。

【酸碱平衡分析方法】

（1）根据 pH 值初步判断酸碱失衡。pH<7.35 酸中毒；pH>7.45 碱中毒；pH 为 7.35～7.45 时则可能有三种情况：无酸碱失衡；代偿性酸碱失衡；混合型酸碱失衡。

（2）根据血液 pH、$PaCO_2$、HCO_3^- 三者的相互关系，判断酸碱平衡紊乱的类型。

（3）根据 AB 与 SB 值进一步判断酸碱平衡紊乱的类型。①SB=AB=22～27mmol/L，无酸碱失衡。②AB↓=SB↓，代谢性酸中毒。③AB↑=SB↑，代谢性碱中毒。④AB>SB，呼吸性酸中毒的代偿。⑤AB<SB，呼吸性碱中毒的代偿。

（4）原发性酸碱失衡及继发性代偿反应判断：①根据病史及临床表现判断 $PaCO_2$、HCO_3^- 何为原发性或继发性反应。②根据 $PaCO_2$、HCO_3^- 二者异常的幅度判断，继发反应的异常幅度小于原发反应。③根据 pH 值判断，原发反应决定血液 pH 值。

（5）混合型酸碱失衡的判断。根据 $PaCO_2$ 与 HCO_3^- 改变的方向判断：异向为混合型酸碱失衡。同向时，若符合代偿预计值为单纯型酸碱失衡；不符合代偿预计值为混合型酸碱失衡。

第二节　代谢性酸中毒

【概述】

由原发性 HCO_3^- 减少所致。

1. 主要原因：①固定酸生成过多：缺氧（如低氧血症、微循环功能障碍等）导致组织异常无氧酵解，引起乳酸等产物增加；脂肪分解增加使酮体产生过多，如糖尿病酮症和饥饿酮症以及各种原因引起的组织分解代谢亢进等。②肾排酸障碍：急、慢性肾功能不全时，酸性代谢产物排出障碍、肾小管上皮细胞排泌 H^+ 和 NH_4^+ 的功能障碍、肾近曲小管重吸收 HCO_3^- 障碍。③碱质丢失过多：严重腹泻、肠道瘘管或肠道引流、肾上腺皮质功能不全（醛固酮分泌减少）等。

2. 临床表现：轻症常被原发病的症状所掩盖，重症病人有疲乏、眩晕、嗜睡，可有感觉迟钝或烦躁。最突出的表现是呼吸深而快。病人面部潮红、血压偏低、心率加快、可出现神志不清或昏迷，可有对称性肌张力减退，腱反射减弱或消失。由于心肌收缩力降低和周围血管对儿茶酚胺的敏感性下降，病人容易发生心律不齐、急性肾功能不全和休克。

【诊断】

根据病人有严重腹泻、糖尿病、肠瘘或输尿管乙状结肠吻合术等病史，结合临床表现，即应怀疑有代谢性酸中毒。做血气分析可以明确诊断：血液 pH 和 HCO_3^- 明显下降。代偿期的血 pH 可在正常范围，但 HCO_3^-、BE 和 $PaCO_2$ 均有一定程度的降低。也可做二氧化碳结合力测定（正常值为 25mmol/L），如有下降可确定诊断。AG 增高的代谢性酸中毒常提示有机酸（如乳酸、酮体等）或

/和无机酸（如磷酸、硫酸等）阴离子增多（如缺血缺氧、糖尿病、休克、肾功能不全等）；AG 减低的代谢性酸中毒常提示 HCO_3^- 丧失过多（如严重腹泻、肠道瘘管或肠道引流、近曲肾小管重吸收 HCO_3^- 障碍等）和高血 Cl^-。

【处理原则】

1. 首先是积极的病因治疗。

2. 要注意酸中毒时，血液 Ca^{2+} 浓度增高，病人缺钙也可不出现抽搐，但纠酸后，血钙下降，可发生手足抽搐，应及时补钙。过速纠酸还可致低钾血症，也要注意防治。边治疗边观察，逐步纠正酸中毒，是治疗原则。因为纠酸至碱中毒的危害性可能更大。

3. 较轻的代谢性酸中毒（血浆 HCO_3^- 为 16～18mmol/L）常可自行纠正。低血容量性休克可伴有代谢性酸中毒，经补液、输血纠正休克后，轻度的代谢性酸中毒也随之纠正。对这类病人不宜过早使用碱剂，否则可能造成代谢性碱中毒。

4. 对血浆 HCO_3^- 低于 10mmol/L 的重度酸中毒病人，应立即补液和用碱剂进行治疗。常用药物是碳酸氢钠。根据酸中毒严重程度，补给 5％碳酸氢钠溶液的首次剂量可在 100～250ml 不等。在用后 2～4 小时复查动脉血血气分析及血浆电解质浓度后，再决定是否继续补给。

5. 三羟甲基氨基甲烷（THAM）：是一种唯一不含钠的碱性溶液，其缓冲能力强于碳酸氢钠、乳酸钠。能同时在细胞内外起作用，既能纠正代谢性酸中毒，也能纠正呼吸性酸中毒，并很快从尿中排出，有利尿作用、能排出酸性产物。其副作用有：①其强碱性（pH＝10），对组织刺激大，静滴时外溢，可引起组织、皮肤坏死，选用较小血管时，容易引起血栓性静脉炎。②大剂量静滴可引起呼吸抑制、低血压、低血糖、低血钙等。适应证：只适用于忌钠的病人，如肾衰竭、心力衰竭、肝硬化腹水等所致的酸中毒病人。

第三节　呼吸性酸中毒

【概述】

由于肺泡通气功能不足致使体内产生的 CO_2 不能充分排出或 CO_2 吸入过多而引起 $PaCO_2$ 原发性升高所致。

（1）主要原因：①呼吸中枢抑制如颅脑损伤、麻醉过深、中毒等。②肺-支气管疾病。③呼吸道梗阻如大咯血、溺水、白喉、气管异物、昏迷病人呕吐物吸入等引起窒息。④其他，如胸部损伤、呼吸肌麻痹、胸腔病变以及机械通气掌握不当等。

（2）临床表现：可有胸闷、呼吸困难、躁动不安等；因换气不足致缺氧，可有头痛、发绀；随酸中毒加重，可有血压下降、谵妄、昏迷等。当 $PaCO_2 > 9.9kPa$（75mmHg）时，可出现 CO_2 麻醉，即肺性脑病。脑缺氧致脑水肿、脑疝，甚至呼吸骤停。

【诊断】

依据①病史有引起呼吸性酸中毒的病因存在。②临床表现。③血气分析示：血 $pH < 7.35$，$PaCO_2 > 6.4kPa$（48mmHg），SB及 AB 升高，AB>SB。血清 K^+ 升高，血清 Cl^- 降低。尿 pH 下降。眼底检查：肺性脑病时眼底血管扩张，可有视乳头水肿。

【处理原则】

尽快治疗原发病，同时去除呼吸道及其他妨碍气体交换的因素，恢复呼吸道畅通，改善病人的通气功能，并及时给氧。

1. 急性高碳酸血症：应迅速去除呼吸道梗阻因素，如气管插管或切开，或用呼吸机辅助呼吸。若呼吸机使用不当应予调整。单纯给纯氧效果不好，反可抑制呼吸。

2. 慢性高碳酸血症：它的原发病多为晚期（如 COPD、肺心病急性发作期），不易根治，处理较困难，可根据具体情况给予抗生素控制感染（在留取痰和血培养标本后，宜尽快经验性使用抗生素，病重者应按照降阶梯原则使用抗生素），舒张支气管平滑肌和促进排痰（如静脉使用氨茶碱、雾化吸入沙丁胺醇或溴化异托品以平喘，适当输液纠正脱水、雾化吸入生理盐水以稀释痰液等），以改善通气功能。对有呼吸抑制的患者可给予呼吸兴奋剂，用以提高通气量使 CO_2 排出。若机械通气，可采用允许性高碳酸血症方法。注意对于慢性高碳酸血症病人，在治疗中不宜过快使 $PaCO_2$ 恢复正常，以免引起呼吸抑制。

第四节　代谢性碱中毒

【概述】

由原发性 HCO_3^- 增加所致。

（1）主要原因：①固定酸丢失过多，如严重呕吐、长期胃肠减压等。②低血 K^+。③低血 Cl^-。④碱性物质（碳酸氢钠等）摄入过多引起原发碱性物质增加。

（2）临床表现：①呼吸浅慢而不规则；②神经肌肉兴奋性增加，手足摇摆、腱反射亢进等；③脑组织缺氧出现精神障碍，如躁动、兴奋、嗜睡、昏迷等。

【诊断】

根据病史和症状可以初步做出诊断。血气分析可确诊及判断其严重程度。失代偿时，血液 pH 值、BE 和 HCO_3^- 明显增高，$PaCO_2$ 正常；部分代偿时，HCO_3^-、BE 均有一定程度的增高，但 $PaCO_2$ 更高。此外，血 Na^+、K^+ 和 Cl^- 均有降低，尿呈碱性，尿 Cl^- 减少。

【处理原则】

1. 关键在于消除病因及原发病治疗。

2. 由胃液丢失所致者，可输注等渗盐水或葡萄糖盐水。必要时可补充盐酸精氨酸。碱中毒时几乎都同时存在低钾血症，故须同时补钾。但应在病人尿量超过 40ml/h 才可补钾。

3. 严重碱中毒时（血浆 HCO_3^- 45～50mmol/L，pH＞7.65），可用 0.1mol/L 或 0.2mol/L 的盐酸溶液。具体方法：将 1mol/L 盐酸 150ml 溶入生理盐水 1000ml 或 5％葡萄糖溶液 1000ml 中（盐酸浓度为 0.15mol/L），经中心静脉管缓慢滴入（25～50ml/h）。切忌将该溶液经周围静脉输入，因一旦溶液渗漏会导致软组织坏死的严重后果。每 4～6 小时监测血气分析及血电解质。必要时第二天可重复治疗。纠正碱中毒不宜过于迅速，一般也不要求完全纠正。

第五节　呼吸性碱中毒

【概述】

由于肺泡通气过度，体内生成的 CO_2 排出过多，以致 $PaCO_2$ 原发性升高所致。危重病人发生急性呼吸性碱中毒常提示预后不良，或将发生急性呼吸窘迫综合征。

（1）主要原因：①呼吸系统疾病如肺炎、支气管哮喘、肺栓塞、早期间质性肺病、肺淤血、气胸等肺部疾病可通过反射机制引起通气过度。②通气过度综合征如癔症、神经质及过度兴奋患者可出现过度通气综合征。③中枢神经系统病变颅脑损伤、脑血管疾病、脑炎、脑膜炎等病变也可出现过度通气。④使用人工呼吸机不当使用人工呼吸机或手术麻醉进行辅助呼吸时，呼吸过频，潮气量过大且持续时间长。⑤药物中毒水杨酸等药物中毒时可刺激呼吸中枢，发生过度通气。⑥其他如休克、高热、昏迷（脓毒症、肝昏迷等）、高温作业、高山缺氧、妊娠、肝硬化腹水等。

（2）临床表现：主要表现为呼吸深快、眩晕、手足麻木或针刺感、肌肉震颤、肌张力增高、手足抽搐、心跳加快或心律失常等。

【诊断】

依据①病史有引起呼吸性碱中毒的病因存在。②有呼吸深快等临床表现：③ 血气分析示：pH $>$ 7.45，$PaCO_2$ $<$ 4.7kPa（35mmHg），AB 和 SB 降低，AB$<$SB。CO_2CP$<$22mmol/L（除外代酸），血清钾、氯降低，尿 pH$>$6。心电图示：ST 段压低，T 波倒置，Q‐T 间期延长（这些变化和心肌缺血、细胞内低钾有关）。

【处理原则】

1. 积极治疗原发病，轻症及癔症性者可随着原发病的改善而纠正。

2. 重症呼吸性碱中毒可用纸袋罩于患者口鼻行重复呼吸，使其吸回呼出的 CO_2，或吸入含 5% CO_2 的氧气（注意避免发生 CO_2 急剧升高造成高碳酸血症）。危重病人可先用药物减慢呼吸，然后行气管插管进行辅助呼吸，以降低呼吸频率和减少潮气量。

3. 抽搐者可用 10% 葡萄糖酸钙 10～20ml 稀释后静注。

第六节　混合型酸碱平衡失调

【概述】

混合型酸碱平衡失调指同时存在两种或两种以上酸碱平衡紊乱。共有七种类型。存在二种酸碱失衡称为双重性酸碱失衡，又分为两类：一类为呼吸性和代谢性混合型：包括呼吸性酸中毒合并代谢性酸中毒；呼吸性碱中毒合并代谢性碱中毒；呼吸性酸中毒合并代谢性碱中毒；呼吸性碱中毒合并代谢性酸中毒。另一类为代谢混合型：主要有高 AG 型代谢性酸中毒合并代谢性碱中毒。存在三种酸碱失衡称为三重性混合性酸碱平衡紊乱。三重性酸碱平衡紊乱分为呼酸型（呼酸＋代酸＋代碱）和呼碱型（呼碱＋代酸＋代碱）两种类型。三重性混合性酸碱失衡比较复杂，必须在充分了解原发病情的基础上，结合实验室检查进行综合分析后才能得出正确结论。

（1）代谢性酸中毒合并呼吸性酸中毒又称混合性酸中毒：①原因常见于心搏和呼吸骤停、急性肺水肿、慢性阻塞性肺疾患

（COPD）严重缺氧、严重低血钾累及心肌及呼吸肌、药物及一氧化碳中毒等。②特点：由于呼吸性和代谢性因素指标均朝酸性方面变化，因此 HCO_3^- 减少时呼吸不能代偿，$PaCO_2$ 增多时，肾也不能代偿，两者不能相互代偿，呈严重失代偿状态，pH 明显减低，并形成恶性循环，有致死性后果，患者 SB、AB 及 BB 均降低、AB>SB，血浆 K^+ 浓度升高，AG 增大。

（2）代谢性碱中毒合并呼吸性碱中毒又称混合性碱中毒：①原因常见于各种危重病人，引起呼碱的病因有机械通气过度、低氧血症、脓毒症、颅脑外伤、肝脏疾患、妊娠中毒症等，引起合并代谢性碱中毒的病因有呕吐、胃肠引流、大量输入库存血及碱性药物、频繁使用利尿剂等。②特点因呼吸性和代谢性因素指标均朝碱性方面变化，$PaCO_2$ 降低，血浆 HCO_3^- 浓度升高，两者之间看不到相互代偿的关系，呈严重失代偿，不论原因如何，预后都极差。血气指标 SB、AB、BB 均升高，AB<SB，$PaCO_2$ 降低，pH 明显升高，血浆 K^+ 浓度降低。

（3）呼吸性酸中毒合并代谢性碱中毒：原因常见于 COPD 或慢性肺心病人呼吸性酸中毒治疗过程中，摄入减少、呕吐、在通气未改善之前滥用 $NaHCO_3$，或过急地过度人工通气，或使用糖皮质激素及利尿剂之后。特点：$PaCO_2$ 和血浆 HCO_3^- 浓度均升高而且升高的程度均已超出彼此正常代偿范围，AB、SB、BB 均升高，BE 正值加大，pH 变动不大，略偏高或偏低，也可以在正常范围内。

（4）代谢性酸中毒合并呼吸性碱中毒：原因多见于①糖尿病、肾衰竭或感染性休克及心肺疾病等危重病人伴有发热或肺弥漫性间质性疾病、肺心病呼吸机使用不当，机械通气过度。②慢性肝病，高血氨，并发肾衰竭。③水杨酸或乳酸盐中毒，有机酸（水杨酸、酮体、乳酸）生成增多，水杨酸盐刺激呼吸中枢可发生典型的代酸合并呼碱的混合性酸碱失衡。④脓毒血症等。特点：HCO_3^- 和 $PaCO_2$ 均降低，两者不能相互代偿，均小于代偿的最低值，pH 变动不大，甚至在正常范围。

（5）高 AG 型代谢性酸中毒合并代谢性碱中毒：原因多见于①严重胃肠炎时呕吐加腹泻并伴有低钾和脱水。②尿毒症病人或糖尿病病人剧烈呕吐。特点：致血浆 HCO_3^- 升高和降低的原因同时存在，彼此相互抵消，常使血浆 HCO_3^- 及血液 pH 在正常范围内，$PaCO_2$ 也常在正常范围内或略高略低变动。对 AG 增高性的代谢性酸中毒合并代谢性碱中毒时，测量 AG 值对诊断该型有重要意义，AG 增大部分（$\triangle AG$）应与 HCO_3^- 减少部分（$\triangle HCO_3^-$）相等。但 AG 正常型代谢性酸中毒合并代谢性碱中毒则无法用 AG 及血气分析来诊断，需结合病史全面分析。

（6）呼吸性酸中毒合并 AG 增高性代谢性酸中毒、代谢性碱中毒：原因多见于 II 型呼衰、肺心病使用利尿剂等。特点：$PaCO_2$ 明显增高，AG>16mmol/L，HCO_3^- 一般也升高，Cl^- 明显降低。

（7）AG 增高性代谢性酸中毒合并代谢性碱中毒、呼吸性碱中毒：原因多见于糖尿病酮症酸中毒伴严重呕吐，或碳酸氢盐使用过多，伴发热（通气过度）等。特点：$PaCO_2$ 降低，AG 大于 16mmoL/L，HCO_3^- 可高可低，Cl^- 一般低于正常。

【诊断】

诊断结合病史、临床表现，主要依据血气指标进行综合分析。

【处理原则】

治疗按各单纯型酸碱失衡处理，治疗过程中根据血气分析不断调整。

（李超乾）

第八篇

创伤和烧伤

第55章 创伤病人的评估和紧急处理

一、现场伤情评估

1. 快速评估要点

要求准确地分拣出重伤员和轻伤员，现场急救人员应快速了解伤者的生命体征，并进行严重度评分。

（1）意识状况 通过呼唤患者、观察瞳孔变化、眼球运动及神经系统的反射情况评估了解伤者意识状况。意识障碍一般分为：嗜睡、昏睡、朦胧状态、意识模糊、昏迷，其中昏迷又分为轻、中、重三度。

（2）呼吸状况 应进行两肺、尤其是肺底部的听诊。重点了解伤者有无呼吸道梗阻，评估呼吸的频率、节律，有无异常呼吸音，呼吸交换量是否足够。注意发绀是缺氧的典型表现，动脉血氧饱和度低于85％时，可在口唇、指甲、颜面等出现发绀。

（3）循环状况 了解伤者脉搏的频率、节律，听诊心音是否响亮，血压是否正常。尤其应迅速判断有无心搏骤停。

（4）院前评分

①类选对照指标（triage checklist） 不需记分，规定院前急救人员对伤员迅速检查后，应优先快速将伤员转送医院的几项指标：

a. 收缩压＜90mmHg，心率＞120 次/min，呼吸频率＞30 次/min或＜12 次/min。

b. 头、颈、胸腹或腹股沟穿透伤。

c. 意识丧失或严重障碍。

d. 腕、踝以上毁损离断伤。

e. 连枷胸。

f. 两处以上长骨骨折。

g. 5 m 以上高处坠落伤。

②院前指数（prehospital index，PHI） 以收缩压、脉搏、呼吸和意识四项生理指标为依据，每项指标分别记 0～5 分，最高总分为 20 分。0～3 分为轻伤，4～20 分为重伤。如果伤员合并有胸部或腹部穿透伤，总分加 4 分（表 55-1）。

表 55-1　院前指数（PHI）

记分	收缩压 （mmHg）	脉搏 （次/min）	呼吸	意识
0	＞100	51～119	正常	正常
1	86～100			
2	75～85			
3		≥120	费力或浅	模糊或烦躁
5	0～74	≤50	＜10 次/min 或需插管	言语不能理解

③创伤计分法（trauma score，TS） 根据呼吸频率和幅度、收缩压、毛细血管充盈状况和格拉斯哥昏迷指数（GCS）记分（表55-2），5 项分值相加。总分 1～16，分越低伤情越重，≤12 视为重伤，应即转送医院。

表 55-2　创伤计分（TS）

记分	呼吸频率 （次/min）	呼吸幅度	收缩压 （mmHg）	毛细血 管充盈	GCS 总分
0	0	浅或困难	0	无	
1	＜10	正常	＜50	迟缓	3～4
2	＞35		50～69	正常	5～7
3	25～35		70～90		8～10
4	10～24		＞90		11～13
5					14～15

388

④CRAMS 评分　　观察指标为循环（circulationg）、呼吸（respiration）、腹部（abdomen）、运动（motor）及语言（speech）。各项指标记 0，1，2 分不等，五项评分相加（表 55 - 3）。

表 55 - 3　CRAMS 评分

记分	循环	呼吸	胸腹	运动	言语
0	毛细血管不能充盈，或收缩压<85mmHg	无自主呼吸	连枷胸、板状腹，或深穿透伤	无反应	发音听不清，或不能发音
1	毛细血管充盈迟缓，或收缩压85～100mmHg	费力或浅，或呼吸频率＞35 次/min	胸或腹压痛	只对疼痛刺激有反应	言语错乱，语无伦次
2	毛细血管充盈正常和收缩压≥100mmHg	正常	均无压痛	正常，能按吩咐动作	正常，对答切题

（5）院内创伤评分　"简明损伤定级标准"（abbreviated injury scale，AIS）和"损伤严重度评分法"（Injury Severity Score，ISS），以及具有重要相关性的"器官损伤定级标准"（Organ Injury Scale，OIS）是目前使用较多的评分定级方法。

① 简明损伤定级标准（AIS）　将人体划分为头、面、颈、胸、腹和盆腔、脊柱脊髓、上肢、下肢、体表共 9 个部位。按组织器官解剖损伤程度，规定了每处损伤 1～6 分的评分标准，将 AIS 逐项记录。AIS≥3 分为重度损伤，6 分属几乎不能救治的致死性

损伤。生命威胁较小的器官如胃、小肠、大肠和膀胱等的最高分值≤4分。

②ISS及其与AIS的关系　在AIS基础上提出多发伤的ISS，此法将人体分为6个区域：头颈（包括颈椎）、颌面、胸（包括胸椎）、腹（包括腰椎和盆腔脏器）、四肢（包括骨盆）、体表。ISS值为三个最严重损伤部位AIS值的平方和，即每区域只取一个最高值，不超出3区域。一处AIS为6分时，ISS直接升为75分（相当于3个5的平方和）。Baker提出，ISS≥16分为严重多发伤，≥50分者死亡率很高，75分者极少存活；死亡患者ISS平均值通常在36～42分。

③AIS-ISS的应用范围　AIS-ISS为解剖评分，需依据手术、尸解或影像学诊断，优点为有解剖学依据；但创伤早期和手术前常难以准确评分。因此，AIS-ISS主要适用于院内评分，院前急救中不宜采用。AIS-ISS已成为当前国际通用的院内创伤评分法，尤其用在多发伤的评估。因此，任何创伤病例临床资料的总结交流，应有这一评分法的准确记录。

2. 病史采集

向患者或知情人员收集全面的病史。包括患者的一般情况，注意听取主诉，询问主要症状，包括起病时间、症状持续时间等。还应了解以下5点。

（1）过去的慢性疾病史。

（2）估计出血量。

（3）有无过敏史。

（4）以往的用药史。

（5）住院史及手术史。

3. 查体要点

现场查体注意有步骤地系统检查，有利于节约时间，避免遗漏。重点部位普遍倡导采用"CRASH PLAN"的检查方法。即根据9个字母代表的器官或部位一个个去检查。

（1）C（cardiac）心脏及循环系统。

（2）R（respiration）胸部及呼吸系统。

（3）A（abdomen）腹部脏器。

（4）S（spine）脊柱和脊髓。

（5）H（head）颅脑。

（6）P（pelvis）骨盆。

（7）L（limbs）四肢。

（8）A（arteries）动脉。

（9）N（nerves）神经。

4. 其他部位

在病情允许的情况下进行。

（1）泌尿系统损伤有无血尿、腰痛，有无伤口漏尿、排尿困难等。

（2）眼损伤 瞳孔大小、对光反射，眼球有无异物、穿孔等。

（3）颌面部损伤 口腔有无异物、出血、呼吸道梗阻等。

（4）颈部损伤有无窒息、声嘶、出血、颈部压痛等。

（5）如有烧伤，注意烧伤的部位、程度，有无呼吸道损伤

二、紧急处理

1. 院前急救

（1）保持呼吸道通畅使机体尽早获得良好的氧供，以减少长期缺氧或低氧所引起的机体和器官的损害，这是现场急救的首要任务。可用手指将口腔和咽喉部血凝块、黏液、异物、呕吐物及泥土等抠出；当下颌骨骨折时，用手将下颌托起，即可解除窒息；发现胸部穿透伤时应立即用大块敷料包扎胸部伤口；张力性气胸时，应立即用粗针头穿刺排气，并及时行胸腔闭式引流。

（2）及时止血、防止休克发生或加重肢体出血时，止血方法较多。当送到医院时应解除止血带，施行更安全、有效的止血措施。为防止休克加重，在止血的同时给予止痛剂，注意保温和准备输血、输液的设备。

（3）防止加重损伤尽可能固定骨折的伤肢，以防止加重骨折部

位软组织的损伤和出血。如发现有脊柱、脊髓损伤，在搬运时应特别小心，以免引起脊髓继发性损伤。

（4）优先后送　多数患者伤情严重，在保持呼吸道通畅的情况下、妥善止血，并在初步抗休克治疗后，应不失时机地优先后送。

2. 院内救治

（1）VIPCO 抢救程序

①V（Ventilation）——通气　首先保证患者有通畅的氧道和正常的通气以及给氧。迅速清除口咽腔凝血块、呕吐物及分泌物。鼻导管给氧，放置口咽通气管、气管切开和辅助呼吸。昏迷患者应及早气管插管，颌面及喉部严重损伤者宜行气管切开术。有胸腔创伤发生通气障碍者，应行气管切开、胸腔闭式引流术。开放性气胸者宜用凡士林纱布填塞胸部伤口，予以包扎，预防纵隔摆动。张力性气胸者应行胸腔闭式引流。

②I（Infusion）——灌注　在纠正缺氧时应快速建立多条液体通道，迅速输血、输液补充血容量，以防止休克发生和恶化，一般选择上肢静脉、颈静脉，在有腹部伤时忌用下肢静脉通道。第 1 h 内输平衡液及血液 2000～2500 ml（其中血及血浆代用品＞400 ml）；如休克仍不见好转，在排除心源性休克后，可使用抗休克裤。对严重休克患者，应适当补充碳酸氢钠，以纠正酸中毒。7.5％高渗盐水的输注有改善血流动力学、提高生存率和升压效果，其输入量为失血量的 10％～20％，10～15min 内可输入 200～400 ml。但对出血未能控制者此操作可加重出血，应慎用。

③P（Pulsation）——搏动　监护心脏搏动，维护心脏功能。及早发现和处置"心包填塞"征，否则后续通气或扩容都是无效的；对张力性气胸者应立即行胸腔闭式引流，对心肌挫伤可选用多巴胺治疗。

④C（Control bleeding）——控制出血　通过敷料加压包扎有效地控制外出血是多发伤抢救中最有效的方法之一；对大血管伤经压迫止血后应迅速手术进行确定性止血（结扎和吻合）；一旦经胸腹腔穿刺或腹腔灌洗术明确了腹腔内出血，应立即剖腹探查止血。

⑤O（Operation）——手术　抢救严重多发伤患者，必须争分夺秒。时间和伤情不允许做过多的检查，将患者后送可能会延误抢救时机，应抢在伤后的黄金时间（伤后 1 h 内）内处理。

（2）手术治疗

多发伤优先处理顺序合理与否是抢救是否成功的关键，必须根据具体伤情作出决定。

①颅脑伤伴有其他脏器损伤的手术处理顺序

1）双重型颅脑伤多为广泛的脑挫裂伤、颅内血肿等，合并其他伤如胸、腹腔内大出血。此时两者均需紧急手术，可以分组同时进行，以免延误抢救时机。

2）颅脑伤重、合并轻伤，这类患者手术重点应放在颅脑伤，轻伤可行简单处理，后期再作进一步治疗。

3）合并伤重、颅脑轻，颅脑伤可暂且保守治疗，不需手术，而合并伤如胸、腹腔内大出血，应积极行剖腹探查止血。

②胸部外伤并其他脏器损伤的处理顺序

1）胸部外伤应优先处理的情况。胸壁有较大的外伤性缺损或由此引起的开放性气胸、急性心肌损伤、心包堵塞、胸腔的大血管伤、大气管或支气管破裂、胸腹联合伤时的膈疝压迫肺造成呼吸困难或疝有绞窄等。

2）胸腹联合伤、胸部伤伴腹腔内出血者最好同时进行手术开胸（如进行性血胸）和开腹探查，如腹部伤情允许，可先开胸以解除呼吸循环障碍，稍后再行腹部手术；如腹腔出血量多，则先行闭式引流后行腹部紧急手术。需指出的是，在平时胸部伤中，其90％均可以通过保守治疗达到良好的治疗效果。

③腹部伤伴其他脏器伤的处理顺序

1）腹腔内实质性脏器及大血管伤　需优先抗休克同时行剖腹手术；对空腔脏器损伤者则可先处理危及生命的损伤或先行抗休克治疗，然后再作相应处理。

2）伴有躯干其他部位损伤　只要这些伤不危及生命，则可先处理腹部伤；待全身情况稳定后再行伴发伤的进一步处理。

④头、胸、腹内脏损伤伴四肢骨折的处理顺序。在对头、胸、腹危及生命的损伤优先处理的原则下，当前认为越是严重的多发伤，越应争取时间尽早施行骨折复位及内固定术。

国外一组资料显示，50％的多发伤患者在受伤当天行内固定，均取得良好效果。其优点是术后易于变动体位，肢体可早期进行功能锻炼，能显著降低肺部并发症、ARDS和脂肪栓塞。

⑤急诊室手术积极倡导在急诊科对多发伤患者要争分夺秒地抢救，如紧急开胸和及时剖腹术都是挽救危重和多发伤患者生命的有效举措。此外，目前我国也正在加强急诊科（院内）和院前急救力量。而反复搬运和拖延时间或远距离送往手术室，患者则随时有死亡的可能。

总之，救治多发伤患者时应遵循先治救命性损伤，后治其他伤；先治内伤，缓治表浅伤；先治头胸腹部伤，后治四肢脊柱伤；先治软组织伤，后治骨骼伤（或同时进行）；先多科联合抢救，后专科细治等原则。

（赵晓东　张　宪）

第56章 颅脑创伤

【概述】

无论任何原因致使颅脑受到外伤，均称作颅脑创伤。它可以造成头部软组织损伤、颅骨变形、颅骨骨折，进而造成脑膜、脑血管、脑组织以及颅神经等损伤。有时合并颈椎、颈髓、耳等有关器官的损伤。因颅脑创伤造成颅内出血或严重脑挫裂伤等，可迅速招致脑水肿、脑血肿、颅内压增高和继发脑疝，这些都将造成严重的后果或致死。所以对颅脑创伤的防治、抢救工作，应引起高度重视。

【诊断要点】

检查急性开放性颅脑创伤伴有大出血的病人时，应首先检查伤口，控制住出血。对闭合性颅脑创伤，应首先检查病人的意识状态，根据意识情况来初步判断外伤的程度。病人如有意识障碍，则必须及时详细地检查瞳孔、血压、脉搏、呼吸、体温等生命体征的变化，进行伤情的分析，以便及时准确地进行抢救。

一、体格检查

在病人情况允许的条件下则应进行神经系统检查：了解病人有无意识障碍和意识变化的情况，然后检查双侧瞳孔是否对称，对光反应如何，眼球位置和运动如何，眼底有无变化。最后进行四肢肌力、肌张力和反射的检查。对有意识障碍的病人，要观察面部、躯干及四肢等对疼痛刺激的反应，以判断有无中枢性感觉运动的障碍。对头颅的检查也非常必要。头发较长的病人应剃去头发，细致地了解有无伤口，创伤的性状，有无帽状腱膜下血肿。头皮肿胀的部位常是骨折的区域。有时头颅触诊可得到凹陷或粉碎骨折的情况，但也有时将软组织的水肿肿胀误认为颅骨的凹陷骨折，值得注意。骨折的部位常可作为推测有无颅内血肿的参考。

对于某些局部损伤，如眼窝周围、鼻部等直接外伤，可出现视力障碍、鼻出血等，应与颅脑创伤的症状作出明确区别，以便得到准确的治疗。

二、X线检查

除病情危急或脑受压症状明显，需要立即手术抢救外，一般均应作头颅X线平片摄像，前后位，后前位，左及右侧位。如枕部受伤时应照Towne位相，以观察有无骨折及骨折线所通过的部位，以协助诊断。病人如有特殊症状，如耳出血、视力障碍等，还应照Schuller位及视神经孔相，以明确有无颞骨骨折和视神经损伤等情况。

三、CT检查

可以发现颅内小血肿和轻度的脑挫裂伤，并可了解其具体部位、形态、大小、范围和所影响周围组织的情况。但伤后1～6h以内的早期，CT扫描常不能发现变化，或显示不明显。

四、核磁共振检查

颅脑创伤病人CT线检查无明显发现者，可作脑核磁共振检查，对防止漏诊或误诊有一定意义。

【治疗要点】

一、颅脑创伤的处理步骤和方法

（一）首先处理窒息和出血　对于伤后立即昏迷、意识不清的患者，要注意两点：

1. 保持呼吸道通畅。

2. 迅速处理活动性出血。

（二）急诊室神经外科的专科处理　脑是神经中枢，脑组织最脆弱，难再生修复。颅脑损伤易造成伤员死亡、留下残疾。颅脑损伤死亡原因主要是：颅内出血、脑挫裂伤，这两者相互关联，均会发展形成脑疝。脑疝形成 2～3 小时则可造成伤员致残，时间越长，抢救成功的机会越少，脑疝超过 6 小时的，救活的机会渺茫。脑出血的疗效优于脑挫裂伤，而脑出血中的硬膜外血肿疗效最佳，抢救及时可完全恢复。

医院急诊室的医护人员要及时果断地处理病情，严密观察病人的神志、瞳孔等生命体征的变化并给患者做头颅 CT 检查，以确定颅脑受伤的情况，同时立即与神经外科医生进行相应的治疗护理，最大限度地保证脑功能恢复。对于颅脑损伤治疗越及时，患者预后越理想。医生在治疗颅脑外伤的同时，要注意检查患者全身的伤势情况，综合处理先联系做头颅 CT 扫描，出现脑疝的要立即在急诊室做术前准备。有实力的医院可在急诊科设置手术室，颅脑损伤手术做完后，然后再将伤员送回神经外科做进一步的治疗。

二、治疗原则

病人的分类处理

伤情分类　根据伤情和就诊时的情况，可按伤情分为以下四种情况分别处理：

（1）紧急抢救　伤情急重的闭合性头伤，持续昏迷或曾清醒再昏迷，GCS 3～5 分，颅内压增高，一侧瞳孔散大或对侧也开始扩大，生命体征改变明显，情况危急来不及作进一步检查，应根据受伤机理和临床特点定位，直接钻孔探查，行开颅手术抢救；若属脑干原发损伤、去脑强直、瞳孔时大时小、高热、生命体征紊乱，但无颅内高压时，则应行气管插管或切开、冬眠降温、过度换气、脱水、激素及颅压监护等非手术处理。

（2）准备手术　伤情严重，昏迷超过 6 小时或再昏迷，GCS 6～8分，生命体征提示有颅内压增高改变，应立即行必要的辅助检查，如 CT 扫描等，明确定位，安排急症手术；若经辅助检查并未发现颅内血肿，则给予非手术治疗，放置颅内压监护及 12～24 小时定时复查 CT；若属开放性颅脑损伤则应在纠正血容量不足的同时准备手术清创。

（3）住院观察　伤情较重，昏迷时间 20 分钟至 6 小时之间，GCS 9～12 分，有阳性或可疑的神经系统体征，生命体征轻度改变，辅助检查有局限性脑挫伤未见血肿，应收入院观察，必要时复查 CT，或有颅内压升高表现时行颅内压监护。

（4）急诊室观察　伤情较轻，昏迷时间在 20 分钟以内，GCS 13～15分，神经系统检查阴性，生命体征基本稳定，辅助检查亦无明显阳性发现时，应留急诊室观察 4～6 小时；若病情加重即收入院作进一步检查或观察；若病情稳定或好转，则可嘱其返家休息，但如有下列情况之一者，应即遵嘱返院复诊：①头疼、呕吐加剧。②意识再障碍。③躁动不安。④瞳孔不等大。⑤呼吸抑制。⑥缓脉。⑦肢体出现瘫痪。⑧失语。⑨癫痫发作。⑩精神异常。

三、手术治疗

手术治疗的原则是救治病人生命，纠正或保存神经系统重要功能，降低死亡率和伤残率。颅脑损伤手术主要针对开放性颅脑损伤、闭合性损伤伴颅内血肿或因颅脑外伤所引起的合并症和后遗症。手术仅仅是整个治疗中的一个环节，决不能只看重手术而忽略非手术治疗和护理工作。

手术目的在于清除颅内血肿等占位病变，以解除颅内压增高，防止脑疝形成或解除脑疝。手术包括：硬膜外血肿清除术，急、慢性硬膜下血肿清除术，微创颅内血肿尿激酶溶解引流术和脑组织清创减压术。应注意：①确诊后迅速手术；应用 CT 扫描正确选择手术开瓣的部位。②术前应作好骨瓣开颅设计，以便血肿清除和止血。③注意多发血肿存在的可能，力求勿遗留血肿。④减压术：对脑挫伤、脑水肿严重者应进行减压术。

四、非手术治疗

颅脑损伤病人需要手术治疗的只有 15％左右，实际上绝大部分的轻、中型及重型中的一部分多以非手术治疗为主。即使是手术病人，术后也还需进行较之手术更为复杂的非手术治疗，才能使整个治疗得以成功。

（一）保持呼吸道通畅　病人由于深昏迷，舌后坠、咳嗽和吞咽功能障碍，以及频繁呕吐等因素极易引起呼吸道机械阻塞，应及时清除呼吸道分泌物，对预计昏迷时间较长或合并严重颌面伤以及胸部伤者应及时行气管切开，以确保呼吸道通畅。

（二）严密观察病情　伤后 72 小时内每半小时或 1 小时测呼吸、脉搏、血压一次，随时检查意识，瞳孔变化，注意有无新症状和体征出现。

（三）防治脑水肿，降颅内压治疗

1. 除休克者外头高位。

2. 限制入量　每 24 小时输液量为 1500～2000ml，保持 24 小时内尿量至少在 600ml 以上，在静脉输给 5％～10％葡萄糖溶液的基础上，纠正水盐代谢失调，并给予足够的维生素，待肠鸣音恢复后即可鼻饲营养。

（四）脱水治疗　目前常用的脱水药有渗透性脱水药和利尿药两类。

1. 氢氯噻嗪 25～50mg，日 3 次；

2. 乙酰唑胺 250mg，日 3 次；

3. 氨苯喋啶 50mg，日 3 次；

4. 呋塞米 20～40mg，日 3 次；

5. 50％甘油盐水溶液 60ml，每日 2～4 次。常用供静脉注射的制剂有：

① 20％甘露醇 250ml，快速滴注，每日 2～4 次；

② 30％尿素转化糖或尿素山梨醇溶液 200ml，静脉滴注，每日 2～4 次；

399

（五）持续脑室外引流或对进行颅内压监护的病例间断地放出一定量的脑脊液，或待病情稳定后，腰穿放出适量脑脊液等。

（六）冬眠低温疗法　体表降温，有利于降低脑的新陈代谢，减少脑组织耗氧量，防止脑水肿的发生和发展，对降低颅内压亦起一定作用。

（七）巴比妥治疗　大剂量戊巴比妥或硫喷妥钠可降低脑的代谢，减少氧耗及增加脑对缺氧的耐受力，降低颅内压。初次剂量为 $3\sim5mg/kg$ 静脉滴注，给药期间应作血药浓度测定。有效血药浓度为 $25\sim35mg/L$。发现颅内压有回升时应即增补剂量，可按 $2\sim3mg/kg$ 计算。

（八）激素治疗　地塞米松 $5\sim10mg$ 静脉或肌肉注射，日 $2\sim3$ 次；氢化可的松 $100mg$ 静脉注射，日 $1\sim2$ 次；泼尼松 $5\sim10mg$ 口服，日 $1\sim3$ 次，有助于消除脑水肿，缓解颅内压增高。

（九）辅助过度换气　目的是使体内 CO_2 排出，据估计动脉血 CO_2 分压每下降 $0.13kPa$（$1mmHg$），可使脑血流递减 2%，从而使颅内压相应下降。

（十）神经营养药物的应用　这类药物有：乙胺硫脲、谷氨酸、三磷腺苷（ATP）、细胞色素 C、辅酶 A、甲氯芬酯、胞磷胆碱、γ—氨酪酸等。可按病情选用或合并应用。一种比较多用的合剂是：细胞色素 C $15\sim20mg$、辅酶 A $50U$、三磷腺苷 $20\sim40mg$、胰岛素 $6\sim10U$、维生素 B_6 $50\sim100mg$，维生素 C $1g$ 和氯化钾 $1g$ 加入 10% 葡萄糖溶液 $500ml$ 中，称为能量合剂作静脉滴注，每日 $1\sim2$ 剂，$10\sim15$ 日为一疗程。

（十一）防止并发症，加强护理　早期应以预防肺部和尿路感染为主，晚期则需保证营养供给，防止褥疮和加强功能训练等。

（赵晓东　张　宪）

第 57 章　胸腹创伤

一、胸部创伤

【概述】

胸部伤在平时多为交通和暴力事故致伤，占各部位伤的第三位，仅次于四肢伤和颅脑伤。

胸部遭受创伤后，可造成循环和呼吸功能紊乱，应及时抢救以减少死亡。在救治原则上要尽快地恢复胸膜腔的完整性和呼吸道的通畅，防治休克和维持循环功能。

胸部伤根据胸膜腔的完整与否，可分为钝性伤和穿透伤两类。

（一）胸廓骨折　包括肋骨、胸骨骨折，多根多处肋骨骨折（连枷胸），胸肋交界部骨折等。

【诊断要点】

1. 有胸部受暴力直接打击、挤压之病史。

2. 胸痛，尤在深呼吸及咳嗽时加重。

3. 局部压痛，有时可触及骨擦音、间接挤压胸廓时骨折部位疼痛。

4. 多根多处肋骨骨折时可见局部凹陷畸形及反常呼吸运动所产生的呼吸困难。

5. 全胸后前位 X 线片显示肋骨骨折线及骨折端移位畸形。

【治疗要点】

1. 维持呼吸道畅通，清除呼吸道内分泌物、给氧。

2. 止痛　口服止痛剂或用1‰普鲁卡因作肋间神经阻滞。

3. 对多根多处肋骨骨折有大面积浮动胸壁者,可施行胸壁固定术。

4. 鼓励咳嗽,给予祛痰剂以预防肺部并发症。

5. 根据伤情之轻重,适当应用抗生素以预防感染。

(二)创伤性血胸　胸腔脏器或胸壁血管损伤,均可产生胸膜腔内出血而致血胸。

【诊断要点】

1. 有胸部受伤史。

2. 少量血胸者仅表现有胸痛、咳嗽或咯血。中量以上血胸,可有内出血及出血性休克等表现。

3. 常与气胸并存,形成血气胸。

4. 伤侧下胸部浊音,呼吸音减弱或消失。血胸量多者纵隔或气管向健侧移位;伤侧肋间饱满。

5. 胸腔穿刺可抽出血液,多不凝固。

6. X线摄片:直立时后前位胸片可见血胸上缘之弧形阴影,血气胸者则见气液平面。少量血胸仅见肋膈角消失;中量血胸积血上界可达第4前肋水平;大量血胸则积血可超过第2前肋水平。

【治疗要点】

1. 非进行性出血的血胸,可采用胸腔穿刺抽血,使肺膨胀。如积血量较多,则可行闭式引流。同时根据全身情况及出血量,予以输血补液,并予抗生素预防感染。

2. 对进行性血胸,伴有休克者,应在积极抗休克救治的同时,准备开胸探查,进行手术止血,术后置胸腔闭式引流。

(三)创伤性气胸　临床上分为闭合性气胸、张力性气胸和开放性气胸三种类型。

A. 闭合性气胸:

【诊断要点】

1. 程度不等之呼吸困难、胸闷。
2. 伤侧呼吸音减弱,叩诊呈鼓音,气管偏向健侧。
3. 立位胸部 X 线片显示伤侧肺不同程度萎陷,胸腔内积气。

【治疗要点】

1. 肺压缩小于 30% 且临床症状轻者可严密观察。
2. 具有明显临床症状者,应行胸腔穿刺抽气术,恢复胸腔内负压。
3. 气胸量大,或胸穿后肺仍萎陷者,可行胸腔闭式引流。
   B. 张力性气胸:

【诊断要点】

1. 进行性加重的呼吸困难,可伴有休克。
2. 伤侧叩诊呈鼓音,呼吸音消失,气管偏向健侧。
3. 可伴有纵隔气肿和皮下气肿。
4. X 线胸片显示无肺纹理区和肺压缩带。
5. 胸腔穿刺胸腔内呈高压状态,并在排气后短时间内又复出现呼吸困难及大量气胸征。

【治疗要点】

1. 立即行胸腔穿刺排气减压,降低胸腔内压。紧急情况下,可在前胸第二肋间用 15 号针头穿刺减压;也可将底部剪一小口的橡皮指套结扎在 15 号针头尾部再将针头刺入肋间,行排气减压。
2. 决定性的处理应行胸腔闭式引流术,或采用无水封瓶的单向引流管引流和/或持续负压吸引。
3. 行胸腔闭式引流后,症状仍不见改善,气胸仍有发展或纵隔气肿、皮下气肿仍不断加重者,应开胸探查。
4. 严重纵隔气肿者,可行纵隔切开术。

C. 开放性气胸：胸部穿透伤可引起开放性气胸造成呼吸功能紊乱，应及时救治，挽救伤员生命。

【诊断要点】

1. 严重的呼吸困难并伴有创伤性休克。

2. 胸壁组织缺损，有时可闻及空气随呼吸出入胸壁伤口时的吸吮样嘶嘶声。

3. X线胸片显示伤侧有肺萎陷和纵隔偏向健侧。

【治疗要点】

1. 首先封闭胸壁伤口，变开放性气胸为闭合性气胸。

2. 行胸腔闭式引流术。

3. 输血、输液抗休克，待全身情况改善后，在气管插管下行清创和封闭胸腔手术。

4. 应用广谱抗生素，预防感染。

（四）心脏穿透伤和急性心脏压塞症　严重的胸部创伤可造成心脏损伤，最严重可引起心脏穿透伤，产生急性心脏压塞，如不及时抢救，伤员可即刻死亡。

【诊断要点】

1. 主要是休克症状，血压低、脉压小，周围循环呈衰竭状态。

2. 颈静脉怒张（吸气时更明显），心音低远。

3. 心包穿刺不仅可明确诊断，且可抽出心包积血、减轻心包内压力，缓解症状。

4. 超声波检查有助于诊断。

【治疗要点】

1. 心包穿刺抽出积血，可立即缓解症状。在局麻下作心包穿刺术，于左肋缘和剑突夹角处进针。针与腹壁呈45°角，针尖向上后方，指向锁骨中点。一般刺入2～5cm即可达心包。穿入心包腔时，有突破感。如针尖触及心室壁时，针尖有搏动感，应将针稍向后退。

2. 补液、输血抗休克。

3. 必要时开胸进行心脏缝合修补术。在心包穿刺，明确诊断，缓解症状的基础上，边抗休克，边作术前准备，创造条件进行开胸实施心脏缝合修补术。

4. 心功能不全时可用洋地黄类及抗心律失常药物。

二、腹部创伤

【概述】

腹部伤可分为开放伤和闭合伤。开放伤根据腹膜是否穿透又分穿透伤和非穿透伤。交通事故引起的腹部伤以闭合伤为常见。开放性腹部伤诊断较容易，必要时行手术，故不易误诊。而闭合伤常不易判断有无内脏伤，因而观察中容易延误诊断而致命。

【诊断要点】

1. 受伤史无论是开放伤或闭合伤，如伤及腹部而又有腹痛、腹部压痛、腹肌紧张，均能引起外科医生的重视。但在车祸引起的多发伤中，没有经验的医生常因伤员有骨折或其他部位伤而未注意腹部检查而漏诊或误诊。以上情况，在有休克、截瘫、昏迷时，更为困难。因此，凡有外伤史，伤员出现低血压，应想到腹部外伤而不应忽视对腹部检查。

2. 腹痛　腹腔内脏破裂或穿孔均有液体（血或胃肠内容物）流入腹腔，而致腹部呈持续性疼痛。早期腹痛最明显的部位，常是脏器损伤的部位，对诊断很有帮助。在多发伤中伤员意识不清或昏迷时虽无主诉腹痛，但不应忽视对腹部的检查。

3. 恶心、呕吐腹腔内脏伤常有反射性呕吐。腹腔感染后呕吐，常是因肠麻痹所致。

4. 体检有腹膜刺激征　空腔脏器损伤破裂，主要表现为腹膜炎，一般均有压痛、反跳痛及腹肌紧张等腹膜刺激征，有的还可能出现肝浊音界缩小或消失。随着病情发展，出现腹胀、肠鸣音减弱或消失。实质脏器损伤引起内出血，造成血腹。当腹腔内积血多时，可出现移动性浊音。压痛最明显处常是损伤脏器所在的部位。

5. 休克　实质性脏器损伤内出血，常引起出血性休克等表现，休克程度与失血量成正比。如合并空腔脏器伤，则休克更为严重。

6. 化验检查　如腹腔内出血，红细胞、血红蛋白、红细胞压积均低于正常。如有空腔脏器和实质脏器同时损伤，白细胞数增加。尿、血淀粉酶值增高有助于胰腺损伤的诊断。

7. X线检查　腹部平片对腹内金属异物定位、诊断腹膜后十二指肠损伤、检查膈下有无游离气体、骨盆及腰椎椎体及横突骨折等均有帮助。

8. 诊断性腹腔穿刺术或灌洗术　经上述检查、诊断仍有困难时可采用此种方法。

(1) 腹腔穿刺术这是一种简单有效的辅助诊断方法，可在急诊室进行操作。方法：取平卧位，膀胱排空，在局麻下，选用能通过细塑料管而针尖较钝的穿刺套针，在脐和髂前上棘连线的中、外1/3交界处或经脐水平线与腋前线相交点慢慢进入腹腔，当针穿过腹膜时持针手可有进入腹腔落空感，试行抽吸。如抽出为不凝固的血液，则为实质性脏器损伤。如抽出浑浊渗液，则多为空腔脏器损伤。如抽不出液体可改变针头方向和位置或将塑料管插入深部再行抽吸。如仍抽不到液体，应严密观察，防止假阴性而漏诊。

(2) 腹腔灌洗术在腹腔穿刺阴性而又怀疑腹内脏器伤时应用。其操作方法：在脐下 3cm 腹正中线穿刺（穿刺方法与腹腔穿刺相同）。将有侧孔的塑料管插入腹腔，管的末端连接盛有 500～1000ml 生理盐水的输液瓶，使盐水缓慢地流入腹腔内。液体流尽后将盐水瓶置于床下，借虹吸作用回收腹腔内灌洗液。再取灌洗液进行肉眼或显微镜下检查，必要时涂片、培养或淀粉酶值测定。若灌洗液呈血色或淡红色，镜检有大量红细胞或脓球都为阳性，若灌洗液澄清，镜检无细胞成分，则为阴性。

【治疗要点】

1. 对多发伤的伤员，应首先解除可能立即威胁伤员生命的伤情如维持呼吸道通畅，纠正呼吸功能障碍和制止明显的外出血。

2. 抗休克、抗感染，积极预防休克，当休克发生后，快速输液、输血，尽快恢复血容量。输液最好选用上肢静脉，以免合并下腔静脉系血管损伤，下肢输液有增加内出血的可能。对尚未确诊的腹部伤，为防止掩盖症状和体征，一般禁用吗啡等止痛剂。应用抗生素和破伤风抗毒血清预防感染。严重休克或尿潴留的伤员应留置导尿管，并观察每小时尿量。

3. 急诊手术适应证

(1) 严重腹部伤怀疑有腹腔脏器破裂、出血合并出血性休克，经抗休克抢救血压升不到 80mmHg (10.7kPa) 以上，应在抗休克的同时实施紧急手术。

(2) 腹膜刺激征明显，疑有腹腔脏器伤。

(3) 腹腔诊断性穿刺或灌洗阳性者。

(4) 腹部 X 线摄片膈下有游离气体或肾周围、腰大肌周围有积气，虽然腹腔穿刺阴性，结合病史和体检疑有腹膜后十二指肠、升结肠或降结肠破裂者。

4. 手术探查步骤首先是止血，然后修补损伤脏器。肝破裂一般采用缝合止血或肝动脉结扎止血，如肝脏断裂肝组织已失去血运，应行清创性部分肝切除。脾破裂合并休克，一般情况较差者，宜行脾切除术。胃或小肠破裂可行胃或小肠裂口修补或吻合。结肠完全断裂、污染严重者应做结肠外置。腹膜血肿，必要时可切开探查，找出损伤脏器，如十二指肠破裂混有胆汁的血肿，应清除血肿后修补和引流。

（赵晓东　张　宪）

第58章　颌面颈部创伤

【概述】

面颈部为人体的暴露部位，无论战时平时均较易遭受外伤。在近代某些局部战争的统计资料表明，面颈部伤高达 8%～12%。平时各类交通事故中伴有面颈部伤的比例高达 80%。面部集中着眼、耳、鼻、口腔及窦腔等重要的器官和结构，司管视、听、嗅、味、言语、进食和呼吸等功能；面部关系着人的容貌特征及表情、仪表。面部的解剖生理功能复杂，且对保持人的正常心理状态亦极为重要。面部又与颅脑连为一体，下颌与颈部相邻。面部创伤常累及眼、耳、鼻等多种器官，合并颅脑及颈部外伤亦相当常见，后者常威胁伤员的生命安全。

【诊断要点】

一、损伤分类

按照受损组织分为：软组织伤、硬组织伤和复合伤。软组织伤分为擦伤、挫伤、挫裂伤、撕裂伤、刺伤、动物咬伤等。按伤型分类可分为：闭合伤及开放伤两大类。根据火器伤的弹道形态，可分为贯通伤、盲管伤、切线伤和反跳伤。

二、面颈部创伤的特点

1. 血运丰富，组织再生能力好，抗感染能力强，因此即使受伤 48h，甚至 3～4d 后，只要无明显化脓，仍可行初期缝合，伤口愈合良好。但由于血运丰富，伤后出血较多，缝合伤口后易形成血肿、水肿，特别是口底、咽部、舌根部的损伤，更应引起注意，以防呼吸道狭窄，引起窒息。

2. 窦腔多，易感染　由于面颈部有口腔、鼻腔、鼻窦、咽腔等，在这些窦腔中常存在一定数量的致病菌，受伤后的伤口当与这些窦腔相通，处理时应尽早关闭这些窦腔的异常通道，尽量减少感染的机会，当与上颌窦相通时，应刮除上颌窦黏膜。

3. 清创要求高　受伤的牙齿及面部骨折片成为二次致伤物，增加周围软组织损伤和感染的机会，给清创带来了不便，故要彻底清除这些二次致伤物，清创要求更加仔细。

4. 邻近重要器官多　口腔是呼吸、消化道的入口，邻近重要器官多，这给受伤者带来多系统、多组织、多器官的功能障碍，如进食困难、呼吸障碍、视力影响等，甚至出现严重的颅脑合并伤等。

5. 外观要求高　医务工作者不能只注意患者伤口的愈合，伤口愈合并不是治疗的结束，而是进一步整复的开始。对患者的护理也应加强思想沟通，使患者保持健康的心理状态。

6. 面部以骨性结构为主，覆盖其表面的软组织较薄，面部的血液循环相当丰富。面颈部创伤后，组织的破损、移位、出血、肿胀均显而易见，受伤后血染满面使伤员的容貌发生明显改变。故面部伤容易引起医务人员的注意，容易造成伤势"非常严重"的印象，而某些随时可以危及伤员生命的合并伤则易被忽视。伴有颅内损伤、颅骨骨折或其他严重外伤时，可危及生命。因此，坚持整体观念，迅速发现或排除威胁生命的伤情是面颈部伤早期检诊时必须遵循的基本原则。

对于面颈部创伤伤员必须进行全身检查，注意伤员的神态、呼吸、脉搏、血压、心跳等生命体征的变化。还应注意瞳孔的变化和神经系统检查。在创伤病部诊治处理前应对颅脑损伤和全身重要脏器有否损伤作出正确判断。

【治疗要点】

一、呼吸道梗阻的处理

面颈部伤中对伤员生命构成最严重威胁的是呼吸道梗阻，对严重面颈外伤伤员，在其他检查治疗实行之前，首先必须对呼吸道的状况作出正确估计。上呼吸道不完全阻塞，呼吸时可闻及喘鸣音，所有呼吸肌都参与用力地呼吸，严重时可出现发绀和三凹征。伤员的呼吸困难可逐渐加重，亦可在搬动、体位改变或麻醉时突然加重窒息。一般说来，咽、舌根、喉部机械性梗阻较易发现，排除上述情况并充分给氧后血氧饱和度仍低于 90%，则说明有明显的通气障碍，应及时查明原因，给予妥善处理。

（一）呼吸道梗阻的原因

1. 外伤后产生的碎骨片、碎牙片或其他异物伴随凝血块进入呼吸道；

2. 多发性或粉碎性下颌骨骨折时发生舌后坠，堵塞咽部；

3. 横断性上颌骨骨折，因上颌骨软腭下垂影响呼吸；

4. 口底、舌根部、咽部水肿或血肿而致堵塞；

5. 血液、唾液或呕吐物误吸入呼吸道，伴有颅脑外伤或休克的伤员，喉部反射消失，误吸的可能性更大；

6. 颈部气道损伤引起的气道堵塞；

7. 颈部血肿压迫气道堵塞。

（二）呼吸道障碍急救处理措施

1. 改变伤员体位，松解颈部衣领和胸部衣扣，使其头偏向一侧。伤员清醒时，可使其半坐位，面部向下；神志不清时，应立即取半俯卧位，借重力使分泌物流出；

2. 用手指或器械取出口内或咽部的异物，或用橡皮管吸出口腔、咽喉部、气管及伤口内的血块及分泌物；

3. 舌后坠影响呼吸时，可用巾钳将舌向前牵出，或于舌尖中线后 2～25cm 处用粗线穿过，牵出口外固定于绷带或衣服上。对口底、咽部肿胀病员，应置咽通气道或鼻咽导管；

4. 上颌骨骨折下垂移位的伤员，可用压舌板、筷子、小木棒等，横放在两侧前磨牙部位，将其吊起，两头固定于头部绷带上；

5. 气管内插管术，可由口腔或鼻腔插入通气导管。如果情况紧急，又无合适的导管，可用 15 号以上的粗针头由环甲膜刺入气管内，随后作气管切开术。当遇窒息濒死，可紧急切开环甲膜进行抢救。在野战情况下，后送伤员为保证其安全，可适当放宽作气管切开术的指征。

二、出血的处理

出血是仅次于窒息的威胁面颈部伤员生命的紧急情况。面颈部血运丰富，损伤后可发生大量出血。

1. 查明出血性质　对于此类伤员，应着重查明出血的性质，判断系动脉性出血亦或静脉性出血。动脉性出血多呈喷射状，色泽鲜红；静脉性出血则为持续涌流，色泽暗红。

2. 出血部位　判断有否知名血管的破裂出血。对于颈浅动脉和面动脉供区的伤口出血，立即用手指压迫耳屏前和咬肌前缘的下颌骨表面，既可暂时止血又可对该两动脉出血作出初步判断。

3. 止血　对于开放伤口中的活动性出血可用止血钳暂时钳夹止血，但大多数面颈伤出血需依靠填塞法暂时止血，压力要适当以免引起或增加骨折片的移位，同时避免影响气道的通畅。当出血广泛或口腔、鼻腔、咽、鼻咽部的严重出血，可在胸锁乳突肌前线处，直接压迫颈总动脉至第六颈椎横突处，此法非紧急情况不宜采用，因其可引起颈动脉窦反射导致心搏骤停。压迫阻断颈总动脉过久也可引起同侧大脑半球缺血。在颈下部刺伤的伤员中，伤口小而局部迅速肿胀，应高度怀疑面动脉或舌动脉等出血，给予紧急处理以解除呼吸道梗阻的危险。

4. 休克　凡合并休克者应考虑下列情况：①合并颅底骨折；②知名大血管破裂；③有全身其他部位合并伤。在这些情况下，更应作全面检查，查找原因。

三、合并颅脑伤和全身其他脏器伤

面颈部损伤，特别是面部骨折合并颅脑损伤可高达 38％，其中包括颅底骨折，蛛网膜下腔出血，颅内局灶性出血和脑挫伤等，应注意早期多学科救治。

（黄显凯）

411

第 59 章　脊柱骨盆创伤

第一节　脊柱创伤

【概述】

脊柱常造成脊髓损伤引起严重并发症，由于椎体的移位或碎骨片突出于椎管内，使脊髓或马尾神经产生不同程度的损伤。胸腰段损伤使下肢的感觉与运动产生障碍，称为截瘫；而颈段脊髓损伤后，双上肢也有神经功能障碍，为四肢瘫痪。

【诊断要点】

一、脊柱创伤的损伤特点

根据脊柱创伤的病理解剖特点，临床上常发生以下几种主要病理改变：

1. 椎体压缩性骨折：最多见。当椎体前缘压缩超过椎体厚度 1/2 时，该节段出现一约 18° 成角畸形，压缩 2/3 时，达 25° 左右，如椎体前缘完全压缩。则成角可达 40°。因此，被压缩的椎体数量愈多，程度愈重，则角度愈大，并出现以下后果：①椎管矢状径减少。②椎管延长。③脊柱的稳定性降低。

2. 伸展型损伤：主要表现为关节突骨折或椎板向椎管方向塌陷性改变，以致对硬膜囊形成压迫。前纵韧带虽可完全断裂，但临床上并非多见。棘突骨折并向前方塌陷者偶可发现，多系直接作用于棘突上的暴力所致，此时多伴有软组织挫伤。关节突跳跃症在腰椎节段十分罕见，但多见于颈椎。

3. 椎体爆裂型骨折：此种类型骨折时，椎体后缘骨片易进入

412

椎管。常可出现以下后果：①脊髓易受压。由于前纵韧带坚强，且受屈曲体位之影响，压缩与碎裂之椎体骨块（片）不易向前方移位，而后方恰巧是压力较低的椎管，以致骨片易突向椎管而成为脊髓前方致压物，并构成后期阻碍脊髓功能进一步恢复的病理解剖学基础。②易漏诊。突向椎管方向的骨块（片）因受多种组织的遮挡而不易在 X 线片上发现，因此易漏诊而失去早期手术的治疗时机。③难以还纳。由于后纵韧带在损伤时多同时断裂，以致对椎体后方的骨块失去连系，即使通过牵引使椎体骨折获得复位，而该骨片却难以还纳原位。

4. 椎体脱位：除颈椎外，大多与各型骨折伴发，尤以屈曲型多见。由于上节段椎体下缘在下位椎体上缘向前滑动，以致椎管内形成一骨性阶梯样致压物，并引起对脊髓或马尾神经的刺激或压迫，构成早期脊髓损伤的主要原因。同时，也是妨碍脊髓功能完全恢复的重要因素之一。

5. 侧屈型损伤：其病理改变与屈曲型大体相似，主要表现为一侧椎体的侧方压缩，多见于胸腰段。脊髓受损程度，在同样暴力情况下比前屈型轻。

6. 其他类型：包括单纯棘突骨折及横突骨折等，病变大多较为局限，且受损程度亦轻。通过椎体中部至后方椎板的水平分裂骨折（chance fracture）等，临床上较少见。

二、脊髓损伤的临床表现

（一）一般症状

1. 疼痛　疼痛剧烈，尤其在搬动躯干时。患者多采取被动体位而不愿做任何活动。

2. 压痛、叩痛及传导痛　骨折局部均有明显压痛及局部叩痛（后者一般不作检查，以免增加患者痛苦），并与骨折的部位相一致。

3. 活动受限　无论何型骨折，脊柱均出现明显的活动受限。在检查时，切忌让患者坐起或使身体扭曲，以防使椎管变形而引起或加重脊髓及脊神经根损伤；亦不应让患者做各个方向的活动（包括主动与被动），以免加剧骨折移位及引起副损伤，甚至造成截瘫。

（二）神经症状

1. 高位颈髓伤　指颈1～3或枕颈段骨折脱位所致者，因该处系生命中枢所在，直接压迫超过其代偿限度则立即死亡。因该处椎管矢径较大，仍有一定数量存活者，但由于引起四肢瘫痪，易因并发症而发生意外。

2. 下位颈髓伤　指颈4以下部位之脊髓伤。严重者，不仅四肢瘫痪，且呼吸肌多受累而仅保留腹式呼吸。完全性瘫痪者，损伤平面以下呈痉挛性瘫痪症。

3. 胸腰髓伤　以完全性损伤多见，损伤平面以下感觉、运动及括约肌功能障碍。

4. 马尾神经损伤　视受损之范围不同，其症状差异较大，除下肢运动及感觉有程度不同的障碍外，直肠膀胱功能亦可波及。

5. 根性损害　多与脊髓症状同时出现。常因根性受压而引起剧烈疼痛，尤以完全性脊髓伤者多见，且常常成为患者要求手术的主要原因之一。

（三）其他症状

根据骨折脱位的部位、损伤程度、脊髓受累情况及其他多种因素不同，而出现某些其他症状与体征，其中包括：

1. 肌肉痉挛　为受损节段椎旁肌肉的防御性挛缩，对伤椎起固定与制动作用。

2. 腹肌痉挛或假性急腹症　主要见于胸腰段骨折，主要原因是由于腹膜后血肿刺激局部神经丛而反射引起腹肌紧张或痉挛，个别病例甚至可出现酷似急腹症样症状，以致被误诊而行手术检查，术中才发现系腹膜后血肿所致。

3. 发热反应　主要见于伴有高位脊髓伤。由于全身的散热反应失调所致，当然也与中枢反射、代谢产物的刺激与炎性反应等有关。

4. 急性尿潴留　除脊髓伤外，单纯胸腰段骨折亦可发生，后者主要由于腹膜后出血反射性所致。

5. 全身反应　　除全身性创伤性反应外，其他如休克及其他并发症等均有可能发生，应全面观察。

三、脊柱创伤的辅助检查

影像学检查不仅可确定诊断，对分型、治疗方法的选择及预后判定等均有直接关系。

（一）普通 X 线检查

应按常规拍摄正、侧位 X 线片，在无加重或引起脊髓伤危险时，亦可拍摄动力性侧位片（除非特别需要，一般不拍动力性正位）。在观片时应仔细观察及判定骨折局部的特征，并注意骨折片的移位方向，特别注意有无进入椎管内者。损伤波及颈 1、2 时，应补加开口位。损伤涉及椎弓根及小关节者，则需加拍左右斜位。

（二）CT 扫描

CT 扫描可清楚地显示骨折椎体的横切面和矢状面，了解骨折块对椎管的占位情况，为后期的治疗作准备。CT 诊断的正确率约 90%。

1. 涉及椎管之骨折　　在椎管周围之骨折片甚易进入较为空虚的椎管，而普通 X 线平片又难以发现，因此，CT 扫描对此类病例最为适合。

2. 颈胸段及胸段骨折　　因此处解剖部位特殊，一般平片难以获得较为清晰的侧位片，而 CT 扫描则可以一目了然地显示出骨折的部位及移位方向和范围。

3. 椎管影像重建　　利用 CT 扫描三维影像重建技术，可获得椎管的重建影像，从而为判定椎管的形态及阻塞部位提供客观依据。

（三）磁共振成像（MRI）

MRI 检查是一种非损伤性检查，能清楚显示椎管内病变。尤其对脊髓受损程度的观察，以及用于和脊髓休克的鉴别。

【治疗要点】

脊柱脊髓伤的治疗仍应遵循骨折的基本原则实施，即急救、复位、固定及功能锻炼这一顺序。对开放性者应首先将其变成闭合性骨折，再按上述原则处理；对有合并伤、合并症者，应视危及生命之程度择严重者而优先处理。

一、急救

对任何骨折，尤其是脊柱骨折者，现场急救时间、急救措施、急救程序的正确与否对其后果有着至关重要的影响。因此，必须重视对现场急救人员平日素质的养成。

（一）现场急救

面对伤员时，必须尽快明确伤员有无脊柱、脊髓损伤。了解伤员有无颈、胸、腰、背部的疼痛，四肢能否主动活动，有无呼吸困难。除合并有窒息、大出血等情况需紧急采取相应之措施外，一般情况下主要判定：

1. 受损部位　可根据患者主诉及对脊柱由上而下的快速检查决定。

2. 有无瘫痪　主要依据患者伤后双侧上、下肢的感觉、运动及有无大小便失禁等判定之。

3. 临时固定　最好选用制式急救器材，如充气式颈围、制式固定担架或其他设计成品。

4. 对伴有呼吸困难之颈髓损伤，应同时予以辅助呼吸或采取其他相应之措施。

（二）后送

视患者之伤情及邻近医院情况，迅速将患者送至有进一步治疗能力的综合性或专科性医院。途中应密切观察病情，出现生命体征危象者应及时抢救。对颈椎损伤者应尽可能在颈围保护下（利用充气式颈围、一般颈围、沙袋或一般牵引带）后送。切忌因过屈、过伸或旋转等异常活动而引起或加重脊髓损伤。在输送过程中，应尽量让患者之躯干随救护车的起伏而同步运动。

　　从受伤现场将脊柱骨折伤员搬运到救治单位，急救搬运的方式非常重要。一人抬腿，一人抬脚或搂抱的搬运方式非常危险（图59-1），这样会进一步增加损伤脊柱的变形和移位，加重脊髓的损伤。正确的搬运方法是采用担架、木板等不变形的物体运送。先使伤员双下肢伸直，木板放在伤员的一侧，多人用手将伤员平托至担架上（图59-2），或采用滚动法（图59-3），使伤员脊柱保持平直状态，成为一体滚动至木板上。有颈椎损伤的情况下，搬动伤员时，需要专门有个人牵引住伤员的头颈部，并且适当做牵引固定。在整个搬动过程中，保持头颈部与整个身体的一致移动，最重要的是保持脊柱的稳定，不要增加脊柱的活动，以免增加进一步损伤。

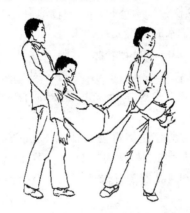

图59-1　脊柱骨折错误的搬运方式

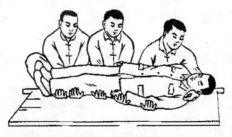

图59-2　脊柱骨折正确的搬运方式-平托法

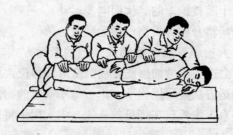

图 59 - 3　脊柱骨折正确的搬运方式-滚动法

二、治疗原则

（一）适当的固定　防止因损伤部位的移位而产生脊髓的再损伤。一般先采用颌枕带牵引或持续的颅骨牵引。

（二）减轻脊髓水肿和继发性损害

1. 地塞米松：10～20mg 静脉滴注，连续应用 5～7 天后，改为口服，每日 3 次，每次 0.75mg，维持 2 周左右。

2. 甘露醇：20％甘露醇 250ml，静脉滴注，每日 2 次，连续5～7 次。

3. 甲泼尼龙冲击疗法：每公斤体重 30mg 剂量一次给药，15分钟静脉注射完毕，休息 45 分钟，在以后 23 小时内以5.4mg/(kg·h)剂量持续静脉滴注，本法只适用于受伤后 8/小时以内者。

4. 高压氧治疗：据动物实验，伤后 2 小时内进行高压氧治疗效果最好，这显然不适合于临床病例。根据实践经验，一般伤后4～6 小时内应用也可收到良好的效果。

（三）脊髓损伤治疗

1. 脊髓周围有致压物者　应通过手法或手术消除对脊髓的致压物。

2. 脊髓完全横断者　减压术虽无效，但对不稳定骨折脱位可因内固定后获得早期翻身活动的机会。从而减少局部的再损伤。

3. 脊髓休克　以非手术疗法为主，密切观察病情变化，切忌随意施术。

4. 颈髓伤　应注意保持呼吸道通畅必要时可行气管切开。

5. 损伤早期应予脱水疗法　包括地塞米松及高渗葡萄糖静脉注射等。

6. 积极预防各种并发症　尤应注意呼吸道和尿道感染、压疮及静脉血栓形成等。

7. 全身支持疗法　对高位脊髓伤者尤为重要。

8. 四肢的功能活动与功能重建　应采取积极态度及有效之措施。

第二节　骨盆骨折

【概述】

骨盆骨折的损伤机制分为低能量损伤及高能量损伤，低能量损伤多引起稳定性骨折，如运动员运动中肌肉突然收缩导致撕脱骨折，高能量损伤通常由交通事故、高处坠落或碾压所致。前后向作用力导致骨盆外旋性损伤，骨盆的两翼以完整的后方韧带为铰链向两侧张开，形成"开书样"损伤；摩托车事故中当大腿外旋外展时，外展外旋致伤力通过股骨干和股骨头传导至骨盆也可导致半侧骨盆自骶骨处撕裂。侧方压缩力作用于骨盆导致骶髂关节和骶骨的骨松质压缩骨折和骨盆内旋损伤，即"关书样"损伤；如果大转子区受力将合并有髋臼骨折。高处坠落伤等剪切力损伤可导致骶棘韧带、骶结节韧带和骶髂韧带破裂致三个平面上完全不稳定的骨折。

【诊断要点】

1. 外伤史　详细地了解受伤史有助于分析骨盆骨折的受伤机制，同时有助于判断有无合并内脏损伤。

2. 症状　伤处疼痛，不能站立，如有严重内出血可有休克表现。前环的骨折会有阴囊部位的肿胀或出血。

3. 体征　怀疑有骨盆骨折的患者首要的是要关注其生命体征

是否平稳。所有的病人都要系统全面地体检，特别是注意腹部情况，对腹肌紧张者常规行腹腔穿刺；必要时做指肛检查。

4. 辅助检查　骨盆正位 X 线、骨盆入口位 X 线（病人平卧位，X 线球管从头侧指向骨盆部并与垂线成 40°角）、骨盆出口位 X 线片（病人平卧位，X 线球管从足侧指向耻骨联合并与垂线成 40°角）。必要时需行骨盆 CT 检查，特别是对骶骨骨折的患者 CT 检查可以更加明了骨折的部位与程度。

【治疗要点】

骨盆骨折的救治原则是防治大出血、尽早治疗合并伤。对于多发伤伤员合并有骨盆骨折者具有更大的挑战性。

一、急救

1. 由于后腹膜出血和骨盆后出血是骨盆创伤的主要并发症，因而早期急救的关键在于及时发现骨盆骨折后出血所致的休克体征，并及时进行多通道补液、输血等抗休克治疗；在抗休克治疗的同时应及早进行骨盆环外支架固定。

2. 当病人及时应用了上述抗休克、早期外固定治疗后如减少输液量后再次出现休克迹象时应考虑小口径动脉出血的可能，在此种情况下应在维持血流动力学稳定的情况下迅速将病人转入血管中心或有综合手术室的创伤中心进行动脉造影并行血管栓塞治疗。

二、骨折的治疗

1. 稳定型骨盆骨折　多数可以通过卧床休息等对症治疗获得骨折的愈合。前后挤压型损伤（开书样损伤）也可以通过双腿内旋状态下的骨盆吊带来治疗，需要强调的是对于外侧挤压型损伤（关书样损伤）和垂直剪式不稳定性骨折者是应用骨盆吊带的禁忌证，因为它会导致进一步的骨折移位。

2. 切开复位内固定　适用于不稳定型骨折。①前方内固定：

420

耻骨联合分离大于2.5cm者可采取耻骨联合上方横切口应用4～6孔4.5mm重建钢板固定。②后方内固定：对后方骶髂结构闭合复位不良的患者可考虑手术切开复位内固定。对于骶髂关节脱位和骶骨骨折患者，可以考虑以C型臂监视下置入骶髂关节螺钉。

（黄显凯）

第60章 四肢创伤

【概述】

四肢创伤非常常见，多种物理因素作用于人类机体，包括交通事故伤、机器伤、高处坠落、各种自然灾害等因素均可引起。四肢创伤可以是单纯损伤，也可为全身多发伤之一。在处理四肢创伤之前，首要的要对全身伤情进行全面评估。四肢创伤主要引起骨关节和软组织损伤。

【诊断要点】

一、骨折分类

（一）按骨折处皮肤、黏膜的完整性分类

1. 闭合性骨折（close fracture）即骨折处皮肤或黏膜完整，骨折端不与外界相通。

2. 开放性骨折（open fracture）即骨折处皮肤或黏膜破裂，骨折端与外界相通。如耻骨骨折伴膀胱或尿道破裂，或尾骨骨折致直肠破裂时，骨折部位通过体腔与外界相通，也视为开放性骨折。

（二）根据骨折的程度和形态分类

1. 不完全骨折　骨的完整性和连续性部分中断，多见于扁骨的裂缝骨折，儿童的青枝骨折。

2. 完全骨折　骨的完整性和连续性全部中断，常见于下列不同形态的骨折：横形骨折、斜形骨折、螺旋形骨折、粉碎性骨折（骨质碎裂成 2 块以上）、嵌插骨折、压缩性骨折、凹陷性骨折、骨骺分离（骨折线经过骨骺的骨折）。

（三）按骨折端稳定程度分类

1. **稳定性骨折**　骨折端不易移位或复位后不易再发生移位者，如：裂缝骨折、青枝骨折、横形骨折、压缩性骨折、嵌插骨折等。

2. **不稳定性骨折**　骨折端易移位或复位后易再移位者，如斜形骨折、螺旋形骨折、粉碎性骨折等。

（四）关节脱位分类

1. 按脱位程度可分为全脱位及半脱位。

2. 按远侧骨端的移位方向，可分为前脱位、后脱位、侧方脱位和中央脱位等。

3. 按脱位时间和发生次数可分为急性、陈旧性（如脱位 3 周以上而未复位者）和习惯性脱位（一个关节多次脱位）等。

4. 按脱位是否有伤口与外界相通可分为闭合性脱位与开放性脱位。

二、临床表现

四肢创伤一般只引起局部症状，严重骨折和多发性骨折可导致全身反应。

（一）全身表现

1. **休克**　骨折所致的休克主要原因是出血，特别是骨盆骨折、股骨骨折和多发性骨折，其出血量大者可达 2 000ml 以上。严重的开放性骨折或并发重要内脏器官损伤时亦可导致休克。

2. **发热**　骨折后一般体温正常，出血量较大的骨折，如股骨骨折、骨盆骨折，血肿吸收时可出现低热，但一般不超过 38℃。开放性骨折，出现高热时，应考虑感染的可能。

（二）局部表现

1. **骨折的一般表现**　为局部疼痛、肿胀和功能障碍。骨折时，骨髓、骨膜及周围组织血管破裂出血，在骨折处形成血肿，以及软组织损伤所致水肿，使患肢严重肿胀，甚至出现张力性水疱和皮下淤斑。骨折局部出现剧烈疼痛，特别是移动患肢时加剧，伴明显压痛。患肢活动受限，如为完全性骨折，可使受伤肢体活动功能完全丧失。

2.骨折的特有体征

(1)畸形：骨折段移位可使患肢外形发生改变，主要表现为缩短、成角或旋转畸形。

异常活动：正常情况下肢体不能活动的部位，骨折后出现不正常的活动。

(2)骨擦音或骨擦感：骨折后，两骨折端相互摩擦时，可产生骨擦音或骨擦感。

3.X线检查　凡疑为骨折者应常规进行X线拍片检查，可以显示临床上难以发现的不完全性骨折、深部的骨折、关节内骨折和小的撕脱性骨折等。

【治疗要点】

一、急救

骨折急救的目的是用最为简单而有效的方法抢救生命、保护患肢、迅速转运，以便尽快得到妥善处理。

(一)抢救休克　首先检查病人全身情况，如处于休克状态，应注意保温，尽量减少搬动，有条件时应立即输液、输血。合并颅脑损伤处于昏迷状态者，应注意保持呼吸道通畅。

(二)包扎伤口　开放性骨折，伤口出血绝大多数可用加压包扎止血。大血管出血，加压包扎不能止血时，可采用止血带止血。最好使用充气止血带，并应记录所用压力和时间。创口用无菌敷料或清洁布类予以包扎，以减少再污染。若骨折端已戳出伤口，并已污染，又未压迫重要血管、神经者，不应将其复位，以免将污物带到伤口深处。应送至医院经清创处理后，再行复位。

(三)妥善固定　固定是骨折急救的重要措施。凡疑有骨折者，均应按骨折处理。闭合性骨折者，急救时不必脱去患肢的衣裤和鞋袜，以免过多地搬动患肢，增加疼痛。若患肢体肿胀严重，可用剪刀将患肢衣袖和裤脚剪开，减轻压迫。骨折有明显畸形，并有穿破软组织或损伤附近重要血管、神经的危险时，可适当牵引患肢，使之变直后再行固定。

（四）迅速转运　病人经初步处理，妥善固定后，应尽快地转运至就近的医院进行治疗。

二、治疗原则

（一）急诊手术

需要急诊手术的损伤包括：开放性骨折、不能复位的大关节脱位、伴有撕裂伤或在手术区有全层皮肤脱落的骨折、伴神经症状进行性加重的脊柱损伤、危及肢体或局部软组织血运的骨折-脱位以及合并筋膜间隙综合征的骨折。

（二）限期手术

限期手术是指那些应在损伤后 24～72 小时内进行的手术，如严重开放骨折的再清创、多发伤患者、髋部骨折和不稳定骨折-脱位的长骨固定。

（三）择期手术

能采用择期手术治疗的创伤包括：开始时用非手术方法做了复位和固定，但用手术治疗可以获得更好结果的单纯骨折，如前臂双骨折；预定手术切口附近软组织条件不好，有软组织损伤或有张力性水泡；需要时间作较详细的影像学检查，或需要时间作进一步术前准备和制订术前计划的损伤，如关节内骨折。如手术延迟 4 周以上，则软组织挛缩、损伤区组织界线模糊以及骨折断端吸收等都使复位内固定更加困难，且常常需要同时作骨移植手术。

（黄显凯）

第61章　多发伤

【概述】

一、多发伤（multiple trauma）的定义

多发伤广义地讲是机体同时遭受两个以上解剖部位的损伤就可以称为多发伤。但不同组合的多发伤，伤势可以非常悬殊。目前多数学者认可多发伤的定义是指在单一致伤因子作用下，机体同时或相继发生两个或两个以上解剖部位或器官的较严重的损伤，至少一处损伤危及生命。凡遭受两个以上解剖部位的损伤，并符合下列伤情一条以上者可诊断为多发伤：

1. 头颅伤　颅骨骨折伴有昏迷、半昏迷的颅内血肿、脑挫伤及颌面部骨折。

2. 颈部伤　颈部外伤伴有大血管损伤、血肿、颈椎损伤。

3. 胸部伤　多发肋骨骨折、血气胸、肺挫伤、纵隔、心脏、大血管和气管破裂。

4. 腹部伤　腹内出血，腹内脏器破裂，腹膜后大血肿。

5. 泌尿生殖系统损伤　肾破裂，膀胱破裂，子宫破裂，尿道断裂，阴道破裂。

6. 复杂性骨盆骨折（或伴休克）。

7. 脊椎骨折、脱位伴脊髓伤，或多发脊髓伤。

8. 上支肩胛骨、长骨骨折，上肢离断。

9. 下肢长管状骨骨折，下肢离断。

10. 四肢广泛皮肤撕脱伤。

二、多发伤的特点

1. 损伤机制复杂　同一患者可能有不同机制所致损伤同时存在，如一交通事故患者可由撞击、挤压等多种机制所致；高处坠落可同时发生多个部位多种损伤。

2. 伤情重、变换快　多发伤具有加重效应，总伤情重于各脏器伤相加。伤情发展迅速、变化快。

3. 生理紊乱严重　多发伤常累及多个重要脏器，伴发一系列复杂的全身应激反应，以及脓毒症等引其组织的继发性损害，易发生休克、低氧血症、代谢性酸中毒、多器官功能障碍综合征（MODS）等。

4. 诊断困难，易漏诊、误诊　因多发伤患者伤情复杂、伤势重、病史收集困难，容易造成漏诊与误诊；开放性损伤与闭合性损伤，明显创伤与隐匿创伤，互相掩盖；专科会诊医师专业的局限性，缺少整体观念；只注意发现主要的和显而易见的创伤，而忽视深在和隐藏部位；病情危重时，情况不允许进行相关的辅助检查等，均是常见的漏诊原因。

5. 处理顺序与原则矛盾　严重多发伤常需要手术治疗，由于创伤严重程度、部位和累及脏器的不同，对危及生命的创伤处理重点和先后次序也不一样；有时几个部位的创伤都很严重，多个损伤都需要处理，其先后顺序可能发生矛盾。不同性质的损伤处理原则不同，如颅脑伤合并内脏伤大出血，休克治疗与脱水治疗的矛盾；腹部创伤大出血合并休克，既要迅速扩容，又要立即手术控制出血，而且在手术控制大出血以前不能过快的输血，以防引起或加重出血和凝血功能障碍。

6. 并发症多　多发伤由于组织器官广泛损伤及破坏，失血量大，全身生理紊乱严重，同时因机体免疫、防御系统功能下降，容易导致严重感染和脓毒症及各种并发症。

【诊断要点】

多发伤可发生在身体的任何部位，诊断要求简捷，不得耽误必要的抢救，应在最短的时间内明确脑、胸、腹等部位是否存在致命性损伤。主要步骤包括：

1. 简要询问病史，了解伤情。

2. 监测生命体征，判断有无致命伤，动态观察病情变化。

3. 按照"CRASH PLAN"顺序检查，以免漏诊。其含义为 C 心脏（Cardiac）、R 呼吸（Respiration）、A 腹部（Abdomen）、S 脊柱（Spine）、H 头部（Head）、P 骨盆（Pelvic）、L 四肢（Limb）、A 动脉（Arteries）、N 神经（Nerves）。

4. 必要辅助检查

（1）穿刺：简单、快速、经济、安全，准确率达 90%，可反复进行，为胸腹创伤首选方法。

（2）诊断性腹腔灌洗：简便，阳性率达 95%，可反复进行，用于腹部创伤。

（3）X 线：简便，无创，费用低。为骨关节伤的首选方法，也常用于其他部位伤。

（4）B 超：简便易行，可在床边进行，无创，对腹腔积血、实质脏器损伤准确性高，是腹部创伤首选检查之一。

（5）CT：实质性脏器损伤可以定性，对颅脑、胸腹创伤诊断意义较大。

（6）MRI：多角度、多层面成像，软组织分辨率极高。金属异物影响检查。

（7）血管造影：可以同时进行诊断和治疗，能够判定出血来源。

（8）内镜技术：用途越来越广泛，可以同时进行诊断和治疗。

【救治原则】

在多发伤的治疗中，应树立"以病人为中心"的观念，将各部

428

位的创伤视为一个整体，根据伤情的需要制定抢救措施、手术方案及生命支持程序。

1. 现场急救（初级生命支持）

1）启动急诊医疗服务体系（EMSS）。

2）现场评估：按创伤指数（TI）、CRMAS评分法等方法进行评估。

3）现场心肺复苏：如有心跳呼吸骤停者，急行心肺复苏。

4）预防休克：给予必要的静脉输液。

5）止血：指压、加压包扎、填塞、止血带、钳夹等。

6）包扎：绷带、三角巾、便捷材料等。

7）固定：夹板、敷料、颈托及就地取材。

8）搬运：包括徒手、器械等，应避免再损伤。

2. 急诊抢救室生命支持（高级生命支持）延续院前急救。

（1）呼吸支持：昏迷患者，舌根下坠；颈部、面颊部伤，血凝块和移位肿胀的软组织等阻塞气道；咽喉或气管的软骨骨折引起气道狭窄；痰、呕吐物、泥土、义齿阻塞气道。上述情况均可导致窒息，如不及时解除，会立即致死。因此，急救时应迅速除去堵塞气道的各种因素，保持气道通畅，口咽通气管、环甲膜穿刺、气管插管、气管切开术，根据情况合理选择。

（2）循环支持：多发伤患者大多伴有低血容量性休克，应根据患者的血压、脉搏、皮温、面色判断休克程度，并控制外出血。①建立有效的静脉通路。②用乳酸林格液或5％葡萄糖生理盐液快速输入。③小剂量高渗液（7.5％氯化钠200ml）在休克早期有较好的复苏效果。④全血是抗休克最好的胶体液，可提供红细胞、白细胞、白蛋白及其他血浆蛋白和抗体。其他胶体液有血浆、白蛋白、右旋糖酐等。⑤使用血管活性药物多巴胺或酚妥拉明等。⑥休克时间较长，可应用碱性药物（5％NaHCO₃）。

3. 进一步处理（长程生命支持）

多发伤患者在得到初步的复苏和生命支持后，生命体征相对趋于平稳，可行进一步的检查，并根据检查结果进行相应的处理。

（1）颅脑伤的处理：多发伤中颅脑损伤的发生率很高，仅次于四肢损伤，是导致患者死亡的首要因素。对于颅脑损伤，关键要防止脑疝。如全身情况允许，应尽早行颅脑 CT 检查，了解颅内的变化。昏迷患者应保持气道通畅，防止呼吸道误吸。根据患者意识变化、生命体征、瞳孔反应、眼球活动、肢体运动反应及颅脑 CT 检查，判断伤情，必要时行开颅血肿清除和（或）减压术。

（2）胸部伤的处理：多数情况下可先行胸腔闭式引流术，根据胸腔引流血量的多少和速度再决定是否行开胸探查术。当置管后一次性引流血量＞1000～1500ml，或 3 小时内引流速度仍每小时＞200ml 以上，应行开胸探查。多发肋骨骨折有反常呼吸，尽早行外固定，伴有心脏大血管损伤应争分夺秒地进行手术止血。

（3）腹部伤的处理：多发伤合并腹内脏器损伤是导致患者死亡的主要原因之一。尤其对昏迷患者缺乏主诉、腹部体征不明显，容易漏诊。腹部诊断性穿刺及床旁超声检查有助于动态观察及临床诊断。如有必要可行剖腹探查。

（4）四肢骨盆、脊柱伤的处理：对于四肢开放性损伤、血管神经损伤、脊柱骨折、脊髓损伤应在患者生命体征稳定后早期进行手术处理。

4. 多发伤的手术处理顺序：多发伤患者具有两个以上部位需要手术时，顺序选择合理与否是抢救成功的关键。多发伤抢救手术的原则是在充分复苏的前提下，遵循损伤控制手术原则，用最简单的手术方式，最快的速度修补损伤的脏器，降低手术危险性，挽救伤员生命。

（1）颅脑伴有其他脏器损伤：根据各脏器损伤轻重程度，按照先重后轻的原则进行处理。

（2）胸腹联合伤：可同台分组行开胸及剖腹探查术。多数情况下先作胸腔闭式引流，再行剖腹探查术。

（3）腹部伤伴其他脏器伤：腹腔内实质性脏器及大血管伤，抗休克的同时积极进行剖腹手术，病情平稳后再依次处理其他部位损伤。开放性腹部损伤、空腔脏器破裂尽早剖腹探查。

（4）四肢骨折：开放性伤可急诊手术，闭合性骨折可择期处理。

（5）多发性骨折：应争取时间尽早施行骨折复位及内固定术，便于护理及康复。

5. 营养支持　创伤后机体处于高代谢状态，能量消耗增加，大量蛋白质分解，负氮平衡，患者易发生营养不良、感染和多器官功能衰竭。因此，创伤后营养支持尤为重要。消化道功能正常者，以进食为主；昏迷患者或不能进食的患者，可用鼻饲或造瘘；不能从消化道进食者，可采用短期肠外营养。

6. 预防感染　多发伤感染的渠道是多方面的，即可来源于开放的伤口，也可以来自各种导管使用消毒不当造成的院内感染，还可来自肠道的细菌移位、长期使用广谱抗生素发生的二重感染。感染继发 SIRS 可发展为 MODS、MOF，是创伤后期死亡最主要原因，因此，预防感染是降低多发伤死亡率的一个重要环节。

（1）彻底清创：对于开放性创口，关键在于早期彻底清创，这是任何抗生素都无法替代的。

（2）预防院内感染：多发伤患者留置的导管比较多，如导尿管、引流管、深静脉置管、气管插管等，应注意定期消毒、无菌操作，完善消毒隔离制度，增强医务人员的无菌观念。

（3）抗生素的应用：对于多发伤患者，可先采用经验性用药，选用广谱强效抗生素，然后再根据细菌培养及药敏结果选择针对性的抗生素。

（韩希望）

431

第62章 复合伤

【概述】

复合伤 (combined trauma injuries) 是指两种或两种以上致伤因素同时或相继作用于人体所造成的损伤，所致机体病理生理紊乱较多发伤和多部位伤更加严重而复杂。常见原因是工矿事故、交通事故、火药爆炸事故、严重核事故等各种意外事故。临床上多依其主要损伤的特征来命名，如创伤复合伤、烧伤复合伤等。

复合伤的特点是致伤因素多，其中一种主要致伤因素在伤害的发生、发展中起着主导作用。创伤效应不是单处伤的简单相加，而是相互影响，相互加重，使伤情更加复杂棘手。

主要致死原因：要害部位大出血、休克（失血性、感染性、创伤性和烧伤引起的休克）、有害气体急性中毒或窒息、急性肺水肿、肺出血、急性心力衰竭、多器官功能障碍等。

【诊断要点】

1. 致伤因素　有受伤史，两种或两种以上致伤因素，如冲击伤、烧伤、创伤等。

2. 创面或伤口　能间接地推测可能发生的伤情；烧伤、冲击伤体表创面虽轻，但内脏损伤可能较重。

3. 症状与体征　根据致伤因素、损伤的部位出现相应的体征和症状。如肺冲击伤可伴有胸闷、咳嗽或呼吸困难等。

4. 全身性反应　全身反应重，可有不同程度的休克，低氧血症，免疫功能低下，较早发生感染，并且严重。

5. 实验室检查及影像学检查　必要的化验、X线、超声及CT检查等，根据病情需要适当选择，有助于确诊。

【救治原则】

1. 迅速而安全地使伤员离开现场，避免再度受伤和继发性损伤。

2. 保持呼吸道通畅，必要时行环甲膜穿刺，气管插管或气管切开术。

3. 心跳呼吸骤停时，立即行心肺复苏。

4. 其他部位或脏器损伤参照多发伤的处理原则。

5. 给予止痛、镇静剂，有颅脑伤或呼吸抑制者，禁用吗啡、哌替啶。

6. 放射性损伤　①尽早消灭创面或伤口，尤其是清除放射性的污染创面，应注意先将伤口覆盖，以防止带有放射性物质的洗液进入伤口，创口用生理盐水反复冲洗。对于难以冲洗的创口，可采用清创术来消除污染，一般需作延迟缝合。②尽早给予抗放射性药物，如胱胺、巯乙胺、雌激素、S－Z－氨基丙基磷酸以及中草药等，同时还可与其他促进造血再生药物合用。

附　特殊复合伤

一、烧伤复合伤

烧伤复合伤多见于战争时期，但平时亦不少见。特别是各种意外爆炸（锅炉爆炸、火药爆炸、瓦斯爆炸等）、电击和交通事故时均可发生。战时烧伤复合伤多为烧伤合并冲击伤，而平时则多见合并各种脏器和组织的机械性损伤。

1. 临床特点

（1）全身情况差，症状多样化：特别是在合并冲击伤时，变现为神情淡漠、反应迟钝、乏力、嗜睡、食欲缺乏。合并颅脑伤时，神志意识出现障碍。合并胸腹脏器损伤时，则出现相应的各种症状。

（2）心肺功能不全：合并冲击伤时，患者可觉胸闷、气憋，有时很快出现肺水肿，心率由慢变快，出现心律失常。

（3）易发生肾衰竭：合并冲击伤时，即使烧伤不太严重，也可出现少尿、血尿、无尿，血尿素持续升高，甚至发生肾衰竭。

2. 诊断　烧伤复合伤的诊断较为容易，根据受伤史及全面查体，不难做出正确诊断。当临床症状与烧伤程度不符合，或精神症状明显时，应考虑到有内脏冲击伤的存在可能，需要进一步详细检查。

3. 治疗　烧伤复合伤的处理原则：①及早、全面诊断复合伤的部位、类型、程度；②对危及生命及肢体存活的重要血管、内脏、颅脑损伤及窒息等，在休克复苏的同时，应优先处理；③不危及生命或肢体存活的复合伤，应待烧伤休克基本被控制，全身情况稳定后再进行处理。常见的几种烧伤复合伤的处理：

（1）烧伤合并骨关节损伤：这类复合伤的处理较单纯烧伤或骨折复杂。骨折出血可加重烧伤休克，另外骨关节损伤部位皮肤烧伤，易发生感染，给复位和固定带来一定困难。处理方法主要依据烧伤面积的大小及严重程度而定。

1）小面积浅度烧伤合并闭合性骨折：可试用手法复位石膏托固定。不能手法复位的骨折可用骨牵引或髓内针固定，后者便于护理及烧伤创面的处理。

2）大面积深度烧伤合并闭合性骨折：以处理烧伤为主，对骨折仅保持肢体对线即可。如发生畸形愈合，可后期手术处理。

3）小面积深度烧伤合并闭合性骨折：可早期切痂植皮，同时行骨折切开复位内固定术。

4）烧伤合并开放性骨折：病情允许及早彻底清创，简单对合骨折，用软组织覆盖骨折处，一般不行内固定。但如果清创彻底，痂皮切除后可植皮覆盖时，也可酌情使用内固定。

5）烧伤合并骨折并有血管损伤：影响患者生命或危及肢体存活时，应在抢救休克的同时，早期实施确定性急救手术处理。

（2）烧伤合并颅脑损伤的处理：此种复合伤在诊断上有一定困

难，需注意仔细询问病史，注意生命体征即血压、脉搏、呼吸的变化及意识水平的变化。处理上最困难的是抢救烧伤休克与防治脑水肿之间的矛盾。前者需要大量的补液，后者则要限制补液。一般早期进行补救治疗，一旦休克被控制，即适当限制补液并及早使用脱水剂。

（3）烧伤合并冲击伤的处理：此种复合伤多见于战时，诊断上易延误，但根据受伤史及临床特点，结合全面细致检查，一般能及时做出诊断。治疗中应注意以下几点：

1）补液量要充足：此种复合伤较单纯烧伤的补液需要量充足。这与冲击伤引起广泛的小血管和淋巴管通透性增加或破裂造成组织间液体潴留有关。

2）保护心肺功能：此种复合伤时，心肺功能障碍较为明显。在补液的同时，需密切注意呼吸、心率、心律等的改变，并做相应处理。

3）早期给氧：由于心肺功能障碍造成的缺氧，患者常表现为难控制的烦躁不安，镇静药物往往无效。应及早给予吸氧，必要时行气管插管，或机械通气加压给氧。

4）防治急性肾衰竭：及早纠正休克和缺氧状态，改善心肺功能，有效地控制感染。

5）注意发现和及时处理肺水肿、脑水肿和内出血等。

二、化学性复合伤

各种创伤合并毒剂中毒或伤口直接染毒者，称为化学性复合伤，多见于战时使用化学武器，平时也偶可遇见。

1. 临床特点

（1）毒剂中毒合并创伤时，中毒程度明显加重。合并其他损伤时可使毒剂的致死剂量减少到未受伤时的 $1/15 \sim 1/10$。

（2）创伤伤口染毒后，依据其毒剂种类，各有其特殊表现。如神经性毒剂染毒伤口，早期无特殊感觉，伤口及其周围组织的改变也不明显。但不久即可出现伤口局部持续性肌颤，之后则出现流涎、恶心、呕吐、腹痛、胸闷、惊厥、昏迷等。芥子气染毒伤口后局部出现明显的炎症反应，并有水疱发生，继而坏死。路易剂染毒伤口后疼痛剧烈，局部出现青灰色斑点，周围皮肤充血、发红、水肿及水疱形成。

2. 诊断

（1）中毒史：根据患者受伤时所处环境，可大致做出推断。

（2）查体：依据上述各种毒剂染毒伤口的局部特点，并注意患者衣服、伤口和绷带上的毒剂斑点，结合特殊气味，如芥子气有大蒜气味，路易剂有天竺葵气味等，可初步做出诊断。

（3）实验室检查：根据上述初步检查结果做有关毒剂中毒的实验室检查。如神经性毒剂中毒时可检验血液胆碱酯酶活力；路易剂中毒时尿液检查常有砷出现等。

（4）毒剂检验：从伤口分泌物中取样做毒剂鉴定，可准确判断染毒种类。

3. 处理

（1）伤口位于四肢，急救时应及时使用止血带，以减少毒剂吸收。

（2）及时清洗残余毒物。

（3）全身情况允许，及时做清创处理，并注意做好防护，以防交叉染毒和急救人员染毒。

（4）各种创伤处理原则与单纯伤基本相同。

三、放射性复合伤

放射性复合伤是指人体在遭受放射性损伤的同时，又受到机械性损伤等。在核电站事故、核爆炸时有多种致伤因素同时作用于机体，其中以合并烧伤、冲击伤较为多见。

1. 临床特点

（1）休克发生率高：休克发生率和严重程度均较其他损伤为重，一般放射剂量越大，休克发生率越高，程度也越严重。

（2）感染发生率高：复合伤时患者发生全身感染的概率明显高于其他创伤患者，而且出现越早，死亡率越高。感染源可为外源性的，也可能从肠道或呼吸道侵入感染。因伴有放射性损伤，烧伤创面的感染更具有向深部蔓延的倾向，常并发致命的脓毒症。

（3）造血系统功能严重损害：复合伤较单纯放射性损伤出现的骨髓破坏更为严重，并且出现时间较早。

（4）创伤愈合过程延缓：通常中度以下的复合伤对创伤愈合的影响，与单纯伤相比无明显差别，但遭受较大剂量照射时，创伤的愈合速度明显减慢。

2. 诊断

（1）有放射性物质接触史，如曾处放射沾染区或接触各种形式的放射源。

（2）临床表现为难以解释病因的休克、感染、造血功能损害等。

（3）放射检测装置发现身体放射物质存在。

3. 处理

（1）现场紧急救护：从事故现场抢救患者，关闭辐射区，电话报告预护组及救援中心。

（2）污染伤口处理：用大量清水清洗污染伤口，伤口上方扎一止血带，减少出血量。伤口根据放射性核素种类，以 0.1 二乙烯三胺五乙酸（DTPA）冲洗，或用生理盐水冲洗。经探测仪表明污染已不明显时，方可进行手术切除污染伤口，切除组织作监测计数或放化分析、放射自显影，记录污染核素类型。

（3）自救互救及初步医疗救护措施：①迅速脱离放射沾染区；②局部洗消皮肤暴露部位的沾染；③用水洗鼻孔及口腔，并戴上防护口罩；④催吐；⑤用力吐痰。

（4）纠正休克：采用综合措施，既要防止体液丢失，又要补充液体。必要时进 ICU。

（5）防治感染：除应用抗生素外，处理创面、改善营养、提高抵抗力同等重要。

（韩希望）

437

第63章 烧　伤

【概述】

烧伤（burn）泛指由热力、光电、化学物质、放射线等所引起的组织损伤。通常所称的或狭义的烧伤，一般指热力所造成烧伤。热力包括火焰、热液、热蒸气、热金属等。由光电、化学物质放射线所致的烧伤常冠以病因称之，如电烧伤、化学烧伤等。烧伤是平、战时的常见病之一，平时年发病率约为总人口5‰～10‰，其中约10%病人需要住院治疗。

【诊断】

一、伤情判断

（一）烧伤面积的估算

1. 中国九分法：为便于记忆，按体表面积划分为11个9%的等份，另加1%，构成100%的体表面积，即头颈部＝1×9%；两上肢＝2×9%；躯干＝3×9%；双下肢＝5×9%＋1%，共为11×9%＋1%。儿童头大，下肢小，可按下法计算：头颈部面积＝〔9＋(12-年龄)〕%，双下肢面积＝〔46-(12-年龄)〕%。

2. 手掌法：不论性别、年龄，病人并指的掌面约占体表面积1%，此法可辅助九分法，测算小面积烧伤也较便捷。

表 63-1　中国九分法

部位	占成人体表面积%		占儿童体表面积%
头颈			
发部	3		
面部	3	9×1（9%）	9＋（12－年龄）
颈部	3		
双上肢			
双上臂	7		
双前臂	6	9×2（18%）	9×2
双手	5		
躯干			
躯干前	13		
躯干后	13	9×3（27%）	9×3
会阴	1		
双下肢			
双臀	5		
双大腿	21	9×5＋1（46%）	9×5＋1－（12－年龄）
双小腿	13		
双足	7		

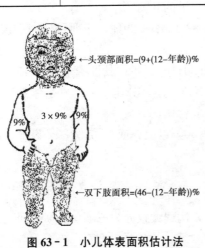

←头颈部面积=(9+(12-年龄))%

3×9%　9%

9%

←双下肢面积=(46-(12-年龄))%

1%

图 63-1　小儿体表面积估计法　　**图 63-2　手掌估计法**

（二）烧伤深度的识别　目前临床普遍采用三度四分法。

1. Ⅰ°烧伤：仅伤及表皮浅层，生发层健在，再生能力强。表面红斑状、干燥，有烧灼感，3～7天脱屑痊愈，短期内有色素沉着。

2. Ⅱ°烧伤：

（1）浅Ⅱ°烧伤：伤及表皮的生发层、真皮乳头层。局部红肿明显，大小不一的水疱形成，内含淡黄色澄清液体，水疱皮如剥脱，创面红润、潮湿、疼痛明显。如不感染，1～2周内愈合，一般不留瘢痕，多数有色素沉着。

（2）深Ⅱ°烧伤：伤及皮肤的真皮层，介于浅Ⅱ°和Ⅲ°之间，深浅不尽一致，也可有水疱，但去疱皮后，创面微湿，红白相间，痛觉较迟钝。如不感染，可融合修复，需时3～4周。但常有瘢痕增生。

3. Ⅲ°烧伤：全层皮肤烧伤甚至达到皮下、肌肉、骨骼或内脏。创面无水疱，呈蜡白或焦黄色甚至炭化，痛觉消失，局部温度低，皮层凝固性坏死后形成焦痂，触之如皮革，痂下可显树枝状栓塞的血管。

（三）烧伤严重性分度

1. 轻度烧伤：总面积9%以下的Ⅱ°烧伤。

2. 中度烧伤：Ⅱ°烧伤面积10%～29%，或Ⅲ°烧伤面积不足10%。

3. 重度烧伤：烧伤总面积30%～40%；或Ⅲ°烧伤面积10%～19%；或Ⅱ°、Ⅲ°烧伤面积虽不到上述百分比，但已发生休克等并发症、呼吸道烧伤或有较重的复合伤。

4. 特重烧伤：烧伤总面积50%以上；或Ⅲ°烧伤20%以上；已有严重的并发症。

二、烧伤临床分期

根据烧伤病理生理的特点，病程大致分为三期，各期之间往往互相重叠。

（一）急性体液渗出期（休克期）　组织烧伤后的立即反应是体液渗出，一般要持续 36～48 小时，伤后 2～3 小时最为急剧，8 小时达高峰，随后逐渐减缓，至 48 小时渐趋恢复。

（二）感染期　继休克后，感染就上升为主要矛盾。浅度烧伤如早期创面处理不当，可出现创伤周围炎症。严重烧伤由于经历休克的打击，全身免疫功能处于低迷状态，对病原菌的易感性很高，早期暴发全身性感染的几率也高，且预后较差。严重烧伤后 2～3 周，组织广泛溶解阶段，又是全身性感染的另一峰期，应予以重视。

（三）修复期　组织烧伤后，炎症反应的同时，组织修复也已开始。浅度烧伤多能自行修复，深Ⅱ°靠残存的上皮岛融合修复；Ⅲ°烧伤靠皮肤移植修复。

【处理原则及治疗要点】

一、处理原则

首先评估生命体征，小面积浅表烧伤按外科原则，清创、保护创面，多能自然愈合。大面积深度烧伤的全身性反应重，处理原则如下：

1. 早期及时补液，维持呼吸道通畅，纠正低血容量休克。
2. 深度烧伤组织是全身性感染的主要来源，应早期切除，自、异体皮移植覆盖。
3. 及时纠正休克，控制感染。
4. 重视形态、功能的恢复。

二、现场急救

1. 迅速脱离热源，脱去燃烧衣物，用非易燃物品覆盖，忌奔跑呼救，以免风助火势，烧伤头面部和呼吸道。避免双手扑打火焰，造成双手烧伤。小面积烧伤立即用清水连续冲洗或浸泡，既可减痛，又可带走余热。

2. 保护受伤部位，创面要求不再污染、不再损伤，避免用有色药物涂抹，以免增加深度判定的困难。

3. 保持呼吸道通畅，火焰烧伤常伴呼吸道损伤，应保持呼吸道通畅，必要时气管插管、给予氧气。

4. 防治休克，中重度烧伤要及时输液，建立有效的静脉输液通道。

5. 镇静止痛剂的应用，疼痛剧烈可酌情使用地西泮、哌替啶等。

6. 注意有无复合伤，对大出血、开放性气胸、骨折等应先施行相应的急救措施。

三、急诊治疗

1. 轻度烧伤的处理　轻度烧伤主要是创面处理，创面用 1∶1000 苯扎溴铵或 1∶2000 氯己定冲洗、移除异物。浅Ⅱ°水疱皮应予保留，水疱大者，可用消毒空针抽去水疱液。深度烧伤的水疱皮应予清除，内层用油质纱布，外层用吸水敷料均匀包扎。面、颈与会阴部烧伤不适合包扎处，则予暴露。一般可不用抗生素。

2. 中、重度烧伤的处理　中重度烧伤应按下列程序处理：①简要了解受伤史后，记录血压、脉搏、呼吸，注意有无呼吸道烧伤及其他合并伤，严重呼吸道烧伤需及早行气管切开。②立即建立静脉输液通道，开始输液。③留置导尿管，观察尿量、尿比重、pH，并注意有无血红蛋白尿。④清创，估算烧伤面积、深度。⑤按烧伤面积、深度制定第一个 24 小时的输液计划。⑥广泛大面积烧伤一般采用暴露疗法。

3. 创面污染重或有深度烧伤者，均应注射破伤风抗毒血清，并用抗生素治疗。

四、烧伤休克

烧伤休克可危及生命，主要表现为心率增快、脉搏细弱；早期脉压变小，血压下降，呼吸浅、快，尿量减少，口渴难忍，在小儿特别明显。早期补液方案为：按照病人的烧伤面积和体重计算，伤后第一个 24 小时，每 1％烧伤面积（Ⅱ°、Ⅲ°）每公斤体重应补胶体和电解质液共 1.5ml（小儿 2.0ml）。胶体（血浆）和电解质液（平衡盐液）的比例为 0.5 : 1，另加以 5％葡萄糖溶液补充水分 2000ml（小儿另按年龄、体重计算），伤后 8 小时内输入一半。第二个 24 小时，胶体和电解质液为第一个 24 小时的一半，水分补充仍为 2000ml。

五、烧伤全身性感染

感染是救治烧伤中突出的问题。烧伤死亡原因中，感染居首位（占 51.8％），大面积烧伤死亡病例中，死于感染者占 75％。

1. 及时积极地纠正休克，维护机体的防御功能，保护肠黏膜的组织屏障。

2. 正确处理创面，对深度烧伤的进行早期切痂、削痂植皮。

3. 针对致病菌选择抗生素，在病菌侵入伊始，及时用药，感染症状控制后，应及时停药，否则易导致体内菌群失调或二重感染（如真菌感染）。

4. 营养支持、水、电解质紊乱的纠正、脏器功能的维护等综合措施均属重要。

5. 抑制多种炎症介质的释放，保护重要脏器功能，预防多脏器功能衰竭。

六、创面处理

1. Ⅰ°烧伤属红斑性炎症反应，无需特殊处理，能自行消退。如烧灼感重，可涂薄层牙膏或面霜减痛。

2. 小面积浅Ⅱ°烧伤清创后，水疱皮完整，应予保存，只需抽去水疱液，消毒包扎。如水疱皮已撕脱，可以无菌油性敷料包扎。如创面已感染，应勤换敷料，清除脓性分泌物，保持创面清洁，多能自行愈合。

3. 深度烧伤由于坏死组织多，应正确选择外用抗菌药物。外用药物有 1％磺胺嘧啶银霜剂、碘附等。外用抗菌药物只能一定程度抑制细菌生长。手术治疗，包括早期切痂（切除深度烧伤组织达深筋膜平面）或削痂（削除坏死组织至健康平面），并立即皮肤移植。

4. 大面积深度烧伤病人健康皮肤所剩无几，需要自体皮、异体皮、生物敷料混合移植修复。

附

电烧伤和化学烧伤

一、电烧伤

【概述】

因电引起的烧伤有两类，有电火花烧伤和电接触烧伤。由电火花引起的烧伤其性质和处理类同火焰烧伤。电接触烧伤有较多特性。伤情取决于接触时间、电流强度、电流性质、电流的径路等。因电流＝电压/电阻，电压越高，电流强度越大；电流导入人体后，因不同组织的电阻不同（依大小顺序为骨、脂肪、皮肤、肌腱、肌肉、血管和神经），局部损害程度有所不同。如骨骼的电阻大，局部产生的热能也大，所以在骨骼周围可出现"套袖式"坏死。体表的电阻又因皮肤的厚薄和干湿情况而异。如手掌、足掌因角质层厚，电阻也高；皮肤潮湿、出汗时，因电阻低，电流易通过，迅速沿电阻低的血管运行，全身性损害重；反之皮肤干燥者，局部因电阻高，损害也较重，但全身性损害相对减轻。"入口"处邻近的血管易受损害，血管进行性栓塞常引起相关组织的进行性坏死和继发性血管破裂出血。电流通过肢体时，可引发强烈挛缩，关节屈面常形成电流短路，所以在肘、腋、膝、股等处可出现"跳跃式"深度烧伤。此外，交流电对心脏损害较大，电流通过脑、心等重要器官，后果较重。

【临床表现及诊断】

1. 全身性损害　轻者有恶心、心悸、头晕或短暂的意识障碍；重者昏迷，呼吸、心搏骤停，但如及时抢救多可恢复。

2. 局部损害　电流通过人体有"入口"和"出口"，入口处较出口处重。入口处常炭化，形成裂口或洞穴，烧伤常深大肌肉、肌腱、骨周，损伤范围常外小内大；浅层组织尚可，但深部组织可夹心坏死，没有明显的坏死层面；局部渗出较一般烧伤重，包括筋膜腔内水肿；由于邻近血管的损害，经常出现进行性坏死，伤后坏死范围可扩大数倍。在电流通过的途径中，肘、腋或膝、股等屈面可出现"跳跃式"伤口。

【治疗】

1. 现场急救　立即切断电源，或用不导电的物体拨离电源；呼吸心搏骤停者，立即进行心肺复苏；复苏后还应注意心电监护。

2. 液体复苏　补液量不能根据其表面烧伤面积计算，对深部组织损伤应充分估计。由于肌肉和红细胞的广泛损害，必将释放大量的血红蛋白和肌红蛋白，在酸血症的情况下，很易沉积于肾小管，导致急性肾衰。为此，早期补液量应高于一般烧伤；补充碳酸氢钠以碱化尿液；还可用甘露醇利尿，每小时尿量应高于一般烧伤的标准。

3. 清创时特应注意切开减张，包括筋膜切开减压。尽管高压电烧伤早期坏死范围不易确定，仍应尽早作较彻底的探查，切除坏死组织，包括可疑的间生态组织（肌肉颜色改变，切割时收缩性减弱），当组织缺损多，肌腱、神经、血管、骨骼已暴露者，在彻底清创后，应用皮瓣修复。对坏死范围难以确定，可以异体皮或异种皮暂时覆盖，2～3天后，再行探查，继续清创，创造条件植皮。在观察过程中，应密切注意继发性出血。床旁常备止血带与止血包，因这类病人可在静卧或熟睡时，血管悄然破裂，大量出血而致休克，遇此情况，应找到破裂血管，在其近心端高位健康血管处

445

结扎。

4. 早期全身应用较大剂量的抗生素（可选青霉素）　因深部组织坏死，局部供血、供氧障碍，应特别警惕厌氧菌感染，局部应暴露，过氧化氢溶液冲洗、湿敷。

5. 注射破伤风抗毒素是绝对指征。

二、化学烧伤

【概述】

可导致烧伤的化学物质不下数千种。化学烧伤的特点是某些化学物质在接触人体后，除立即损伤外，还可继续侵入或被吸收，导致进行性局部损害或全身性中毒。损害程度除与化学物质的性质有关外，还取决于剂量、浓度和接触时间的长短。处理时应了解致伤物质的性质，方能采取相应的措施。常见的酸、碱烧伤与一般的处理原则介绍如下。

【处理原则】

立即解脱被化学物质浸渍的衣物，连续大量清水冲洗，时间应较长。特应注意眼部与五官的冲洗，以预防及减轻继续损伤。急救时使用中和剂并非上策，除耽误时间外，还可因匆忙中选择不当或中和反应中产热而加重损害。早期输液量可稍多，加用利尿剂以排出毒性物质。深度烧伤应尽早切除坏死组织并植皮。已明确为化学毒物致伤者，应选用相应的解毒剂或对抗剂。

1. 酸烧伤　较常见的酸烧伤为强酸（硫酸、盐酸、硝酸）。其共同特点是使组织蛋白凝固而坏死，能使组织脱水；不形成水泡，皮革样成痂，一般不向深部侵蚀，但脱痂时间延缓。急救时用大量清水冲洗伤处，随后按一般烧伤处理。

此外，有些腐蚀性酸烧伤：如苯酚，其脱水作用不如上述强酸，但可吸收进入血循环而损害肾。苯酚不易溶解于水，清水冲洗后，可以70%酒精清洗。又如氢氟酸，其穿透性很强，能溶解脂质，继续向周围和深处侵入，扩大与加深的损害作用特重。立即处理仍为大量清水冲洗，随后用 5%～10% 葡萄糖酸钙（$0.5ml/cm^2$）加入 1% 普鲁卡因创周浸润注射，使残存的氢氟酸化合成氟化钙，可停止其继续扩散与侵入。

2. 碱烧伤　强碱如氢氧化钠、氢氧化钾等也可使组织脱水；但与组织蛋白结合成复合物后，能皂化脂肪组织，皂化时可产热，继续损伤组织，碱离子能向深处穿透。疼痛较剧，创面可扩大、加深，愈合慢。急救时应大量清水冲洗，冲洗时间更应延长。深度碱烧伤适合早期切痂与植皮。碱烧伤中的生石灰（氢氧化钙）和电石（C_2Ca）的烧伤必须在清水冲洗前，先去除伤处的颗粒或粉末，以免加水后产热。

（韩希孟）

第九篇

急性中毒

第64章　急性药物中毒

第一节　急性毒品中毒

世界卫生组织（WHO）将当成毒品使用的物质分成8大类：吗啡类、巴比妥类、酒精类、可卡因类、印度大麻类、苯丙胺类、柯特（KHAT）类和致幻剂类，目前通常意义上的毒品指阿片类（海洛因最常用）、大麻、可卡因、苯丙胺类和氯胺酮等。

阿片类中毒

【概述】

阿片类（opioid）药物包括：阿片类（鸦片、吗啡、海洛因、可卡因）及人工合成镇痛药（哌替啶、美沙酮、阿法罗定、芬太尼、盐酸二氢埃托啡）。目前社会上最具代表性的阿片类毒品为海洛因。

阿片的主要成分为吗啡，大部分在肝内代谢，于24小时内经肾排出，48小时尿中仅有微量。本品主要激动体内的阿片受体，最基本的中枢作用是缓解疼痛，对中枢神经系统先有兴奋，后抑制的作用，但以抑制为主。大剂量吗啡尚可抑制延髓血管运动中枢和释放组胺，使周围血管扩张致低血压和心动过缓、非心源性肺水肿。慢性肝病、肺病等患者更易发生中毒，而饮酒者即使治疗剂量也可导致中毒，巴比妥类等催眠药与本类药物有协同作用，合用易致中毒。

【诊断要点】

1. 有吸毒史或应用此类药物史。

2. 临床表现　阿片类中毒三联征是呼吸抑制、中枢神经抑制、瞳孔缩小。大致可分为四期：①前驱期：头晕、欣快、颜面潮红、脉搏增快。②中毒期：口腔干燥、恶心、呕吐、面色苍白、口唇发绀、四肢乏力、感觉迟钝、昏睡，但能唤醒，呼吸深慢、瞳孔缩小、对光反射存在。③麻痹期：深昏迷、潮式呼吸、呼吸衰竭，瞳孔对光反射及生理腱反射消失，锥体束征阳性，皮肤冰冷、体温降低，血压下降、脉搏细速。偶尔发生非心源性肺水肿。④恢复期：便秘、尿潴留，疲劳、四肢乏力。

3. 实验室检查　血、尿或胃内容物检测到毒物，有助于确立诊断。

【治疗要点】

1. 清除毒物　口服中毒者迅速洗胃，然后灌入活性炭，给予甘露醇导泻、输液、利尿、促进毒物排泄。

2. 尽早使用特效解毒剂　①纳洛酮：以 0.4mg/h 速度静脉持续输注，直至中毒症状缓解后改为 0.1mg/h 维持，以防反跳。重度中毒用纳洛酮首剂 0.4～0.8mg 肌注或静注，必要时 10～15 分钟后可重复，亦可纳洛酮 2mg 加入 5% 葡萄糖液 500ml 中静滴，直至呼吸恢复，总量可达 10mg。若纳洛酮总量已达 10mg，而仍未表现出任何疗效，则应怀疑诊断的正确性。②烯丙吗啡：有对抗吗啡的作用，并有一定的镇痛作用。用法：5～10mg/次，静注或肌注，必要时 10～15min 后可重复给予，总量不超过 40mg。

3. 对症支持疗法　补液维持水、电解质及酸碱平衡，有休克者纠正休克，同时保持呼吸道通畅，吸氧，适当应用呼吸兴奋剂，必要时气管插管、人工呼吸。东莨菪碱能兴奋呼吸中枢，激动循环系统，并可抑制平滑肌蠕动，制止随意肌抽搐，减少并发症。常用量：东莨菪碱 0.3～0.5mg 静注，可重复使用，一日用量 1.5mg，或改用山莨菪碱（654-2）5～10mg 肌注或静注。海洛因及美沙酮过量可出现严重的非心源性肺水肿，可给予肾上腺素、毛花苷 C、多巴胺等处理。重度患者可同时予以血液净化治疗，但效果不

452

确切。

4. 重度海洛因戒断综合征（severe heroin withdraw syndrome, SHWS），少数海洛因吸食者一时得不到毒品出现昏迷、发绀、瞳孔缩小等严重临床表现，与海洛因重度中毒相似，治疗不能使用纳洛酮。除了给氧和维持呼吸外，用吗啡 10mg 稀释后缓慢静脉注射，如 20 分钟无明显改善，再静注 5～10mg，暂时解除其严重戒断症状，挽救生命。

苯丙胺类中毒

【概述】

苯丙胺类（phenamine；phenyl propyl amine）是指以苯丙胺为代表的具有相似化学结构和药理作用的一些化合物。可分为以下四类：①兴奋型苯丙胺类：这类化合物以中枢神经系统兴奋作用为主。代表药有苯丙胺、甲基苯丙胺（又称甲基安非它明、去氧麻黄碱，俗称冰毒）、卡西酮和哌甲酯等。②致幻型苯丙胺类：这类化合物具有导致用药者产生幻觉的作用。代表药有二甲氧甲苯丙胺（DOM）、溴基二甲氧苯丙胺（DOB）和麦司卡林。③抑制食欲型苯丙胺：这类化合物具有抑制食欲作用，包括维洛沙秦、苯二甲吗啉、二乙胺苯丙酮、芬氟拉明及右旋芬氟拉明等。④混合型苯丙胺：这类化合物兼具兴奋和致幻作用，包括亚甲二氧基甲基苯丙胺（MDMA）和亚甲二氧基乙基苯丙胺（MDEA）等，"摇头丸"多指 MDMA。苯丙胺系非儿茶酚胺拟肾上腺素药，可兴奋 α 和 β 肾上腺素受体。影响中脑边缘区，产生欣快感。刺激延髓呼吸中枢，使呼吸频率和呼吸深度增加。对心血管系统产生兴奋作用可使血压升高、心率增快。抑制摄食中枢，导致食欲下降。可导致体温升高。作用于瞳孔括约肌，可使瞳孔扩大。滥用过量可产生幻觉和妄想、认知功能的损害。长期大量滥用可导致神经系统永久性损害，如 MDMA 进入神经系统后，可形成有毒的代谢产物，导致神经末梢退行性改变。

苯丙胺类兴奋剂进入脑部速度快，并在脑组织中蓄积。一般在摄入数分钟内即可产生外周和中枢作用。苯丙胺在人体的半衰期为7～11小时，剂量的30%以原形排泄。排泄率和排出原形的量随尿液 pH 值不同有所差异。碱性尿在 24 小时中排出率约为 45%，其中 2% 为原形药；而酸性尿 24 小时排出率约为 78%，其中 68% 为原形药。

【诊断要点】

1. 有明确的吸食此类毒品的病史。

2. 临床表现　①中枢神经系统：轻度中毒者有情绪紧张，激动不安、幻想、焦虑和谵妄。严重者可致精神错乱、惊厥、自杀或伤人。中枢兴奋后，常继之以疲劳和抑制，患者发生神志朦胧和昏迷，呼吸表浅以至衰竭。②心血管系统：有显著高血压或低血压，心动过速，期前收缩或其他心律失常、心绞痛，晕厥或循环衰竭。③消化系统：胃肠道可出现腹痛、腹胀、腹泻等症状。④其他：有些患者出现脑出血及其他部位出血症状。

3. 辅助检查　血、尿检测到毒物，有助于确立诊断。

【治疗要点】

1. 将患者置于安静的环境，减少或避免刺激。

2. 清除毒物　口服中毒者可给催吐、洗胃、活性炭灌入、甘露醇或硫酸钠导泻。严重者可行血液透析。

3. 无特效解毒药，主要为对症治疗　①保持呼吸道通畅，对频发抽搐、呼吸困难者，应及时气管插管，必要时机械通气。②酸化尿液，为加快苯丙胺的排泄，可口服氯化铵每次 1～2g，tid。或静滴维生素 C 8g/d，使尿液 pH 值在 6 以下。如果病人有高热、出汗、代谢性酸中毒，则不宜酸化尿液。③对昏迷患者可应用纳洛酮，具体见阿片类中毒治疗。④惊厥的处理缓慢静注苯二氮䓬类。如地西泮 10～20mg，必要时 15 分钟重复一次。⑤高血压的处理，严重高血压可导致颅内出血，如舒张压大于 120mmHg，应予紧急处理，可使用酚妥拉明或硝普钠。⑥心力衰竭患者可采用地高辛，禁用磷酸二酯酶抑制剂，发生全身血管痉挛时可以静注酚妥拉明。⑦出现急性精神障碍症状，如幻觉、妄想、意识障碍、伤人行为等，症状严重者可选用氟哌啶醇或地西泮。氟哌啶醇常用剂量：2～5mg 肌注，视病情调整剂量。

第二节　镇静催眠类药物中毒

镇静催眠药通常分为三类：巴比妥类、苯二氮䓬类、其他类，镇静催眠药中毒也是城镇中毒发病率的首位，又以苯二氮䓬类中毒最为常见，中毒的程度与药物的种类、所用的剂量、药物作用时间的长短、急救的迟早、个体差异及肝肾功能状况有关。

巴比妥类药物中毒

【概述】

巴比妥（phenobarbital）类药物主要作用于脑干网状结构。常用量可使上行激活系统向大脑发放的冲动减少，从而达到催眠作用。中毒剂量时可直接损害脑实质而致脑水肿，引起昏睡或昏迷，抑制延髓中枢可引起呼吸衰竭，抑制血管舒缩中枢，可引起外周血管扩张，血压下降、休克。肝、肾功能不全时应用可发生蓄积中毒，少数人对此类药物高度敏感。常用药物有长效类（苯巴比妥、巴比妥）、中效类（异戊巴比妥、戊巴比妥）、短效类（司可巴比妥也称速可眠）、超短效类（硫喷妥钠）。一般说，一次服用超过常用量 5～10 倍可引起中度中毒，15～20 倍可引起重度中毒，苯巴妥致死量为 5～10g。

【诊断要点】

1. 误服或应用大量巴比妥类药物史。

2. 临床表现　轻度中毒时表现嗜睡、情绪不稳定、注意力不集中、记忆力减退、共济失调，发音含糊不清、步态不稳、眼球震颤、瞳孔缩小。重度中毒可有一段兴奋期，表现躁狂、谵妄、幻觉、四肢强直、腱反射亢进，随后进行性中枢神经系统抑制，肌张力松弛，腱反射消失，瞳孔扩大或缩小，昏迷加深，呼吸由浅而慢到呼吸停止，心血管功能由低血压到休克，体温下降常见，胃肠蠕动减慢，皮肤可起大疱，长期昏迷患者可并发肺炎、肺水肿、脑水肿、肾衰竭，发生中毒性肝炎后可有出血、黄疸，少数患者可出现类似传染性单核细胞增多症现象。

3. 实验室检查　病人的胃内容物及血，尿等送检，检测到巴比妥类药物，脏器受损时生化指标异常。

【治疗要点】

1. 洗胃与导泻　首选活性炭混悬液，也可用 1：5000 的高锰酸钾溶液洗胃，可用硫酸钠 30g 导泻，导泻一般不用硫酸镁。

2. 血液净化疗法　昏迷等重度中毒患者可用血液灌流和血液透析清除毒物。

3. 碱化利尿、促进毒物排泄　每日液体可达 3000～4000ml，碱化尿液有利于巴比妥类药物由周围组织释放并经肾脏排泄，可使长效类的肾排泄量提高，方法：20％的甘露醇每次按 1g/kg 快速静点，4～6 小时 1 次，或选用呋塞米 40～80mg 静注，静滴 5％碳酸氢钠 150～250ml，使尿 pH 值达 7.5～8.0。

4. 纳洛酮能与内啡肽竞争阿片受体，对抗巴比妥类药物中枢抑制，用法 0.4～0.8mg 静脉注射，必要时可重复，慎用中枢兴奋剂。

5. 对症支持治疗　维持循环功能，保证气道通畅和充分的换气，可给予高流量供氧，必要时可行气管插管，人工通气，防治感染，维持水电解质平衡等。

苯二氮䓬类药物中毒

【概述】

苯二氮䓬类（benzodiazepines，BZD）镇静催眠药具有选择性高、安全范围大、对呼吸抑制小等优点，除了作为镇静催眠药外，还常被用于抗癫痫、抗惊厥和全身麻醉等。本类药物常用的有三唑仑、艾司唑仑（舒乐安定）、阿普唑仑、（乐安定）、地西泮（安定）、硝西泮（硝基安定）、氯硝西泮（氯硝基安定），氯氮䓬（利眠宁）、氟西泮等。本类药物是特异性苯二氮䓬类受体激动剂，该受体广泛分布于中枢神经细胞的突触部位，与 γ - 氨基丁酸（GABA）受体、氯离子通道形成复合物，能增强 GABA 对氯离子通道的门控作用，使突触前膜过度极化，最终增强 GABA 介导的中枢神经系统抑制作用。

【诊断要点】

1. 误服或应用大量苯二氮䓬类药物史。

2. 轻度中毒时头昏，嗜睡，动作不协调，语言模糊；严重者表现昏迷，呼吸浅弱慢而不规则，甚至呼吸衰竭，心血管系统受抑制可出现四肢冰冷，脉细速，血压下降等，早期瞳孔缩小，肌张力增高，晚期瞳孔散大，肌张力低，腱反射消失，偶有中枢神经兴奋、锥体外系障碍及一时性精神错乱，老年体弱者易有晕厥。

3. 实验室检查　病人的胃内容物及血，尿等送检，检测到苯二氮䓬类药物，受损脏器生化指标异常。

【治疗要点】

1. 洗胃与导泻　用温清水或 1：5000 高锰酸钾溶液洗胃，可用硫酸钠 30g 导泻。

2. 特异性解毒剂　氟马西尼（安易醒）是 BZD 受体特异性拮

抗剂，对 BZD 类药有特异性解毒作用。给药方法：0.2mg，30 秒静脉注射，继之每分钟 0.2mg，直至有反应或总量达 2mg，一般总药量达 0.5～1.0mg 时即可见效。氟马西尼半衰期短，治疗有效后应重复给药 0.1～0.4mg/h，以防症状复发。应避免剂量过大发生抽搐。根据病情调整用量，直至病人完全清醒。若静注本药 5mg 后病人仍未清醒，呼吸功能亦无显著改善，可考虑非 BZD 类药物中毒。不良反应主要有眩晕，面色潮红，焦虑和头痛等。

3. 血液灌流　能加速本类药物的清除，严重患者可以应用。

4. 对症支持治疗　纳洛酮对 BZD 类药所致呼吸抑制有效，方法：0.4～0.8mg 入壶 q0.5～1h 至清醒，维持呼吸和循环功能，呼吸衰竭者行气管插管、人工通气等。

第三节　抗精神病药物中毒

急性氯丙嗪中毒

【概述】

又名冬眠灵，广泛抑制中枢神经系统，出现安定、镇静、抗精神病作用。本品具有中枢多巴胺受体的阻滞作用和抗胆碱能作用。口服吸收好，血浆蛋白结合率＞95％，分布容积 7L/kg，血浆半衰期 16～30 小时。治疗血浓度为 0.5mg/L。成人每天常用量 50～800mg，分次服用。一次剂量达 2～4g，可发生急性中毒反应，主要毒性在心血管系统和中枢神经系统。

【诊断要点】

1. 误服或大量有应用本类药物史。

2. 临床表现

（1）急性中毒主要表现为昏迷、血压下降甚至休克。心电图异常的发生率达 70％～80％，以 QT 间期延长最为多见，偶见 QRS 增宽。

可出现低体温，少数患者出现恶性症候群（malignant syndrome），临床表现为高热、昏迷、自主神经功能障碍（多汗、流涎、血压下降、心动过速、呼吸困难等）及震颤麻痹综合征等。

（2）个别患者在服药过程中突然因心脏意外、低血压、休克或肺栓塞而死亡。锥体外系反应：静坐不能、运动不能、语言不清、吞咽困难、扭转性痉挛、流涎等表现。本药可引起抑郁状态、意识障碍、兴奋躁动和幻觉妄想等药源性精神异常。

（3）眼部的并发症有眼压升高、角膜和晶状体混浊。服用氯丙嗪偶有引起儿童发育迟缓、女性乳房增大、乳溢、月经停止。

（4）过敏反应，常在用药后 6~12 周出现白细胞减少，少数发生再生障碍性贫血、溶血性贫血、血小板减少；出现发热、皮疹、哮喘、紫癜、中毒性肝炎、黄疸等。

3. 实验室检查　相应器官损害表现，血、尿液氯丙嗪检查阳性有利诊断。

【治疗要点】

1. 尽早洗胃　洗胃后用药用炭 50g 制成悬液注入胃内，每 4~6 小时 1 次。硫酸钠导泻。氯丙嗪等吩噻嗪类镇吐作用强，故用催吐药效果不好。

2. 氯丙嗪中毒无特效解毒药，以对症支持治疗为主，保持呼吸道通畅，吸氧；发生休克时应先输液补充血容量，充足补液后血压仍不回升，可选用升压药，如间羟胺、去甲肾上腺素等升压，禁用肾上腺素；氯丙嗪具有抗胆碱能作用，但在严重中毒时乙酰胆碱 M 样作用突出，导致支气管液体增多及肺水肿，可用山莨菪碱（654-2），10mg，每 10min 静注 1 次，待肺水肿好转后减量维持，每小时 1 次，6 小时后每 3 小时 1 次；严重中毒应做血液灌流，利尿及血液透析无效；对抗室性心律失常用利多卡因，室性心动过速引起低血压时，可用电复律。震颤性麻痹综合征可予盐酸苯海索或苯海拉明口服；急性肌张力障碍给予氢溴酸东莨菪碱 0.3mg 肌注，静坐不能可选用左旋多巴、地西泮口服；中枢神经系统抑制较重时，用纳洛酮；如有中枢神经系统兴奋症状及惊厥、痉挛或癫痫大发作，可用异戊巴比妥钠 0.3～0.5g 缓慢静注；出现黄疸、肝大或有过敏性皮炎时，可用地塞米松静滴，同时进行保肝治疗。

第四节　抗抑郁症药物中毒

抗抑郁药包括单胺氧化酶抑制剂（MAOI）、三环类抗抑郁药（TCA）、四环类抗抑郁药及 5-羟色胺再摄取抑制剂（SSRIs），因 MAOI 有严重不良反应临床已很少应用，SSRIs 选择性强、不良反应少，四环类抗抑郁药与三环类抗抑郁药药理作用和不良反应相似，但副作用少，中毒表现和处理基本相同。

三环类抗忧郁药中毒

【概述】

三环类抗忧郁药国内有阿米替林（amitriptyline）丙咪嗪（imipramine）多塞平（doxepine）等，主要作用于间脑（特别是下丘脑）及边缘系统的"情绪中枢"部位，发挥调整作用三环类抗忧郁药能阻止生物胺回收，产生抗忧郁作用。1.5～3.0g 剂量可致严重中毒而死亡。

【诊断要点】

1. 三环类抗忧郁药误服、自服史。

2. 临床表现　一次顿服 TCA 1250mg（25mg×50 片）可能引起死亡。超剂量服药可出现严重毒性反应。TCA 超量中毒表现为特征性的昏迷、惊厥发作和心律失常三联症。另外还可见高热、低血压、肠麻痹、尿潴留、呼吸衰竭、心脏骤停等。临床早期由于这类药物的抗胆碱能作用，在中毒陷入昏迷前常见兴奋激动体温升高肌阵挛或癫痫样发作。心血管的毒性作用方面，血压先升高然后降低，心肌损害，心律失常，突然虚脱甚至心搏停止。心律失常以室上性为多，由于本类药物有奎尼丁样作用，有时可发生室性早搏、室性心动过速甚至室性颤动，并伴有传导阻滞。

3. 实验室检查：呕吐物、胃液、血液，均可测定三环类抗抑郁药物浓度。

【治疗要点】

1. 清除毒物　及早洗胃、活性炭灌入、甘露醇或硫酸钠导泻，本类药物在胃内排空延迟吸收缓慢，即使口服已在 6 小时以上，仍应争取洗胃灌肠。

2. 目前尚无特效解毒剂，水杨酸毒扁豆碱可对抗三环类抗忧郁药的中枢及周围抗胆碱能反应，但易诱发癫痫或严重心动过缓型心律失常，甚至停搏，应用时需密切观察。

3. 血液净化治疗　三环类抗忧郁药与蛋白质高度结合，而且水溶性差，因而强化利尿及血液透析的排毒效果都不理想，对严重中毒伴有难治性低血压可试用血液灌洗。

4. 通常抢救及时可望 48 小时恢复，但部分病人因残余药物经肠肝循环再吸收引起的病情反复，可服用活性炭，2 片/次，每日 3 次，共 1～2 日加以预防，并严密观察 3～4 日。

5. 对症与支持疗法　维持呼吸和循环功能，低血压可用晶体或胶体溶液扩容，对严重室性心律失常者，以静脉注射利多卡因为好，盐酸普萘洛尔（心得安）、苯妥英钠也可应用禁用能延长复极时间的药物如奎尼丁、普鲁卡因酰胺等。

第五节　解热镇痛药物中毒

解热镇痛药，为一类具有解热、镇痛药理作用，同时还有显著抗炎、抗风湿作用的药物。因此，本类药物又称为解热镇痛抗炎药。鉴于其抗炎作用与糖皮质激素不同，国际上将这类药物归入非甾体类抗炎药类。其临床应用广泛，代表药物有阿司匹林、对乙酰氨基酚、布洛芬、吲哚美辛等。

水杨酸类药物中毒

【概述】

临床上常用水杨酸类药物有水杨酸钠、阿司匹林（乙酰水杨酸）和复方阿司匹林（由阿司匹林、非那西丁及咖啡因共同制成）等，均具有解热、镇痛作用，中毒时可产生各脏器损害，本类药物可直接刺激消化系统，产生肝肾损害，引起出血倾向及症状，直接刺激呼吸中枢引起过度换气等，本药能通过乳汁影响婴儿。常因一次吞服大量或在治疗过程中剂量过大及频繁投用而致中毒，阿司匹林成人经口最小致死量约为 5～10g，小儿可发生瑞氏综合征（Reye syndrome）。

【诊断要点】

1. **毒物接触史** 有服用大量水杨酸类药物史，婴儿大面积外用水杨酸药膏可致中毒。

2. **临床表现** ①轻度中毒：咽喉、上腹部灼热感、恶心、呕吐、腹泻、头痛、头晕、耳鸣等；②重度中毒：大量出汗、面色潮红、频繁呕吐、出血倾向、皮肤花白、发绀、呼吸深快、烦躁不安、精神错乱、惊厥，并可出现昏迷、休克、呼吸衰竭。

3. **实验室检查** ①血气分析早期呈呼吸性碱中毒，后期呈代谢性酸中毒；可见血钾降低、高血糖或低血糖症，初期尿液呈碱性，后期呈酸性，尿酮阳性；凝血时间、凝血酶原时间延长；血小板聚集功能异常；血、尿、②胃液或呕吐物洗衣出液三氯化铁试验阳性，血中水杨酸盐定性阳性，中毒血药浓度值为 150～300mg/L，致死浓度值约 500mg/L。

【治疗要点】

1. **清除毒物** 立即停药，用清水或2%～5%碳酸氢钠溶液洗胃，硫酸钠导泻，同时灌服活性炭 50～100g。

2. 加速排泄　水杨酸类自尿中排出的速度取决于尿 pH 值，pH 值 7.5 的排出量是 pH 值 6 时的 20～30 倍，可补液、用碳酸氢钠碱化尿液。

3. 对症及支持治疗　维持呼吸循环功能，吸氧，纠正电解质与酸碱平衡失调，防治休克和脑水肿。对抽搐者可用小剂量镇静、抗惊厥药物。有出血倾向时给予大剂量维生素 K_1 静注，也可用维生素 K_3 肌注，必要时输新鲜血、血浆。病情危重者应尽早行透析疗法，指征为：血清水杨酸浓度＞900mg/L，循环不稳定、难治性代谢性酸中毒、严重低钾血症或者肾衰竭。

对乙酰氨基酚中毒

【概述】

对乙酰氨基酚（扑热息痛）是乙酰苯胺类解热镇痛药，是世界卫生组织推荐的首选退热药物，我国也广泛推荐于儿童和成人的感冒症状。也是全世界应用最广泛的药物之一。对乙酰氨基酚自胃肠道吸收迅速，治疗剂量口服 30～120min 后血浆浓度达最高峰。90％药物在肝内与葡萄糖醛酸和硫酸物结合，从尿中排出；仅 2％～4％经肝内细胞色素 P - 450 混合功能氧化酶系统代谢，成为有毒的中间代谢产物与谷胱甘肽结合，使后者消耗殆尽，未结合的代谢物与肝细胞蛋白质结合而致肝细胞坏死。因此，其肝毒性是最主要的不良反应。对乙酰氨基酚的治疗量为 10～15mg/kg。儿童中毒量为 150mg/kg，成人经口中毒量约为 7.5g，致死量为 5～20g。造成肝坏死的剂量阈值约为 250mg/kg。

【诊断要点】

1. 毒物接触史　有服用大量对乙酰氨基酚药物史，少数有葡萄糖- 16 -磷酸脱氢酶缺乏症病史或家庭史。

2. 临床表现 ①服药后 24h 内：患者可有轻度厌食、恶心、呕吐和出汗；②服药后 24～48h：患者自感稍好，但有右上腹肝区疼痛，并可发现肝功能异常；③2～4d 后发生肝坏死、肝性脑病、心肌损害及肾衰竭，黄疸明显、凝血酶原时间显著延长。

3. 辅助检查 血液毒检可检出对乙酰氨基酚成分，可有肝功能损伤及凝血酶原时间延长。

【治疗要点】

1. 清除毒物 立即停药，大剂量服用后，给予催吐、洗胃，服用活性炭，硫酸钠导泻。

2. 应用解毒剂，早期给予含巯基化合物以替代谷胱甘肽与药物中间代谢产物相结合，可明显减轻肝损害。蛋氨酸及巯乙胺都有解毒作用，目前主要选用痰易净（乙酰半胱氨酸，N - acetylcysteine，NAC）140mg/kg，溶于 5% 葡萄糖溶液中静滴，以后每 4 小时用 70mg/kg，至 72 小时为止。也可给予 20% 痰易净水溶液口服或灌胃，第一次剂量为 140mg/kg，以后每 4h 服 70mg/kg，一般需 17 次剂量，口服 NAC 的病人服药后 36 小时内必须观察血清 AST 和肌酐。只有在两者都正常时始能停用，如两者不正常，就要以 150mg/(kg·d) 的剂量继续服用，直到两者正常为止。由于药用炭可吸附痰易净，故不能同时服用；如服药超过 24h，痰易净解毒作用减弱。

3. 对症及支持治疗早期、短程、足量应用糖皮质激素 氢化可的松、地塞米松等。

4. 对症治疗 对有肝功能衰竭者，应给予相应处理，并加强支持治疗，有出血者可用维生素 K，有严重肾功能损害时，可考虑行血液净化疗法。

第65章 急性农药中毒

农药（pesticides）指用于消灭、控制危害农作物的害虫、病菌、鼠类、杂草及其他有害动植物和调节植物生长的药物。按其用途可分为杀虫剂、除草剂、杀菌剂、杀螨剂、杀线虫剂、杀软体动物剂、杀鼠剂、熏蒸剂、脱叶剂和植物生长调节剂等。按化学结构可分为有机磷类、拟除虫菊酯类、氨基甲酸酯类、有机氮类、沙蚕毒素类、有机硫类、有机氯类、有机锡类等。其中以杀虫剂品种最多，用量最大，我国目前杀虫剂用量居首位的为有机磷类，有机磷农药中毒也最为常见。各种农药毒性相差悬殊，由于农业特点、地理位置及市场供应不同，农药中毒也呈现不同特点，随着百草枯等除草剂的广泛使用，其中毒也日渐增多。农药中毒是中毒和意外死亡的主要病因之一，以急性生活性中毒为多，主要是由于误服或自杀，在农药的生产、运输、贮存、施用各个环节也可能发生急性中毒，多由于不遵守有关操作规程所致。

第一节 急性有机磷农药中毒

【概述】

急性有机磷农药中毒（acute organophosphorous pesticides poisoning，AOPP）是指机体接触有机磷农药致使乙酰胆碱酯酶活性受到抑制引起体内乙酰胆碱蓄积，胆碱能神经持续冲动导致先兴奋后衰竭的一系列人体器官功能紊乱表现，主要为毒蕈碱样、烟碱样和中枢神经系统症状，可依次发生胆碱能危象、中间综合征和迟发性多发性神经病变。病死率总体在10%以上，有机磷农药的主要品种多为杀虫剂，少数品种用作杀菌剂、杀鼠剂、植物生长调节剂或除草剂。本类农药多为油状液体，少数为晶状固体，多数有蒜臭味，挥发性强，易溶于有机溶剂，不溶或微溶于水，遇碱后迅速分解破坏。但美曲膦酯易溶于水，遇碱后可转变为毒性更大的敌敌畏。目前临床引起中毒常见的有机磷农药有以下几类：①剧毒类：如甲拌磷、内吸磷、对硫磷。②高毒类：如甲基对硫磷、甲胺磷、敌敌畏、氧乐果、马拉氧磷等。③中毒类：乐果、美曲膦酯、久效磷等。④低毒类：马拉硫磷、辛硫磷等。近年剧毒类有机磷农药中毒逐渐少见，中、低毒类及其混配农药中毒常见并呈现不同的临床特点。

有机磷农药可通过各种途径进入机体，一般情况下，经胃肠道和呼吸道进入机体时，吸收完全且迅速，由于摄入农药毒性及量的差异，于数分钟到 2 小时发病，剧毒类数滴入口可致死亡。肌肉和静脉途径发病更加迅速凶险，经皮肤吸收缓慢，潜伏期可长达 12 小时，易发生漏诊或误诊。有机磷农药中毒一旦出现症状则快速进展。此类毒物进入机体后迅速分布于全身各脏器，穿透血脑屏障能力较强，尤其以肝中浓度最高，胃肠黏膜和皮下脂肪组织可以储存并有再释放的特点。主要在肝内代谢，分为氧化和降解两种形式。一般情况下氧化后的代谢产物大多数比原来的毒性增强，降解可使有机磷农药的毒性减弱，有机磷农药在体内经代谢转化后一般数日内排出体外，主要经肾，小量经粪便排泄，个别品种也可经呼吸道微量排出。

【诊断要点】

1. 急性胆碱能危象（acute cholinergic crisis，ACC）：有机磷农药中毒的早期症候群，主要表现为毒蕈碱样（M 样）、烟碱样（N 样）及中枢神经等胆碱能神经兴奋的一系列临床表现。

（1）明确的有机磷农药接触史。注意仔细询问有机磷农药的接触途径、剂量、具体品种和时间。

（2）临床表现特点

①轻度中毒：主要表现为轻度中枢神经系统症状和毒蕈碱样症状，患者多表现为头晕、头痛、视力模糊、瞳孔缩小、恶心、呕

466

吐、多汗、胸闷等。全血胆碱酯酶活力为正常的 $70\%\sim50\%$ 。

②中度中毒：除上述症状外加烟碱样症状，较为特征的为出现肌束颤动，但神志清楚。同时常伴有瞳孔明显缩小，轻度呼吸困难、流涎、腹痛、腹泻。全血胆碱酯酶活力降至为正常的 $50\%\sim30\%$ 。

③重度中毒：除上述症状外，发生昏迷、脑水肿、呼吸衰竭、肺水肿之一者，严重者发生呼吸循环衰竭、休克、心源性猝死等。全血胆碱酯酶活力降至正常的 30% 以下。

（3）实验室检测的意义：通常认为全血或红细胞胆碱酯酶活力测定是诊断有机磷农药中毒的特异性实验室指标，对中毒程度、药物疗效判定和预后估计均有重要意义，血浆胆碱酯酶活力测定是有机磷农药中毒的敏感指标，由于检测方法的差异，敏感性和特异性不同。血中毒物检测可以明确诊断，尿中有机磷农药分解产物测定对诊断有一定提示作用。

2. 中间综合征（intermediate syndrome，IMS）：经过治疗的患者在胆碱能危象消失后 $1\sim4$ 天，个别可在中毒后 9 天，以肢体近端肌肉、颅神经支配的肌肉以及呼吸肌的无力和麻痹为突出表现的症候群。其临床表现为：意识清醒、抬头无力、肩外展和屈髋困难、睁眼无力、眼球活动受限、复视、声音嘶哑和吞咽困难。部分患者出现呼吸肌无力和麻痹，开始诉说呼吸困难，表现呼吸浅快以及由于缺氧导致的口唇面部发绀、烦躁，如不及时有效人工呼吸，患者很快死亡。胆碱酯酶活力一般低下，神经肌电图检查类似重症肌无力表现。

3. 迟发性多发神经病变（organophosphate induced delayed polyneuropathy，OPIDP）：多见于重度中毒患者，在急性中毒症状消失 $2\sim4$ 周出现肢体末梢神经炎、下肢瘫痪、四肢肌肉萎缩等神经系统症状，严重者呈格林-巴利样表现。患者有感觉障碍，站立不稳和拿物困难等。检查可见足下垂、腕下垂、肌肉塌陷、痛觉消失。肌电图呈失神经样表现。

4. 反跳：机磷中毒患者经积极抢救治疗，在症状明显缓解的恢复期，病情突然反复，再次出现胆碱能危象并且加重。这种临床现象称为"反跳"。反跳后病情凶险，病死率高，多见于忽视复能剂应用的中、重度中毒患者，中毒后2~8日发生，乐果、氧化乐果、马拉硫磷和剧毒类农药易发生反跳。

5. 心肌损害与猝死：有机磷农药可直接或间接造成心肌损伤，使心肌收缩力减弱，心功能受损，甚至出现心力衰竭；心电图可出现各种心律失常、传导阻滞、复极化异常。一旦出现了表示传导阻滞的 Q-T 间期和 Q-TC 间期延长，常提示病人心肌受损伤较重，预后不良，可发生心源性猝死。有机磷农药中毒"猝死"是指在临床症状体征完全消失数日，甚至1周以后，病人无有机磷农药中毒症状体征复现，而突然心跳呼吸停止，其原因可能与心肌受损有关，多见年龄偏大和中毒程度严重的患者。

6. 诊断注意事项

(1) 诊断的内容一般包括中毒途径、农药名称、中毒程度、并发症四个方面，由于毒物接触途径、剂量及就诊时间不同，临床表现可出现不同特点，应动态观察和补充诊断。

(2) 急性有机磷农药中毒诊断主要根据临床表现，有机磷农药接触史，呼气及呕吐物中特殊的蒜臭味，大汗、瞳孔明显缩小以及其他相关临床表现即可做出诊断。如化验检查血胆碱酯酶活力降低，可明确诊断。当毒物接触史不详时，宜和氨基甲酸酯类农药相鉴别，但早期仅靠临床表现鉴别诊断困难，血中毒物检测可帮助鉴别。

(3) 有机磷农药与其他毒物（农药、药物等）混合中毒常见，避免漏诊。

【治疗要点】

一、维持主要脏器功能

呼吸衰竭是急性机磷农药中毒的主要死因，维持呼吸循环功能正常是抢救成功的关键。无论是早期的中枢性呼吸衰竭，还是随后发生的周围性呼吸肌麻痹，一旦出现呼吸衰竭应首先气管插管，机械辅助通气。

二、尽早彻底清除毒物

立即脱离中毒现场，脱去污染的衣物，用清水或肥皂水清洗污染的皮肤、毛发和指甲。口服中毒者需及时给予洗胃，无禁忌证不具备洗胃条件时可先行催吐，严防误吸。

洗胃应注意的问题：①洗胃越早、越彻底，效果越好。洗胃应本着"先出后入，快出快入，出入相当"的原则。每次洗胃液注入量不超过 300ml，总量通常 1 万～2 万毫升。液温与人体温度相当，洗胃时要注意变动体位，不遗留"盲区"。②凡口服中毒者，无论时间长短、病情轻重，只要症状存在，均应尽早彻底洗胃。③有条件时以电动洗胃机洗胃效果更好，首次洗胃可用生理盐水（紧急时可用清水）、2％碳酸氢钠溶液（美曲膦酯忌用）或 1：5000 高锰酸钾溶液（对硫磷忌用）反复清洗直至液体清亮无味为止。也可用8mg％去甲肾上腺素生理盐水溶液洗胃，使胃黏膜血管收缩，减缓毒物吸收，尤其适用于合并上消化道出血患者的反复洗胃。④首次彻底洗胃后宜保留软胃管，并用 1％碳酸氢钠溶液或生理盐水200～300ml 多次间断洗胃，开始 q1-2h，以后视病情改为 q3-4h，一般中、重度中毒患者 3～5 天后引流液中无农药味时拔出胃管。通过胃管可监测消化道出血，胃内注药，鼻饲。⑤对于极重症中毒，有插胃管禁忌证或插管困难病人，可行胃造瘘置管洗胃或剖腹洗胃。⑥洗胃应与阿托品、胆碱酯酶复能剂同时应用。当出现呼吸衰竭时应首先气管插管人工通气，然后洗胃。

AOPP 患者导泻效果多不理想，目前主张洗胃后可从胃管注入硫酸钠 20～40g，或注入 20％甘露醇 250ml。

三、早期足量特效抗毒药物应用

重用复能剂辅以适量的阿托品应成为急性有机磷农药中毒的救治原则，如不能迅速建立液路，氯解磷定和阿托品可行肌注。

（一）胆碱酯酶复能剂的应用　常用的药物有碘解磷定

（PAM）和氯解磷定（M－CL），此外还有双复磷（DMO4）和双解磷（TMB4）、甲磺磷定（P4S）等。肟类复能剂不仅能复活磷酰化酶（中毒酶），也直接对抗有机磷所致肌无力、肌麻痹，尚有较弱的阿托品样作用。作为治"本"措施，其使用原则应是早期、足量、足疗程。复能剂的常见副作用有头晕、视力模糊、血压升高，剂量过大也可引起神经肌肉传导阻断及抑制胆碱酯酶活力。氯解磷定因其使用简单（肌注）、安全（其抑制胆碱酯酶的有效剂量比重活化剂量大 2 个数量级）、高效（是解磷定的 1.5 倍），应作为复能剂的首选。氯解磷定的有效血药浓度为 4mg/L 以上，只有首次静脉注射或肌肉注射才能达到有效血药浓度，半衰期为 1.0～1.5h，日总量不宜超过 12g，常用复能剂首次剂量见附表 65－1。

表 65－1　常用胆碱酯酶复能剂首次用量

药物名称	轻度中毒	中度中毒	重度中毒
解磷定	0.4～0.8 克	0.8～1.2 克	1.2～1.6 克
氯解磷定	0.5～1.0 克	1.0～1.5 克	1.5～2.5 克
双复磷	0.25～0.5 克	0.5～0.75 克	0.75～1.0 克
复方解磷注射液	1/2～1 支	1～2 支	2～3 支

用药过程中需注意的问题：①上述药物一般稀释后静脉缓慢注射或肌注。由于半衰期短，经肾排泄快、无蓄积作用，为维持有效血药浓度，应重复给药。②复能剂只有达到有效血液浓度才对中毒酶有较好重活化作用，不宜采用静脉滴注方式给药。③此类药物脂溶性低，不易透过血脑屏障，中枢神经系统症状明显时可加大给药剂量，才有可能起到一定作用。④解磷定水溶性差、副作用大、药理作用弱，目前大多数国家已不用。国内氯解磷定已逐渐取代解磷定，敌敌畏、乐果、马拉硫磷应用有效。⑤根据临床症状和体征，以及胆碱酯酶活力监测指导用药。氯解磷定可采用多部位肌肉注射，重度中毒者给予首次剂量后 1h 再次给予氯解磷定 1g im，q1h，连续 2 次后改为 1g im，q2h，连续 3 次后改为 1g im，q3h，

连续三次，以后 1g im，q3 - 6h；中度中毒者应用氯解磷定 1g im，q3 - 4h；轻度中毒者应用氯解磷定 1g im，q4 - 6h；后酌情延长用药间隔时间，疗程一般应用 5～7 天，严重病例可适当延长用药时间。⑥不能代替阿托品的快速治"标"作用，当阿托品过量或中毒时大量复能剂的应用加重阿托品毒性。⑦禁与碱性药物配伍，VitB1 抑制解磷定和氯解磷定从肾小管排泄。

（二）抗胆碱药的应用：此类药物通过阻断乙酰胆碱的 M 样作用，减轻或消除毒物所致的毒蕈碱样症状，对抗有机磷农药所致的呼吸中枢抑制、肺水肿、循环衰竭，挽救生命，起到治"标"的作用。

1. 使用原则：早期、适量、反复、高度个体化，直至毒蕈碱样症状明显好转或达到阿托品化。

2. 常用药物及用量：见附表 65 - 2。

3. 使用方法：抢救时多提倡静脉给药，病情恢复维持治疗时可皮下注射或肌肉注射。

一般情况下阿托品静脉注射 1～4 分钟即可发挥作用，8 分钟可达高峰，全身性作用可维持 2～3 小时。如抢救时给药 10 分钟未见症状缓解即可重复给药，特别严重病人每 5 分钟即可重复给药，重复剂量采用中度、轻度量，达阿托品化后减量延时，一般轻度中毒：0.5mg q4～6h；中度中毒：0.5～1mg q4～6h；重度中毒：0.5～1mg q2～6h 。3h 以上多采用皮下注射。

表 65 - 2　抗胆碱药物治疗急性有机磷中毒的首次剂量

药物	轻度中毒	中度中毒	重度中毒
阿托品	2～4mg	4～10mg	10～20mg
东莨菪碱	0.3～0.5mg	0.5～1.0mg	2.0～4.0mg
苯那辛	2～4mg	4～10mg	10～15mg
甲磺酸苯扎托品	1.0～2.5mg	2.5～5.0mg	5.0～10mg

4. 阿托品化的指标：阿托品化是指临床出现皮肤干燥、口干、心率加快达 90～100 次/分，瞳孔较前扩大并不再缩小，颜面潮红，肺部啰音显著减少或消失，意识状态好转。目前临床推荐的判别标准已不将后四项作为必备指标，但仍不失为可参考指标。

立即氯解磷定 2g 肌注，首次剂量后 1h 再次给予氯解磷定 1g im，q1h，连续 2 次后改为 1g im，q2h，连续 3 次后改为1g im，q3h，连续三次，以后 1g im，q3－6h；根据临床症状和胆碱酯酶活力调整剂量。及早建立静脉通路，首剂阿托品 20mg 静注，不能建立液路时尽早肌注，以后每 5～10 分钟后重复应用 5mg，连续用药三次观察反应，如病情无好转，可将上述剂量增加 2mg，用药三次后酌情继续治疗，力争 2 小时内达阿托品化。阿托品化后通常每小时 1～2mg 阿托品即可维持。

5. 阿托品中毒的表现：当抢救治疗过程中患者出现下列表现时应考虑阿托品中毒：①瞳孔明显扩大，颜面绯红，皮肤干燥；②原意识清楚的病人出现神志模糊、谵妄、幻觉、狂躁不安、抽搐或昏迷；③心动过速，同时伴有明显尿潴留。

6. 阿托品应用过程中需注意的问题：①阿托品用量不足或中毒均影响预后，特别在胆碱能危象开始阶段要重视阿托品应用，不能因怕中毒而用量不足，尽早达阿托品化可明显降低病死率。②当阿托品中毒与有机磷中毒并存时阿托品化难以判断，增加 AOPP 病死率。盲目大量应用阿托品可使毒蕈碱受体上调，形成阿托品依赖，膈肌功能抑制。严重的阿托品中毒并不出现典型的阿托品过量或早期中毒表现，可直接呈现中枢抑制，皮肤苍黄，瞳孔回缩，甚至心率减慢，呈现"阿托品化翻转现象"。儿童对阿托品敏感，正常致死量为 11mg。③明显发绀、低血钾的病人应在纠正缺氧和电解质紊乱同时使用阿托品，否则有引起室颤的危险；④足量胆碱酯酶复能剂的应用明显减少阿托品用量；⑤对心动过速或高热的病人在使用中等以上剂量药物时应特别慎重，并注意观察；⑥注意纠正酸中毒，否则很难达到阿托品；⑦阿托品停药宜逐渐减量延时，可以由静脉改肌注或皮下注射，再口服，直至全血胆碱酯酶活力达正常 60％以上，临床症状和体征消失才可停药，特别对乐果、氧乐果中毒者停药后仍需密切观察一定时间。

7. 阿托品试验治疗：对不能及时明确诊断的病人，必要时可进行阿托品试验治疗。具体方法为：静脉注射阿托品 1mg，观察10 分钟。如病人出现瞳孔散大，颜面潮红，口鼻干燥，心动过速为阳性表现，多不支持有机磷农药中毒。

四、防治脑水肿

脑水肿是有机磷农药中毒的严重并发症，多在重度中毒病人昏迷持续 12 小时以上时发生，除了有机磷中枢毒性作用外，缺氧是重要的促发和加重因素。一旦出现脑水肿，常影响阿托品化判断。救治过程中病人出现血压升高、四肢抽搐、昏迷加深、呼吸节律不齐与球结膜水肿等变化，要考虑脑水肿，如有瞳孔不等大和视乳头水肿则可确诊。防治脑水肿要在抗毒治疗的基础上积极脱水治疗。昏迷病人救治 2 小时尚未清醒，就要用甘露醇和地塞米松防治脑水肿。20％甘露醇 125～250mL，每 6～8 小时一次；地塞米松 5～10mg，每 8～12 小时一次；补充新鲜血浆和白蛋白，提高胶体渗透压，有利脑水肿的防治。

五、血液净化方法

近年国内倾向急性有机磷农药中毒重危患者行血液灌流，因为任何措施均无此依据。根据有机磷的毒代动力学特点，应在中毒24 小时之内在急诊抢救室床旁进行。通常掌握指征为：经规范的常规和抗毒药治疗不见好转的重度中毒，或有机磷农药混合其他能有效吸附的毒物中毒；急性有机磷农药中毒同时合并了严重的阿托品中毒，或难以鉴别是否合并阿托品中毒，行血液灌流有助于减轻阿托品的毒性和帮助鉴别。血液灌流时因解毒剂可同时被吸附，应注意继续应用阿托品及胆碱酯酶复能剂，以维持阿托品化，行血液灌流后，因毒物的清除，应调整解毒剂的用量。出现循环功能衰竭时可行 CRRT 治疗。

六、重症监护

急性中、重度中毒或口服达致死量的患者应常规行心电、血压、氧饱和度监测，观察用药后反应，定期检测肝、肾功能、血糖、电解质；查血气、床旁 X 线胸片，床旁备有气管插管的器械；应用呼吸机者根据病情调整呼吸参数；转运患者要有能熟练进行气管插管的医师陪同。

七、其他治疗

（一）对症支持治疗 加强呼吸道管理，保持呼吸道通畅，避免机械通气相关性肺炎和肺损伤，维持呼吸功能正常应始终作为有机磷农药中毒的救治要点。维持水电解质平衡，特别注意纠正低血钾、酸中毒；早期给予静脉营养，当彻底洗胃、胃肠功能恢复后给予肠内营养；应用有效抗生素防治肺部感染；营养心肌药物应用，及时纠正各种心律失常，心功能不全时强心利尿；也可以给予输新鲜血液或采用换血疗法，以补充胆碱酯酶。

（二）中间综合征的治疗：及时有效的人工通气是抢救成功的前提，重用复能剂是预防和治疗的有效措施。

（三）反跳的防治：一旦发生"反跳"，宜寻找原因并纠正，如毒物清除不彻底，复能剂应用不够等，应再次足量复能剂和抗胆碱药物应用，必要时行胃十二肠液引流，清除可能含毒的胆汁，然后进食。

（四）混合中毒的处理：宜详细了解混合制剂的品种和成分，根据临床表现判断主要毒性，综合救治。在目前常见混配农药中毒中，有机磷农药的症状和体征往往出现早表现明显。当有机磷农药和氨基甲酸酯类农药或拟除虫菊酯农药混配中毒时按有机磷农药中毒处理；与杀虫脒中毒共存时加用亚甲蓝治疗高铁血红蛋白血症；酒精增加有机磷农药的毒性，饮酒误服有机磷农药症状出现更早更严重，在治疗有机磷农药中毒时加用纳洛酮对抗中枢抑制。

（五）迟发性多发神经病：经营养神经、针灸、按摩等治疗多在半年到一年内恢复。

【有机磷农药中毒的预后与出院标准】

1. 有机磷农药中毒的预后：不仅与接触毒物的方式、种类和量有关，也与中毒后是否处理及时合理有关。老年人和儿童对农药敏感，致死量小于成年人。空腹喝药，原有基础疾病，体质虚弱，复合药物中毒均使病情加重，影响预后。以下情况提示预后不良：①口服有机磷杀虫剂剂量过大，而发现病人时间过晚或者深昏迷达8小时以上者。②长时间持续昏迷伴血压高及顽固性强直抽搐者，或阵发性抽搐伴呼吸肌麻痹者。③心动过速或心律失常伴急性心衰者。④两肺广泛啰音，气道分泌物黏稠，引起梗阻性窒息者。⑤经抢救后清醒，而再度陷入昏迷伴中枢性呼吸衰竭者。⑥循环衰竭，出现休克或肾功能重度受损者。⑦内吸磷、对硫磷、甲拌磷、马拉硫磷、乐果等在体内氧化后毒力更强，可能引发"反跳"。

呼吸衰竭、脑水肿及循环衰竭是常见的死因，中间综合征、反跳是迟发性死亡的重要因素，特别是老年人不可预测的心跳骤停也是死因之一。口服致死量农药患者，开始可以表现较轻，随时间推移可能向重度转化。以上情况应向家属交代病情并知晓签字。基层医院向上级医院转运患者要有能熟练进行气管插管的医师陪同，中途备好药械，不间断治疗，转运途中可能的意外应向家属交代，同意签字后方可转运。

2. 通常出院标准　临床症状、体征消失，停药2～3天后无复发；精神、食欲正常；全血胆碱酯酶活力达50％～60％或血浆胆碱酯酶活力正常而不再下降；无心、肝、肾等脏器的严重并发症。

第二节　急性百草枯中毒

【概述】

百草枯（paraquat），商品名一扫光，其20％的溶液又称克芜踪，化学名1，1'-二甲基-4，4'-联吡啶阳离子盐，一般为其二氯化物。本品为无色结晶，不易挥发，易溶于水，遇碱水解，酸性条件下稳定，进入泥土很快失活，是目前使用最广泛的除草剂之一，也是临床最常见的除草剂中毒，病死率通常在 $50\%\sim80\%$。百草枯经呼吸道、皮肤、消化道及腹腔均可吸收，该品对人畜毒性剧烈，严重病例多系口服所致，人经口服致死量 $1\sim3g$。经口摄入后在胃肠道中吸收率 $5\%\sim15\%$，大部分经粪便排泄，吸收后 $4\sim6h$ 内达血浆浓度峰值，在体内广泛分布，以肺和肌肉组织浓度较高，经肾小管以原形从肾排出。中毒机制目前尚不完全清楚。一般认为百草枯为一种电子受体，作用于细胞内的氧化还原反应，生成大量活性氧自由基，引起细胞膜脂质过氧化，使线粒体功能紊乱，造成组织细胞的氧化性损害。此外还会使体内超氧化物歧化酶、过氧化氢酶及还原型谷胱甘肽过氧化物酶活性减低，从而加重病理损害。由于 I 型、II 型肺泡上皮细胞主动摄取和蓄积百草枯，故肺损伤为最突出的表现，病理改变早期肺泡充血、水肿、炎性细胞浸润，晚期为肺间质纤维化。肝、肾、循环系统、神经系统、血液、肾上腺和雄性生殖系统亦可受影响。

【诊断要点】

1. 确切的毒物接触史 除草剂种类多样，应仔细询问接触方式、剂量、时间，防止因接触史不详造成误诊和漏诊。

2. 临床表现：患者早期可无症状或症状较轻，随时间推移多脏器受损表现逐渐出现。经口服中毒者开始可仅有口腔烧灼感，口腔、食管黏膜糜烂、恶心、呕吐、腹痛等消化道症状，随着病程进展，呈现多脏器损伤和衰竭，最常见者为肾、肝和肺损伤，心脏受损后出现心肌炎、心包出血，心电图表现有窦性心动过速和过缓、心律失常、Q-T 间期延长、S-T 段下移等。也可出现头晕、头痛、肌肉痉挛、抽搐、幻觉、恐惧、昏迷等中枢神经症状。肺损伤是最突出和最严重的改变，表现为胸痛、发绀、呼吸困难，早期多为刺激性咳嗽，呼吸音减低，两肺可闻及干湿啰音，大量口服者，24h 内可出现肺水肿、出血，常在 $1\sim3$ 天内因 ARDS 而死亡。非大量摄入或经皮缓慢吸收者多呈亚急性经过，服药后有一个相对无症状期，于3~5天出现胸闷、憋气，2~3周呼吸困难达高峰，患者往往在此期死于肺功能衰竭。少数患者可发生气胸，纵隔气肿等并发症。胸部X线表现可随时间的改变而改变。中毒早期（3天~1周），主要为肺纹理增多，肺野呈毛玻璃样改变，严重者两肺广泛高密度影，形成"白肺"，同时出现肺实变，部分小囊肿，中毒中期（1~2周），肺大片实变，肺泡结节，同时出现部分肺纤维化。中毒后期（2周后）呈局限或弥漫性网状纤维化。动脉血气分析呈低氧血症，死亡主要原因是呼吸衰竭。

皮肤、黏膜接触浓缩液可以引起皮肤的刺激、烧灼，1~3天后逐渐出现皮肤烧伤，表现为红斑、水疱、溃疡等。高浓度百草枯接触指甲后，可使指甲出现白点，甚至横断、脱落。眼结膜、角膜接触百草枯后，可引起严重的炎性改变，24小时后逐渐加重，形成溃疡，甚至继发虹膜炎，影响视力，另外可有鼻、喉刺激，鼻出血等。

3. 实验室检查

（1）毒物检测：血、尿百草枯含量测定可作为确诊依据，也可作为中毒严重程度和预后判断指标。目前常用方法有液相或气相色谱法血液浓度测定，碱和硫代硫酸钠试管法尿百草枯定性测定，但均未普及。血浆百草枯的定量分析所采取样本要求是患者摄入百草枯4个小时后的血样。

（2）严重者白细胞升高、也可出现贫血、血小板减少和高铁血红蛋白症，脏器受损后相应指标化验异常。

4. 诊断注意事项

根据确切的百草枯接触史和以上临床表现通常可以诊断，尿定性、定量测定、血浆百草枯浓度测定可明确诊断，以下情况应予注意。

（1）血浆、尿液百草枯浓度测定可明确诊断并帮助判断预后，但随着时间推移，血尿百草枯浓度逐渐减低甚至目前方法难以测出，多数服毒患者服毒后数天目前气相色谱、液相方法不能测出。

（2）当百草枯接触史明确，加以皮肤黏膜和多脏器受损表现，特别是血、尿定性和定量检测，诊断通常不难。但由于百草枯中毒后有相对稳定时期，加之中毒检测方法远未普及，百草枯接触史不明时诊断困难，特别是难以早期做出诊断，影响预后。儿童及幼儿毒物接触史常不明确，漏诊、误诊并不少见。

（3）百草枯接触史明确，特别是口服途径，即便临床症状轻微，没有毒检证据，诊断仍能成立；毒物接触史不详，可靠方法血、尿中检出百草枯，即便临床表现不典型全面，诊断仍然成立。虽然患者有上述典型临床表现，特别是开始消化道刺激腐蚀表现，肝肾损害，随后肺部损伤等全面表现，无毒物接触史或血尿毒检证据，诊断不能成立，只能作为疑似患者。

【治疗要点】

1. 阻止毒物继续吸收　皮肤污染者，立即脱去衣服，用肥皂水彻底清洗。眼睛污染者立即用流动清水冲洗，时间不应少于 15 分钟。经口中毒者，立即催吐，尽早彻底洗胃，可用清水或 2% 碳酸氢钠溶液，洗毕可口服或经洗胃管给吸附剂，如 15% 漂白土或 70% 的膨润土溶液 1 升，恶心呕吐明显可适量频服并给予胃动力药物，亦可用活性炭 50～100g 口服作吸附剂。再行导泻，可用硫酸镁、硫酸钠或甘露醇，大便排出漂白土为导泻成功。

2. 清除已吸收的毒物　血液灌流、血液透析能清除血液中的百草枯，前者对百草枯的清除率为后者的 5～7 倍，一般二者联合应用，越早效果越好。也可采用血浆置换，每天或隔天一次，直至病情缓解。肾是百草枯排泄的主要途径，在肾功能允许的情况下，适量补液，使用利尿剂，加速排出。

3. 竞争剂　有学者认为普萘洛尔可与结合于肺组织的毒物竞争，使其释放出来，用法为每天 10～30mg。

4. 防治毒物损伤　及早应用自由基清除剂，如维生素 C、维生素 E、A，还原型谷胱甘肽，SOD 等。早期应用糖皮质激素和免疫抑制剂可能对部分病人有效，可选用甲泼尼龙、地塞米松、硫唑嘌呤、环磷酰胺，一旦出现严重肺部损伤通常无效。

5. 其他　保护胃黏膜，防治感染，对症，支持治疗。监测肝、肾功能、血常规，定期复查胸部 CT 或胸部 X 线片、血气分析，出现呼吸窘迫或其他生命体征不稳时行心电、血压、血氧饱和度监测。

【百草枯中毒的预后】

通常嗽一口的量（市售原液）已达到致死量，许多患者声称虽进口未咽下，事实是不少此类患者血中仍可检测到高浓度的百草枯。百草枯中毒目前尚无特效治疗，经综合治疗后病死率通常仍高达 50%～70% 以上，近年不断有口服超致死量百草枯抢救成功的报道。预后与摄入百草枯的量密切相关。

1. 轻型　百草枯摄入量＜20mg/kg，病人除胃肠道症状外，其他症状不明显，多数患者能够完全恢复。

2. 中到重型　百草枯摄入量 20～40mg/kg，病人除胃肠道症状外可出现多系统受累表现，1～4 天内出现肾功能、肝功能损伤，数天～2 周内出现肺部损伤，多数在 2～3 周内死于肺功能衰竭。

3. 暴发型　百草枯摄入量＞40mg/kg，严重的胃肠道症状，1～4 天内死于多功能衰竭，极少存活。

第三节　氨基甲酸酯类杀虫药中毒

【概述】

氨基甲酸酯类农药（carbamates）用作农药的杀虫剂、除草剂、杀菌剂等，常见品种有西维因、叶蝉散、呋喃丹、速灭威、涕灭威、灭多威等。本类农药无特殊气味，在酸性条件下稳定，遇碱即分解减毒。一般品种的毒性较有机磷农药低，其中涕灭威毒性剧烈，且耐碱，呋喃丹中毒常见。氨基甲酸酯类农药可经呼吸道、消化道侵入机体，也可经皮肤黏膜缓慢吸收，主要分布在肝、肾、脂肪和肌肉组织中。在体内代谢迅速，经水解、氧化和结合等代谢产物随尿排出，24 小时一般可排出摄入量的 70%～80%。氨基甲酸酯类农药毒作用机理与有机磷农药相似，主要是抑制胆碱酯酶活性，使酶活性中心丝氨酸的羟基被氨基甲酰化，因而失去对乙酰胆碱的水解能力。由于氨基甲酸酯类农药与胆碱酯酶结合是可逆的，且在机体内很快被水解，胆碱酯酶活性较易恢复，故其毒性作用较有机磷农药中毒为轻。经口中毒多在数分钟到半小时发病。中毒也表现为毒蕈碱样、烟碱样和中枢神经中毒症状。

【诊断要点】

1. 氨基甲酸酯农药的确切接触史。

2. 有不同程度的恶心、呕吐、头痛、头晕、流涎、肌颤等胆碱能兴奋症状。

诊断程度分级

（1）轻度中毒　具有毒物接触史，主要表现为头痛、头晕、乏力、视物模糊、恶心、呕吐、流涎、多汗、食欲缺乏和瞳孔缩小。轻度中毒者 2～3 小时可自行恢复。

（2）中度中毒　除上述症状加重外，尚可出现呕吐、肌颤、心跳减慢、支气管分泌物增多。

（3）重度中毒　昏迷、癫痫、脑水肿、肺水肿、呼吸衰竭、心肌和肝、肾损害等临床表现。

3. 实验室检查全血胆碱酯酶活力降低，血毒物检测出氨基甲酸酯类农药。

【治疗要点】

1. 清除毒物、阻止毒物继续吸收　生产性中毒立即脱离中毒现场，脱去污染的衣物，用清水或肥皂水反复清洗污染的皮肤、毛发和指甲和伤口。眼部受污染者应立即用清水或生理盐水冲洗，至少 10 分钟。口服中毒者需及时给予洗胃，应用 2%～4% 碳酸氢钠彻底洗胃，愈早愈好。以促使毒物迅速分解而解毒。洗胃后导泻很有必要，常用50％的硫酸镁40～60ml、或硫酸钠20～30g，活性炭50～100g胃管灌入，可吸附本类农药。

2. 特效解毒剂　治疗的首选药物是阿托品，轻、中度中毒可用阿托品0.5～1mg口服或肌注，必要时重复，以对抗胆碱能兴奋症状为度，不必阿托品化；重度中毒采用阿托品静脉注射，并尽快达阿托品化。一般不主张复能剂应用。

3. 血液净化　氨基甲酸酯类农药中毒通常不需要血液净化疗法，只有当重度中毒血中达到一定浓度，可能危及患者生命时可应用血液灌流治疗，血液灌流最好在服毒后4h内进行，可采用大容量中性树脂或活性炭吸附材料。

4. 对症与支持疗法。

第四节　拟除虫菊酯类农药中毒

【概述】

拟除虫菊酯类农药是人工合成的类似天然除虫菊素的农药，在酸性介质中稳定，遇碱性易分解失效。我国使用量最多者为溴氰菊酯（敌杀死、凯素灵、敌卡菊酯、凯安宝）、氰戊菊酯（戊氰菊酯、杀灭菊酯、速灭杀丁、速灭菊酯、来福灵）、氯氰菊酯（兴棉宝、灭百可、安绿定、赛波凯）和甲氰菊酯（扫灭利）。急性中毒尤以溴氰菊酯为最多。拟除虫菊酯类农药除了对皮肤黏膜的刺激作用外对人畜的毒性主要作用于中枢神经系统的锥体外系统、小脑、脊髓和周围神经。皮肤黏膜刺激症状为体表污染区感觉异常（颜面、四肢裸露部位及阴囊等处）。

【诊断要点】

1. 拟除虫菊酯类农药接触史。

2. 临床表现主要为局部刺激症状和中枢神经系统中毒表现。非含氰类菊酯中毒主要症状为兴奋不安、震颤，抽搐比较轻；含氰类则大量流涎、舞蹈样扭动、肌痉挛和阵发强直性抽搐，类似癫痫大发作。反复抽搐后常致体温升高、昏迷，也有无抽搐而有意识障碍直至昏迷者。

中毒程度的分级

（1）轻度中毒：出现明显的全身症状包括头痛、头晕、乏力、食欲缺乏及恶心、呕吐并有精神萎靡、口腔分泌物增多，或肌束震颤者。

（2）重度中毒：除上述临床表现外，具有下列一项者，可诊断为重度中毒：①阵发性抽搐；②肺水肿；③意识障碍。

3. 具备条件可行毒物检测，血中检测出拟除虫菊酯农药。

【治疗要点】

1. 清除毒物　生产性中毒者，应立即脱离现场，脱去染毒的衣物，口服中毒可行催吐，用2％～4％碳酸氢钠溶液彻底洗胃后用50％硫酸镁40～60ml导泻，忌用油类泻剂。洗胃后也可胃管灌入活性炭50～100g吸附残余毒物。

2. 解毒治疗　拟除虫菊酯类农药中毒无特效解毒剂，阿托品只能用于控制流涎和出汗等症状，0.5～1.0mg肌肉或皮下注射，发生肺水肿时可增大至每次1～2mg，但总量不宜过大，达到控制症状即可。切不可企图用阿托品来作解毒治疗，否则将加重抽搐，甚至促进死亡。

3. 血液净化　对有频繁抽搐、意识障碍或昏迷、中毒性肺水肿等表现的严重中毒病例，可行血液灌流、血液透析等治疗，强调早期灌流，以中毒后6 h内疗效最佳，可根据病情在12～24 h后重复灌流。

4. 对症和支持治疗　控制抽搐至关重要，常用地西泮或巴比妥类肌注或静注。抽搐未发生前可预防性使用，控制后应维持用药防止再抽搐。抽搐发作时，可用地西泮10～20mg或异戊巴比妥钠（阿米妥钠）0.1～0.3g缓慢静注。静脉输液及利尿加速毒物排泄，酌情选用能量合剂，适当补充碳酸氢钠等碱性溶液，并给葡醛内酯，以利毒物分解、代谢并排出。重症伴有肺水肿、严重心肌损害和有全身变态反应者（如哮喘）可应用肾上腺皮质激素。含氰基者中毒，可用硫代硫酸钠和细胞色素 C 等药物。皮肤局部损害，清洗后涂维生素 E 或氨基甲酸乙酯霜，有过敏性皮炎尚应加用氟轻松霜等糖皮质激素外用药。维持水电解质和酸碱平衡，选用抗生素防治感染等。

第五节　急性灭鼠药中毒

抗凝血杀鼠剂中毒

【概述】

抗凝血类杀鼠剂是国家批准使用的慢性杀鼠剂，是我国最常用的合法鼠药。抗凝血类杀鼠剂的中毒机制为：干扰肝脏对维生素 K 的作用，使凝血酶原和凝血因子 Ⅱ、Ⅶ、Ⅸ、Ⅹ 等的合成受阻，导致凝血时间与凝血酶原时间延长；同时，还可直接损伤毛细血管壁使其通透性增加而加重出血。常用的有：华法林（杀鼠灵、灭鼠灵等）、敌鼠、大隆、溴鼠隆、杀鼠醚等。

【诊断要点】

1. 鼠药误服、自服史，人误服、自服被抗凝血杀鼠剂毒死的禽、畜肉可能导致二次中毒发生。

2. 临床早期表现恶心、呕吐、腹痛、头晕、乏力等症状，经3～5 天后出现出血症状，轻者往往在损伤处如创口、刷牙后渗血等，重者可自发性全身性出血如皮肤出血点、淤斑、鼻出血、咯血、便血、尿血、阴道出血等，甚至可以因内脏大出血或颅内出血而致死。可伴有关节疼痛、低热等。

3. 实验室检查：凝血时间延长、凝血酶原时间延长；凝血因子Ⅱ、Ⅶ、Ⅸ、Ⅹ 等活动度下降；可疑食物、胃内容物、血中检出有关毒物。

4. 诊断时要除外其他引起出血的疾患如血液病、DIC 等。

【治疗要点】

1. 清除毒物　及早催吐、洗胃、导泻。

2. 特效解毒剂　维生素 K_1 10～20mg 肌注或静注，每日 2～3 次。严重者可用维生素 K_1 120mg 加入葡萄糖溶液中静脉滴注，每日用量可达 300mg。症状改善后渐减，可改为肌注。一般连续用药 7～14 天，第二代抗凝血类杀鼠剂（如溴敌拿鼠）应用时间更长，甚至长达 3 个月，出血现象消失、凝血酶原时间及活动度正常后方能停药。维生素 K_3，K_4 等人工合成维生素 K 对此类抗凝血剂中毒所致出血无效。

3. 对症及支持治疗　补充凝血因子：重症患者，可输新鲜血、血浆、冷沉淀或凝血酶原复合物等，中毒严重者，可用糖皮质激素和维生素 C。

毒鼠强中毒

【概述】

毒鼠强（tetramine）又名四二四、没鼠命、三步倒、气死猫，化学名为四次甲基二砜四胺，系有机氮化合物，为白色粉末、无臭无味。本品化学性质稳定，属剧毒类杀鼠剂，对人的致死量为 0.1～0.2mg/kg(5～12mg)。中毒作用主要表现为兴奋中枢神经系统，具有强烈的致惊厥作用，致惊厥作用可能是拮抗 γ - 氨基丁酸（GABA）的结果，此作用为可逆性抑制。易造成二次中毒。通过呼吸道、消化道黏膜迅速吸收，潜伏期多在 10～30min。

【诊断要点】

1. 毒鼠强接触史，人误服、自服被毒鼠强毒死的禽、畜肉可导致二次中毒发生。

2. 全身阵发性强直性抽搐为最突出的表现，每次抽搐持续 1～10min，每天发作可达数十次，严重者呈癫痫持续状态，可致呼吸衰竭而死亡；部分患者出现精神症状。消化系统有恶心、呕吐、上腹部烧灼感、腹痛等，严重者出现呕血；有不同程度的心悸、胸闷等症状；呼吸加快、呼吸困难、口唇发绀，严重者出现肺水肿、咯血。

3. 辅助检查　血、尿、呕吐物、胃液、可疑食物、水中检出毒鼠强；脑电图异常；心电图可表现窦性心动过缓或过速，心律失常，ST－T 异常，QT 间期延长；心肌酶升高；肝功能异常，主要表现为转氨酶升高。

4. 排除有类似临床表现的其他疾患，如以抽搐为主要表现的中枢神经系统感染性疾病、脑血管意外、特发性癫痫、精神病、代谢障碍等疾病；还要与氟乙酰胺中毒鉴别。

【治疗要点】

1. 清除毒物　口服中毒者及早催吐、洗胃和导泻。可留置胃管24 小时以上，反复洗胃，同时胃管注入活性炭，以吸附残留毒物；毒鼠强经黏膜吸收迅速，口腔、鼻腔及破损皮肤也要彻底清洗。

2. 控制抽搐　是抢救成功的关键，一般苯巴比妥钠和地西泮联用。苯巴比妥钠用法：0.1～0.2g，肌肉注射 ，q6～8h；地西泮首剂 10mg，静脉注射，以后酌情泵入或静点，以控制抽搐为度。

3. 血液净化治疗　血液净化特别是反复血液灌流可加速毒鼠强的排除，减轻中毒症状、缩短病程。中毒 48 小时以上行血液灌流仍然有效。

4. 解毒剂　目前尚无特效解毒剂，二巯基丙磺酸钠（Na－DMPS）和大剂量维生素 B₆ 可以试用，在毒物检测结果出来前，如不能排除氟乙酰胺中毒，可加用乙酰胺，防止延误治疗。

（田英平）

第 66 章　窒息性毒物中毒

第一节　一氧化碳中毒

【概述】

一氧化碳（carbon monoxide，CO）为无色、无臭的气体，不溶于水，而易溶于氨水。一氧化碳因为其与血红蛋白（Hb）的亲和力比氧与血红蛋白的亲和力高 200～300 倍，所以极易与血红蛋白结合，形成碳氧血红蛋白（HbCO），使血红蛋白丧失携氧的能力和作用，造成组织窒息，对全身的组织细胞均有毒性作用，尤其对大脑皮质的影响最为严重。当人们意识到已发生中毒时，支配人体运动的大脑皮质早已受到麻痹损害，使人无法实现有目的的自主运动，所以，一氧化碳中毒者往往无法进行有效的自救。

【诊断要点】

1. 病因

在矿井、工厂及日常生活中，若含碳物质在不完全燃烧时，均可产生一氧化碳。当空气中一氧化碳浓度为 0.02％时，人吸入 2～3 小时即可出现中毒症状，吸入浓度为 0.08％达 2 小时即致人昏迷；浓度达 0.1％时，可使人血液中半数的血红蛋白成为碳氧血红蛋白；浓度为 12.5％时，即有爆炸危险。急性一氧化碳中毒的死亡率在急性中毒中仍居首位。

2. 临床表现特点

一氧化碳中毒的发病机制主要因 CO 与血红蛋白的亲和力比 O_2 与血红蛋白的亲和力高 240 倍，血中大部分的 CO 与红细胞内血红蛋白分子的原卟啉 IV 的亚铁复合物发生紧密而可逆的结合，形成 HbCO。而 HbCO 的解离又比氧合血红蛋白（HbO$_2$）慢 3600 倍。致使血液携氧能力下降，导致低氧血症，引起组织缺氧，而脑组织对缺氧最为敏感。因此脑缺氧的症状与体征是急性一氧化碳中毒的主要临床表现，也是诊断的重要依据。

轻度中毒

血液中 HbCO 10％～20％。主要表现为嗜睡、淡漠、眼球转动不灵、感光能力差、头痛、头晕、头胀痛、耳鸣、恶心、呕吐、心悸、无力，或有短暂的晕厥。离开中毒环境、吸入新鲜空气后，症状很快消失。

中度中毒

血液中 HbCO 30％～50％。除上述症状加重外，主要表现为昏睡、神志不清和浅昏迷。以及口唇、皮肤、黏膜和指甲出现樱桃红色，尤以面颊、前胸和大腿内侧更为明显。可伴有震颤和多脏器一过性功能损害。经过迅速抢救，使病人吸入新鲜空气或氧气后，可很快苏醒而恢复。

重度中毒

血液中 HbCO 在 50％以上。

（1）除上述症状加重以外，并有突发昏倒、昏迷和惊厥等。昏迷可持续数小时至数天或更长，常并发肺水肿、脑水肿或脑疝而致呼吸衰竭；或呼吸中枢麻痹，可于短期内死亡。

（2）多脏器损害

1）迟发型脑病：占 50％左右，多在急性中毒后 1～2 周内发生。80％的发病过程是中度昏迷—中间清醒—迟发症，20％左右无中间清醒期。

2）心脏：虽然心肌对缺氧不及脑组织敏感，但单位心肌组织的耗氧量大（每 100 克心肌组织每分钟耗氧量 8～10 毫升，心率增快时耗氧量随之增加）。故损害多表现为窦性心动过速、室上性心动过速、传导阻滞和心衰。

3）肝：肝动脉血氧摄取率接近脑组织，在缺氧情况下大量乳酸增加。缺氧、乳酸堆积和高 HbCO 血症均可损害肝，或发生中毒性肝炎。

4）肾：缺氧、高 HbCO 血症和一氧化碳共同作用于肾小球毛细血管壁上皮细胞，使其通透性增加，产生血尿、蛋白尿或血压偏高及轻度水肿等表现。有出现肌红蛋白尿，甚至引起急性肾衰竭。

5）其他：重度一氧化碳者皮肤黏膜有时可不出现樱桃红色而显示苍白或青紫。约 40％伴有红斑、水疱、血管神经性水肿和皮肤色素减退等损害；约有 20％左右伴有软瘫和四肢无力等周围神经病变；偶可并发筋膜间隙综合征（CS），表现为肢体局部肿胀、疼痛、麻木，易致肢体坏死或功能障碍。一氧化碳中毒还可并发高热、惊厥和肺炎等。

慢性一氧化碳中毒

（1）较长时间接触一氧化碳可以发生出血倾向、颅内压增高、脑脊液中淋巴细胞增多，视觉、听力及嗅觉、味觉障碍等。

（2）长期吸入微量一氧化碳者。可有头痛、头晕等神经衰弱症状和面色苍白等表现。

【辅助检查】

1. 血液 HbCO 的测定

血液中 HbCO 系 CO 中毒唯一特异的化验指标，其测定方法众多，包括定性和定量法。

（1）定性法：取耳垂血 0.2ml，加入蒸馏水 2ml，再加 5％氢氧化钠 2 滴，立即观察，阳性者呈粉红色或樱桃红色，弱阳性者呈红棕色，阴性者呈棕绿色。此法称为何-赛（Hoppe-seyler）法。

（2）定量法：取血样品 0.5ml 于 100ml 容量瓶中，用水稀释至刻度，必要时过滤。取另两只 100ml 容量瓶，各加入上述稀释液 10ml，一只用水，另一只用一氧化碳饱和水稀释至刻度于 419nm 处测定吸收度，然后根据关系式计算出血样品中 HbCO 的百分含量。此法称为分光光度计测定法。

2. 心电图：主要表现为 ST-T 改变、传导阻滞和心律失常。

3. 头颅 CT：主要表现双侧苍白球和皮质低密度区改变。

4. 脑电图：提示脑弥漫性损害。

5. 颅多普勒：表现为脑缺氧、血流变慢和血液黏滞度增高。

【诊断依据】

1. 一氧化碳接触史：患者从事与一氧化碳相关的作业，或周围环境有产生一氧化碳的证据，患者皮肤黏膜呈现樱桃红色等都可作为重要的诊断依据。

2. 临床特点：出现以脑缺氧的症状与体征是一氧化碳中毒的主要临床表现。依据 GB8781-88《职业性急性一氧化碳中毒的诊断标准及处理原则》进行诊断及病情分级，（1）接触反应：出现头痛、头晕、心悸、恶心等症状，吸入新鲜空气后症状可消失者。（2）轻度中毒：有剧烈头痛、头晕、四肢无力、恶心、呕吐等症状；或轻中度意识障碍，但无昏迷者；或血液碳氧血红蛋白浓度高于 10%。（3）中度中毒：除有上述症状外，意识障碍表现为浅至中度昏迷，经抢救后可恢复且无明显并发症者；或血液碳氧血红蛋白浓度高于 30%。（4）重度中毒：意识障碍程度达深昏迷或去大脑皮层状态；或有意识障碍且并发有脑水肿、休克或严重的心肌损害、肺水肿、呼吸衰竭、上消化道出血、脑局灶损害如锥体系或锥体外系损害体征中的任何一项表现的；或血液碳氧血红蛋白浓度高于 50%。

3. 实验室检查：血液中 HbCO 系特异的化验指标，检测方法可分为 HbCO 的定性实验和 HbCO 的定量分析。

4. 鉴别诊断：事故现场发生电击样死亡应与其他化学物如硫化氢或氰化物等急性中毒、急性脑血管疾病、心肌梗死等相鉴别，也需与进入含高浓度甲烷或氮气等化学物造成空气缺氧的环境而致窒息相鉴别。其他症状亦应与其他病因所致的类似疾病或昏迷后跌倒所致的外伤相鉴别。

【治疗要点】

一氧化碳中毒目前仍无特效疗法，目前临床上仍采用综合对症支持治疗。急性一氧化碳中毒治疗原则是迅速脱离一氧化碳接触，将患者移至空气新鲜处；对发生猝死者立即进行心、肺、脑复苏；保持安静、减少耗氧、保持呼吸道通畅、尽早吸氧；防治肺水肿，早期、足量、短程糖皮质激素应用，控制液体进入，改善微循环；防止肺部感染、酸中毒、休克等并发症，同时积极采取对症和支持疗法。

1. 纠正缺氧　尽快地以氧合血红蛋白代替碳氧血红蛋白

1) 吸氧：轻度中毒者给吸纯氧。中度中毒者给予含 5‰ 二氧化碳的氧吸入，兴奋呼吸中枢，增加呼吸量，促使 HbCO 解离。但对重度昏迷者能加重酸中毒及二氧化碳中毒，不宜应用。在没有供给含二氧化碳的氧的条件下，应先做人工呼吸和给氧，如间断进行口对口人工呼吸，亦可面罩给氧增加二氧化碳的吸入。

2) 高压氧（HBO）治疗：高压氧是治疗重度一氧化碳中毒的有效方法，特别是有昏迷、呼吸麻痹、一氧化碳中毒性脑病者尤为合适。HBO 可以加速 HbCO 的解离和一氧化碳的清除，使血液张力增高，氧弥散和组织储氧量增加以及增加血中氧的物理溶解量等。应用高压氧治疗一氧化碳中毒性脑病具有清醒快、恢复早、治愈率高、脑病后遗症少和病死率低等优点，尤其对孕妇、新生儿和年老者应尽快使用。压力为 2~2.5ATA（绝对大气压），面罩吸纯氧 90~120 分钟，每日一次，疗程视病情而定，一般 5~10 次。

3) 机械通气、加压给氧：对重度一氧化碳中毒伴呼吸衰竭、呼吸肌和呼吸中枢麻痹时，应及早插管、应用呼吸机机械通气和加压给氧。伴有肺水肿时，应采用间歇正压通气（IPPV），如不能有效提高氧分压而血压正常时，可采用呼气末正压通气（PEEP）给氧。

2. 输血、换血：可迅速增加病人氧合 Hb，改善组织缺氧状态。

3. 细胞活化剂和能量合剂：保护组织细胞，使脑细胞少受缺氧损伤，以及促进其损伤后的恢复。

4. 扩张血管、改善微循环：一氧化碳中毒者可有脑血管痉挛，加重脑部缺氧和损伤。因此对有眼底静脉痉挛者宜尽早使用复方丹参、曲克芦丁、右旋糖酐40、东莨菪碱中的一种或几种联合应用。但对眼底出血者要慎用。

5. 维持水、电解质和酸碱平衡：有脑水肿者应保持轻度脱水状态，以利其恢复。

6. 能量供应：对长期昏迷者要鼻饲牛奶。必要时给予静脉营养液，如葡萄糖、复方氨基酸、脂肪乳等。

7. 对症治疗：对合并有筋膜间隙综合征者要及早切开减压；横纹肌溶解综合征合并急性肾衰竭宜及早进行血液透析；对其他器官功能障碍要及时给予对症处理。

【中毒预后】

一氧化碳中毒的预后取决于毒物浓度、接触时间、其他毒物作用、中毒后病情程度（如昏迷时间）、并发症、中毒前健康情况、年龄和嗜好，以及救治是否及时恰当等。由于以上各种因素的影响，其预后无论在临床表现及病情程度上都存在着相当大的差别。

第二节　氰化物中毒

【概述】

氰化物（cyanide）种类很多，凡化学结构中含有氰基团（–CN）的化学物均属氰化物，包括氰及其盐类、氰的卤族化合物、氰的有机化合物、氰的复合盐类及氰的酯类。它们具有广泛的工业用途，且多具有较强的毒性。根据有关资料，近几年国内企业中发生急性氰化物中毒事故屡见不鲜，生活性中毒事故也时有发生。同时氰化物又是军用化学战剂，受到国内外反恐专家的高度重视。而在各种氰化物中，尤以氰化氢的毒性最强。其他氰化物凡是在空气或组织中能释放出氰化氢（HCN）或氰离子（CN^-）的，其毒性作用与氰化氢相似。此外，桃仁、杏仁、枇杷仁、樱桃核仁及木薯等均含有氰苷，经过分解可释放出氢氰酸，故其中毒机制、临床表现与氰化氢相似，故本节重点以氰化氢为例进行讨论。

氰化氢（hydrogen cyanide，HCN）为略带杏仁味的无色气体或液体，易溶于水，其水溶液即氢氰酸（hydrocyanic acid）。可经消化道、呼吸道和皮肤吸收，属剧毒类，口服致死量为 0.06g（0.7～3.5mg/kg）。氰化钾和氰化钠的口服致死量为 0.1～0.3g（1～2mg/kg）。成人吃苦杏仁 40～60 粒，小儿吃 10～20 粒可引起中毒甚至死亡。

【诊断要点】

1. 病因

在工业生产氰化物的环境中或将氰化物作熏蒸消毒剂时，可有氰化氢气体逸出，由空气沾污或吸入即可在组织液中出现氰离子，毒性极大。误服氰化物或服食过量的含氰苷果仁，亦可致氰化物中毒。也有将废弃的丙烯腈燃烧或氰化物被用作战争毒剂而发生氰化物中毒的。

2. 临床表现特点

（1）大量吸入高浓度的氢氰酸或误服大量氰化物类毒剂，可在 4～6 秒钟内突然昏倒，呼吸困难，强直性痉挛，约 2～3 分钟呼吸停止，心律失常，继而停止，呈"闪电样"骤死。

（2）吸入低浓度的氰类毒剂达到中毒剂量后，发生急性中毒，其临床表现一般分为四个阶段：

前驱期（又称刺激期）：出现进行性加重的眼、咽喉和上呼吸道局部刺激症状，主要表现为流泪、流涎、恶心、呕吐等，也可出现头痛、头晕、耳鸣、无力、呼吸加快、心前区疼痛等症状。此期一般不会超过 10 分钟，如立即停止接触毒剂并适当治疗可很快恢复，否则病情将迅速进展。

呼吸困难期：上述症状进行性加重，病人出现心慌、意识障碍或丧失，步态不稳，明显的呼吸减慢以至呼吸困难。如毒剂仍持续吸入，则中枢神经系统兴奋加重，发生明显的气促、呼吸节律异常、脉搏缓慢、血压上升。由于静脉血氧增多，皮肤黏膜呈鲜红色。

惊厥期（又称痉挛期）：病人意识丧失，出现全身阵发性强直性惊厥、肢体痉挛甚至角弓反张、瞳孔散大、眼球突出，晚期可出现肺水肿。此期时间短暂，随即进入麻痹期。

麻痹期：肌肉迟缓，反射降低或完全丧失，大小便失禁、体温下降，进入中末状态，深昏迷，全身痉挛停止，心律失常，血压下降，甚至因呼吸中枢麻痹而致呼吸停止，而危及生命。

通常在临床上，因病情发展迅速，很难区分出各期，重症患者可极快发生抽搐、痉挛、昏迷而无明显的前驱期和呼吸困难期。故临床上多将仅有呼吸困难的患者列为轻度中毒，一旦出现痉挛、昏迷及其他并发症时列为重度中毒。同时本类毒剂中毒，如抢救及时或中毒不重，症状可在几小时至 2～3 日内消失。

【辅助检查】

1. 血浆氰基含量（CN‐P）测定：在中毒 4 小时以内可检出明显升高。其正常值为 $<0.038\mu mol/L$（$<1\mu g/L$），急性中毒时多 $>1.92\mu mol/L$（$>50\mu g/L$）。

2. 血浆硫氰酸盐含量（SCN‐P）：在中毒 12 小时以内可以检出增高。急性中毒时多 $>861\mu mol/L$（$>50mg/L$）。正常值为 $<206.58\mu mol/L$（$<12mg/L$）。

3. 尿硫氰酸盐含量（SCN‐U）：在急性中毒 24 小时以内可检出增高数倍以上。正常吸烟者 $<258\mu mol/24h$（$<15mg/24h$），不吸烟者 $<172\mu mol/24h$（$<10mg/24h$）。

4. 动静脉血氧差（AVOD）：因 CN^- 抑制细胞呼吸酶，全身组织耗氧量明显减少，故血气分析可见 AVOD 减少，可提示 HCN 中毒。

【诊断依据】

1. 氰化物类毒剂接触史：患者从事与氰化物类毒剂相关的作业，或周围环境有产生氰化物类毒剂的证据均可有类似发病，可作为重要的诊断依据。

2. 临床特点：急性氰化物中毒主要表现为中枢神经系统损害，可伴有黏膜刺激症状、消化道症状及心、肺等脏器损害。且临床表现与暴露途径、接触剂量及暴露时间的长短有关。轻度中毒者常表现烦躁不安、头晕、头痛、乏力、双颊潮红、出汗、呼吸困难、恶心、呕吐，重度中毒者除上述临床表现外，临床症状迅速恶化，出现意识障碍乃至死亡。严重病例可表现为猝死。

3. 实验室检查：血浆氰基含量、血浆硫氰酸盐含量、尿硫氰酸盐含量明显增高；血气分析可见 PaO_2、$PaCO_2$ 正常，而 PvO_2 增高。

4. 鉴别诊断：经呼吸道吸入中毒者要与一氧化碳中毒、硫化氢中毒等窒息性气体中毒相鉴别，一氧化碳中毒者血中碳氧血红蛋白可明显升高；硫化氢中毒者除了中枢神经系统症状外，往往伴随有显著的黏膜、呼吸道刺激症状。其他途径中毒者还需与急性有机磷农药中毒、乙型脑炎及其他器质性疾病相鉴别，可分别依据血中胆碱酯酶活性、脑脊液检查等明确诊断。

【治疗要点】

氰化物中毒多病情凶险、进展迅速、故必须分秒必争、果断处理。另有关资料显示，急性氰化物中毒者散发出的气体如呼出气、浸湿的衣服、皮肤，或含有毒物的呕吐物中挥发出氰化氢气体，能导致现场救护人员二次污染中毒，因此现场急救人员需进行个人有效防护，以免吸入中毒。

1. 迅速将患者脱离现场，移至空气新鲜处；有皮肤污染者用1∶10000高锰酸钾溶液或肥皂水清洗污染皮肤、更换污染衣物；对口服中毒者，立即催吐，有条件者应立即彻底洗胃，洗胃液量10000ml 以上，洗胃后经胃管注入活性炭 25g、硫酸钠 25g，用以吸附 HCN 及加速其排泄。

2. 对呼吸或心搏骤停者，立即进行心、肺复苏术。救助者应注意自身防护，尽量使用人工呼吸器，避免采用口对口人工呼吸。

3. 积极给氧治疗，尽早开始高浓度吸氧，可予机械通气，条件允许的情况下应早期进行高压氧治疗。但吸入高浓度（＞60％）氧气持续时间不应超过 24 小时，以防止氧中毒。

4. 给予解毒剂治疗，凡是出现呼吸困难者均要给予正规的解毒治疗。迅速给予特效解毒剂，轻度中毒者可将 1～2 支亚硝酸异戊酯包在手帕中压碎后吸入半分钟至一分钟，之后使用 3％亚硝酸钠 10ml 缓慢静推 5～10min。或用 10％的 4 - 二甲基氨基苯酚（4 - DMAP）溶液 2ml（200mg）肌肉注射，使用本药时严禁应用亚硝酸盐类药物，以防产生过多的高铁血红蛋白。也可缓慢静脉注射硫代硫酸钠 12.5g 或使用亚硝酸盐-硫代硫酸钠疗法。重度中毒者立即使用亚硝酸盐-硫代硫酸钠疗法，并可根据病情重复应用硫代硫酸钠半量或全量。无亚硝酸盐时可应用大剂量亚甲蓝（5～10mg/kg）替代。也可使用 4 - 二甲基氨基苯酚（4 - DMAP）-硫代硫酸钠疗法，给予 4 - DMAP 肌注的同时给予静脉注射硫代硫酸钠治疗。

5. 对症支持治疗，密切监视患者病情变化，防治各脏器功能损害。当血压急剧下降时，给予肾上腺素皮下注射或缓慢静推；呼吸衰竭者及时使用呼吸兴奋剂，早期机械通气；抽搐、痉挛发作时给予地西泮 10mg 肌肉注射或苯巴比妥钠 100mg 肌肉注射，必要时进行人工冬眠；使用糖皮质激素、能量合剂、利尿脱水剂和抗凝剂防治脑水肿及肺水肿；防治继发感染；补液、维持水、电解质和酸碱平衡，以及注意保护肝肾功能等。

6. 早期给予细胞干预措施，包括使用自由基清除剂如还原型谷胱甘肽、糖皮质激素、维生素 C、有机硒、莨菪类药物和葡萄糖等；钙通道阻滞剂如尼莫地平、硝苯地平、维拉帕米、尼群地平等；亦可提供含硫化合物如还原型谷胱甘肽、半胱氨酸、胱氨酸等；以及纳洛酮的使用。

【中毒预后】

氰化物类中毒的预后取决于毒物浓度、接触时间、吸入途径及其他毒物作用、中毒后病情程度、并发症、中毒前健康情况，以及救治是否及时恰当等。轻度、中度中毒患者治疗恢复后可不留后遗症。部分严重中毒患者治疗后，可留有头痛、失眠、记忆力减退、紧张、焦虑、抑郁、视觉听力减退、四肢麻痹等后遗症，由于决定中毒预后的因素众多，其预后无论在临床表现及病情程度上都存在着相当大的差别。

第三节　硫化氢中毒

【概述】

硫化氢（hydrogen sulfide，H_2S）是具有特殊臭鸡蛋气味的无色易燃气体。低浓度接触仅有呼吸道及眼的局部刺激作用，高浓度时全身作用较明显，表现为中枢神经系统症状和窒息症状。由于硫化氢广泛存在于生活、工业环境中，中毒事件时有发生，病死率高。据国内统计，硫化氢中毒（10.3%）占职业性急性中毒的第二位，仅次于一氧化碳中毒（21.8%）。

【诊断要点】

1. 病因

在我国最常见的病因是职业接触，多由于生产设备损坏，输送 H_2S 管道和阀门漏气，违反操作规程以及生产故障等致使 H_2S 大量逸出而引起。另外，含 H_2S 的废气及废液排放不当，从事阴沟清理、腐败鱼类处理、咸菜生产及从事病畜处理等均可导致急性 H_2S 中毒。据世界卫生组织资料，接触 H_2S 的职业有 70 多种。

2. 临床表现特点

急性硫化氢中毒常发病迅速，出现以中枢神经系统和呼吸系统损害为主的临床表现，亦可伴有心脏等器官功能障碍。临床表现可因 H_2S 中毒的浓度、时间、暴露速率等因素不同而有明显差异。

轻度中毒

H_2S 在呼吸道湿润黏膜表面溶解并与水分结合分解形成 Na_2S

和氢硫酸刺激黏膜，主要表现为流泪、眼刺痛、流涕、咽喉部灼热感，或伴有头痛、头晕、乏力、恶心等全身症状。检查可见眼结膜充血、肺部可有干啰音，脱离接触后短期内可恢复。

中度中毒

接触高浓度 H_2S 后以脑病表现为显著，较呼吸道症状出现早，可能因发生黏膜刺激作用需要一定时间，中枢神经系统症常表现为头痛、头晕、易激动、步态蹒跚、烦躁、意识模糊、谵妄、癫痫样抽搐可呈全身性强直—阵挛发作等；可突然发生昏迷；也可发生呼吸困难或呼吸停止后心跳停止。眼底检查可见个别病例有视神经乳头水肿。部分病例可同时伴有肺水肿。X 线胸片显示两肺纹理模糊，有广泛的网状阴影或散在细粒状的阴影，肺野透亮度降低或出现片状密度增高阴影，显示间质性肺水肿或支气管肺炎。

重度中毒

接触极高浓度 H_2S 后直接刺激颈动脉窦、主动脉区化学感受器，反射性引起呼吸抑制，硫化氢对中枢神经系统（CN S）也可直接作用，小剂量兴奋，大剂量则抑制 CN S，引起呼吸中枢麻痹，造成"闪电样"死亡，即在接触后数秒或数分钟内呼吸骤停，数分钟后可发生心跳停止；也可立即或数分钟内昏迷，并呼吸骤停而死亡。死亡可在无警觉的情况下发生，当察觉到硫化氢气味时可立即嗅觉丧失，少数病例在昏迷前瞬间可嗅到令人作呕的甜味。死亡前一般无先兆症状，可先出现呼吸深而快，随之呼吸骤停。个别患者在病情好转甚至 1 周后出现"迟发性"肺水肿和心肌损害。

【辅助检查】

1. 硫化氢测定

可通过测定血浆或脑组织中的硫化物含量来判断硫化氢中毒。建议用乙酸铅试纸显色测定法来鉴定，具体方法是将试纸浸于 2％ 乙酸铅乙醇溶液中，至现场取出暴露 30 分钟，观察其变色的结果。其颜色深浅与空气中 H_2S 浓度有关，若其浓度为 $10\sim20mg/m^3$ 时，试纸呈绿黄至棕色；若为 $20\sim60mg/m^3$ 时，则呈棕色至棕褐色；

当浓度为 $60 \sim 150 \mathrm{mg/m^3}$，则呈棕褐至褐色。

2. X 线检查

可见肺纹理增多、增粗，斑片状模糊阴影，间质或肺泡水肿等表现。

3. 头颅 CT

可见基底神经节病变。

4. 心电图

可见明显 S－T、T 波改变，Q－T 间期延长，传导阻滞，心律失常等心肌损害表现，个别患者出现 S－T 弓背样抬高等急性心肌梗死征象。

5. 其他实验室检查

尿液检测可有蛋白尿，尿中硫氰酸盐增高；肝肾功能异常；PaO_2 下降、HCO_3^- 降低，硫化血红蛋白增高。

【诊断依据】

1. 硫化氢接触史：毒物接触史是诊断疾病的重要依据，患者的衣着和呼气有臭蛋气味，事故现场可产生或测得硫化氢。患者在发病前闻到臭蛋气味可作参考。

2. 临床特点：出现以中枢神经系统和呼吸系统损害为主的临床表现。依据 GBZ3122002《职业性急性硫化氢中毒诊断标准》进行诊断及病情分级，①轻度中毒有头痛、头晕、乏力、眼刺痛、咳嗽、胸闷等眼和上呼吸道刺激表现。②中度中毒出现浅至中度昏迷，可发生急性肺损伤或急性呼吸窘迫综合征。③重度中毒出现深昏迷，可发生急性肺水肿、急性呼吸衰竭和多脏器官衰竭。

3. 实验室检查：目前尚无特异性实验室检查指标。①血液中硫化氢或硫化物含量增高可作为吸收指标，但与中毒严重程度不一致，且其半衰期短，故需在停止接触后短时间内采血。②尿硫代硫酸盐含量可增高，但其受测定时间及饮食中含硫量等因素干扰。③血液中硫化血红蛋白（sulfhemoglobin，SHb）不能作为诊断指标，许多研究表明硫化氢致死的人和动物血液中也均无显著的硫血

498

红蛋白浓度。④尸体血液和组织中含硫量可受尸体腐化等因素干扰，影响其参考价值。

4. 鉴别诊断：事故现场发生电击样死亡应与其他化学物如一氧化碳或氰化物等急性中毒、急性脑血管疾病、心肌梗死等相鉴别，也需与进入含高浓度甲烷或氮气等化学物造成空气缺氧的环境而致窒息相鉴别。其他症状亦应与其他病因所致的类似疾病或昏迷后跌倒所致的外伤相鉴别。

【治疗要点】

硫化氢中毒目前仍无特效疗法，临床上仍采用综合对症支持治疗。急性硫化氢中毒治疗原则是迅速脱离硫化氢接触；保持安静、减少耗氧、保持呼吸道通畅，尽早吸氧；防治肺水肿，早期、足量、短程糖皮质激素应用，控制液体进入，改善微循环；防止肺部感染、酸中毒、休克等并发症，同时积极采取对症和支持疗法。关于特效解毒剂的使用，目前意见仍有分歧。

1. 纠正缺氧

保持呼吸道通畅，尽早吸氧，呼吸抑制者及时气管插管或气管切开，呼吸机辅助呼吸。对呼吸、心搏骤停者立即进行心、肺、脑复苏。另外，也可采用 H_2O_2 内给氧法和自血光量子疗法（又称"紫外线照射及充氧后的自血回输疗法"），两种方法均可以有效地提高血氧分压，纠正缺氧。其中自血光量子疗法兼有解毒供氧和改善微循环的功效，国内已有多起重症急性硫化氢中毒应用此法获满意疗效报道。

一般氧疗30分钟仍不能改善者立即予机械辅助通气治疗，采用经面罩双水平正压（BiPAP）无创通气，至患者稳定的自主呼吸及 SPO_2 后撤除呼吸机。BiPAP 无创通气 2h 后复查血气分析示 PaO_2/FiO_2 小于 200％，则予以口气管插管机械通气，采用同步间隙性强制通气（SMV）＋压力支持（PSV）＋呼气末压力（PEEP）模式。病情明显好转后予脱机拔除气管插管，改用面罩给氧。

2. 对症、支持治疗

高压氧治疗对加速昏迷的复苏和防治脑水肿有重要作用，凡昏迷患者，应尽快给予高压氧治疗，但需配合综合治疗；早期、足量、短程应用糖皮质激素以预防肺水肿及脑水肿，可用地塞米松10mg加入葡萄糖液静脉滴注，每日1次。对肺水肿及脑水肿进行治疗时，地塞米松剂量可增大至 40～80mg，加入葡萄糖液静脉滴注，每日1次；另外，常规剂量应用山莨菪碱可减轻肺水肿和肺损伤，改善微循环；同时视病情给予镇静、解痉、脱水、利尿、营养心肌、护肝、促进脑细胞代谢药物等治疗。注意电解质紊乱和酸碱平衡失调。有肺损伤者可应用抗菌药物预防肺部感染。

眼部刺激处理，先用自来水或生理盐水彻底冲洗眼睛，局部用红霉素眼药膏和氯霉素眼药水，每2小时1次，预防和控制感染，同时局部滴鱼肝油以促进上皮生长，防止结膜粘连。

3. 解毒药物的应用

一般认为，大剂量谷胱甘肽、半胱氨酸或胱氨酸、大剂量维生素C等非特效解毒剂可增强细胞氧化能力，加速解毒排毒。关于特效解毒剂的使用，目前仍存在分歧。有学者主张尽早应用特效解毒剂，4-二甲氨基苯酚注射液（4-DMAP）是氰化物中毒的特效解毒药，可用于 H_2S 中毒。4-DMAP生效快，疗效好，无明显副作用，但使用不能过量，以防产生高铁血红蛋白血症，加重缺氧。但是部分学者认为特效解毒剂疗效不确切，胡仁典等救治142例 H_2S 中毒未应用此类解毒剂，欧新强抢救7例重度中毒未使用此类解毒剂也救治成功，其认为关键是充分供氧及对症治疗。

由于 H_2S 是较强的细胞色素氧化酶抑制剂，这就为高铁血红蛋白生成剂（methemoglobin forming agent，MFA）治疗 H_2S 中毒提供了理论依据。使用适量的MFA，使机体血液中部分血红蛋白（hemoglobin，Hb）氧化成高铁血红蛋白（methemoglobin，MHb），一方面MHb可与游离的 HS^- 结合为一种叫硫高铁血红蛋白（sulfmethemoglobin，SMHb）的阴离子复合物（无毒）；另一方面MHb的 Fe^{3+} 可夺取细胞色素氧化酶结合的 HS^- 使细胞色素

500

氧化酶活性恢复,解除组织缺氧。根据以上理论和一些动物实验,认为MFA对硫化氢急性中毒是能起到解毒作用的。但也有研究认为有氧情况下硫化物在体内很快被氧化失去活性,使用MFA反会加重组织缺氧,因而不主张用此类药物,MFA的使用仍需进一步实验研究证明。

【中毒预后】

轻度、中度中毒治疗恢复后可不留后遗症。部分严重中毒患者治疗后,可留有一些后遗症,如头痛、失眠、记忆力减退、紧张、焦虑、抑郁、视觉听力减退、四肢麻痹和运动失调,CT和MRI检查显示轻度大脑萎缩。

(卢中秋 左和平)

第67章　有机物中毒

第一节　急性乙醇中毒

【概述】

乙醇（ethanol）别名酒精，是无色、易燃、易挥发的液体，具有醇香气味，能与水和大多数有机溶剂混溶。

一次饮入过量酒精或酒类饮料引起兴奋继而抑制的状态称为急性乙醇中毒（acute ethanol poisoning）或称急性酒精中毒（acute alcohol poisoning）。

临床主要表现为眼部充血，颜面潮红或苍白，兴奋多语，感情用事，或语无伦次，手足乱动，共济失调。甚者出现昏睡、昏迷，呼吸、循环衰竭。长期嗜酒、酗酒；慢性中毒可导致肺脏、心脏、脑损害及全身营养不良，机体代谢出现显著紊乱。尤其是脑的损害更为突出，以致引起记忆力下降，注意力不能集中、痴呆等症状。

【诊断要点】

1. 病因

工业上乙醇是重要的溶剂。酒是含乙醇的饮品，谷类或水果发酵制成的酒含乙醇浓度较低，常以容量浓度（L/L）计，啤酒为3%～5%，黄酒12%～15%，葡萄酒10%～25%；蒸馏形成烈性酒，如白酒、白兰地、威士忌等含乙醇40%～60%。酒是人们经常食用的饮料，大量饮用含乙醇高的烈性酒易引起中毒。

2. 发病机制

1）乙醇的代谢

乙醇经胃和小肠在0.5～3小时内完全吸收，分布于体内所有含水组织和体液中，包括脑和肺泡中。血中乙醇浓度可直接反映全身的浓度。乙醇由肾和肺排出至多占总量的 10%，90% 在肝内代谢、分解。乙醇先在肝内由醇脱氢酶氧化为乙醛，乙醛经醛脱氢酶氧化为乙酸，乙酸转化为乙酰辅酶 A 进入三羧酸循环，最后代谢为 CO_2 和 H_2O。乙醇的代谢是限速反应。乙醇清除率为 2.2mmol/(kg·h) [100mg/(kg·h)]，成人每小时可清除乙醇 7g（100% 乙醇 9ml）。血中乙醇浓度下降速度约 0.43mmol/h [20mg/(dl·h)]。虽然对血中乙醇浓度升高程度的耐受性个体差异较大，但血液乙醇致死浓度并无差异。大多数成人致死量为一次饮酒相当于纯酒精 250～500ml。

2）中毒机制

（1）急性毒害作用

①中枢神经系统抑制作用：乙醇具有脂溶性，可迅速透过大脑神经细胞膜，并作用于膜上的某些酶而影响细胞功能。乙醇对中枢神经系统的抑制作用，随着剂量的增加，由大脑皮质向下，通过边缘系统、小脑、网状结构到延髓。小剂量出现兴奋作用，这是由于乙醇作用于大脑细胞突触后膜苯二氮䓬-GABA 受体，从而抑制 GABA 对脑的抑制作用。血中乙醇浓度增高，作用于小脑，引起共济失调，作用于网状结构，引起昏睡和昏迷。极高浓度乙醇抑制延髓中枢引起呼吸或循环衰竭。

②代谢异常：乙醇在肝细胞内代谢生成大量还原型烟酰胺腺嘌呤二核苷酸（NADH），使之与氧化型的比值（NADH/NAD）增高，甚至可高达正常的 2～3 倍。相继发生乳酸增高、酮体蓄积导致的代谢性酸中毒以及糖异生受阻所致低血糖。

（2）耐受性、依赖性和戒断综合征

①耐受性：饮酒后产生轻松、兴奋的欣快感。继续饮酒后，产生耐受性，需要增加饮酒量才能达到原有的效果。

②依赖性：为了获得饮酒后特殊快感，渴望饮酒，这是精神依赖性。生理依赖性是指机体对乙醇产生的适应性改变，一旦停用则产生难以忍受的不适感。

③戒断综合征：长期饮酒后已形成身体依赖，一旦停止饮酒或

减少饮酒量，可出现与酒精中毒相反的症状。机制可能是戒酒使酒精抑制 GABA 的作用明显减弱，同时血浆中去甲肾上腺素浓度升高，出现交感神经兴奋症状如多汗、战栗等。

（3）长期酗酒的危害

①营养缺乏：酒饮料中每克乙醇供给 29.3kJ（7kcal）热量，但不含维生素、矿物质和氨基酸等必需营养成分，因而酒是高热量而无营养成分的饮料。长期大量饮酒时进食减少，可造成明显的营养缺乏。缺维生素 B_1 可引起 Wernicke-Korsakoff 综合征、周围神经麻痹。个体对维生素 B_1 需要量增多的遗传性，也可能作为发病的原因。叶酸缺乏可引起巨幼细胞贫血。长期饮酒饥饿时，应补充糖和多种维生素。

②毒性作用：乙醇对黏膜和腺体分泌有刺激作用，可引起食管炎、胃炎、胰腺炎。乙醇在体内代谢过程中产生自由基，可引起细胞膜脂质过氧化，造成肝细胞坏死，肝功能异常。

3. 临床表现

1）急性中毒

一次大量饮酒中毒可引起中枢神经系统抑制，症状与饮酒量和血乙醇浓度以及个人耐受性有关，临床上分为三期。

（1）兴奋期

血乙醇浓度达到 11mmol/L（50mg/dl）即感头痛、欣快、兴奋。血乙醇浓度超过 16mmol/L（75mg/dl），健谈、饶舌、情绪不稳定、自负、易激怒，可有粗鲁行为或攻击行动，也可能沉默、孤僻。浓度达到 22mmol/L（100mg/dl）时，驾车易发生车祸。

（2）共济失调期

血乙醇浓度达到 33mmol/L（150mg/dl），肌肉运动不协调，行动笨拙，言语含糊不清，眼球震颤，视力模糊，复视，步态不稳，出现明显共济失调。浓度达到 43mmol/L（200mg/dl），出现恶心、呕吐、厌倦。

（3）昏迷期

血乙醇浓度升至 54mmol/L（250mg/dl），患者进入昏迷期，表现昏睡、瞳孔散大、体温降低。血乙醇超过 87mmol/L（400mg/dl）患者陷入深昏迷，心率快、血压下降，呼吸慢而有鼾音，可出现呼吸、循环麻痹而危及生命。

酒醉醒后可有头痛、头晕、无力、恶心、震颤等症状。上述临床表现见于对酒精尚无耐受性者。如已有耐受性，症状可能较轻。此外，重症患者可发生并发症，如酸碱平衡失常、心律失常、心肌炎、电解质紊乱、低血糖症、吸入性肺炎、急性呼吸衰竭和急性肌病等。个别人在酒醒后发现肌肉突然肿胀、疼痛，可伴有肌球蛋白尿，甚至出现急性肾衰竭。

2）戒断综合征

长期酗酒者在突然停止饮酒或减少酒量后，可发生下列 4 种不同类型戒断综合征的反应：

（1）单纯性戒断反应

在减少饮酒后 6～24 小时发病。出现震颤、焦虑不安、兴奋、失眠、心动过速、血压升高、大量出汗、恶心、呕吐。多在 2～5 天内缓解自愈。

（2）酒精性幻觉（alcoholic hallucinosis）反应

患者意识清晰，定向力完整。幻觉以幻听为主，也可见幻视、错觉及视物变形。多为被害妄想，一般可持续 3～4 周后缓解。

（3）戒断性惊厥（withdrawal convulsion）反应

往往与单纯性戒断反应同时发生，也可在其后发生癫痫大发作。多数只发作 1～2 次，每次数分钟。也可数日内多次发作。

（4）震颤谵妄（delirium tremens）反应

在停止饮酒 24～72 小时后，也可在 7～10 小时后发生。患者精神错乱，全身肌肉出现粗大震颤。谵妄是在意识模糊的情况下出现生动、恐惧的幻视，可有大量出汗、心动过速、血压升高等交感神经兴奋的表现。

4. 诊断原则

饮酒史结合临床表现，如急性酒精中毒的中枢神经兴奋或抑制症状，呼气酒味；戒断综合征的精神症状和癫痫发作；血清或呼出气中乙醇浓度测定可以作出诊断。

5. 分级标准

轻度中毒和中毒早期表现为兴奋、欣快、言语增多、颜面潮红或苍白、步态不稳、轻度动作不协调、判断力障碍、语无伦次、眼球震颤甚至昏睡。

重度中毒可出现深昏迷、呼吸表浅或潮式呼吸，并可因呼吸麻痹或循环衰竭而死亡。重症患者瞳孔常缩小、体温和血压下降、脉搏减慢。

【治疗要点】

1. 轻症患者无需治疗，兴奋躁动的患者必要时加以约束。

2. 静脉注射50％葡萄糖100ml，肌注维生素 B_1、维生素 B_6 各100mg，以加速乙醇在体内氧化。对烦躁不安或过度兴奋者，可用小剂量地西泮，避免用吗啡、氯丙嗪、苯巴比妥类镇静药。

3. 共济失调患者应休息，避免活动以免发生外伤。

4. 昏迷患者应注意是否同时服用其他药物。重点是维持生命脏器的功能：

1) 维持气道通畅，供氧充足，必要时人工呼吸，气管插管。

2) 维持循环功能，注意血压、脉搏，静脉输入5％葡萄糖盐水溶液。

3) 心电图监测心律失常和心肌损害。

4) 保暖，维持正常体温。

5) 维持水、电解质、酸碱平衡，血镁低时补镁。治疗 Wernicke 脑病，可肌注维生素 B_1 100mg。

6) 保护大脑功能，应用纳洛酮（naloxone）0.4～0.8mg 缓慢静脉注射，有助于缩短昏迷时间，必要时可重复给药。

5. 严重急性中毒时可用血液透析促使体内乙醇排出。透析指征有：血乙醇含量＞108mmol/L（500mg/dl），伴酸中毒或同时服用甲醇或其他可疑药物时。

【预后】

急性酒精中毒如经治疗能生存超过 24 小时多能恢复。若有心、肺、肝、肾病变者，昏迷长达 10 小时以上，或血中乙醇浓度＞87mmol/L（400mg/dl）者，预后较差。酒后开车易发生车祸。酒精性精神病戒酒后可好转，但不易完全恢复。长期饮酒可导致中毒性脑、周围神经、肝、心肌等病变以及营养不良，预后与疾病的类型和程度有关。早期发现、早期治疗可以好转。不及时戒酒，难以恢复。

【预防】

1. 开展反对酗酒的宣传教育。
2. 实行酒类专卖制度，以低度酒代替高度酒。
3. 创造替代条件，加强文娱体育活动。
4. 早期发现嗜酒者，早期戒酒，进行相关并发症的治疗及康复治疗。

（严首春　宋　维）

第二节　急性甲醇中毒

【概述】

甲醇（carbinol）为无色透明液体，易挥发，易燃烧，溶点 - 97.8℃，沸点 64.7℃，可与水、乙醇、苯、酮、醚和卤代烃类等溶剂混溶。

甲醇的职业接触可见于甲醇的生产和运输、化工、医药、能源等行业，例如生产甲醛、甲胺、摄影胶片、塑料、杀菌剂、油漆稀料等作业场所。由于餐饮业的发展，国内近年来有生产"固体酒精"火锅燃料造成甲醇急性中毒的报道。国内近年来的甲醇急性中毒（acute carbinol poisoning）以摄入含有甲醇假酒的食源性中毒为主。

【诊断要点】

1. 病因

甲醇可经呼吸道、消化道和皮肤吸收。人经过呼吸道吸入的甲醇蒸气约有 60％被吸收，进入胃肠道的吸收高峰时间在 30～60min。吸收后的甲醇迅速分布至机体器官组织内，分布量与器官组织含水量有关。甲醇在人体中主要经过肝代谢。肝醇脱氢酶将甲醇氧化为甲醛，然后在甲醛脱氢酶作用下氧化为甲酸，甲酸经过依赖叶酸盐的途径氧化为二氧化碳和水。吸收后的甲醇 90％～95％经代谢后从呼出的气体和尿中排出。

2. 发病机制

甲醇毒性与其原形及其代谢产物的蓄积量有关。甲醇本身具有麻醉作用，可使中枢神经系统受到抑制。而甲醇急性中毒引起的眼睛损害和代谢性酸中毒主要与甲酸含量有关。甲酸可通过抑制细胞色素氧化酶引起轴浆运输障碍，导致中毒性视神经病。由甲酸诱导的线粒体呼吸抑制和组织缺氧，可产生乳酸。

3. 临床表现

急性甲醇中毒以中枢神经系统损害、眼损害和代谢性酸中毒的表现为主。

（1）潜伏期：甲醇急性中毒临床上存在潜伏期，无论通过何种途径吸收中毒，潜伏期一般为 12～24h，少数患者可达 2～3d。通过口服途径中毒者，潜伏期和摄入剂量有关，有口服纯甲醇后40min 出现临床症状的报道；同时摄入乙醇，可以使潜伏期延长。

（2）中枢神经系统症状：轻者表现为头痛、头晕、乏力、嗜睡、意识模糊等症状，很少出现乙醇中毒时的欣快感。严重者出现昏迷、癫痫样抽搐。

（3）眼部症状：视力障碍较早出现，可在口服后 1h 或数天后出现。最初表现为眼前黑影，闪光感、视物模糊，重者视力急骤下降，甚至完全失明。常有视野的改变，周边视野向心缩小多见于中毒的晚期，早期单纯的周边视野向心缩小比较少见。

（4）代谢性酸中毒：程度较轻者往往没有明显症状，通常是在进行相关实验室检查时被发现。严重代谢性酸中毒患者可以出现头痛、嗜睡、意识障碍、呼吸节律和幅度的改变。

（5）其他：病情严重者可以出现肝、肾、心血管系统等多脏器系统损害。部分患者合并有心动过缓、期前收缩和心电图改变。

4. 诊断原则

根据职业接触史或毒物接触史，经短时的潜伏期后，出现典型的临床症状和体征，结合实验室检查，综合分析，排除其他类似疾病，方可诊断。

5. 分级标准

（1）轻度中毒

具备以下任何一项者，可诊断为轻度中毒；

1）轻度意识障碍；

2）视乳头充血、视乳头视网膜水肿或视野检查有中心或旁中心暗点；

3）轻度代谢性酸中毒。

（2）重度中毒

具备以下任何一项者，可诊断为重度中毒；

1）重度意识障碍；

2）视力急剧下降，甚至失明或视神经萎缩；

3）严重代谢性酸中毒。

【治疗要点】

1. 确认甲醇吸收被终止　立即脱离现场，口服中毒者彻底洗胃；皮肤污染者进行洗消。

2. 对症支持治疗　静脉补液维持热量、水和电解质平衡；以纱布或眼罩遮盖双眼，避免光线刺激；观察患者呼吸、循环等系统功能状态和意识状况，给予相应治疗。依据患者血气分析和临床表现确定存在代谢性酸中毒以后，使用5％碳酸氢钠予以纠正。有学者主张使用高压氧治疗甲醇急性中毒，认为可以有效缓解中枢神经系统和视神经损伤。

3. 血液透析

血液透析疗法清除已吸收的甲醇及其代谢产物，指征为：

1）血液甲醇＞15.6mmol/L 或甲酸＞4.34mmol/L；

2）严重代谢性酸中毒；

3）视力严重障碍或视乳头视网膜水肿。

4. 解毒治疗：有报道采用静脉输入 10％乙醇溶液治疗甲醇中毒，其机理是乙醇可以同甲醇竞争醇脱氢酶，减少甲醇代谢速率。对于甲醇急性中毒患者，可以考虑使用叶酸，每日 30～45mg，分2～3 次肌肉注射。叶酸能够促进体内甲酸氧化为二氧化碳。4 -甲基吡唑通过抑制乙醇脱氢酶阻止乙二醇和甲醇代谢成相应的毒性代谢物。国外有报道 4 -甲基吡唑首次剂量 10mg/kg，缓慢静脉注射，以后每 12h 重复使用，剂量减少 30％～50％。

（严首春　宋　维）

第三节　苯中毒

【概述】

苯主要以蒸气状态经呼吸道吸入，皮肤仅少量吸收，消化道吸收完全。苯中毒是指经呼吸道吸入苯蒸气或皮肤接触苯而引起的以中枢神经系统抑制和造血系统损害为主要表现的全身性疾病。按照中毒缓急，可分为急性中毒和慢性中毒。急性苯中毒是由于短时间在通风不良的作业场所吸入大量苯蒸气而引起，主要表现为中枢神经系统症状，轻者出现黏膜刺激症状，严重时发生昏迷、抽搐、血压下降、呼吸和循环衰竭。目前急性中毒少见。慢性中毒以造血系统损害为主要表现。造血系统损害以白细胞数减少最常见，主要为中性粒细胞减少。此外，血小板亦出现降低，皮下及黏膜有出血倾向，出血倾向与血小板数往往不平行。中毒晚期可出现全血细胞减少，致再生障碍性贫血或白血病。

【诊断要点】

1. 急性中毒

（1）病因

1）吸入高浓度苯蒸气：短时间在通风不良的作业场所，例如在密闭船舱、室内喷涂时吸入大量苯蒸气而引起。人最低吸入 $800\sim1000mg/m^3$ 浓度的苯蒸气 $4\sim6h$ 即可引起急性苯中毒，吸入 $1.6\,g/m^3$ $60min$ 即出现中毒症状，$6.1\sim6.4\,g/m^3$ 浓度下 $5\sim10min$ 可导致死亡。

2）经皮肤或消化道吸收：因无防护常识而裸手浸渍于苯液作业，或用口虹吸皮管分装苯液时意外吞服，或生活中误服等致急性苯中毒临床少见。人口服苯液 2ml 可迅速昏迷，口服致死量为 $10\sim30ml$。

（2）临床表现　急性苯中毒主要表现为中枢神经系统抑制症状和黏膜刺激症状。

1）黏膜刺激表现：接触高浓度苯蒸气，多先有轻度黏膜刺激症状，双眼怕光、流泪、视物模糊及咽痛、胸闷、憋气等，一般若及时脱离现场，此症状多能在短时间内消失。

2）中枢神经系统表现：继续接触，患者可逐渐出现中枢神经系统症状，初始兴奋，面色潮红，随即出现头痛、头晕、乏力、四肢麻木等，随后出现兴奋或酒醉状态，伴恶心、呕吐、步态不稳、幻觉、哭笑失常等表现。重者意识丧失、肌肉痉挛或抽搐、血压下降、呼吸和循环衰竭、瞳孔散大，可因呼吸麻痹死亡。

（3）诊断原则　有短期内吸入大量高浓度苯蒸气或误服苯的病史，以意识障碍为主的临床表现，结合现场职业卫生学调查，环境空气中苯的浓度超过卫生标准，参考实验室检测指标（呼气苯、血苯、尿酚），综合分析，排除其他疾病引起的中枢神经损害，方可诊断。

（4）分级标准

1）急性轻度中毒：短期内吸入大量苯蒸气后出现头晕、头痛、恶心、呕吐及黏膜刺激症状，伴有轻度意识障碍。

2）急性重度中毒：短期内吸入大量苯蒸气后出现中、重度意识障碍或呼吸循环衰竭、猝死。

2. 慢性中毒

（1）病因　在生产车间通风不良（尤其冬季门窗紧闭），长期与高浓度苯接触或被苯污染环境中长期生活，如皮革及制鞋业，长期吸入很容易发生慢性苯中毒。

（2）临床表现　慢性中毒除影响神经系统外，主要影响造血系统。

1）神经系统表现：最常见的表现为神经衰弱和自主神经功能紊乱综合征，患者常伴有头晕、头痛、乏力、失眠、记忆力减退等表现。个别病者可有肢端感觉障碍，出现痛、触觉减退和麻木，亦可发生多发性神经炎。

2）造血系统损害表现：以白细胞数减少最常见，主要为中性粒细胞减少，除数量变化，中性粒细胞中出现中毒颗粒或空泡时，提示有退行性变化。此外，血小板亦出现降低，皮下及黏膜有出血倾向，女性月经过多。出血倾向与血小板数往往不平行。中毒晚期可出现全血细胞减少，致再生障碍性贫血，骨髓增生异常综合征。苯中毒引起白血病多在长期高浓度接触后发生，最短 6 个月，最长 23 年。白血病以急性粒细胞白血病为多，其次为急性淋巴细胞白血病和红白血病，而慢性粒细胞白血病很少见。

3）皮肤损害：皮肤经常直接接触苯，可因脱脂而变干燥、脱屑以致皲裂，有的出现过敏性湿疹。

（3）诊断依据　根据大量或长期接触苯的职业史，临床表现主要有造血抑制，亦可有增生异常，结合作业环境调查及现场空气中苯浓度测定资料，根据血象、骨髓象等有关血液实验室检查，并排除其他原因引起的血象改变，参考呼气苯、血苯、尿酚测定值，排除其他原因，综合分析，方可诊断慢性中毒。

（4）分级标准

1）观察对象：苯作业人员的血液检验发现有以下改变之一，在3个月内每1～2周复查一次仍无好转，且不能找到其他原因者，可列为观察对象。①白细胞计数波动于（4～4.5）×10^9/L；②血小板计数波动于（60～80）×10^9/L；③红细胞计数男性低于4×10^{12}/L，女性低于3.5×10^{12}/L，血红蛋白定量男性低于120g/L，女性低于110g/L；④周围血细胞计数增高，出现幼稚或形态不正常的血细胞。

2）慢性轻度中毒：有轻重不同的神经衰弱综合征；在3个月内每1～2周复查一次，血白细胞计数持续低于4×10^9/L，中性粒细胞低于2×10^9/L，淋巴细胞相对增多，可予诊断。如白细胞数波动于（4～4.5）×10^9/L，有下列情况之一者，也可诊断：血小板低于80×10^9/L，并伴有出血倾向；中性粒细胞碱性磷酸酶活性明显升高；中性粒细胞质中中毒性颗粒明显增多。

3）慢性中度中毒：多有慢性轻度中毒症状，并有易感染和（或）出血倾向。具有下列情况之一时可诊断为中度中毒：白细胞低于3×10^9/L，中性粒细胞低于1.5×10^9/L；白细胞数低于4×10^9/L，中性粒细胞低于2×10^9/L，血小板数低于60×10^9/L，并有明显出血倾向。

4）慢性重度中毒：出现下列之一者：全血细胞减少症，再生障碍性贫血，骨髓增生异常综合征，白血病。

【治疗要点】

1. 急性中毒

（1）立即终止毒物接触：立即转移至空气新鲜处，脱去被苯污染的衣服，用肥皂水和清水反复清洗皮肤和头发，清除体表污染物。

（2）清除体内尚未吸收的毒物：经口中毒者，应尽早清除胃肠道尚未吸收的毒物。可用5%的活性炭悬液或温水洗胃、催吐，然后服用导泻及利尿药物，以加快体内毒物的排泄，减少毒物吸收。

（3）对症处理：维生素C有部分解毒作用，可用维生素C 3～5g加50％葡萄糖注射液40ml静脉注射或加于10％葡萄糖注射液500ml静脉滴注，每天1～2次。还可用葡萄糖醛酸内酯2ml肌肉注射，每天2～3次，以加速肝内葡萄糖醛酸内酯与苯代谢产物结合成低毒的苯基葡萄糖醛酸酯。

（4）支持治疗：对急性中毒昏迷患者，要保持呼吸道通畅，维持呼吸和循环功能。严重中毒出现心脏骤停、休克、循环衰竭、呼吸衰竭等危及生命时，立即采取有效急救复苏措施，稳定生命体征。

2.慢性中毒

（1）终止继续接触毒物：调离接触苯的工作环境，减轻症状。在患病期间应按病情分别安排工作或休息，加强营养与锻炼，增强机体抗病能力。

（2）对症治疗：慢性苯中毒治疗的关键是提升白细胞，可采用中西医疗法，给予多种维生素、核苷酸类药物以及皮质激素、丙酸睾酮等。若发生再生障碍性贫血或白血病者，按内科治疗原则进行治疗。

（3）物理疗法：可选用低频脉冲电疗法、间动电疗法、离子导入疗法。

（4）中医治疗：清热解毒、补益气血、滋肾健脾、养阴安神药物等。

（胡志高　宋　维）

第68章　金属中毒

第一节　铅　中　毒

　　铅（lead，Pb）为灰白色软金属，可溶于酸。铅及其化合物在生产、生活中应用广泛，常见铅化合物：氧化亚铅（黑粉）、氧化铅（黄丹，密陀僧）、二氧化铅（过氧化铅）、三氧化二铅（樟丹）和四氧化三铅（红丹、铅丹、红铅）。四乙基铅（tetraethyl lead）系铅的有机化合物。铅及其化合物对人体各组织均有毒性。

　　主要损害神经、消化、造血、血管及肾。各种铅化合物的毒性不同，口服醋酸铅 2～4g 可引起中毒，口服铬酸铅 1g 可以致死；砷酸铅经口 MLD 为 1.4mg/kg；一般铅化合物口服 MLD 为 5mg/kg。如果空气四乙基铅浓度达 $10mg/m^3$，吸入 1 小时即可急性中毒。

【病因与发病机制】

　　铅吸收后进入血液循环，主要以磷酸氢铅（$PbHPO_4$）、甘油磷酸化合物、蛋白复合物或铅离子状态分布全身各组织，主要在细胞核和浆的可溶性部分以及线粒体、溶酶体、微粒体。最后约有 95％的铅以不溶性的正磷酸铅 $[Pb_3(PO_4)_2]$ 稳定地沉积于骨骼系统。仅 5％左右的铅存留于肝、肾、脑、心、脾、基底核、皮质灰白质等器官和血液中。血液中的铅约 95％分布在红细胞内，主要在红细胞膜。骨铅与血铅之间处于一种动态平衡，当血铅达到一定程度，可引起急性中毒症状。吸收的铅主要通过肾排出，部分经粪便、乳汁、胆汁、月经、汗液、唾液、头发、指甲等排出。

　　铅中毒的机制主要有：

　　1. 对血液系统的影响：铅引起血红蛋白合成障碍。首先抑制 δ-氨基-γ 酮体戊酸（ALA）合成酶和 ALA 脱水酶，使卟胆原合成受阻；铅又抑制血红蛋白合成酶，阻碍元卟啉与二价铁结合成正铁血红素。引起原卟啉、ALA 和粪卟啉在血液中积累。红细胞内原卟啉部分与锌离子络合成锌原卟啉（ZPP），其余以游离原卟啉（FEP）存在于红细胞内。因而铅接触者的血中 ZPP 和 FEP 二者均可升高。由于铅对幼红细胞嘧啶 $5'$ 核苷酸酶有抑制作用，使大量嘧啶核苷酸蓄积在细胞质内，阻碍微粒体 RNA 的降解，而导致嗜碱性点彩红细胞的增多。铅阻碍原卟啉与铁的结合，铁以铁蛋白形式沉积在骨髓幼红细胞内，可形成环形铁粒幼细胞。高浓度的铅对成熟红细胞膜有直接损伤作用，引起溶血。

2. 对中枢神经系统的影响：干扰脑的代谢，认为是阻碍 γ-氨基丁酸（GABA）功能，减低细胞色素 C 浓度，加速多巴胺释放，减少细胞外钙离子浓度，影响乙酰胆碱（Ach）释放等，最终引起各种行为和神经效应的改变。严重中毒可致神经细胞退行性改变。铅可引起周围神经 Schwann 细胞肿胀、阶段性脱髓鞘和轴索改变，导致周围神经麻痹。铅尚能使肌肉内磷酸肌酸再合成受阻，引起瘫痪。通过与钙直接竞争，干扰钙对神经递质的释放，影响神经系统的生理功能。

四乙铅为剧毒的神经毒物，在肝的微粒体中迅速转化为毒性更大的三乙铅，主要抑制脑的葡萄糖氧化和单胺氧化酶，前者减少高能磷酸键的形成，引起细胞呼吸障碍，导致细胞缺氧；后者使 5-羟色胺在大脑积聚。四乙铅还抑制胆碱酯酶活力影响肾上腺素能和胆碱能神经纤维。轻者使大脑皮质功能失调和自主神经功能紊乱，严重时损害神经细胞，出现脑水肿和弥散性脑损伤。

3. 血管痉挛：铅引起卟啉代谢障碍，抑制细胞含巯基的酶，干扰自主神经，或直接作用与平滑肌，故可导致血管痉挛，从而引起内脏缺血。临床上铅中毒时铅容、腹绞痛、中毒性脑病等均可能与血管痉挛有关。

4. 肾损害：铅损害肾小管上皮细胞线粒体功能，抑制 ATP 酶而干扰主动转运机制，损害近曲小管重吸收功能，继而 GFR 降低，尚可引起间质性肾炎。

【诊断要点】

一、毒物接触史

急性铅中毒系口服可溶性铅无机化合物和含铅药物如黑锡丹、樟丹（系用于治疗癫痫和哮喘的偏方）等引起。慢性铅中毒见于长期吸入铅烟、铅尘的工人。长期应用含铅的食具如锡盘、铅壶、彩釉淘器、铅绘粉涂里的玻璃杯等盛饮料或食品，可引起慢性中毒。四乙铅主要用作汽油抗爆剂，可经呼吸道、皮肤、消化道吸收而中毒。

二、临床表现

1. 急性铅中毒

急性中毒因消化道吸收所致。患者服含铅化合物 4～6 小时后，个别长至 1 周出现恶心、呕吐、腹胀、腹绞痛、便秘或腹泻，及血压升高。少数患者发生消化道出血和麻痹性肠梗阻。严重中毒数日后出现贫血、中毒性肝炎、肾炎、多发性周围神经病变和铅毒性脑病。

2. 急性四乙铅中毒

由短期内大量吸入或皮肤吸收所致，潜伏期 6 小时至 11 天。神经精神症状为主要表现，患者诉头晕、头痛、乏力、失眠、噩梦、记忆障碍、忧郁、食欲缺乏、恶心、呕吐等。病情发展可有间歇性幻觉、谵妄、抽搐、昏迷。间歇期患者表情淡漠、痴呆、动作迟缓、说话含糊，或呈木僵状态。可使自主神经功能异常，迷走神经张力增高，窦性心动过缓。脑电图出现脑波节律紊乱。

3. 慢性铅中毒

职业性铅中毒以慢性中毒居多。非职业性慢性中毒因长期用含铅锡壶饮酒、服用含铅中成药以及环境污染所致。头痛、头昏、乏力、失眠、多梦、健忘等神经衰弱症是早期和常见症状。可因缺钙、饮酒、创伤、感染、发热等诱发症状加重，或出现腹绞痛或铅麻痹。

成人铅中毒后经常出现：疲劳、情绪消沉、心脏衰竭、腹部疼痛、肾虚、高血压、关节疼痛、生殖障碍、贫血等症状。孕妇铅中毒后会出现流产、新生儿体重过轻、死婴、婴儿发育不良等严重后果。儿童经常出现：食欲缺乏、胃疼、失眠、学习障碍、便秘、恶心、腹泻、疲劳、智商低下、贫血等症状。

三、辅助检查

1. 血铅测定

铅中毒时，血铅浓度的增高出现较早，含量较稳定，不受肾脏影响。正常值在 $2.4\mu mol/L$（$50\mu g/L$）以下。但血铅仅反映体内有害作用的铅量，不能完全代表体内铅总量水平。

2. 尿铅测定

在一般铅接触的情况下，尿铅可反映血铅的浓度，也可以反映体内总铅量。但易为环境因素污染，并受尿量和肾功能的影响，因此波动很大。正常值 $0.39\mu mol/L$（$0.08mg/L$）以下。

3. 驱铅试验

可反映体内铅负荷。对怀疑为铅中毒，但尿铅测定正常者，可进行此实验。方法是：依地酸二钠（Calcium Disodium Edetate,EDTA Ca-Na$_2$）1g 加入 5％葡萄糖液 250～500ml，静滴 4h，用药起留 24h 尿。不接触铅的正常人尿铅不超过 0.3mg/24h，铅接触者尿铅超过 1mg/24h，提示为中毒的高危者。

4. 其他

ZPP（正常值上限 $0.9～1.79\mu mol/L$）和 FEP（正常值上限 $0.72～1.78\mu mol/L$）增高和血 ALA 脱水酶［正常值（217.6 ± 46.6）U］降低，尿 ALA（正常值上限 $30.5\mu mol/L$）增高和粪卟啉（正常值：定量 $0.15\mu mol/L$，定性阳性）异常。脱离铅接触后ALA 脱水酶、ALA 和尿粪卟啉在数日后可转为正常，而 ZPP 和FEP 仍可持续增高 2～3 个月。故目前认为 ZPP 和 FEP 是铅接触较持久的灵敏指标。

5. 周围血象

中度以上铅中毒患儿可有红细胞和血红蛋白减少，点彩红细胞增加，网织红细胞及多染性红细胞亦常增多。检查荧光红细胞为铅中毒早期诊断有价值的方法之一，常用标准如下：1％以下为正常，超过 2％～10％为轻度增加，超过 10％为过高。

四、鉴别诊断

误诊原因主要是生活性服用含铅化合物引起的腹绞痛，常必须与内、外科急腹症：急性胃肠炎、出血性肠炎、急性胆囊炎、急性胰腺炎、溃疡穿孔等鉴别。周围神经病变与肾功能损害要除外药物性、糖尿病、血管病变等疾病。

【治疗要点】

一、一般处理

皮肤污染宜彻底清洗；吸入中毒者宜迅速脱离有毒环境；误服大量含铅药物而致中毒的病儿首先必须导吐（可用吐根糖浆）并用 1％硫酸钠或硫酸镁洗胃，继之向胃内注入硫酸钠或硫酸镁 15～20g，使形成不溶性硫化铅，然后再次洗胃以清除沉淀出的硫化铅，以后服用较大量牛乳或生蛋白可使剩存铅质成为不易溶解的盐类；再用盐类泻药 1～2 次以导泻。

二、驱铅治疗

1. 依地酸二钠钙（Na_2Ca - EDTA）每日 15～25mg/kg 加于 5％葡萄糖液内配为 0.3％～0.5％溶液静脉滴注或缓慢静脉注射，待急性症状缓解后改为 0.25～0.5g 加 2％普鲁卡因 1ml 肌注，1 日 2 次，或 1g 加葡萄糖液或生理盐水 20～40ml 静注，1 日 2 次，连用 3 天，休息 4 天为一疗程，直至尿铅正常。

2. 二乙烯三胺五乙酸三钠钙（促排灵 $CaNa_3$ - EDPA）排铅效果亦好，每次用量 15～30mg/kg，生理盐水中配成 0.2％～0.5％

溶液静脉滴注,用 3 日,停 3 日为一疗程。

3. 巯基络合剂 二巯丙磺钠针 0.125g - 0.25g,im 每日 2～3 次。二巯基丁二钠每日 1g 缓慢静脉注射;二巯基丁二酸 0.5g,每日 3 次口服;疗程同依地酸二钠。

4. 青霉胺 每日 20～25mg/kg,分 4 次口服,最大日量 1g。连服 5～7 天,停 2～3 天为一疗程,共 3 个疗程。对青霉素有交叉过敏反应,用药前应作青霉素过敏试验。

三、对症处理

1. 保肝:用大剂量维生素 C、肌酐等。

2. 缓解铅绞痛:肌注阿托品、654 - 2、维生素 K 等以解除肠道痉挛,静脉缓慢注射 10% 葡萄糖酸钙 10～20ml,除减轻腹绞痛以外并促使铅在骨骼内沉着减低血铅浓度。

3. 儿童铅中毒性脑病应用激素。

4. 用安定,苯巴比妥钠等药物控制惊厥。

5. 用 20% 甘露醇降颅压减轻脑水肿。

(马增香)

第二节 汞 中 毒

【概述】

金属汞(mercury)又名水银,常温下为银白色的液态金属,具有易蒸发的特性。常见汞化合物有:硫化汞、氯化汞、氯化亚汞和氧化汞。通常称为轻粉(又称水银粉、峭粉、汞粉、甘粉)的化合物,主要含氯化亚汞;白降丹(又称降丹、水火丹、升汞)主要含氯化汞和氯化亚汞;红升丹(又称升药、红粉、小金丹)主要含氧化汞。中药朱砂主要成分为硫化汞。汞中毒(mercury poisoning)以慢性为多见,主要发生在生产活动中,长期吸入汞蒸气和汞化合物粉尘所致。以精神-神经异常、齿龈炎、震颤为主要症状。人吸入 $1 \sim 3mg/m^3$ 的汞蒸气数小时可发生急性中毒。对汞过敏者，即使局部涂抹汞油基质制剂，亦可发生中毒。升汞致死量为 $0.3 \sim 0.5g$，氧化汞为 $1 \sim 1.5g$，甘汞为 $2 \sim 3g$。

【病因与发病机制】

汞蒸气由呼吸道吸收，较易透过肺泡壁含脂质的细胞膜，与血液中的脂质结合，很快分布到全身各组织。汞在红细胞和其他组织中被氧化成 Hg^{2+}，并与蛋白质结合而蓄积，很难再被释放。金属汞在胃肠道几乎不吸收，仅约摄食量的万分之一，汞盐在消化道的吸收量约 10%。汞主要由尿和粪中排出，唾液、乳汁、汗液亦有少量排泄，肺部呼出甚微。体内汞元素半周期为 60 天，汞盐约 40天，在初 4 天内排泄量较多。

汞离子易与巯基结合，使与巯基有关的细胞色素氧化酶、丙酮酸激酶、琥珀酸脱氢酶等失去活性。汞还与氨基、羧基、磷酰基结合而影响功能基团的活性。由于这些酶和功能基团的活性受影响，阻碍了细胞生物活性和正常代谢，最终导致细胞变性和坏死，从而引起中枢和自主神经系统功能紊乱和肾、消化道等脏器损害。汞离子可导致细胞外液 Ca^{2+} 大量进入细胞内，引起钙超载，激活细胞内的磷脂酶 A，分解细胞内磷脂，生成花生四烯酸与氧自由基等损伤细胞功能，造成组织细胞严重缺血缺氧。汞对肾脏损害，以肾近曲小管上皮细胞为主。汞还可引起免疫功能紊乱，汞与体内蛋白结合，产生自身抗体，发生肾病综合征或肾小球肾炎；高浓度汞可直接致肾小球免疫损伤。汞可减少卵巢激素分泌，致月经紊乱和异常妊娠。汞由唾液排出与口腔内食物残渣分解产生的硫化氢相结合生成硫化汞，对口腔黏膜有强烈的刺激作用。

【诊断要点】

一、毒物接触史

职业性急性中毒因意外事故、土法炼金、镏金、首饰加工等，

521

多为个体生成，设备简陋，通风不良所致，均经呼吸道吸入。非职业性大多数是使用含汞中药偏方如轻粉（氧化亚汞）治病（如银屑病、湿疹、皮炎、哮喘等），也有误服（升汞、甘汞）、自杀和他杀者。通过吸入其蒸气、口服或涂敷皮肤处而引起中毒。也有经静脉、皮下注入汞而中毒者。

二、临床表现

1. 急性汞中毒

主要口服升汞等汞化合物引起。患者在服后数分钟到数十分钟即引起急性腐蚀性口腔炎和胃肠炎。诉口腔和咽喉灼痛，并有恶心、呕吐、腹痛，继有腹泻。呕吐物和粪便常有血性黏液和脱落的坏死组织。常可伴有周围循环衰竭和胃肠道穿孔。在 3～4 天后（严重可在 24 小时内）发生急性肾衰竭。可有肝损害。

吸入高浓度汞蒸气中毒潜伏期数小时、数日或数周不等，可引起咳嗽、咽痛、发热、咯血丝痰等刺激症状，严重者可并发间质性肺炎、急性肺水肿、呼吸衰竭。神经系统可出现头昏、头痛、倦怠、手颤、嗜睡或兴奋、衰竭等，个别严重病例可陷入昏迷，最后因休克而死亡。亦可发生中毒性肝病、急性肾衰竭。

皮肤接触汞及其化合物可引起接触性皮炎，具有变态反应性皮疹为红斑丘疹，可融合成片或形成水疱，严重者发生剥脱性皮炎。愈后遗有色素沉着。

2. 慢性汞中毒

为职业性吸入汞蒸气所致，少数患者亦可由于应用汞制剂引起。精神-神经症状可先有头昏、头痛、失眠、多梦，随后有情绪激动或抑郁、焦虑和胆怯以及自主神经功能紊乱的表现，如脸红、多汗、皮肤划痕症等。肌肉震颤先见于手指、眼睑和舌，以后累及手臂、下肢和头部，甚至全身；在被人注意和激动时更为明显。口腔症状主要表现为黏膜充血、溃疡、齿龈肿胀和出血，牙齿松动和脱落。齿龈可见蓝黑色的硫化汞细小颗粒排列成行的汞线，是汞吸收的一种标记。肾方面，初为亚临床的肾小管功能损害，出现低分子蛋白尿等，亦可出现肾炎和肾病综合征。肾损害在脱离汞接触后可望恢复。慢性中毒患者尚可有体重减轻、性功能减退，妇女月经失调或流产以及有甲状腺功能亢进、周围神经病变。眼晶体前房的棕色光反射，认为是汞沉着引起的"汞晶状体炎"，在中毒症状消失或脱离汞接触后，这种棕色光反射仍可持久存在，是汞吸收的另一标记。

三、辅助检查

1. 尿汞测定　在一定程度上反映体内汞的吸收量，但常与汞中毒的临床症状和严重程度无平行关系。尿汞正常值因地区而异，国内尿汞正常上限值一般不超过 $0.25\mu mol/L$（0.05mg/L）（双硫腙热硝化法）、0.02mg/L（原子能吸收法）、0.01mg/L（蛋白沉淀法）。

2. 血汞、发汞测定　血汞正常上限值为 $0.15\mu mol/L$（0.03mg/dl），发汞不超过 4mg/100g，唾液汞约为尿汞的 10%。

3. 驱汞试验　可用二巯丙磺钠 0.25g，肌肉注射；或二巯丁二钠 0.5g，静脉注射；如尿汞排出量明显增高（大于 1 倍），可作为重要的辅助诊断依据。

4. 其他　慢性汞中毒患者可有脑电图波幅和节律电活动改变，周围神经传导速度减慢，血中 α_2 球蛋白和还原型谷胱甘肽增高，以及血中溶酶体酶、红细胞胆碱酯酶和血清巯基等降低。

四、诊断注意事项

急性汞中毒的诊断主要根据职业史或摄入毒物史，结合临床表现和尿汞或血汞测定而确立。慢性汞中毒的诊断，应强调接触史，临床有精神-神经症状、口腔炎和震颤等主要表现，并需除外其他病因引起的类似临床表现。尿汞和血汞等测定值增高对诊断有辅助意义。驱汞试验如尿汞排出量明显增高，可作为重要的辅助诊断依据。

【治疗要点】

一、一般处理

1. 口服汞中毒者，及早用碳酸氢钠溶液或温水洗胃催吐，然后口服牛奶、蛋清或豆浆，以吸附毒物，需注意切忌用盐水，有增加汞吸收的可能。导泻用 50％硫酸镁 40ml 口服或胃管灌入。在洗胃过程中要警惕腐蚀消化道的穿孔。

2. 吸入汞中毒者，应立即撤离现场，吸氧。

3. 对抽搐、昏迷者，清除口腔异物，保持气道的通畅。

4. 汞从伤口处进入人体，立即停止使用汞溴红溶液。

二、驱汞治疗

1. 二巯丙磺钠（Unithiol，二巯基丙磺酸钠） 其巯基可与汞离子结合成巯-汞复合物，随尿排出，使组织中被汞离子抑制的酶得到复能。急性中毒时的首次剂量为 5％溶液 2～3ml，肌肉注射；以后每 4～6h 1 次，每次 1～2.5ml。1～2 天后，每日 1 次，每次 2.5ml。一般治疗 1 周左右。必要时可在一月后再行驱汞。常见副作用有头晕、头痛、恶心、食欲减退、无力等，偶尔出现腹痛或低血钾，少数患者出现皮疹，个别发生全身过敏性反应或剥脱性皮炎。如有肾功能损害，慎用。

2. 二巯丙醇 其药理作用与二巯丙磺钠相似。首次剂量为 2.5～3.0mg/kg 体重，每 4～6h，深部肌肉注射 1 次，共 1～2 天。第 3 天按病情改为每 6～12h 1 次；以后每日 1～2 次。共用药 10～14 天。常见副作用有头痛、恶心、咽喉烧灼感、流泪、鼻塞、出汗、腹痛、肌肉痉挛、心动过速、血压升高、皮疹和肾功能损害等。小儿易发生过敏反应和发热。

3. 乙酰消旋青霉胺 用法：每日剂量 1g，分 4 次口服。副作用有乏力、头晕、恶心、腹泻、尿道排尿灼痛。少数出现发热、皮疹、淋巴结肿大等过敏反应和粒细胞减少。青霉素过敏者不用。

三、对症处理

在急性中毒治疗过程中应注意水、电解质和酸碱平衡并纠正休克。出现有肾功能损害和急性肾衰竭时应避免应用驱汞药物，并应及早进行血液透析或血液灌洗，此时可同时应用驱汞药物，以减少汞对人体的毒性。防治络合综合征，补充铜、铁、锌等必须微量元素。

（马增香）

第三节　砷中毒

砷（arsenic）为类金属元素。纯砷无毒，其化合物有剧毒。常致中毒的砷化合物有三氧化二砷（砒霜、白砒、红帆、信石）、二硫化砷（雄黄 AS_2S_2）、三硫化砷（雌黄 AS_2S_3）及砷化氢等。砷中毒，常称砒霜中毒，因误服或药用过量中毒。生产加工过程吸入其粉末、烟雾或污染皮肤中毒也常见。三氧化二砷经口服 5～50mg 即可中毒，60～200mg 即可致死。砷中毒死亡者尸体皮肤呈脱水状，口唇、指甲明显青紫。

【病因与发病机制】

砷中毒（arsenicpoisoning）由于应用含砷药物剂量过大所致，也可误食含砷的毒鼠、灭螺、杀虫药，以及被此类杀虫药刚喷洒过的瓜果和蔬菜，毒死的禽、畜肉类等。三氧化二砷（又称砒霜，红、白信石等）为我国北方农村常用的拌种、杀灭害虫药，毒性很大，其纯品外观和食盐、糖、面粉、石膏等相似，可因误食、误用引起中毒。亦有因饮食被三氧化二砷污染的井水和食物而发生中毒者。母亲中毒可导致胎儿及乳儿中毒。最近几年陆续有报道服用牛黄解毒片而引起慢性砷中毒的病例，应引起重视，原因是牛黄解毒片含有雄黄。

砷进入人体内被吸收后，破坏了细胞的氧化还原能力，影响细胞正常代谢,引起组织损害和机体障碍,可直接引起中毒死亡。如果将砷作用于人体局部,最初有刺激症状,久之出现组织坏死。砷对黏膜具有刺激作用,可直接损害毛细血管。经黏膜阴道或皮肤吸收的砷及化合物,主要沉积在毛发、指甲、骨、肝和肾等器官。砷与毛发、指甲皮肤的角化组织有亲和力,无论是慢性砷中毒或急性砷中毒,只要其中毒后尚存活1周以上,便可从毛发中发现较多含量的砷。砷化氢中毒机制完全不同:抑制谷胱甘肽过氧化物酶作用,导致过氧化物的形成而发生溶血;也可能是砷与巯基结合,损害红细胞膜钠、钾泵功能。大量血管内溶血后,常发生急性肾衰竭。

【诊断要点】

一、毒物接触史

急性砷中毒主要见于生活性口服砒霜所致,职业性砷化物中毒见于金属冶炼、玻璃、陶瓷、制笔、印染及制药等生产工人。长期接触砷化物可引起慢性中毒。

二、临床表现

口服急性砷中毒早期常见消化道症状,如口及咽喉部有干、痛、烧灼、紧缩感,声嘶、恶心、呕吐、咽下困难、腹痛和腹泻等。呕吐物先是胃内容物及米泔水样,继之混有血液、黏液和胆汁,有时杂有未吸收的砷化物小块;呕吐物可有蒜样气味。重症极似霍乱,开始排大量水样粪便,以后变为血性,或为米泔水样混有血丝,很快发生脱水、酸中毒以至休克。同时可有头痛、眩晕、烦躁、谵妄、中毒性心肌炎、多发性神经炎等。少数有鼻出血及皮肤出血。严重病儿可于中毒后 24 小时至数日发生呼吸、循环、肝、肾等功能衰竭及中枢神经病变,出现呼吸困难、惊厥、昏迷等危重征象,少数病人可在中毒后 20 分钟至 48 小时内出现休克、甚至死亡,而胃肠道症状并不显著。病儿可有血卟啉病发作,尿卟胆原强阳性。砷化氢中毒常有溶血现象。

亚急性中毒时出现多发性神经炎的症状，四肢感觉异常，先是疼痛、麻木，继而无力、衰弱，直至完全麻痹或不全麻痹，出现腕垂、足垂及腱反射消失等；或有咽下困难，发音及呼吸障碍。由于血管舒缩功能障碍，有时发生皮肤潮红或红斑。慢性中毒患者多表现为衰弱，食欲缺乏，偶有恶心，呕吐，便秘或腹泻等。尚可出现白细胞和血小板减少，贫血，脱发，口炎，鼻炎，鼻中隔溃疡、穿孔，皮肤色素沉着，可有剥脱性皮炎。手掌及足趾皮肤过度角化，指甲失去光泽和平整状态，变薄且脆，出现白色横纹，并有肝脏及心肌损害。中毒患者发砷、尿砷和指（趾）甲砷含量增高。口服大量砷的病儿，在作腹部 X 线检查时，可发现其胃肠道中有 X 线不能穿透的物质。

三、实验室检查

1. 尿砷测定

正常人尿砷浓度随饮食而波动。鱼虾类含砷较多，食后尿砷升高，但不超过 $2.66\mu mol/L$ （0.2mg/L）。急性砷中毒患者于服毒数小时或 12 小时后，尿砷明显增高，升高程度与中毒严重度呈正比。尿砷排泄甚快，停止接触 2 天，尿砷可下降 19%～42%。一次摄入砷化物后泌尿砷约持续升高 7～10 天。

2. 发砷测定

正常发砷为 0.025～0.1mg/100g。口服砷化物 30h 或 2 周，发砷即升高。

3. 血砷测定

急性中毒时可升高，其正常水平为 0.13～8.54$\mu mol/L$。

【治疗要点】

一、清除毒物

经口急性中毒，立即进行催吐，用微温水或生理盐水、1%硫代硫酸钠溶液等洗胃。以后给服新鲜配制的氢氧化铁解毒剂，硫酸，使与砷结合成不溶性的砷酸铁，每 5～10 分钟服一匙，直至呕吐，停止给药。如无此药，可给活性炭悬液、牛乳或蛋清水等，加以吸附、收敛。再用硫酸钠或硫酸镁导泻。吸入中毒者，应迅速离开中毒现场，吸氧。

二、驱砷治疗

1. 二巯丙磺钠（Unithiol，二巯基丙磺酸钠）　此类化合物中含有两个巯基，能与体内的砷离子结合，很快由肾脏排出，又可解除已被砷离子结合的酶和组织蛋白，使之恢复正常的生理功能。急性中毒时，5％溶液 5ml，肌肉注射；第 1～2 天，每 4～6h1 次，第 3～7 天，每天 1～2 次，以后视病情逐渐减量，尿砷正常后停药。副作用有头晕、头痛、恶心、食欲减退、无力等，偶尔出现腹痛或低血钾，少数患者出现皮疹，个别发生全身过敏性反应或剥脱性皮炎。如有肾功能损害，慎用。

2. 二巯丁二钠　每次 1.0g，溶于生理盐水 10ml 中，缓慢静脉注射，每日 2 次，一般用药 3～5 天后酌情减量或停药。

中毒后络合剂应尽早应用。对有肾功能障碍的患者，可在血液透析的配合下，采用小剂量疗法。

3. 慢性中毒可给青霉胺治疗。用药前收集 24h 尿作尿砷定量，若＞66.5μmol（50μg），可连续用药 5 日，10 日后依尿砷下降＜66.5μmol/24h（50μg/24h）的快慢，再给 1～2 个 5 日疗程。也可给予 10％硫代硫酸钠静脉注射，每日 1 次，每次 10～20mg/kg。

三、对症处理

对剧烈呕吐、腹泻者，予以补液，维持水、电解质与酸碱平衡。防治休克。对胃肠道症状，神经炎，惊厥以及肝、肾损害等，都应给予对症治疗。如有严重溶血，可以换血。腹部及肌肉剧烈疼痛时，可用葡萄糖酸钙静脉缓注。必要时尽早应用肾上腺皮质激素治疗。砷性皮炎除应用肾上腺皮质激素治疗外，并用维生素 C、非那更等药物。

四、砷化氢中毒

急性砷化氢中毒所致的溶血具有自限性，一般在24~72h内自行停止，可导致MODS以对症支持治疗为主，控制溶血及防治溶血后引起的各种病变，尤其是急性肾衰竭。

1.首先脱离有毒环境，卧床休息，多饮水，利尿减少肾损害；

2.吸氧；

3.急性溶血发生时，应用5％碳酸氢钠250ml静脉滴注，以碱化尿液；

4.静滴氢化可的松200~400mg抑制溶血反应；

5.重症患者血液净化治疗。

（马增香）

第69章 植物性毒物中毒

第一节 亚硝酸盐中毒

【概述】

亚硝酸盐（nitrite）是氧化剂，吸收能使血液中正常携氧的低铁血红蛋白氧化成高铁血红蛋白，因而失去携氧能力而引起组织缺氧。亚硝酸钠（sodium nitrite）为白色或微黄色结晶，味咸而稍带苦味，颇似食盐。亚硝酸钠主要用于染料工业中，亦有用用作肉品发色剂；医疗上主要用作氰化物中毒的解毒剂及血管扩张药。亚硝酸盐中毒（nitrite poisoning）是进食较多含有亚硝酸盐引起的肠源性中毒。

1. 中毒原因 常见中毒病人，多由于烹调食物时，误将亚硝酸钠作为食盐使用所致。新鲜腌制咸菜或变质陈腐的韭菜、菠菜、卷心菜、萝卜、莴苣等含有较多的硝酸盐。进食这些腌制和变质蔬菜中硝酸盐，被肠道细菌还原为亚硝酸盐也可引起亚硝酸盐中毒。

2. 毒性作用 亚硝酸钠主要作用于循环系统，使血管壁平滑肌松弛而引起血管扩张、血压下降，过量可导致循环衰竭。由于中枢神经系统对缺氧最为敏感，本品中毒时脑血管通透性增加，液体外渗，导致弥漫性脑水肿。

【诊断要点】

1. 毒物接触史 有进食腐烂变质的蔬菜、腌制过久的咸菜或存放过久的熟菜，或使用过量的亚硝酸盐腌肉，或误将亚硝酸盐当做食盐烹调的食物的病史。

2. 临床表现 食源性急性亚硝酸盐中毒是进食了含有较大量

的亚硝酸盐食物后，在短期内引起的以高铁血红蛋白症为主的全身性疾病。临床诊断轻者有头晕、头痛、乏力、胸闷、恶心、呕吐，口唇、耳廓、指（趾）甲轻度发绀等，高铁血红蛋白在 10%～30%。重者可有心悸、呼吸困难，甚至心律失常、惊厥、休克、昏迷、皮肤、黏膜明显发绀，高铁血红蛋白往往超过 50%。

3. 实验室检查　剩余食物、呕吐物或胃内容物做亚硝酸盐测定（按 GB/T 5009.33），含量超标。血液高铁血红蛋白测定（按 GB 878s，W 录 A），含量超过 10%。判定原则符合流行病学调查的特点，确认中毒由亚硝酸盐引起。临床表现符合亚硝酸盐中毒。剩余食物或呕吐物中检出超过限量的亚硝酸盐。血液中高铁血红蛋白含量超过 10%。

【治疗要点】

1. 误服中毒者，应尽快催吐、洗胃、导泻。

2. 纠正缺氧　可给予高流量吸氧，5～8 L/min。病情稳定可行高压氧疗。

3. 特效解毒药　高铁血红蛋白症可用亚甲蓝 1～2mg/kg，大量维生素 C 也可应用。

4. 治疗脑水肿　可给予脱水、利尿治疗。

5. 输液维持水电解质酸碱平衡，纠正低血压，可适当应用升压药。保持安静及适当保温，密切监测体温、脉搏、呼吸、血压等生命体征。

6. 对症处理，严重心律失常者给予抗心律失常药物，室性心动过速可应用胺碘酮或利多卡因，无效时可行直流电复律。

第二节　毒蕈中毒

【概述】

毒蕈（noxious mushroom）即毒蘑菇、毒菇，多野生，种类繁多。毒菇外观比较艳丽，某些蕈种外观上与可食用无毒野生蕈相似，易被误采食中毒，是一种常见的食物中毒。毒蕈中含多种有毒成分，不同蕈种所含毒素各有差异，某一蕈种也可含有多种毒素，或数种毒蕈含有同一种毒素。

毒蕈毒素多耐热，目前已知者约有150余种，主要有以下数种：

1. 毒蕈碱　类似乙酰胆碱的生物碱，易溶于水，具有两种毒理效应：①拮抗阿托品作用，毒性极强，兴奋胆碱能节后纤维，主要兴奋副交感神经，引起心跳减慢、减弱，胃肠蠕动加强，平滑肌痉挛，瞳孔缩小等。同时对交感神经亦有作用，促进汗腺分泌。②类阿托品毒素，与毒蕈碱作用相反，其表现为阿托品中毒症状，如心动过速、瞳孔散大等。

2. 溶血毒素　可以引起溶血，溶于酒精和乙醚，不耐热劝口热至70℃时及在为蛋白酶液、胰酶液、弱酸、弱碱等作用下都可部分的丧失其溶血性能。

3. 肝毒素　主要为毒肽和毒伞肽，此类毒素毒性极强，可造成肝、肾、心、神经系统等重要脏器严重损害。对肝损害最大，可造成急性型肝炎，肝体积显著缩小，切面呈槟榔状。毒肽主要作用于肝细胞核，毒性作用快；毒伞肽主要作用于肝细胞的内质网，毒性作用慢，毒性更大。

4. 神经毒素　主要侵害神经系统，引起幻觉、震颤等神经精神症状。

【诊断要点】

1. 毒物接触史　有进食毒蕈史，病情与进食量密切相关。

2. 临床表现　野生毒蘑菇在我国约有80余种，毒性很强者有白毒伞（白帽菌）、毒伞（绿帽菌）、鳞柄白毒伞（毒鹅膏）、残托斑毒伞、毒粉褶菌（土生红褶菇）、褐鳞小伞（褐鳞小伞菌）、肉褶鳞小伞、包脚黑褶伞（包脚黑伞）、秋生盔孢伞（焦脚菌）及鹿花菌、马鞍蕈等。不同蕈种所含毒素毒性各不相同，故中毒后临床表现各异，加之患者体质、饮食习惯各不一样，中毒后病情比较复

532

杂，经常表现出混合症状。

（1）潜伏期：随蕈种毒素不同而异。①含毒蕈碱的毒蕈，发病迅速，快则进食数分钟至 6 小时出现临床症状，如毒粉褶蕈、牛肝蕈等引起的中毒。②鹿花菌、马鞍蕈等中毒，于进食后 6～12 小时发病。③也有近 48 小时症状不明显者，如瓢蕈、白毒伞蕈及栗茸蕈等中毒。

（2）中毒表现：发病初多为消化道症状，其后出现各型临床表现，各型之间可相互重叠，依据主要损害的靶器官，大致分为以下几个临床类型：

1）胃肠炎型：潜伏期为数分钟至 6 小时，主要表现为恶心、呕吐、腹痛、腹泻及流涎等，轻者经对症治疗，多可较快好转；重者吐泻严重，腹痛剧烈，水样粪便，有时可带血及黏液，由于体液大量丢失及电解质紊乱可引起血液浓缩，腓肠肌痉挛，甚至休克、谵妄及昏迷，全身中毒症状严重，预后不良。

2）溶血出血型：潜伏期一般为 6～12 小时，除胃肠炎症状外，尚有明显溶血，表现血红蛋白尿、溶血性黄疸、肝脾大及溶血性贫血等，大量溶血可引起急性肾衰竭；若能及时治疗，预后尚佳。某些毒蕈毒素可引起血小板减少，导致皮肤紫癜、呕血或便血等出血现象发生。

3）神经精神型：潜伏期数分钟至 6 小时，除胆碱能神经兴奋症状外，重者可因呼吸道阻塞、呼吸抑制导致死亡。神经精神症状主要表现为：①幻觉、谵妄、兴奋、狂躁、抽搐、惊厥、昏迷或头晕、嗜睡昏睡、神志不清、精神错乱，部分患者有迫害妄想类似精神分裂症表现；②类似周围神经炎中毒性轴索病，表现四肢远端对称性感觉和运动障碍、麻木、或强直、膝反射消失等。严重者预后不良。

4）肝损害型：其毒素为毒性极强的毒肽和毒伞肽，除对肝脏有严重的损害外，对肾、心、脑、神经系统均有毒害作用。潜伏期 6～48 小时。患者以中毒性急性肝损害为突出临床表现。病初仅表现为胃肠炎，多不严重，1～2 日内症状减轻，之后可无症状或仅有轻微乏力、不思饮食外，似病已愈，即为假愈期。实际上此时肝脏损害已开始，病情轻者，可无明显的症状即转入恢复期。大多数患者随即出现肝、脑、心、肾等内脏损害，其中肝损害最为严重，迅速出现黄疸及肝功能异常，伴全身出血倾向，常并发 DIC，同时伴有不同程度的意识障碍，甚至发生急性重型肝炎出现肝性脑病。少数患者因中毒性心肌病变或中毒性脑病发生猝死，而肝损害表现尚不严重。

3. 实验室检查

（1）取胃内容物、呕吐物、残余食物提取毒蕈碱，注入青蛙体内，如有毒蕈碱，可见蛙心处于舒张状态，如再注入阿托品，此作用可被抑制。

（2）剩余野菇做毒物鉴定，或动物实验，亦可确定诊断。

【治疗要点】

1. 早期催吐洗胃　催吐仅限神志清醒者。洗胃液可用 1：（2 000～5 000）高锰酸钾液、1％～4％鞣酸溶液、浓茶或含碘溶液（每200ml力功帆典酊 30 滴），以清除和沉淀毒素。洗胃时间不受生理排空时间限制。洗胃周后须及时灌入吸附剂药用活性炭 20～30g，促进毒素吸附半小时后予导泻剂（硫酸镁 20g 口服），促进毒素排泄。吐泻严重者，不必导泻，可直接口服药用活性炭。中毒时间已超过 8 小时者，可给予温盐水或药用活性炭高位结肠灌洗。可予甘草 30g、绿豆（碾碎）120g 或金银花 60g 水煎服或灌入。

2. 抗胆碱药　①阿托品：拮抗毒蕈碱作用，适用于含毒蕈碱的毒蕈中毒，凡出现胆碱能症状者，应及早使用。阿托品 1mg，儿童每次 0.03～0.05mg/kg，作皮下或肌内注射，酌情每 15 分钟至 6 小时重复给药，必要时可加大剂量并改为静脉注射，直至瞳孔散大，心率增快，病情好转后再减量和延长间隔时间维持用药。对腹痛、呕吐、房室传导阻滞及呼吸衰竭等，也可用阿托品治疗和急救。如疗效仍不满意，尚可酌情使用抗蕈毒血清 40ml 作肌内注射。有类阿托品样毒素作用的临床征象，不宜用阿托品。②长托宁：盐酸戊乙奎醚注射液（penehyclidine hydrochloride injection）为新型选择性抗胆碱药，可通过血脑屏障进入脑内。能很好地阻断乙酰胆碱脑内毒蕈碱（M 受体）和烟碱受体（N 受体）的激动作用，故能有效地阻断有机磷中毒引起的中枢中毒症状和毒蕈碱样中毒症状。此外，该药还能增加呼吸频率、呼吸流量，但对 M_2 受体无明显作用，故对心率无明显影响，对外周 N 受体无明显拮抗。因此临床以胆碱能兴奋症状为主的毒蕈中毒抢救中可酌情选用。参考剂量：可根据中毒程度首次选择剂量，轻度中毒 1～2mg，中度中毒 2～4mg，重度中毒 4～6mg，肌内注射，间隔 2 小时 1 次。

3. 巯基类络合剂　对肝损害型毒蕈中毒有一定疗效，假愈期患者，亦可早期使用此类药物。①5％二巯丙磺钠 5ml 作肌内注射（成人），每日 2 次，连用 5～7 日。②二巯丁二钠，成人首剂用 1～2g，以注射用水 10～20ml 稀释后静脉注射，其后每小时注射 1g，共 4～5 次。③细胞色素 C 30mg/d，可降低毒素与蛋白质结合，加速毒素清除。

4. 糖皮质激素　适用于溶血毒素引起的溶血反应，对中毒性心肌病、中毒性肝病和脑神经病变，有一定的治疗作用，其原则是早期、短程、大剂量，如甲泼尼龙 200mg/d 或地塞米松 20～40mg/d，一般连用 3～5 日。

5. 对症及综合治疗　①补液、纠正水、电解质紊乱及酸碱平衡失调。②积极保肝和支持治疗。③血液净化，必要时应及时选择全血置换、血浆置换疗法，严重时可考虑人工肝治疗。④出血严重者应及时输新鲜血、血浆，补充必需的凝血因子，可给予凝血酶原复合物（康舒宁）。⑤碱化尿液可选择 5％碳酸氢钠，首次 100～200ml 静脉滴注，碳酸氢钠 1～2g，口服每日 4 次。⑥早期防治中毒性脑水肿，及时用解痉药物控制抽搐。⑦防治呼吸衰竭。⑧病情严重者，应早期防治 DIC。

6. 重症患者可考虑肝移植治疗，但是供体不足，价格昂贵，开展起来难度很大。

迄今毒蕈中毒仍缺乏理想的有效疗法，临床应针对毒蕈中毒引起的不同类型，分别采取相应的治疗措施，早期防治并发症。

第三节　乌头碱类植物中毒

【概述】

在川乌头、草乌头、黄花乌头、雪上一枝蒿、落地金钱、搜山虎、附片、铁棒锤等这些温里中草药及中成药虎力酒、师力散中均含有乌头碱（aconitum），为二萜类生物碱。

1. 中毒机制：纯乌头碱结晶成人口服 0.2mg 即中毒，2～4mg致死。其中毒机制主要对神经和心脏两个方面：①兴奋迷走神经，表现为出汗、流涎、恶心、呕吐、腹痛、腹泻、心动过缓、血压下降、瞳孔缩小、大小便失禁及肺水肿等；②对周围神经的损害，临床表现为口、舌及全身麻木、紧束感，痛温觉减退或过敏，严重者运动失灵。③通过强烈兴奋迷走神经抑制窦房结自律性，使心肌内异位节律点自律性升高而引起各种心律失常。④直接毒害心肌，使心肌各部分兴奋、传导和不应期不一致，从而发生严重室性心律失常，甚至心室颤动而死亡。

2. 乌头碱的中毒原因：①误采误服，服用生品或炮制不符合标准，煎煮时间过短，用量过大或连续服用，以致蓄积中毒。②配伍不当　乌头反半夏、栝楼、贝母、白蔹、白芨，不可同用；或同类药配伍，如乌头与附子合用，又不相应减少用量；与酒同服亦可使毒性增强。③个体耐受性的差异也很大，体弱者应用一般治疗剂量，有时亦可发生中毒。

【诊断要点】

1. 有服用上述含有乌头碱的中草药或中成药史。乌头碱类植物中毒一般在服药后 10 分钟至 1 小时出现，亦即发生或迟至 3 日后方才发生。

2. 中毒早期首先感到口舌辛辣、发麻，逐渐蔓延至四肢及全身痛觉减弱或消失，头痛、头晕，继则流涎、恶心、呕吐、腹痛、腹泻、呼吸急促、胸部重压感、心动过缓。

3. 中度中毒者症见头晕眼花、言语不清、烦躁出汗、呼吸困难、心慌气急、心音减弱、心律失常、出现多源性频发期前收缩、二联律或房室传导；导阻滞，血压下降、面色苍白。

4. 重度中毒者症见神志不清、四肢抽搐、牙关紧闭、口唇发绀、体温下、四肢厥冷、大小便失禁，呼吸缓慢、甚至呼吸肌痉挛以致窒息，心律不齐、性或室性早搏或有房室传导阻滞，心房或心室颤动，甚至发生心源性脑缺血综合征。

【治疗要点】

1. 服毒早期应尽快催吐，并立即选用 1：5 000 高锰酸钾溶液、2％食盐溶液或浓茶水反复洗胃，洗胃后应用活性炭 10～20g，再用硫酸钠 20～30g 导泻。必须注意，催吐或洗胃均应在无惊厥、呼吸困难及严重心律失常情况下进行。如已有严重吐泻，洗胃后可不必再服泻剂。如病人无大便，可用微温的生理盐水作高位灌肠。

2. 静脉补液，以维持体液平衡并促进毒物排泄。有低血容量休克的病人及时进行液体复苏，纠正电解质紊乱和酸中毒。中重度中毒者用补液灌流治疗方法很有效。

3. 应用硫酸阿托品，以解除迷走神经对心脏的抑制，使心跳加快，一般肌或静脉注射阿托品 0.5～1mg，每 4～6 小时 1 次。严重病人在开始治疗时，可酌情增大剂量，缩短间隔时间，直至瞳孔扩大，恢复正常窦性心律或心律增快时，减量或停用。

4. 乌头碱类植物中毒所致心律失常的特点是多样易变，应在心电监护下，根据其心律失常的类型选择用药，采取相应措施。注射硫酸阿托品后，如频发性室性期前收缩、阵发性室性心动过速、心室颤动等仍然存在，或有心源性脑缺血综合征时，可分别选用胺碘酮或利多卡因。①常规应用含镁极化液。中毒时因频繁呕吐、食欲缺乏等可引起低钾、低镁而使心肌兴奋性增高，异位起搏点的自律性增高，引起心律失常，低镁还可引起心肌能量产生减少，加重肌电的不稳定性。适当补充钾离子、镁离子可稳定细胞膜，改善心肌能量代谢，提高室性期前收缩及心室颤动的阈值，有助于预防和纠正中毒性心律失常。②室性心律失常者，加用静脉胺碘酮。胺碘酮是以Ⅲ类药作用为主的心脏离子多通道阻滞剂，兼具Ⅰ、Ⅱ、Ⅳ类抗心律失常药物的电生理作用。胺碘酮抗心律失常治疗应用指南（2008）推荐静脉用药，可救治各种恶性室性心律失常，效果好，不会影响心功能。此外，胺碘酮和硫酸镁联合应用几乎阻断了所有引起心律失常的可能机制，静脉应用胺碘酮联合硫酸镁救治恶性室性心律失常有协同作用。③药物治疗无效的心律失常，可考虑非药物治疗。

5. 中药绿豆、甘草、防风、银花、黄连、苦参等有解毒作用。另有参麦注射液、双黄连注射液成功救治乌头中毒的报道。

6. 预防：①人们在使用含有乌头碱的中草药时要严格掌握适应证，一定要注意用量小和应用方法，绝不可用冷水煎服，泡酒饮用，而需要用开水先煎、久煎方能解其毒，从而取其治疗作用。②注意配伍禁忌，勿与相反药同用。与生姜、甘草、白芍等配伍，既可减低毒性，又可增强疗效。③采集时禁止用口尝试。④有严重神经系统疾病、心律失常和心肌疾病的病人忌用。

（李 云）

第70章 动物性毒物中毒

河豚毒素中毒

【概述】

河豚毒素（Tetrodotoxication TTX）是一种非蛋白质小分子（319.2 Da）的强力神经毒素，对人体有剧毒。河豚毒素不只存在于河豚，在其他许多动物如蓝环章鱼、蝾螈、鲨鱼、蛙、蠕虫、海星、马蹄铁蟹、多足类动物以及一些能产生和积累河豚毒素的海洋微生物中也有发现。河豚鱼的卵巢、肝脏、皮肤中含毒素最多，有些鱼种的肠、肾、血液甚至肌肉中也有毒素，毒性强度与含毒动物的种类、季节有关。TTX 毒性稳定，一般烹调手段不能破坏其毒性。

因河豚味美，在亚洲沿海国家及我国长江中下游有喜食河豚的习惯，河豚毒素中毒较常见，在欧洲也有中毒事件报道。因海洋环境的改变 和鱼类产品国际贸易增加，TTX 中毒有增多趋势且临床表现多样。

TTX 选择性阻塞神经、肌肉等细胞的钠通道，干扰电位的产生，抑制神经、肌肉电传导，导致其功能障碍，严重者可因呼吸肌麻痹而死亡。TTX 在哺乳动物致死力为 5000～6000Mu/mg，LD50 2～10μg/kg，人类致死量 10～20 μg/kg，人摄入 TTX 后，常在半个小时左右发病，如摄入量大，可于数分钟内发病。中毒程度取决于：①TTX 的摄入量；②中毒后得到有效治疗后时间；③基础疾病。

TTX 中毒可快速致命，且无特效解毒剂，故早期临床症状的轻重和及时的临床救治对降低死亡率极为关键。患者到达急诊科时意识清楚，未发生呼吸停止则预后较好，如病人在第一个 24 小时能存活，其症状于 24 小时至 5 天缓解。

【诊断要点】

1. 有进食河豚或怀疑含河豚毒素的动物或可能被 TTX 污染的食物史；

2. 进食后半小时至 6 小时左右发病，严重者可于数分钟内发病；

3. 中毒程度分级

程度	症状
Ⅰ°	口周麻木，感觉异常，可伴有消化道症状（恶心）
Ⅱ°	面部及其他部位麻木，感觉异常加重，肢端运动麻痹，共济失调，言语含糊，意识清楚
Ⅲ°	明显共济失调，失声，吞咽困难，呼吸困难，发绀，血压下降，瞳孔固定/扩大，心前区疼痛，但意识仍清楚
Ⅳ°	严重呼吸衰竭和低氧血症，严重低血压，心动过速，心律失常，短阵室速

第 Ⅰ°、Ⅱ°患者中毒相对较轻，表现为神经、肌肉功能的降低，但反射完整；第 Ⅲ°的特点是更严重的功能障碍如共济失调、广泛的肌肉麻痹，明显的反射减退、血压降低、瞳孔固定/扩大、发绀、呼吸功能不全（呼吸困难、通气减少）；当骨骼肌瘫痪后则可发生低体温；第 Ⅳ°是极为严重的阶段，表现为呼吸停止、低氧血症、意识丧失、心动过缓、低血压等。严重心脏功能障碍见于的摄入 TTX 量过大和第 Ⅳ°的晚期。

4. 动物实验：取病人尿液注射于雄蟾蜍腹腔内，于注射后 0.5、1、3、7 小时分别观察其是否有肌肉瘫痪的中毒症状。

5. 血清学检查：利用 TTX 单克隆抗体检测 TTX 有助于诊断，

但尚未用于临床。

【治疗要点】

促进毒物排泄，防治呼吸衰竭，纠正严重并发症。

1. 清除胃肠道内毒素

可酌情采用催吐：1%硫酸铜注射液 100ml 口服；洗胃：可用 2%的碳酸氢钠注射溶液，0.5%活性炭反复洗胃；胃肠道内注入活性碳悬液吸附毒素；导泻：口服硫酸镁，或硫酸钠或甘露醇。

2. 静脉输液：可采用生理盐水输注维持血容量稳定和水、电解质平衡，促进毒物从肾排出。

3. 抗胆碱药物：对 TTX 有一定的拮抗作用，可采用阿托品、654-Ⅱ以维持阿托品化。

4. 肌肉麻痹患者可用士的宁 2mg 肌注或者皮下注射，或新斯的明 1mg 1 次/日，肌注。

5. 糖皮质激素的使用：在中毒症状严重时酌情使用，如地塞米松 5～10mg 静脉注射。

6. 机械通气：是救治Ⅲ°-Ⅳ°中毒患者关键措施。一旦有呼吸功能不全，应该及时给予机械通气。

7. 心脏问题和低血压的处理：纠正缺氧和改善心肌氧供是基础针对心律失常可采用抗心律失常药物；低血压患者可予扩容和使用多巴胺；心率缓慢药物治疗无效患者可安装临时心脏起搏器。

8.TTX 单克隆抗体：新近开发，公在研究领域，作为检测反应剂应用，尚不能预测其临床效果。

（梁显泉）

第71章 强酸强碱类中毒

第一节 强酸类中毒

【概述】

强酸主要指硫酸、盐酸、硝酸三种无机酸，具有有强烈的刺激性和腐蚀性作用，另外弱酸中的氢氟酸、铬酸以及有机酸中的醋酸、蚁酸、草酸等其腐蚀作用虽然较硫酸、硝酸为弱，但高浓度时其对人体的腐蚀作用亦强。强酸中毒是指因为各种原因经口误服，呼吸道大量吸入酸雾，皮肤接触而致腐蚀性灼伤，导致局部充血、水肿、坏死和溃疡，甚至管腔脏器穿孔，最后形成瘢痕、狭窄和变形，以及进入血液后引起的全身内脏器官的损害，体内酸碱失衡，引起酸中毒，其中以肝、肾受损较重。

强酸中毒的严重性与其浓度、接触时间、剂量和温度有关，其腐蚀损伤的机制是当强酸接触皮肤黏膜后能电离出氢离子使皮肤和黏膜接触部位的组织细胞脱水、造成组织蛋白凝固性坏死、呈界线明显的溃疡，并形成结痂。

【诊断要点】

1. 病史：有强酸类接触史。

2. 临床表现特点：其表现与强酸的种类、浓度、接触的部位，接触时间长短、接触的面积的所受的损伤也不同。

1）眼部受到强酸的刺激和腐蚀后，可引起眼睑水肿，眼球炎症，角膜浑浊穿孔、视力减退、甚至全眼炎甚至失明。

2）经口腔误服强酸中毒者，立即感到口腔、咽部、肋骨和腹部剧烈的灼热性疼痛，并可见口腔皮肤黏膜灼伤、坏死或溃疡。消化道灼伤，引起剧痛、严重者出现消化道穿孔以及穿孔后引起的腹膜炎。强酸在胃内可以引起胃幽门强烈收缩，出现恶心、剧烈呕吐，吐出棕色或带血的腐烂黏膜，呕吐时含酸高的胃液反流可对食管造成再次损伤。含强酸的胃液进入肠道与碱性肠液中和产热可致肠道局部损伤。另外还有腹泻、口渴、吞咽困难、喉头水肿或痉挛，甚至窒息。口服中毒还可造成少尿、尿闭，酸类吸收入血后可致代谢性酸中毒及肝、肾功能受损、昏迷、呼吸抑制、休克。在病程后期，患者可发生食管、幽门和肠道狭窄性梗阻。

3）酸雾吸入中毒可有呛咳、咳泡沫或血性痰，并可发生喉头水肿、痉挛、支气管痉挛、气促、胸闷、发绀、窒息、肺炎及肺水肿等。吸入高浓度强酸烟雾，呼吸中枢可因反射性地受到抑制而发生所谓"闪电型中毒"，并迅速因呼吸困难和窒息而死亡。

4）皮肤接触者，可因腐蚀引起充血、水肿、坏死、溃疡、疼痛难忍，皮肤上盖以不同颜色的痂皮，硫酸为黑色或棕黑色，盐酸为灰棕色或棕色，硝酸为黄色或白色。可有三度烧伤样病变表现，局部凝固性坏死、溃疡或结痂。

5）不同强酸损伤的特点：

①浓硫酸：硫酸因为其吸水性强，作用于组织时使有机物质炭化形成黑色或棕黑色的界限明显的痂皮。其颜色改变与创面深浅有关，如果创面较浅，其颜色为潮红色，创面较深可呈灰色、棕黑色或黑色。酸烧伤后，由于痂皮覆盖，对烧伤深度的判断可能出现误差，此时可根据痂皮的柔软度作为判断硫酸烧伤深浅的方法之一，浅者较软，深者较韧。如果痂皮色深、质韧，如皮革样，脱水明显而内陷者，多为Ⅲ度烧伤。此外，由于酸烧伤后形成一层薄膜，末梢神经得以保护，故疼痛一般较轻。这与硫酸的浓度及早期清洗是否彻底有关。如疼痛较明显，则表示酸在继续侵蚀，一般也表示烧伤较深。经呼吸道吸入高浓度时可引起喉痉挛和水肿而窒息，因为其含有三氧化硫，吸入后对肺组织产生强烈的刺激和腐蚀作用，可导致严重的肺水肿。

②硝酸：皮肤接触硝酸者其溃疡的痂皮为黄色或白色。吸入浓

硝酸烟雾后可直接刺激支气管黏膜和肺泡细胞，引起肺水肿。另外浓硝酸烟雾与空气接触后，可释放出五氧化二氮（硝酐）遇水蒸气形成酸雾，可迅速分解而形成二氧化氮，浓硝酸加热时产生硝酸蒸气，也可分解产生二氧化氮，吸入硝酸烟雾后短时间内无呼吸道症状。4～6小时后进行性呼吸困难。肺组织免疫组织学分析及电镜检查表明细胞损伤可能由于二氧化氮的水合作用产生自由基所引起的，此种时间依赖的作用可能是迟发性肺损伤症状的部分原因。硝酸吸收进入血液后，逐渐转变成亚硝酸盐和硝酸盐，亚硝酸盐能使血红蛋白转变成为正铁血红蛋白，导致中毒性肾病。

③盐酸：37％以上的盐酸溶液被称为浓盐酸，浓盐酸遇空气呈白色的烟雾，易被吸入引起中毒，所以盐酸中毒主要经呼吸道吸入者为多，也可经皮肤及消化道进入人体。

经呼吸道吸入：浓盐酸遇空气形成的烟雾吸入后即刻引起上呼吸道黏膜刺激症状，出现流泪、鼻及口腔黏膜烧灼感，鼻出血、齿龈出血、呼吸频率及脉搏加快，咳嗽，咳血性泡沫痰；胸闷。体检可见体温升高或正常，血压下降。口唇发绀，鼻腔及咽喉黏膜充血及水肿，并有浆液性分泌物；肺部可闻及干性或湿性啰音。胸部X线检查可见肺水肿影像。高浓度吸入时，有时尚可引起喉痉挛或水肿，甚至导致窒息，很快死亡，其原因是由于喉痉挛或支气管痉挛，或反射性呼吸中枢抑制。

经口腔误服：盐酸后，口腔、咽部、胸骨后和腹部发生剧烈的灼热性疼痛。嘴唇，口腔和咽部可见有灼伤，甚至形成溃疡。呕吐物中有大量褐色物及食管及胃黏膜的碎片；严重者可发生胃穿孔、腹膜炎、声音嘶哑和吞咽困难，以及便秘、腹泻等。

皮肤：盐酸的腐蚀性较硫酸和硝酸稍弱，受氯化氢气体或盐酸雾刺激后，可发生皮炎，局部潮红、痒感，或出现红色小丘疹以至水泡；若皮肤接触盐酸液体，则可造成化学性灼伤。皮肤接触盐酸者其溃疡的痂皮为灰棕色或棕色。

④其他酸类损伤：

氢氟酸、铬酸以及有机酸中的醋酸、蚁酸、草酸等虽属弱酸，

544

但高浓度时其对人体的腐蚀作用及全身损害亦强。氢氟酸可溶解脂肪和脱钙，造成局部组织持久性坏死，损害可深达骨膜，严重者引起骨骼坏死。高浓度的氢氟酸可导致急性氟中毒。

铬酸接触皮肤可引起溃烂和水疱，处理不及时可造成铬离子从创面吸收到体内，引起全身中毒。铬酸雾反复吸入接触可导致鼻中隔穿孔。

草酸接触皮肤黏膜后可产生粉白色的顽固溃烂，草酸与钙质结合引起低血钙造成手足抽搐。

【治疗要点】

1. 局部处理：救护人员应穿戴用耐酸材料制成防护服、防护手套、防护眼镜、防护面罩等防护用品后再进入现场，然后迅速将患者脱离现场再行处理。

1）皮肤损伤的处理：立即除去被污染的衣物，保持安静，注意保暖。用柔软或清洁的棉布先吸去皮肤上的强酸，再用大量流动清水进行冲洗，至少要冲洗 15～20 分钟以上，再用 2％～5％碳酸氢钠溶液洗涤 10～20 分钟，或用 2.5％氧化镁溶液或镁乳（75％氢氧化镁混悬液），石灰水的上清液，极稀的肥皂水等冲洗，然后用 0.1％苯扎溴铵、生理盐水或清水反复冲洗创面，直到冲洗干净。冲洗时应特别注意对特殊部位如眼、头面、手、会阴的冲洗。之后再按照处理烧伤创面的方法来处理创面。

2）眼部损伤处理：眼睛灼伤者要尽量翻开眼睑冲洗，冲洗得越早越彻底越好，因为残余的物质可导致进一步的损害。选用清水或生理盐水冲洗 30 分钟以上，再以 2％碳酸氢钠或生理盐水冲洗，疼痛明显者可用 0.5％丁卡因眼药水滴眼。预防虹膜睫状体粘连，可用 1％阿托品眼药水或眼药膏、10％去氧肾上腺素（新福林）眼药水扩瞳（青光眼者忌用）。可口服乙酰唑胺 0.25g/天预防继发性青光眼。结膜、角膜水肿者用高渗葡萄糖液加维生素 B_6 和维生素 C 混合液点眼，同时用抗生素和可的松眼药水或眼膏点眼。

2. 消化道处理：严禁洗胃和催吐，以免加重损伤或引起胃穿孔。可选用：2.5％氧化镁溶液、75％氢氧化镁混悬液（镁乳）、石灰水的上清液（约含 0.17 氢氧化钙）、氢氧化铝凝胶，以上药品或溶液每次 100ml，或用 200ml 的牛奶、豆浆、蛋清、植物油等口服。禁用碳酸氢钠洗胃（或口服），以免产生二氧化碳而增加胃穿孔的危险。考虑有食管灼伤时，为了减少食管粘连，部分专家经验建议应给吞入丝线一根，一头固定于鼻外，另一头吞入胃中以减少粘连，为了预防消化道瘢痕形成及狭窄，可在误服强酸 2～3 日后酌用肾上腺皮质激素，并考虑及早施行食管扩张术。

3. 呼吸道处理：当强酸烟雾所致急性呼吸道损伤时，可用 2％～5％碳酸氢钠溶液雾化吸入，必要时给氧。如刺激症状明显，咳嗽频繁，并有气急、胸闷等症状，可以 0.5％异丙基肾上腺素 1ml 及地塞米松 2mg 雾化吸入。当并发肺炎、肺水肿时应予以抗感染及对症处理。若发生喉痉挛、喉头水肿导致窒息时应立即进行气管切开。必要时应用呼吸机支持治疗。

4. 其他处理：有脱水体征时，应在静脉输液中加入 1/6mol 乳酸钠等溶液以纠正脱水；因草酸中毒发生手足搐搦症时，静脉缓注 10％葡萄糖酸钙；因硝酸等中毒发生高铁血红蛋白血症时，应用适量亚甲蓝，疼痛明显者可用吗啡或哌替啶等镇痛剂，必要时做气管切开术及胃造口术；合并肝、肾损害的应进行相应的处理。

第二节　强碱类中毒

【概述】

强碱为钾、钠、钙、铵、钡的氢氧化物及碳酸钠、氟化钠等的总称，其中以氢氧化钠、氢氧化钾、氧化钠、氧化钾碱性最强；碳酸钾、碳酸钠、氧化钙、氢氧化钙、氨水、氢氧化铵等的碱性略弱。这些化合物均为强电解质，易溶于水、醇类及甘油等，对人体有强烈的刺激性和腐蚀性。

强碱中毒多为强碱性化合物直接溅洒于皮肤、黏膜、眼所致的局部刺激与强腐蚀、灼伤，以及经消化道误服或自杀进入人体。强碱较强酸的腐蚀性更强，可迅速吸收组织水分，溶解组织蛋白，生成易溶性胶状碱性蛋白盐，与脂肪酸作用则皂化生成肥皂，损坏细胞膜结构，导致组织坏死，结构破坏。由于组织易溶，碱类可深入组织深层，破坏易于扩散，所以碱灼伤往往较深。形成坏死性、深而不易愈合的溃疡。经消化道进入者可引起胃肠穿孔。当空气中含高浓度的氨经呼吸道吸入时，可发生呼吸道刺激症状；浓度越大，刺激症状也越重，呼吸道损伤也随之加重。强碱类化合物由皮肤或消化道进入人体后，经血液循环分布于全身，一部分被中和和解毒，大部分自肾排出，而吸收过量者可引起机体碱中毒，肝、肾损害。

【诊断要点】

1. 病史：有强碱类接触史。

2. 临床表现：其表现与强碱的种类、浓度、接触的部位，接触时间长短、接触的面积的所受的损伤也不同。

1）皮肤黏膜接触强碱，强碱较强酸的腐蚀性更强，强碱对组织的破坏力和渗透性很强，其损坏程度视接触时间长短而定，强碱可迅速吸收组织水分，溶解组织蛋白，生成易溶性胶状碱性蛋白盐，与脂肪酸作用则皂化生成肥皂，损坏细胞膜结构，导致组织坏死，结构破坏。由于组织易溶，碱类可深入组织深层，破坏易于扩散，所以碱灼伤往往较深，多为严重的Ⅲ度灼伤，形成坏死性、深而不易愈合的溃疡。表现为局部灼痛、充血、糜烂或形成白色后变为红棕色的痂，脱落后可形成溃疡。

2）强碱进入眼中时可发生眼结膜水肿、虹膜炎、角膜溃疡、角膜穿孔、晶状体混浊。患者出现畏光、流泪、眼痛、视力障碍、严重者引起失明。

3）口服中毒后立即感口腔、咽部及食管灼痛、恶心、呕吐、呕吐物为红棕色，腹痛、腹泻、血便。合并胃肠穿孔者可引起化学性腹膜炎。后期常可导致消化道狭窄的后遗症。

4）氨水含氧氧化铵和氨，它在常温下即有氨蒸发逸出，当吸入一定浓度含氨的空气时，即发生呼吸道刺激症状；浓度越大，刺激症状也越重，呼吸道损伤也随之加重。氢氧化铵为碱性液体，与眼、皮肤、呼吸道及消化道接触可致碱灼伤。吸入氨水释出的氨，轻者表现为呼吸道刺激性改变。出现口、鼻辛辣感，流泪，咽喉疼痛，咳嗽，喉声嘶哑、头晕、头痛、乏力，重者呼吸道刺激症状加重，频繁恶心呕吐，有时发生喉头痉挛致声门狭窄，出现心悸、胸闷、口唇发绀、呼吸频速、呼吸困难，呼吸窘迫，剧烈咳嗽，痰中带血丝或咳大量粉红色泡沫痰，并有烦躁、痉挛或昏迷。若出现严重喉头水肿或支气管黏膜脱落可引起窒息，或并发严重的气胸及纵隔气肿。体检轻度中毒者仅表现为两肺干啰音，重者可表现为两肺满布干湿啰音。胸片轻者为肺纹理增强及边缘模糊，重者两肺野有边缘模糊的斑片影、云絮状影，并可相互融合成大片蝶状影或出现"白肺征"。血气分析出现动脉血氧分压低，部分患者可发展 ARDS 及心、肝、肾等实质损害。

5）其他系统改变：强碱类化合物由皮肤或消化道进入人体后，一方面使局部组织充血、水肿、糜烂、溃疡与大量渗液，导致机体脱水、电解质紊乱、休克与继发感染。另一方面强碱经血液循环分布于全身后，一部分被中和和解毒，大部分自肾排出，而吸收过量者可引起机体碱中毒，造成肝、肾损害。重者可出现休克，肾损害可出现血尿、蛋白尿、少尿甚至急性肾衰竭。

【治疗要点】

1. 皮肤接触：应脱去被强碱污染衣物，先以大量流动清水持续冲洗 30～60 分钟，冲洗至皮肤不滑为止，清水冲净后，再用 3％硼酸、醋酸溶液冲洗皮肤，在流动水冲洗前，避免用中和剂，以免酸碱中和产热而加重灼伤。Ⅱ度以上灼伤用 2％醋酸溶液湿敷。

2. 眼灼伤：宜用清水或生理盐水冲洗 30 分钟以上，眼内有石灰粒者可用 1％～2％氯化铵溶液冲洗，使之溶解，不可用其他酸性溶液中和，以免产热造成眼睛灼伤。石灰灼伤禁用生理盐水冲洗，以免生成碱性更强的氢氧化钠。清水冲洗完毕后，再用2％～3％硼酸溶液冲洗，然后滴入0.5％丁卡因止痛，也可再滴维生素C眼液并请眼科处理。因造成角膜损伤引起失明的，后期可施行角膜移植治疗。

3. 口服中毒：禁止洗胃、催吐、导泻，以免发生消化道穿孔。应速给弱酸剂中和，如食醋（1份食用醋加4份水）、橘汁、稀释后的柠檬汁、1％～5％醋酸或5％稀盐酸口服中和，但碳酸盐（如碳酸钠、碳酸钾）中毒时禁用，以免产生大量二氧化碳导致胃肠胀气、穿孔，应改服硫酸镁。由于强碱作用迅速，为避免寻找中和剂而延误抢救时间，最简便的方法是立即口服1000～1500ml清水，稀释强碱的浓度。继之口服生蛋清、牛奶、豆浆、面糊、植物油等每次200ml，以保护消化道黏膜。如果突然腹痛加剧，板状腹，血压下降，应考虑有胃、食管穿孔发生，应立即手术治疗。为防治和减轻食管瘢痕引起的狭窄，可早期应用激素治疗，泼尼松10mg，每天3次，持续4～5周。

4. 吸入中毒：立即脱离中毒现场，移至空气新鲜处，脱除污染衣物，吸氧。维持呼吸及循环功能，引起化学性气管支气管炎、肺炎、间质性肺炎和肺水肿的应早期、足量、短程糖皮质激素应用为主，并进行综合治疗，要注意防治支气管黏膜坏死脱落引起的急性窒息或肺不张。若呼吸道分泌物极多，必要时应早期做气管切开，及时有效地清除分泌物和脱落的坏死组织。对不能及时咳出分泌物和脱落的坏死组织的患者，需及时用支气管镜取出，以解除通气障碍。如果出现呼吸衰竭或ARDS时应应用呼吸机辅助呼吸，但慎用正压通气，以避免气胸和纵隔气肿发生。对已发生气胸、肺压缩严重者，应置胸腔引流管和引流瓶抽气减压。适当应用抗菌药物预防感染。

5. 镇痛：剧烈疼痛者应以吗啡或哌替啶止痛，以免因疼痛引起休克，但需注意在用镇痛药的同时要密切观察腹部情况，注意有无消化道穿孔的发生，以免延误病情。

6. 防治休克、维持内环境稳定：静脉补液、补以足量的液体，其中包括胶体液、晶体液与水分，使中心静脉压不低于 $8\sim12$cm H_2O，并及时取血检测电解质和肾功能。根据中心静脉压和生化检测指标及液体出量，及时调整液体输入量、纠正低血容量性休克，维持水、电解质与酸碱平衡，加速毒物排出，补充钙，用 10％葡萄糖酸钙 $10\sim20$ml 静滴，严密观察有无食管、胃穿孔及腹膜炎。

7. 对症支持治疗：供给充足的热量、营养与维生素。合并感染者，同时加用抗生素，控制感染。

（蔺佩鸿）

第72章 食物中毒

【概述】

食物中毒（food poisoning）是指摄入了含有生物性、化学性有毒有害物质的食品或者把有毒有害物质当做食品摄入后出现的急性、亚急性疾病。中毒食品指含有有毒有害物质并引起食物中毒的食品。食物中毒诊断标准主要以流行病学调查资料及病人的潜伏期和中毒的特有表现为依据，实验室诊断是为了确定中毒的病因而进行的。中毒病人群发时是在相近的时间内均食用过某种共同的中毒食品，未食用者不中毒。停止食用中毒食品后，发病很快停止；潜伏期较短，发病急剧，病程亦较短；所有中毒病人的临床表现基本相似；一般无人与人之间的直接传染。

根据中毒食品不同可分为微生物性食物中毒、化学性食物中毒、动物性食物中毒、植物性食物中毒。其中细菌性食物中毒最常见。细菌性食物中毒（bacterial food poisoning）系指由于进食被细菌及其毒素污染的食物而引起的急性感染中毒性疾病。本病往往呈突然发病，潜伏期短，易集体发病，发病者均与细菌及其毒素污染的食物有明确关系。根据病原、病变发生部位和临床表现的不同，又分为胃肠型细菌性食物中毒和神经型细菌性食物中毒。前者由多种病原引起，临床上以急性胃肠炎症状为主；后者指肉毒中毒，以神经系统症状为主要表现。

第一节 胃肠型细菌性食物中毒

胃肠型细菌性食物中毒多发生于夏秋季，有进食被污染的食物史。常见的病原体有沙门氏菌、副溶血性弧菌（嗜盐菌）、葡萄球菌、大肠杆菌、变形杆菌、蜡样芽孢杆菌等。本病往往呈突然发病，潜伏期短，多在进食 24 小时内发病。共食者在短期内集中发病，未食者不发病，停止使用可疑食物后流行迅速停止，人群普遍易感并可重复感染。病程较短，多数在 2～3 日内自愈。以恶心、呕吐、腹痛、腹泻等急性胃肠炎表现为主要特征。病情轻重与细菌或其毒素污染的程度、进食量的多少、人体抵抗力的强弱等因素有关。由于发病后吐泻症状显著，细菌及其毒素大多能被迅速排出体外，故较少引起脓毒症或严重毒血症状，病程亦较短暂。部分重症病例有肠出血，肝、肺、肾等器官功能损害表现。

一、葡萄球菌食物中毒 （staphylococcal food poisoning）

葡萄球菌食物中毒是进食含葡萄球菌肠毒素的食物所致。引起中毒的食物常见为淀粉类食品（如隔夜剩饭、糕点、米面）、乳及乳制品、肉、鱼及蛋类等。本病以夏秋两季发病为多，临床征象系由肠毒素所致，与细菌本身无关，因此本病无传染性。

【诊断要点】

1. 病史：病人有进食可疑的污染食物或集体发病史。

2. 临床表现：潜伏期短，一般为 2～5 小时，极少超过 6 小时。起病急骤，有恶心、呕吐、中上腹痛和腹泻，以呕吐最为显著，腹泻较轻。呕吐物含胆汁，有时带血液，腹泻多为水样便或黏液便。剧烈吐泻可致虚脱、肌痉挛及严重失水等现象。体温大多正常或略高。病程短，一般在数小时至 1～2 日内迅速恢复。婴幼儿对葡萄球菌的毒素耐受力弱，故病情较成人为重。

3. 实验室检查

1）呕吐物直接涂片染色，显微镜下可见大量葡萄球菌。

2）可疑食物或呕吐物培养，可发现大量血浆凝固酶阳性的金黄色葡萄球菌，肠毒素试验阳性，食物和呕吐物所分离出者为同一血清型。

【治疗要点及预防】

1. 治疗 以保暖、输液、饮食调节为主，一般不需用抗菌药物。严重者可洗胃、导泻，加用苯唑西林、头孢唑林或氟喹诺酮类抗生素中任意一种，必要时可使用万古霉素。

2. 预防 食品应保存在低温环境，可疑或剩余食品应加热煮透再食。隔离患乳腺炎的病牛，有皮肤化脓灶的炊事员或从事饮食业者应暂调离其工作。

二、沙门菌属食物中毒 (Salmonella food poisoning)

本菌是最常见的食物中毒病因之一，其中以鼠伤寒、肠炎、猪霍乱沙门菌最为常见。细菌常通过肉、蛋、家禽、西红柿、甜瓜等食物传播。细菌在这些食物上能存活很长时间，且在温度22～30℃是能在食物中大量繁殖。该菌不产生外毒素，主要是食入活菌而致病，该菌进入人体后，可继续繁殖，其排出的细菌成为传染源可传染他人。

【诊断要点】

1. 病史 同一人群，在相近的时间内，进食同一可疑食物史或流行病学调查证实病原菌为沙门菌。

2. 临床表现 潜伏期一般4～12小时，可为2小时至3天不等，脓毒症型和类伤寒型可达1～2周。病初以发热、头痛、胃肠道症状为主，兼有其他症状，临床表现多种多样，可分为5种类型。

1) 急性胃肠炎型 一般起病急骤，常见的症状有恶心、呕吐、腹痛、腹泻。体温正常或升高，可伴头晕、头痛、肌肉痛，少数患者出现皮疹。排便每日3～5次至数十次，水状或黄稀便，少数患者可有脓血便，具恶臭。吐泻严重者可致脱水、酸中毒。此型多见，大部分病人症状较轻，1～2日即可恢复。

2) 类伤寒型 病人多持续高热，症状类似伤寒，可有相对缓脉、头痛、全身无力、肌痉挛及神经系统功能紊乱，肠穿孔及肠出血很少发生。病程较伤寒短，约 10～14 天，而复发性则较高。

3）脓毒症型　常见于儿童或有慢性病患者。起病多急骤，有高热、寒战、出汗及程度不等的胃肠症状。热型不规则，呈弛张热或间歇热，持续 1～3 周不等。有并发症者发热可迁延不退或反复发作，肝、脾可增大，偶见黄疸。常见并发症为化脓性感染，其次为支气管肺炎。

4）类霍乱型　呕吐、剧烈水泻，可迅速出现严重脱水，体温较高。重者表现有周围循环衰竭、昏迷、抽搐、谵语等。此型病情危重，发展迅速，病程 4～10 日。

5）类感冒型　发热、畏寒、全身不适或疼痛、鼻塞、喉炎等表现，伴或不伴胃肠炎症状。

3. 实验室检查

早期血培养、可疑食物及病人粪便或呕吐物中分离出同一血清沙门菌。发病 1 周后，血清凝集效价增高；每周测定，如效价增高 4 倍以上，对诊断更有意义。

【治疗要点及预防】

1. 中毒后立即催吐，继之以 0.05％高锰酸钾溶液反复洗胃。中毒时间较长，可给硫酸镁 15～30g 导泻。吐泻严重的病人，不需洗胃、催吐和导泻。

2. 轻症病例无需使用抗生素。严重病人应及时选用有效抗菌药物，可用喹诺酮类，如氧氟沙星 0.2g，每日 3 次；亦可用氯霉素，成人 1～2g，儿童 25～40mg/kg，分 4 次服用。由于近年耐药菌株的增多，可根据致病菌的药敏结果，选择有效抗菌药物。

3. 注意补充水和纠正电解质紊乱。鼓励病人多饮糖盐水、淡盐水。如有低钾血症，应补充钾盐。如酸中毒较重，应补充碱性药物。

4. 对症治疗。腹痛、呕吐严重者，可用阿托品 0.5mg 肌注。烦躁不安者给予镇静剂。高热者用物理降温或退药热药。如有休

554

克，应进行抗休克治疗。

5. 预防　切实做好饮食卫生工作。肉、蛋类食品及牛奶必须彻底煮沸煮透，存放时间不可过长。煮熟食品不得接触切过生肉的菜刀、砧板及污染的器具。

三、副溶血性弧菌食物中毒（Vibrio Parahemolyticus food poisoning）

副溶血弧菌在有盐的情况下生长，对酸敏感。本菌广泛存在于墨鱼、海虾、海蟹、海蜇等海产品及含盐分较高的腌制食品等。本病多在夏秋季发生于沿海地区，常造成集体发病。近年来沿海地区发病率有增高趋势，而由于海鲜空运，内地城市病例也逐渐增多。

【诊断要点】

1. 病史　在夏秋季节，进食腌渍食品、海产品等可疑食物，集体发病。

2. 临床表现　潜伏期最短 1 小时，最长 4 日，一般 6～20 小时。起病急骤，常有腹痛、腹泻、呕吐、失水，可伴畏寒与发热。腹痛多呈阵发性绞痛，常位于上腹部、脐周或回盲部。腹泻每日 3～20 余次不等，大便性状多样，多为黄水样或黄糊便，约 2%～16% 呈典型的血水或洗肉水样便，部分病人可有脓血便或黏液血便，但很少有里急后重感。由于吐泻，病人常有失水现象，重度失水者可伴声音嘶哑和肌肉痉挛，个别病人可出现血压下降、面色苍白或发绀以致神志不清。发热一般不如菌痢严重，但失水较菌痢明显。近年来国内报道的副溶血性弧菌食物中毒，临床表现不一，可呈胃肠炎型、菌痢型、中毒性休克型或少见的慢性肠炎型。

本病病程自 1～6 日不等，可自限，一般恢复较快。

3. 实验室检查

1）粪便镜检可见白细胞，常伴红细胞。粪便培养可检出副溶血性弧菌。

2）以反向被动乳胶凝集试验、免疫荧光显微镜检测副溶血性弧菌及 PCR 技术检测溶血素基因特异性保守序列，灵敏性、特异性均高。

【治疗要点及预防】

1. 支持及对症治疗　脱水者需输入适量生理盐水及葡萄糖盐水，或口服补液盐，以纠正水与电解质的失衡。血压下降者，除补充血容量、纠正酸中毒等外，可用血管活性药物。腹痛明显者予以阿托品或山莨菪碱等解痉止痛剂对症处理。

2. 抗菌药物用　轻症病人不需用抗菌药物。对病情较重而伴有高热或黏液血便者可给予氟喹诺酮类、庆大霉素、阿米卡星等抗菌药。

3. 预防　海产品食用前应用淡水反复冲洗，吃时煮熟、煮透，再加适量食醋。装海产品的盛具、处理用具及接触海产品的手应洗干净、擦干再接触其他食品。

四、大肠杆菌食物中毒（E. coli Food poisoning）

中毒食物常为隔夜剩饭菜、肉类及淀粉食品。在发展中国家，通过水源、食品、牛奶、饮料等发生暴发流行。

【诊断要点】

1. 病史　有进食污染菌食物史。

2. 临床表现

1) 急性胃肠炎型　主要由产肠毒素性大肠杆菌（ETEC）所引起。潜伏期可短至数小时。以突发的水泻起病，常伴呕吐，一般无发热。腹泻轻重不一，重者如霍乱。粪便没有血或炎症细胞。吐泻严重者可发生中至重度脱水，乃至周围循环衰竭。病程 1～4 日。腹泻通常持续 3～4 天，有自限性。

2) 急性菌痢型　主要由肠道侵袭性大肠杆菌（EIEC）引起。表现为血便、黏液脓血便，伴里急后重、腹痛、发热，体温 38～40℃，部分病人有呕吐。病程 1～2 周。

3. 实验室检查

1）粪便分离培养可见大肠杆菌生长。

2）酶联免疫法检测 ETEC 毒素。

【治疗要点及预防】

1. 无呕吐或呕吐较轻的病人立即催吐，或以 0.05％高锰酸钾溶液洗胃；洗胃后给予 30～50g 混悬液灌入吸附毒素。同时用甘露醇或硫酸镁导泻。

2. 病原治疗　抗菌药首选氟喹诺酮类，可用环丙沙星，500mg 每 12 小时一次。也可选用庆大霉素、阿莫西林等。儿童经验性推荐用阿奇霉素 10mg/kg/d，用 2 天。

3. 预防　注意个人饮食卫生，并注意防止水源污染。

五、变形杆菌食物中毒（bacillus proteus food poisoning）

变形杆菌为革兰阴性杆菌，在自然界分布广泛。引起食物中毒的菌株有普通变形杆菌、莫根变形杆菌及奇异变形杆菌。中毒食物为熟肉类、熟蛋品等。

【诊断要点】

1. 病史　有进食污染菌食物史。

2. 临床表现　分 3 型

1）侵入型：潜伏期一般为 3～20 小时，骤起腹痛，继而腹泻，重型患者的水样便中伴有黏液和血液，体温 38～40℃。一般恢复快，多在 1～3 天内痊愈。

2）毒素型：潜伏期短，病程短，可表现为恶心、呕吐、腹泻、头痛、全身乏力、肌肉酸痛等。

3）过敏型：莫根变形杆菌具有脱羧基反应，可使新鲜鱼、虾肉的组胺酸脱羧形成组胺，可引起过敏性组胺中毒。潜伏期很短，30 分钟左右即可发病。可发生颜面潮红、荨麻疹、刺痛感、头痛等过敏症状，一般不发热。病程数小时至 1～2 天。

3. 实验室检查

粪便培养变形杆菌阳性；血清凝集抗体升高。

【治疗要点及预防】

1. 病原治疗：重症病人选用抗生素治疗，可用氟喹诺酮类、阿米卡星、氨苄西林等，症状消失后停药。

2. 抗过敏治疗：有过敏反应者以抗组织胺药物治疗为主，如苯海拉明等，必要时加用肾上腺皮质激素。

第二节　神经型细菌性食物中毒

神经型食物中毒，又称"肉毒食物中毒"，是由于进食被肉毒梭状芽胞杆菌外毒素污染的食物而引起的急性中毒性疾病。临床上出现脑神经支配的肌肉麻痹，如眼肌及咽肌甚至呼吸肌麻痹为主要特征。若抢救不及时病死率较高。

【诊断要点】

1. 流行病学史

曾进食可疑被污染的食品（变质罐头、瓶装食品、腊肠、发酵豆制品与面制品），多人同进食者可集体发病。婴儿肉毒中毒有进食被肉毒杆菌污染的蜂蜜史。

2. 临床表现

1）潜伏期：潜伏期一般12～36小时，可短至2小时，长者达10日，潜伏期越短，病情越重。

2）症状和体征：

①起病突然，以神经系统症状为主，胃肠炎症状很轻或完全缺如，与一般食物中毒不同。初起时全身乏力、软弱、头痛、头晕或眩晕，继而出现视力模糊、复视、瞳孔散大或不等大、眼肌瘫痪。重症者可出现吞咽、咀嚼、发音等困难，甚至呼吸困难。咽肌麻痹时，咽喉部及气管黏液及分泌物积聚于咽部，可引起上呼吸道阻塞及吸入性肺炎。

②四肢、躯干肌肉软弱无力，但肢体完全瘫痪少见。

③神志始终清楚，感觉存在，记忆完全正常，脑脊液正常。

④体温一般正常，因胆碱能神经传递的阻断，可出现腹胀或便秘，但腹痛、腹泻则少见。

3）病程：病程长短不一，通常可于4～10天后逐渐恢复，但全身乏力、眼肌瘫痪可持续数月之久。重症或抢救不及时者，则可在发病后3～10日内，因呼吸衰竭、心力衰竭或继发肺炎而死亡。

婴儿肉毒中毒者的首发症状是便秘，随后迅速出现脑神经麻痹，很快因中枢性呼吸衰竭突然死亡，是婴儿猝死的原因之一。

3. 实验室检查

对可疑食物及粪便作厌氧菌培养，可发现肉毒杆菌，检出外毒素可确诊。以检查标本浸出液接种实验动物腹腔内，如实验动物发生肢体麻痹死亡则诊断成立。用各型抗毒素做中和试验有助于判断毒素与定型。

4. 诊断注意事项

本病需与河豚、毒蕈所致食物中毒或流行性乙型脑炎、脊髓灰质炎、有机磷中毒、重症肌无力等鉴别。

1）河豚或毒蕈中毒　有进食河豚或毒蕈史。河豚或毒蕈中毒亦可出现神经麻痹症状，但主要为指端麻木及肢体瘫痪。而肉毒中毒主要为颅神经麻痹，出现肢体瘫痪者少见。

2）脊髓灰质炎　多见于儿童，有发热、肢体疼痛和肢体瘫痪，脑脊液检查蛋白含量及细胞数增多。

3）流行性乙型脑炎 发病有明显季节性，每年7～9月份发病，多见于儿童。有高热、惊厥和昏迷等症状，高热与意识障碍平行。而肉毒中毒则无特定季节，无年龄区别，起病与进食可疑食物有关，无明显高热，神志始终清楚。

【治疗要点及预防】

1. 清除毒素　外毒素在碱性溶液中容易被破坏，氧化剂不仅可减低外毒素毒力，并可抑制肉毒杆菌生长，因此应尽早（在进食可疑食物4小时以内）用5％碳酸氢钠溶液或1∶4000高锰酸钾溶液洗胃，并用33％硫酸镁导泻及清洁灌肠，尽可能清除胃肠道中的毒素。

2. 病原治疗　早期采用多价抗毒血清治疗有效，力争在起病后24小时内或肌肉瘫痪之前应用效果最佳。一次应用5万～10万U，由静脉或肌内注射各半量，必要时6小时后重复注射。重症者，以上剂量加倍。即使毒素已结合到神经肌肉接头上，抗毒素仍可起中和作用。用药前先做皮肤过敏试验，如试验阳性，可采用脱敏注射给药。

3. 一般及对症治疗　病人应安静卧床休息，注意保暖。保持呼吸道通畅，呼吸困难应给予氧气吸入，对呼吸道有分泌物不能自行排出者，应及时吸痰，必要时做气管切开，呼吸机辅助呼吸。继发肺炎等继发感染时应予适宜的抗菌药物。补充液体及营养，对已有吞咽困难者，应予以鼻饲饮食或静脉内补充每日必需的液体、电解质及其他营养。

4. 预防　严格食品管理，尤应特别重视罐头食品、火腿、腌腊食品、发酵豆面制品的卫生检查。禁止出售与食用变质食品。若同食者发生肉毒中毒症状，或所进食品有肉毒杆菌外毒素存在时，应立即接受多价肉毒杆菌抗毒血清1000～2000U，以防发病。

（李小刚）

第十篇

急诊感染性疾病

第73章 流行性感冒

【概述】

流行性感冒简称流感，是由流感病毒引起的急性发热性呼吸道传染病，主要经飞沫传播，临床典型表现为突起畏寒、高热、头痛、全身酸痛、疲弱乏力等全身中毒症状，呼吸道症状较轻。本病常呈自限性，病程一般为3~4d。婴幼儿、老年人、有心肺疾病及其他慢性疾病患者或免疫力低下时可并发肺炎，预后较差。

【诊断要点】

1. 病原学：流感病毒属正黏病毒科，是一种有包膜的RNA病毒包膜成分包括糖蛋白（血凝素，HA）及神经氨酸酶（NA）两种类型，均具有抗原性，并有亚型特异性。快速变异是流感病毒的一大特点，主要是基于HA和NA抗原结构的改变，尤其是HA。因为机体针对HA产生的抗体是中和性抗体，故流感病毒通过改变HA的抗原性可有效的实现免疫逃逸。基因组自发的点突变聚集到一定程度时即引起抗原性漂移，这种较小程度上变异每年或每几年均会频繁发生。当两种不同亚型毒株感染细胞，使其基因组发生重组，则可引起抗原性转变，导致新血清型出现，导致大流行的发生。与人有关的主要有甲型1（H1N1）、甲型2（H2N2）、甲型3（H3N2）和乙型。

2. 流行病学

1）传染源：流感病毒的传染源主要是病人和隐性携带者。病后1~7d均有传染性，以病初2~3d传染性最强，主要存在于病人的鼻涕、唾液和痰液中，随咳嗽、喷嚏排出体外。

2）传播途径：通过飞沫和空气传播，在人群拥挤、空气不流通的地方传播最快。

3）易感性：人群普遍易感，病后可获得同型同株的免疫力，同一亚型不同毒株之间有一定交叉免疫力，不同亚型之间没有交叉免疫力。

4）流行特征：突发起病、传播迅速、流行广泛、发病率高、流行过程短。甲型流感病毒危害大，常引起暴发流行或大流行。20世纪以来已经发生了6次世界性大流行，均是由于甲型流感病毒感染引起。

3. 临床表现：潜伏期1～3d（6h～4d）。根据临床表现可分为：

1）典型流感：急起高热，畏寒或寒战，头痛、身痛、乏力、食欲减退等全身中毒症状明显，而呼吸道症状轻微。少数患者可有鼻塞，流涕及畏光、流泪等眼部症状。体温可高达40℃，面部潮红，咽部及结膜充血。肺部可有干啰音。发热于1～2d内达到高峰，3～4d内热退，退热后呼吸道症状较明显并持续3～4d后消失，但乏力可持续1～2周。

2）流感病毒性肺炎：流感病毒感染可以由单纯型转为肺炎型，或直接表现为肺炎型。肺炎型系因流感病毒感染自上呼吸道继续向下呼吸道蔓延引起。典型的肺炎型流感发病后，高烧持续不退，迅速出现呼吸困难、发绀、剧咳、泡沫黏液痰或痰中带血；体格检查发现双肺呼吸音低，哮鸣音，但无实变体征。X线胸片呈双侧散在絮状阴影，由肺门向四周扩散，其表现可与成人呼吸窘迫综合征一致，患者可因呼吸循环衰竭而死亡。病程较长达3～4周。

3）中毒型和胃肠型：中毒型极为少见。病毒侵入神经系统和心血管系统引起中毒性症状，临床上有脑炎或脑膜炎症状，主要表现为高热、昏迷，成人常有谵妄，儿童可出现抽搐，并出现脑膜刺激征。胃肠型流感在儿童中常见，主要以恶心、呕吐、腹泻、腹痛为主要症状，一般2～3d即可恢复。

4. 实验室检查

1）病毒分离：起病3天内取咽部含漱液做鸡胚接种或组织培养分离病毒。

2）早期快速特异性检查：ELISA 法可检测甲、乙型流感病毒抗原。

3）血清学检查：起病 3 天内和 2～4 周双份血清做血凝抑制试验，恢复期抗体效价升高 4 倍以上有意义。

4）PCR 检测流感病毒基因

5. 诊断：流感流行期间，根据典型临床表现，诊断一般不难。

【治疗要点】

1. 一般治疗：呼吸道隔离至少一周直至主要症状消失。卧床休息，补充维生素 C、维生素 B_1 等，预防并发症。

2. 对症治疗：对发热头痛者应予对症治疗；但不宜用阿司匹林退热药，尤其是 16 岁以下患者，可能会发生 Reye 综合征。高热、食欲缺乏、呕吐者应予以静脉补液。

3. 抗病毒治疗

（1）离子通道 M_2 蛋白阻滞剂：金刚烷胺和金刚乙胺抗流感病毒是通过与 M_2 蛋白相互作用而阻碍其功能，导致通道活性改变，抑制病毒复制。使用该药物可在 1～2d 内减轻发热，缓解全身性症状及呼吸道症状，剂量为 200mg/d，共 5d，老年人剂量减半。

（2）神经氨酸酶抑制剂：扎那米韦、奥司他韦等均为该类药物，能够特异性地抑制甲、乙型流感病毒的神经氨酸酶活性。起病后应在 30～36 小时内给予，能缩短流感病程 1～2 天并减轻症状。

4. 预防：由于流感病毒不断变异，世界各地不断有流感的散发流行和暴发。及时隔离流管患者是减少发病和传播的有效措施。流感疫苗可以减少流感的发病率。但由于流感病毒不断发生变异而影响疫苗效果。当流感病毒仅在同一亚型内发生小变异（抗原性漂移）时，旧毒株疫苗还有一定交叉免疫作用；如果出现亚型的大变异（抗原性转变）时，旧毒株疫苗无保护力。流感灭活疫苗接种对象主要是老年人、婴幼儿、孕妇、慢性心肺疾病、肿瘤、HIV 感染者。

（陆一鸣　杨子涛）

第74章 麻 疹

【概述】

　　麻疹是由麻疹病毒引起的急性传染病，传染性极强，多见于儿童。其临床特征为发热、流涕、咳嗽、眼结合膜炎，出现特殊的科氏斑（又称麻疹黏膜斑）和广泛的皮肤斑丘疹。麻疹一般康复顺利，但也可引起严重的并发症。

【诊断要点】

　　1. 病原学：麻疹病毒属于副黏病毒科、麻疹病毒属，与其他副黏病毒不同之处为无特殊的神经氨酸酶活力。麻疹病毒为单股负链 RNA 病毒。

　　2. 流行病学：

　　(1) 传染源：急性期患者为唯一的传染源，无症状的带病毒者或隐性感染者较少，且目前认为无传染性。

　　(2) 传播途径：主要由急性期麻疹患者直接经呼吸道传播，病毒颗粒随飞沫到达受感染者鼻部或眼结膜入侵。密切接触可以经污染病毒的双手直接传播。

　　(3) 人群易感性：除近期接种过麻疹病毒疫苗者外，其余人群都对麻疹病毒易感。

　　(4) 流行特征：自六十年代起，接种麻疹病毒疫苗后，推广疫苗的国家麻疹的发病率和病死率大大下降。目前麻疹患者年龄高峰向大年龄推迟现象。

　　3. 临床表现

　　(1) 典型麻疹：潜伏期：一般为 10d±2，一般分为三期，即前驱期、出疹期和恢复期。

　　前驱期：一般持续 3～5d，临床上主要表现为上呼吸道（包括眼结合膜）炎症的卡他症状。有发热、咳嗽、流涕、流泪、畏光等，伴有不同程度的全身不适及胃肠道症状。发热常日低夜高，可达 39～40℃，婴幼儿可发生高热惊厥。体格检查可以发现第一磨牙对面的颊黏膜上出现白色、0.5～1mm 针尖大小的科氏斑，一般维持 2～3d，迅速消失。

出疹期：起病后 3～5d 当呼吸道卡他及发热达到高峰时开始出现皮疹，常在见到科氏斑后 1～2d。首先从耳后发际出现淡红色斑丘疹，渐及前额、脸面、颈部，自上面扩展至胸、腹、背，最后达四肢，2～3d 波及全身。体检可发现颈部淋巴结及肝、脾大，纵隔淋巴结增大。

恢复期：单纯麻疹患者，当皮疹和中毒症状发展到高峰后，体温常于 12～24h 内较快下降，随之患者精神好转，呼吸道症状减轻，但咳嗽常可延续较久。体温下降后 2～3d 皮疹按出疹顺序依次消退，留下浅棕色色素沉着斑伴脱屑，2～3 周内褪尽。若无并发症，单纯麻疹自起病至疹退一般病程为 10～14d。

（2）非典型麻疹：根据宿主免疫水平、病毒基因差异、病毒量，麻疹临床发展可有以下非典型表现。

重型麻疹：大多由于患者体质弱，有其他疾病，营养不良、免疫力低下或伴有继发性细菌感染。表现为起病不久即出现高热达 40℃ 以上，伴有严重中毒症状，出现昏迷、惊厥、呼吸急促、脉搏细速、皮疹密集融合成片。皮疹可呈出血性。有些年幼体弱小儿可出现呼吸循环衰竭。

轻型麻疹：大多体内有一定量对麻疹病毒的免疫所致。轻型麻疹潜伏期可延长至 3～4 周，前驱症状轻，全身中毒症状轻，皮疹稀疏色淡，病程短，较少并发症。

异性麻疹：主要发生在以往接种过麻疹灭活疫苗者，当接种4～6 年后再接触麻疹急性期患者，可引起异性麻疹。潜伏期 7～14天，前驱期可以出现高热，但卡他症状不明显，无科氏斑，起病后2～3d 出现皮疹，从四肢远端腕部、踝部开始，向心性扩散到四肢近端及躯干部。呼吸道症状不严重，但也可以迁延至 1～2 年。该类患者无传染性。

4. 实验室诊断：血清血凝抑制抗体、中和抗体恢复期滴度较早期特异 IgM 增高 4 倍滴度以上均有诊断价值。

5. 诊断：典型麻疹根据流行病学病史及特征性的临床表现（发热、上呼吸道卡他症状、发热高峰时出现皮疹）不难诊断。

【治疗要点】

至今尚无特殊抗麻疹病毒药物，因此麻疹治疗重点在于加强护理、优化环境、对症处理和预防并发症。

1. 一般处理：隔离至少至出疹后 5d，如果并发肺炎再延长隔离 5～10d，最好单间隔离，增加屏风。加强护理，补充水分，特别补充维生素 A 以提高免疫力。为减轻中毒症状，免疫低下患者可使用丙种球蛋白。

2. 并发症的治疗

（1）肺炎：治疗一般同肺炎，如果怀疑细菌感染则使用抗生素。中毒症状严重者可短程使用肾上腺皮质激素。

（2）喉炎：提高室内湿度，进行雾化吸入，局部使用地塞米松吸入，如果出现喉头梗阻，尽早行气管切开。

（3）心功能不全者按照心衰处理。外周循环衰竭者按照感染性休克处理。

（4）脑炎：处理同乙脑，重点在对症治疗及并发症的治疗。

3. 预防：接种麻疹疫苗是提高易感者的特殊免疫力是预防麻疹的关键性措施。

（1）主动免疫：易感人群的计划免疫，对象主要为 8 个月以上未患过麻疹的小儿。一般在麻疹流行季节前一个月完成易感者的接种。

（2）被动免疫：在麻疹流行期间，体弱、患病、年幼易感者接触麻疹患者应该立即采用被动免疫，以达到预防麻疹或减轻症状的目的。可采用丙种球蛋白、胎盘球蛋白、麻疹患者痊愈期血清等。

（陆一鸣　杨子涛）

第 75 章　流行性乙型脑炎

【概述】

流行性乙型脑炎即日本乙型脑炎，是由乙脑病毒引起的自然疫源性疾病，经虫媒传播，流行于夏季。人被蚊虫叮咬后，大多数呈隐性感染，只有少数人发病为脑炎，发病率一般在 2/10 万～10/10 万，病死率较高，约 10%。本病主要侵犯儿童，特别是学龄前儿童。乙脑不仅病死率高，而且致残率也高，约 30% 患者病后残留不同程度的后遗症。乙脑主要分布于亚洲和东南亚地区，临床上急性起病，发热出现不同程度的中枢神经系统症状，重症者病后常留有后遗症。

【诊断要点】

1. 病原学：乙脑属于黄病毒科病毒，直径 40nm，核心 30nm，成二十面体结构，呈球形，由单股正链 RNA 组成。

2. 流行病学特点

1）传染源：乙脑是人兽共患的自然疫源性疾病，猪为主要传染源，猪在流行期间感染率高，病毒血症期长。其他动物如马、驴、牛、狗以及鸭、鹅都可以成为传染源。经研究发现蝙蝠可以作为本病传染源和带毒越冬的长期储存宿主。

2）传播途径：蚊虫是乙脑的主要传播媒介，三带喙库蚊为同种蚊科中传播最强的蚊种。蚊虫受感染后 10～12d 即能传播乙脑病毒。

3）人群易感性：人群普遍易感，但感染后仅少数发病，多数为隐性感染。

4）流行特征：北自日本北海道，南至印度尼西亚，东迄马里亚纳群岛，西至印度，我国为温带及亚热带地区均有本病的发生或流行。热带地区全年有散发病例，亚热带和温热带主要集中在7、8、9月。发病以10岁以下儿童为主，近年来老年人群发病率也开始上升。

3. 临床表现：

潜伏期一般为10～15d，感染乙脑病毒后症状相差悬殊，大多无症状或轻症，仅少数出现中枢神经系统症状。表现为高热、意识改变、惊厥等。典型病程分为四期。

1) 初期：起病3d即病毒血症期，起病急，无明显前驱症状，可有发热，精神萎靡、食欲缺乏、轻度嗜睡，体温达39℃，持续不退。

2) 极期：病程3～10d，此期患者除全身毒血症症状加重外，突出表现为脑损害。表现为：持续体温升高达40℃，高热时间越长，临床症状越重。意识障碍：由嗜睡转入昏迷，发生率50%～94%，昏迷愈早、愈深、愈长，病情也愈重，持续时间一周甚至更长。惊厥发生率40%～60%是病情严重表现，重者反复发作。神经系统症状表现为浅反射消失或减弱，深反射先亢进后消失，病理性锥体束征阳性。脑水肿及颅内压升高导致脑疝行成。呼吸衰竭发生在极重病例，发生率15%～40%，由于极重型乙脑因脑实质炎症、缺氧、脑水肿、脑疝、低钠血症等引起中枢性呼吸衰竭。高热、惊厥、呼吸衰竭是乙脑极期的严重症状，三者互为影响。

3) 恢复期：患者体温在2～5d逐渐下降及恢复正常，意识开始好转，神经系统病理征逐渐改善而消失，部分较慢达1～3个月以上。

4) 后遗症期：后遗症与病变轻重有密切关系。后遗症主要有意识障碍、痴呆、失语及肢体偏瘫等。

4. 实验室检查：

1) 血常规：白细胞总数增高，初期以中性粒细胞为主伴核左移，2～5天后淋巴细胞可占优势。

2) 血清学检查：特异性IgM抗体测定、血凝抑制试验、乙脑病毒抗体测定。

3）脑脊液检查：除压力增高外，有核细胞计数轻度升高（50～500×10⁶/L），蛋白轻度升高，糖、氯化物正常或偏高。脑脊液中还可以测定乙脑特异性抗体 IgM 及 IgG。

4）影像学：MRI 对于病变部位诊断有一定价值。

5. 诊断：根据流行病学特点（地区、儿童、夏季、蚊虫叮咬）、临床表现特点（高热、神经系统症状，脑膜刺激征轻等）、实验室检查（脑脊液压力、脑脊液及血中特异性抗体检测）可以进行诊断。

6. 临床分型

1）轻型　患者神志始终清醒，但有不同程度的嗜睡，一般无惊厥，体温在 38～39℃左右，头痛及呕吐不严重，可有轻度脑膜刺激症状。多数在 1 周左右恢复，一般无后遗症。轻型中枢神经系统症状不明显者临床上常易漏诊。

2）普通型　体温常在 39～40℃之间，有意识障碍如昏睡或昏迷、头痛、呕吐，脑膜刺激症状明显，腹壁反射和提睾反射消失，深反射亢进或消失，可有一次或数次短暂惊厥，伴轻度脑水肿症状，病程约 7～14 天，无或有轻度恢复期神经精神症状，无后遗症。

3）重型　体温持续在 40℃或更高，神志呈浅昏迷或昏迷，烦躁不安，常有反复或持续惊厥，瞳孔缩小，对光反射存在，可有定位症状或体征，如肢体瘫痪等。偶有吞咽反射减弱，可出现重度脑水肿症状。病程常在 2 周以上，昏迷时间长者脑组织病变恢复慢，部分患者留有不同程度后遗症。

4）极重型　此型患者于初热期开始体温迅速上升，可达 40.5～41℃或更高，伴反复发作难以控制的持续惊厥，于 1～2 天内进展至深昏迷，常有肢体强直性瘫痪，临床上有重度脑水肿的各种表现，进一步发展呈循环衰竭、呼吸衰竭甚至发生脑疝，病死率高，存活者常有严重后遗症。

【治疗要点】

乙脑的治疗没有特殊办法，支持疗法和对症处理是必不可少的，特别是目前γ球蛋白，干扰素或皮质类固醇的治疗是起决定性作用，治疗和适当的护理相结合认真把好三关（高热、惊厥、呼吸衰竭）并及时抢救可使病死率下降。

1. 急性期治疗：病室隔离，补充液体，监测生命体征和脑神经体征进展情况。正确处理高热、惊厥和呼吸衰竭。

1）降温方法有物理降温（冰帽、冰毯、酒精擦浴）、药物降温（安乃近，对乙酰氨基酚）和亚冬眠疗法（氯丙嗪＋异丙嗪），后者需密切监测患者呼吸情况。

2）惊厥的治疗可以给予地西泮、苯巴比妥钠肌内或静脉注射或水合氯醛保留灌肠。

3）颅内高压的处理可使用甘露醇、呋塞米或肾上腺皮质激素等。

4）呼吸衰竭的处理：保持呼吸道通畅，吸氧，呼吸兴奋剂必要时进行人工通气。

5）抗病毒治疗：目前无乙脑特异性抗病毒药物。

6）肾上腺皮质激素的治疗：皮质激素有减轻炎症反应，降低毛细血管通透性，降低颅内压及退热作用，但是它也能抑制细胞免疫，降低机体免疫力，增加继发感染的危险。因此主要早期、短程用于重症患者。剂量为成人 10～20mg/d，儿童剂量为成人的 1/4～1/2，疗程 5 天以内。

2. 恢复期的治疗：加强营养，精心护理，根据患者症状作智力、语言、吞咽、肢体功能的锻炼。如果持续存在癫痫等后遗症，需要长期服用抗癫痫药物。

（陆一鸣　杨子涛）

第76章 流行性出血热

【概述】

流行性出血热是一种自然疫源性疾病,鼠为主要传染源。临床上以发热、休克、充血出血和急性肾衰竭为主要表现,又称为肾综合征出血热。本病广泛流行于亚、欧等许多国家,我国为重疫区。

【诊断要点】

1. 病因与病原体 流行性出血热的病原是布尼亚病毒科的汉坦病毒属病毒,为单股负链 RNA 病毒。我国的流行性出血热主要是汉坦病毒和汉城病毒所引起。

2. 流行病学 本病是世界性流行疾病,目前世界上有 31 个国家和地区流行本病。但主要流行于亚洲的我国和韩国。通过灭鼠等防治措施,以及农民住房条件的改善,90 年代以来发病人数有所下降。

1）宿主动物及传染源:主要宿主动物是啮齿类,其他动物包括狗、猫、家兔、野兔等。

2）传播途径:一般主要为呼吸道传播和消化道传播,极少见的为接触传播、虫媒传播。

3）人群易感性和免疫力:人群普遍易感,在流行区隐性感染率可达 3.5%～4.3%。

4）流行的季节性和周期性:本病虽然四季均能发病,但有明显高峰季节,其中姬鼠传播者以 11～1 月份为高峰,5～7 月份为小高峰。家鼠传播者以 3～5 月份为高峰,林区姬鼠传播者以夏季为流行高峰。

3. 临床表现 典型病例病程中有发热期、低血压休克期、少尿期、多尿期和恢复期的五期经过。非典型和轻型病例可出现越期现象，而重症患者则出现发热期、休克和少尿期之间的重叠。潜伏期 4～46 天，一般为 7～14 天，以 2 周多见。

1）发热期　除发热外主要表现有全身中毒症，毛细血管损伤和肾损害征。中毒症状以发热（稽留热和弛张热多见）、"三痛"包括头痛、腰痛、眼眶痛（主要因为血管扩张导致周围组织充血水肿所致）、胃肠中毒症状（肠系膜局部极度充血和水肿所致）及嗜睡、烦躁、谵妄或抽搐等神经精神症状（脑水肿所致）等为表现。毛细血管损害征主要表现为充血、出血和渗出水肿。肾损害主要表现尿蛋白阳性，镜检可发现管型。

2）低血压休克期　一般发生于第 4～6 病日，迟者可于第 9 病日左右出现。多数患者在发热末期或热退同时出现血压下降。这是与细菌性感染不同之处。顽固性休克患者，由于长期组织血流灌注量不良，而出现发绀，并促使 DIC、脑水肿、急性呼吸窘迫综合征和急性肾衰竭的发生。此时患者出现呼吸急促，昏迷，抽搐和广泛出血。

3）少尿期　少尿期是继低血压休克期而出现，部分患者临床上没有明显低血压休克期，由发热期直接进入少尿期。亦有少尿期与低血压休克期重叠者，此时应和肾前性少尿相鉴别。少尿期一般发生于第 5 至第 8 病日，持续时间短者 1 天，长者 10 余日，一般为 2～5 天。尿中有膜状物排出者为重症。少尿期的临床表现为尿毒症、酸中毒和水、电解质紊乱。严重患者可出现高血容量综合征和肺水肿。

4）多尿期　此期为新生的肾小管重吸收功能尚未完善，加以尿素氮等潴留物质引起高渗性利尿作用，使尿量明显增加。多尿期一般出现在病程第 9～14 日，持续时间短者 1 天，长者可达数月之久。此期若水和电解质补充不足或继发感染，可发生继发性休克。

5）恢复期　经多尿期后，尿量恢复为 2000ml/d 左右，精神、食欲基本恢复。一般尚需 1～3 个月，体力才能完全恢复。少数患者可遗留高血压、肾功能障碍、心肌劳损和垂体功能减退等症状。

4. 临床分型

根据发热高低、中毒症状轻重和出血、休克、肾功能损害严重程度的不同，临床可分为五型。

1) 轻型　体温39℃以下，中毒症状轻，除出血点外无其他出血现象。肾损害轻，无休克和少尿。

2) 中型　体温39～40℃，中毒症状较重，有明显球结膜水肿，病程中收缩压低于12.0kPa（90mmHg）或脉压差小于3.5kPa（26mmHg）。有明显出血及少尿期，尿蛋白＋＋＋。

3) 重型　体温≥40℃，中毒症及渗出症严重，可出现中毒性精神症状，并出现休克，有皮肤瘀斑和腔道出血。少尿持续5天以内或无尿2天以内。

4) 危重型　在重型基础上并出现以下之一情况者。①难治性休克。②有重要脏器出血。③少尿超出5天或无尿2天以上，BUN＞42.84mmol/L。④出现心力衰竭、肺水肿。⑤出现脑水肿，脑出血或脑疝等中枢神经并发症。⑥严重继发感染。

5) 非典型　发热38℃以下，皮肤黏膜可有散在出血点，尿蛋白＋－，血、尿特异性抗原或抗体阳性者。

5. 实验室和特殊检查

1) 血常规：白细胞计数：第1～2病日多属正常，第3病日后逐渐升高，可达（15～30）×10⁹/L。早期主要以中性粒细胞增多，核左移，有中毒颗粒。第4～5病日后，淋巴细胞增多，并出现较多的异型淋巴细胞。

2) 尿常规：突然出现大量尿蛋白，对诊断很有帮助。部分病例尿中出现膜状物，这是大量尿蛋白与红细胞和脱落上皮细胞相混合的凝聚物。显微镜检可见红细胞、白细胞和管型。

3) 血液生化检查：血尿素氮及肌酐在低血压休克期开始升高，多尿前期达到高峰，多尿后期开始下降。血气分析：发热期血气分析以呼吸性碱中毒多见。休克期和少尿期以代谢性酸中毒为主。

4) 凝血功能　发热期开始血小板减少，其黏附、凝聚和释放功能降低。

5）特殊检查主要为致病病毒分离、抗原检查、特异性抗体检测和 PCR 技术。特异性抗体检测：包括血清中检测特异性 IgM 或 IgG 抗体。IgM 抗体 1∶20 为阳性，IgG1∶40 为阳性，1 周后滴度上升 4 倍有诊断价值。新近国外研究免疫色谱快速试验以重组核蛋白为抗原来检测患者的 IgM 抗体 5min 能出结果，敏感性和特异性均为 100％。PCR 技术：应用 RT－PCR 方法检测汉坦病毒 RNA，敏感性高，可作早期诊断。

6）其他检查：眼压和眼底部分患者眼压增高，眼压明显增高者常预示为重症。脑水肿患者可见视乳头水肿和静脉充血、扩张。胸部 X 线约 30％患者有肺水肿、淤血表现，约 20％患者出现胸腔积液和胸膜反应。

6. 诊断：依靠临床特征性症状和体征，结合实验室检查，参考流行病学史进行诊断。包括发病前两个月进入疫区或与鼠类等接触史、典型的临床表现（发热、中毒、充血、出血、外渗、肾损害）及病程的五期经过，结合实验室检查和特异性病原学检查。

【治疗要点】

本病治疗以综合疗法为主，早期应用抗病毒药物，中晚期则针对病理生理进行对症治疗。"三早一就近"仍然是本病治疗原则，即早期发现、早期休息、早期治疗和就近治疗。

1. 发热期：治疗原则为抗病毒、减轻外渗、改善中毒症状和预防 DIC。发病 4 日内抗病毒可以使用利巴韦林 1g/d 以早期抑制病毒、减轻病情和缩短病程。降低血管通透性可以用维生素 C 并且补充适量液体和提高血浆胶体渗透压（甘露醇等）。中毒症状严重者可给予地塞米松 5mg 短期应用。预防 DIC 可以应用右旋糖酐或丹参以降低血液黏滞性并监测凝血功能（PT、APTT）。

2. 低血压休克期：治疗原则为积极补容，注意纠酸。补充血容量时宜早期、快速、适量和胶体结合，液体以平衡盐液为主，可用右旋糖酐、白蛋白、甘露醇及血浆。根据血气（pH 及 BE）适当应用碳酸氢钠液纠正酸中毒。若补液后血压仍然不稳定，可使用血管活性药物如多巴胺或去甲肾上腺素。

3. 少尿期：治疗原则为稳定机体内环境、促进利尿、导泻和透析治疗。维持血电解质酸碱平衡，积极治疗高血钾，少尿初期可使用利尿剂和脱水剂，如果出现少尿持续 4d 或无尿 24h 以上并伴有氮质血症、高分解状态、高血钾、高容量综合征或肺水肿或脑水肿等情况，应该考虑肾替代治疗。

4. 多尿期：治疗原则为维持水电解质平衡和防治继发感染。

5. 恢复期：治疗原则为补充营养，逐步恢复工作。

6. 并发症：并发症主要为消化道出血（凝血功能障碍导致）、抽搐（脑水肿）、ARDS（肺部渗出）、心力衰竭（高容量综合征）、自发性肾破裂和高渗性非酮症昏迷。注意以上并发症的早期发现及治疗。

（陆一鸣　杨子涛）

第77章 伤 寒

【概述】

伤寒（typhoid fever）是由伤寒沙门菌污染的水或食物进入人消化道、淋巴结和血液、肝、脾而发生的经消化道传播的急性传染病。临床特征为发热、全身中毒症状、相对缓脉、肝大、脾大、玫瑰疹及白细胞减少等。主要并发症为肠出血、肠穿孔。伤寒的病死率约为20%，大多死于严重的毒血症、营养不良、肺炎、肠出血及肠穿孔。自从氯霉素等抗菌药物应用以来，病死率明显下降。

【诊断要点】

1. 流行病学特点　伤寒沙门菌属于沙门菌属中的 D 族。传染源为患者及带菌者，主要为粪-口途径传播。水源污染是传播本病的重要途径，常酿成流行。伤寒遍布于世界各地，以热带及亚热带地区为多。近年来，我国部分省区出现 M1 型质粒介导多重耐药伤寒菌株流行，疗效差，并发症多，病死率升高。人对伤寒普遍易感，病后可获得持久性免疫力，再次患病者极少。本病终年可见，但以夏秋季最多。一般以儿童及青壮年居多。

2. 临床表现特点

1）典型伤寒　潜伏期 3～60d，平均 1～2 周。典型伤寒临床表现分为 4 期，除典型伤寒外，临床偶可见到轻型，暴发型、迁延型，逍遥型及顿挫型等其他临床类型的伤寒。

（1）初期：相当于病程第 1 周。病多缓起，体温呈阶梯状上升，于 5～7d 达 39.5℃或以上，伴有全身不适、食欲不振、咳嗽等。部分患者出现便秘或腹泻。

（2）极期：相当于病程第 2～3 周。①高热：体温转为稽留高热，持续约半个月，免疫功能低下者可长达1～2个月。由于早期不规律使用抗生素或激素，使得弛张热及不规则热型增多。②神经系统中毒症状：患者表情淡漠、反应迟钝、耳鸣、听力减退。重者可有谵妄、抓空、昏迷。合并虚性脑膜炎时，可出现脑膜刺激征。③皮疹：约半数患者在病程第一周末于前胸、腹部出现淡红色丘疹（玫瑰疹），直径达2～4mm，压之褪色，散在分布，量少，一般仅数个至十数个，多在2～4d消退。④相对缓脉：20%～73%的患者体温高而脉率相对缓慢，部分患者尚可出现重脉。⑤肝、脾大：半数以上病人于起病1周前后脾大，质软，部分患者肝亦大，且可伴ALT升高，个别病人出现黄疸。⑥消化系统症状：腹胀、腹部不适、右下腹压痛、便秘或腹泻等。

（3）缓解期：相当于病程第3～4周。体温开始波动下降，各种症状逐渐减轻，脾开始回缩。但本期内有发生肠出血及肠穿孔的危险，需特别提高警惕。

（4）恢复期：相当于病程第4周末开始。体温恢复正常，食欲常旺盛，但体质虚弱，一般需1个月方可康复。

2）伤寒的复发与再燃

（1）再燃：当伤寒患者进入缓解期，体温波动下降，但尚未达到正常时，热度又再次升高，持续5～7d后退热，常无固定症状。

（2）复发：患者进入恢复期，热退1～3周后，发热等临床表现重又出现，但较初发为轻，病程较短（1～3周）。

3）并发症

（1）肠出血：多见于病程第2～3周，可以大便隐血阳性至大量血便。少量出血可无症状或仅有轻度头晕、脉速；大量出血时热度骤降，脉搏细速，并有头晕、面色苍白、烦躁、出冷汗、血压下降等休克表现。

（2）肠穿孔：为最严重的并发症，多见于病程第2～3周。表现为突然右下腹剧痛，伴有恶心、呕吐、出冷汗、脉搏细数、体温突然下降等，但不久体温又迅速上升并出现腹膜炎征象，肝浊音界减少或消失，X线检查膈下有游离气体，白细胞计数升高。

（3）其他：尚可并发中毒性心肌炎、中毒性肝炎、肺部感染、溶血性尿毒综合征、胆囊炎等。

3. 辅助检查

（1）血常规检查：白细胞计数常在（3～4）×10⁹/L，部分患者白细胞正常或偏高；中性粒细胞可减少；嗜酸性粒细胞减少或消失。

（2）细菌学检查：①血培养：发病第 1 周采血阳性率可达 80% 以上，以后阳性率下降。②骨髓培养：全病程均可获较高的阳性率，第 1 周可高达 90%，且较少受抗菌药物的影响。③粪培养：在第 3～5 周时阳性率较高。

（3）血清学检查：伤寒血清凝集试验（肥达反应）所用的抗原有伤寒沙门菌菌体（O）抗原，鞭毛（H）抗原，目的在于测定病人血清中各种相应抗体的凝集效价。一般从病程第 2 周开始阳性率逐渐增加，至第 4 周可达 90%，病愈后阳性反应可持续数月之久。

（4）核酸检测方法：应用分子生物学技术，如 DNA 探针或 PCR 技术检测伤寒沙门菌，这类方法敏感度更高。

4. 诊断注意事项　在伤寒流行季节和地区有持续性高热（可达 40～41℃）为时 1～2 周以上；特殊中毒面容，相对缓脉，皮肤玫瑰疹，肝脾肿大；周围血象白细胞总数低下，嗜酸性粒细胞消失，骨髓象中有伤寒细胞（戒指细胞），可作临床诊断。如临床诊断病例有以下项目之一者即可确诊：①从血、骨髓、尿、粪便、玫瑰疹刮取物中，任一种标本分离到伤寒沙门菌；②肥达反应"O"抗体凝集效价≥1：80，恢复期效价增高 4 倍以上者。伤寒早期应与病毒感染、疟疾、钩端螺旋体病、急性病毒性肝炎相鉴别；伤寒的极期需与败血症、粟粒性结核、地方性斑疹伤寒、结核性脑膜炎相鉴别。

【治疗要点】

1. 一般治疗　卧床休息，予消化道隔离，临床症状消失后连续 2 次粪便培养阴性方可解除隔离，给予高热量、高维生素、易消化的无渣饮食，退热后，仍应继续进食一段时间无渣饮食，以免诱发肠出血和肠穿孔。

2. 对症治疗

（1）高热：适当应用物理降温，不宜用发汗退热药，以免虚脱。

（2）便秘：用开塞露或用生理盐水低压灌肠，禁用泻剂。

（3）腹泻：可用收剑药，忌用鸦片制剂。

（4）腹胀：可用松节油腹部热敷及肛管排气，禁用新斯的明类药物。

3. 病原治疗　氟喹诺酮类药为首选，常用药为左氧氟沙星和环丙沙星，但儿童、孕妇、哺乳期妇女忌用。氨苄西林、阿奇霉素、第3代头孢菌素与复方磺胺甲噁唑对由药物敏感菌株引起的伤寒的治疗均有效。如对不宜用氟喹诺酮类药物或头孢菌素过敏者，氯霉素仍然可作为选用的药物。对耐药菌株引起的伤寒尚可选用丁胺卡那、利福平等药物。对于危重病例及难治性伤寒，有人主张以氟喹诺酮类药为基础、联合其他抗生素（如头孢菌素）治疗，有协同抗菌作用，可显著提高疗效。疗程10～14d。

4. 并发症治疗

（1）肠出血：绝对卧床休息，严密观察血压、脉搏、神志变化及便血情况；禁食或进少量流质；注意水、电解质的补充并加用止血药；根据出血情况酌量输血；如患者烦躁不安可给予镇静剂；经积极治疗仍出血不止者，应考虑手术治疗。

（2）肠穿孔：对肠穿孔已局限者采取禁食、胃肠减压，加强支持疗法及抗感染治疗。肠穿孔或伴发腹膜炎患者应及早手术治疗，同时加用足量有效的抗生素。

（熊旭东）

第78章 细菌性痢疾

【概述】

细菌性痢疾（bacillary dysentery）简称菌痢，是由志贺菌属细菌感染引起的常见肠道传染病，以结肠黏膜炎症为主要病变，临床表现以发热、腹痛、水样腹泻、脓血便和里急后重为主，可伴全身中毒症状，甚至发生中毒性休克及中毒性脑病。急性菌痢一般预后良好，少数患者变为慢性或肠功能紊乱。中毒性菌痢如诊治不及时，病死率较高。极少数危重患者可因脑组织损伤严重，发生中毒性脑病，出现不同程度的神经精神症状。

【诊断要点】

1. 流行病学特点　志贺菌属细菌是人类细菌性痢疾最为常见的病原菌，俗称痢疾杆菌（dysentery bacteria）。志贺菌属可分为痢疾、福氏、鲍氏和宋内志贺菌4群。我国菌痢以福氏和宋内志贺菌多见。细菌性痢疾四季均可发生，多见于夏秋季节，病人与带菌者为传染源，主要经粪-口途径传播。在流行季节可有食物型和水型的暴发流行。人类普遍易感，患病后仅有短暂的免疫力，易再感。

2. 临床表现特点　急性菌痢分为典型、非典型和中毒性菌痢3型。急性患者的排菌量大，传染性强。（本节主要阐述急性细菌性痢疾）

1）典型（普通型）菌痢：起病急，全身中毒症状和肠道症状均较重。表现为畏寒、发热、体温多为38～39℃以上、恶心呕吐、全身不适，继而出现痉挛性、阵发性腹痛，腹泻，初为稀便量多，之后迅速转为黏液或黏液脓血便，量少，每日排便十数次至数十次不等，伴里急后重。左下腹部压痛，并可听到肠鸣音亢进。少数病人可因为严重吐泻，体液丧失，引起脱水，电解质紊乱，代谢性酸中毒，甚至休克。

2）非典型（轻型）菌痢：全身毒血症状和肠道症状较轻，里急后重不明显，由于症状不典型易被误诊为肠炎。病程一般数日，可不治而症状自愈，常导致带菌或演变为慢性。

3）中毒性菌痢：多见于2～7岁儿童。起病急骤，病势凶险，全身中毒症状明显，肠道症状较轻，甚则缺如，预后差，病死率高。表现为高热，体温很快升至40℃或以上，可伴有畏寒、精神萎靡、嗜睡等。根据临床表现不同可分为三型。

（1）休克型（周围循环衰竭型）：以感染性休克为主要表现。出现面色苍白、皮肤发斑、四肢厥冷、口唇及肢端发绀、脉搏细弱、血压下降，严重者可出现心肾功能不全及意识障碍，甚则并发肺水肿，ARDS，DIC。

（2）脑型（脑循环衰竭型）：以严重脑部症状为主。出现脑水肿和颅内压升高的表现，如剧烈头痛、频繁呕吐、烦躁不安、嗜睡、昏迷、抽搐。体格检查可见瞳孔大小不等，对光反应迟钝或消失，肌张力增高，腱反射亢进，出现神经系统病理反射等。亦可出现呼吸衰竭，严重者可发生脑疝。

（3）混合型：具有以上两型表现，病情凶险，病死率高。

4）并发症

（1）溶血性尿毒综合征（HUS）：原因不明，一般认为与外毒素-志贺毒素有关。出现溶血性贫血、急性肾衰竭、出血倾向及血小板减少等。必要时需透析治疗。

（2）痢疾志贺菌败血症：比较少见，多发生于儿童。临床表现为持续高热、腹痛、腹泻，排黏液便、血便或黏液脓血便，多有严重脱水。体格检查可有肝、脾大，血培养可以确诊。

3. 辅助检查

（1）血常规检查：急性期白细胞总数和中性粒细胞呈中等度升高。

（2）粪便常规检查：外观多为黏液脓血便或无粪质。镜检可见大量脓细胞或白细胞（≥15个/HPF）及红细胞，如发现巨噬细胞有助于诊断。

（3）粪便培养：检出痢疾志贺菌即可确诊。

（4）免疫学检查：具有早期快速诊断的优点。①免疫染色法：将粪便标本与志贺菌抗血清混匀，在光镜下观察有无凝集现象。②免疫荧光菌球法：若标本中含有相应型别的志贺菌，其生长繁殖后与荧光抗体凝集成小球，在荧光显微镜下易被检出。③协同凝集试验：检测患者粪便中有无志贺菌可溶性抗原。④胶乳凝集试验：检查粪便中有无志贺菌。⑤分子生物学方法：PCR技术、基因探针检测等。

（5）肠镜检查：急性期肠黏膜弥漫性充血、水肿、点片状出血、糜烂、浅表性溃疡、大量黏液脓性分泌物，肠管痉挛。

4. 诊断注意事项　凡病原学检查阳性和具备流行病学史、症状体征、粪便常规检查中任何一项即可为确诊病例。急性菌痢与阿米巴痢疾、流行性乙型脑炎、食物中毒（如沙门菌、侵袭性大肠埃希菌、空肠弯曲菌、耶尔森菌肠炎和各种侵袭性肠道病菌引起的食物中毒）相鉴别。

【治疗要点】

1. 急性菌痢治疗　急性菌痢的治疗，以病因治疗为主。

（1）一般治疗：急性菌痢病人予胃肠道隔离至症状消失后一周或两次粪便培养阴性为止，卧床休息，给予易消化、高热量、高维生素饮食。对于高热、腹痛、失水者给予退热、止痉、口服含盐米汤或给予口服补液盐，呕吐者需静脉补液，每日补液量视失水程度而定，以保持水和电解质平衡。有酸中毒者，酌情给予碱性液体。对痉挛性腹痛可予阿托品及腹部热敷，忌用显著抑制肠蠕动的药物，以免延长病程和排菌时间。

（2）病原治疗：多数志贺菌属常同时对几种抗菌药物耐药，对磺胺、氯霉素、链霉素、四环素族等耐药率大多在90%以上，对庆大霉素、卡那霉素、氨苄西林耐药率较低，但也逐年增加。以下药物可选用：氟喹诺酮类、磺胺类、呋喃唑酮（痢特灵）、小檗碱、氨基糖苷类、利福平、磷霉素、哌拉西林、头孢菌素类等。疗程为5～7d。

2. 中毒性菌痢治疗 中毒性菌痢来势迅猛，应及时针对病情采取综合性措施抢救。

（1）抗感染：选择敏感抗菌药物，静脉联合给药，待病情好转后改口服。具体抗菌药物同上。总疗程7～10d。

（2）控制高热与惊厥：退热可用物理降温，1%温盐水1000ml流动灌肠或酌加退热剂；躁动不安或反复惊厥者，采用冬眠疗法，氯丙嗪和异丙嗪1～2mg/kg肌注，2～4h可重复1次，共2～3次。必要时加苯巴比妥钠盐，5mg/kg肌注，或水合氯醛40～60mg/kg·次，灌肠，或者安定0.3mg/kg·次，肌注或缓慢静推。

（3）循环衰竭治疗：解除血管痉挛，扩充有效血容量；纠正酸中毒；强心治疗。

（4）防治脑水肿与呼吸衰竭：东莨菪碱或山莨菪碱的应用，既改善微循环，又有镇静作用；脱水剂：20%甘露醇或25%山梨醇1.0g/kg·次，4～6h1次；地塞米松0.5～1.0mg/kg·次，静滴，必要时4～6h重复1次；吸氧，1～2L/min，慎用呼吸中枢兴奋剂，必要时气管插管与气管切开机械通气。

（5）抗休克：见有关章节。

（熊旭东）

585

第79章 霍 乱

【概述】

霍乱（cholera）是由霍乱弧菌所致的烈性肠道传染病，临床表现轻重不一，典型病例病情严重，有剧烈吐泻、脱水、微循环衰竭、代谢性酸中毒和急性肾衰竭等。治疗不及时常易死亡，属甲类传染病。过去将古典生物型霍乱弧菌所致的感染称为霍乱，由EiTor（爱尔托）生物型所致者称为副霍乱，目前国际上将这两种生物型所致的感染统称为霍乱。

【诊断要点】

1. 流行病学特点　霍乱弧菌（*V. cholerae*）目前有 155 个血清群，其中 O1 群分为古典生物型和 EiTor 生物型。1992 年发现一个新的霍乱弧菌血清群（O139 血清群）在沿孟加拉湾的印度和孟加拉国一些城市出现，并很快传遍亚洲。病人与带菌者是霍乱的传染源。主要通过水传播，污染的食品和手以及苍蝇等对传播疾病也起一定作用。男女老幼均对本病易感，病后再次发生严重感染者少见，其时间至少可维持 3 年。我国发病季节一般在 5～11 月，而流行高峰多在 7～10 月。流行方式有暴发及迁延散发两种形式，前者常为经水或食物传播引起暴发流行，多见于新疫区，而后者多发生在老疫区。

2. 临床表现特点　人感染后，隐性感染者比例较大，在显性感染者中，以轻型病例为多，这一情况在埃尔托型霍乱尤为明显。潜伏期 1～3d，短者数小时，长者 7d，多数患者起病急骤，无明显前驱症状。

1）分期

（1）泻吐期：绝大多数病人以急剧腹泻、呕吐开始。腹泻为无痛性，少数病人可因腹直肌痉挛而引起腹痛不伴里急后重。大便开始为泥浆样或水样，尚有粪质；迅速成为米泔水样或无色透明水样，无粪臭，微有淡甜或鱼腥味，含大量片状黏液，少数重症病人偶有出血，则大便呈洗肉水样，出血多可呈柏油样，以埃尔托型所致者为多。大便量多，每天2000～4000ml，严重者8000ml以上，每日十余次，甚至难以计数。呕吐多在腹泻后出现，常为喷射性和连续性，呕吐物先为胃内容物，以后为清水样。严重者可为"米泔水"样，轻者可无呕吐。本期持续数小时至1～2d。

（2）脱水期：由于剧烈泻吐，体内大量液体及电解质丢失而出现脱水和微循环衰竭表现，轻者口渴，眼窝稍陷，唇舌干燥，重者烦躁不安，眼窝下陷，两颊深凹，精神呆滞，皮肤干而皱缩，失去弹性，嘶哑，肌肉痉挛多见于腓肠肌和腹直肌。腹舟状，有柔韧感。四肢冰凉，体温下降，血液浓缩，脉搏细弱，心音低钝，血压下降，如不及时抢救危及生命。此期一般为数小时至2～3d。

（3）恢复期：病人脱水及时得到纠正后，大多数症状消失，逐渐恢复正常，部分病人出现发热反应，一般38～39℃，持续1～3d自行消退，目前霍乱大多症状较轻，类似肠炎。

2）分型

（1）轻型：仅有短期腹泻，无典型米泔水样便，无明显脱水表现，血压脉搏正常，尿量略少。

（2）中型：有典型症状体征及典型大便，脱水明显，脉搏细速，血压下降，尿量甚少，每日500ml以下。

（3）重型：患者极度软弱或神志不清，严重脱水及休克，脉搏细速或者不能触及，血压下降或测不出，尿极少或无尿，可发生典型症状后数小时死亡。

（4）暴发型：称干性霍乱，起病急骤，尚未出现典型的泻吐症状，即因循环衰竭而死亡。

3）并发症：常见的有代谢性酸中毒、急性肾衰竭、急性肺水肿和低钾综合征等。

3. 辅助检查

（1）血液检查：白细胞、红细胞和血红蛋白增高，中性粒细胞及大单核细胞增多。血清钾、钠、氯降低，尿素氮增加，剩余碱下降。

（2）病原学检查：①直接镜检：标本染色后用显微镜观察，发现革兰阴性弧菌，或用悬滴法观察到细菌呈穿梭样运动，这些都有助于诊断；②分离培养：常将标本首先接种至碱性蛋白胨水增菌，37℃孵育6～8h后直接镜检并进行分离培养。③制动试验：取急性期病人的水样粪便或碱性胨水增菌培养6h左右的表层生长物，先作暗视野显微镜检，观察动力。如有穿梭样运动物时，则加入O1群多价血清1滴，若是O1群霍乱弧菌，由于抗原抗体作用，则凝集成块，弧菌运动即停止。如加O1群血清后，不能制止运动，应再用O139血清重作试验。另外还可用免疫荧光法、PCR或协同凝集试验进行快速诊断。肠毒素可用DNA探针、ELISA等方法检测。

4. 诊断注意事项　在夏秋季节对可疑病人应详细询问发病前一周内是否来自疫区，有无与霍乱病人及其污染物接触史，以及是否接受过预防接种等，以临床表现、流行病史和病原检查三者为依据。凡临床上发现有泻吐症状或原因不明的腹泻患者，应取粪便或呕吐物标本，尽快进行病原诊断，包括镜检、培养、分离，凝集试验及其他鉴定试验。血清学检查适用于病后追溯诊断，无助于早期确诊。

（1）确诊标准：凡有腹泻呕吐等症状，大便培养霍乱弧菌阳性者。霍乱流行期在疫区有典型霍乱症状而大便培养阴性无其他原因可查者。

（2）疑似标准：①凡有典型泻吐症状的非疫区首发病例，在病原学检查未确诊前；②霍乱流行期，曾接触霍乱患者，有腹泻症状而无其他原因可查者。需与痢疾，由沙门菌、葡萄球菌、变形杆菌等引起的细菌性食物中毒，副溶血弧菌、非O1群霍乱弧菌引起的腹泻，产肠毒素大肠埃希菌腹泻，病毒性（特别是轮状病毒）胃肠炎，寄生虫性腹泻，某些毒物（如有机磷农药、三氧化二砷等）引起的腹泻等鉴别。

【治疗要点】

1. 隔离　按消化道传染病严格隔离，隔离至症状消失 6d 后，粪便弧菌连续 3 次阴性为止，方可解除隔离。

2. 补液扩溶

（1）静脉补液：通常选择与患者所失去的电解质浓度相似的 541 液，其每升含 NaCl 5g，$NaHCO_3$ 4g，KCl 1g，为防低血糖，常另加 50％葡萄糖 20ml，配制时可用 0.9％NaCl 500ml，1.4％ $NaHCO_3$ 300ml，10％KCl 10ml，10％葡萄糖 140ml 比例配制。输液量按脱水程度，最初 2h 应快速输液以纠正低血容量休克及酸中毒，轻型补液要 3000～4000ml，小儿每公斤体重 100～150ml，中型补液 4000～8000ml，小儿每公斤体重 150～200ml，重型补液 8000～12000ml，小儿每公斤 200～250ml。在开始纠正休克及酸中毒时，用生理盐水与 1/6mol/L 的乳酸钠或碳酸氢钠，待休克纠正后可增加葡萄糖注射液，有尿时即刻补钾。所有低血容量休克患者入院 30min 应输入含钠液 1000～2000ml，或 30～60ml/min，入院最初的输液速度非常重要，如输液不及时可发生休克而死亡，或发生肾衰竭，休克纠正后将每日需要量均输完。有腹泻即应补钾，对严重腹泻脱水引起休克、少尿的患者应早期应用含钾量不甚高的 541 溶液。快速补液时如每小时超过 2000ml 则应密切注意心功能情况。如酸中毒严重则应酌情另加碳酸氢钠纠正。血管活性药物及激素仅用于中毒性休克患者，或重型患者经输液疗法，估计液体已补足，但血压仍低或测不出者，可以用氢化可的松 100～300mg，或地塞米松 20～40mg 加入输液中点滴，并在另一输液中用异丙基肾上腺素 0.5mg，或多巴胺 20mg 加入 5％葡萄糖生理盐水 100ml 中点滴，密切观察，随时调速。应用异丙基肾上腺素时应注意，如心率在 130/min 以上或心律失常时应减慢点滴速度或暂时停用。

（2）口服补液：霍乱病人口服氯化钠溶液不能吸收，但钾盐和碳酸盐可以吸收，对葡萄糖的吸收能力也无改变，且葡萄糖可促使氯化钠和水分的吸收。因此，对轻、中型病人可予口服补液，对重症病人先予静脉补液，待休克纠正、情况改善后，再改为口服补液。补液加温后口服或经鼻饲管注入。在第一个 6h，成人口服补液量为 700ml/h，儿童每小时 15～25ml/kg，腹泻严重时补液量可适当增加。以后每 6h 按出液量的 1.5 倍计算。呕吐并非口服补液的禁忌。碳酸氢盐可为柠檬酸盐代替，后者较为稳定，不易潮解，也有良好纠酸作用，且能促进钠离子在小肠的吸收。蔗糖代替葡萄糖也可获得满意的疗效，但蔗糖用量为葡萄糖的 1 倍。甘氨酸也能促进水和电解质的吸收，可加入口服补液中，每 1000ml 溶液含 110mmol 甘氨酸。经甘氨酸治疗的患者粪便量、腹泻天数及口服补液用量均显著减少。

3. 抗菌治疗　抗菌药物控制病原菌后可缩短病程，减少腹泻次数。但仅作为液体疗法的辅助治疗。目前常用药物：复方新诺明成人每次 2 片，2/d。小儿 30mg/kg，分 2 次口服。多西环素，成人每次 200mg，2/d，小儿每日 6mg/kg 分 2 次口服。诺氟沙星成人每次 200mg，3/d 或环丙沙星成人每次 250～500mg，2/d。以上药物任选一种，连服 3d。不能口服者可应用氨苄西林肌内或静脉注射。

4. 对症治疗　频繁呕吐可给予阿托品；剧烈腹泻可酌情使用肾上腺皮质激素；肌肉痉挛可静脉缓注 10% 葡萄糖酸钙、热敷、按摩；急性肾衰竭应严格控制出入量，慎用蛋白质饮食，加强口腔及皮肤护理，必要时做透析治疗。目前认为氯丙嗪有抗肠毒素作用，能抑制小肠上皮细胞的腺苷环化酶，临床应用能减轻腹泻，可应用 1～2mg/kg 口服或肌注。小檗碱亦有抑制肠毒素和具有抗菌作用，成人每次 0.3g，3/d，口服。小儿 50mg/kg，分 3 次口服。

（熊旭东）

第80章　流行性脑脊髓膜炎

【概述】

流行性脑脊髓膜炎（epidemic cerebrospinal meningitis，简称流脑）是由脑膜炎双球菌引起的化脓性脑膜炎。本病好发于冬春季，儿童多见。临床主要表现为高热、头痛、呕吐、皮肤黏膜淤点、瘀斑以及脑膜刺激征阳性，病情凶险，死亡率高。

【诊断要点】

1. 流行病学特点　人是脑膜炎球菌的唯一自然宿主和传染源，鼻咽部无症状携带者为5%左右。主要经呼吸道传播，病原菌通过咳嗽、喷嚏等经飞沫直接在空气中传播。人群普遍易感，6个月至2岁的婴幼儿发病率最高。全年均可发病，以冬春季多见，3～4月为发病高峰，感染后可获得特异性抗体。人群免疫力下降和易感者增加是本病周期性流行的原因。一般每3～5年小流行，7～10年较大流行。预防接种可打破此流行周期。

2. 临床表现特点　潜伏期1～10d，一般2～3d。流脑分为普通型、暴发型和轻型3种类型。

1）普通型：约占流脑的90%，按发病过程分为3期。

（1）前驱期（上呼吸道感染期）：此期多数患者无明显症状；少数有咽痛、咳嗽等上呼吸道感染症状。病程1～2d。

（2）败血症期：表现为突然寒战、高热、头痛、呕吐、全身肌肉酸痛、精神萎靡等症状，或烦躁不安；婴幼儿可发生惊厥。70%以上患者可见皮肤黏膜瘀点、瘀斑；少数有关节痛、脾大等。多数于1～2d后进入脑膜炎期。

（3）脑膜炎期：此期症状常与败血症期同时出现，可见持续高热、头痛欲裂、频繁呕吐、烦躁不安甚至谵妄等症状，皮肤、黏膜淤点、淤斑持续存在，脑膜刺激征阳性。重者出现谵妄、昏迷。2～5d后进入恢复期。

2）暴发型：少见，但极凶险，常于24h内死亡。可分为3型。

（1）败血症休克型：以皮肤黏膜出血和休克为特征。血压下降<80/50mmHg，面色苍白，四肢厥冷，发绀、皮肤花斑，少尿或无尿等，脑膜刺激征大多缺如。脑脊液外观澄清，细胞数正常或轻度升高。

（2）脑膜脑炎型：以脑实质损害为特征，除有高热、瘀斑等表现外，主要表现为剧烈头痛、频繁呕吐、惊厥、昏迷及锥体束征阳性等颅内压增高表现，部分患者发生脑疝，死于呼吸衰竭。

（3）混合型：兼有上述两种类型的表现，是最为严重的一型，病死率很高。

3）轻型：多见于流脑流行后期，症状较轻，表现为低热、咽痛、轻微头痛等上感样症状，皮肤可见少许细小出血点，可出现脑膜刺激征；脑脊液多无明显变化，咽拭子培养可发现病原菌。

3. 辅助检查

（1）血常规：白细胞总数多在$20×10^9$/L左右，中性粒细胞占80%以上。

（2）脑脊液：外观混浊或呈脓性，细胞数量显著增加，$>1000×10^6$/L，以中性粒细胞为主，蛋白增加，糖和氯化物明显减少。发病早期1～2d或败血症休克型患者，脑脊液除压力增高外可无其他明显改变。

（3）细菌学检查：①涂片：皮肤瘀斑处取组织液检查阳性率可达80%；脑脊液沉淀物阳性率60%～70%。②细菌培养：是诊断的主要依据，但阳性率低。

（4）免疫学检查：①特异性抗原检测：采用对流免疫电泳、ELISA、免疫荧光法等技术检测患者血液、脑脊液中特异性抗原（主要是A群特异性多糖抗原），用于本病的早期诊断，阳性率较细菌学检查高，并且灵敏、快速，有特异性。②特异性抗体检测：

通过间接血凝法、ELISA、固相放射免疫等方法进行特异性抗体检测，恢复期血清抗体效价较急性期增高 4 倍或以上可以诊断。此法不适用于早期诊断。

4. 诊断注意事项　有流脑密切接触史，冬春季发病。突发高热、头痛、呕吐，皮肤黏膜瘀点、瘀斑，脑膜刺激征阳性，重者可见神志改变。血白细胞及中性粒细胞明显增高，脑脊液化脓性改变。脑脊液、血液细菌学检查发现脑膜炎球菌是本病确诊的依据。流脑需与其他细菌性脑膜炎、结核性脑膜炎、中毒性菌痢、流行性乙型脑炎相鉴别。

【治疗要点】

1. 普通型流脑治疗　需住院隔离，高热可给予物理降温及退热药物；惊厥可使用水合氯醛灌肠。抗生素首选青霉素 G，用法 2400 万 U/d，q4h，静脉滴注；病情较严重者，选用第三代头孢菌素，如头孢噻肟 8～12g/d，q4～6h，静脉滴注；头孢曲松 4g/d，q12h，静脉推注。目前报道流脑特别是 B 群流脑的耐药菌株日渐增多，如果经 48～72h 病情无明显改善，体温波动大，需及时复查脑脊液。如果脑脊液细胞数下降幅度不大，蛋白质降低不显著，应考虑耐药菌株感染的可能性，并重新评价抗生素选择是否合理。更换抗生素时可选择美罗培南 6g/d，q8h，静脉滴注。流脑治疗的疗程一般为 10～14d。

2. 暴发型流脑治疗

1）败血症型：在积极抗感染的基础上，本型治疗重点是补充血容量，适当应用血管活性药物，改善微循环，早期使用肝素，抗 DIC 治疗。

（1）补充血容量：暴发型流脑起病早期即可能出现循环衰竭，当流脑病人出现精神萎靡、面色苍白、肢端发凉、瘀斑扩大迅速，应迅速补充血容量。一般可用生理盐水（20ml/kg）快速输注（15～30min 内），然后重新评估病情，如不见改善，可以再用生理盐水（20ml/kg）、或 1.4%碳酸氢钠溶液、或血浆、或低分子右旋糖酐扩容 2~3 次。补液阶段应注意脑水肿监测和中心静脉压监测。

（2）血管活性药物的使用：在补充血容量的基础上，若休克仍未纠正，则可以使用血管活性药物。常用的药物有：多巴胺、多巴酚丁胺、去甲肾上腺素、山莨菪碱（654-Ⅱ）等。

（3）抗 DIC 治疗：若积极抗休克治疗后病情不见好转，即使瘀点未增加，也应考虑存在 DIC 的可能，可开始肝素治疗；反之，若皮肤瘀点不断增多，并有融合趋势，无论有无休克，也应开始肝素治疗。肝素剂量首次为 1~1.5mg/kg（1mg 相当于 125u），溶于 100ml 溶液中静滴（15~20min 内），以后 q4~6h 静滴 1mg/kg，连续应用 2 次后应监测试管法凝血时间，确定下一步肝素应用方案，使试管法凝血时间保持在正常 2 倍（20~28min 左右）。近年来，将肝素持续静脉滴注也取得满意效果，方法是 0.5~5u/kg/h，用微量输液泵维持。肝素停用指征：休克明显纠正，瘀点、瘀斑不再增加，范围不再扩大。

2）脑膜脑炎型：本型的抢救重点是应用脱水剂，解除颅内高压，防止脑疝和中枢性呼吸衰竭的发生。脱水剂首选 20% 甘露醇，每次 1~2g/kg，q4~6h，静脉注射或 30min 左右快速静脉滴注，至颅内高压症状好转，逐渐减量并延长给药时间，一般 2~3d 后可停用。两次脱水剂之间加用利尿剂，如呋塞米每次 0.5~2mg/kg，静脉注射，可增加脱水效应。输液可遵循"边补边脱、脱补结合"的原则，严重脑水肿时可使患者保持轻度脱水状态。

3）混合型：本型抢救重点应按休克和颅内高压症状出现的顺序，采取综合措施。

（熊旭东）

第81章 破 伤 风

【概述】

破伤风（tetanus）是一种古老的疾病，早在公元前 5 世纪，希波克拉底便对此病有所记载。我国古代将其称为"痉"。该病系由破伤风梭菌经伤口侵入人体引起的特异性感染，其特征性临床表现为：牙关紧闭、全身肌肉持续性强直及阵发性痉挛。

破伤风梭菌的致病作用由两种外毒素——破伤风痉挛毒素和破伤风溶血素引起。痉挛毒素对中枢神经系统有高度的亲和性，可引起脊髓前角细胞中毒，导致伸肌痉挛性收缩，发生肌肉强直收缩。溶血素可造成伤口局部溶血和组织损伤，造成缺氧环境，有利于细菌生长，但与致病性关系不大。

破伤风多发生于经济落后、卫生条件差的地区，全球每年约 100 万人发病，年病死人数达 40 万左右。该病发病无明显季节性，人群普遍易感，病后免疫力持续时间短，可再次感染。

【诊断要点】

1. 病因与诱因　破伤风梭菌需通过破损的伤口而发病。成人多由穿刺、撕裂伤、动物咬伤、挤压和烧伤等造成，新生儿多由产时不卫生造成脐带感染引起。而医源性感染、静脉吸毒等导致破伤风近年来也多有报道。

2. 临床表现　破伤风可分 4 种临床类型：全身型、局灶型、头面型及新生儿型。

（1）全身型破伤风：最常见。通常有 6～12 日的潜伏期，潜伏期越短，预后越差。咀嚼肌一般最先受影响，患者出现牙关紧闭、张口困难症状，累及面部表情肌后可出现苦笑脸，随后因颈、躯干、四肢伸肌发生强直性痉挛而呈角弓反张。患者可因轻微的刺激，如光、声、接触、饮水等而诱发。发作时病人意识清楚，表情痛苦。患者死亡原因多为呼吸肌严重痉挛而引起的呼吸衰竭，或并发心衰、肺部感染、酸中毒等。有时症状出现数日后植物性神经功能障碍也可导致死亡。

（2）局灶型破伤风：一般症状较轻，表现为伤口周围肌肉群持续性的僵直，病人多能忍受，系由痉挛毒素局部作用引起。但是一旦有足够的毒素进入中枢神经系统时，也可进展成全身型破伤风。

（3）头面型破伤风：系局灶性破伤风的特殊类型，此型主要是累及颅内神经肌肉，表现为下运动神经元损害，可出现牙关紧闭、面肌痉挛、咽肌痉挛、舌下神经瘫痪等。一般病情较轻，预后较好。

（4）新生儿破伤风：潜伏期一般为5～7天，故俗称"四六风"或"七日风"。早期症状可表现为全身软弱、精神萎靡、吮乳困难，继之出现肌张力增高及痉挛，病死率高达90％以上。发热、痉挛等症状出现超过5天以上仍未得到治疗者，均提示预后不良。

3. 辅助检查：一般实验室检查无特异性，伤口如培养出破伤风梭状杆菌可确诊，但培养阳性率较低。

【治疗要点】

原则是积极预防，及时彻底清创以消除毒素的来源；中和毒素；控制和解除痉挛；保持呼吸道通畅；防治并发症。

1. 伤口处理：伤口如未愈合，应及时彻底清创，以防破伤风杆菌在腐败的组织中繁殖。创面已愈合但抽搐不易控制者应仔细检查伤口内有无残余感染或异物存在。伤口不宜缝合或包扎。

2. 病原治疗：

（1）中和毒素：破伤风抗毒素（TAT）可中和游离的毒素和伤口细菌繁殖产生的毒素，越早应用越好。药敏试验阴性后第1次肌内或静脉注射1万～10万IU，儿童与成人用量相同，以后视病情决定注射剂量与间隔时间。同时还可以将适量的抗毒素注射于伤口周围的组织中。新生儿或幼儿破伤风一次肌内或静脉注射1500～10000IU。如皮试阳性，可给予脱敏治疗。

由于 TAT 系异种血清蛋白，过敏概率高，严重者可发生过敏性休克。目前临床上更多推荐应用破伤风免疫球蛋白（T/G）。破伤风免疫球蛋白系人体提取制成的被动免疫制剂，一般没有过敏反应，不需皮试，治疗剂量为 3000～6000U，需肌肉注射，不可静脉注射。

（2）抗菌药物治疗：应用抗菌药物杀灭伤口中可能存在的破伤风杆菌，使其不再产生外毒素。也可杀灭伤口周围混合的其他细菌，如金黄色葡萄球菌、大肠杆菌等。临床上多使用头孢菌素类、青霉素、红霉素等，疗程 10 天左右。

3. 控制痉挛：对病情较轻的成年患者，可选用安定 40～60mg，每日 4～6 次肌注或静脉缓注，儿童每次 0.5～1.0mg/kg，3～4 次/日。病情较重者，可选用氯丙嗪，成人剂量 25～50mg，儿童 0.5～1.0mg/kg，肌注或静滴，每日 3～4 次。肉毒杆菌神经毒素能阻断神经肌肉接头部乙酰胆碱，从而使肌肉松弛，近年来有报道其可控制破伤风痉挛。

4. 保持呼吸道通畅：对于频繁抽搐、又不易控制者或出现发音困难、喉痉挛者，应尽早行气管切开，以便改善通气、清除呼吸道分泌物，必要时可给予人工通气。

5. 防止并发症：破伤风患者由于肌肉痉挛以及使用镇静剂非常容易导致肺部感染，应定时翻身、拍背，选用有效的抗生素控制肺部感染。另外还需防止发作时坠床、骨折、咬伤舌以及褥疮感染等并发症。

6. 其他治疗：破伤风病人不断痉挛，全身出汗，消耗极大，因此需给予高热量、高蛋白营养支持，维持水、电解质平衡。同时还需保持室内安静，避免水、光等刺激，减少激惹。

【预防】

1. 自动免疫：

（1）基础免疫：婴幼儿需接受百白破三联疫苗接种。在破伤风发病较高的地区提倡孕妇在妊娠后期进行破伤风免疫，这不仅可保持产妇在分娩时有较高抗体水平，而且有足够的抗体传递给婴儿，达到有效的保护预防作用。

（2）加强免疫：完成基础免疫者，可每隔 5～10 年加强注射一次破伤风类毒素，降低发病率，减轻临床症状。

（3）伤后免疫：经正规基础免疫或加强免疫者，如在末次注射 18 个月内受伤时，不必注射类毒素，否则可注射精制破伤风类毒素 0.5ml。

2. 被动免疫：主要用于未进行破伤风自动免疫的受伤者。采用破伤风抗毒素 1000～2000U，或人破伤风免疫球蛋白 500～1000U 肌内注射，可维持保护期 3～4 周。被动免疫后，仍可能有部分人发病，但一般潜伏期较长，病情亦较轻。

3. 伤口处理：对伤口做及时彻底的清创，能有效预防破伤风的发生。伤口如较深或污染较重，应尽早选用抗菌药物控制需氧化脓菌的感染，避免造成厌氧微环境，从而控制破伤风杆菌生长繁殖。

（徐海洲　何　建）

第82章 细菌感染性腹泻

【概述】

细菌感染性腹泻为细菌感染引起的肠道功能紊乱综合征。主要表现为急性水样泻、黏液脓血便等，可伴有腹痛、里急后重及肠道吸收不良。最主要的传染源为水和食物。急性感染性腹泻一般可在治疗 5～10 天内缓解；症状持续超过 14～21 天则称为持续性腹泻。各种感染症状之间有相当重叠，在感染初期多以水样泻为主，血便的出现往往预示着侵袭性肠病原体的存在。严重腹泻时可出现水电解质紊乱、酸碱失衡，严重者可出现血容量严重不足、休克等情况。近期西方国家的肠道细菌感染尤其是经食物传播发生率呈上升趋势，病原体以沙门菌、空肠弯曲杆菌和肠出血性大肠埃希菌（EHEC）多见。

【诊断要点】

1. 病因与易感因素　常见的感染性腹泻细菌病原体为霍乱弧菌及其他弧菌、肠毒素大肠埃希菌、致肠病性大肠埃希菌、肠聚集性大肠埃希菌、肠侵袭性大肠埃希菌、肠出血性大肠埃希菌、志贺菌属、沙门菌属、弯曲杆菌属、肠炎耶尔森菌、难辨梭状芽孢杆菌以及结核分枝杆菌。近年来，由于广谱抗生素的滥用、HIV 感染导致机体免疫缺陷、肿瘤化疗、旅游等机会增加，急性细菌感染性腹泻发病率有所增加。

2. 临床表现

（1）粪便次数增加同时伴有粪便量增加，粪便性状改变，以粪便稀薄、急性水样泻多见，可伴腹痛、恶心、呕吐、发热及脱水表现，多数患者有中度以上发热。水丢失过多时患者血压下降，出现口渴、烦躁不安、皮肤苍白、湿冷等休克表现。左半结肠病变时可出现肉眼脓血便，伴里急后重；小肠病变时渗出物与粪便混合，无明显肉眼脓血便。

（2）体征：患者全腹或下腹压痛明显，一般无腹肌紧张及反跳痛，肠鸣音活跃。但是仅凭体格检查无法确诊细菌感染性腹泻。对于婴儿、儿童和老年人在体格检查时一定要评估脱水状态。

3. 辅助检查

（1）微生物学检查：通过大便微生物学检查可获得肠道细菌感染特异诊断的证据。常用检查有大便隐血试验，粪涂片查白细胞、脂肪、寄生虫及虫卵，大便细菌培养等。通过大便检查可初步筛选溶组织阿米巴、小肠寄生虫贾第虫等其他感染性病原体。难辨梭状芽胞杆菌的诊断需要通过 ELISA 方法检测毒素 A 的存在。

（2）血清学检查：血常规检查可表现为白细胞计数及分类（嗜酸性粒细胞）、中性粒细胞百分比明显升高、血红蛋白下降等血象变化，生化、电解质检查可出现低钠、低钾、低氯血症等，严重腹泻时可因碳酸氢盐丢失导致代谢性酸中毒。

（3）影像学诊断：腹部平片在评估传染性结肠炎的严重程度和范围方面有一定价值。结肠充气而没有粪便表明全结肠炎，结肠袋消失，伴或不伴有结肠扩张，往往表明严重的溃疡。对急性水泻的病人，腹部影像学检查可以发现多个小肠液平和小肠扩张，反映了部分性肠梗阻的存在。也可用以鉴别因肠穿孔所致的腹腔内游离气体。腹部超声可提示结肠、回肠的肠壁增厚以及腹腔淋巴结肿大，对于发现肠道感染的并发症也有一定价值。针对持续性腹泻伴或不伴有肠道吸收不良特点的患者，可行电子胃镜检查。由于内镜检查在鉴别感染和非特异性炎症性肠病方面缺乏可靠性，故对急性感染性结肠炎患者不应常规行结肠镜检查。

【治疗要点】

1. 补充水电解质、维持水电平衡的支持治疗 尽可能使用口服糖、电解质补液溶液（ORS）的方法进行口服补液治疗。ORS 应该在腹泻的早期即开始给予，尤其是婴儿和儿童，以预防严重脱水和酸中毒。为了提高疗效，最近的研究对 ORS 进行了一些改进，使用多糖聚合物（如米淀粉）替代葡萄糖，可提供低渗溶液，同时还可以补充一部分蛋白质，也可以增加钠的吸收。婴儿和儿童脱水较重者（>5%）可以进行静脉输液。当出现代谢性酸中毒往往伴随重度脱水，但多数没有必要静脉输注碳酸氢盐，可以通过单纯补液治疗即可纠正。对于成人急性腹泻，一般不需要正式的 ORS，除非是霍乱病人。通常情况下可增加饮水量及含盐的汤（钠），适度补充果汁（钾）和碳水化合物（饼干、米饭、面包、面团、马铃薯）。

2. 改善排便次数和其他症状如腹痛的对症治疗　蒙脱石、药用炭可起到收敛、吸附、保护肠道黏膜的作用，洛哌叮胺、地芬诺酯/阿托品合剂可以减少肠道蠕动，减少排便次数，在减少大便量方面也有效。但由于止泻药可能延缓细菌毒素排出，故对于细菌感染性腹泻患者不推荐常规使用。

3. 病因治疗　应根据病原体使用抗生素进行特异性治疗，可以改变感染的自然进程以缩短病程，降低疾病严重程度。选用抗生素时应考虑以下三方面：如抗生素治疗是否确定有效，药物可能有效的条件以及抗生素可能无效的条件。对某些持续性腹泻，尤其是与肠道病理性蠕动相关者，抗生素治疗也有效。对常见肠道致病菌的抗生素治疗总结如下：

（1）霍乱弧菌：四环素 500mg，一天四次，共三天；或者选用复方新诺明、多西环素、诺氟沙星、环丙沙星。

（2）ETEC（旅行者腹泻）：环丙沙星，500mg，bid，3～5天；诺氟沙星 400mg，bid，3～5 天。

（3）痢疾

志贺菌属：复方新诺明 2 片，bid，5 天；环丙沙星 500mg，bid，5 天；头孢克肟 400mg，qd，5～7 天；萘啶酸 1g，qid，5～7天。

沙门菌属：环丙沙星 500mg，bid，10～14 天；或者选用复方新诺明、氨苄西林、阿莫西林。

（4）难辨梭状芽胞杆菌：琥乙红霉素，250～500mg，qid，7天；环丙沙星，500mg，bid，5～7天；阿奇霉素，500mg，qd，3天。

（5）耶尔森菌肠炎：环丙沙星500mg，bid，7～10天；四环素250mg，qid，7～10天。

4. 对严重营养不良患者，应给予营养支持，必要时全胃肠外营养治疗。

（刘　涛　何　建）

第83章 急性血吸虫病

【概述】

血吸虫病是通过皮肤接触含尾蚴的疫水而感染，并造成血吸虫寄生于人体静脉系统所引起的寄生虫病。在我国流行的是日本血吸虫病。主要病变是虫卵沉积在肝脏、肠道等部位，从而引起虫卵性肉芽肿。急性期主要表现为发热、肝大、腹痛、腹泻及便血等，血嗜酸性粒细胞数量明显增加。慢性期以肝脾肿大及慢性腹泻为主要表现。晚期表现主要有肝硬化、巨脾、腹水等。急性感染多见于夏秋季。

【诊断要点】

1. 流行病学

（1）本病的传染源为患者和血吸虫宿主，因不同流行区而异。

（2）粪便入水、钉螺的存在和接触疫水是本病传播的三个重要环节。

（3）人对血吸虫普遍易感。患者以农民、渔民为多。5岁以下儿童感染率低，感染率随年龄增长而增高，以15～30岁青壮年感染率最高。

2. 急性血吸虫病的临床表现

（1）潜伏期平均为40日（2周至3个月）。

（2）主要临床表现 ①发热：急性期患者都有发热。一般在38～40℃之间，间歇热型多见，热程2周至1个月。重症患者发热可长达数月，伴贫血、消瘦，多数患者热程在1月左右。②过敏反应：可见荨麻疹、血管神经性水肿、全身淋巴结肿大等。③消化系统表现：腹痛、腹泻、便血，肝、脾大。④其他表现：可有咳嗽、少量咳痰，肺部干、湿啰音，亦可出现肾损害表现。

3. 并发症

（1）肝硬化并发症　以上消化道出血最常见。晚期患者并发食道、胃底静脉曲张者约占 2/3 以上，曲张破裂出血引起上消化道大出血者占 16%～31%。临床上有大量呕血和黑便，可引起出血性休克。

（2）肠道并发症　血吸虫病并发阑尾炎者多见，易引起阑尾穿孔、局限性脓肿或腹膜炎。血吸虫病结肠肉芽肿可并发结肠癌，多为腺癌，恶性程度较低，转移较晚。

（3）感染　血吸虫病患者可合并病毒性肝炎、伤寒、副伤寒等。

4. 辅助检查

（1）血象　急性期患者白细胞计数为（10～30）×10⁹/L，嗜酸性粒细胞一般占 20%～40%，高者可达 90%，但重症患者反可减少甚至消失。

（2）肝功能试验　急性患者血清 ALT 可轻度升高，γ-球蛋白可轻度增高。

（3）血清学抗体检测　常用检测方法有环卵沉淀试验（COPT）、间接血凝试验（IHA）、酶联免疫吸附法（ELISA）等。

（4）常用粪检方法为尼绢集卵孵化法。集卵后取沉渣孵化可节省人力、时间、器材和用水量，并提高检出阳性率。

（5）直肠黏膜活组织检查　一般于粪检多次阴性，而临床上仍高度怀疑血吸虫病时进行。

5. 急性血吸虫病的诊断

（1）发病前 2 周至 3 个月有疫水接触史。

（2）发热、肝大与周围血液嗜酸粒细胞增多为主要特征，伴有肝区压痛、脾大、咳嗽、腹胀及腹泻等。

（3）粪检查获血吸虫卵或毛蚴。血象：急性期白细胞总数增高，嗜酸粒细胞明显增高。

（4）环卵、血凝、酶标、胶乳等血清免疫反应阳性（环卵沉淀试验环沉率≥3％及/或间接血凝滴度≥1：10，酶标反应阳性，胶乳凝集试验滴度≥1：10)。

疑似病例：具备（1）与（2）。

确诊病例：疑似病例加（3）。

临床诊断：疑似病例加（4）。

【治疗要点】

1. 预防措施

（1）人群预防性早期治疗：根据早发现、早诊断、早治疗的原则，对同期有疫水接触史的人群进行早期预防性治疗，防止急性血吸虫病发生。早期治疗的药物和时间是：用吡喹酮治疗应在首次接触疫水 4 周后，以 40 mg/kg 体重顿服；用蒿甲醚治疗应在接触疫水 2 周后，给予蒿甲醚治疗 1 次（剂量：6 mg/kg 体重），以后停止接触疫水者，2 周后再服用 1 次；如继续接触疫水，每 2 周给药 1 次，直至停止接触疫水后 2 周再服用 1 次；用青蒿琥酯治疗应在接触疫水 1 周后开始服用，以后每隔 7～15 天 1 次，直至脱离疫水后 7 天再口服 1 次，剂量为 6 mg/kg 体重。

（2）环境处理：在发生急性血吸虫病疫情的地区，对疫点及其周围有钉螺的水域和钉螺孳生地，用氯硝柳胺杀灭尾蚴和钉螺。喷洒剂量为 2 克/平方米，浸杀剂量为 2 mg/L；同时在易感区域设置警示标志，划定安全生活区。有条件时，采用环境改造灭螺的方法彻底改造钉螺孳生地，消灭钉螺。

（3）健康教育：大力开展健康教育，利用各种宣传形式，迅速开展血吸虫病防治知识的宣传，提高群众的自我防护能力，并积极配合和参与所采取的控制措施。

（4）安全用水：要求居民在划定的安全生活区内取水。对饮用水源可能含有血吸虫尾蚴的，饮用前要进行卫生处理。方法为每 50 kg 水加漂白精 0.5 g 或漂白粉 1 g，30 分钟后方可饮用。

（5）粪便管理：在灾害发生期间，需建立简易临时厕所，对病人的粪便进行灭卵处理，方法为 50 kg 粪便加尿素 250 g 拌匀，储存1天以上。

（6）个人防护：教育群众尽量避免接触疫水，必须接触疫水者应在下水前涂抹防护剂，穿戴防护用具。疫情应急处理工作人员在现场开展防治工作时应注意个人防护。

2. 急性血吸虫病病原治疗

对体温在40℃以下或一般情况较好的病例，可用吡喹酮进行病原治疗，成人总量一般采用120mg/kg体重（儿童140mg/kg），6日疗法，每日总剂量分3次服，其中二分之一剂量在第1天及第2天分服完，其余二分之一剂量在第3～6天分服完；对病情较重者先用糖皮质激素等支持和对症疗法改善机体状况后，再用吡喹酮治疗。

（刘　涛　何　建）

第十一篇

神经系统疾病急诊

第84章 急诊常见的颅高压问题及其处理

【概述】

颅内压（intracranial pressure，ICP）系指颅腔内容物（脑组织、颅内血液及颅内脑脊液）对颅腔壁所产生的压力。在脑积液循环通畅的情况下，侧脑室内液体的压力与侧卧位时作腰椎穿刺所测得的压力大体相等，故以此压力作为代表。成年人的正常 ICP 为 $70\sim180\mathrm{mmH_2O}$，女性稍低；儿童为 $40\sim100\mathrm{mmH_2O}$。正常成人侧卧位腰椎穿刺脑脊液压力如超过 $200\mathrm{mmH_2O}$ 即为颅内压增高。颅高压危象系指因各种病因引起的患者急性或慢性颅内压增高，病情急剧加重出现脑疝症状而危及生命的状态。

【诊断要点】

（一）颅内压增高的原因：凡能引起颅腔内容物体积增加的病变均可引起颅内压增高。常见的病因有：

1. 颅内占位性病变：颅内肿瘤、血肿、脓肿、囊肿、肉芽肿等。

2. 颅内感染性疾病：各种脑膜炎、脑炎、脑寄生虫病。

3. 颅脑损伤。

4. 急性脑血管病：脑出血、脑梗死、蛛网膜下腔出血及脑静脉窦血栓形成等。

5. 脑缺氧：窒息、麻醉意外、CO 中毒、肺性脑病、癫痫持续状态、重度贫血等。

6. 中毒：铅、锡、砷等中毒；某些药物中毒，如四环素、维生素 A 过量等；自身中毒如尿毒症、肝性脑病等。

7. 内分泌功能紊乱。

8. 脑积水：当脑脊液分泌过多、循环过程受阻、吸收障碍或三者兼而有之引起脑积水。

9. 其他如中暑、输血、输液反应、放射线脑病以及脊髓、马尾肿瘤等也可引起颅内高压。

（二）颅内压增高的临床表现

典型为头痛、呕吐和视乳头水肿三联征。

1. 头痛：因颅内压增高刺激颅内敏感结构（如脑膜、血管和脑神经）受到牵扯、压迫所致。头痛为颅内高压的最常见症状。开始为阵发性，以后发展为持续性，以前额及双颞部为主，后颅凹病变头痛多位于枕部。咳嗽、喷嚏、用力等情况均可使头痛加重。头部活动时头痛也加重。

2. 呕吐：是因颅内压增高，使刺激延髓呕吐中枢所致。常与饮食无关，可呈喷射性。位于后颅凹及第四脑室的病变较易引起呕吐。儿童头痛不显著，呕吐有时是唯一症状。

3. 视神经乳头水肿：早期或轻度的视神经乳头水肿，一般不影响视力，如颅内高压持续存在或继续发展，可出现盲点扩大，中心视力暗点及阵发性黑蒙，病情再进一步发展，发生继发性视神经萎缩，视力持续下降直至失明。视神经乳头水肿虽是颅内压增高的特征性体征，但并非所有病例均有。

4. 展神经麻痹与复视：因展神经在颅内行走较长，颅内压增高时容易因挤压及牵拉受伤而出现单侧或双侧不全麻痹，出现复视。此症状无定位意义。

5. 意识障碍：反应迟钝、嗜睡、昏睡至昏迷的各种意识障碍均可发生。

6. 抽搐、去大脑强直发作。

7. 生命指征的改变：血压增高、脉搏缓慢、呼吸慢而深等；随着颅内压增高，可出现瞳孔缩小、对光反射迟钝、或忽大忽小、边缘不整、变化多端。常预示脑疝即将发生，应立即采取抢救措施。

8. 全身其他系统病变的临床表现：①胃肠功能紊乱及消化道

出血。②神经源性肺水肿。

9. 小儿颅内压增高的表现：常表现为烦躁、哭闹或脑性尖叫，频繁呕吐、抽搐以至去脑强直发作，意识丧失。查体可见囟门隆起、扩大，颅缝裂开，头围增大，以及头皮静脉怒张；额、顶、颞及枕部突出膨大呈圆形，颈部静脉充盈，对比之下颜面很小；严重颅内压增高，可见落日征。

（三）脑疝的表现

各种原因引起的颅内压增高，都可导致脑组织向压力相对较低的部位移位，形成脑疝。脑疝一般是逐渐形成的，但遇剧烈呕吐、咳嗽或腰穿等情况时，颅内压可急剧升高或颅腔与椎管间的压力失去平衡，可导致脑疝的骤然发生或原有脑疝加重。颅内可发生脑疝的部位虽多，但并非所有脑疝均有临床意义。临床上常见而危害大的有小脑幕裂孔下疝、枕骨大孔疝和小脑幕裂孔上疝，它们可单独存在或合并发生。

（四）辅助检查

电子计算机X线断层扫描（CT）、磁共振成像（MRI）、脑血管造影（DSA）、头颅X线摄片等既可辅助判断颅内压增高也可帮助明确颅内压增高的病因。腰椎穿刺测量脑脊液的压力可直接判断颅内压的高低，但需注意：在急诊怀疑慢性颅内压增高是因颅内占位性病变所引起时，作腰椎穿刺应慎重或尽量不做，以免致脑疝；确因诊断需要检查脑脊液时，腰穿前应使用一次高渗性脱水剂，穿刺放脑脊液时尽量不要拔出针芯且放液量宜少，穿刺后去枕平卧，头低位，并继续用高渗性脱水剂治疗。

【治疗要点】

急诊处理颅内压增高的病人，既要及时治疗原发病变，又要尽可能降低颅内压，及时中断恶性循环，防治脑疝。

（一）一般疗法

包括：

1. 卧床休息，密切观察生命体征；

2. 抬高头部约 15°～30°，以利颅内静脉回流；

3. 吸氧，保持呼吸道通畅，昏迷病人不能排痰者，应考虑气管切开；

4. 呕吐频繁者，应暂禁食，静脉补足液体和热量或改给全胃肠外营养；

5. 限制水盐摄入量，静滴液量成人每日不超过 1500～2000ml（不包括脱水剂量），其中电解质液不超过 500ml；

6. 防止受凉、咳嗽、避免激动、生气、保持大便通畅，防止便秘；

7. 对症处理：如疼痛、呕吐者，给以镇静止吐药物；

8. 有条件时可行颅内压监测，以利于指导用药。

（二）并发高血压的处理

目前对于此类患者血压应控制在什么水平及如何控制目前还缺乏统一标准。借鉴急性脑血管病高血压处理方法，提出如下建议：①收缩压＜220mmHg 或舒张压＜120mmHg 时应观察，除非其他终末器官受损，如主动脉夹层分离、急性心肌梗死、肺水肿或高血压脑病；②收缩压＞220mmHg 或舒张压 121～140mmHg 时用拉贝洛尔 10～20mg，IV，1～2min，每 10min 可重复或加倍使用，最大剂量 300mg；或者尼卡地平 5mg/h 静滴，每 5min 增加 2.5mg/h，直至最大剂量 15 m/h，直到达到预期效果；目标是使血压降低 10％～15％；③舒张压＞140mmHg 时用硝普钠 0.5μg/（kg·min）静滴，需要连续监测血压；目标是使血压降低 10％～15％；④如有 ICP 检测，CPP 应保持在 70mmHg 以上。对于颅内压增高并发高血压的处理，应重点针对病因治疗，以便有效降低颅内压，血压会自动下调。

（三）病因治疗　对于颅内压增高已查明病因的患者应予以相应治疗，如切除颅内肿瘤、清除颅内血肿、控制颅内感染等，这是最根本、最有效的治疗方法。

（四）降低颅内压

1. 脱水降颅压：脱水治疗的药物有两类：高渗性脱水剂和利

尿性脱水剂。

1）高渗性脱水剂：可提高血浆渗透压，造成血液与脑组织、脑脊液间的渗透压差，使脑组织、脑脊液的水分向血液转移，再经肾脏排出达到脱水的目的，从而使脑水肿减轻、脑体积缩小、颅内压降低。常用的药物有：

①20％甘露醇：用药后 10～15 分钟起效，2～3 小时作用达高峰，可维持 4～6 小时。每次按 1～2g/kg 给药，静脉快速滴注或加压推注。每 4～6 小时可重复用药。大剂量应用对肾可有损害，尤其对老年人应注意。有心、肾功能障碍者慎用。

②10％甘油果糖：降颅压作用温和，因其在肝代谢，参与体内三羧酸循环。尚可供机体热量，适用于不能进食和慢性颅内压增高的患者。由于甘油果糖能通过血脑屏障进入脑组织，被氧化成磷酸化基质，因此可改善微循环，且不引起肾脏损害。危重患者可与甘露醇并用。一般每次 250ml，每日 1～2 次，徐缓静脉滴注（250ml 需 2 小时内注完）。可能出现血红蛋白尿，常与滴注过快有关。糖尿病患者慎用。

2）利尿性脱水剂：用药后能抑制肾小管对氯和钠离子的再吸收。随着这些离子和水分的大量排出而产生利尿作用，导致血液渗透压增高。从而间接使脑组织脱水，降低颅内压。此类药物有较强的利尿作用，用法简单，也不必同时输入大量液体，但脱水作用不及甘露醇，且易引起电解质紊乱，故少单独使用而多与高渗性脱水剂交替使用。常用药物有：

①呋塞米：20～40mg，每日 2～4 次，静脉推注或肌内注射。用药后 2～5 分钟即起效，0.5～1 小时达高峰，持续 4～6 小时。

②利尿酸钠：25～50mg 加入 5％～10％葡萄糖 20ml 静脉缓慢注射，2 次/d。若口服为 25mg，每日 3 次。作用特点与呋塞米类似，用药后 5～10 分钟起效，15～30 分钟达高峰，持续 2 小时。

③乙酰唑胺：为碳酸酐酶抑制剂，除利尿作用外，尚可抑制脑室脉络丛的碳酸酐酶而减少脑脊液的生成，从而达到降颅压的作用。适用于脑脊液分泌过多的慢性颅内压增高者。一般 250mg 口

服，每日 3 次。用药后 30 分钟起效，2 小时作用达高峰，可持续 12 小时。

3) 脱水降颅压药物应用的注意事项：脱水治疗是临床主要降低颅压措施，但应注意：①患者肾功能良好，血压需维持在 80～90mmHg/50～60mmHg 以上，休克及严重脱水的患者忌用。②应用中须及时检查血电解质，以防其紊乱。③不可脱水过度，尤其是老、弱及小儿患者。

2. 肾上腺皮质激素：肾上腺皮质激素有稳定细胞膜、保护或修复血脑屏障、降低毛细血管通透性等作用，对脑水肿，尤其是血管源性脑水肿有预防和治疗作用，其预防优于治疗，应尽早用药。起效缓慢，常与高渗性脱水剂合用。更适用于不宜用脱水剂或临床上有严重脱水、低血压或休克致脑血流灌注不足的患者。在急诊可短期应用，但应注意预防感染等并发症。常用药物为地塞米松，5～10mg 静脉或肌肉注射，每日 2～3 次，泼尼松 5～10mg，口服，每日 1～3 次。

3. 外科手术治疗：临床上颅高压危象可导致脑疝形成。脑疝症状一旦出现，除立即经静脉快速滴注或推注脱水剂以缓解症状外，还应依不同情况尽可能做手术处理。

1) 急性脑室扩张：急性脑室扩张多见于小脑出血或梗死向前推压第四脑室、蛛网膜下腔出血、脑实质出血破入蛛网膜下腔等情况。一旦出现急性脑室扩张颅内压会急剧升高。在药物治疗无效时，应急诊行侧脑室穿刺引流术。

2) 小脑幕裂孔下疝：若病因诊断明确，应立即开颅手术，切除病变以达到缓解颅内压增高的目的；对于未能明确诊断的病例，应作紧急颞肌下减压术，如情况许可并应将小脑幕裂孔边缘切开，促使脑疝的复位。

3) 枕骨大孔疝　应急诊手术紧急作脑室穿刺，缓慢放出脑室液，使颅内压慢慢下降，然后施行脑室持续引流术。待脑疝症状缓解后，行颅后凹开颅术，切除原发病变，对脑积水病例施行脑脊液分流术。

614

4. 亚低温疗法：低温可降低脑代谢、减少脑耗氧，从而增加脑细胞对缺氧的耐受性。亚低温疗法即是应用药物或物理方法使患者体温降低，以达到防止脑水肿及降低颅内压的治疗目的。多用于脑复苏、出血性卒中、重症颅脑外伤并有中枢性高热的患者。由于全身亚低温副作用多，目前认为局部亚低温是有前途的治疗方法，可尝试在急诊工作中开展。

（刘芳艳　秦　俭）

第85章 急性脑血管病

【概述】

急性脑血管病是指由各种原因引起的单一或多处颅内血管的急性损害，最终导致脑功能暂时或永久性障碍的总称。常见分类有病因、病理、临床三种分类方法。因急诊病人需紧急诊断及治疗，多以临床病理分类为首选，以便快捷作出诊断。据此分为缺血性脑血管病和出血性脑血管病。我们此章仅以短暂性脑缺血发作、脑梗死、脑出血、蛛网膜下腔出血为急诊常见病症，做一介绍。

第一节 短暂性脑缺血发作

短暂性脑缺血发作（transient ischemic attack，TIA）多系指颅内动脉狭窄、血流动力学异常，血流变学异常导致短暂脑血液供应不足。使局部的脑血管或视网膜动脉缺血引起的短暂性神经功能障碍，临床症状不超过 24 小时，且没有脑梗死的证据，排除非血管因素。本病特点发生突然、且可反复发作，自行缓解。

【诊断要点】

（一）病因与诱因

短暂性脑缺血发作的机制至今仍未完全清楚，但多数认为系多种因素导致局部脑血流障碍。目前有如下学说微栓塞学说，脑血管痉挛学说和血流动力学改变学说等。

（二）临床表现

TIA 好发于 50～70 岁，男多于女，患者多伴有高危因素：如高血压、动脉粥样硬化、心脏病、糖尿病和血脂异常等。其特点①急性起病，短暂的视网膜或局灶性神经功能障碍，持续数分钟至数小时，多在1小时内恢复，最长不超过24小时。②可反复发作，临床表现和体征几近雷同，椎-基底动脉系统TIA更易出现反复发作。发作间歇无任何神经系统体征。③脑CT或MRI检查大多正常或有非责任病灶，且排除脑内非血管内素。因绝大部分病人来诊时，均已恢复正常。故主要依据典型的病史进行诊断。

1. 颈内动脉系统TIA：最常见的症状是一过性失明、语言障碍、对侧发作性的面瘫、肢体单瘫或偏瘫。

2. 椎-基底动脉系统TIA：往往以脑干和小脑缺血最常见，共有的症状是：眩晕、恶心、呕吐，复视、吞咽困难和构音障碍。可有眼震、眼肌麻痹、交叉性瘫痪、共济失调及平衡障碍、同向视野缺损等临床体征。

（三）辅助检查

1. 影像学检查：脑CT和MRI：多无异常，发作期MRI弥散加权像（DWI）、灌注加权像（PWI）及PET可见片状缺血病灶。

2. 血管造影及超声检查：超声检查对血管病变进行初步筛查，血管造影是判断血管狭窄的金标准，可发现脑动脉硬化的斑块、溃疡、狭窄的部位及狭窄的程度。

3. 血清学检查：血常规、血生化及血流变等，对诊断意义不大，但对查找病因及预后判定是十分必要的。超敏C反应蛋白，在鉴别血栓还是栓塞疾病时具有一定的临床意义。

【治疗要点】

短暂性脑缺血发作是急症，应给予足够的重视。治疗原则：以控制症状及预防进展为主。

（一）药物治疗

1. 抗血小板聚集药物：抗血小板聚集药物能阻止血小板活化、黏附和聚集，防止血栓形成，减少TIA复发。可选用阿司匹林，50～150mg，每日一次。阿司匹林通过抑制环氧化酶而抑制血小板聚集。氯吡格雷属ADP诱导血小板聚集的抑制剂，75mg/日，疗效优于阿司匹林。

2. 抗凝治疗：抗凝治疗不应作为 TIA 患者的常规治疗，对于伴发房颤和冠心病的 TIA 患者（感染性心内膜炎除外），可使用抗凝治疗，对街 TIA 患者经抗血小板治疗，仍频繁发作，应考虑抗凝治疗。

3. 钙拮抗剂：能阻止细胞内钙超载，防止血管痉挛，增加血流量，改善微循环。尼莫地平 20～40mg，每日 3 次。

（二）病因治疗

对于 TIA 患者要积极查找原因，针对可能存在的脑血管病的危险因素，如高血压、糖尿病、血脂异常、心脏疾病等要进行积极有效的治疗。病因治疗是预防 TIA 复发的关键。

（三）手术治疗

单次或多次发生 TIA 的患者，如药物治疗效果不佳，且颈动脉狭窄程度超过 70％，或斑块呈溃疡性的可进行颈动脉内膜切除术或血管内成形术及血管内支架置放术。

（丁　宁）

第二节　脑梗死

【概述】

脑梗死（cerebral infarction）又称缺血性卒中（cerebral ischemic stroke），是指各种原因引起的脑部血液供应障碍导致局部脑组织发生不可逆的损害，致脑组织缺血、缺氧及坏死。

【诊断要点】

（一）病因及诱因

脑动脉粥样硬化是最常见的病因，而导致动脉粥样硬化的最常见的疾病是，长期高血压、糖尿病、高脂血症等。其次可见动脉炎、血流变学改变、血动力学改变。

临床表现特点：

本病好发于中老年人，男性多于女性，冬春季多发，多在静态状态下发病。其临床表现取决于梗死灶的部位及面积大小。

（二）颈动脉系（前循环）

1. 颈内动脉系：典型表现为同侧眼睛失明；对侧偏瘫，优势半球受累出现言语障碍，少数患者伴有病变侧头痛。由于颈内动脉为大的主干，有的病人在发病后 3～5 天因大片脑梗死，而出现高颅压。临床上依病程和病情分：

（1）急性起病型：发病后在短时间内达到高峰，约占 20%。病人突然出现偏瘫、失语、感觉障碍，甚至昏迷。

（2）进展卒中型：占 30%。以短暂性脑缺血发作为先驱症状，经过反复发作后症状和体征不再恢复。

（3）缓慢进展型：占 40%。症状和体征达高峰的时间可长达数小时，个别长达数天。

（4）无症状型：占 10%。大多因头痛、头晕来诊，而行影像学检查时发现颅有梗死灶，但无明显的定位症状。

2. 大脑中动脉：大脑中动脉是血栓形成的好发动脉。症状和体征取决于血栓形成发生在该动脉的哪段。

（1）大脑中动脉主干闭塞：出现对侧偏瘫，感觉障碍、偏盲（三偏综合征）。优势半球受累出现言语障碍。由于该动脉所供应的范围较大，故脑梗死面积较大，在发病后 3～5 天时由于水肿至颅内压增高，甚至脑疝致死。

（2）大脑中动脉深支闭塞：出现对侧偏瘫，不伴感觉障碍及偏盲。优势半球受累可言语障碍。

（3）大脑中动脉皮质支闭塞：出现对侧偏瘫，偏身感觉障碍，以面舌及上肢为重，且深感觉及皮层感觉重于浅感觉。在优势半球发生者语言障碍。

3. 大脑前动脉：出现对侧偏瘫、偏身感觉障碍，症状以下肢为重，深感觉障碍及皮层觉障碍为主；因旁中央小叶受损，可伴有小便失禁，因额叶及胼胝体受损，而出现精神障碍，如反应迟钝、表情淡漠、情绪不易控制、欣快、夸大，还有强握反射及摸索动作等。

4. 椎-基底动脉系（后循环）血栓

（1）大脑后动脉血栓：是病情较轻表现较简单的一种。主要表现为双眼同向性偏盲。在发病时往往被病人所忽视。深穿支受损可表现偏身感觉障碍锥体外系表现（丘脑综合征）。

（2）基底动脉血栓：病情凶险、死亡率极高，表现眩晕、恶心、呕吐、复视、四肢瘫痪。极短时间进入昏迷状态乃至死亡。椎动脉血栓由于其受累血管不同其临床表现不同。但共同的表现：

①眩晕、恶心、呕吐、视物成双、可伴一例或双侧听力下降。

②病侧颅神经障碍伴对侧肢体瘫痪、感觉障碍。

③眼球协同运动障碍、可出现凝视麻痹及眼球震颤。较典型的如小脑后下动脉供应延髓外侧的分支闭塞：临床表现眩晕、恶心、呕吐、声嘶、眼球震颤、吞咽困难、共济失调、交叉性感觉障碍及同侧 Horner 征。双侧脑桥正中动脉闭塞：为典型的闭锁综合征，临床表现言语不能、眼球垂直运动障碍、双展神经麻痹、双周围性面瘫、假性延髓性麻痹、四肢瘫痪，仅能用眼球活动表达意识和交流。

（3）小脑梗死：表现眩晕、头痛、恶心呕吐、眼球震颤及小脑性共济失调。

（三）辅助检查

1. 血液检查：血常规、血流变、血生化等。超敏 C 反应蛋白，在鉴别血栓还是栓塞疾病时具有一定的临床意义。

2. 影像学检查：头 CT 梗死后 24 内，一般无影像学改变。24h 后，梗死区出现低密度改变。但对脑干小脑及小梗死灶显示不佳。头颅 MRI 梗死几小时后，即可显示 T1 低信号、T2 高信号的梗死灶。对脑干小脑及小梗死灶也可早期发现。功能 MRI，弥欺加权成像（DWI）、灌注加权成像（PWI），可在数分钟内检测到缺血改变。

3. 脑血管造影可发现动脉狭窄的程度及动脉硬化的情况、血栓形成动脉闭塞的部位。

4. 超声检查颈部和基底动脉、锁骨下动脉可发现动脉粥样硬化斑块的大小和内膜的厚度，初步筛查了解动脉狭窄的情况。

（四）脑梗死的临床共性

1. 多发于中老年。

2. 静态下发病。

3. 病前有过短暂性脑缺血发作史。

4. 病后几小时或几天内达高峰。

5. 面、舌及肢体瘫痪、共济失调、感觉障碍等定位症状和体征。

6. 脑 CT 提示症状相应的部位有低密度影或脑 MRI 显示长 T_1 和 T_2 异常信号。

7. 腰椎穿刺检查提示颅内压、脑脊液常规和生化正常。

8. 有高血压、糖尿病、高血脂、心脏病及脑卒中史。

【治疗要点】

对患者进行整体化综合治疗和个体化治疗相结合。针对不同病情、不同发病时间及不同病因，采取有针对性的措施。

（一）溶栓治疗：分静脉途径和动脉途径

静脉途径其适应证在发病 4.5 小时之内。动脉途径大脑中动脉在 6 小时内，基底动脉延长至 24 小时。全部病人经综合评价后（年龄、病情、评分、血压、血糖等），予以治疗。

1. 尿激酶：100 万～150 万 IU，溶于生理盐水 100ml，在 1 小时内静脉滴注。

2. 组织型纤溶酶原激活物（rtPA）0.9mg/kg（最大量＜90mg），先静脉团注总量的 1/10，余量溶于生理盐水 100ml，在 1 小时内静脉滴注。

而动脉途径均通过同轴微导管置于血栓远端，尿激酶 75 万 IU，溶于 30ml 盐水 60 分钟泵入。组织型纤溶酶原激活物（rtPA）0.9mg/kg，溶于 30ml 盐水 60 分钟泵入。

（二）抗血小板聚集治疗

在发病早期给予抗血小板聚集药物：如阿司匹林、氯吡格雷，但在溶栓后 24 小时后才予以治疗。

（三）抗凝治疗

其目的是阻止血栓的进展，防治脑卒中复发。常用的药物有肝素、低分子肝素及法华林等。抗凝治疗对大血管动脉粥样硬化引起的卒中和有频繁栓子脱落引起的卒中可能有效，但对于中度到重度卒中及溶栓后患者不推荐使用抗凝治疗。但在溶栓后 24 小时后才予以治疗。

（四）血压的调控

如收缩压小于 180mmHg 或舒张压小于 110mmHg，不需降血压治疗，以免加重脑缺血。但对恶性高血压收缩压＞220mmHg、舒张压＞110mmHg 或平均动脉压＞130mmHg 时，应使血压降低15％，并严密观察血压变化，防治血压降得过低。顽固性高血压不宜溶栓治疗。

（五）血糖的调控

血糖高或低都会加重缺血性脑损伤，当患者血糖增高超过11.1mmol/L 时，应立即给予胰岛素治疗，将血糖控制在 8.3mmol/L以下。

（六）脱水降颅压治疗

对于中重度患者，早期考虑给予少量的脱水降颅压治疗。如：20％的甘露醇 125ml，每日 2 至 3 次。对于心、肾功能不好的慎用。甘油果糖 250ml，每日 2 至 3 次，但作用较为缓慢，对肝肾功能影响不大。必要时配合利尿药物。

（丁　宁）

第三节　脑　出　血

【概述】

脑出血通常指原发性非外伤性脑实质内出血，也称自发性脑出血。绝大多数系由高血压合并动脉粥样硬化导致。脑出血约占全部脑卒中的 20%～30%，病死率为 35%～52%，残疾率为 80%～95%。脑疝、呼吸衰竭和各种严重并发症是死亡的主要原因。

【诊断要点】

（一）病因及诱因

任何引起脑血管病变的颅内、外因素均可导致脑出血的发生。高血压合并动脉粥样硬化是脑出血最常见和最主要的致病因素。长期高血压造成的血管病变和突发血压增高是脑出血的两个重要发病诱因。

（二）临床表现特点

以寒冷季节容易发病。高血压性脑出血的发病年龄多在 50 岁以上，通常在活动、用力或精神受刺激时发病。起病突然而急骤，在数分钟至数小时内达到高峰。通常表现为以下三组症状体征：

1. 突出的全脑损害症状，如头痛、呕吐、轻者可呈思睡，重者可嗜睡甚至昏迷，如脑水肿发展迅速，可引起双侧病理征阳性。有时出现脑膜刺激征。

2. 明确的局灶性神经功能缺损表现：可迅速出现双眼同向偏斜。优势半球出血者可伴以失语症。病变对侧偏瘫。眼底可有视网膜出血和视神经乳头水肿。

3. 迅速的脑外器官系统功能损伤，如高血压、心律失常、呼吸节律紊乱、呃逆、呕吐出咖啡色样胃内容物、体温迅速上升及心电图异常等变化。

（三）辅助检查

1. 血常规：常有白细胞及中性多核白细胞增高，总数大多在 10×10^9/L 以上。

2. 尿常规：多有尿蛋白增高，少数有尿糖出现，可能系应激血糖增高所致。

3. 血生化：高血压动脉硬化性脑出血者尤易出现尿素氮增高。常有应激性血糖增高及糖耐量试验呈延缓现象。昏迷患者发病稍久可有血电解质及酸碱平衡紊乱。

4. CT：脑 CT 扫描是首选的辅助检查方法，因其可直接、迅速地（1h 内）显示脑血肿的部位、大小、形状以及对周围组织结构的影响。脑血肿的面积和部位直接决定病情的严重性，早期通过 CT 扫描可了解血肿的详细状况，对医疗决策和调整治疗以及预测预后均有重要的临床意义。

5. MRI：MRI 优于 CT 扫描之处在于显示后颅凹病变清晰可靠；提示血管异常（血管畸形和动脉瘤）迹象；提供出血时间。

6. 血管造影：其价值在于寻找破裂的动脉瘤或动静脉畸形等病因。血管造影检查取决于患者的一般情况和手术需要。大容积出血并发脑疝时不适合血管造影。

7. 腰椎穿刺检查：腰椎穿刺检查仍然是必要的辅助检查项目。对监测颅压明确诊断具有指导性的意义。但腰椎穿刺检查必须根据临床情况慎重实施，特别是颅内压增高状明显和血性脑脊液时，应警惕脑疝的发生。

（四）诊断注意事项

脑出血的诊断要点为：

1. 有高血压或其他颅内、外脑卒中危险因素。

2. 突发、迅速进展的全脑症状，如头痛、呕吐、脑膜刺激征。

3. 局限性神经功能缺损表现，如失语、偏瘫、偏身感觉障碍等。

4. 脑 CT：呈高密度的出血征象。病因诊断则需更加详尽的辅助检查，如脑血管造影、血液系统检查、免疫学检查等特殊的实验室检查。

【治疗原则及要点】

（一）一般治疗

1. 卧床休息，保持安静，减少搬动，加强护理。

2. 密切监测血压、呼吸、脉搏、瞳孔、意识状态等生命体征。

3. 控制体温，体温＞38.5℃的患者，予以物理降温或退热药物（对乙酰氨基酚等），尽快将体温降至 $37.5^{\circ}C$ 以下。亚低温治疗时体温应控制在 $34\sim36^{\circ}C$。

4. 保持呼吸道通畅，必要时予以氧治疗。昏迷或假性延髓麻痹患者将头歪向一侧，以利口腔分泌物或呕吐物流出。有吸入危险或气道阻塞患者行气管插管，明显呼吸困难、$PaO_2 < 60mmHg$ 或 $PaCO_2 > 50mmHg$ 的患者，予以呼吸机治疗。

（二）控制高血压

早期血压升高不急于降压，但当收缩压仍持续 $>200mmHg$ 或平均动脉压 $>150mmHg$ 时，应在监测血压的情况下予以降血压药物，使血压维持在略高于发病前水平或 $180/100mmHg$ 左右。急性期后可常规药物控制。

（三）控制颅内压

颅内压增高引起的脑疝是脑出血急性期死亡的主要原因，因此有效地减轻脑水肿、控制颅内压是治疗重症脑出血的重要措施。

1. 脱水降颅压治疗的首选药物仍为 20% 甘露醇，常规剂量 $0.25\sim0.5g/(kg \cdot 20min)$，最大剂量 $2g/kg$。$3\sim4$ 次/日。甘油果糖作为脱水降颅压的辅助治疗可与甘露醇穿插使用，每次 250ml，缓慢静脉滴注（150ml/h），每 12h 1 次。白蛋白（$10\sim20g$）和呋塞米（$10\sim20mg$）用于轻度肾功能障碍患者，白蛋白输注完毕后即刻予以呋塞米，以减轻心脏负荷和加强利尿。

2. 人工呼吸机过度通气（保持 $PaCO_2\ 30\sim35mmHg$）治疗可缓解重度颅内压增高（脑疝）。

（四）手术治疗

出血部位不同、出血量不同，手术治疗的指征有所不同。当底节区出血 $>30ml$、丘脑出血 $>20ml$、小脑出血 $>10ml$，血压控制理想时，可考虑行手术治疗：包括小骨窗开颅血肿清除、微创穿刺血肿清除术等。

（张　敬　丁　宁）

第四节　蛛网膜下腔出血

【概述】

蛛网下腔出血（subarachnoid hemorrhage，SAH）是脑表面或脑底部血管破裂出血流入蛛网膜和脑软膜之间的蛛网膜下腔，可伴或不伴有颅内或椎管内其他部位出血。临床上将蛛网膜下腔出血分为自发性和外伤性两类，自发性蛛网膜下腔出血占急性脑血管意外的15％左右。蛛网膜下腔出血约占全部脑卒中的10％～15％，病死率为10％～30％，残疾率明显低于脑出血。

【诊断要点】

（一）病因和诱因

蛛网膜下腔出血常见的病因为颅内动脉瘤和脑（脊髓）血管畸形，约占自发性蛛网膜下腔出血的70％，前者较后者多见。任何使全身动脉压升高的因素，如举重、弯腰、体力活动、剧烈运动、剧烈咳嗽、排便、情绪波动、饮酒、性生活、情绪激动等，都可诱发。

SAH可见于任何年龄，其发病的高峰年龄多在30～60岁，男性稍多于女性，体力劳动者居多。主要以剧烈头痛、脑膜刺激征、血性脑脊液为其特征。

1. 先兆和诱因：多数患者在发病前有一定的诱因，如举重、弯腰、体力活动、剧烈运动、剧烈咳嗽、排便、情绪波动、饮酒、性生活等。绝大多数突然起病。

2. 头痛及恶心呕吐：为最常见的首发症状，多突然发病，常描述为"裂开样"剧烈头痛，大多数为全头痛和颈后部痛，恶心呕吐多与头痛同时出现，呈喷射性呕吐。

3. 神志改变：约半数患者出现不同程度的意识障碍，一般不超过1小时，表现为短暂性昏厥、嗜睡、昏睡、意识模糊甚至于昏迷，严重者可持续昏迷直至死亡。

4. 运动、感觉障碍：常有肢体轻瘫，可有一过性单肢轻瘫、轻截瘫或四肢轻瘫，可引出病理反射。

5. 颅神经功能障碍：根据原发病的部位不同可出现各种神经功能障碍，由动脉瘤压迫或破裂后渗血引起的脑神经损害最为常见，如第Ⅲ、Ⅵ、Ⅶ等脑神经损害，出现相应的临床症状。

6. 脑膜刺激征：为本病的特征性体征，发生在发病后数小时至6天内，但1~2日最多见。脑膜刺激征中最明显的是颈项强直，其次是Kernig征及Brudzinski征阳性。

（二）辅助检查

1. 一般检查：血常规检查部分患者白细胞增高。尿常规检查，可有蛋白尿、血尿。血沉可增快，血糖和尿糖可暂时增高，同时也有糖耐量异常及血清胰岛素水平下降，血糖一般在第2~21天恢复正常。

2. 脑脊液检查：腰椎穿刺出现血性脑脊液是诊断SAH的直接证据：小量出血时脑脊液微混浊，大量出血时呈粉红色或鲜红色。当红细胞破坏后脑脊液开始为红褐色，以后为棕黄色，再以后为黄色透明。

3. 头颅CT扫描：SAH的脑CT扫描越早越好，薄扫技术可能提高阳性率，头颅CT扫描可显示SAH的范围，特别是脑池的含血量，是否有脑水肿、脑血肿、脑梗死、脑积水及原发病变。由于一般在5天后出血密度开始降低，因此CT检查宜在5天之内。

4. 磁共振扫描（MRI）：脑池和脑沟的新鲜出血MRI征象为低或等信号，与脑实质的信号接近，因此MRI对SAH急性期诊断价值不如头颅CT，亚急性或慢性血肿MRI表现为高信号，因而，MRI对晚期的SAH诊断价值优于头颅CT。

5. 脑血管造影：SAH脑血管造影的临床意义在于确定原发病的诊断和明确是否有动脉瘤或血管畸形，确定动脉瘤或血管畸形的部位、大小、形状和数目，对进一步治疗具有重要指导意义。

（三）诊断注意事项

典型的SAH诊断并不困难。突然剧烈头痛伴恶心、呕吐，局限性神经功能缺损、缺如，脑膜刺激征阳性等，可为 SAH 的初步诊断提供依据。而脑 CT 扫描显示脑沟、脑池、脑裂高密度影，腰椎穿刺血性脑脊液。

【治疗要点】

（一）绝对卧床

要求卧床安静休息 4～6 周。

（二）止血药物

其目的控制出血和防止再出血。大剂量抗纤维蛋白溶解剂，抑制纤维蛋白原形成，防止动脉瘤周围血块溶解。常用止血药物有：6-氨基己酸（EACA）、止血芳酸（抗血纤溶芳酸、氨苯环酸、对羧基苄胺、PAMBA）、止血环酸（氨甲环酸）等。

（三）防治脑血管痉挛（CVS）

1. 早期手术：普遍认为早期手术（出血 48 小时之内），清除蛛网膜下腔产生 CVS 的血块，处理动脉瘤，用罂粟碱、普鲁卡因、尼莫地平湿敷载瘤动脉，术后持续冲洗基底池等，可预防 CVS 或减少后期 CVS 的发生。

2. 药物治疗：目前临床上常用的药物有多种，钙拮抗剂中最常用的是尼莫地平，通过抑制脑血管平滑肌上的钙通道开放而达到扩张脑血管增加脑血流量的作用，特别是受损的缺血区，这在 SAH 后 CVS 表现的最突出，因而可减少 CVS 引起的缺血性神经损害和死亡率。

3. 病因治疗：这是 SAH 的根本治疗。极早行全脑血管造影对确定病因十分重要。传统的直视下动脉瘤夹闭术、动静脉畸形供血动脉夹闭＋畸形血管团切除术，以及血管内栓塞术，仍是 SAH 最根本的两种病因的最佳治疗方法。

（张　敬　丁　宁）

第86章　癫痫持续状态

【概述】

癫痫是一组由不同病因所引起，脑部神经元高度同步化，且常具有自限性的异常放电所导致的综合征。而癫痫持续状态时指短期内频繁的癫痫发作，两次发作间意识障碍不恢复，或持续癫痫发作30分钟以上者。任何类型的癫痫均可出现癫痫持续状态，强直-阵挛发作持续状态最常见。

【诊断要点】

（一）病因与诱因

与年龄有很大关系。儿童多与发烧惊厥、感染、肿瘤有关，青壮年及老年多与外伤、肿瘤、酒精/药物、脑血管病有关。而诱发癫痫持续状态最常见原因是突然停用抗癫痫药、饮酒、感染、药物中毒等。

（二）临床表现

根据发作类型常见以下几类：

1. 强直-阵挛发作持续状态：其典型特征以意识丧失和全身对称性抽搐，伴自主神经功能障碍，间歇期持续昏迷。常合缺氧、二氧化碳潴留导致的呼吸性酸中毒、高热、代谢性酸中毒、低血糖、休克、电解质紊乱，可发生脑、心、肺等多脏器功能衰竭。

2. 失神发作持续状态：多见10岁以下原发性癫痫患儿，其特征为突然发生和突然停止的意识丧失，中断正在进行的活动。约半数合并肌痉挛。可持续几小时至数天。

3. 部分性运动发作持续状态：呈局限持续性重复抽搐，多见一侧口角、眶周、手指或足趾，也可涉及一侧肢体。可持续数小时至数日。多有明确的病因如病毒性脑炎、脑肿瘤、脑栓塞或颅脑外伤。

（三）诊断依据

1. 完整准确的病史。

2. 频繁的癫痫发作，两次发作期间意识状态不恢复，许多在服药间断、感染等情况下诱发。

3. 脑电图检查有节律紊乱，出现阵发性尖波、棘波或棘-慢复合波。

【治疗要点】

快速控制发作是治疗的关键，选用强有力起效快的抗惊厥药物、足量、快速给药及时控制发作。

维持生命体征，预防和控制并发症，保护患者免遭损伤，保持呼吸道通畅，降颅压，注意纠正水电解质紊乱。

（一）药物治疗

1. 苯巴比妥钠：负荷剂量 $30\sim120mg/kg$，由于其半衰期长，故诱导的昏迷时间长。

2. 地西泮：成人 $10\sim20mg$ 在以每分钟 $3\sim5mg$ 速度静脉推注，必要时 20 分钟后可在此应用；也可用 $100\sim200mg$ 加入 5％葡萄糖注射液中静脉点滴。

3. 德巴金（丙戊酸钠）：首剂为 $15mg/kg$ 静脉注射，以后以 $1mg/(kg/h)$ 静脉点滴维持，每日总量 $20\sim30mg/kg$。经胃管或直肠给药，首剂 $1000\sim2000mg$。

4. 苯妥英钠：$18mg/kg$，每分钟＜$50mg$ 静脉点滴。

5. 副醛或水合氯醛灌肠：成人用 5％副醛 $15\sim30ml$ 或水合氯醛 $30ml$ 加等量植物油保留灌肠。

（二）全身麻醉

在极少数情况下，上述药物均不能控制发作时，可应用乙醚吸入或硫喷妥钠静脉注射行全身麻醉，以终止发作。

（三）发作控制后应使用长效抗癫痫药维持

常用苯巴比妥钠，0.2g 肌内注射，每天 3～4 次，同时根据发作类型选择口服抗癫痫药。

（四）处置

癫痫持续状态应监测和维持生命体征，吸氧、建立静脉通道及心电监护；保持呼吸道通畅。有条件者转入重症监护室。

（丁　宁）

第87章　急性病毒性脑炎

【概述】

神经系统的急性病毒感染是指病毒进入神经系统及其相关组织而引起的炎症病变。多种病毒均可导致中枢神经系统的感染。如单纯疱疹病毒脑炎、带状病毒脑炎、肠道病毒脑炎、狂犬病脑炎、流行性乙型脑炎、腺病毒脑炎等。

【诊断要点】

（一）病因及发病机制

病毒通过在皮肤或黏膜形成感染灶，或经创伤（动物咬伤、昆虫叮咬、注射），少数由胎盘侵入机体。大多数先在局部淋巴细胞中增殖，然后进入血液形成病毒血症，通过血脑屏障入中枢神经系统。少数病毒是沿脊神经或颅神经（嗅、三叉等神经）的末梢，靠神经鞘细胞或逆行的轴质流进入中枢神经系统。通常经节肢动物传播的脑炎，多为侵犯全脑的急性炎症。

（二）临床表现

1. 急性起病，表现为感染症状，高烧、咽喉痛、全身不适等。

2. 局灶性或弥散性脑部症状：意识障碍、精神症状、抽搐、失语、偏瘫等。

3. 高颅压症和脑膜刺激征：头痛、恶心呕吐及脑膜刺激征阳性等。

4. 部分患者可于早期即呈现去大脑皮质或去大脑强直状态。

（三）辅助检查

1. 脑脊液检查：多数呈现压力升高，细胞增多（数十至数百，淋巴细胞居多，少量红细胞，有时可达数千，较有力地提示诊断），蛋白轻至中度增高（多在 450mg/L 以内，偶可达 200mg/L 以上），糖和氯化物正常（注意糖早期正常，晚期可降低）。可查到病毒抗原或特异性抗体。

2. 脑电图检查：常呈弥散性高波幅慢波，以颞区更明显，并可有周期性高波幅尖波。

3. 影像学检查：CT 或 MRI 示脑低密度病灶或低信号改变，常见于颞叶、额叶，向外延伸至岛叶皮质。

4. 血清学检查：血清抗体滴度明显增高。

【治疗要点】

以消除病因，减轻组织炎性反应，恢复受损功能为主要目的。

（一）抗病毒药物

由于病毒仅在细胞内繁殖末期才出现典型症状，故须在感染的极早期用药才较有效。目前使用的药物抗病毒谱范围很窄。常用：

1. 碘苷（疱疹净，idoxuridine）：可渗入病毒 DNA 中形成异常核，从而抑制 DNA 病毒的增殖。用于治疗单纯疱疹病毒脑炎有一定疗效。剂量为 50～100mg/(kg·d)，加于葡萄糖液静脉滴注，3～5 日为一疗程。

2. 阿糖胞苷（cytosine arabinoside）：抑制 DNA 多聚酶，因而阻碍 DNA 病毒复制，主要用于水痘带状疱疹病毒、单纯疱疹病毒及巨细胞病毒的感染。剂量是 1～8mg/(kg·d)，静脉注射或静脉滴注，连用 3～5 日。

3. 阿昔洛韦（acydoguanosine）：仅对感染病毒的细胞起作用，而未感染细胞不受影响。有报告用于治疗单纯疱疹病毒角膜炎，毒性低。已在临床使用，可能在治疗单纯疱疹病毒脑炎方面其是有效的药物。剂量及用法为每次 5～10mg/kg，每 8 小时静脉滴注一次，连续 7 天为一疗程。但单纯疱疹病毒对阿昔洛韦可产生耐药性。副作用为谵妄、皮疹、血尿、转氨酶暂时性升高等。

（二）免疫疗法

近年来研究证明，病毒感染所致的组织损害，其中部分是免疫反应的结果，故发展了免疫治疗。

1. 干扰素（inerferon）及其诱生剂：干扰素及其诱生剂能抑制病毒血症并防止病毒侵入脑部，故在感染病毒后潜伏期使用，效果较显著。近来还在研究诱生干扰素的增效剂，以期提高疗效。

2. 转移因子：适用于免疫缺损患者，通过逆转细胞的免疫缺陷，可使疾病缓解。有人用来治疗急性病毒性脑炎有些效果。

3. 肾上腺素：考虑激素有抗炎、消水肿、稳定溶酶体系统而防止抗原抗体反应时产生有害物质，因此在适当时机上使用，且掌握适当的剂量和疗程，还是有治疗价值的。有不少人主张早期、大剂量、短疗程的方法。一般用地塞米松 15～20mg 加糖盐水 500ml，每日一次，10～14 天，改口服，渐减量。

（三）对症治疗

高热、惊厥发作和精神症状，须适当使用降温、抗惊厥药物和地西泮剂。脑水肿是危及生命的关键环节，因此应早期发现和及时处理颅内高压症，必要时再考虑减压手术，以防止发生致命的脑疝。

（丁　宁）

第88章 脑膜炎

第一节 化脓性脑膜炎

【概述】

化脓性脑膜炎（purulent meningitis，简称化脑）是化脓性细菌所致的脑膜炎症。是严重的颅内感染，常与化脓性脑炎或脑脓肿同时存在。临床上表现为起病急骤，发热、头痛、呕吐、嗜睡、惊厥、意识障碍和脑膜刺激征阳性。

【诊断要点】

（一）病因

化脓性脑膜炎最常见的致病菌：脑膜炎球菌、肺炎球菌和流感嗜血杆菌 B 型，其次为金黄色葡萄球菌、链球菌、大肠埃希菌、变形杆菌、厌氧菌、沙门菌、铜绿假单胞菌（绿脓杆菌）等。

病原菌的种类与患者的发病年龄、发病背景等有关：

1. 新生儿患者：革兰阴性杆菌（大肠埃希菌、副大肠埃希菌）、金黄色葡萄球菌、B 组链球菌为多见；

2. 婴幼儿患者：肺炎球菌、流感嗜血杆菌为多见；

3. 3 岁以后：金黄色葡萄球菌为多见。

4. 免疫缺陷的小儿患者：肺炎球菌更多见。

5. 成人：肺炎球菌，患有肝肾等原发病者病原菌多为大肠埃希菌和肺炎杆菌。至于脑膜炎球菌，最常侵犯儿童，但成人亦可发病。

6. 医院内获得的化脑病原菌有二类：

1）耐药程度高的革兰阴性杆菌如沙雷菌、肺炎杆菌、肠杆菌和绿脓杆菌；

2）耐药葡萄球菌。

7.中枢神经系统创伤和手术后：金黄色葡萄球菌、假单胞菌（包括绿脓杆菌）和不动杆菌等所致为多。

8.脑室引流者：表皮葡萄球菌常见。

病原菌可通过多种途径侵入脑膜：①由菌血症或败血症经血循环而到达脑膜；②直接经上呼吸道或颅脑损伤处侵入；③感染病灶如鼻窦炎、中耳炎、乳突炎的扩散或脑脓肿溃破；④脑血管血栓性静脉炎扩散；⑤神经外科手术操作时导入。

（二）临床表现特点

各种细菌感染引起的化脓性脑膜炎临床表现类似，主要如下：

1.爆发性或急性起病。

2.感染症状：发热、寒战或上呼吸道感染表现等。

3.脑膜刺激征：颈项强直，Kering 征和 Brudzinski 征阳性。新生儿、老年人或昏迷患者脑膜刺激征常常不明显。

4.颅内压增高：剧烈头痛、呕吐、意识障碍等。

5.局灶症状：局灶性神经功能损害的症状，如偏瘫、失语等。

（三）辅助检查

1.血常规：白细胞计数增高明显。以中性粒细胞为主。

2.脑脊液检查：在急诊如遇考虑脑膜炎的患者可常规行腰穿脑脊液检测，化脑患者脑脊液压力常升高；外观混浊或呈脓性；白细胞数明显升高，通常为（1000~10000）×10^6/L，以中性粒细胞为主；蛋白升高；糖含量下降，通常低于 2.2mmol/L；氯化物降低。脑脊液涂片革兰染色阳性率在 60% 以上，细菌培养阳性率在 80% 以上。

3.影像学检查：MRI 诊断价值高于 CT，早期可正常。随病情进展 MRI 的 T$_1$相上显示蛛网膜下腔高信号，可不规则强化，T$_2$相呈脑膜高信号。后期可显示弥散性脑膜强化、脑水肿及局限性脑脓肿等。

4.其他：血细菌培养常可检出致病菌；如有皮肤淤点，应活检并行细菌染色检查。

（四）诊断注意事项

根据急性起病，高热、头痛、呕吐、意识障碍，查体有脑膜刺激征。脑脊液压力升高、白细胞明显升高，即应考虑本病。确诊须有病原学证据，包括脑脊液细菌涂片检出病原菌、血细菌培养阳性等。本病需与病毒性脑膜炎、结核性脑膜炎、隐球菌性脑膜炎相鉴别。

【治疗要点】

1. 抗菌治疗

急诊治疗原则是及早使用抗生素，通常在确定病原菌之前使用广谱抗生素，若明确病原菌则应使用足量敏感抗生素。

（1）未确定病原菌：

三代头孢的头孢曲松或头孢噻肟常作为化脓性脑膜炎首选用药。对脑膜炎双球菌、肺炎球菌、流感嗜血杆菌及 B 型链球菌引起的化脓性脑膜炎疗效比较肯定。

（2）确定病原菌：应根据病原菌选择敏感的抗生素。

1）肺炎球菌：对青霉素敏感者可用大剂量青霉素，成人每天2000 万～2400 万 U。儿童每天 40 万 U/kg，分次静脉滴注。对青霉素耐药者，可考虑用头孢曲松，必要时联合万古霉素治疗。2 周为一疗程，通常开始抗生素治疗后 24～36 小时内复查脑脊液，以评价治疗效果。

2）脑膜炎球菌：首选青霉素，耐药者选用头孢噻肟或头孢曲松，可与氨苄西林或氯霉素联用。对青霉素或 β-内酰胺类抗生素过敏者可用氯霉素。

3）革兰阴性杆菌：对铜绿假单胞菌引起的脑膜炎可使用头孢他啶，其他革兰阴性杆菌脑膜炎可用头孢曲松、头孢噻肟或头孢他啶，疗程常为 3 周。

2. 激素治疗　激素可以抑制炎性细胞因子的释放，稳定血脑屏障。对病情较重且没有明显激素禁忌证的患者可考虑应用。在急诊可给予地塞米松 10mg 静脉滴注，连用 3～5 天。

3. 对症支持治疗　颅压高者可脱水降颅压。高热者使用物理降温或使用退热剂。癫痫发作者给予抗癫痫药物以终止发作。

（刘芳艳　秦　俭）

第二节　结核性脑膜炎

【概述】

结核性脑膜炎（tuberculous meningitis，TBM）是由结核杆菌引起的脑膜和脊膜的非化脓性炎症性疾病为神经系统结核中最常见的疾病。近年来，因结核杆菌的基因突变、抗结核药物研制相对滞后、人口流动频繁、免疫抑制剂的广泛应用和 AIDS 病患者的增多，国内外结核病的发病率及病死率呈逐渐增高的趋势。

【诊断要点】

（一）病因及发病机制：TBM 约占全身性结核病的 6%。结核杆菌经血播散后在软脑膜下种植，形成结核结节，结节破溃后大量结核菌进入蛛网膜下腔引起 TBM。

（二）临床表现

多起病隐匿，慢性病程，也可急性或亚急性起病，可有结核病史或结核接触史，症状往往轻重不一，其自然病程发展一般表现为：

1. 结核中毒症状：低热、盗汗、食欲减退、全身倦怠无力、精神萎靡不振。

2. 脑膜刺激症状和颅内压增高：早期表现为发热、头痛、呕吐及脑膜刺激征，如颈强直、Kerning 征、Brudzinski 征。

3. 脑实质损害：表现为精神萎靡、淡漠、谵妄或妄想，部分性、全身性癫痫发作或癫痫持续状态，昏睡或意识模糊；肢体瘫痪，出现偏瘫、交叉瘫、截瘫等。

4. 脑神经损害：颅底炎性渗出物的刺激、粘连、压迫可致脑神经损害，以动眼、展、面和视神经最易受累，表现视力减退、复视和面神经麻痹等。

5. 老年人 TBM 的特点：头痛、呕吐较轻，颅内压增高症状不明显，约半数患者脑脊液改变不典型，但在动脉硬化基础上发生结核性动脉内膜炎而引起脑梗死的较多。

（三）辅助检查

部分患者血沉可增高，伴有抗利尿激素异常分泌综合征的患者可出现低钠和低氯血症。约半数患者皮肤结核菌素试验阳性或胸部 X 线片可见活动性或陈旧性结核感染证据。CSF 压力增高，外观无色透明或微黄，静置后可有薄膜形成；淋巴细胞显著增多，常为 $(50\sim500)\times10^6/L$；蛋白中度增高，糖及氯化物下降，典型 CSF 改变可高度提示诊断。CSF 抗酸染色仅少数为阳性，CSF 培养出结核菌可确诊，但需大量脑脊液和数周时间。CT、MRI 可显示基底池和皮质脑膜对比增强和脑积水、脑室扩大。

（四）诊断要点

根据结核病病史、接触史或卡介苗接种史，出现头痛、呕吐等症状，脑膜刺激征，结合 CSF 淋巴细胞增多及糖含量减低等特征性改变，CSF 抗酸涂片、结核分枝杆菌培养和 PCR 检查等可作出结核性脑膜炎的诊断。如未找到病原菌的病例需与如下疾病鉴别：①隐球菌脑膜炎；②脑膜癌病。

【治疗要点】

本病的急诊原则是早期诊断，尽早开始治疗，这与预后有直接关系，因此其治疗原则是早期给药、合理选药、联合用药及系统治疗，只要患者临床症状、体征及实验室检查高度提示本病，即使抗酸染色阴性亦应立即开始抗结核治疗。

（一）抗结核治疗　异烟肼（isonicotinyl hydrazide，INH）、利福平（rifampicin，RFP）、吡嗪酰胺（pyrazinamide，PZA）或

乙胺丁醇（ethambutol，EMB）、链霉素（streptomycin，SM）是治疗 TBM 最有效的联合用药方案（下表），儿童因乙胺丁醇的视神经毒性作用、孕妇因链霉素对听神经的影响而尽量不选用。

主要的一线抗结核药物				
药物	儿童日用量	成人日常用量	用药途径	用药时间
异烟肼	10~20mg/kg	600mg，1 次/日	静脉，口服	1~2 年
利福平	10~20mg/kg	450~600mg，1 次/日	口服	6~12 个月
吡嗪酰胺	20~30mg/kg	1500m/d，500mg，3 次/日	口服	2~3 个月
乙胺丁醇	15~20mg/kg	750mg，1 次/日	口服	2~3 个月
链霉素	20~30mg/kg	750mg，1 次/日	肌注	3~6 个月

WHO 的建议应至少选择三种药物联合治疗，常用异烟肼、利福平和吡嗪酰胺，轻症患者治疗 3 个月后可停用吡嗪酰胺，再继续用异烟肼和利福平 7 个月。耐药菌株可加用第四种药如链霉素或乙胺丁醇。利福平不耐药菌株，总疗程 9 个月已足够；利福平耐药菌株需连续治疗 18~24 个月。由于中国人为异烟肼快速代谢型，成年患者每日剂量可加至 900~1200mg。口服异烟肼时，应同时给予维生素 B6 以预防概要导致的周围神经病。用链霉素治疗时应该每月进行听力检查，出现前庭毒性症状时立即停药。治疗期间监测肝酶水平，因为利福平、异烟肼和吡嗪酰胺都有肝毒性，但即使肝酶水平升高，只要患者无肝脏受损的临床表现应继续坚持治疗。

（二）皮质类固醇：用于脑水肿引起颅内压增高，伴局灶性神经体征和蛛网膜下腔阻塞的重症患者，可减轻中毒症状，抑制炎症反应及减轻脑水肿。成人常选用泼尼松 60mg 口服，3~4 周后逐渐减量，2~3 周内停药。

（三）药物鞘内注射：目前多不主张鞘内给药，但对于脑脊液蛋白定量明显增高、有早期椎管梗阻、肝功能异常致使部分抗结核药物停用、慢性、复发或耐药的情况下，在全身药物治疗的同时可辅以鞘内注射，异烟肼 0.1g、地塞米松 5～10mg、α-糜蛋白酶 4000U、透明质酸酶 1500U，每隔 2～3 天 1 次，注药宜缓慢；症状消失后每周 2 次，体征消失后 1～2 周 1 次，直至 CSF 检查正常。脑脊液压力较高的患者慎用此法。

（四）降颅压：颅内压增高者可选用渗透性利尿剂，如 20％甘露醇、甘油果糖或甘油盐水等（具体参见本篇第一章颅高压危象），同时需及时补充丢失的液体和电解质。

（刘芳艳　秦　俭）

第三节　病毒性脑膜炎

【概述】

病毒性脑膜炎（viral meningitis）是一组由各种病毒感染引起的脑膜急性炎症性疾病。临床以发热、头痛和脑膜刺激征为主要表现。本病大多呈良性自限性过程，多无并发症。

【诊断要点】

（一）病因

85％～95％病毒性脑膜炎由肠道病毒引起。该病毒属于微小核糖核酸病毒科，有 60 多个不同亚型，包括脊髓灰质炎病毒、柯萨奇病毒 A 和 B、埃可病毒等，其次为流行性腮腺炎、单纯疱疹病毒和腺病毒。

肠道病毒主要经粪-口途径传播。少数通过呼吸道分泌物传播；大部分病毒在下消化；首发生最初的感染，肠道细胞上有与肠道病毒结合的特殊受体，病毒经肠道入血，产生病毒血症，再经脉络丛进入脑脊液侵犯脑膜，引发脑膜炎症改变。

（二）临床表现

1. 肠道病毒引起的病毒性脑膜炎以夏秋季为高发季节，腮腺炎病毒脑膜炎多见于冬春季节。儿童多见，成人也可罹患。多为急性起病，出现病毒感染的全身中毒症状如发热、头痛、畏光、肌痛、恶心、呕吐、食欲减退、腹泻和全身乏力等，并可有脑膜刺激征。病程在儿童常超过1周，成人病程可持续2周或更长时间。

2. 临床表现可因患者的年龄、免疫状态和病毒种类及亚型的不同而异，如幼儿可出现发热、呕吐、皮疹等症状，而颈强轻微甚至缺如；手-足-口综合征常发生于肠道病毒71型脑膜炎，非特异性皮疹常见于埃可病毒9型脑膜炎。

（三）辅助检查

CSF压力正常或增高，白细胞正常或增高，可达（10～1000）×10^6/L，早期以多形核细胞为主，8～48小时后以淋巴细胞为主。蛋白可轻度增高，糖和氯化物含量正常。

（四）诊断

本病诊断主要根据急性起病的全身感染中毒症状、脑膜刺激征、CSF淋巴细胞轻、中度增高，除外其他疾病等，确诊需CSF病原学检查。需与化脓性脑膜炎、结核性脑膜炎、无菌性脑膜炎相鉴别。

【治疗要点】

本病是一种自限性疾病，急诊治疗主要是对症治疗、支持治疗和防治并发症。对症治疗如头痛严重者可用止痛药，癫痫发作可首选卡马西平或苯妥英钠，脑水肿在病毒性脑膜炎不常见，可适当应用甘露醇。抗病毒治疗可明显缩短病程和缓解症状，目前针对肠道病毒感染临床上使用或试验性使用的药物有免疫血清球蛋白和抗微小核糖核酸病毒药物普来可那立。

（刘芳艳　秦　俭）

第十二篇

呼吸系统疾病急诊

第89章　急性重症哮喘

【概述】

支气管哮喘是由多种细胞（如嗜酸粒细胞、肥大细胞、T 淋巴细胞、中性粒细胞、气道上皮细胞等）和细胞组分参与的气道慢性炎症性疾病。这种慢性炎症导致气道高反应性的增加，通常出现广泛多变的可逆性气流受限，并引起反复发作的喘息、气急、胸闷或咳嗽等症状，常在夜间和（或）清晨发作、加剧，多数患者可自行缓解或经治疗缓解。

一、激发因素

包括暴露于变应原（比如尘螨、动物的毛皮、蟑螂、花粉和真菌）、职业刺激、吸烟、呼吸道感染、气候改变、运动、情绪激动、化学刺激物、和药物（例如阿司匹林和 β 受体阻滞剂）。

二、临床表现

（一）症状：典型的表现是发作性伴有哮鸣音的呼气性呼吸困难。严重者可被迫采取坐位或呈端坐呼吸，干咳或咳大量白色泡沫痰，甚至出现发绀等。哮喘症状可在数分钟内发作，经数小时至数天，用支气管扩张药或自行缓解。早期或轻症的患者多数以发作性咳嗽和胸闷为主要表现。这些表现缺乏特征性。哮喘的发病特征是：①发作性：当遇到诱发因素时呈发作性加重。②时间节律性：常在夜间及凌晨发作或加重。③季节性：常在秋冬季节发作或加重。④可逆性：平喘药通常能够缓解症状，可有明显的缓解期。认识这些特征，有利于哮喘的诊断与鉴别。

（二）体检：缓解期可无异常体征。发作期胸廓膨隆，叩诊呈过清音，多数有广泛的呼气相为主的哮鸣音，呼气延长。严重哮喘发作时常有呼吸费力、大汗淋漓、发绀、胸腹反常运动、心率增快、奇脉等体征。

三、实验室和其他检查

1. 血液常规检查：发作时可有嗜酸性粒细胞增高，但多数不明显，如并发感染可有白细胞数增高，分类中性粒细胞比例增高。

2. 痰液检查：涂片在显微镜下可见较多嗜酸性粒细胞，可见嗜酸性粒细胞退化形成的尖棱结晶（Charcort-Leyden 结晶体）、黏液栓（Curschmann 螺旋）和透明的哮喘珠（Laennec 珠）。如合并呼吸道细菌感染，痰涂片革兰染色、细胞培养及药物敏感试验有助于病原菌诊断及指导治疗。

3. 肺功能检查：缓解期肺通气功能多数在正常范围。在哮喘发作时，由于呼气流速受限，表现为第一秒用力呼气量（FEV1）、一秒率（FEV1/FVC%）、最大呼气中期流速（MMER）、呼出 50% 与 75% 肺活量时的最大呼气流量（MEF50% 与 MEF75%）以及呼气峰值流量（PEFR）均减少。可有用力肺活量减少、残气量增加、功能残气量和肺总量增加，残气占肺总量百分比增高。经过治疗后可逐渐恢复。

4. 血气分析：哮喘严重发作时可有缺氧，PaO_2 和 SaO_2 降低，由于过度通气可使 $PaCO_2$ 下降，pH 值上升，表现呼吸性碱中毒。如重症哮喘，病情进一步发展，气道阻塞严重，可有缺氧及 CO_2 潴留，$PaCO_2$ 上升，表现呼吸性酸中毒。如缺氧明显，可合并代谢性酸中毒。

5. 胸部 X 线检查：早期在哮喘发作时可见两肺透亮度增加，呈过度充气状态；在缓解期多无明显异常。如并发呼吸道感染，可见肺纹理增重及炎症性浸润阴影。同时要注意肺不张、气胸或纵隔气肿等并发症的存在。

6. 特异性过敏原的检测：可用放射性过敏原吸附试验（RAST）测定特异性 IgE，过敏性哮喘患者血清 IgE 可较正常人高

2～6 倍。在缓解期可做皮肤过敏试验判断相关的过敏原。

【诊断标准及分期】

一、诊断标准

1. 反复发作喘息、气急、胸闷或咳嗽，多与接触变应原、冷空气、物理、化学性刺激以及病毒性上呼吸道感染、运动等有关。

2. 发作时在双肺可闻及散在或弥漫性，以呼气相为主的哮鸣音，呼气相延长。

3. 上述症状和体征可经治疗缓解或自行缓解。

4. 除外其他疾病所引起的喘息、气急、胸闷和咳嗽。

5. 临床表现不典型者（如无明显喘息或体征），应至少具备以下1项试验阳性：①支气管激发试验或运动激发试验阳性；②支气管舒张试验阳性 FEV1 增加≥12％，且 FEV1 增加绝对值≥200 ml；③呼气流量峰值（PEF）日内（或 2 周）变异率≥20％。

符合 1～4 条或 4、5 条者，可以诊断为哮喘。

二、分期

根据临床表现哮喘可分为急性发作期（acute exacerbation）、慢性持续期（chronic persistent）和临床缓解期（clinical remission）。慢性持续期是指每周均不同频度和（或）不同程度地出现症状（喘息、气急、胸闷、咳嗽等）；临床缓解期系指经过治疗或未经治疗症状、体征消失，肺功能恢复到急性发作前水平，并维持 3 个月以上。

三、分级

1. 治疗前哮喘病情严重程度的分级：包括新发生的哮喘患者和既往已诊断为哮喘而长时间未应用药物治疗的患者（表 89 - 1）。

表89-1　治疗前哮喘病情严重程度的分级

分级	临床特点
间歇状态 （第1级）	症状＜每周1次 短暂出现 夜间哮喘症状≤每个月2次 FEV1占预计值%≥80%或PEF≥80%个人最佳值，PEF或FEV1变异率＜20%
轻度持续 （第2级）	症状≥每周1次，但＜每天1次 可能影响活动和睡眠 夜间哮喘症状＞每个月2次，但＜每周1次 FEV1占预计值%≥80%或PEF≥80%个人最佳值，PEF或FEV1变异率20%～30%
中度持续 （第3级）	每天有症状 影响活动和睡眠 夜间哮喘症状≥每周1次 FEV1占预计值%为60%～79%或PEF60%～79%个人最佳值，PEF或FEV1变异率＞30%
重度持续 （第4级）	每天有症状 频繁出现 经常出现夜间哮喘症状 体力活动受限 FEV1占预计值＜60%或PEF＜60%个人最佳值，PEF或FEV1变异率＞30%

2. 控制水平的分级：这种分级方法更容易被临床医师掌握，有助于指导临床治疗，以取得更好的哮喘控制（表89-2）。

表 89-2　哮喘控制水平

临床特征	控制 (满足以下所有表现)	部分控制 (任意一周出现 以下一种表现)	未控制
白天症状	无（或≤2次/周）	>2次/周	任意一周出现 部分控制表现 ≥3项
活动受限	无	任何程度	
夜间症状和 （或）憋醒	无	任何程度	
需接受缓解药 物治疗和（或） 急救治疗	无（或≤2次/周）	>2次/周	
肺功能（PEF 或 FEV1）★	正常	<80%预计值或 个人 最佳值（若已知）	
急性加重	无	≥1次/年※	任意一周出现 1次▲

※任何急性加重发作后都必须重新评估现有治疗方案是否足够

▲急性加重在任意一周发作，此周即被定义为哮喘未控制

★对于5岁及以下儿童，肺功能测试可能不可靠

3. 哮喘急性发作时严重程度的分级：见表 89-3。

表 89-3 哮喘发作的严重度分级★

项目	轻度	中度	重度	急性呼吸暂停
气短	步行时可平卧	说话时 婴儿：微弱、 短促的哭泣； 喂食困难 喜坐位	休息时 婴儿：停止 进食 躬身向前	

项目	轻度	中度	重度	急性呼吸暂停
说话方式	成句	短语	单字	
精神状态	可能出现焦虑	经常出现焦虑	经常出现焦虑	嗜睡或意识模糊
呼吸频率	增快	增快	经常＞30次/分	
辅助呼吸肌活动和三凹征	通常无	通常有	通常有	胸腹反常呼吸运动
喘息	中度，常是唯一的和呼气时出现	响亮	通常响亮	消失
脉搏	＜100次/分	100～120次/分	＞120次/分	心动过缓
奇脉	无＜10mmHg	可能有10～25mmHg	经常出现＞25mmHg（成人）20～40mmHg（儿童）	无，提示呼吸肌疲劳
初次吸入支气管扩张剂后PEF占预计值或个人最佳值的％	80％以上	约60％～80％	＜60％预计值或个人最佳值（＜100升/分，成人）或作用时间＜2小时	

项目	轻度	中度	重度	急性呼吸暂停
PaO$_2$↑ （吸入空气时）和/或 PaCO$_2$↑	正常 通常无需检查 ＜45mmHg	＞60mmHg ＜45mmHg	＜60mmHg 可能有发绀 ＞45mmHg 可能有呼吸衰竭	
SaO$_2$% （吸入空气时）↑	＞95%	91%～95%	＜90%	

★ 哮喘发作的基本分级只需几个参数即可，无需全部。

↑ 国际上也适用千帕单位，这里的单位可相应转换。

四、相关诊断试验

肺功能测定有助于确诊哮喘，也是评估哮喘控制程度的重要依据之一。对于有哮喘症状但肺功能正常的患者，测定气道反应性和PEF 日内变异率有助于确诊哮喘。痰液中嗜酸粒细胞或中性粒细胞计数可评估与哮喘相关的气道炎症。呼出气成分如 NO 分压（FeNO）也可作为哮喘时气道炎症的无创性标志物。痰液嗜酸粒细胞和 FeNO 检查有助于选择最佳哮喘治疗方案。可通过变应原皮试或血清特异性 IgE 测定证实哮喘患者的变态反应状态，以帮助了解导致个体哮喘发生和加重的危险因素，也可帮助确定特异性免疫治疗方案。

【治疗原则】

哮喘急性发作的治疗取决于发作的严重程度以及对治疗的反应。治疗的目的在于尽快缓解症状、解除气流受限和低氧血症，同时还需要制定长期治疗方案以预防再次急性发作。

对于具有哮喘相关死亡高危因素的患者，需要给予高度重视，高危患者包括：①曾经有过气管插管和机械通气的濒于致死性哮喘的病史；②在过去 1 年中因为哮喘而住院或看急诊；③正在使用或最近刚刚停用口服激素；④目前未使用吸入激素；⑤过分依赖速效 β2-受体激动剂，特别是每月使用沙丁胺醇（或等效药物）超过 1 支的患者；⑥有心理疾病或社会心理问题，包括使用镇静剂；⑦有对哮喘治疗计划不依从的历史。

【治疗要点】

1. 脱离诱发因素：处理哮喘急性发作时，要注意寻找诱发因素。多数与接触变应原、感冒、呼吸系统感染、气候变化、进食不适当的药物（如解热镇痛药，β受体拮抗剂等）、剧烈运动或治疗不足等因素有关。找出和控制诱发因素，有利于控制病情，预防复发。

2. 监护，密切观察病情变化：入院后立刻进行心电、血压、氧饱和度监护，监测血气。完善电解质、心电图检查。动态观察神志和肺部啰音改变。记录 24 h 尿量和出入量变化。病情平稳后行肺功能检查、支气管舒张试验检查。

3. 高流量吸氧，确保 $SaO_2 > 92\%$。

4. 支气管扩张剂雾化：应重复使用速效 β2-受体激动剂，可通过压力定量气雾剂的储雾器给药，也可通过射流雾化装置给药。可选用沙丁胺醇 5mg 或特布他林 10mg 雾化，必要时可 10~15 分钟重复一次。如果对初治效果不佳可予沙丁胺醇 5~10mg/h 持续雾化，随后根据需要间断给药（每 4 h 1 次）。联合使用 β2-受体激动剂和抗胆碱能制剂（如异丙托溴铵）能够取得更好的支气管舒张作用。

5. 糖皮质激素：尽早使用全身激素，特别是对速效 β2-受体激动剂初始治疗反应不完全或疗效不能维持，以及在口服激素基础上仍然出现急性发作的患者。口服激素与静脉给药疗效相当，副作用小。推荐用法：泼尼松龙 30~50mg 或等效的其他激素，每日单次给药。严重的急性发作或口服激素不能耐受时，可采用静脉注射或滴注，如甲基泼尼松龙 40~160mg，或氢化可的松 400~

1000mg 分次给药。地塞米松因半衰期较长，对肾上腺皮质功能抑制作用较强，一般不推荐使用。静脉给药和口服给药的序贯疗法有可能减少激素用量和不良反应，如静脉使用激素 2～3 d，继之以口服激素 3～5 d。

6. 平喘：静脉应用氨茶碱。氨茶碱加入葡萄糖溶液中，缓慢静脉注射（注射速度不宜超过 0.25mg·kg^{-1}·min^{-1}）或静脉滴注，适用于哮喘急性发作且近 24h 内未用过茶碱类药物的患者。负荷剂量为 4～6mg/kg，维持剂量为 0.6～0.8mg·kg^{-1}·h^{-1}。由于茶碱的"治疗窗"窄，以及茶碱代谢存在较大的个体差异，可引起心律失常、血压下降、甚至死亡，在有条件的情况下应监测其血药浓度，及时调整浓度和滴速。茶碱有效、安全的血药浓度范围应在 6～15mg/L。

7. 补液：根据失水和心脏情况，静脉给予等渗液体，用量为 2000～3000ml/d，以纠正失水，使痰液稀释。

8. 镁剂：不推荐常规使用镁制剂，可用于重度急性发作（FEV1 25％～30％）或对初始治疗反应不良者。

9. 重度和危重哮喘急性发作经过上述药物治疗，临床症状和肺功能无改善甚至继续恶化，应及时给予机械通气治疗，其指征主要包括：意识改变、呼吸肌疲劳、PaCO$_2$≥45mmHg（1mmHg＝0.133 kPa）等。可先采用经鼻（面）罩无创机械通气，若无效应及早行气管插管机械通气。哮喘急性发作机械通气需要较高的吸气压，可使用适当水平的呼气末正压（PEEP）治疗。如果需要过高的气道峰压和平台压才能维持正常通气容积，可试用允许性高碳酸血症通气策略以减少呼吸机相关肺损伤。

10. 抗感染：哮喘为变态反应性气道炎症，不应常规应用抗生素，大多数哮喘急性发作也并非由细菌感染引起，应严格控制抗菌药物的使用的指征，除非有细菌感染的证据，或属于重度或危重哮喘急性发作。

（朱华栋）

第90章 自发性气胸

【概述】

胸膜腔是由脏层和壁层胸膜构成的潜在性密闭的腔隙，任何原因使气体进入胸膜腔称为气胸（pneumothorax）。此时由于胸腔内压力升高，使肺脏压缩，静脉回心血流受阻，产生不同程度的心、肺功能障碍。临床上表现为突发的胸痛伴呼吸困难。早期可仅表现患侧呼吸音降低，严重时可出现气管向健侧移位，皮下气肿等，结合胸部X线检查发现气胸线即可诊断。其中张力性气胸为临床急症，可危及生命，必须紧急处理。

气胸的分型

1. 按病因分型：分为创伤性、自发性和医源性气胸。自发性气胸又可分为原发性和继发性气胸两种。原发性气胸为肺表面小气肿疱破裂导致，多见于瘦高体型的健康男性青壮年，与长期吸烟有较大相关性。而继发性气胸多见于有基础肺脏疾病的患者，常见疾病为慢性阻塞性肺病。医源性气胸是在诊断和治疗过程中发生的气胸。

2. 按胸腔内压力及病理生理改变分型：

闭合性（单纯性）气胸：胸膜破裂口较小，随肺萎陷而关闭，不再有气体漏入胸膜腔，胸膜腔内压力高于大气压，经抽气后压力可降至负压。

交通性（开放性）气胸：胸膜腔裂口较大或因两层胸膜有粘连或牵拉而持续开放，气体随呼吸自由进出胸膜腔，胸膜腔内压力在大气压上下波动，抽气后压力无改变。

张力性（高压性）气胸：胸膜裂口形成单向活瓣，吸气时裂口张开，空气进入胸膜腔；呼气时裂口关闭，气体不能排出。导致胸腔积气增加，压力升高呈正压，抽气后不久又迅速复升。

【诊断要点】

一、临床表现

（一）症状

1. 患者常有持重物、屏气、剧烈运动等诱发因素，但也有在睡眠中发生气胸者，病人突感一侧胸痛、气急、憋气，可有咳嗽、但痰少，小量闭合性气胸先有气急，但数小时后逐渐平稳，X线也不一定能显示肺压缩。若积气量较大者或者原来已有广泛肺部疾患，病人常不能平卧。如果侧卧，则被迫使气胸患侧在上，以减轻气急。病人呼吸困难程度与积气量的多寡以及原来肺内病变范围有关。当有胸膜粘连和肺功能减损时，即使小量局限性气胸也可能明显胸痛和气急。

2. 张力性气胸由于胸腔内压骤然升高，肺被压缩，纵隔移位，出现严重呼吸循环障碍，病人表情紧张、胸闷、甚至有心律失常，常挣扎坐起，烦躁不安，有发绀、冷汗、脉快、虚脱、甚至有呼吸衰竭、意识不清。

3. 在原有严重哮喘或肺气肿基础上并发气胸时，气急、胸闷等症状有时不易觉察，要与原先症状仔细比较，并作胸部X线检查。体格显示气管多移向健侧，胸部有积气体征。

（二）体征

少量胸腔积气者，常无明显体征。积气量多时，患者胸廓饱满，肋间隙变宽，呼吸度减弱；语音震颤及语音共振减弱或消失。气管、心脏移向健侧。叩诊患侧呈鼓音。右侧气胸时可致肝浊音界下移。听诊患侧呼吸音减弱或消失。有液气胸时，则可闻及胸内振水声。血气胸如果失血过多，血压下降，甚至发生失血性休克。

二、影像学检查

1. X线胸片检查是诊断气胸的重要方法，可显示肺受压程度，肺内病变情况以及有无胸膜粘连、胸腔积液及纵隔移位等。气胸的典型 X 线表现为外凸弧形的细线条形阴影，称为气胸线，线外透亮度增高，无肺纹理，线内为压缩的肺组织。大量气胸时，肺脏向肺门回缩，呈圆球形阴影。大量气胸或张力性气胸常显示纵隔及心脏移向健侧。合并纵隔气肿在纵隔旁和心缘旁可见透光带。肺结核或肺部慢性炎症使胸膜多处粘连，发生气胸时，多呈局限性包裹，有时气胸互相通连。气胸若延及下部胸腔，肋膈角变锐利。合并胸腔积液时，显示气液平面，透视下变动体位可见液面亦随之移动。局限性气胸在后前位胸片易遗漏，侧位胸片可协助诊断，或在 X 线透视下转动体位可发现气胸。

2. CT 表现为胸膜腔内出现极低密度的气体影，伴有肺组织不同程度的萎缩改变。CT 对于小量气胸、局限性气胸以及肺大疱与气胸的鉴别比 X 线胸片更敏感和准确。

三、判断气胸的严重程度

（一）根据临床表现

1. 稳定型：呼吸频率＜24 次/分；心率为 60～120 次/分；血压正常；呼吸室内空气时 SaO_2＞90％，两次呼吸间说话可连成句子。

2. 不符合以上条件者为不稳定型。

（二）根据气胸的大小

1. 根据肺压缩的体积（％）：

（1）小量气胸：肺压缩体积＜15％；

（2）中量气胸：肺压缩体积 15％～60％；

（3）大量气胸：肺压缩体积＞60％。

2. 根据 X 线胸片，测量肺边缘至胸壁的距离：

（1）从侧胸壁至肺边缘的距离：＜2cm 为少量气胸，≥2cm 为大量气胸。

（2）从肺尖气胸线至胸腔顶部的距离：＜3cm 为少量气胸，≥3cm 为大量气胸。

656

四、诊断流程

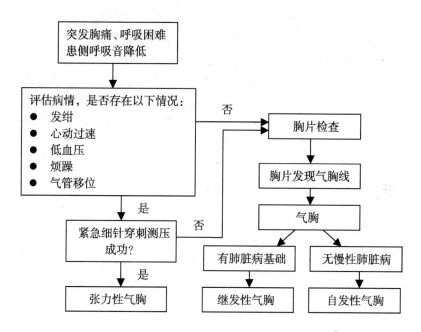

【治疗要点】

在于根据气胸的不同类型适当进行排气，以解除胸腔积气对呼吸、循环所生成的障碍，使肺尽早复张，恢复功能，同时也要治疗并发症和原发病。

一、对症治疗

卧床休息，给予高流量吸氧，加速胸腔气体的吸收，密切观察病情变化严重者进行心电、血压监护、氧饱和度监测。

二、胸腔减压

1. 闭合性气胸：肺压缩<20％者，单纯卧床休息气胸即可自行吸收，肺压缩>20％症状明显者应胸腔穿刺抽气 1/1～2d 次，每次 600~800ml 为宜，直至肺大部分复张，余下积气任其自行吸收。

2. 开放性气胸：应用胸腔闭式引流排气，积气量小且无明显呼吸困难者，在卧床休息并限制活动、或者安装水封瓶引流后，有时胸膜破口可能自行封闭而转变为闭合性气胸。如果呼吸困难明显，或慢阻肺病人肺功能不全者，可试用负压吸引，在肺复张过程中，破口也随之关闭，若是破口较大，或者因胸膜粘连牵扯而持续开启，病人症状明显，单纯排气措施不能奏效者，可经胸腔镜窥察，行粘连烙断术，促使破口关闭。若无禁忌，亦可考虑开胸修补破口。手术时用纱布擦拭壁层胸膜，可以促进术后胸膜粘连。若肺内原有明显病变，可考虑将受累肺脏作叶或肺段切除。

3. 张力性气胸：张力性气胸是临床诊断而非影像学诊断。一旦病人表现为严重的呼吸困难、发绀、大汗、心动过速及低血压，应重视仔细查体，判断是否存在张力性气胸，不要因等待 X 线胸片结果而浪费时间，应立即进行胸腔穿刺排气减压。可用粗针插入患侧锁骨中线第二肋间，在针头上接聚乙烯管并通过三通开关连接到一充满生理盐水的 50ml 注射器上，进行抽气，当针头插入胸膜腔后，打开三通管与注射器相连端，如有气泡溢出，表示胸膜腔内存在正压，可诊断张力性气胸。随后进行胸腔闭式引流。

三、手术治疗

对内科积极治疗肺仍不能复张，慢性气胸或有支气管胸膜瘘者可考虑手术治疗，反复发作性气胸可采用胸膜粘连术治疗。

四、积极治疗原发病和并发症

五、其他治疗

对于月经性气胸，除排气治疗外，可加用抑制卵巢功能的药物（如黄体酮），以阻止排卵过程。医源性气胸的处理与自发性气胸相同，但要注意机械通气的病人易发展为张力性气胸，应积极行胸腔闭式引流术，对于发生气胸后仍需继续机械通气的患者，在漏气停止后胸管仍至少留置 48 小时。

（朱华栋）

第 91 章　社区获得性肺炎

【概述】

社区获得性肺炎（community acquired pneumonia，CAP）是指在医院外罹患的感染性肺实质（含肺泡壁及广义上的肺间质）炎症，包括具有明确潜伏期的病原感染而在入院后平均潜伏期内发病的肺炎。社区获得性肺炎是威胁人类健康常见且重要的感染性疾病之一。20 世纪末 WHO 和美国的统计资料均显示，CAP 位居死亡病因第六位，居感染性疾病之首位。全球每年有超过 3700 万人口死于下呼吸道感染。美国用于治疗 CAP 的直接医疗费用每年高达 84 亿美元。而我国每年至少有肺炎患者 250 万例，死亡 12.5 万例。目前由于社会人口老龄化、免疫损害宿主增加、病原体变迁，尤其是细菌耐药的快速增长和新型有效抗生素的研发减缓，致使 CAP 的治疗面临许多新的困难。许多国家或地区都制定了相应的指南以规范和管理 CAP 的临床处理，指导合理用药。本章节的重点除了复习 CAP 的定义，诊断治疗的基本原则外，还希望读者重视根据病情和宿主危险因素分层处理；并结合局域病原学流调结果和药敏试验数据，制定正确的经验性抗感染治疗方案，合理应用抗生素。

【诊断要点】

1. 临床诊断

根据中华医学会呼吸病学分会 2006 年修订的社区获得性肺炎防治指南，诊断标准如下：

（1）新近出现的咳嗽、咳痰，或原有呼吸道疾病症状加重，并出现脓性痰；伴或不伴胸痛

（2）发热

（3）肺实变体征和（或）湿性啰音

（4）WBC$>10\times10^9/L$ 或 $<4\times10^9/L$，伴或不伴核左移

（5）胸部 X 线检查显示片状、斑片状浸润性阴影或间质性改变，伴或不伴胸腔积液

以上（1）～（4）项中任何一项加第（5）项，并除外肺结核、肺部肿瘤、非感染性肺间质性疾病、肺水肿、肺不张、肺栓塞、肺嗜酸性粒细胞浸润症、肺血管炎等疾病，可建立临床诊断。

在运用本诊断标准时应注意两点：第一，第（5）项是建立诊断的必需条件。第二，（1）～（4）项中任何一项加第（5）项建立临床诊断是相对简单的，而排除诊断是复杂和重要的，比如，在具有发热体征的肺栓塞初期甚至全程，被误当做 CAP，按 CAP 治疗。不仅在建立诊断之时要排除其他可引起类似临床表现的疾病，排除诊断和修正诊断的思路要贯穿疾病的全过程，尤其针对所谓"无反应性肺炎"的患者，即正规治疗后恶化或无变化的患者。

2. 实验室诊断

（1）确定病原体的方法

1）痰培养及涂片革兰染色：标本采集方便，最常用。但标本质量、送检过程、细菌实验室质控等直接影响阳性率，即使是培养结果阳性，临床医生也总是面临三种可能性：致病菌，污染菌和定植菌。要综合分析做出临床判断，并寻求微生物学家的帮助。

2）血及胸腔积液细菌培养。

3）血清学标本检测非典型病原体或呼吸道病毒特异性抗体：采集间隔 2～4 周急性期和恢复期的双份血清标本进行检测。

4）经纤维支气管镜或人工气道吸引分泌物培养。

5）经纤维支气管镜以防污染毛刷采样培养。

6）支气管肺泡灌洗液培养。

7）经胸壁细针抽吸培养。

（2）常见病原体构成

1）门诊

肺炎链球菌

肺炎支原体

流感嗜血杆菌

肺炎衣原体

呼吸道病毒

2）住院（非 ICU）

肺炎链球菌

肺炎支原体

肺炎衣原体

流感嗜血杆菌

军团菌呼吸道病毒

3）住院（ICU）

肺炎链球菌

金黄色葡萄球菌

军团菌

革兰阴性杆菌

流感嗜血杆菌

【病情判断】

1. 分层意识：几乎所有 CAP 的诊断治疗指南，都十分重视病情的最初评估和治疗场所的选择（如住院还是门诊治疗，住 ICU 还是普通病区治疗）。不能等同看待所有 CAP 患者，医师要有分层意识。通过临床经验的积累和掌握一些评分标准，能及时识别严重社区获得性肺炎（Severe community acquired pneumonia，SCAP），并选用正确的处理流程和初始治疗方案。

2. 分层标准：

（1）Ewig 有关严重社区获得性肺炎标准（AJRCCM 158（4）：1102～1108；Thorax 2004，59（5）：421～427）：存在两条主要标准中的一条（机械通气、脓毒症休克），或三条次要标准中的两条（收缩压≤90mmHg、多肺叶受累及动脉血氧分压/吸氧分数

662

PaO_2/FiO_2 比值<250)。

(2) CURB - 65 评分(Thorax 2001,56：296～301)：①呼吸频率≥30 次/分，②舒张压≤60mmHg，③年龄≥65 岁，④意识障碍。四项评价，0～4 分，满足 0 项，死亡率 1%；1～2 项，8%；3～4 项，30%。对 CURB - 65 评分≥2 分的患者应当高度重视。

(3) 肺炎严重度评分(PSI)(NEMJ 1997,336：243～250)：男性 年龄；女性年龄－10；住护理院 10。伴随疾病：肿瘤 30；肝疾患 20；充血性心力衰竭 10；脑血管病 10；肾病 10。重要体征异常：意识障碍 20；呼吸频率达 30 次/分 20；收缩压低于 90mmHg 20；体温低于 35 或高于 40 摄氏度 15；HR 大于 125 次/分 10。实验室异常：BUN≥11mmol/L 20；Na<130mmol/L 20；Glu≥250mg/dl 10；Htc<30% 10。影像学异常：胸膜渗出 10。氧合参数：pH<7.35 30；PaO_2<60mmHg 10；SaO_2<90% 10。判断标准 1 级：年龄<50，无伴随疾病，无生命体征异常；2 级：≤70；3 级：71～90；4 级：91～130；5 级：>130。4 级和 5 级考虑为严重社区获得性肺炎。

(4) 患者收入 ICU 的标准：严重社区获得性肺炎的诊断标准几乎等同于收入 ICU 治疗的标准。2007 年美国感染性疾病学会/美国胸科学会(IDSA/ATS)制订的成人 CAP 管理共识指南推荐如下标准：

主要标准

①有创性机械通气

②感染性休克，须使用血管升压类药物

次要标准

①呼吸频率≥30 次/min

②PaO_2/FiO_2≤250

③多肺段浸润

④意识模糊/定向障碍

⑤尿毒血症(BUN≥20mg/dl)

⑥白细胞减少(白细胞计数<4000/mm^3)

⑦血小板减少（血小板计数＜100000/mm³）

⑧低体温（深部体温＜36℃）

⑨低血压，须进行积极的液体复苏

具备主要标准1条或次要标准3条，建议直接收入ICU。

评分的客观标准应与医师根据相关因素（患者安全、可靠的口服用药能力，门诊治疗是否可行等）做出的判断相结合。评分有助于临床决策，但仅靠评分做出决定是不全面的。动态观察比某一时间点的评分更有助于准确地做出判断。

【治疗要点】

1. 有关初始抗感染治疗方案的建议

有关CAP的治疗，国际、国内有多种不断更新的治疗指南可供参考。近10年来的研究证明，早期起始的适当治疗的极为重要，延迟治疗可造成多种危害（病死率、住院日和总花费显著增高）。及时地给予患者正确的起始治疗十分重要。"挽救严重脓毒症运动"指南（CCM 2004，32（3）：858～873）中特别强调，一旦正确诊断了严重感染（包括严重社区获得性肺炎），应当在1小时内选用广谱而强有力的抗生素治疗方案，依据药代动力学/药效学（PK/PD）原理正确使用药物（包括足够的剂量，给药次数，点滴持续时间等等）。对CAP可选择的药物主要有三大类：β内酰胺类；大环内酯类；新型氟喹诺酮类。严重社区获得性肺炎是危及生命的重症感染，治疗方案必须能有效覆盖所有可能的致病菌。在此，依据2007年美国IDSA/ATS关于成人CAP管理的共识指南，可采用以下初始经验性抗感染治疗方案。

门诊病人

既往健康，无耐药肺炎链球菌（DRSP）危险因素：阿奇霉素（推荐度强；1级证据）；或多西环素（推荐度弱；3级证据）。

有基础疾病或近3月曾用抗生素＊：呼吸氟喹诺酮类；或β-内酰胺类＊＊联合大环内酯类。

＊按以往抗菌药物使用情况，选择不同类别的药物

＊＊阿莫西林；阿莫西林/克拉维酸；另可选：头孢曲松，头孢泊肟，头孢呋辛

对 β 内酰胺类耐药肺炎链球菌感染的危险因素有：

(1) 年龄——大于 65 岁或小于 2 岁

(2) 抗生素应用——3 个月内曾用 β 内酰胺类

(3) 酗酒

(4) 患有内科其他疾病

(5) 免疫抑制状态（疾病所致或使用免疫抑制剂治疗）

(6) 接触过托幼中心的儿童

基础疾病包括：

(1) 慢性心、肺、肝、肾疾病

(2) 糖尿病

(3) 酗酒

(4) 恶性肿瘤

(5) 无脾

(6) 免疫抑制

(7) 3 个月内应用过抗生素

对大环内酯类高度耐药肺炎链球菌感染发生率大于 25％ 的区域（高度耐药：MIC≥16μg/ml）应按有基础疾病的门诊方案治疗：呼吸氟喹诺酮类或 β 内酰胺类 ＊＊联合大环内酯类。

住院病人－普通病房

呼吸氟喹诺酮类（推荐度强；1 级证据）；或 β 内酰胺类联合大环内酯类（推荐度强；1 级证据）（推荐的 β 内酰胺类：头孢噻肟、头孢曲松、氨苄西林；部分病人可用厄他培南）。

根据病人近 3 个月内抗生素使用情况，选择上述一个方案治疗。

住院病人——ICU 病房

需要收住 ICU 的 CAP 均为重症患者，指南强调联合用药方案，即 β 内酰胺类 ＊联合阿奇霉素或氟喹诺酮类（推荐度强）。

该组患者要考虑有无假单胞菌感染因素。如果有假单胞菌感染

可能，应当选择下述三个方案之一：β内酰胺类＊＊联合环丙沙星或左氧氟沙星；β内酰胺类＊＊联合氨基糖苷类和阿奇霉素；β内酰胺类＊＊联合氨基糖苷类和抗假单胞菌氟喹诺酮类。

＊头孢噻肟、头孢曲松或氨苄西林/舒巴坦

＊＊具有抗肺炎链球菌和假单胞菌活性的头孢哌酮/舒巴坦、哌拉西林/他唑巴坦、头孢吡肟、亚胺培南或美罗培南

近年来，由于社区获得性耐甲氧西林金葡菌（CA‐MRSA）感染发病率增高，2007年IDSA/ATS指南首次在方案中提出，如考虑有CA‐MRSA感染，应加用万古霉素或利奈唑胺。

2007年IDSA/ATS指南同以往的国内外CAP指南相同，治疗方案按照患者的处所分层。分为门诊、住普通病房和住ICU三大部分。而患者的处所常取决于病情的严重程度。临床医师应参照前述的分层标准，做出病情的严重程度的判断。

2. 疗程与病情稳定标准

有关首剂给药时间，应尽量提前，强调在急诊接诊病人时，临床诊断后给予首剂抗生素。

如患者血流动力学稳定、临床症状改善，胃肠道消化吸收功能正常，可以由静脉给药改为口服给药，即静脉、口服序贯治疗。一旦患者的临床病情稳定，无其他进展性医学问题，应当考虑出院。关于停用抗菌药物的指征为：至少用药5天，退热后48～72小时，仅有≤一项的CAP相关体征未恢复正常。如起始治疗未针对目标病原菌或存在肺外感染，比如脑膜炎或心内膜炎，需考虑较长的抗感染治疗疗程。

病情稳定的标准如下：

（1）体温≤37.8℃

（2）心率≤100次/分

（3）呼吸频率≤24次/分

（4）收缩压≥90mmHg

（5）动脉血氧饱和度（SaO_2）≥90%

（6）PaO_2≥60mmHg（吸空气）

(7) 能经口进食

(8) 神志状态正常

3. 其他治疗

(1) 活化蛋白 C (Drotrecogin-α，Xigris) 的应用。

(2) 糖皮质激素的应用：指征为液体复苏后仍有持续低血压的重症肺炎，剂量为 200～300mg 氢化可的松/日，疗程不超过 7 天。注意严格控制血糖。

(3) 试用无创机械通气：其适应证为低氧血症和呼吸窘迫。1～2 小时后根据呼吸频率、氧合状况和 $PaCO_2$ 等参数评价疗效。

(4) 气管插管-有创机械通气：适用于严重低氧血症（$PaO_2/FiO_2 \leq 150$）和双侧肺泡浸润患者。对弥漫双侧肺炎或急性呼吸窘迫综合征患者，强烈推荐用低潮气量（6ml/kg 理想体重）通气策略。

学习、解读国内、外指南并及时与临床实践相结合是十分必要的。同时还应强调，任何一项国际性指南的运用都须结合局域特征；尤其须与本地区微生物流行和药敏状况相结合。不应照搬国际性指南。

4. 疗效评价

在 CAP 治疗中，制订方案和评价疗效是同等重要的。治疗 48 小时后感染病情恶化和 72 小时后无变化的患者，应考虑方案是否正确并调整治疗方案。在更换治疗方案之前，应考虑：①如选择了适当的抗菌药物，是否使用不当，如剂量不足，或用药途径、间隔时间不正确等；②诊断不是感染或是特殊感染；要全程考虑是否有诊断错误，是否为非感染疾病，如肺栓塞、肺出血、肺肿瘤等；③是否未考虑某些宿主、病原菌和治疗（抗生素）因素，如宿主为 HIV 感染者、军团菌感染、化学性肺炎等；④是否发生了并发症，如肺脓肿等。接受起始正确抗生素治疗的患者，第一周临床参数的改善最为明显。7 天的抗生素治疗后，体温、血白细胞、氧合等方面较少有进一步的改善。前 3 天临床肺部感染评分的改善与住院生存率相关。缺乏临床改善，尤其缺乏动脉氧合，预示死亡率的增加。还应强调，评价抗感染疗效的同时，对重要器官功能的评价十分重要。患者是一个整体，抗生素不是唯一的治疗。

"无反应性肺炎"是 2007 美国 IDSA/ATS CAP 指南的一个新专题。其定义为：经抗生素治疗后临床症状改善不充分的肺炎，症状恶化或症状无变化。发生的原因有感染因素、非感染因素和病因不明三方面。无反应性肺炎的对策包括：升级治疗、诊断试验和治疗转变。

【预防要点】

CAP 预防主要有流感疫苗的接种（如针对所有大于 50 岁的人群；有出现流感并发症的危险因素；健康相关工作人员）和特殊人群（如大于 65 岁老年人；具有心、肺、肝、肾等疾病患者；糖尿病患者；酗酒者或肝脾缺如患者给予）肺炎球菌多糖疫苗的接种。

CAP 虽然是一种常见病，参照指南选择抗生素治疗方案也较简单，但诊断和鉴别诊断、病情严重度评估、高危因素识别、病原学推断、疗效评价等临床过程是非常复杂而个体化的。临床医师须在实践中学习、思考、总结和提高。

（陈旭岩）

第 92 章　慢性阻塞性肺疾病急性加重

【概述】

慢性阻塞性肺疾病（chronic obstructive pulmonary disease, COPD）是一种具有气流受限特征的肺部疾病，气流受限不完全可逆，呈进行性发展。确切的病因还不十分清楚，但认为与肺部对有害气体或有害颗粒的异常炎症反应有关。病因因素包括，吸烟、职业性粉尘和化学物质、空气污染、感染等。病理改变主要表现为慢性支气管炎及肺气肿的病理变化，支气管黏膜上皮细胞变性、坏死，溃疡形成。纤毛倒伏、变短、不齐、粘连，部分脱落。有各类炎性细胞浸润，以浆细胞、淋巴细胞为主，急性加重期可见到大量中性粒细胞。肺气肿的病理表现可见肺过度膨胀，弹性减退。外观灰白或苍白，表面可见多个大小不一的大泡。病理生理方面，早期大气道功能多正常，有些患者显示小气道功能异常；随着疾病发展，气道阻力增加、气流受限成为不可逆，肺通气功能明显。肺气肿晚期，肺泡及毛细血管大量破坏、丧失，弥散面积减少，产生通气与血流比例失调，使换气功能发生障碍。通气和换气功能障碍可引起缺氧和二氧化碳潴留，发生不同程度的低氧血症和高碳酸血症，最终出现呼吸功能衰竭。

【诊断要点】

COPD 与慢性支气管炎和肺气肿密切相关。慢性支气管炎是指支气管壁的慢性、非特异性炎症。如患者每年咳嗽、咳痰 3 个月以上，连续 2 年或更长，并可以除外其他已知原因的慢性咳嗽，可以诊为慢性支气管炎。肺气肿则指肺部终末细支气管远端气腔出现异常持久的扩张，并伴有肺泡壁和细支气管的破坏而无明显的肺纤维化，肺泡及其组成部分的正常形态被破坏和丧失。当慢性支气管炎或（和）肺气肿患者肺功能检查出现气流受限并且不能完全可逆时，则诊断 COPD。需要特别强调的是，如患者只有慢性支气管炎或（和）肺气肿，而无气流受限，则不能诊断 COPD。

COPD 急性加重的诊断依据：

根据《临床诊疗指南-呼吸病学分册》（中华医学会编著，人民卫生出版社），《COPD 诊治指南（2007 年修订版)》（中华医学会呼吸病学分会，慢性阻塞性肺疾病学组）

1. 有慢性阻塞性肺疾病病史。

2. 出现超越日常状况的持续恶化，并需改变常规用药者。

3. 患者短期内咳嗽、咳痰、气短和（或）喘息加重，痰量增多，或痰的性状发生改变，可伴发热等炎症明显加重的表现。

检查项目：

1. 血常规中血红蛋白及红细胞可增高，血细胞比容增大。合并感染时，常见血白细胞增高，核左移。

2. 肝肾功能、电解质、凝血功能、D-二聚体（D-dimer）、血沉、C 反应蛋白（CRP），感染性疾病筛查（乙肝、丙肝、梅毒、艾滋病等）。心电图、B 超。

3. 血气分析：低氧血症，伴或不伴有高碳酸血症。典型的病例呈现 2 型呼吸衰竭。

4. 胸部正侧位片：肺纹理增粗、紊乱及肺气肿改变。并发肺源性心脏病时，可见右心增大，肺动脉圆锥膨隆，右下肺动脉增宽等。

5. 根据患者病情进行：胸部 CT、超声心动图、下肢静脉超声。

6. 病原学检查。引起 COPD 急性加重的原因很多，有些并不确切。包括环境、过敏、感染等多种诱因，感染并非唯一。引起急性加重的常见致病原有流感嗜血杆菌、肺炎链球菌、卡他莫拉菌、肺炎支原体、肺炎衣原体及肺炎克雷伯菌等。

7. 肺功能检查。是判断气流受限的主要客观指标，对 COPD

诊断、严重度评估、预后及治疗反应等有重要意义。①第一秒用力呼气容积占用力肺活量百分比（FEV1/FVC）是评价气流受限的敏感指标。②第一秒用力呼气容积占预计值百分比（FEV1％预计值），是评估 COPD 严重程度的良好指标。③吸入支气管舒张药后 FEV1/FVC＜70％及 FEV1＜80％预计值者，可确定为不能完全可逆的气流受限。

【治疗要点】

根据《临床诊疗指南-呼吸病学分册》（中华医学会编著，人民卫生出版社），《COPD 诊治指南（2007 年修订版）》（中华医学会呼吸病学分会，慢性阻塞性肺疾病学组）。

一、稳定期治疗

1. 戒烟。
2. 一般治疗：长期家庭氧疗，休息等。
3. 对症治疗：止咳、化痰等。

二、急性加重期治疗

1. 根据病情严重程度决定门诊或住院治疗并选择治疗方案。
2. 必要时行气管插管和机械通气（见相关章节）。
3. 处理各种并发症。
4. 支气管舒张药。β_2 肾上腺受体激动剂：沙丁胺醇气雾剂 2 喷/次，3 次/日；特布他林气雾剂同样有效。抗胆碱药：异丙托溴铵气雾剂，起效较沙丁胺醇慢，持续 6～8 小时，2～4 喷/次，3～4 次/天。茶碱类：0.25g 氨茶碱加入 250ml 液体中静点，2 次/天。
5. 祛痰药。盐酸氨溴索每次 30mg，每日 2～3 次。羧甲司坦 0.5g，每日三次。
6. 糖皮质激素。对需住院治疗的急性加重期患者可考虑口服泼尼松龙 30～40mg/d，也可静脉给予甲泼尼龙。连续 5～7 天。
7. 抗菌药物

①伴痰量增加、脓性痰和气急加重等提示可能存在细菌感染的患者，可应用抗菌药物。

②应选用能覆盖流感嗜血杆菌、肺炎链球菌、卡他莫拉菌、肺炎支原体、肺炎衣原体及肺炎克雷伯菌等革兰阴性杆菌的抗菌药物。

③对疗效不佳的患者可根据痰液培养和药敏试验结果调整用药。

④轻症患者给予口服药，病情较重者可用注射剂。

表 92 - 1　慢性支气管炎急性发作的病原治疗

病原	宜选药物	可选药物	备注
流感嗜血杆菌	氨苄西林，阿莫西林，氨苄西林/舒巴坦，阿莫西林/克拉维酸	复方磺胺甲恶唑，第一、二代口服头孢菌素，氟喹诺酮类	10%～40%菌株产酶
肺炎链球菌青霉素敏感青霉素中介及耐药	青霉素第三代头孢菌素	阿莫西林，氨苄西林氟喹诺酮类	青霉素耐药率（中介及耐药）在 10%～40%左右
卡他莫拉菌	复方磺胺甲恶唑，第一、二代口服头孢菌素	氟喹诺酮类，阿莫西林/克拉维酸，氨苄西林/舒巴坦	约 90%菌株产酶
肺炎支原体	大环内酯类	多西环素，氟喹诺酮类	
肺炎衣原体	大环内酯类	多西环素，氟喹诺酮类	
肺炎克雷伯菌等肠杆菌科细菌	第二代或第三代头孢菌素	氟喹诺酮类	

【预防要点】

戒烟，控制职业和环境污染，减少有害气体或有害颗粒的吸入。流感疫苗、肺炎链球菌疫苗对于防止 COPD 患者反复因为感染加重可能有益。积极防治婴幼儿和儿童期的呼吸系统感染，有助于减少成年后 COPD 的发生。适当体育锻炼，增强体质，注意营养，提高机体免疫力。对于 COPD 高危人群（如长期吸烟）应倡导定期肺功能监测，以期早发现早干预。

（陈旭岩）

第 93 章　肺性脑病

【概述】

肺性脑病（pulmonary encephalopathy，PE），又称肺气肿脑病、肺心脑病、二氧化碳麻醉等，从严格意义上讲，它自身不是一种疾病，是因为各种急慢性呼吸系统疾病引起肺通气和（或）换气功能障碍，发生呼吸功能衰竭，导致低氧血症和（或）高碳酸血症而表现出各种神经精神症状的一种临床综合征，是呼吸系统疾病发展加重的一个阶段。

【诊断要点】

1. 存在能够引起低氧血症和（或）高碳酸血症的原发病。其中以慢性阻塞性肺疾病急性加重为最常见。

2. 精神神经症状：早期可表现为头痛、头昏、记忆力减退、精神不振、工作能力降低等症状。继之可出现不同程度的意识障碍，轻者呈嗜睡、昏睡状态，重则昏迷。主要系缺氧和高碳酸血症引起的二氧化碳麻醉所致。此外还可有颅内压升高、视神经乳头水肿和扑击性震颤、肌阵挛、全身强直-阵挛样发作等各种运动障碍。精神症状可表现为兴奋、不安、言语增多、幻觉、妄想等。

3. 排除其他肺外原因引起的神经、精神障碍。

4. 辅助检查：

①针对原发病的检查：如胸部影像学，肺功能检查等。

②血气分析可见 $PaCO_2$ 增高，二氧化碳结合力增高，标准碳酸氢盐（SB）和剩余碱（BE）的含量增加及血 pH 值降低。

③脑脊液压力升高，红细胞增加等。

④脑电图呈不同程度弥漫性慢性波性异常，且可有阵发性变化。

⑤排除肺性脑病诊断的检查：比如头颅 CT，超声心动图，药物毒物检测等。

【治疗要点】

主要包括解除诱发因素、治疗基础疾病、维持机体内环境稳定以及重要器官的功能支持。患者需要收住院积极治疗，必要时收入重症监护病房，治疗原则是及时纠正缺氧、改善通气、纠正酸碱失衡及电解质紊乱和尽快消除诱因等。

1. 严密监测患者、保护患者，尤其关注有意识障碍患者的气道安全，避免误吸窒息的发生。未接受气管插管呼吸支持的患者，切忌使用镇静安眠药物，以免影响通气功能，加重二氧化碳潴留进而加重肺性脑病。

2. 建立通畅气道：采取各种措施保持呼吸道畅通。如用多孔导管吸出口腔、咽喉部分泌物或胃内反流物，必要时插胃管做胃肠减压排气。意识障碍患者避免经口腔进食，可采用鼻饲喂养，但同样也要严密观察，注意体位，防止反流。

3. 确定并治疗诱发因素，包括解除气道梗阻，化痰排痰，解痉平喘。急性发病患者，务必首先排除上气道梗阻，包括使用纤维喉镜或气管镜。用溴己新或氨溴索类黏痰溶解药雾化或静脉滴注。支气管痉挛者应用 β_2 受体激动剂和抗胆碱药喷雾或雾化吸入，必要时可以使用糖皮质激素口服、雾化吸入乃至静脉用药。

4. 呼吸兴奋剂的合理应用：呼吸兴奋剂刺激呼吸中枢或周围化学感受器，增强呼吸驱动，增加呼吸频率和潮气量，改善通气；与此同时，患者的氧消耗量和 CO_2 产生量亦相应增加，故要权衡利弊使用并掌握适应证和禁忌证。如安眠药过量、睡眠呼吸暂停综合征等，系中枢呼吸抑制为主，呼吸兴奋剂疗效较好。但慢性阻塞性肺病呼衰、呼吸肌疲劳导致的低通气等情况，得失取决于其病理生理基础。而肺炎、肺水肿、ARDS 和肺广泛间质纤维化等以换气功能障碍的呼衰,呼吸兴奋剂有弊无益,应属禁忌。

5. 控制感染:务必重视病情、推断可能的致病菌并评价耐药菌危险因素,根据患者原发疾病、结合局域病原学流行状况和细菌耐药特点、参照指南和推荐制定正确的个体化抗感染方案。呼吸道感染常用药物有 β-内酰胺类、氟喹诺酮类和大环内酯类。详细参照相应章节。

6. 改善一般状况,加强营养支持治疗,纠正酸碱平衡障碍和水电解质紊乱。

7. 机械通气:参照相应章节。包括无创机械通气和有创机械通气。前者需更加严密观察和加强护理,不适用于有严重精神、神经障碍的患者,也不适宜气道分泌物多的患者。机械通气是治疗肺性脑病非常重要而有效的手段,但其主要目的是呼吸功能支持、缓解肺性脑病症状的同时争取时间治疗原发病。从上机开始就要关注尽早脱机的问题并做相应的准备,不过度使用镇静药物、有日间醒觉医嘱,加强营养支持,尽可能避免使用神经肌肉阻滞剂。

8. 肺性脑病脑水肿的治疗:主要机制是高碳酸血症及酸中毒导致脑血管扩张,血流量增加,颅内压增高。关键性治疗仍是体内 CO_2 的排出,同时根据病情可以使用甘露醇等降低颅内压,静脉点滴糖皮质激素。亦有文献支持纳洛酮、醒脑静等药物的使用。

特别强调:肺性脑病是多种呼吸系统疾病发生或进展的肺外表现,其根本性治疗是针对原发肺疾病的治疗,以有效纠正低氧血症和高碳酸血症为宗旨。

【预防要点】

1. 加强锻炼,提高机体抵抗力,预防感冒和其他呼吸道感染。高危人群接种流感和肺炎疫苗。

2. 加强对原发病的防治,控烟戒烟,阻止疾病向呼吸衰竭

676

进展。

3. 慢性呼吸衰竭由代偿转入失代偿的直接诱因常为环境因素和呼吸道感染，因此避免诱病环境，并且一旦发生感染及时使用敏感抗菌药物。

（陈旭岩）

第94章 肺栓塞

【概述】

肺栓塞（pulmonary embolism，PE）是指内源性或外源性栓子阻塞肺动脉或其分支引起肺循环和呼吸功能障碍，以突发胸痛、呼吸困难、咯血、晕厥和猝死等为主要表现的一种常见致命性临床综合征，包括肺血栓栓塞（pulmonary thromboembolism，PTE）、脂肪栓塞（fat embolism）、羊水栓塞（amniotic fluid embolism）和空气栓塞（gas embolism）症等，PTE 为 PE 最常见类型，通常所称的 PE 即指 PTE。PE 后引起肺组织坏死、出血为肺梗死（Pulmonary Infarction，PI），约占 PE 患者的 10%～15%。下肢深部静脉血栓（deep venous thrombosis，DVT）是 PE 常见原因。DVT、PTE 和 PI 可视为同一疾病的不同发展阶段。本病病死率高，约 15% 猝死患者为 PE 所致。在美国，PE 病死率居第三位。

【诊断思路】

虽然临床上 PE 常见，但由于其有时发病隐匿、表现多变和复杂，临床上常易漏诊和误诊。因此，遇有高危因素和相关表现的患者应首先考虑到 PE，并进行相关检查，才有可能进行诊断。

一、有无高危因素

大多数 PE 患者至少有以下一种高危因素。

1. 年龄　约 90% 以上致命性 PE 患者年龄超过 50 岁，50～60 岁为易发年龄。

2. 长期卧床　骨骼疾病、瘫痪或大手术等长期卧床时，静脉血流缓慢、淤滞，易发生血栓。

3. 有心肺疾病史　有资料显示，53％的 PE 患者有慢性肺心病，25％～50％有急性心肌梗死、心房颤动或心力衰竭。

4. 创伤　下肢和髋骨或骨盆骨折、大面积软组织损伤或烧伤患者。

5. 妊娠和分娩　长期服避孕药、妊娠期妇女易发生 PE，产后发病率最高，分娩期易发生羊水栓塞。

6. 肿瘤　肺癌、消化道肿瘤、绒癌或白血病等患者可并发 PE。

7. 肥胖和严重下肢静脉曲张　也易发生 PE。

二、症状和体征

PE 患者症状和体征与栓子大小、栓塞部位、发生速度和患者基础心、肺功能及健康状态有关。

1. 症状　30％～50％肺血管床栓塞后症状明显。较小栓子阻塞肺远端小血管时易发生 PI，表现呼吸困难、胸膜炎性胸痛和咯血。较大肺动脉栓塞时常发生晕厥或休克，50％～60％患者有恐怖或濒死感。

2. 体征　体温正常或升高（>37.8℃），呼吸加快，脉搏增速（>100 次/min）。患侧肺部可有湿啰音、哮鸣音、胸膜摩擦音。慢性 PE 引起严重肺动脉高压时可出现右心衰竭体征，如颈静脉充盈和异常搏动、心包或胸腔积液征。发生低血压或休克易致猝死。

三、下肢 DVT

70％～90％急性 PE 源于 DVT 血栓脱落，下肢 DVT 存在对诊断 PE 有重要意义。下肢 DVT 有患肢肿胀、疼痛、压痛和皮肤色素沉着，活动后患肢肿胀加重，甚至溃烂，部分患者也可无明显体征。

四、诊断性检查

（一）实验室检查

1. 血浆 D-二聚体测定　D-二聚体不同检查方法对诊断准确性影响很大，酶联免疫吸附法（ELISA）测定结果较为可靠。血浆 D-二聚体是交联纤维蛋白降解产物。血栓形成 72 小时内发生纤维蛋白溶解，血浆 D-二聚体浓度升高，其血浆浓度与栓子大小相关。血浆 D-二聚体测定对 PE 诊断敏感性高，特异性较低，常用作排除性诊断指标。约 90% 以上 PE 患者血浆 D-二聚体水平＞500μg/L，如果患者血浆 D-二聚体＜500μg/L 时，可除外急性 PE。手术、组织损伤、心肌梗死、脓毒症和妊娠时血浆 D-二聚体含量也可升高。

2. 血 LDH 及 CPK　PE 患者血 LDH 及 CPK 水平可升高，其增高水平与 PE 面积大小有关，但非特异。

3. 动脉血气分析　15%～20% 肺动脉血管床堵塞可出现血氧分压下降。动脉血气分析显示低氧血、低碳酸血、呼吸性碱中毒和肺泡-动脉血氧分压（$P_{A-a}O_2$）差增大。P_aO_2＞80mmHg、无低碳酸血和 $P_{A-a}O_2$ 正常时，PE 可能性不大。

（二）心电图检查　PE 患者可表现窦性心动过速、新发心房颤动或心房扑动；急性大面积或次大面积 PE 患者发病数小时后出现电轴右偏、肺型 P 波、$S_I Q_{III} T_{III}$（即 I 导联 S 波变深、III 导联出现深的 Q 波和 T 波倒置，常于数周内消失）、II、III、aVF 导联 S-T 段及 T 波改变或右胸前导联 S-T 段抬高、T 波倒置、完全右束支传导阻滞和其他不同程度心律失常。

（三）影像学检查

1. 超声心动图　经胸或食管超声心动图能间接或直接提示 PE 诊断。①间接征象-右心负荷增重征：右心室和/或右心房扩大，左室径变小，室间隔左移及矛盾运动，右心室壁局部运动幅度降低，近端肺动脉内径增加和肺动脉压增高，下腔静脉扩张，三尖瓣反流速度增加等；②直接征象-右心或肺动脉近端血栓：右心或主肺动脉和左、右肺动脉主干内蛇样运动的活动组织或无蒂、致密的不活动组织回声。经食管超声心动图发现 PE 的阳性率高于经胸超声心动图。

2. 血管超声检查　DVT 常并发 PE，发现 DVT 可提示 PTE。彩色多普勒超声波检查诊断 DVT 简便易行，深部静脉系统超声波检查作为 DVT 的主要诊断标准。大约半数 PE 患者没有 DVT 的影像学证据，因此，如果高度怀疑 PE 时，即使超声波检查未发现 DVT，也应继续进行相关 PE 检查。

3. 胸部 X 线　PE 患者多在发病后 12～36h 或数天内出现胸部 X 线异常，典型表现为肺动脉分支血管栓塞后原供血区域出现肺纹理减少及局部肺透亮度增加（或称 Westermark 征）；肺梗死患者胸部 X 线检查可见膈上出现尖端凸向肺门、底边朝向胸膜的楔形阴影（或称 Hampton 征），也可见到带状、球状、半球状肺梗死阴影，或呈肺不张影。慢性 PE 患者胸部 X 线可见肺动脉段凸出、主肺动脉扩张、右下肺动脉横径增宽和右心室扩大影像。有的因患侧肺容积缩小导致膈肌抬高、纵隔和气管向患侧移位。约 30％的 PE 患者可见胸腔积液征。

4. 肺 CT 扫描　肺 CT 检查对亚段 PE 诊断价值不大。螺旋 CT 和电子束 CT 造影能够发现肺段以上肺动脉栓子，尚能清楚显示 PTE 部位、形态、血管腔内受损状况及与血管壁关系，有确诊价值。PTE 直接征象为肺动脉内半月或环形充盈缺损、部分或完全阻塞；间接征象为主肺动脉及左右肺动脉血管扩张、血管断面细小、缺支和 PI 灶等。螺旋 CT 造影对亚段 PTE 诊断价值有限，电子束 CT 扫描能在数秒内获得清晰肺动脉图像，完全消除呼吸和心搏产生的伪影，直接显示肺段、亚段和小分支血管栓塞，其时间和密度分辨率较高。

5. 磁共振成像（magnetic resonance imaging，MRI）　MRI 可识别新旧血栓，不能识别段以下 PE，对主肺动脉和左右肺动脉主干栓子有诊断价值，尚能用于评价盆腔脉管系统及腔静脉系统血栓和妊娠患者 PE 诊断检查。增强磁共振肺动脉造影（enhanced magnetic resonance pulmonary angiography，MRPA）诊断 PE 的敏感度为 100％，特异度为 95％，并可显示外周肺动脉血栓，但易受呼吸和心搏影响，成像时间长，不适用于急危重症患者检查。磁共振肺灌注成像（magnetic resonance pulmonary perfusion imaging）　采用静脉注入顺磁性对比剂（钆喷酸葡胺，Gd-DTPA），首过时间观察内肺组织灌注情况。该方法成像时间短，无创伤，无辐射，重复性好，能在平静呼吸时进行检查，空间和时间分辨力较高，结合 MR 通气技术能提高诊断准确性。

6. 核素肺通气/灌注扫描（ventilation-perfusion scans，V/Q扫描）　核素肺 V/Q 扫描是 PE 重要诊断方法，肺灌注扫描最佳时间为急性 PE 发生后 72h 内，用于疑似 PE 患者的筛选检查。其临床意义在于：①PE 的典型征象呈肺段分布的肺灌注缺损，而肺通气扫描正常，V/Q 扫描不匹配，或胸部 X 线无异常；②核素肺 V/Q 扫描异常时不能诊断 PE；③肺灌注扫描正常时无须做肺通气扫描；④核素肺 V/Q 扫描正常可排除 PE。由于肺灌注扫描异常部位与血管造影异常部位相对应，可作为选择性肺动脉血管造影时参考。

7. 肺动脉血管造影　肺动脉血管造影在 PE 发生 72h 内诊断价值最大，是诊断 PE 的"金标准"和参比方法，能发现 1~3mm 的栓子，显示血管堵塞部位、范围、程度、侧支循环及肺静脉功能状态。造影诊断可见：①肺动脉充盈缺损；②肺动脉截断现象；③某一肺区血流减少。①、②两项具有诊断价值。肺动脉血管造影为有创性检查，可发生致命性并发症，临床上不常用，应严格掌握适应证。大块 PE 急需手术者首选肺动脉血管造影检查。

【诊断和鉴别诊断】

对于任何突发胸痛和呼吸困难患者都应首先怀疑 PE，如存在危险因素，再结合辅助或诊断检查确定诊断。PE 应与急性肺炎、胸膜炎、气胸、急性心肌梗死和左心衰、主动脉夹层、自发性食管破裂、急性胆囊炎或胰腺炎鉴别。慢性阻塞性肺部疾病患者伴 PE 时容易误诊。

【处理原则】

PE 治疗目的是进行复苏，挽救生命，阻止疾病发展，稳定病情，力争恢复栓塞的肺血管再通。

一、一般处理

1. 重症监护治疗　大面积 PE 或血流动力学状态不稳定者应收入重症监护治疗病房（ICU）。最初 48 小时应连续监测血压、心率、呼吸、心电图、中心静脉压和动脉血气等。

2. 氧疗　鼻导管或面罩吸氧，保证血氧饱和度在 95％以上。

3. 镇痛　为使患者镇静、止痛，必要时静脉或肌注吗啡或哌替啶。

4. 抗休克治疗

（1）恢复有效循环容量　低血压患者静脉输注生理盐水，无效时，测定中心静脉压或放置 Swan-Ganz 导管。

（2）血管活性药　通过血流动力学监测指导选择血管活性药（多巴胺、多巴酚丁胺或去甲肾上腺素）。血管活性药物无效时，静脉应用大剂量糖皮质激素，维持平均动脉血压＞80mmHg，心脏指数＞2.5L/min·m^2 及尿量＞50ml/h。并尽可能纠正引起低血压的心律失常，如心房扑动或心房颤动等。

5. 改善呼吸　严重低氧血症患者可经鼻或面罩行无创机械通气，或经气管内插管机械通气治疗。避免气管切开，防止溶栓或抗凝时局部严重出血。有支气管痉挛者应用氨茶碱、二羟丙茶碱（喘定）或酚妥拉明静脉滴注，有解除支气管痉挛和扩张肺血管作用。阿托品或山莨菪碱稀释后缓慢静脉滴注能缓解肺血管痉挛，降低肺动脉压。吸入一氧化氮可以降低肺动脉压、增加心排血量，改善氧合。

6. 抗生素　为预防肺内感染和治疗静脉炎，据情选用抗生素。

二、抗凝治疗（anticoagulation）

对高度怀疑或病情稳定（包括高龄）PE 患者首先立即给予抗凝治疗，防止血栓形成和扩大。抗凝治疗应个体化，但至少 6 个月。

1. 常用抗凝药 有华法林（Warfarin，Coumadin）、肝素和低分子肝素（low molecular weight heparin，LMWH，enoxaparin 或 Lovenox））。PE 一经诊断，立即给予口服华法林，同时注射 LMWH。理论上 LMWH 优于标准肝素，其特点为：①皮下注射生物利用度高；②$t_{1/2}$ 长；③抗凝疗效较好，且与体重有较高的相关性；④出血并发症少；⑤每日注射 1～2 次，无需实验室监测。静脉输注较间断静脉弹丸注射更为安全有效，能有效预防新血栓形成。应用 LMWH 时，应同时给予华法林治疗，疗程 6 个月以上。抗凝药不能治疗已形成的栓子。

2. 抗凝治疗监测 抗凝治疗过程中，应监测部分凝血活酶时间，抗凝强度的国际化比率（international normalized ratio，INR）应保持在正常对照值的 2～3 倍。

三、溶栓治疗

溶栓治疗（thrombolytic therapy）迅速溶解血栓，恢复肺组织灌注，缓解肺动脉高压，逆转右心衰竭，降低病死率，减少慢性血栓栓塞性肺动脉高压的发生率。溶栓治疗愈早愈好，起病 48h 内溶栓疗效最大，2 周内治疗仍有一定作用。溶栓药物治疗后，开始静脉输注肝素，维持 APTT 为对照组的 2～3 倍。

1. 溶栓药物

（1）链激酶（streptokinase） 链激酶与纤溶酶原按 1：1 比率结合成链激酶-纤溶酶原复合物发挥纤溶活性，对纤维蛋白降解无选择性。链激酶为异种蛋白，具有抗原性，用药前肌肉注射苯海拉明或地塞米松，防止发生过敏反应。用药后至少 6 个月内不能再应用。常用方案：①链激酶 25 万 U 静脉注射（30min），继之 24h 静脉滴注（10 万 U/h）；或②链激酶 150 万 U，静脉输入 1h 以上。

（2）尿激酶（urokinase） 尿激酶是从人尿或肾细胞组织培养液中提取的一种双链丝氨酸蛋白酶，能将循环血液中纤溶酶原转变成纤溶酶发挥溶栓作用。尿激酶对纤维蛋白降解无选择性，无抗原性，不引起过敏反应。常用方案：①尿激酶负荷量 4400IU/kg，静脉注射 10min，继之以 4400IU/（kg·h）静脉滴注 12～24h；或②尿激酶 20000IU/kg 静脉滴注 2h。

（3）阿替普酶（重组组织型纤溶酶原激活剂，rt-PA）　rt-PA 选择性激活血栓中与纤维蛋白结合的纤溶酶原使血栓溶解，对全身性纤溶活性影响较小，安全性高，没有抗原性。推荐方案：rt-PA50～100mg 静脉滴注 2h。

（4）瑞替普酶（Reteplase，r-PA）　为二代重组组织纤溶酶原激活剂。10U 静脉注射 2min，继之 10U 静脉输注 30min。

尿激酶或链激酶溶栓期间勿需同时应用肝素，对以 rt-PA 溶栓时是否需停用肝素无特殊要求。溶栓治疗后，每 2～4h 测定凝血酶原时间（PT）或活化部分凝血酶时间（APTT），其测定值低于正常值 2 倍时，重新开始规范肝素治疗。

2. 适应证　①大面积 PTE（栓子阻塞肺动脉主干或相当于二支肺叶动脉以上时称大面积 PTE，小于此者称次大面积 PE）伴血流动力学不稳定，循环或呼吸衰竭者；②原有心肺疾病的次大面积 PTE 引起循环衰竭者；③血流动力学稳定、UCG 提示右心室功能不全的次大面积 PTE 是否溶栓尚有争议。

3. 禁忌证　绝对禁忌证：活动性内出血、近期自发性颅内出血。相对禁忌证：2 周内大手术、严重创伤、妊娠和分娩、器官活检或不能压迫止血部位的血管穿刺、2 个月内缺血性卒中、重度高血压（收缩压＞180mmHg，舒张压＞110mmHg）、严重肝肾功能不全、感染性心内膜炎、出血性视网膜病、动脉瘤、左心房血栓、心包炎和出血性疾病等。对大面积 PTE，上述绝对禁忌证应视为相对禁忌证。

4. 并发症　溶栓疗法最重要的并发症是出血，发生率为 5%～7%。以颅内出血最为严重，发生率约 1.2%，病死率达 50%。对于溶栓治疗中出现不明原因的休克患者，应注意到隐匿性腹膜后出血。链激酶过敏反应多见，其他不良反应为发热、低血压、恶心、呕吐、肌痛和头痛等。

四、手术治疗

1. **肺动脉血栓摘除** 用于急性大块肺栓塞伴收缩压<100mmHg 或休克、中心静脉压增高、肾衰竭，有溶栓和抗凝禁忌证或溶栓及其他内科治疗无效时；右、左心房或右心室内大量血栓或血栓有脱落危险者。

2. **导管破碎肺血栓** 用于急性大面积 PE 伴休克或溶栓和抗凝禁忌者，可同时局部溶栓。

五、肺动脉高压治疗

慢性反复 PE 引起的肺动脉高压约占 PE 的 1%～5%。肺动脉高压起病缓慢或隐匿，临床表现类似原发性肺动脉高压。治疗包括吸氧、血管扩张药、强心、利尿、口服抗凝药。对严重慢性栓塞性肺动脉高压者，如栓子阻塞部位为肺动脉近端，静息肺血管阻力大于 300dyn/s. cm^{-5}，且无合并肾病、冠心病、血液系统疾病、严重间质性肺病或脑血管病时，可行肺动脉血栓内膜切除术（pulmonary thromboendarterectomy）。上述治疗无效者可行肺移植手术。

六、DVT 治疗

卧床休息、抬高患肢、抗凝、抗炎及应用抗血小板集聚药等。对溶栓治疗意见尚不一致。

【预后和预防】

1. **预后** 虽然急性 PE 患者的血栓有的可自行溶解消失，但病死率高达 38%，未及时治疗组较治疗组病死率高 5～6 倍。半数死亡患者死于发病后 1h 内，3/4 死于 2h 内。平素健康者，50% 以上肺血管床栓塞可致死；有心肺疾病者发生急性 PE 时常无典型征象，仅出现为心、肺功能恶化，较小 PE 也可致死。

2. **预防** ①鼓励术后及长期卧床患者抬高下肢、主动或被动增加下肢活动，避免血栓形成；②下肢 DVT 者，适当抬高下肢，或穿弹性长袜，促进静脉回流。可给予肝素或华法林抗凝、抗血小板集聚药等；③对多次复发性 PE 或有抗凝、溶栓治疗禁忌证及 DVT 需要导管处理者，经皮放置下腔静脉滤器（inferior vena caval filter）能有效预防 DVT 栓子脱落再发 PE 或猝死。

（柴艳芬）

第十三篇

心血管系统疾病急诊

第95章　急性冠状动脉综合征

【概述】

急性冠状动脉综合征（acute coronary syndrome，ACS）是指冠状动脉管腔内完全或不完全闭塞性血栓形成病理基础的一组临床综合征，包括不稳定型心绞痛（unstable angina，UA）、非 ST 段抬高型心肌梗死（non - ST elevated myocardiac infarction，NSTEMI）、ST 段抬高型心肌梗死（ST elevated myocardiac infarction，STEMI）。其机制是冠状动脉（冠脉）粥样硬化斑块是由富含脂质的粥样物质与其表面上的纤维帽组成，由于斑块内脂类物质含量高，病变部位易破损，而导致血栓形成，其共同的病理生理基础是在多种因素作用下由"稳定斑块"向"不稳定斑块"衍变，导致冠状动脉粥样斑块破裂或糜烂，并在斑块破裂的变化过程中形成血栓，对冠状动脉所供血心肌产生不同程度的临床影响。

不稳定心绞痛患者是由于动脉斑块结构急剧变化，冠脉血流减少，使心绞痛加重。静息心绞痛可能是由于斑块部位发生一过性血栓性血管闭塞所致，这种血栓通常不稳定，有时仅持续 10～20s。另外，血小板释放的血管活性物质、凝血酶的血管收缩作用及血管内皮舒张功能障碍，都可能减少冠状动脉血流。非 ST 抬高心肌梗死患者所形成血栓阻塞更持久，可达 1h。仅有 1/4 非 ST 抬高心肌梗死患者血管闭塞达 1h 以上，但此时有侧支循环形成。由于血栓自溶，血管收缩的解除及侧支循环的建立可限制心肌缺血时间，是阻止 ST 抬高心肌梗死的重要因素。ST 抬高心肌梗死患者由于较大的斑块裂隙导致固定、持久的血栓形成，使心肌灌注突然中断超过 1h，从而出现心肌坏死。某些冠心病猝死患者，其原因可能是冠状动脉病变进展迅速，斑块破裂并继发血栓而又无例支循环建立，导致缺血性、致死性室性心律失常。

ACS首先使用在1996年发表的《ACC/AHA急性心肌梗死治疗指南》中，强调了易损和高危动脉粥样斑块致急性缺血事件的概念。90％以上STEMI、35％～75％UA或NSTEMI冠脉造影可见血栓形成，心脏性猝死多数可由ACS所致，在大多数成人中，ACS可能是心脏性猝死或心绞痛的最主要原因。对ACS的认识不能仅局限于临床和病理的表现，应对整个临床病理过程中，冠脉粥样斑块、血液及心肌易损性的危险程度进行总评估，对ACS患者总的危险进行计分和分层；不仅要评价人群的远期预后，更要对个体近期的危险预警，以及可量化地评估其近期发生ACS的危险性。

第一节　不稳定型心绞痛和
非ST段抬高心肌梗死

【诊断思路】

临床特征

一、不稳定心绞痛（UA）的临床表现

1. 发作性胸痛的特点

（1）部位：胸骨体上段或中段后或心前区，常向左臂内侧、左肩放射，也可放散到上腹或下颌部；

（2）性质：压迫感、压榨样、紧缩性，偶伴恐惧、濒死感，或胸部憋闷感；

（3）原为稳定型心绞痛，在一个月内疼痛发作的频率增加，程度加重、时间延长、诱发因素变化，硝酸类药物难以缓解；

（4）一个月之内新发生的心绞痛，较轻的负荷诱发；休息或轻微活动即可诱发，发作时ST段抬高；

2. 体征：可伴面色苍白、出冷汗、乏力，血压升高、心率增快。

3. 心电图表现：ST段压低≥0.05mV，或出现与心肌缺血相

692

关 T 波变化，T 波倒置，可无明显变化。

4. UA 的危险分层

（1）UA 临床危险分层（表 95 - 1）。

表 95 - 1　UA 临床危险分层

	心绞痛类型	发作时 ST 段下降幅度（mm）	持续时间（min）	TnI 或 TnT
低危组	初发、恶化劳力型，无静息时发作	≤1	＜20	正常
中危组	A：1 个月内出现的静息心绞痛，但 48 小时内无发作者 B：梗死后心绞痛	＞1	＜20	正常或轻度升高
高危组	A：48 h 内反复发作心绞痛 B：梗死后心绞痛	＞1	＞20	升高

（2）临床指标可用于评估由不稳定心绞痛恶化为严重心脏事件的危险性（表 95 - 2）。

表 95 - 2　可疑缺血性胸痛患者近期死亡和非致命心梗的危险性

死亡和非致命心梗高危组	死亡和非致命心梗中危组	死亡和非致命心梗低危组
胸痛＞20 分钟休息不缓解	胸痛＞20 分钟，已缓解	胸痛的频率、时间、程度增加
与缺血有关的肺水肿	静息心绞痛＞20 分钟	活动耐量降低
ST 或 R 波降低	1 个危险因素，非糖尿病	2 周～2 月新发心绞痛

死亡和非致命心梗高危组	死亡和非致命心梗中危组	死亡和非致命心梗低危组
合并高血压	年龄>65 岁	心电图无改变
静息心绞痛伴晕厥	心绞痛和 T 波动态改变	
ST 段>1mm	病理性 Q 波或多个导联	
肌钙蛋白 T、I升高	ST 段压低<1mm	

二、非 ST 段抬高心肌梗死（NSTEMI）的临床表现

1. 先兆　初发劳力性心绞痛或原有心绞痛明显加重。

2. 症状

（1）疼痛：胸痛程度加重、时间长（>20min），休息或含化硝酸甘油无效；

（2）全身症状：头晕、出冷汗、乏力、心悸；

（3）胃肠道症状：恶心、呕吐、上腹胀痛；

（4）心律失常：最多见室性早搏、房室传导阻滞；

（5）低血压：胸痛期间血压下降多见，未必是休克。

（6）心力衰竭：主要是急性左心衰竭，严重者可发生肺水肿。

3. 体征

（1）心脏体征：心界轻-中度扩大、心率增快，少数可减慢；第一心音减弱；可出现第四心音奔马律；心包摩擦音；收缩期杂音；

（2）血压可降低；可有与心律失常、休克或心力衰竭有关的其他体征。

4. 心电图表现

胸痛伴 ST 段压低≥0.05mV，或出现与心肌缺血相关 T 波变化，T 波倒置，相应导联的 R 波幅度降低等。

5. 实验室检查

实验室检查对 NSTEMI 与不稳定心绞痛患者鉴别诊断有特别意义，相关实验室检查有：（表 95-3）。

表 95-3　实验室检查

血清心肌标记物
血常规
INR
APTT
电解质
肌酐和尿素氮
血糖和血脂

UA 患者出现 CK 及 CK-MB 升高，UA 及 NSTEMI 最终鉴别取决于肌钙蛋白 T/I 的测定。心肌标志物测定对 NSTEMI 诊断中有重要意义，通常升高二个标准差应考虑诊断为 NSTEMI。

【处理原则】

对 ACS 胸痛患者，立即开始心电监护，建立静脉通路，无禁忌证的情况下，应用吗啡，予吸氧、硝酸甘油和阿司匹林。快速明确确诊断，及早给予必需的治疗。

1. 吸氧

对疑为 ACS 的患者应至少吸氧 2~3 小时。出现 CHF、肺水肿或严重并发症的患者，需要持续正压呼吸或气管内插管和机械性通气。

2. 硝酸甘油

硝酸甘油静脉滴注应检测血压和心率，控制滴速 10~20 μg/

分钟，而后每5～10分钟增加5～10μg，监测血流动力学变化和临床反应。治疗终点是控制临床症状，使血压正常者的平均动脉压下降10%，或高血压者的平均动脉压下降30%（收缩压＞90mmHg，心率增加10 bpm以上，不超过110 bpm）。平均血压降至80mmHg以下或收缩压＜90mmHg时，应减慢滴注速度或暂停使用。

3. 吗啡

吗啡可降低患者焦虑和自主神经兴奋性从而降低心肌氧耗，可减轻肺水肿、提高周围动脉的灌注、扩张静脉、降低呼吸做功、减慢心率。其副作用是低血压，尽管呼吸困难不常见，但要注意患者的呼吸状态。使用剂量：静推2～4mg，每5～15min增加2～8mg。

4. 阿司匹林

无过敏反应就应尽早给，疑有ACS患者嚼服阿司匹林，初始剂量150～300mg。

5. β受体阻滞剂

口服β受体阻滞剂可用于无禁忌证患者，静推美托洛尔首剂15mg，后口服50mg，2次/日，最后100mg 2次/日。当静脉使用β受体阻滞剂出现房室传导阻滞、严重心动过缓或低血压，可使用β-肾上腺激动剂（如异丙肾上腺素1～5mg/min）。使用β受体阻滞剂的并发症：心率＜60 bpm；收缩压＜100mmHg，轻-中度左心衰，外周灌注不足体征；休克；PR间期延长＞0.24 s；Ⅱ度或Ⅲ度房室传导阻滞；活动性哮喘；反应性气道疾病。

6. 抗血小板、抗凝治疗

阿司匹林为常规抗血小板药物，剂量为300mg/d，口服3～5天后改为75～150mg/d维持治疗，如果患者对该药过敏或不能耐受时可用氯吡格雷替代，首剂300mg，此后75mg/d维持治疗。多项大规模临床研究显示氯吡格雷维持治疗6～9个月，可显著降低远期风险事件的发生。但应注意观察患者出血情况。

一般使用皮下注射低分子肝素（LMWH）或静脉注射普通肝素进行抗凝治疗。更多推荐使用LMWH替代普通肝素用于ACS

的治疗,一般 LMWH 治疗以 3～7 天为宜,延长使用时间不增加临床疗效,反而增加出血并发症。

对计划行导管术和 PCI 的患者,除使用阿司匹林和肝素外,还应考虑使用 GP Ⅱ b/ Ⅲ a 拮抗剂,GP Ⅱ b/ Ⅲ a 拮抗剂也可在 PCI 术前即刻使用。

7. 特殊 ACS 患者:如持续性心绞痛伴左心功能不全,心电图有广泛病理变化或陈旧性心梗的高危患者,应考虑行冠状血管造影,有适应证者可行 PCI 术。

第二节　急性 ST 段抬高心肌梗死

【诊断思路】

一、临床特征

1. 先兆及症状:近期反复胸痛加重,突发胸前区剧烈疼痛,严重胸部憋闷,疼痛时间持续(＞20min),含服硝酸甘油无效;可伴头晕、出冷汗、乏力、心悸、恶心、呕吐、上腹胀痛、血压降低,严重者可发生心源性休克。

2. 体征:心界可轻中度扩大、心率增快,可出现心率减慢,第一心音低钝,可出现第四心音奔马律,收缩期杂音。血压可降低,可有与心律失常、休克或心力衰竭有关的其他体征。

3. 心电图改变:可发生各类心律失常,最多见室性早搏、房室传导阻滞。

(1) STEMI 的心电图特征性改变:ST 段抬高,呈弓背向上型,逐渐演变,T 波倒置,出现病理性 Q 波;相应导联 ST 段压低≥0.1mV。其动态性改变如图 95 - 1 所示:

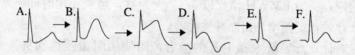

图 95 - 1　STEMI 患者 ECG 的动态性改变

（2）所损心肌部位心电图定位（表 95 - 4）：

表 95 - 4　急性心肌梗死的定位诊断

梗死部位	特征性改变的导联	可能梗死的相关动脉
前间壁	V_1，V_2，V_3	左前降支的室间隔支
前侧壁	V_5，V_6，I，avL	左前降支对角支，左回旋支的钝缘支及右侧支，或右冠发出的对角支
高侧壁	I，avL	左回旋支的钝缘支及左前降支对角支
广泛前壁	$V_1 \sim V_6$，I，avL	左冠脉主干或左前降支加左回旋支
下壁	II，III，avF	右冠脉或左回旋支发出的后降支
正后壁	$V_7 \sim V_9$，$V_1 \sim V_2$ 对应改变	右冠脉房室支和左冠脉的回旋支
右室	$V_{3R} \sim V_{5R}$	右冠脉右室前降支和右室后支，右冠脉或左冠脉回旋支

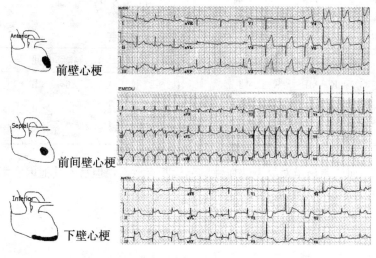

前壁心梗

前间壁心梗

下壁心梗

图 95 - 2　AMI 心电图示例

4. 实验室检查

实验室检查对 STEMI 患者早期诊断意义重要，特别对心电图变化不典型患者，早期心脏标记物帮助判断是否开始再灌注治疗（表 95 - 5）。

表 95 - 5　实验室检查

血清心肌标记物（无需等结果再做再灌注治疗）
血常规
INR
APTT
电解质
肌酐和尿素氮
血糖和血脂

心肌标志物测定对 ACS 诊断中有重要意义，常用的心肌标志物为肌红蛋白（Mb）、肌酸激酶（CK）及其同工酶（CK - MB）、

肌钙蛋白 T/I(TnT/I)，其临床演变的特点（表 95 - 6）。

表 95 - 6　心肌标志物的变化特点

心肌标志物	开始升高时间	达峰值时间	持续时间
CK 及 CK - MB	3~12 h	18~24 h	36~48 h
肌钙蛋白 T/I	3~12 h	18~24 h	10~24 d
肌红蛋白	1~4 h	6~7 h	24 h

肌红蛋白虽对早期缺血性胸痛诊断有意义，但易受其他因素影响，如外伤、肌病、肾疾患等。

二、急诊处理

（一）急诊初始评估

来诊后，即给患者行心电监护，准备急救复苏物品，包括除颤器。

10 分钟内完成心电图检查，并由上级医师完成初步诊断；下一个 10 分钟内决定是否溶栓或 PCI。如患者最初心电图无法确诊，而症状持续存在，仍要高度警惕 STEMI 的病情变化，每间隔 5~10 分钟重复心电图检查，监测 ST 段改变。

从患者到达至开始溶栓的时间应在 30min 内，如选择 PCI 治疗，从来诊至球囊扩张的时间应在 90min 内。首发 STEMI 患者的治疗由急诊医生根据指南选择，急诊医生对初步诊断和治疗方案不确定或者确定的方案不在标准方案中时，应请心脏科会诊。

（二）病史采集

急诊 STEMI 患者的病史要明确是否发生过心肌缺血事件，如稳定或不稳定型心绞痛、心肌梗死、冠脉搭桥手术或 PCI。重点在胸部不适、伴随症状、发生症状的性别和年龄差异、高血压、糖尿病、主动脉夹层、出血危险性以及脑血管疾病。

（三）体格检查

表 95－7　急诊室简略体格检查

1. 气道、呼吸、循环
2. 生命体征、一般情况
3. 有无颈静脉怒张
4. 肺部听诊有无啰音
5. 心脏听诊有无杂音和奔马律
6. 有无脑卒中
7. 有无脉搏
8. 有无全身低灌注（身体冰凉、湿冷、苍白）

表 95－8　STEMI 与其他疾病的鉴别诊断

危及生命疾病
  主动脉夹层
  肺栓塞
  溃疡穿孔
  张力性气胸
  Boerhaave 综合征（食管破裂并纵隔炎）
其他心血管和非缺血性疾病
  心包炎
  早期复极综合征
  W－P－W 综合征
  深倒置 T 波（提示中枢神经系统损害或肥厚型心肌病）
  左室肥厚并劳损
  Brugada 综合征
  心肌炎
  高钾血症
  束支阻滞
  血管痉挛型心绞痛
  肥厚型心肌病
其他非心源性疾病
  胃食管反流和痉挛

胸壁痛

胸膜炎

消化性溃疡

恐慌发作

胆源性或胰源性疼痛

神经性疼痛

躯体或心理性疼痛

（四）心电图

凡有胸部不适（或类似心绞痛症状）或其他症状疑为 STEMI，到达急诊科后 10min 内都要做 12 导联 ECG 并由高年资急诊医生审阅。若最初 ECG 不符合 STEMI 诊断标准，但患者有持续症状，高度怀疑 STEMI 时，为证明是否存在 ST 段抬高的可能，间隔 5～10min 或连续做 12 导联心电图监测 ST 段的变化。下壁 STEMI 患者要做右导联 ECG 并检查是否存在右室梗死。

（五）影像学检查

影像学检查如高分辨胸部 X 线检查、经胸和/或经食管超声检查、对比胸部 CT 扫描或 MRI 可用于区分 STEMI 和主动脉夹层，特别对首诊时不确诊的患者。

【处理原则】

一、早期一般治疗

对胸痛患者，立即开始心电监护并建立静脉通路，在无禁忌证的情况下，应用止痛剂、吸氧、硝酸甘油和阿司匹林。快速确立诊断，及早给予再灌注治疗以及必需的辅助治疗，大致方法同于 NSTEMI。

二、ST 段抬高心肌梗死的治疗

STEMI 患者治疗最重要的是早期再灌注治疗，首先需要对其进行评估。

1. 评估时间及危险性

（1）症状持续时间

（2）STEMI 患者危险评估

（3）溶栓危险评估

（4）转院进行 PCI 治疗时间要求

2. 决定是否进行溶栓或选择性介入治疗

如果就诊时间未超过 3h，且能够行介入治疗，则无需选择其他策略。

（1）符合以下条件可进行溶栓治疗

①早期就诊（就诊时间未超过 3h，不能行介入治疗）。

②不能行介入治疗：无法提供介入治疗导管室；血管条件有限制；无法获得专业 PCI 技术支持。

③已耽搁介入治疗的机会：转院延迟；（来诊-球囊扩张）-（来诊-溶栓）时间超出 1h；就诊至行球囊扩张时间＞90min。

（2）符合以下条件可行介入治疗

①可提供专业 PCI 技术导管室，并有手术能力：就诊至进行球囊扩张时间间隔在 90min 内；（来诊-球囊扩张）-（来诊-溶栓）时间在 1h 内

②STEMI 患者高度危险：心源性休克；Killip 分级≥Ⅲ级

③有溶栓禁忌证（包括出血危险性增加和颅内出血）

④就诊延迟（症状发作＞3h）

⑤STEMI 可疑诊断

3. 溶栓治疗

（1）决定长期预后和心肌挽救的主要因素：

①早期溶栓；

②梗死相关动脉早期和足够的再通，恢复充分的血流≥（TIMI Ⅲ级）；

③正常的微血管灌注。

（2）溶栓禁忌证

表 95 - 9 STEMI 溶栓禁忌证

绝对禁忌证

颅内出血史

大脑血管损害（如血管畸形）

3 个月内缺血性脑卒中（除外 3h 急性缺血脑中风）

可疑的主动脉夹层

活动性出血或有出血因素（包括月经）

3 个月内严重的头面部损伤

相对禁忌证

长期控制不良的严重高血压史

就诊时有严重未控制高血压（SBP>180mmHg 或 DBP>110mmHg）

3 个月内有缺血脑卒中，痴呆或不在禁忌证范围内的颅内病变

创伤性或长时间的心肺复苏（>10min）或大手术（3w 内）

新近内脏出血（2～4w）

不能压迫的血管穿刺

链激酶/阿尼普酶：曾使用（5d 前）或有过敏反应

妊娠

活动性消化性溃疡

近期使用抗凝药物：高 INR，有高度出血危险

溶栓并发症：溶栓治疗中或之后，尤其在前 24h 内出现神经体征改变要考虑颅内出血的可能。溶栓、抗血小板、抗凝等治疗应停止。对有颅内出血的患者要进行神经内科或外科或血液科的会诊。

发生颅内出血的患者，根据临床情况输入冷凝蛋白、新鲜冰冻血浆、鱼精蛋白和血小板。保持患者最佳血压和血糖水平。应用甘露醇降颅压、气管插管、辅助呼吸。可考虑神经外科手术。

4. 冠状动脉介入治疗（PCI）

（1）直接 PCI

总策略：如具备直接 PCI 条件，STEMI（包括后壁心梗）患者或新出现（或可疑）左束支传导阻滞（LBBB），且能在症状出现 12h 内可行 PCI 术的 MI 患者应当行直接 PCI。如果延迟进行，则应在 90min 内由专业人员进行球囊扩张。

（2）易化和补救 PCI

易化 PCI 是指初始药物治疗如全量、半量溶栓、GPⅡb/Ⅲa 受体拮抗剂使用、或联合溶栓药物与 GPⅡb/Ⅲa 受体拮抗剂治疗后选择的直接 PCI 治疗。其优点是提前再灌注的时间、提高病情稳定性、治疗成功率、提高 TIMI 血流灌注。补救 PCI 是指持续存在或反复出现心肌缺血患者溶栓治疗 12 h 后所进行的 PCI。与延迟 PCI 治疗比较，挽救 PCI 治疗可提高闭塞血管早期开通率、提高梗死区室壁运动性、减少住院不良事件发生率。

（3）溶栓后 PCI

血管结构适合且有心肌再梗死客观证据的患者，或若有中、重度可以诱发的心肌缺血，或有心原性休克或血流动力学不稳定的患者可选择 PCI；对 LVEF≤40%、心衰或室性心动过速的患者常规选择 PCI 治疗；如急性期存在临床证实的心衰，即使左室有储备功能（LVEF>40%），也选择 PCI 治疗。

（4）手术再灌注治疗

以下情况 STEMI 患者应选择急诊或即刻 CABG：冠脉解剖适合手术的患者由于持续胸痛或血流动力学不稳定而不能行 PCI；冠脉解剖适合手术的患者持续或再次发生药疗难控的缺血时，心肌处于危险状态，而且患者未行 PCI 或溶栓治疗；处于梗死后 VSR 或二尖瓣功能不全的手术修复期；年龄<75 岁、有 ST 段抬高或 LBBB、或心梗后 36h 内发生心源性休克的患者有严重得多支病变或左主干病变，而且休克 18h 内可行血管成形术的患者，除外患者自己要求或不适合进一步行有创性治疗；致命性室性心动过速在左主干狭窄和/或三支血管病变发生率≥50%。

5. 再灌注治疗评估

初始溶栓后 60～180min 内监测 ST 段抬高的形态、心律失常的发生和临床症状是有必要的。持续无缓解胸痛、ST 段抬高无改变、血流动力学或心电生理不稳定都是药物再灌注治疗无效，有需进行 PCI 治疗的指征。

冠脉再通指标：胸痛 2h 内迅速缓解或消失；2h 内抬高的 ST

段迅速回降＞50％或恢复至等电位；血清心肌酶 CK－MB 峰值提前至发病后 14h 以内；2h 内出现再灌注心律失常（室性心律失常或传导阻滞等）；冠状动脉造影证实原来闭塞的血管恢复前向血流（限于冠状动脉内溶栓治疗者）。

6. 抗凝治疗

凡进行介入或手术治疗的患者都要使用普通肝素治疗。用法：冲击量 60U/kg（最大 4000U），维持量 12U/kg/h（最大 1000U），保持 APTT 为正常的 1.5～2.0 倍（近似 50～70s）。低分子肝素可用于年龄＜75 岁且未见明显肾功能障碍的溶栓患者（血清心肌标记物男性＞2.5ng/dl，女性＞2.0ng/dl）。

7. 抗血小板

对无阿司匹林过敏的 STEMI 患者都要每日口服阿司匹林（初始剂量 162～325mg，维持量 75～162mg）。

对行诊断性导管插入术并计划行 PCI 术的患者，植入裸支架后应当连续口服氯吡格雷至少 1 个月，无出血危险的患者可服至 12 个月。因高敏或胃肠道不耐受而不能服用阿司匹林的患者应当服用氯吡格雷。

STEMI 患者行直接 PCI 治疗前尽早开始使用 GPIIb/IIIa 受体拮抗剂。

8. 其他药物治疗

肾素-血管紧张素-醛固酮拮抗剂 对前壁梗死、肺水肿、LVEF＜40％、无低血压（SBP＜100mmHg，或血压减少＜30mmHg）或药物禁忌证的 STEMI 患者，在最初 24h 内服用 ACEI 类药物。

STEMI 患者严格控制血糖 对有高血糖的 STEMI 患者急性期（最初 24～48h）处理时，即使病情不复杂也要使用胰岛素控制血糖。

有 VT 型尖端扭转性室性心动过速伴有长 QT 间期的患者 5min 静推 1～2g 镁。

使用 β 受体阻滞剂无效或有禁忌证的 STEMI 患者可以服用维拉帕米或硫氮䓬酮，以缓解出现的缺血症状或控制房颤、房扑时的快速心室律，但要排除心衰、左室功能障碍、房室传导阻滞。

三、复杂急性心肌梗死的治疗

（一）心源性休克、左室功能衰竭

起始治疗包括静注利尿剂和硝酸酯类药以降低心脏前后负荷。硝酸酯类的使用应从小剂量（5ug/kg）开始，逐渐增加剂量直至平均 SBP 下降 10％～15％，避免出现低血压（SBP＜90mmHg）。如果需要可考虑应用主动脉气囊反搏（IABP）或将患者转送行介入治疗。

（二）右室梗死

右室梗死临床表现为颈静脉怒张，Kussmaul's 征和不同程度的低血压。急性下壁梗死 50％以上的患者可能发生右室缺血或梗死。首选治疗是补充循环容量，可用 500ml 至 1～2L 生理盐水静滴注，但需注意监测有无肺淤血。如果补充循环容量后血压并没有改善，可给予多巴胺增加右室收缩力。对于难治性低血压，可考虑应用 IABP 来增加重要器官血压，以减轻右室后负荷，同时联合应用血管扩张药物。

（三）与缺血、梗死及再灌注相关的心律失常

急性心肌缺血和心梗时的室性心律失常包括：室性早搏、室速和室颤。目前，不提倡利多卡因做预防性应用或治疗无症状预警性心律失常。

大约 1/3 的急性心肌梗死患者由于迷走神经兴奋出现窦性心动过缓，常见于右冠状动脉闭塞所致的下壁心肌梗死。通常有明显症状和体征时，可注射阿托品 0.5～1.0mg/次/3 分钟，直到总量 0.3～0.4mg/kg。阿托品不能应用于 II°-II 型房室传导阻滞，对房室传导（结外阻滞）无效，并可因加快窦性心律而使阻滞加重，甚至形成 III° 传导阻滞。

经皮起搏器治疗那些因溶栓而不宜行静脉穿刺的患者，可作为急诊治疗与永久性起搏器安装间的桥梁。

10％～15％的心肌梗死患者并发的新近心房颤动，通常是一过性的和自限的，一般不需治疗。常见于高龄、大面积心肌梗死、左室肥大和心衰。心室率＜110 次/分，一过性心房颤动不需立即治疗。应努力寻找和治疗诱发和促进心房颤动的潜在原因（低氧血症、心

衰、电解质紊乱)。

附图：

急性冠脉综合征救治流程图

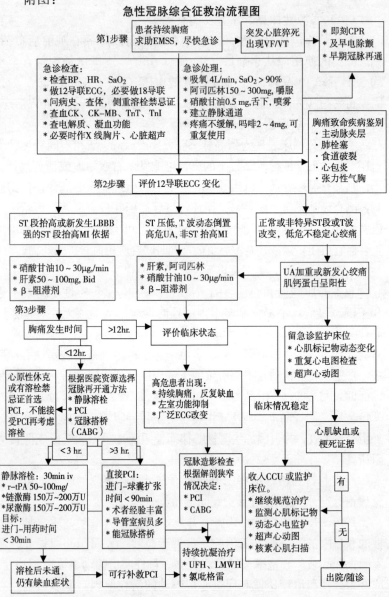

第1步骤

患者持续胸痛
求助EMSS，尽快急诊

突发心脏猝死
出现VF/VT

* 即刻CPR
* 及早电除颤
* 早期冠脉再通

急诊检查：
* 检查BP、HR、SaO₂
* 做12导联ECG，必要做18导联
* 问病史、查体，侧重溶栓禁忌证
* 查血CK、CK–MB、TnT、TnI
* 查电解质、凝血功能
* 必要时作X线胸片、心脏超声

急诊处理：
* 吸氧4L/min，SaO₂ > 90%
* 阿司匹林150～300mg，嚼服
* 硝酸甘油0.5 mg，舌下、喷雾
* 建立静脉通道
* 疼痛不缓解，吗啡2～4mg，可
  重复使用

胸痛致命疾病鉴别
· 主动脉夹层
· 肺栓塞
· 食道破裂
· 心包炎
· 张力性气胸

第2步骤　评价12导联ECG变化

ST 段抬高或新发生LBBB
强的ST 段抬高MI 依据

ST 压低，T 波动态倒置
高危UA，非ST 抬高MI

正常或非特异ST段或T波
改变，低危不稳定心绞痛

* 硝酸甘油10～30μg,/min
* 肝素50～100mg, Bid
* β–阻滞剂

* 肝素，阿司匹林
* 硝酸甘油10～30μg/min
* β–阻滞剂

UA加重或新发心绞痛
肌钙蛋白呈阳性

第3步骤

胸痛发生时间　>12hr.　评价临床状态

留急诊监护床位
* 心肌标记物动态变化
* 重复心电图检查
* 超声心动图

<12hr.

心原性休克
或有溶栓禁
忌证首选
PCI，不能接
受PCI再考虑
溶栓

根据医院资源选择
冠脉再开通方法
* 静脉溶栓
* PCI
* 冠脉搭桥
  （CABG）

高危患者出现：
* 持续胸痛，反复缺血
* 左室功能抑制
* 广泛ECG改变

临床情况稳定

心肌缺血或
梗死证据

<3 hr.　>3 hr.

静脉溶栓：30min iv
* r–tPA 50～100mg/
* 链激酶 150万~200万U
* 尿激酶 150万~200万U
目标：
进门–用药时间
< 30min

直接PCI：
进门–球囊扩张
时间 <90min
* 术者经验丰富
* 导管室病员多
* 能冠脉搭桥

冠脉造影检查
根据解剖狭窄
情况决定：
* PCI
* CABG

收入CCU或监护
床位。
* 继续规范治疗
* 监测心肌标记物
* 动态心电监护
* 超声心动图
* 核素心肌扫描

有

无

持续抗凝治疗
* UFH、LMWH
* 氯吡格雷

溶栓后未通，
仍有缺血症状

可行补救PCI

出院/随诊

第96章 重症心律失常

急诊重症心律失常包括快速性心律失常和缓慢性心律失常。对出现严重症状和体征、血流动力学不稳定心律失常患者需要紧急治疗，如休克、低血压、充血性心力衰竭、严重呼吸困难、意识障碍、缺血性胸痛和急性心肌梗死等。若患者的血流动力学稳定，则可在确立心律失常初步诊断之后再治疗。本章主要讨论急诊几种常见的危及生命的重症心律失常，总结它们的临床和心电图表现以及急诊的治疗措施和处置。

窦性心动过速

【临床和心电图特点】

1. 窦性心动过速是指窦性心律，频率超过 100 次/分，通常为 101～160 次/分，青少年可达到 180～200 次/分，儿童可达到 220 次/分（图 96 - 1）。

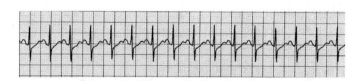

图 96 - 1 窦性心动过速。该图为 II 导联连续记录，显示窦性心动过速，频率约 150 次/分。

2. 临床上要努力寻找窦性心动过速的基础疾病或病因，常见的原因包括：疼痛、发热、应激及其他高肾上腺素状态、贫血、低血容量、低氧血症、心肌缺血、肺水肿、休克及甲状腺功能亢进等。

【治疗原则】

1. 鉴别诊断：颈动脉窦按摩可逐渐减慢心率，可鉴别窦性心动过速与其他室上性心动过速。快速注射腺苷（国内为三磷酸腺苷）并监测 12 导联心电图，可以鉴别其他室上性心动过速。

2. 对因治疗：静脉补液、止痛和退热药可纠正脱水，吸氧可纠正低氧血症。

3. 药物治疗：在基础病因得到治疗之后，对有症状的患者可以使用 β 阻滞剂（如美托洛尔或阿替洛尔）。

4. 急诊处置：根据基础疾病决定急诊处理，如住院或回家。

阵发性室上性心动过速

【诊断要点】

【临床和心电图特点】

阵发性室上性心动过速是指起源于希氏束分叉以上的快速性心律失常的总称。90％的发生机制是折返，其余 10％为自律性增加。在所有室上性心律失常中，房室结折返性心动过速和房室折返性心动过速是两种最常见的类型。

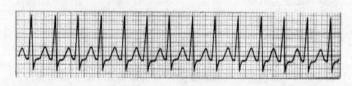

图 96-2　房室结折返性心动过速。频率 165 次/分，注意：无明显可识别的 P 波。

1. 房室结折返约占所有室上性心动过速约占 50％～60％，发病年龄是 30～40 岁，女性多见，占 70％。常见的诱发因素饮食酒

精、咖啡，以及拟交感胺等物品。发作频率通常 160～180 次/分，
具有突发突止的特点（图 96‐2 和图 96‐3）。

2. 房室折返性心动过速约占 30%，绝大多数患者为房室结顺
向折返，心动过速发作时 QRS 波群的形态正常，频率超过 180 次/
分（图 96‐4）。

3. 自律性房性心动过速约占 5% 以下，频率通常 160～250 次/
分，但也有慢至 140 次/分者（图 96‐5）。这类患者通常都存在基
础心脏疾病，治疗比较困难。

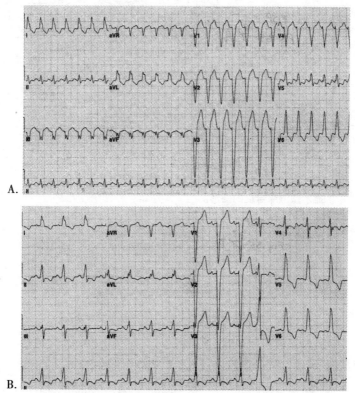

图 96‐3　A: 房室结折返性心动过速合并左束支传导阻滞，频率 155 次/分。
B: 同一患者心动过速发作前的心电图，窦性心律合并左束支传导阻滞，心
率 95 次/分。注: 第 11 次心搏为室性早搏。

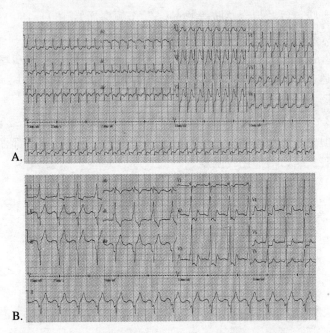

图 96 - 4 A: 房室折返性心动过速,频率 210 次/分。B: 同一患者静脉推注三磷酸腺苷后 30 秒钟转复为窦性心律,显示预激综合征的图形。

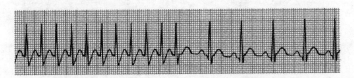

图 96 - 5 阵发性房性心动过速,频率 175 次/分

【治疗原则】

1. 刺激迷走神经,包括:Valsalva 动作、Mueller 动作(声门紧闭深吸气)、冷水浸面、诱发恶心以及颈动脉窦按摩等。不主张按压眼球,也避免同时按压双侧颈动脉窦。

2. 药物治疗

（1）腺苷（国内为三磷酸腺苷）　为首选的治疗药物，可终止90%以上折返性心动过速，但对自律性房性心动过速无效。使用时应快速弹丸式推注，每次推完后，应立即用20ml生理盐水冲管。腺苷（国内为三磷酸腺苷）的初始剂量是6mg，推注时间1~3s。如果该剂量未能终止心动过速，2分钟后可加大至12mg，重复使用，必要时可加大到15mg，但单次注射剂量不宜超过20mg（图96-4）。腺苷的常见副作用包括恐惧感、面部潮红、过度通气、呼吸困难及胸痛等，但持续时间很短暂（少于10秒）。使用咖啡因和茶碱可减弱腺苷的作用，但二氢吡啶类和卡马西平可增强腺苷的效应。此外，腺苷还可以诱发支气管痉挛，所以对有气道反应性疾病的患者，使用时应特别小心。

在2010年的指南中，对难以鉴别、节律规整的单形性宽QRS波群心动过速，推荐使用腺苷作为初始的诊断和治疗措施。此外，对于低血压和心功能不全的患者，腺苷优于钙通道阻滞剂，服用β受体阻滞剂的患者也可以使用腺苷。

（2）β受体阻滞剂　常用药物是美托洛尔和艾司洛尔，慎用于有严重气道反应性疾病和充血性心力衰竭病史的患者。艾司洛尔是一种超短效的 β_1 受体选择性的β受体阻滞剂，其特点是半衰期很短，约10分钟，而且起效快。负荷量是0.5mg/kg，用药时间不短于1分钟，以后给予静脉维持剂量，50μg/kg/min。如果无明显效果，间隔4分钟后，再给0.5mg/kg，维持剂量可增加到100μg/kg/min。一旦转复心律后，静脉维持剂量可减为25μg/kg/min。

（3）钙通道阻滞剂　常用药物为地尔硫卓和维拉帕米，慎用于左室功能不全或充血性心力衰竭患者，禁用于原因不明的宽QRS波心动过速（QRS波群的时限≥0.14秒），但对某些特发性室速有效。静脉用钙通道阻滞剂的副作用是低血压，发生率为10%~15%。

由于β受体阻滞剂或钙通道阻滞剂两种药物均起效迅速（数分钟），而且均慎用于严重慢性阻塞性肺病和严重心力衰竭的患者，因此，对同一患者应禁止同时静脉给予这两类药物。

（4）其他药物　合并心功能不全的患者，可考虑使用毛花苷 C 或胺碘酮，但毛花苷 C 禁用于心房颤动合并预激的患者。对一般药物无效的室上性心动过速，尤其是逆向型房室折返性心动过速，可以使用心律平和胺碘酮。

3. 急诊处置　难治性患者应住院，考虑折返原因所致的患者建议射频消融。

心房颤动

【临床和心电图特点】

心房颤动（简称房颤）是成人最常见的持续性心律失常，随着年龄的增加，房颤的发生率也在上升，80 岁以上的老年人，房颤的发生率达到 10%。房颤发生可以无器质性心脏病，常见的器质性心脏病包括慢性高血压、心脏瓣膜病、心肌病、心肌缺血、心肌炎、心包炎及先天性心脏病。此外，房颤还可见于其他系统疾病的患者，如甲状腺功能亢进、肺栓塞、低氧血症、酗酒及过量饮用咖啡的人群。对非瓣膜性心脏病的患者，每年因血栓栓塞引起脑卒中的发病率约 5%。二尖瓣狭窄的患者发生的风险可增加 4 倍，80～89 岁的老年人脑栓塞的发生率约 30%。

房颤的心电图表现为 P 波消失，代之以形态不一的 f 波，心房率不规则，频率为 300～600 次/分，心室律绝对不整齐（图 96-6），但房颤伴三度房室阻滞时心室律可变为规整（图 96-7）。

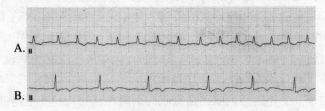

图 96-6　A：心房颤动时室率约 130 次/分，
B：心室率控制后的心房颤动。

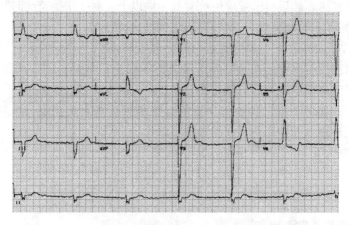

图 96 - 7　心房颤动伴三度房室阻滞。心电图无可识别 P 波，
可见到纤细的心房颤动波，室律整齐，频率 40 次/分。

【治疗原则】

房颤的急诊处理包括控制心室率和预防血栓栓塞并发症，以及转复和维持窦性心律。

1. 控制心室率　血流动力学稳定的快速性房颤主要治疗目标是控制室率。常用药物包括 β 受体阻滞剂、钙通道阻滞剂和毛花苷 C。β 受体阻滞剂是甲亢合并房颤患者的首选药物，但充血性心力衰竭为相对禁忌证。地尔硫卓和维拉帕米能减慢室率，对高血压患者有缓解心绞痛和降低血压的作用，可用于轻度充血性心力衰竭的患者。毛花苷 C 用于左室功能不全的房颤患者的室率控制。在上述药物治疗药物无效时可选用胺碘酮，胺碘酮也可以用于轻中度充血性心力衰竭的患者。

2. 抗凝治疗　对新发房颤的持续时间不详或持续时间超过 48 小时的患者，应该抗凝治疗。当前推荐在实施电复律之前，先抗凝治疗 3 周，复律之后继续抗凝 4 周以上。另一种方法是使用经食道超声心动图（TEE），如果未发现左心耳血栓，也可以安全复律，复律后再继续抗凝 4 周。如果发现左心耳血栓时，应该抗凝治疗 3

周后复律，然后再继续应用抗凝剂 4 周以上。对于房颤持续时间不超过 48 小时的患者，不推荐复律之前抗凝治疗。

3. 转复心律　常用的复律药物包括胺碘酮、普罗帕酮、索他洛尔和伊布利特。在急诊，血流动力学稳定且持续时间不超过 48 小时的房颤患者，既可择药物复律，也可择电转复。

4. 急诊处置　控制室率后的慢性房颤患者无需住院，新发房颤或出现血栓栓塞并发症需要住院治疗。

心房扑动

【临床和心电图特点】

心房扑动（简称房扑）是临床上最常漏诊的快速性心律失常。对频率大约 150 次/分的节律规整心动过速，应考虑房扑的诊断。临床怀疑房扑，可通过兴奋迷走神经或应用腺苷，以在心电图上显露房扑波。

心电图上表现为 P 波消失，代之以锯齿形心房扑动波，通常 Ⅱ、Ⅲ 和 aVF 导联呈负向，而在 V₁ 导联呈正向，频率通常为 250～350 次/分（图 96‑8）。房扑通常呈 2∶1 房室传导（图 96‑9），但在儿茶酚胺过度释放时也会出现 1∶1 的房室传导。

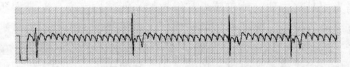

图 96‑8　心房扑动。显示心房扑动的锯齿波，频率为 300 次/分。该患者因服用过量的地高辛而致心率缓慢。

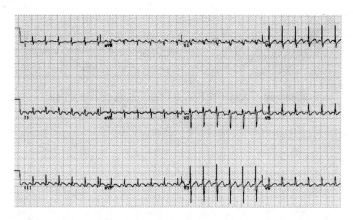

图 96 - 9　心房扑动。显示心房扑动呈 2 : 1 房室传导，
心室率 150 次/分。

【治疗原则】

1. 房扑的紧急处理包括室率控制和预防血栓栓塞并发症，以及转复和维持窦性心律，可参考房颤的治疗。

· 2. 急诊处置　控制室率的慢性房扑患者无需住院，新发房扑应请电生理会诊，考虑射频消融。

多源性房性心动过速

【临床和心电图特点】

多源性房性心动过速多见于严重的慢性阻塞性肺病，心房频率一般为 100～130 次/分。典型的心电图表现是，至少有 3 种不同形态的 P 波，心室节律不规整（图 96 - 10）。此种心律失常易与房颤混淆，但可识别的 P 波为两者的鉴别点。当心房率低于 100 次/分时，称为心房游走节律。氨茶碱和地高辛中毒时也可引起多源性房速，因此用药时应监测血药浓度。

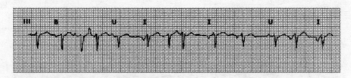

图 96 - 10　多源性房性心动过速，频率约 100 次/分，
注意：P 波的形态不同。

【治疗原则】

多源性房速的治疗目标是纠正可能的原因。镁制剂转复多源性房速方面可能有效，控制室率可用胺碘酮、毛花苷 C 或地尔硫䓬。

预激综合征

【临床和心电图特点】

预激综合征的患者可发生不同的心律失常，约 70％的为窄 QRS 波群的顺向型房室折返性心动过速，逆向型房室折返性心动过速少见，但心动过速呈宽 QRS 波群，酷似室性心动过速（图 96 - 4），此时室率可达 210～300 次/分以上，可因 R - on - T 现象引起心室颤动。房颤是预激综合征另一种常见的心律失常，出现旁路下传时，常引起节律不规整的宽 QRS 波群心动过速（图 96 - 11）。

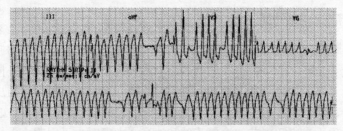

图 96 - 11　心房颤动合并心室预激，显示心室率绝对不整齐，
宽 QRS 波群心动过速，心室率最快频率接近 300 次/分。

预激综合征的心电图特点包括，PR 间期缩短（<120ms），QRS 波群起始部顿挫形成 δ 波，有继发性 ST 段和 T 波改变。

【治疗原则】

1. 室上性心动过速的治疗同阵发性室上性心动过速。

2. 预激合并房颤伴旁路前传，出现宽 QRS 波群心动过速的治疗是一种威胁生命的急症。如果血流动力学不稳定，应即刻进行同步直流电复律。禁用房室结阻滞剂，如 β 受体阻滞剂、钙通道阻滞剂和毛花苷 C。由于利多卡因不能延长旁路的不应期，也不宜使用。治疗药物可选用 IC 类药物（如普罗帕酮）和Ⅲ类药物（胺碘酮和索他洛尔），对预激合并房颤和充血性心力衰竭合并房颤的患者可选用胺碘酮。

3. 急诊处置　预激综合征伴心动过速反复发作的患者建议射频消融。

室性心动过速

【临床和心电图特点】

室性心动过速（室速）是指连续 3 个或 3 个以上室性早搏。非持续性室速是指发作时限短于 30 秒的室速；持续性室速是指发作时限超过 30 秒的室速，并伴有血流动力学障碍。在急诊就诊的节律规则的宽 QRS 波群心动过速中，75％以上为室速，最常见的误诊是将室上速合并差异性传导的宽 QRS 波群心动过速误诊为室速。罹患器质性心脏病、冠心病、陈旧性心肌梗死或充血性心力衰竭病史，对提示很有帮助室速。

室速的频率通常为 150～220 次/分，但也可慢至 120 次/分。心电图支持室速的表现包括 QRS 波群的时限超过 160ms、室性融合波、房室分离等（图 96 - 12）。宽 QRS 波群心动过速是指 QRS 波群时限超过 0.12s 的规则的心动过速，急诊处理要点包括：

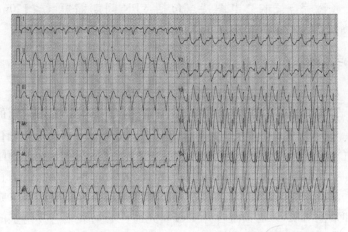

图 96 - 12 室性心动过速。示左室特发性室性心动过速，为宽 QRS 波群心动过速，心率 210 次/分。

1. 绝大多数的宽 QRS 波群心动过速是室速，如诊断不明按室速处理。

2. 室速最佳治疗措施是电复律，如果血流动力学不稳定应紧急复律治疗。

3. 高钾血症、三环类抗抑郁药及地高辛中毒为致病原因时电复律无效。

4. 对有心肌梗死的患者，室速的可能性>90%。

5. 虽有许多标准能诊断室速（与室上速合并束支传导阻滞或室上速合并差异性传导的鉴别诊断），但没有一项是 100%准确。如果符合下列标准，室速的可能性大：

1）所有胸前导联都不呈 RS 型，如果无 RS，而只有 QS、QR、单相 R 或 rSR 型 QRS 波群，则支持室速的诊断。

2）任意胸前导联的 RS 间期>0.10s。

3）房室分离。

4）室性融合波和心室夺获。

5）胸前导联的 QRS 波群同向（都呈正向或都呈负向）。

6) 额面 QRS 波群电轴位于无人区。

7) 如果呈右束支阻滞型，则可见 V_1 导联呈单相 R 波或呈 RSR'型（R>R'），V_6 导联的 R/S<1。如果呈左束支阻滞型，则可见 V_1 和 V_2 导联呈宽 R 波（>40ms），R 波起点至 S 波最低点时限>0.10s，V_6 导联呈 QS 或 QR 型。

【治疗原则】

1. 血流动力学不稳定的患者 对于起源不明的室速或宽 QRS 波群心动过速，如果血流动力学不稳定且有严重症状和体征时，需要即刻进行同步直流电复律。能量选择推荐：开始时 50～100 焦耳，然后根据需要可增加 50 焦耳，直到转复窦性心律为止。

2. 血流动力学稳定的患者 对血流动力学稳定的室速，通常选用抗心律失常药物进行转复。利多卡因起效快且副作用小，适用于治疗急性心肌缺血或心肌梗死合并的室速。推荐静脉用药的剂量为 1.0～1.5mg/kg，必要时间隔 5～10 分钟重复一次。如果不能终止室速，5～10 分钟再给一剂，0.5～0.75mg/kg，最大剂量 3mg/kg。室速控制后，开始给予维持剂量，2～4mg/min。

3. 其他药物可选用心律平可替代利多卡因来治疗血流动力学稳定的单形性室速。对于充血性心力衰竭合并的室速患者，胺碘酮优于其他抗心律失常药物，但胺碘酮起效过慢。

4. 急诊处理 室速的患者，建议住院治疗。

多形性室性心动过速
（包括尖端扭转型室性心动过速）

【临床和心电图特点】

多形性室性心动过速是一种特殊类型的室速，其 QRS 波群的形态不同，节律常不规则，血流动力学不稳定，可以演变成心室颤动。伴有 QT 间期延长的多形性室速成为尖端扭转型室速。

尖端扭转型室速的心电图特点是 QRS 波群围绕基线扭转，频率通常 200～250 次/分，阵发性或持续性发作（图 96-13），常因 QT 间期延长所致（药物或先天性）。心肌缺血和器质性心脏病是无 QT 间期延长的多形性室速的常见原因。

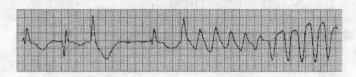

图 96-13　尖端扭转型室速。QRS 波群的振幅和频率不断变化，围绕等电位线扭转，室速发作之前有"短-长-短"现象。

【治疗原则】

1. 对于血流动力学不稳定且有严重症状和体征的多形性室性心动过速患者，需要紧急进行电复律或电除颤。

2. 对于 QT 间期延长合并的尖端扭转型室速的患者，可选用镁制剂来治疗。2g 硫酸镁缓慢静脉推注，不少于 5min，然后以 1～2g/h 的速度维持。还可补钾作为辅助治疗，维持正常偏高的血钾水平。经静脉临时起搏可以有效预防复发，起搏频率要大于70～90 次/分，尤其是对心动过缓或心脏停搏的患者有效。

心室颤动

【临床和心电图特点】

心室颤动是心脏性猝死的最常见原因，而且是急性心肌梗死后的最初 24h 内主要死亡原因之一。心室颤动（室颤）的心电图特征是，室律不规则，无法分辨 QRS 波群、ST 段和 T 波（图 96-14）。

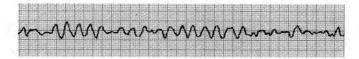

**图 96 - 14　心室颤动。正常 QRS 波群消失，
代之以不规则的 QRS 波群。**

【治疗原则】

对于室颤或无脉搏室速，紧急治疗是非同步除颤。如果心律失常仍持续发作，应选用抗心律失常药，如胺碘酮或利多卡因。

窦性心动过缓

【临床和心电图特点】

窦性心动过缓是指窦性心率＜60 次/分（图 96 - 15）。窦性心动过缓常常是良性的，并不代表窦房结功能异常。当患者出现脑低灌注症状或心率不能随活动相应增快时为病理性。在某些病理情况下，心率也可减慢，如低温、甲状腺功能减退及颅内压增高。除此，许多药物也可引起心动过缓，如 β 受体阻滞剂、钙通道阻滞剂、可乐定、地高辛和锂制剂等。

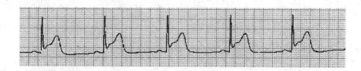

**图 96 - 15　窦性心动过缓。为 II 导联连续记录，窦性心律，
心律约为 45 次/分。注意：该图 ST 段抬高，应考虑急性下壁心肌梗死。**

【治疗与处理】

无症状性心动过缓通常不需要治疗。当出现明显症状或体征时，就需要药物治疗、植入起搏器或住院治疗。

房室阻滞

【临床和心电图特点】

1. 一度房室阻滞

心电图的 PR 间期延长大于 0.2 秒，每次心房激动都能下传心室，PR 间期通常恒定（图 96-16）。老年人出现的一度房室阻滞多与基础心脏病有关，其他也可见于心肌炎、轻度地高辛中毒及下壁心肌梗死引起的房室结缺血。

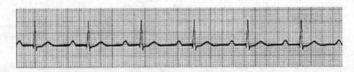

图 96-16　一度房室阻滞。PR 间期固定，长于 0.20 秒。

2. 二度房室阻滞（莫氏 I 型）

二度莫氏 I 型房室阻滞也称文氏型房室阻滞。PR 间期进行性延长，直至 P 波未下传，使其后的 QRS 波群脱落。典型表现为 PP 间期恒定，RR 间期逐渐缩短的周期改变，心电图上表现为成组的 QRS 波群（图 96-17）。P 波阻滞可以为间歇性，可以规则或不规则。莫氏 I 型房室阻滞的阻滞部位发生在房室结，通常不会引起血流动力学明显障碍，很少进展为完全性房室阻滞。

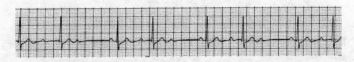

**图 96-17　文氏型房室阻滞。从第 3 个可识别 P 波开始，
PR 间期逐渐延长，直至第 5 个 P 波之后的 QRS 波群脱落，
PP 间期恒定，以后重复出现。**

3. 二度房室阻滞（莫氏Ⅱ型）

二度莫氏Ⅱ型房室阻滞表现为 PR 间期固定，伴有 P 波未下传，QRS 波群常增宽，阻滞的部位常发生在房室结以下。心电图上每隔一个 P 波阻滞时，称为 2∶1 房室阻滞，此时很难鉴别莫氏Ⅰ型与莫氏Ⅱ型房室阻滞（图 96 − 18）。莫氏Ⅱ型房室阻滞常见于急性心肌梗死，前壁患者可以突然演变为完全性房室阻滞，并引起晕厥。

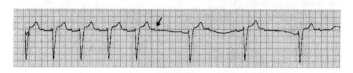

图 96 − 18　2∶1 房室阻滞。从第 5 个 QRS 波群
开始出现 2∶1 房室阻滞，箭头提示第一个未下传 P 波，
下传 P 波的 PR 间期恒定。

4. 三度房室阻滞（完全性心脏阻滞）

三度房室阻滞或完全性心脏阻滞的特点是，心房激动和心室激动完全分离。心室率取决于逸搏心律，如为房室交界性逸搏心律，频率常为 45～60 次/分（图 96 − 19）；如为心室自主心律，频率常为 30～40 次/分（图 96 − 20）。患者血流动力学改变取决于室率和基础心脏疾病，最常见的病因是冠心病和心脏传导系统退行性变。

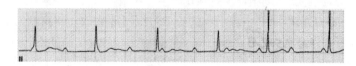

图 96 − 19　房室交界性逸搏。心电图呈三度房室传导阻滞，
房率 92 次/分，室率 50 次/分，QRS 波群无增宽。

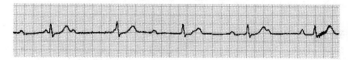

图 96 − 20　三度房室阻滞。P 波与 QRS 完全分离，
QRS 波群增宽，为室性逸搏，频率 38 次/分。

【治疗原则】

1. 血流动力学不稳定　对于血流动力学不稳定的患者，特别是对那些药物治疗无效、极度缓慢（<40 次/分）和心脏静止的患者，是紧急心脏起搏的适应证。药物治疗作用短暂，为起搏治疗的过渡。

2. 血流动力学稳定

1）阿托品首次静脉剂量可给 0.5～1.0mg，以后每 5 分钟可重复应用，总剂量 0.04mg/kg 或 3mg（成人剂量）。对于心脏移植出现有症状的心动过缓患者，阿托品治疗无效。

2）异丙肾上腺素可用于治疗移植心脏患者的有症状性心动过缓。其初始剂量是 1μg/min，缓慢静脉点滴，直到血流动力学改善。最大输注速度是 4μg/min。

3）多巴胺的剂量为 3.0～7.5μg/kg/min 时，具有 β 肾上腺素能激动作用，可引起心率加快和心输出量增加，主要用于对阿托品无效的症状性心动过缓。

4）急性心肌梗死引起的心动过缓，静脉推注氨茶碱可以达到一定效果，使用剂量为 5～6mg/kg，推注时间不短于 5min。静脉维持剂的初始剂量为 0.5mg/kg/h。

5）胰高糖素刺激环磷酸腺苷产生，对治疗 β 肾上腺素能受体阻滞剂和钙通道阻滞剂中毒引起的心动过缓可能有效。胰高糖素的初始推荐剂量是 0.05～0.15mg/kg，静脉滴注，但最佳剂量还不明确。

3. 急诊处理　如果患者心动过缓有症状，都需要住院治疗。

室性自主心律

【临床和心电图特点】

室性自主心律是指连续 3 次或 3 次以上室性逸搏，QRS 波群时限常大于 0.16 秒，通常频率为 30～40 次/分。室性自主心律常见于严重心动过缓和高度房室阻滞的患者（如图96-20）。若心率达到50~100次/分则称为加速性室性自主心律（如图96-21）。加速性室性自主心律也见于急性心肌梗死溶栓治疗过程中，并可作为再灌注的指标。

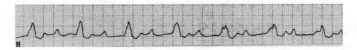

图96-21　三度房室传导阻滞合并加速性室性自主心律，室率60次/分

【治疗原则】

若在心肌梗死再灌注时发生的加速性室性自主心律，一般无需治疗。当室性逸搏心律不能维持适当脑灌注或患者病情不稳定时，则需要治疗。

房室交界性心律

【临床和心电图特点】

房室交界性逸搏心律是指连续3次或3次以上交界性逸搏，QRS波群的时限一般正常，室率通常为45~60次/分（图96-19）。若交界性逸搏心律的频率大于60次/分时，就称为房室交界性心动过速。并应排除地高辛中毒。

【治疗原则】

对有窦性心动过缓和偶尔或间歇性房室交界性逸搏的患者，一般不需要干预。

（朱继红　余剑波）

727

第97章 高血压急症

【概述】

高血压危象（hypertensive crisis，HC）包括高血压急症（hypertensive emergencies，HE）和高血压亚急症（hypertensive urgencies，HU）。2005 年修订的《中国高血压防治指南》对高血压急症的定义为血压严重升高（血压＞180/120mmHg）并伴发进行性靶器官功能不全的表现，包括高血压脑病、颅内出血、急性心肌梗死、急性左室衰竭伴肺水肿、不稳定性心绞痛、主动脉夹层、子痫等。美国高血压预防、诊断、评价与治疗联合委员会的第 7 次报告（简称 JNC7）以及欧洲心脏病学会/欧洲高血压学会（ESC/ESH）的高血压指南对高血压急症的定义同上类似，也是指血压明显升高伴靶器官损害，需住院和进行胃肠道外药物治疗。高血压急症往往是在短时间内（数小时或数天内）血压的急剧升高。而高血压亚急症是指血压显著升高，但不伴靶器官损害，通常不需住院，但应立即进行口服抗高血压药联合治疗。

据美国流行病学资料显示，美国 20 岁以上人群中近 30％患有高血压病，仅 52.9％的患者将血压控制在理想水平，高血压急症的发生率约为 1％～2％。我国由于人口基数大，高血压患病率高，同时存在治疗率、控制率低情况，故高血压急症的发生率更高，大约在 5％左右。

【诊断要点】

1. 病因与诱因　原发性和继发性高血压患者在疾病发展过程中均可出现高血压急症，发病原因目前尚不甚清楚，可能与不恰当的降压治疗、突然停药或换药、内分泌激素水平异常、精神刺激或创伤应激等因素有关。应仔细询问病史,详细进行体格检查,完善各项实验室检查、辅助检查,如心电图、胸 X 线片、头颅 CT 或 MRI、超声心动图、眼底检查等,确定引起高血压急症的可能病因,同时评估心、脑、肾等靶器官损害情况。

2. 临床表现

高血压急症的临床表现复杂多样,共同特征包括血压的急剧升高和靶器官损伤,常见症状有头痛、恶心、呕吐、眩晕、胸痛、心悸、气促等。据靶器官损害不同而有相应的临床表现:合并神经系统损害时,除头痛、呕吐外,还可表现为平衡失调、眼球震颤、抽搐、偏瘫、意识模糊、嗜睡或昏迷等症状,伴有自主神经功能失调患者有面色苍白、出汗、口干、手足震颤等表现;合并急性心衰或急性心肌梗死等心血管系统损害时,可表现为呼吸困难、缺血性胸痛、发绀、心率加快、两肺湿啰音等症状体征;合并肾损害时表现为少尿、无尿、蛋白尿、管型、血肌酐和尿素氮升高。据文献报道,不同靶器官损害的发生率为脑梗死(24.5%),充血性心力衰竭/急性肺水肿(36.8%),高血压脑病(16.3%),心肌梗死/心绞痛(12%),颅内或蛛网膜下腔出血(4.5%),主动脉夹层(2%)。

(1)高血压脑病

脑血流在一定血压范围内可以自动调节,当平均动脉压在60~140mmHg 时,脑血流量可保持相对恒定,这个被称为自动调节域。如果血压突然升高,超过脑血流自动调节的阈值,可以导致脑高灌注状态,脑血管扩张,渗透性增强,出现脑水肿。临床表现除血压严重增高外,患者可出现急性发作性剧烈头痛,恶心呕吐,意识改变,严重者出现昏迷、抽搐。体检可发现视乳头出血、水肿等视网膜病变。但随着血压的下降,脑部症状可得到明显改善。高血压脑病的诊断需要排除其他脑血管疾病,如颅内出血、蛛网膜下腔出血、脑梗死等,这些脑血管疾病均有相应的临床表现,可进一步行 CT 或 MRI 等影像学检查排除。

(2)脑卒中

包括缺血性和出血性卒中,慢性高血压患者的血压水平与卒中存在线形相关，80%～85%是缺血性卒中。常伴有其他危险因素，如夜间血压明显下降、吸烟、房颤、动脉粥样硬化等。表现为神经系统病变的症状体征，如意识障碍、偏瘫、口角歪斜等，结合CT、MRI检查可做出诊断。另外高血压动脉粥样硬化致动脉瘤破裂可引起蛛网膜下腔出血，表现为突发剧烈头痛、呕吐、脑膜刺激征阳性、伴或不伴意识障碍，CT检查发现脑池和蛛网膜下腔高密度影可明确诊断。

（3）主动脉夹层

70%～80%的主动脉夹层由高血压所致，血压急剧升高导致主动脉壁内膜破裂，血液进入内膜和中层之间形成壁内血肿，不及时诊断和处理，死亡率非常高。突发胸、背或腹部剧烈撕裂样疼痛是主动脉夹层最典型的表现，患者常表现为烦躁不安，血压明显升高，也可出现休克样表现，还可伴有恶心、呕吐、晕厥、气促等症状。体检若发现四肢血压差异明显，上腹部闻及血管杂音，或偏瘫等神经定位体征时，临床应高度怀疑，可进一步行CT、MRI或超声等检查明确。

（4）急性冠脉综合征

包括不稳定心绞痛、非ST段抬高和ST抬高性心肌梗死。可以由既往高血压引起，也可由疼痛引起血压升高。血压明显升高时室壁张力增加，肾素-血管紧张素-醛固酮系统激活，导致心肌氧耗增加，加重冠状动脉缺血，患者表现为胸骨后疼痛、胸闷等不适，可伴有出冷汗、恶心和呕吐等症状，结合心电图和心肌酶谱动态变化，可做出诊断。

（5）急性心力衰竭/肺水肿

血压急剧升高，心脏后负荷加重，可导致急性心力衰竭，严重出现急性肺水肿，多见于老年患者、长期有高血压病史而控制不好或有慢性心衰的患者。血压明显升高后，心脏收缩、舒张功能受损，心排血量下降，左心房、肺静脉压力显著升高，血管内液体渗入到肺泡内引起急性肺水肿。患者表现为严重呼吸困难、不能平卧、大汗淋漓、烦躁、发绀、咳粉红色泡沫痰，严重者出现心源性休克。听诊两肺下部或全部闻及湿啰音，心尖部闻及奔马律。胸片可见"肺门蝴蝶影"等急性肺水肿征象，结合心电图、血 BNP 和心肌酶学等指标可明确诊断。

（6）子痫

是妊娠高血压患者一种严重并发症，患者表现为抽搐、惊厥、昏迷，可伴有少尿、蛋白尿、血肌酐升高、微血管病溶血和血小板减少，眼底检查可发现视网膜出血、水肿。

（7）儿茶酚胺危象

多见于撤除可乐定后反弹性血压升高、摄入拟交感类药物及嗜铬细胞瘤等情况，肾上腺素张力突然升高引起血压明显升高。患者出现心动过速、大汗、面色苍白、麻木、手足冰冷等表现，结合病史来进行诊断。

3. 诊断注意事项

对重症高血压患者，快速区分是高血压急症还是亚急症非常重要，因为二者的处理方法和紧迫性要求有很大不同，区分的关键在于有无新近出现或急性进行性加重的靶器官损害，而血压升高的绝对值不构成区分标准。应仔细询问患者发病时间、平时血压控制水平、用药情况、既往有无靶器官损害以及伴随症状。详细检查心血管系统、神经系统和眼底，了解靶器官损害程度；测量双上肢血压、听诊腹主动脉有无杂音评估主动脉夹层可能性；颈静脉怒张、第三心音奔马律、肺部湿啰音提示存在心力衰竭；眼底检查发现出血、渗出、视乳头水肿可确定高血压急症；视野缺损、癫痫、嗜睡、昏迷、偏瘫提示神经系统损害；少尿和氮质血症则提示肾损害。此外，血常规、心电图、血生化、胸片、头颅 CT 等检查有助于更准确评估靶器官损害程度，可依病情选择进行。

【治疗要点】

1. 治疗原则

这类患者应住院治疗，重症患者收入重症加强治疗病房（ICU），持续监测血压、尿量、神经系统和心血管系统的症状体征，常需静脉滴注降压药物将血压控制到安全水平，降压过程中应严密观察靶器官功能状况，避免过度或过快降压，否则会引起局部或全身灌注不足，加重靶器官损害程度。

降压目标不是快速将血压降至正常水平，而是调控至安全水平，以防止、减轻或终止心、脑、肾等靶器官损害。第 1 小时内平均动脉压下降不能超过 $20\%\sim25\%$，若患者能够耐受，生命体征稳定，接下来的 $2\sim6$ 小时内逐渐将血压降至 $160/100\sim160/110$mmHg 水平，或者是第 1 小时内将舒张压降低 $10\%\sim15\%$ 或接近 110mmHg，以后 $24\sim48$ 小时可逐步降低血压达正常水平。但主动脉夹层患者应在 $15\sim30$min 内快速将收缩压降至 120mmHg 以下，同时联合使用 β 受体阻滞剂。急性脑卒中患者不宜紧急迅速降压，否则会造成脑灌注下降，进一步加重脑损伤，具体降压措施参照脑血管病指南。高血压急症降压速度参照表 97-1。

表 97-1　高血压急症降压速度参考

高血压急症类型	降压时间	降压幅度或目标值
主动脉夹层	$15\sim30$ 分钟	SBP $100\sim120$mmHg
急性冠脉综合征	1 小时	缺血改善
急性肺水肿	1 小时	心力衰竭改善；一般 SBP 先下降 $10\%\sim15\%$，后至正常范围
子痫	$6\sim12$ 小时	正常范围
高血压脑病	$2\sim4$ 小时	DBP $100\sim110$mmHg（或降低 $10\sim15$mmHg，或 $2\sim3$ 小时降幅 25%，24 小时达 $160/100$mmHg）
缺血性中风	当 MAP>130mmHg 或 BP>220/120mmHg 时开始降压	MAP 降 20%，24 小时内降低 $10\%\sim15\%$

高血压急症类型	降压时间	降压幅度或目标值
颅内出血	当 BP> 180/105mmHg 时开始降压，时间 6～48 小时	MAP 维持<130mmHg，维持 150～160/90～100mmHg
急性肾衰竭	0～12 小时	MAP 降低 0～25%

注：SBP 收缩压；DBP 舒张压；MAP 平均动脉压

2. 常用静脉降压药物

根据患者血压水平及不同的靶器官损害选择合适的降压药物，应选择起效快、达最大效果时间短、作用持续时间短、不良反应少的药物，另外在降压过程中对心、脑、肾等器官血流的影响要尽可能小，不同药物的特点见表 2。

(1) 硝普钠：是一种起效快、作用时间短、降压作用强的静脉用降压药，其中的亚硝基成分可分解为一氧化氮（NO）引起动脉、静脉血管扩张，迅速降低心脏前后负荷。静脉滴注数秒内起效，作用持续 1～2 分钟，停止滴注后 1～10 分钟血压可迅速回升至用药前水平。起始剂量 $0.25\mu g/(kg \cdot min)$，以后每隔 5min 增加一定剂量，直至达到血压目标值，常用剂量 $0.25～10\mu g/(kg \cdot min)$。硝普钠是高血压伴主动脉夹层、急性左心衰等高血压急症的首选药物之一，但肝肾功能不全患者慎用，并需注意氰化物中毒，不良反应有恶心、呕吐、肌颤和出汗。硝普钠对光敏感，故在用药期间应避光操作，以防止药物降解。硝普钠应慎用以下情况：①高血压脑病、颅内出血：硝普钠可通过血—脑脊液屏障使颅内压进一步增高，降低脑灌注，加重病情，故颅内压增高者一般不予应用。②急性肾衰竭、肾移植性高血压、严重肝功能损害等：硝普钠在体内分解为氰化物与一氧化氮，氰化物被肝代谢为硫氰酸盐，经肾排出，故肝、肾功能不全患者易发生氰化物或硫氰酸盐中毒。③甲状腺功能减退；硝普钠代谢产物硫氰酸盐可抑制甲状腺对碘的摄取，加重甲状腺功能减退。

（2）尼卡地平：二氢吡啶类钙通道阻断剂，通过抑制血管平滑肌的收缩而扩张外周血管、冠状动脉、肾小动脉和脑血管。降压作用快速、明显，静脉滴注 5～10 分钟起效，持续时间 1～4 小时（长时间使用后持续时间可超过 12 小时）。起始剂量为 5mg/h，然后逐渐增加剂量至血压控制在满意水平，最大剂量为 15mg/h，如血压稳定于预期水平，一般不需要进一步调整药物剂量。因尼卡地平能够增加脑和冠状动脉血流，故适用于有心脏和脑缺血的高血压急症患者。不良反应有反射性心动过速、头痛、面部潮红等，对急性心肌炎、心功能不全、颅高压或脑水肿需慎用。

（3）乌拉地尔：对外周血管的主要作用是通过选择性阻断突触后膜 α_1 受体而扩张血管，对中枢作用是兴奋延髓的 5-羟色胺-1A 受体，降低延髓心血管调节中枢交感神经冲动发放而降低外周血管阻力。乌拉地尔以扩张动脉为主，降低交感活性，降低肺动脉压，还能降低肾血管阻力，有减轻心脏负荷、降低心肌耗氧量、改善心输出量和增加肾血流量等优点。乌拉地尔对心率无明显影响，降压平稳，安全性好，无体位性低血压、反射性心动过速等不良反应，肾功能不全可以使用。起效时间 15 分钟，持续 2～8 小时，可 12.5mg 稀释于 20ml 生理盐水中静脉注射，监测血压变化，15 分钟后效果不明显可重复静脉注射，必要时可加大剂量 25mg 静注，最大剂量不超过 75mg，继以 100～400μg/min 持续静脉滴注，不良反应有恶心、头晕和疲倦。

（4）酚妥拉明：是一种非选择性 α 受体阻滞剂，适用于血液中儿茶酚胺过量的高血压急症，如嗜铬细胞瘤危象。静脉注射后 1～2 分钟起效，作用持续 10～30 分钟，每次 5～10mg 静脉注射。不良反应有心动过速、体位性低血压、潮红、恶心呕吐等，因其容易诱发心绞痛和心肌梗死，故禁用于急性冠状动脉综合征患者。

（5）艾司洛尔：心脏超短效 β 受体阻滞剂，选择性作用 β_1 受体，经红细胞水解，不依赖于肝、肾功能。静脉注射 60 秒内起效，作用持续 10～20 分钟。首次负荷量 250～500μg/kg，于 1 分钟内注射，然后以 25～50μg/(kg·min) 持续静脉滴注，可以每 10～20 分钟增加 25μg/(kg·min)，直至血压控制满意，最大剂量可达 300μg/(kg·min)。不良反应有低血压、心动过缓、头晕和恶心，停药后短时间内可消失，适用于除合并心力衰竭以外的大多数高血压急症，尤其是围术期高血压。

(6) 拉贝洛尔：是 α 和 β 肾上腺素能受体拮抗剂，β 受体阻滞效应是 α 受体的 5 到 10 倍，静脉注射 5～10 分钟起效，作用持续 3～6 小时。首次静脉注射 20mg，以后每 10 分钟 20～80mg 静脉注射，或者以 2mg/min 速度静脉滴注，最大累积剂量 24 小时内 300mg。与纯粹的 β 阻滞剂不同，拉贝洛尔不降低心排血量，心率可保持不变或轻微下降，还可降低外周血管阻力，同时维持脑、肾和冠状动脉血流。不良反应有恶心、呕吐、支气管痉挛和心动过缓，适用于急性左心衰竭/肺水肿以外的大多数高血压急症。

(7) 硝酸甘油：血管扩张剂，以扩张静脉为主，大剂量时扩张动脉，静脉滴注 2～5 分钟起效，作用持续时间 5～10 分钟，剂量范围 5～100μg/min。不良反应有头痛、呕吐、心动过速等。由于硝酸甘油能引起低血压和反射性心动过速，在脑、肾灌注不足时，静脉使用硝酸甘油可能会加重损害，因此其主要用于治疗合并急性冠状动脉综合征、急性左心衰竭/肺水肿等高血压急症时。

(8) 非诺多泮：一种多巴胺受体 (DAl) 激动剂，静脉滴注 5 分钟内起效，作用持续 30～60 分钟，剂量范围 0.1～0.3μg/(kg·min)。不良反应有头痛、面红、心动过速等，随时间延长可逐渐消失。非诺多泮作用于近端和远端肾小管的 DAl 受体，扩张肾血管的作用比多巴胺强 10 倍，可降低肾血管阻力、增加肾血流量、促进尿钠排泄以及利尿，对有无高血压的肾功能不全患者均有肾脏保护作用，是伴有肾功能损害的高血压急症患者的首选药物。

表 97 - 2 几种常用静脉降压药物特点

药 物	剂 量	起效时间	持续时间	不良反应	适 应 症
硝普钠	0.25～10μg/(kg·min)	≦30秒	1～2min	恶心、呕吐、肌颤和出汗	大多数 HE，肝肾功能不全和高颅压慎用
硝酸甘油	5～100μg/min	2～5min	5～10min	头痛、呕吐、心动过速	急性冠状动脉综合征、急性左心衰竭/肺水肿
尼卡地平	5～15mg/h	5～10min	1～4h	反射性心动过速、头痛、面部潮红	大多数 HE，合并急性心衰患者慎用
乌拉地尔	12.5～25mg 静注，100～400μg/min 静滴	15min	2～8h	恶心、头晕和疲倦	大多数 HE，孕妇、哺乳期禁用
酚妥拉明	5～10mg/min	1～2min	10～30min	心动过速、潮红、头痛呕吐	嗜铬细胞瘤危象，急性冠脉综合征慎用
艾司洛尔	250～500μg/kg 静注，25～300μg/(kg·min) 静滴	1min	10～20min	低血压、心动过缓、头晕	围术期高血压等多数 HE，急性心力衰竭慎用
非诺多泮	0.1～0.3μg/(kg·min)	5min	30～60min	头痛、面红、心动过速	伴有肾功能损害的 HE

注：HE 高血压急症

3. 几种常见高血压急症的降压治疗

（1）高血压脑病

需降低过高的血压，恢复脑血流的自动调节，但血压不能骤降引起脑缺血。降压时间为 2～4 小时，将舒张压降至 100～110mmHg，或降低 10～15mmHg，以后再进一步下降至正常范围。

也有主张在 2～3 小时内降幅 25％，24 小时达 160/100mmHg。药物选择有拉贝洛尔、乌拉地尔、非诺多泮、尼卡地平等。高血压脑病若采取积极治疗措施，临床情况能够完全逆转，直至恢复正常。

（2）脑出血

急性期血压明显升高多数是由应激反应和颅内压升高引起的，随颅内压下降血压也会下降，降压目的是在保证脑血流灌注基础上，避免再次出血。如果收缩压＞200mmHg 或平均动脉压＞150mmHg 时，应在严密血压监测下降压治疗。降压时间 6～48 小时，血压控制目标值 160/100mmHg 或平均动脉压在 130mmHg 以下。选择不影响颅内压的药物，如乌拉地尔、尼卡地平、拉贝洛尔等。要避免血压下降幅度过大，同时应脱水治疗降低颅内压。

（3）蛛网膜下腔出血

首期降压目标值在 25％以内，对于平时血压正常的患者维持收缩压在 130～160mmHg。药物选择以不影响患者意识和脑血流灌注为原则，首选尼莫地平，还可选用尼卡地平、乌拉地尔、拉贝洛尔等。

（4）缺血性脑卒中

血压升高多数由于应激、疼痛、缺血缺氧、颅内压升高等原因所致，大多数患者不经任何特殊治疗就会出现血压下降。是否采取降压治疗视患者血压升高程度及基础血压和器官功能情况而定，多数情况下不予降压治疗。当收缩压≥220mmHg 或舒张压＞120mmHg 时，需降压治疗；准备溶栓治疗的患者血压应控制在收缩压＜185mmHg 或舒张压＜110mmHg 水平。当有降压治疗指征时，也需要谨慎地降低血压，过度降低血压是有害的，因其可继发缺血区域灌注减少而扩大梗死的范围。药物选择有：拉贝洛尔、尼卡地平、乌拉地尔、非诺多泮、硝普钠等。

（5）急性冠状动脉综合征

以舒张压升高为主，血压升高会加重缺血和扩大梗死面积，故应积极降压。降压治疗时间 1 小时，降压目标是尽快将血压降至正常。药物可选择硝酸甘油、艾司洛尔、拉贝洛尔、尼卡地平等。开通病变血管也是非常重要的。

（6）急性心力衰竭/肺水肿

治疗目标是减轻左心室前后负荷，减少心肌耗氧，改善氧合，消除肺水肿。应迅速降压，数分钟内血压下降 30mmHg，或收缩压减低 10%～15%，药物可选择硝酸甘油、硝普钠、非诺多泮，同时联用利尿剂、吗啡、洋地黄制剂等药物。

（7）主动脉夹层

一旦确诊主动脉夹层，应立即使患者血压平稳地降至正常偏低水平，以免夹层动脉瘤破裂危及生命。在保证器官灌注的基础上，15～30min 内使收缩压至少降至 120mmHg，患者如果能够耐受，降至 100mmHg 左右则更理想。在选用药物时要注意，主动脉壁所受剪切力大小取决于心室搏动的力度、速率以及每搏血流量，选择的药物必须有助于降低这三个因素的水平。血管扩张剂加 β 受体阻滞剂是标准的治疗方法，可选用硝普钠、拉贝洛尔、艾司洛尔、尼卡地平等药物。

（8）子痫

妊娠高血压急症的处理要同时顾及母亲和胎儿的安全，当收缩压＞160mmHg 或舒张压＞105mmHg 时，静脉应用降压药物。降压目标为收缩压 140～160mmHg，舒张压 90～105mmHg。在分娩前保证舒张压＞90mmHg，否则会增加胎儿死亡风险。硫酸镁能降低血压，防治抽搐，故常用于子痫患者。禁止钙拮抗剂与硫酸镁合用，因为二者联合阻滞钙离子通道，有神经肌肉阻断、抑制心肌和低血压反应。肼屈嗪是较好的选择，在监护条件下还可选用拉贝洛尔、尼卡地平。硝普钠、ACEI 因给胎儿带来不利影响，不用于妊娠期妇女。

（9）儿茶酚胺危象

药物选择避免单独运用 β 受体阻滞剂，原因是阻断 β 受体诱发的血管扩张以后，α 受体缩血管活性会占优势，会导致进一步的血压升高。可选择酚妥拉明、尼卡地平、非诺多泮等。若选用硝普钠，一定要在补充血容量基础上应用，防止发生低血压。

738

高血压急症是危及生命的临床征象，会造成不同靶器官的损害，应早期诊断、及时干预。通常选择静脉降压药物，遵循个体化原则，有计划、有目标的快速平稳降压，以及时预防、终止进行性靶器官损害。

（董利军）

第 98 章　主动脉夹层

【概述】

主动脉夹层（Aortic Dissection，AD）是极为凶险的心血管急症，发达国家每年发病率约为 1/万～2/万，未经治疗，急性发病后 48 小时内半数左右病人死亡，约三分之二病人死于发病后 1 周内。

主动脉夹层是指在内因和/或外力作用下造成主动脉内膜破裂，血液经内膜破口渗入主动脉中层，并沿其纵轴剥离形成夹层血肿，压迫受累的血管或脏器，引起组织或器官缺血或出血，导致急危重症的出现。其主要原因是主动脉中层平滑肌退行性变或弹性纤维减少，或是中层滋养血管破裂形成夹层血肿。发病 2 周内的主动脉夹层称为急性主动脉夹层。

主动脉夹层分型对临床选择治疗方法有重要意义。现临床多采用 Stanford 分型，将夹层累及升主动脉，无论远端范围如何，定为 A 型。如夹层累及左锁骨下动脉开口以远的降主动脉，视为 B 型。另一种分型方法是 Debakey 分型：根据主动脉夹层累及部位，分为三型：Ⅰ型：原发破口位于升主动脉或主动脉弓部，夹层累及升主动脉、主动脉弓部、胸主动脉、腹主动脉大部或全部，少数可累及髂动脉。Ⅱ型：原发破口位于升主动脉，夹层累及升主动脉，少数可累及部分主动脉弓。Ⅲ型：原发破口位于左锁骨下动脉开口远端，根据夹层累及范围又分为Ⅲa，Ⅲb。Ⅲa 型：夹层累及胸主动脉。Ⅲb 型：夹层累及升主动脉、腹主动脉大部或全部。少数可累及髂动脉。

【诊断要点】

1. 病因与诱因　高血压、动脉粥样硬化、马方（Marfan）综合征、大动脉炎、动脉中层囊性坏死、主动脉缩窄、外伤及梅毒、妊娠等是主动脉夹层的主要病因。尤以高血压、动脉粥样硬化常见。诱因主要有高血压，特别是血压突然升高，其他诱因有增加胸腹压力或交感神经过度兴奋时，如咳嗽、用力解大便、干重活或情绪激动可诱发急性主动脉夹层。

2. 临床表现特点

主动脉夹层因累及部位、程度不同以及病人的基础疾病不同，临床表现复杂多样，其主要表现有：

（1）突发剧烈的胸背痛，难以忍受的撕裂或刀割样感，疼痛沿着夹层撕裂的走行延伸，常伴有焦虑、恐惧和濒死感，多为持续性，镇痛药难以缓解。部分病例可因夹层远端内膜再次破裂使夹层中血液重新回到真腔而使疼痛得以消失。少数患者无明显疼痛症状，可能为发病早期出现神志障碍或因严重急性左心衰竭症状掩盖了疼痛。

（2）压迫或血流受阻症状：冠状动脉受主动脉夹层血肿的压迫或夹层撕裂直接累及冠状动脉开口，均可导致心绞痛或急性心肌梗死的症状或严重并发症出现；头颈部动脉受压可出现神志障碍、偏瘫等症；四肢动脉受压可使受压肢体脉搏减弱或消失或四肢血压不对称，双上肢收缩压差大于30mmHg或下肢收缩压≤上肢收缩压；腹腔动脉、肠系膜动脉受压可出现恶心、呕吐、腹胀、腹泻、黑粪，甚至腹膜炎征；肾动脉受压可有血尿、尿闭；气管或支气管受压引起呼吸困难、咳嗽。左喉返神经受压出现声带麻痹；上腔静脉受压表现上腔静脉综合征等。

（3）其他严重症状：夹层可使主动脉根部扩张，导致瓣环扩大，瓣叶受压不均，引起急性主动脉瓣关闭不全和急性左心衰表现。主动脉夹层破入心包时可迅速发生心包填塞，导致猝死。急性期约有1/3的病人出现休克。

3. 辅助检查：

（1）实验室检查为非特异性，D-dimer升高可作为线索之一，血常规检查可有血色素下降。

(2) 心电图：呈现非特异性 ST－T 改变，与病人剧烈胸痛不成比例；夹层如累及冠状动脉开口，可见急性心肌梗死图形。

(3) X 线胸片：纵隔增宽或局限性膨出征，最好与病人原有的胸片做比较。主动脉内膜钙化影距外膜距离增宽≥10mm，说明有夹层形成。当有夹层破入心包或主动脉瓣关闭不全时，心影明显扩大。破入胸腔时，可见胸腔积液。

(4) 超声心动图：此法快捷，方便，可在床旁进行，适合危重病人。如能做紧急床旁食管超声心动图（TEE）对诊断更有帮助。经胸超声心动图敏感性 59%～85%，TEE 为 80%～98%，但对腹主动脉及其分支夹层的敏感性仅为 40%左右。特异性两种方法均为 63%～96%，影像改变表现有①主动脉内径增宽，多大于 40mm。②可见主动脉腔被撕裂的内膜分为真、假二腔，一般真腔狭小，假腔较大。③有时可见剥脱的内膜在真假腔间摆动。④夹层累及主动脉瓣时，可引起主动脉瓣反流，左心室扩大。⑤多普勒在真腔与假腔内显示方向相反的血流信号，真腔内为明亮的流速很快的红色血流，而假腔内为暗淡的流速缓慢的蓝色血流。

(5) 增强多层螺旋 CT：能显示夹层部位、大小及范围。多排螺旋 CT 诊断迅速，并可进行三维重建，清楚地显示主动脉夹层的范围。敏感性为 80%～94%，特异性为 87%～100%。缺点是不能判断有无主动脉瓣反流。影像征有：主动脉腔内出现略呈弯曲的条状影，血管腔被其分为真、假两腔，动脉早期像真腔密度高于假腔。并可较好的显示内膜钙化片内移，假腔内可见血栓、血液外渗、纵隔血肿等。

(6) 核磁共振（MRI）：可直接显示主动脉夹层的真假腔，清楚显示内膜撕裂的位置和剥离的内膜片或血栓。能确定夹层的范围和分型，以及与主动脉分支的关系。但不能直接检测主动脉瓣关闭不全。显影时间长，MRI 室内不易监护，对急危重病人、装有起搏器和带有人工关节、钢针等金属物的病人不适用。且费用高。敏感性和特异性均为 98%。

(7) 主动脉造影：可以显示动脉夹层的真、假腔与内膜破口以及各大血管分支受累范围和主动脉瓣关闭不全及冠状动脉受累情况，准确率在95％以上。此外，如怀疑冠脉受累，可同时实行冠脉造影。

4. 诊断及注意事项

对于突发剧烈撕裂样胸背痛，疼痛可向多处放射或延伸，伴有脉搏减弱或消失，血压不对称，或突然出现主动脉瓣关闭不全体征、急腹症或神经症状等多部位血管阻塞征象，提示本症可能，结合辅助检查可明确诊断。一旦临床怀疑此症，应密切观察生命体征的变化，判断病程的进展及速度。条件允许，尽快做影像学检查，明确病变的类型与范围，为进一步治疗提供依据。对突发明显严重的胸痛，而心电图无明显缺血改变的病人，要考虑此症。

【治疗要点】

该症一经诊断，应立即进行生命体征、血氧饱和度、中心静脉压及尿量监测。主动脉夹层的治疗效果因发病的时间、部位和并发症有很大不同。药物治疗是一切治疗的基础。对于急性 A 型主动脉夹层合并严重心脑等内脏器官缺血症状时，需行紧急外科手术治疗。而对急、慢性 B 型主动脉夹层病人，可先用药物稳定病情，再根据影像学结果择期选择介入或外科手术治疗。

1. 内科紧急治疗：①镇静止痛，可小剂量多次静推吗啡，每次 3～5mg。②补充血容量，纠正休克。③控制血压及左室收缩速率：可联合应用硝普钠等血管扩张剂和 β-受体阻滞剂。硝普钠初始剂量 25～50μg/min 静滴，一般剂量 200～300μg/min，使收缩压降至 100～120mmHg，平均压 60～70mmHg；普萘洛尔 0.5mg 先静注，随之以每 3～5 分钟 1～2mg，直至脉搏减慢到 60～70 次/分或 30～60 分钟内总剂量 0.15mg/kg，以后每 2～4 小时重复静注相同剂量；美托洛尔 5mg 静脉注射，5 分钟一次，共 3 次，或艾司洛尔 5～200μg/kg/min 静点。当有 β-阻滞剂禁忌证时，可使用地尔硫卓和维拉帕米。利舍平 0.5～2mg 每 4～6 小时肌注也有效。血压下降后疼痛明显减轻或消失是夹层分离停止扩展的临床指征。对合并有

743

主动脉大分支阻塞的高血压病人或无高血压者，不宜降压治疗，但仍可用β-阻滞剂降低心肌收缩力。妊娠期主动脉夹层，可使用拉贝洛尔控制血压，而不用硝普钠，因其对胎儿有毒性。拉贝洛尔为α、β受体阻滞剂，可同时有效降低左室压力上升速率（dp/dt）和动脉压，首剂静脉注射 10mg（两分钟），然后每 10～15 分钟追加 25～50mg（直至总剂量达 300mg），或 1～4mg/min 静点，总量 300mg。主动脉夹层孕妇分娩，建议在硬膜外麻醉下行剖宫产。④心包压塞的处理：如果出现血流动力学恶化，应尽快行心包穿刺引流，但只抽出少量液体使血压上升至能保证组织器官血液供给的最低水平即可。

2. 介入治疗：近年来，血管带膜支架已广泛用于降主动脉夹层的治疗，可以考虑采用此项技术。这种方法可以减轻手术、麻醉、体外循环等对患者的创伤和应激，近期效果良好，尤其适合手术高危的患者。当诊断明确，部位清楚，特别是急性主动脉夹层出现了威胁生命的并发症应立即考虑手术治疗，其效果明显优于药物治疗。使用主动脉腔内支架术治疗主动脉夹层的原理是封闭主动脉近端撕裂的内膜破口，隔断主动脉夹层真假腔之间的血流交通，扩张真腔，促进假腔血栓化，加固和稳定主动脉壁的作用。适应证：目前介入手术主要适用于急性或慢性期的 B 型 AD，①夹层的破入口距左锁骨下动脉下方 2cm 以上；②夹层本身无过度迂曲；③介入血管通路通畅；④假腔较小。禁忌证：①髂动脉、股动脉严重狭窄或扭曲变形，导管、支架无法通过；②锚定区严重粥样硬化性病变或锚定区主动脉内径明显增粗≥4cm；③主动脉弓与降主动脉间夹角呈锐角；④并发心包填塞，升主动脉、主动脉弓分支血管受累，主动脉瓣关闭不全（＞Ⅱ级）；⑤马方综合征及结缔组织遗传病所致主动脉夹层。介入治疗方法大致有：经皮内膜开窗术；覆膜支架腔内修复术；分支血管支架植入术。B 型 AD 的介入治疗与外科手术相比，可以降低 30 天内的死亡率，截瘫和肾衰的发生率。但术后 2～3 年的死亡率无显著差异。脑卒中、心肌梗死、再次手术率与外科手术相同。介入治疗并发症：内漏，即支架与附着区内

744

膜贴附不紧密，发生率约 20％、入路血管损伤、急性肾衰竭、脑血管意外、截瘫等。

3. 外科手术：根据主动脉夹层分型及有无严重并发症决定手术时机和方法。一般来说，急性 A 型主动脉夹层，特别是合并严重心脑脏器缺血症状时，需行急诊手术治疗，但手术并发症多，死亡率高，长期预后不佳。对急性 B 型主动脉夹层病人，约 75％的病人通过内科治疗能够度过急性期，进行择期手术，这样能够降低手术风险和并发症。但遇到内科治疗不能缓解的疼痛或高血压，夹层形成的血管瘤即将破裂或已经破裂，或有严重内脏器官缺血时，仍应考虑急诊手术。手术目标：封闭夹层入口和/或出口；用人工瓣膜或人工血管替换受损的主动脉瓣或主动脉；移植或改道重要的主动脉分支血管。

4. 杂交手术：对于 A 型 AD 病例，传统的开放性主动脉和主要分支血管人造血管置换手术创伤大，手术时间长，围术期高死亡率、并发症率高，对危重病人不太适合。而单纯血管腔内修复术（EVAR）手术一般不适于 A 型病人。近年来随着腔内技术的发展，将传统的开放性手术和 EVAR 手术合理地结合起来，做到了即挽救生命，又减少了手术损伤和并发症发生的目的。手术方法大致有两种，一是先做外科手术，将左颈总动脉和/或左锁骨下动脉与无名动脉搭桥，再做介入手术，植入带膜支架或分支支架覆盖夹层的入口病变。这种方法可减少了体外循环时间和输血量及开胸手术的风险。第二种方法是先做主动脉弓和/或升主动脉的人工血管置换术，再行降主动脉带膜支架植入术。初步实践显示这种手术是安全和有效的。与单纯外科手术的长期疗效对比尚待研究观察。

（许　锋）

第十四篇

消化系统疾病急诊

第 99 章　消化性溃疡急症

【概述】

消化性溃疡（peptic ulcer）泛指胃肠黏膜在某种情况下被胃酸/胃蛋白酶消化而造成的溃疡，可发生在食管、胃或十二指肠，也可发生在胃-空肠吻合口附近或含有胃黏膜的 Meckel 憩室内。因胃溃疡（gastric ulcer，GU）和十二指肠溃疡（duodenal ulcer，DU）最常见，故一般所谓的消化性溃疡是指 GU 和 DU。溃疡的黏膜缺损超过黏膜肌层，有别于糜烂。

【诊断要点】

1. 病因

（1）幽门螺杆菌感染（H. pylori）凭借其毒力因子的作用，在胃型上皮定植，诱发局部炎症和免疫反应，损害局部黏膜的防御/修复。H. pylori 感染可增加胃泌素释放和胃酸分泌，增加了侵袭因素。

（2）非甾体类抗炎药（non-steroidal anti-inflammatory drugs NSAIDs）通过削弱黏膜的防御和修复功能而导致消化性溃疡发病。

（3）胃酸和胃蛋白酶 消化性溃疡最终形成是由于胃酸/胃蛋白酶对黏膜自身消化所致。

（4）其他因素包括吸烟、遗传、急性应激引起的应激性溃疡、胃十二指肠运动异常（部分 DU 患者胃排空增快，部分 GU 患者胃排空延迟）。

2. 临床表现特点

（1）疼痛　上腹部疼痛是本病的主要症状。典型的 DU 的疼痛呈节律性和周期性，可被进食或服用抗酸剂缓解。

（2）疼痛部位　多位于上腹中部、偏右或偏左。但胃体上部和贲门下部溃疡的疼痛可出现在左上腹或胸骨、剑突后。胃或十二指肠后壁的溃疡，特别是穿透性溃疡疼痛可放射至背部。

(3) 疼痛的程度和性质　疼痛一般较轻而能以忍受，但偶尔也有疼痛较重者。溃疡疼痛可表现为隐痛、钝痛、胀痛、烧灼痛或饥饿痛。

(4) 节律性　DU 的疼痛常在两餐之间发生，持续不减直至下餐进食或服用抗酸剂后缓解。GU 的疼痛多在餐后 1 小时内出现，经 1~2 小时后逐渐缓解，直至下次进餐后再复现上述节律。DU 可在夜间发生疼痛，多出现在午夜或凌晨一点左右。GU 夜间疼痛少见。

(5) 疼痛的周期性　上腹疼痛发作可持续数天、数周或数月后，继以较长时间的缓解，以后又复发。溃疡一年四季均可复发，但以秋末至春初较冷的季节更为常见。

(6) 其他症状　除上腹疼痛外可有反酸、嗳气、胃灼热、上腹饱胀、恶心、呕吐、食欲减退等消化不良症状。

(7) 消化性溃疡缺乏特异性体征。在溃疡活动期，多数患者有上腹部局限性轻压痛，DU 压痛点常偏右。少数患者因慢性失血或营养不良而有贫血。

3. 试验室和其他检查

(1) 幽门螺杆菌检测　目前常用的侵入性试验包括快速尿素酶试验、组织学检查、黏膜涂片染色镜检；非侵入性试验主要有 ^{13}C- 或 ^{14}C-尿素呼气试验（urea breath test，UBT）、粪便 H. pylori 抗原检测和血清学试验等。快速尿素酶试验是侵入性试验中诊断 H. pylori 的首选方法、操作简便、费用低。非侵入性试验中 ^{13}C- 或 ^{14}C-尿素呼气试验检测诊断 H. pylori 感染的敏感性和特异性高，可作为根除治疗后复发的首选方法。

(2) 胃液分析　GU 患者的胃酸分泌正常或低于正常，部分 DU 患者则增多。目前胃液分析主要用于胃泌素瘤的辅助诊断。

(3) 血清胃泌素测定　消化性溃疡患者的胃泌素较正常人稍高。

（4）胃镜检查 是确诊消化性溃疡的首选检查方法。内镜下溃疡可分为三期，多表示疾病的不同阶段：①活动期（A 期）以溃疡面出现出血或凝血块为特征，白苔明显。周边黏膜充血、水肿（A_1）；周边黏膜充血、水肿开始消退，四周出现再生上皮形成的红晕（A_2）。②愈合期（H 期）溃疡缩小变浅，苔变薄。四周再生上皮所形成的红晕向溃疡围拢，黏膜皱襞向溃疡集中（H_1），或溃疡面几乎为再生上皮所覆盖，黏膜皱襞更加向溃疡集中（H_2）。③瘢痕期（S 期）溃疡基底部白苔消失，呈现红色瘢痕（S_1），最后转变为白色瘢痕（S_2）。

（5）X线钡餐检查 对用于胃镜检查有禁忌或不愿接受胃镜检查者。溃疡的 X 线征象有直接和间接两种；龛影是直接征象，对溃疡有确诊价值；局部压痛、十二指肠球部激惹和球畸形、胃大弯侧痉挛性切迹均为间接征象，仅提示可能有溃疡。

（6）超声内镜检查 有助于良、恶性溃疡的鉴别和判断溃疡的深度。溃疡组织破坏层是超声内镜下基本影像学特征。溃疡基底表面的白苔呈高回声，称为白苔回波，溃疡深处表现为低回声，称为溃疡回波。随着溃疡活动期趋向愈合，白苔回声波逐渐不明显，同时溃疡波缩小，最终消失。愈合期纤维化的回声为高回声。

（7）其他 消化性溃疡大便隐血试验多为阳性。

4. 诊断要点 慢性病程、周期性发作的节律性上腹疼痛、且上腹疼痛可为进食或抗酸药所缓解的临床表现；上腹部不适伴黑便；胃镜检查发现溃疡病变；X线钡餐检查发现胃部溃疡龛影；组织病理学证实为炎性肉芽组织或纤维增生。

【治疗要点】

治疗目的是在于消除病因、解除症状、愈合溃疡；防止复发和避免并发症。

1. 一般治疗 生活要规律，工作劳逸结合，要避免过度劳累和精神紧张。避免辛、辣、浓茶、烟酒、咖啡、过甜、过酸食物。牛乳、豆浆等因含钙和蛋白质浓度较高，可刺激胃酸分泌，因此不宜多喝。

2. 抗胃酸分泌　溃疡的愈合特别是 DU 的愈合与抑酸强度和时间成正比，药物治疗中 24 小时胃内 pH＞3 总时间可预测溃疡愈合率。常用的抗酸分泌药物有 H_2- RAs 和 PPI 两大类。H_2- RAs 通过抑制壁细胞的组胺 H_2 受体，减少壁细胞分泌到达抑酸效果。常用的有西咪替丁、雷尼替丁、法莫替丁等。PPI 能阻断壁细胞微泌管膜上的质子泵，使 H^+ 排出细胞受阻，是目前作用最强的抑酸药物。口服起效迅速，每日服用 1 次即能抑制胃酸分泌，作用可持续 24 小时。目前常用的有奥美拉唑、兰索拉唑、泮托拉唑、雷贝拉唑、埃索美拉唑等。

3. 根除幽门螺杆菌治疗　根除 HP 可使大多数 HP 相关性溃疡患者达到完全治愈。无论是溃疡初发或复发、活动期或静止期，均应进行抗 HP 治疗。抗 HP 以克拉霉素作用最强，多主张联合用药。以 PPI 为主联合两种抗生素的一周治疗方案，是指标准剂量 PPI 加克拉霉、阿莫西林或四环素、甲硝唑（或替硝唑）和呋喃唑酮等抗生素的两种，组成三联疗法。（标注准剂量 PPI 是指奥美拉唑 20mg、兰索拉唑 30mg、泮托拉唑 40mg、雷贝拉唑 10mg、埃索美拉唑 20mg）。克拉霉素 250～500mg bid，阿莫西林或四环素 500～1000mg bid，甲硝唑 400mg bid，呋喃唑酮 100mg bid。初次治疗失败者，可用 PPI、胶体次枸橼酸铋（240mg bid）合并两种抗生素组成四联治疗法。

4. 保护胃黏膜

（1）硫糖铝：抗溃疡的作用机制主要与其黏附覆盖在溃疡面上阻止胃酸、胃蛋白酶侵袭溃疡表面和促进内源性前列腺素合成有关，主要用于 GU 的治疗。硫糖铝副作用小，便秘是其主要不良反应。

（2）胶体次枸橼酸铋：除了具有硫糖铝类似的作用机制外，尚有较强的抗 HP 作用。短期服用胶体次枸橼酸铋除舌发黑外，很少出现不良反应。为避免铋在体内的积蓄，不宜长期服用。

（3）米索前列醇：具有增加胃十二指肠黏膜黏液/碳酸氢盐分

泌，增加黏膜血流和一定的抑制胃酸分泌作用，主要用于 NSAIDs 相关性溃疡的预防。腹泻是主要不良反应，前列腺素可引起子宫收缩，孕妇忌用。

（4）麦兹林-S 颗粒：为谷氨酰胺的复方制剂，其特点是作用于溃疡面有利溃疡组织的再生、修复和形成保护性因子。

5. 关于胃动力药　消化性溃疡常伴有胆汁反流，是引起溃疡不愈的重要原因，研究表明，胃溃疡患者为内胆汁酸浓度增高；十二指肠溃疡常伴幽门括约肌动力障碍。给予胃动力药调节，可收到好的治疗效果。多潘利酮 10～20mg tid，餐前 15 分钟口服。西沙必利 5～10mg tid，餐前 15 分钟口服（该药可导致 Q－T 间期延长，高龄者慎用，心脏病者禁用）。

6. NSAIDs 相关性溃疡的治疗　单纯的 NSAIDs 相关性溃疡停用 NSAIDs 后，可常规抗溃疡治疗方案进行。

7. 关于在治疗与维持治疗　消化性溃疡愈合后，约 70％～80％左右的患者可在 1 年内复发，采用抑酸药物长期维持治疗是防止溃疡复发的重要而有效的措施。维持治疗有三种：长期维持治疗法，即溃疡愈合后用制酸剂维持 1/2～1 年；间歇维持治疗法，即在溃疡复发时给予 4～12 周的抑酸治疗；症状性自我检测疗法，即在症状出现时短程抗溃疡治疗，症状消失后即停药。

8. 外科手术指征：

（1）大量出血经内科紧急处理无效；

（2）急性穿孔；

（3）瘢痕性幽门梗阻；

（4）内科治疗无效的难治性溃疡；

（5）溃疡疑有癌变。

（赵丽芳　宋祖军）

第100章 急性胆囊炎

【概述】

定义：是指胆囊壁因化学性刺激和细菌感染引起的炎症性病变，绝大多数由胆囊内结石堵塞或嵌顿于胆囊管或胆囊颈所致，少数非结石性胆囊炎为细菌感染。

【诊断要点】

1. 病因　梗阻、感染及缺血。90％的梗阻是由于胆结石嵌顿所致。病原菌大多为肠道细菌，以大肠杆菌最为常见，其次为链球菌、粪链球菌、产气杆菌、葡萄糖球菌、绿脓杆菌。

2. 临床表现

（1）腹痛　急性胆囊炎呈现为突发性疼痛，多位于右上腹并向右肩背部放射，常在饱餐后数小时或夜间发生。疼痛多较剧烈，呈持续性或阵发性绞痛，寒战后发热是疾病特征之一。当引起梗阻的结石一旦松动或滑脱，则疼痛可立即缓解或消失。急性非梗阻性胆囊炎早期，右上腹疼痛一般常不剧烈，多局限与胆囊区，随病情的发展，胆囊化脓或坏疽时则疼痛剧烈，可有尖锐刺痛感，疼痛范围逐渐扩大，提示炎症加重，甚至腹膜炎的可能。

（2）有恶心、呕吐　60％～70％的患者可有反射性恶心、呕吐，呕吐物不多，可含胆汁，呕吐后疼痛无明显减轻。胆囊管管或胆总管因结石或蛔虫梗阻者呕吐更频繁。

（3）发热　病人常有轻度发热，通常无畏寒，如出现明显寒战高热，表示病情已加重或已发生并发症，如胆囊积脓、穿孔等，或合并有急性胆管炎。

（4）黄疸　约10％～25％的病人可出现轻度黄疸，可能是胆色素通过受损的胆囊黏膜进入循环，或临近炎症引起 Oddi 括约肌痉挛所致。

（5）过去曾有类似病史，脂餐饮食易诱发。

（6）体征：患者多呈急性痛苦面容，右上腹可有不同程度、不同范围的压痛、反跳痛及肌紧张，Murphy 征阳性。有的病人可触及肿大而有触痛的胆囊。若胆囊化脓或坏疽而致局限性腹膜炎时，则腹肌紧张、压痛及反跳痛更显著，呈腹肌强制表现，当腹痛、压痛及腹肌强直扩延至腹部其他区域或全腹时，则提示穿孔或有急性腹膜炎、重症急性胰腺炎等并发症存在。

3. 辅助检查：

（1）血常规：白细胞计数及中性粒细胞大多增高。如白细胞计数 $>20\times10^9/L$，且有显著核左移，应考虑并发胆囊穿孔或坏死的可能。

（2）肝功：部分患者可出现肝功能异常，如转氨酶、碱性磷酸酶升高等，约 1/2 患者的血清胆红素增高，并发急性胰腺炎时血清淀粉酶增高。

（3）腹部超声检查：急性发作期胆囊可明显增大，轮廓不清，有时胆囊壁可呈"双边影"改变即在胆囊壁间出现弱回声暗带。胆囊内结石光团，其对急性胆囊炎的诊断准确率为 65%～90%。

（4）CT 检查：表现为胆囊壁均匀弥漫性增厚，增强后可见明显强化。急性炎胆囊腔常扩大，胆囊壁内含有气体。

（5）MRI 检查　因胆囊壁水肿，T1 加权呈低信号，T2 加权呈高信号。加权表现为胆囊底部信号明显低于胆汁。

（6）放射性核素扫描如^{99}mTc‐EHIDA 检查，急性胆囊炎由于胆囊管梗阻，胆囊不显影，其敏感性几乎达 100%，反之如有胆囊显影，95% 的病人可排除急性胆囊炎。

（7）X 线检查　X 线平片多无阳性发现，少数病例胆囊区可见结石阴影和胆囊壁钙化影。

（8）细菌学检查应在未用抗生素之前先做血培养和药敏试验。在超声引导下细针穿刺胆汁作细菌培养和药物敏感试验是最有价值的确定病菌的方法。

【治疗要点】

1. 非手术治疗

（1）一般处理　急性发作时卧床休息，暂禁食、严重病例禁食水、必要时行胃肠减压，避免食物及胃酸流经十二指肠时，刺激缩胆囊素的分泌。应静脉补充营养，维持水、电解质平衡，供给足够的葡萄糖和维生素以保护肝脏。

（2）抗菌治疗：胆道感染多为革兰阴性菌及厌氧菌，为了预防和控制继发性细菌感染可选用广谱抗生素或联合用药。常选用氨苄西林、氯林可霉素和氨基糖甙类联合应用，或二、三代头孢或喹诺酮类。可根据血或胆汁培养及药敏试验结果更换抗生素。

（3）解痉、镇痛：可使用阿托品、哌替啶、硝酸甘油、美沙酮等，亦可使用维生素 K_3。缓解期可给利胆消炎药物。

（4）针灸　体针，主穴：胆俞、阳陵泉、中脘、足三里。配穴：绞痛加郄门、期门，黄疸加至阳，发热加曲池，呕吐加内关。治法：每次从主穴中选取 2～3 穴，据症状加配穴。除期门不宜深刺，胆俞穴斜刺向脊柱外，余穴均宜直刺、深刺。在引发出强烈得气感应的基础上，施以泻法，持续运针 3～5 分钟，留针 30～45 分钟，每隔 5 分钟运针 1～2 分钟。每日可针刺 2 次。体针治疗急性单纯性胆囊炎的效果，有效率在 80%～90% 左右。

行上述治疗的同时，应做好外科手术的准备，在药物治疗不能控制病情发展时，应及时改用手术疗法切除胆囊。

2. 手术治疗

（1）关于内镜微创保胆取石术　主要应用纤维胆道镜进行检查和治疗，可保留胆囊、克服胆囊造瘘取石的盲区，降低结石的复发率。

（2）手术治疗　急诊手术适用于：①发病在 48～72 小时以内者；②经非手术治疗无效或病情恶化者，体温和白细胞计数持续升高；③有胆囊穿孔、弥漫性腹膜炎、急性化脓性胆管炎、急性坏死性胰腺炎等并发症。手术方法有胆囊切除术和胆囊造口术。

第101章　急性重症胆管炎

【概述】

急性化脓性胆管炎（ASC）是指胆管（包括胆总管、肝胆管及肝内胆管）急性梗阻后，胆管内压急剧升高，并发细菌感染，引起胆管急性化脓性炎症和全身明显中毒症状的疾病。主要临床表现为腹痛、寒战高热、黄疸。如在此基础上出现休克、意识障碍则称为急性重症胆管炎（acute cholangitis of severe type，ACST）。本病好发于40~60岁，病死率20%~23%。

1. 病因：

（1）胆道梗阻：①胆管结石：占76%~88.5%；②胆道蛔虫：占22.6%~26.6%；③胆管狭窄：占8.7%~11.0%；④其他：如胆管、壶腹部肿瘤，原发性硬化性胆管炎，胆肠吻合术后等。

（2）细菌感染：致病菌主要为革兰阴性菌，以大肠杆菌最为常见，其次为变形杆菌、绿脓杆菌、粪链球菌，也可为厌氧菌。感染途径有血源性、经门静脉及经胆道逆行感染。

2. 分类：

（1）根据梗阻位置分为：①肝外梗阻型急性化脓性胆管炎：约占58.5%；②肝内梗阻型急性化脓性胆管炎：约占16.5%；③复合梗阻型急性化脓性胆管炎：约占25%。

（2）根据症状轻重分为：①急性化脓性胆管炎；②急性重症胆管炎，又称为急性梗阻性化脓性胆管炎（acute obstructive suppurative cholangitis，AOSC）。

【诊断要点】

1. 临床表现

急性重症胆管炎发病急骤，病情发展迅速，临床表现主要有腹痛、黄疸、发热、休克和神志改变。

（1）寒战高热：最为常见，体温呈弛张热，可达 39 度以上，少数病情严重者或老年人可以体温不升，早期就医以休克为主要表现。

（2）休克：研究发现，30％～40％的病人可以发生休克，表现为脉搏细弱、脉率加快，可达每分钟 120 次以上，伴有血压下降。还可因为高热出汗，禁食和呕吐等引起低血容量使得休克加重。

（3）神志改变：随着病情的发展，可以发生中毒性中枢神经损害，表现为神志改变，表情淡漠，反应迟钝、烦躁不安、神志恍惚、嗜睡、精神错乱，重者可发展为昏迷状态。

（4）其他：还可引起肝肾功能和呼吸功能衰竭，以及弥散性血管内凝血等。

（5）查体发现剑突下和右上腹有明显压痛和肌紧张。如胆囊未切除者，常可扪及肿大和有压痛的胆囊和肝。

2. 实验室检查

白细胞计数明显升高和右移，可达 2 万～4 万/mm^3，并可出现毒性颗粒。血清总胆红素、结合胆红素、尿胆原、尿胆红素均表现为梗阻性黄疸的特征。血清碱性磷酸酶显著升高，血清转氨酶升高。如胆管梗阻时间较长，凝血酶原时间可延长。血小板计数降低，提示预后严重。血培养常有细菌生长。

3. 影像学检查：B 超检查提示胆道梗阻的部位和病变性质，以及肝内外胆管扩张情况。还可了解胆囊的大小、肝大小和有无肝脓肿形成等。对过去无胆道病史的患者有较大的诊断和鉴别诊断意义。由于十二指肠和气体的干扰，对胆管下端病变诊断的临床符合率较低。对 B 超未能明确诊断，病人情况允许时可行 CT 检查，显示肝内外胆管内的病变。

4. ASC 病情评估：ASC 病人常可出现感染性休克和胆源性脓毒血症，病情发展可并发胆道出血，胆源性肝脓肿，腹腔脓肿，多器官功能不全或多器官功能衰竭，对病情的发展做出以下分级诊断标准，可作为病程进展及严重程度的参考：

I 级（单纯 ASC）：黄疸、上腹痛、胆绞痛、肝区叩痛、感染中毒症状，B 超示胆管扩张或有胆石或存在蛔虫，证实的胆道高压和脓性胆汁。

II 级（感染性休克）：低血压、脉搏快，皮肤色泽变化，神态变化，内环境紊乱。

III 级（肝脓肿）：脓毒血症表现（弛张热，白细胞增高），难以纠正的内环境紊乱，胆道引流后无好转，穿刺、超声或手术证实有肝脓肿。

IV 型（多器官功能衰竭）：心力衰竭，急性呼吸窘迫综合征，肾衰竭，肝功能减退，腹水，肝性脑病，DIC，消化道出血或应激性溃疡，内环境失控。

5. 诊断流程

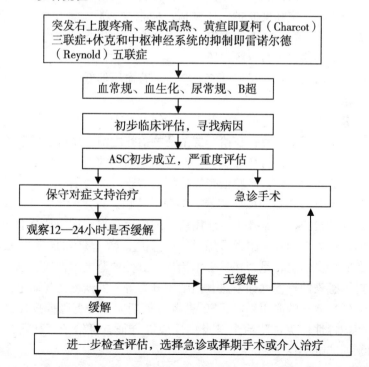

【治疗原则及治疗要点】

1. 治疗原则

治疗原则：急性化脓性胆管炎随时可因病情的急剧恶化而导致死亡，应尽早有效控制肝胆局部和全身的严重感染，防止各种严重并发症的发生，同时尽快引流，降低胆道压力。因此，选择有利的时机和有效地解除胆道梗阻是治疗的关键。对病情轻者，经保守治疗能有效缓解症状者，可进一步检查评估，选择急诊或择期手术治疗；对保守治疗12~24小时症状无缓解者，应及时考虑手术或行胆管引流；对伴有低血压或休克，或并发腹膜炎者，应实施急诊手术或介入治疗，进行胆管引流。

2. 治疗要点

（1）严密监护病人生命体征，密切观察病情变化：立刻进行心电、血压、氧饱和度监护，监测血、尿常规，肝、肾功能、血糖、血清电解质；行中心静脉测定。记录24h液体出入量变化。

（2）禁饮食，行胃肠减压。

（3）防治休克：尽快补充血容量，若血压偏低，可选用多巴胺等升压药物。

（4）维持水、电解质酸碱平衡，纠正酸中毒。

（5）抗感染治疗：在给予抗菌药物治疗之前，尽可能留取相关标本送培养，并进行药敏实验，作为调整用药的依据。尽早开始抗菌药物的经验治疗，经验治疗需选用覆盖肠道革兰阴性杆菌、肠球菌属等需氧菌和脆弱拟杆菌等厌氧菌的药物。可以考虑第3代或4代头孢菌素联合甲硝唑为一线用药，或应用青霉素加酶抑制剂、头孢菌素加酶抑制剂、碳青霉烯类等广谱抗生素，具体的疗程应根据患者的全身情况、是否接受手术治疗、病变的范围和性质，以及临床提示感染的指标（如发热、白细胞升高等）的恢复情况而定。

（6）激素的应用：对ASC患者可短期应用肾上腺糖皮质激素治疗中毒性休克，防治全身炎症反应综合征。可给予氢化可的松200~300mg/d，2~3天。

（7）呼吸功能的支持：ASC 病人因腹部疼痛刺激，肺血管栓塞及脓毒血症等因素均可损害病人呼吸功能。如出现低氧血症，应考虑机械通气。

（8）肝、肾功能的支持：ASC 病人胆道梗阻，肠道高压，胆道感染致严重的脓毒血症，可引起肝、肾功能的损害，应维持循环稳定，保证肝、肾的器官灌流量，避免应用强的血管收缩药，不使用具有损害肝、肾功能的药物，补充足够的能量和营养物质，维持肝、肾功能正常，避免发生肝、肾衰竭。

（9）急性胆道减压引流：非手术胆道减压引流是目前常用的方法。经皮肝穿刺胆管引流（PTCD）和经皮肝穿刺胆囊引流均属于应急性胆道减压引流手段，可减轻中毒症状和减少肝细胞损害使重症病人转危为安。内镜乳头切开（EST）可以对胆总管结石（或残石）、蛔虫或乳头狭窄引起的 ACST 作为确定性治疗，一次解除梗阻病因（取石、取虫或切开狭窄），通畅胆道引流，适用于胆囊结石继发胆总管结石、肝胆管结石或乳头部恶性狭窄引起的 ACS。

（10）手术治疗：对保守治疗 12～24 小时症状无缓解者，对伴有低血压或休克，或并发腹膜炎者，应实施急诊手术治疗。手术方法应力求简单有效，降低胆管内压力，保持胆汁引流通畅。

（朱华栋）

第102章 上消化道出血

【概述】

消化道出血可以发生在从口腔到肛门的任何部位，可以是显性出血，也可以是隐性的。临床上一般以屈氏韧带为界分为上消化道和下消化道出血，上消化道出血指屈氏韧带以上的食管、胃、十二指肠、胰管和胆道的出血，胃肠吻合术后的空肠病变出血亦属此范畴；屈氏韧带以下的肠道出血为下消化道出血。

上消化道出血的原因很多，多是上消化道本身病变所致，少数是全身疾病的局部表现，最常见的原因依次是溃疡病、肝硬化所致的食管、胃底静脉曲张破裂和急性胃黏膜病变、胃癌，少见的原因有食管裂孔疝、食管炎、贲门黏膜撕裂征、胃平滑肌瘤、胃黏膜脱垂、胆道或憩室出血等。

【诊断要点】

一、临床表现

上消化道出血一般取决于病变的性质、部位和出血量与速度。

1. 呕血、黑便　上消化道大量出血之后，均有黑便，但不一定有呕血。出血部位在幽门以下者可只表现为黑便，在幽门以上者常兼有呕血。然而，幽门以上的病变如食管或胃的病变出血量较小或出血速度较慢，往往并无呕血，仅见黑便。幽门以下的病变如十二指肠病变出血量较大、速度快，血液可反流入胃，除黑便外，也可有呕血。

呕血多棕褐色，呈咖啡渣样，这是由于血液经胃酸作用而形成正铁血红素所致。但如出血量大，未经胃酸充分混合即呕出，则为鲜红或兼有血块。黑便呈柏油样，黏稠而发亮，系血红蛋白的铁经肠内硫化物作用而形成硫化铁所致。当出血量大，血液在肠内推进较快，粪便可呈暗红甚至鲜红色，酷似下消化道出血。

2. 失血性周围循环衰竭　消化道大量出血所表现的急性周围循环衰竭，其程度轻重随出血量大小和失血速度快慢而异。出血量较大、失血较快者，由于循环血容量迅速减少，静脉回心血量相应不足，导致心排血量明显降低，可引起一系列临床表现，如头昏、心悸、出汗、恶心、口渴、黑蒙或晕厥等。患者在上消化道出血后，常因有便意而至厕所，在排便时或便后起立晕厥倒地，应特别注意。病人脉搏细速，血压下降，收缩压在 10.6kPa（80mmHg）以下，呈休克状态，但在出血性休克早期，血压可因代偿而基本正常，甚至一时偏高，应注意血压波动、脉压较窄，如不及时抢救，血压将迅速下降甚至测不出。由于外周血管收缩和血液灌注不足，皮肤湿冷，呈灰白色或紫灰花斑，施压后退色经久不见恢复。静脉充盈甚差，体表静脉塌陷。常感乏力，或进一步出现精神萎靡、烦躁不安，重者反应迟钝、意识模糊。老年患者因有脑动脉硬化，即使出血量不大，也可出现神志淡漠或意识不清。此外，除心动过速外，常有心音低钝，有时出现心律不齐，对老年病人须进行严密观察与心电图监护。尿量减少或尿闭者应警惕并发急性肾衰竭。

3. 发热　多数病人在休克被控制后出现低热，一般不超过38.5℃，可持续 3～5 天。发热机制尚不清楚，实验证明经胃肠道注入血液并不引起发热，故肠道积血和发热无关。目前认为因循环血容量减少，周围循环衰竭，导致体温调节中枢的功能障碍，再加以贫血的影响，可能是引起发热的原因。

4. 氮质血症　在上消化道大量出血后，血中尿素氮浓度常增高，称为肠性氮质血症，一般于一次出血后数小时血尿素氮开始上升，约 24～48 小时可达高峰，大多不超出 14.3mmol/L（40mg/dl），3～4 日后才降至正常。肠性氮质血症主要是由于大量血液进入肠道，其蛋白质消化产物被吸收引起。同时因出血导致周围循环衰竭而使肾血流量与肾小球滤过率下降，影响肾排泄功能，是血尿素氮增高的另一因素。

临床上无明显脱水或肾功能不全证据，而血尿素氮继续升高或持续超过 3～4 天，可提示上消化道继续出血或有再出血。若无活动性出血证据，且血容量已基本纠正而尿量仍少，则对尿素氮持续增高的病人，应考虑由于休克时间过长或原有肾病变基础，已发生肾衰竭。

5. 血象　消化道大量出血后均有急性失血性贫血。在出血的早期，血红蛋白测定、红细胞计数与红细胞压积均无变化，因此血象检查不能作为早期诊断和病情观察的依据。在出血后，组织液渗入血管内，使血液稀释，一般须经 3～4 小时以上才出现贫血，其程度取决于失血量外，还和出血前有无贫血基础、出血后液体平衡情况等因素有关。

患者有正细胞正色素性贫血。在出血后骨髓有明显代偿性增生，可暂时出现大细胞性贫血，周围血片可见晚幼红细胞与嗜多染性红细胞。出血 24 小时内网织细胞即见增高，至出血后 4～7 天可高达 5%～15%，以后逐渐降至正常。如出血未止，网织细胞可持续升高。

消化道大量出血后 2～5 小时，白细胞计数可升达 1 万～2 万，血止后 2～3 天才恢复正常。但在肝硬化食管胃底静脉曲张破裂出血的病人，如同时有脾功能亢进，则白细胞计数可不上升高。

二、辅助检查

1. 实验室检查　血液化验应包括凝血功能检查（血小板计数、凝血酶原时间和活动度），肝功能实验、血尿素氮，并反复检查血红蛋白和红细胞压积。

2. 内镜检查　内镜检查是病因诊断中的关键。

（1）内镜检查能发现上消化道黏膜的病变，应尽早在出血后 24～48 小时内进行，并备好止血药物和器械。

（2）有循环衰竭征象者，如心率＞120 次/min，收缩压＜90mmHg（1mmHg＝0.133kPa）或基础收缩压降低＞30mmHg、

764

血红蛋白<50g/L等，应先迅速纠正循环衰竭后再行内镜检查。危重患者内镜检查时应进行血氧饱和度和心电、血压监护。

（3）应仔细检查贲门、胃底部、胃体小弯、十二指肠球部后壁及球后等比较容易遗漏病变的区域。对检查至十二指肠球部未能发现出血病变者，应深插内镜至乳头部检查。若发现有2个以上的病变，要判断哪个是出血性病灶。

3. 选择性动脉造影　反复消化道出血，X线钡餐和内镜检查未能获确诊者，可行选择性动脉造影。该项检查必须在有活动性出血，并且出血速度大于0.5ml/分的情况下，才可能发现病灶。此项造影术是唯一能发现和证实胃肠道血管性疾病所致出血的检查方法。

4. 放射性核素显像　是选择性血管造影术前的筛选试验，亦应在有活动性出血的情况下，才可能有阳性发现。

5. X线钡餐检查　仅适用于出血已停止，病情已稳定的患者或仅有大便潜血阳性者。

三、诊断

根据患者具有呕血或黑便的症状均应考虑有上消化道出血，但应注意与来源于鼻、咽部的假性呕血相鉴别。

出血量的估计比较困难。一般认为，上消化道出血量5~6ml，大便潜血可呈阳性；出血量50~70ml以上可排出黑便；胃内储积血量在250~300ml可引起呕血；如果出血量不超过400ml，因轻度的血容量减少可由组织液与脾贮血所补充，一般无明显全身症状；若一次出血量大于500ml，而出血速度又较快时，患者可出现头昏、心动过速、血压下降等表现，随出血量增加，症状更加显著，直至出现失血性休克。消化道大出血一般指在数小时内的失血量超出1000ml或循环血量的20%。如果患者出现呕血伴有便血，是特别不祥的预兆，这被认为是存在大量的和持续进行性的上消化道出血。对于消化道出血量的估计，主要依据血容量减少所致的周围循环衰竭的临床表现，特别是对血压和脉率的动态观察。如果患者由平卧位改为半卧位即出现脉搏增快、头昏、出汗、甚至昏厥，提示出血量较大，有紧急输血的指征。应该注意：呕血与黑粪的频度与数量对出血量的估计虽有一定的帮助，但在上消化道出血停止几日后仍有部分血液贮留在胃肠道内，且呕血与黑便分别混有胃内容物与粪便，因此不可能对出血量作出精确的估计。此外，患者的血红蛋白和血细胞压积测定虽可估计失血的程度，但并不能在急性失血后立即反映出来，且还受到出血前有无贫血存在的影响，因此也只能供估计出血量的参考。

出血是否停止的判断：一次出血后黑便持续数天受患者排便次数的影响，如每日排便一次，约 3 天后粪便色泽恢复正常，因此，不能仅从有无黑便来判断出血是否停止。可通过以下几个方法判定：①下胃管或三管持续抽吸，这是观察幽门以上部位出血是否停止的最可靠方法；②呕血、黑便次数较频，黑便颜色转红，肠鸣音亢进，说明出血未止；③血尿素氮在出血 2～3 天内仍未降至正常，可能出血未止；④经积极扩容治疗后，循环功能无改善，说明出血未止。⑤红细胞计数、血红蛋白测定与红细胞压积继续下降，网织红细胞计数持续升高提示提示提示出血未止。

消化道出血的病因误诊率高达 20％以上，尽快明确出血的病因和部位对治疗有重要的意义。可从病史、体征和实验室检查几个方面着手，详细的病史、用药史、和体格检查，可提示病因诊断的线索。引起胃肠道出血的病因都有各自的症状和体征，无论在何种情况下，这两者都是基本的和必需的，另外内镜检查、动脉造影、放射性核素检查、X 线钡餐检查对确定病因有重要意义。

【治疗要点】

一、一般急救措施

应对出血性休克采取抢救措施。须卧床休息，保持安静。目前不主张用头低位，以免影响呼吸功能，宜取平卧位并将下肢抬高。保持呼吸道通畅，必要时吸氧，要避免呕血时血液吸入引起窒息。

应加强护理，对病情作严密观察，包括：①呕血与黑粪情况，

②神志变化；③脉搏、血压与呼吸情况；④肢体是否温暖，皮肤与甲床色泽；⑤周围静脉特别是颈静脉充盈情况；⑥每小时尿量；⑦定期复查红细胞计数、血红蛋白、红细胞压积与血尿素氮；⑧必要时进行中心静脉压测定。

二、液体复苏

1. 积极补充血容量　应立即建立快速静脉通道，并选择较粗静脉以备输血，最好能留置导管。根据失血的多少在短时间内输入足量液体，以纠正循环血量的不足。对高龄、伴心肺肾疾病患者，应防止输液量过多，以免引起急性肺水肿。对于急性大量出血者，应尽可能施行中心静脉压监测，以指导液体的输入量。下述征象对血容量补充有很好的指导作用：意识恢复；四肢末端由湿冷、青紫转为温暖、红润，肛温与皮温差减小（1℃）；脉搏由快弱转为正常有力，收缩压接近正常，脉压差大于 30mmHg；尿量多于 $0.5\ ml\cdot kg^{-1}\cdot h^{-1}$；中心静脉压改善。

2. 液体的种类和输液量　常用液体包括生理盐水、平衡液、全血或其他血浆代用品。失血量较大（如减少 20% 血容量以上）时，可输入胶体扩容剂。下列情况时可输血，紧急时输液、输血同时进行：(1) 收缩压<90mmHg，或较基础收缩压降低幅度>30mmHg；(2) 血红蛋白<70g/L，Hct<25%；(3) 心率增快>120 次/min。

3. 血管活性药物的使用：在积极补液的前提下，可以适当地选用血管活性药物（如多巴胺）以改善重要脏器的血液灌注。

三、止血措施

1. 内镜下止血：起效迅速、疗效确切，应作为治疗的首选。常用的内镜止血方法包括药物局部注射、热凝止血和机械止血 3 种。药物注射可选用 1:10000 肾上腺素盐水、高渗钠—肾上腺素溶液（HSE）等，其优点为方法简便易行；热凝止血包括高频电凝、氩离子凝固术（APC）、热探头、微波等方法，止血效果可靠，但需要一定的设备与技术经验；机械止血主要采用各种止血夹，尤其适用于活动性出血，但对某些部位的病灶难以操作。对食管静脉曲张破裂出血，可经内镜注射硬化剂至曲张的静脉。一般采用的硬化剂为无水乙醇、鱼肝油酸钠、乙氧硬化醇（aethoxysklerol）或油酸乙醇胺（ethanolamine oleate）。

2. 抑酸药物：抑酸药能提高胃内 pH 值，既可促进血小板聚集和纤维蛋白凝块的形成，避免血凝块过早溶解，有利于止血和预防再出血，又可治疗消化性溃疡。临床常用的抑酸剂包括质子泵抑制剂（PPIs）和 H_2 受体拮抗剂 H_2 - RAs，常用的 PPIs 针剂有：埃索美拉唑、奥美拉唑、泮托拉唑、兰索拉唑、雷贝拉唑等，常用的 H_2 - RAs 针剂包括雷尼替丁、法莫替丁等。临床资料表明：

（1）PPIs 的止血效果显著优于 H_2 - RAs，它起效快并显著降低再出血的发生率。

（2）尽可能早期应用 PPIs，内镜检查前应用 PPIs 可以改善出血病灶的内镜表现，从而减少内镜下止血的需要。

（3）内镜介入治疗后，应用大剂量 PPIs 可以降低患者再出血的发生率，并降低死亡率。

（4）静脉注射 PPIs 剂量的选择：推荐大剂量 PPIs 治疗，如埃索美拉唑 80mg 静脉推注后，以 8mg/h 速度持续输注 72h 适用于大量出血患者；常规剂量 PPIs 治疗，如埃索美拉唑 40mg 静脉输注，每 12h 一次。

3. 垂体后叶素：因其内脏血管收缩作用，对食管胃底静脉曲张破裂出血有止血效果。用法可以是血管造影后经高选择的动脉内持续泵入，也可经外周持续静脉内泵入，剂量一般先以 0.1～0.4U/min 开始，以后根据病人情况调整。不仅对静脉曲张破裂出血有效，对其他出血病灶如消化性溃疡、急性胃黏膜病变或食管贲门黏膜撕裂等引起的出血也有止血作用。垂体后叶素宜在严密监护下应用，滴注不可过快，慎防引起高血压、心律失常或心肌缺血；有主张同时静脉应用硝酸酯类药物，以降低其副作用。垂体后叶素的应用在冠状动脉粥样硬化性心脏病可诱发心肌梗死，应属禁忌。

4. 生长抑素：可减少内脏血流量 30%～40%，对上消化道出血的止血效果较好。奥曲肽是一种人工合成八肽，具有和天然生长抑素相似的作用，并有半衰期较长（1～2 小时）的优点，首次 $100\mu g$ 或 $50\mu g$ 入壶，以后 $25～50\mu g$/小时持续静滴 24～48 小时。止血效果较好。14 肽制剂-思他宁，该药半衰期短、用量较大。首次 $250\mu g$ 入壶，以后 $250～500\mu g$/小时，持续静滴 24～48 小时。

5. 止血药物：止血药物对上消化道出血的疗效尚未证实，不推荐作为一线药物使用，对没有凝血功能障碍的患者，应避免滥用此类药物。

6. 三腔气囊管压迫止血　适用于食管胃底静脉曲张破裂出血。经口或鼻腔插入这种三腔管，进入胃腔后充气使管端的气囊膨胀，然后向外牵引，用以压迫胃底的曲张静脉。此时再充气使位于食管下段的气囊膨胀，即可压迫食管的曲张静脉，一般均获满意的止血效果，但因患者难以忍受，且在使用时有潜在的致命性并发症如误吸、窒息、食管坏死穿孔等，目前已较少使用，但紧急情况下仍有救命作用。

7. 选择性血管造影：有助于明确出血的部位与原因，必要时可行栓塞治疗。

8. TIPS（Transjugular Intrahepatic Portosystemic Shunt）：是在放射影像支持下，在肝静脉和门静脉间在肝内人工放置一金属支架、开放一短路，从而降低门脉压力。这种技术对控制食管静脉曲张破裂出血的急症有效率可达 90%，但远期效果不理想，短路的血栓闭塞、复发出血、肝功恶化等不少见。

9. 手术治疗：药物、内镜和放射介入治疗失败或病情特别凶险者，可考虑手术治疗。

四、原发病的治疗

对出血病因明确者，为提高疗效、防止复发，应采取针对原发病的病因治疗，如幽门螺杆菌阳性的消化性溃疡患者，应予抗幽门螺杆菌治疗及抗溃疡治疗。需要长期服用 NSAIDs、阿司匹林等药物者一般推荐同时服用 PPIs 或黏膜保护剂。

（朱华栋）

第103章　下消化道出血

【概述】

下消化道出血系指屈氏韧带以下的消化道，包括小肠和结肠、直肠的出血，临床常见急性大量出血常危及患者生命，临床症状无特异性，仅表现为鲜血或暗红色血便，少数有黑便，部分伴有腹痛等症状。但下消化道出血的病因复杂，常容易漏诊、误诊，治疗上也较困难。因而下消化道出血的诊治始终是消化内科领域的难点。

【诊断要点】

一、引起下消化道出血的病因很多。

（一）肠道恶性肿瘤：直肠癌，结肠癌，肠道恶性淋巴瘤、肉瘤，小肠腺癌，肠道转移性癌。

（二）息肉病变：结肠、直肠息肉，小肠息肉，家族性结肠息肉病，Peutz‐Jeghers 综合征。

（三）炎症性肠病：慢性溃疡性结肠炎，克罗恩病，放射性肠炎，肠结核，急性坏死，小肠炎，非特异性结肠炎，结肠阿米巴，药物性肠炎。

（四）血管性疾病：肠系膜动脉栓塞，肠系膜血管血栓形成，肠血管畸形，先天性毛细血管扩张症，结肠静脉曲张，小肠海绵状血管瘤、毛细血管瘤。

（五）憩室病变：美克尔憩室，肠道憩室病小肠、结肠憩室。

（六）全身性疾病：

1. 感染性疾病：败血症，流行性出血热，伤寒，钩端螺旋体病。

2. 血液系统疾病：过敏性紫癜，血小板减少性紫癜，再生障性贫血，白血病，血友病，恶性网状细胞增多症。

3. 寄生虫病：钩虫病，血吸虫病。

4. 维生素 C、K 缺乏中毒：有毒植物中毒，药物中毒。

（七）医源性出血。

（八）其他：腹内疝，腹外伤，肠气囊肿，子宫内膜异位症，空肠异位胰腺，肠套叠，肠扭转。

二、症状表现：

1. 便血：慢性少量显性出血可见鲜红色、果酱样或咖啡色样便，少数速度慢，在肠腔停滞时间过久会呈现黑色；急性大量出血呈大量鲜红色血便。

2. 循环衰竭表现：心悸、头晕、出汗、虚脱、休克。

常遇到临床诊断困难，需作下列一些检查：

（一）胃管吸引 如抽出的胃液内无血液而又有胆汁，则可出血来自下消化道。

（二）硬管乙状结肠镜检查 可直接窥视直肠和乙状结肠病变，Hunt 统计 55％结肠癌和 4.7％～9.7％腺瘤性息肉可由硬管乙状结肠镜检查发现。

（三）纤维结肠镜检查 内窥镜检查目前已广泛应用于肠道出血的诊断，具有直视的优点，并能在检查过程中作活检及小息肉摘除等治疗，也可发现轻微的炎性病变和浅表溃疡。

（四）钡灌肠和结肠双对比造影

（五）选择性血管造影 近年来已广泛应用于消化道出血的检查。1963 年 Nusbaum 在犬实验中证实：肠道出血速度达 0.5ml/min 时通过选择性肠系膜动脉或腹腔动脉造影可以显示造影剂外溢现象，但选择性血管造影须通过股动脉插管的操作，属于损伤性检查，是其缺点。

下消化道出血量小者可无临床症状，或仅在检验粪便潜血试验时才予发现；小量而反复的出血可引起贫血，大量而持续的出血则引起休克。由于病因很多，其临床表现也不一致。

肠道肿瘤：直肠、结肠癌在未发生大出血之前多数已有明显症

772

状，如大便习惯和粪便形状改变、腹胀、腹痛等，10％～20％病例可发生急性大量出血。偶也有肝癌侵入结肠肝曲，子宫颈癌侵入直肠而引起大量便血。引起便血的其他恶性肿瘤有淋巴肉瘤、黑色素瘤等，但远较癌肿为少见。良性肿瘤如平滑肌瘤等，当其体积较大时，也可引起便血。

肠息肉：息肉的好发年龄多在40岁以内，儿童尤多见。一般为少量或中等量反复多次出血，血液附在粪便表面，个别病例出血量大，色较鲜红。

肠道炎性疾病：慢性溃疡性结肠炎并发大出血者较少见，约4％，出血前已有腹泻、黏液血便或脓性便史，好发于20～50岁，多有排便后腹痛缓解的特点。急性坏死性小肠炎有腹痛、腹泻、便血和毒血症四个主要症状，血便呈暗红色或鲜红色糊状，有时出血相当严重。溃疡型克隆病患者可有便血，出血前常有低热、腹泻、腹部疼痛和压痛。

结肠憩室：过去认为结肠憩室很少发生出血，除非同时伴有憩室炎，但近年来证实无炎症时也可出血，并被认为系老年人下消化道出血的常见原因之一。发病率和性别无关。憩室出血多为急性，出血量远多于血管发育不良，因为前者来自结肠动脉直血管支，而后者来自扩张的小静脉或毛细血管。出血量虽多，但75％病例出血能自行停止，出血的复发率很低。

肠道血管畸形：上述的血管发育不良实质上也是一种血管畸形。多发性静脉曲张常为多发性，位于黏膜下层，直径自数毫米至数厘米不等，发生在食管、直肠和小肠中段较多见。

门静脉高压罕见部位的静脉曲张：门脉高压症引起的静脉曲张最多见于食管及胃底，偶可发生于自空肠至直肠的罕见部位，如曲张的静脉破裂可引起下消化道大出血，同时有肝脾肿大等门脉高压症表现。

三、下消化道出血应该做以下检查

（1）粪便检查：镜检见红细胞多为下消化道出血；白细胞或脓细胞为炎症性肠病；查见虫卵或滋养体，或培养出致病菌有利于诊断。

（2）血红蛋白和血细胞比容：有助于估计失血程度。

（3）血尿素氮测定：多不升高，可与上消化道出血鉴别。有人报道，下消化道出血患者，血尿素氮/血肌酐比值有意义。

（4）肛指检查：可发现肛门、直肠疾病。

（5）小肠或结肠钡剂灌肠：对肿瘤、憩室和炎症等肠道疾病诊断价值较大。

（6）小肠镜或纤维结肠镜检查：对钡餐或钡剂灌肠难发现的病变，如小肠或结肠的血管增生不良、小肠平滑肌瘤或肉瘤、梅克尔憩室、放射性小肠炎、直肠孤立溃疡、门脉高压性结肠静脉曲张、放射性结肠炎、粪流转向性结肠炎、缺血性结肠炎等诊断有帮助。但小肠镜检查目前应用不普遍。

（7）腹腔动脉和肠系膜上下动脉造影：对血管畸形和肿瘤等诊断的价值很大。

（8）核素扫描：以 ^{99m}Tc 标记红细胞，静脉注射后，腹部扫描可判断出血部位。^{51}Cr 标记红细胞注入静脉，测定大便中 ^{51}Cr 含量可判断出血量。

【治疗要点】

应按不同病因制订治疗方案，在未能明确出血的原因时，应先给予抗休克等支持疗法。患者绝对卧床休息，严密观察血压、脉搏、呼吸及末梢循环灌注情况，准确记录黑粪或便血次数、数量、定期复查血红蛋白、红细胞数、红细胞压积、血尿素氮、电解质和肝功能等。补充全血，使血红蛋白不低于 10g/dl、脉搏每分钟在 100 次以下。

（一）手术治疗 经过检查已基本弄清出血的部位和病因，进行针对性处理。手术的目的首先是控制出血，在病人全身情况和局部条件许可的前提下，可对病变部位作较彻底的外科手术。盲目剖腹探查下消化道出血的失败率可达 60％～70％，且在术中切开肠管，逐段寻找出血来源，腹腔污染严重，有时仍遭失败，应严格掌握剖腹探查指征。

（二）介入放射学治疗 多配合选择性血管造影时进行。

1. 加压素动脉内滴注 选择性血管造影显示造影剂外溢时，即在该处经动脉导管滴入加压素，首次剂量为 $0.2\mu/min$，在灌注 20 分钟后复查血管造影，以明确出血是否停止。如出血已停止，继续用前述剂量维持 $12\sim24$ 小时，然后逐渐减量直至停用，届时在导管内滴注右旋糖酐或复方氯化钠溶液以资观察，确无再出血现象即可拔除血管造影导管。

2. 动脉栓塞疗法 可采用各种不同的短暂或永久性的栓塞材料，如对于溃疡、糜烂、憩室或外伤性撕裂等可采用短暂性的栓塞剂止血，经一定时间后一时性栓塞的血管再通，以减少对栓塞部位不必要的损害；而对动静脉畸形、血管瘤、毛细血管瘤或静脉曲张等可采用永久性栓塞剂。

（三）止血剂的使用 可静脉注射维生素 K_1 等，也可经静脉滴注加压素，剂量同动脉滴注。

（四）局部止血治疗 在纤维结肠镜所及的范围内，对出血病灶喷洒肾上腺素、高铁止血剂，也可用高频电凝、冷冻或激光止血。在某些肿瘤病灶，冷冻或激光光凝不但可予暂时止血，也能作为姑息性治疗的手段。

（帕尔哈提·拜合提）

第 104 章　急性胰腺炎

【概述】

急性胰腺炎（acute pancreatitis，AP）为胰酶消化自身胰腺及其周围组织引起的化学性炎症。临床以急性上腹痛、恶心、呕吐、发热和血胰酶增高等为特点。根据临床表现与累及的脏器分为轻症急性胰腺炎（mild AP，MAP）与重症急性胰腺炎（severe AP，SAP），前者指病人可有极轻微的脏器功能紊乱，无严重腹膜炎体征和严重的代谢功能紊乱，病情常呈自限性，预后良好；后者指病人有脏器功能障碍或衰竭、代谢功能紊乱或出现胰腺坏死、脓肿、假囊肿等局部并发症，病人可出现腹膜炎体征、皮下淤斑症等。SAP 约占急性胰腺炎病例的 10%～20%。

【诊断要点】

1. 病因与诱因　在我国最常见的病因是胆道系统疾病、酗酒、饮食因素，高脂血症、乳头肌功能紊乱等。其中急性胰腺炎合并胆囊炎或胆石症者占急性胰腺炎病例的 60% 左右。而过食油腻、饱餐和饮酒又是诱发急性胰腺炎的常见因素。

2. 临床表现特点

（1）腹痛：为本病的主要表现和首发症状，突然起病，程度轻重不一，可为钝痛、刀割样痛、钻痛或绞痛，呈持续性，可伴有阵发性腹痛加剧，不能为一般胃肠解痉药缓解，进食可加剧。疼痛部位多在中上腹，可向腰背部呈带状放射，取弯腰抱膝位可减轻疼痛。MAP 腹痛 3～5d 即缓解。SAP 病情发展快，腹部剧痛延续较长，可引起全腹痛。极少数年老体弱病人可无或轻微腹痛，而仅表现为明显腹胀。

（2）恶心、呕吐及腹胀：多在起病后出现，有时颇频繁，吐出食物和胆汁，呕吐后腹痛并不减轻。伴腹胀，甚至出现麻痹性肠梗阻。

（3）发热：多数患者有中度以上发热，持续 3～5d。持续发热一周以上不退或逐日升高，应怀疑有继发感染，如胰腺脓肿或胆道感染等。

（4）低血压或休克：SAP 常发生。患者烦躁不安、皮肤苍白、湿冷等；有极少数休克可突然发生，甚至发生猝死。

（5）体征：MAP 患者腹部体征较轻，往往与主诉腹痛程度不十分相符，可有腹胀和肠鸣音减少，无肌紧张和反跳痛。SAP 患者上腹或全腹压痛明显，并有腹肌紧张，反跳痛。肠鸣音减弱或消失，可出现移动性浊音，并发脓肿时可扪及有明显压痛的腹块。伴麻痹性肠梗阻且有明显腹胀。腹水多呈血性。少数患者有皮肤淤斑（因胰酶、坏死组织及出血沿腹膜间隙与肌层渗入腹壁下，致两侧胁腹部皮肤呈暗灰蓝色，称 Grey-Turner 征；可致脐周围皮肤青紫，称 Cullen 征）。SAP 患者还可出现其他脏器功能不全的表现，如急性呼吸窘迫综合征（ARDS）、急性肾衰竭等，或者病人呈现躁动谵妄或意识不清的胰性脑病状态，还有的发生胰源性消化道出血。

3. 辅助检查

（1）血清酶学检查：①强调血清淀粉酶测定的临床意义，尿淀粉酶变化仅作参考。血清淀粉酶在起病后 6～12h 开始升高，48h 开始下降，持续 3～5d。血清淀粉酶超过正常值 3 倍可确诊为本病。尿淀粉酶在起病后 12～14h 开始升高，下降缓慢，持续 1～2 周恢复正常。血清淀粉酶活性高低与病情不呈相关性。要注意鉴别其他急腹症引起的血清淀粉酶增高。②血清脂肪酶活性测定：常在起病后 24～72h 开始升高，持续 7～10d。血清脂肪酶活性与疾病严重度不呈正相关。

（2）血清标志物：推荐使用 C 反应蛋白（CRP），发病 72h 后 CRP＞150mg/L 提示胰腺组织坏死。动态测定血清白细胞介素-6

水平增高提示预后不良。

（3）影像学诊断：在发病初期 24～48h 行 B 超检查，可以初步判断胰腺组织形态学变化，同时有助于判断有无胆道疾病，但受 AP 时胃肠道积气的影响，对 AP 不能做出准确判断。推荐 CT 扫描作为诊断 AP 的标准影像学方法。必要时行增强 CT 或动态增强 CT 检查。根据炎症的严重程度分级为 A～E 级。A 级：正常胰腺。B 级：胰腺实质改变，包括局部或弥漫的腺体增大。C 级：胰腺实质及周围炎症改变，胰周轻度渗出。D 级：除 C 级外，胰周渗出显著，胰腺实质内或胰周单个液体积聚。E 级：广泛的胰腺内、外积液，包括胰腺和脂肪坏死，胰腺脓肿。A～C 级：临床上为 MAP；D～E 级：临床上为 SAP。

4. 诊断注意事项　通过详细询问病史，仔细观察全身及腹部体征变化，配合必要的辅助检查，一般能及时作出确切的判断，对早期 AP 疑似病例，多次测定血淀粉酶可有助诊断。对不典型病例应与急性胃炎、胆囊炎、胆石症、胃肠穿孔、肠系膜动脉栓塞、肠梗阻、宫外孕等其他急性腹痛，乃至心肺等疾病引起的腹痛相鉴别。确诊为 AP 还需进一步判断其病情严重程度，其中关键是在发病 48～72h 内密切监测病情和实验室检查的变化，综合评判。有以下表现者应当按 SAP 处置：①临床症状：烦躁不安、四肢厥冷、皮肤呈斑点状等休克症状；②体征：腹肌强直、腹膜刺激征，Grey - Turner 征或 Cullen 征；③实验室检查：血钙显著下降（＜2mmol/L），血糖＞11.2mmol/L（无糖尿病史），血尿淀粉酶突然下降；④腹腔诊断性穿刺有高淀粉酶活性的腹水。

【治疗要点】

1. 轻症急性胰腺炎的治疗

（1）抑制胰腺分泌：①禁食与胃肠减压：应持续到腹痛消失，发热消退，血白细胞计数及血清淀粉酶降至接近正常时，可考虑去除胃肠减压管，随后试行饮水，病情依旧平稳可进清流食，如：米汤或冲服藕粉等以碳水化合物为主，忌油腻。若病情仍处于稳定状态则可逐渐增加食量，乃至低脂、少渣、低蛋白的半流食，避免饱餐和油腻食品。若腹痛再现，血清淀粉酶又复升高，则需继续禁食，使胰及胃肠处于"休息"状态。②抑制胃酸分泌：法莫替丁20～40mg，或奥美拉唑40～80mg加入液体中静滴，或静脉注射，1～2次/d。③生长抑素及类似物：奥曲肽0.1mg皮下注射，6～8h 1次；或生长抑素首剂250μg缓慢静脉注射后按每小时250μg的剂量持续静脉滴注，疗程均3～7d。SAP患者应尽早应用。

（2）静脉补液，积极补足血容量，维持水电解质和酸碱平衡。

（3）止痛治疗：疼痛剧烈时考虑镇痛治疗。在严密观察病情下，可注射盐酸哌替啶（杜冷丁）。不推荐应用吗啡或胆碱能受体拮抗剂，如阿托品，654-2等，因前者会收缩Oddi括约肌，后者则会诱发或加重肠麻痹。

（4）抗生素的应用：对于非胆源性MAP不推荐常规使用抗生素。对于胆源性MAP，或SAP应常规使用抗生素。胰腺感染的致病菌主要为革兰阴性菌和厌氧菌等肠道常驻菌。抗生素的应用应遵循：抗菌谱为革兰阴性菌和厌氧菌为主、脂溶性强、有效通过血胰屏障等三大原则。推荐甲硝唑联合喹诺酮类药物为一线用药，疗效不佳时改用其他广谱抗生素，疗程为7～14d，特殊情况下可延长应用。要注意真菌感染的诊断，临床上无法用细菌感染来解释发热等表现时，应考虑到真菌感染的可能，可经验性应用抗真菌药，同时进行血液或体液真菌培养。

（5）抑制胰酶活性、减少胰酶合成：①抑肽酶：从牛胰提纯的抑肽酶注射液每支5万～10万U，第1～2d，每日用量8万～12万U，维持量2万～4万U/d。疗程1～2周。②加贝酯：剂量为100mg，加入250ml补液内，q8h×3d，症状减轻后100mg，qd，均经静脉滴入，疗程7～10d。③乌司他丁：用法：10万U加入补液500ml内静滴，1～2h内滴完，1～3次/d。

2. 重症急性胰腺炎的治疗　SAP必须采取综合性救治措施，除上述治疗措施还应：

（1）监护：SAP应入ICU监护治疗。

（2）抗休克：抗休克应给予白蛋白、鲜血、血浆及其代用品，维持水电解质和酸碱平衡。

（3）营养支持：早期一般采用全胃肠外营养（PTN）；如无肠梗阻，应尽早进行空肠插管，过渡到肠内营养（EN）。应注意补充谷氨酰胺制剂。对于高脂血症患者，应减少脂肪类物质的补充。进行肠内营养时，应注意患者的腹痛、肠麻痹、腹部压痛等胰腺炎症状和体征是否加重，并定期复查电解质、血脂、血糖、总胆红素、人血白蛋白水平、血常规及肾功能等，以评价机体代谢状况，调整肠内营养的剂量。

（4）应用广谱高效抗生素：宜选用第三代头孢菌素或硫霉素类（如亚胺匹能），尽早应用，至少维持 14d。

（5）生长激素和生长抑素联合疗法：生长激素的用法：4～8U 皮下注射，每日 2 次。

（6）预防和治疗肠道衰竭：对于 SAP 患者，应密切观察腹部体征及排便情况，监测肠鸣音的变化。及早给予促肠道动力药物，包括生大黄、硫酸镁、乳果糖等；给予微生态制剂调节肠道细菌菌群；应用谷氨酰胺制剂保护肠道黏膜屏障。同时可应用中药，如皮硝外敷。病情允许下，尽早恢复饮食或实施肠内营养对预防肠道衰竭具有重要意义

（7）中医中药：单味中药，如生大黄，和复方制剂，如清胰汤、柴芍承气汤等被临床实践证明有效。

（8）肾上腺糖皮质激素：多不主张用。仅在中毒症状明显、休克难以纠正、ARDS 时短时应用 2～3d。

（9）血管活性物质的应用：推荐应用改善胰腺和其他器官微循环的药物，如前列腺素 E_1 制剂、血小板活化因子拮抗剂、丹参制剂等。

（10）并发症的处理：AP 有胰液积聚者，部分会发展为假性囊肿。对于胰腺假性囊肿应密切观察，部分会自行吸收，若假性囊肿直径＞6cm，且有压迫现象和临床表现，可行穿刺引流或外科手术引流。胰腺脓肿是外科手术干预的绝对指征。急性呼吸窘迫综合

征、弥散性血管内凝血、上消化道出血等并发症的处理参见有关章节。

（11）内窥镜下 Oddi 括约肌切开术（EST）：适用于胆源性急性胰腺炎合并胆道梗阻或胆道感染者。

（12）手术治疗：坏死胰腺组织继发感染者在严密观察下考虑外科手术。对于重症病例，主张在重症监护和强化保守治疗的基础上，经过 72h，患者的病情仍未稳定或进一步恶化，是进行手术治疗、或腹腔冲洗的指征。

（张文武）

第105章　急性阑尾炎

【概述】

急性阑尾炎是外科常见病，居各种急腹症的首位。1886 年 Fitz 首先命名，1889 年 McBurney 提出外科手术治疗本病的观点，一个世纪以来，由于外科技术、麻醉，抗菌药物治疗和护理的改进，绝大多数病人得到治愈，死亡率已降至 0.1% 左右，转移性右下腹痛及阑尾点压痛、反跳痛为其常见临床表现，但是急性阑尾炎的病情变化多端，因此对每一具体病例都应认真对病史，仔细检查，这样才能准确诊断，早期手术，防止并发症，提高治愈率。

【诊断要点】

（一）发病原因　急性阑尾炎的发病因素尚不肯定。但多数意见认为几种因素综合而发生。其中公认的因素有以下几种：

1. 梗阻　阑尾为一细长的管道，仅一端与盲肠相通，一旦梗阻，可使管腔内分泌物积存，内压增高，压迫阑尾壁阻碍远侧血运，在此基础上管腔内细菌侵入受损黏膜，易致感染。

2. 感染　也有无梗阻而发病者，其主要因素为阑尾腔内细菌所致的直接感染。阑尾腔因与盲肠相通，因此具有与盲肠腔内相同的以大肠杆菌和厌氧菌为主的菌种和数量。

3. 其他　被认为与发病有关的其他因素中有因胃肠道功能障碍（腹泻、便秘等）引起内脏神经反射，导致阑尾肌肉和血管痉挛，一旦超过正常强度，可以产生阑尾管腔狭窄、血供障碍、黏膜受损，细菌入侵而致急性炎症。

（二）发病机制

急性阑尾炎的基本病理改变为管壁充血水肿，大量炎性细胞浸润，组织不同程度的破坏，因此分为单纯性、化脓性、坏疽性和阑尾周围脓肿 4 种类型。四者通常是炎症发展的 3 个不同阶段，但也可能是由于发病因素的不同而得到的 4 种不同的直接后果。由于并发穿孔，因而合并有局限或弥漫性腹膜炎，使急性阑尾炎的病理更为复杂多变。

(1) 单纯性阑尾炎：阑尾有轻度炎症改变，水肿充血不严重；或浆膜充血发红，阑尾壁各层中均有炎性细胞浸润，以黏膜层较重，有浅表小出血点或溃疡。此类阑尾炎属早期轻度感染。

(2) 化脓性阑尾炎：由早期炎症加重而致，或由于阑尾管腔梗阻，内压增高，远端血运严重受阻，感染形成和蔓延迅速，以致数小时内即成化脓性甚至蜂窝织炎性感染。阑尾肿胀显著，浆膜面高度充血并有较多脓性渗出物，有的部分或全部为大网膜所包裹。阑尾壁内有大量炎性细胞浸润，有的已形成微小脓肿，或已为大小不一的大量微小脓肿所占。

(3) 坏疽性阑尾炎：由于阑尾化脓性感染加重所致，或因阑尾管腔严重梗阻，阑尾血运在短时间内完全阻断而致阑尾坏疽，达到阑尾急性炎症中最严重的程度。根据阑尾血运阻断的部位，阑尾呈现部分或全部坏死。坏死部分呈紫黑色，黏膜几近全部糜烂脱落，阑尾腔内有血性脓液。

(4) 阑尾周围脓肿：急性阑尾炎化脓坏疽或穿孔，如果此过程进展较慢，大网膜可移至右下腹部，将阑尾包裹并形成粘连，形成炎性肿块或阑尾周围脓肿。

临床表现

1. 腹痛　典型的急性阑尾炎开始有中上腹或脐周疼痛，数小时后腹痛转移并固定于右下腹。早期阶段为一种内脏神经反射性疼痛，故中上腹和脐周疼痛范围较弥散，常不能确切定位。当炎症波及浆膜层和壁层腹膜时，因后者受体神经支配，痛觉敏感、定位确切，疼痛即固定于右下腹，原中上腹或脐周痛即减轻或消失。

2. 胃肠道症状　单纯性阑尾炎的胃肠道症状并不突出。在早期可能由于反射性胃痉挛而有恶心、呕吐。盆腔位阑尾炎或阑尾坏疝穿孔可因直肠周围炎而排便次数增多。并发腹膜炎、肠麻痹则出现腹胀和持续性呕吐。

3. 发热 一般只有低热，无寒战，化脓性阑尾炎一般亦不超过 38℃。高热多见于阑尾坏疽、穿孔或已并发腹膜炎。伴有寒战和黄疸，则提示可能并发化脓性门静脉炎。

4. 压痛和反跳痛 腹部压痛是壁层腹膜受炎症刺激的表现。阑尾压痛点通常位于麦氏（McBurney）点，即右髂前上棘与脐连线的中、外 1/3 交界处。

5. 腹肌紧张 阑尾化脓即有此体征，坏疽穿孔并发腹膜炎时腹肌紧张尤为显著。但老年或肥胖病人腹肌较弱，须同时检查对侧腹肌，进行对比，才能判断有无腹肌紧张。

辅助检查

1. 血常规 急性阑尾炎病人白细胞计数增多，约占病人的 90%，是临床诊断中重要依据。一般在（10～15）×10^9/L。随着炎症加重，白细胞数随之增加，甚至可超过 20×10^9/L。但年老体弱或免疫功能受抑制的病人，白细胞数不一定增多。与白细胞数增多的同时，中性多形核细胞数也有增高（约 80%）。

2. 超声检查 目前已被公认为急性阑尾炎诊断中的一项有价值的方法，超声检查可显示盲肠后阑尾炎，因为痉挛的盲肠作为透声窗而使阑尾显示。超声检查也可在鉴别诊断中起重要作用，因为它可显示输尿管结石、卵巢囊肿、异位妊娠、肠系膜淋巴结肿大等，因此对女性急性阑尾炎的诊断和鉴别诊断特别有用。

3. CT 检查 正常阑尾仅偶见于 CT 检查时，炎症阑尾可显示阑尾周壁对称性增厚，管腔闭塞或充满脓液而扩张。有时可见盲肠周围脂肪模糊、密度增大，右腰大肌肿胀，特别容易发现阑尾周围脓肿，对有并发症者可见腹腔内多处脓肿，可作为必要时的辅助诊断和排除与阑尾炎相混淆的腹部病变。

【治疗要点】

目前公认急性阑尾炎的治疗方法为手术切除阑尾和处理其并发症。但是阑尾炎症的病理变化比较复杂，非手术治疗在急性阑尾炎治疗中仍有其地位，不应忽视。

1. 非手术治疗　当急性阑尾炎处在早期单纯性炎症阶段时，一旦炎症吸收消退，阑尾能恢复正常，也不再反复，因此阑尾不必切除，可采用非手术治疗，促使阑尾炎症及早消失。当急性阑尾炎诊断尚未肯定，需等待观察时，也可一边采用非手术治疗，一边观察其病情改变。此外。总之，非手术治疗有其重要地位。

2. 手术治疗　原则上急性阑尾炎，除黏膜水肿型可以保守后痊愈外，都应采用阑尾切除手术治疗，去除病灶以达到：①迅速恢复；②防止并发症的发生；③对已出现并发症的阑尾炎也可以得到良好治疗效果；④去除以后有可能反复发作的病灶；⑤得到正确的病理结果。

手术适应证：①临床上诊断明确的急性阑尾炎、反复性阑尾炎和慢性阑尾炎；②非手术治疗失败的早期阑尾炎；③急性阑尾炎非手术治疗后形成的回盲部肿块；④阑尾周围脓肿切开引流愈合后；⑤其他阑尾不可逆性病变。对病人体质极差、有重度心肺等伴发症者，则不宜行手术治疗。

3. 术后并发症及治疗　阑尾切除术虽然并不复杂，但仍有发生各种并发症的可能，其发生率与阑尾炎症程度、病人全身情况及手术操作有无失误有关。

(1) 切口感染：是阑尾切除术后最常见的并发症。未穿孔的阑尾切除术后，切口感染率<1%；穿孔的阑尾切除术后切口感染率7%～9%；穿孔并发弥漫性腹膜炎时，切口感染率高达30%，充分说明阑尾炎应及早发现并手术。

(2) 腹腔脓肿：阑尾切除后并发腹腔脓肿发生率不高（<1%），见于阑尾炎症严重，并发穿孔，尤其是穿孔后引起弥漫性腹膜炎的病人，既属于腹膜炎的延续，又与阑尾手术时预防措施不力有关。

腹腔脓肿常见于膈下、盆腔及肠间。病人持续高热，血白细胞计数升高。

(3) 残株炎与盲肠壁脓肿：发生率约为 0.5%。残株炎为阑尾切除时残留根部过长（1～5cm），以后局部反复发作炎症，近似阑尾炎。

(4) 粪瘘：阑尾炎症严重，周围组织也水肿变脆，因此手术时易损伤附近肠管，也易致阑尾根部结扎不牢，术后炎症将已损肠壁溃破或根部结扎的线结脱落，发生术后粪瘘。

(5) 其他：阑尾切除术后也有严重的并发症。如阑尾动脉结扎线结脱落，发生术后腹腔内大出血；术中误伤肠管未被发现，术后出现弥漫性腹膜炎，均应立即再手术处理。术后门静脉炎或脓毒血症有时合并多发肝脓肿为罕见极为严重的并发症，必须在发现后积极处理，方可避免不良后果。此外还有早期粘连性肠梗阻、切口出血、血肿或破裂等。

【特殊类型阑尾炎】

1. 新生儿急性阑尾炎。
2. 小儿急性阑尾炎。
3. 妊娠期急性阑尾炎。
4. 老年人急性阑尾炎。
5. AIDS/HIV 感染病人的阑尾炎。

（帕尔哈提·拜合提）

第106章　急性腹膜炎

【概述】

急性腹膜炎（acute peritonitis）是指因感染、化学物质（如胃液、肠液、胆汁等）或损伤引起的腹膜急性炎性病变。恶心呕吐、腹胀、腹痛、腹部压痛和腹肌紧张为其主要临床表现。目前国内该病的病死率仍达5%~10%。急性腹膜炎可以从临床不同角度进行分类：根据发病机制可分为原发性、继发性和第三类腹膜炎，临床上以继发性腹膜炎最为常见。继发性腹膜炎多由腹腔内脏器炎症、穿孔、损伤破裂、或术后并发症等，细菌进入腹膜腔所致。原发性腹膜炎少见，其腹腔内无病变，病菌由腹外病灶经血液或淋巴播散，或由肠壁进入腹腔感染腹膜。第三类腹膜炎，多见于继发性腹膜炎晚期、机体免疫力低下、肝硬化、肾病综合征和婴幼儿病例。根据炎症范围可分局限性和弥漫性腹膜炎。根据病原菌种可分为细菌性、病毒性、真菌性及原虫性腹膜炎。另外还可根据病因分类如空腔脏器穿孔性、外伤性、术后性腹膜炎等。腹膜因炎症刺激后，炎性渗出物进入腹腔造成水、电解质、蛋白质大量丢失，弥漫性腹膜炎24小时体液丢失量可达4~6L，另外炎症控制后遗留的纤维素常导致肠粘连。

【诊断要点】

1. 病因和诱因：腹腔脏器的急性穿孔和破裂、腹内感染的扩散、急性肠梗阻、腹部创伤和手术以及血行播散、经女性生殖器感染进入腹腔造成感染均是常见原因。继发性腹膜炎致病菌常见为大肠杆菌、肠球菌、绿脓杆菌、变形杆菌、产气荚膜杆菌和无芽孢厌氧菌，多数病例是混合感染；原发性腹膜炎多为溶血性链球菌、肺炎双球菌，少数为革兰阴性杆菌，近年来该菌种感染呈逐渐增多趋势。

2. 临床特点：腹膜炎是腹腔内某一疾病的并发症，故发病前常有原发疾病症状。

（1）腹痛：是腹膜炎最主要最常见症状，突然发生，持续存在，扩展迅速，其程度取决于腹膜炎的种类（细菌性或化学性）、炎症范围和机体反应。空腔脏器急性穿孔破裂时为骤然产生剧烈全腹疼痛，部分病例可因为腹腔渗出液的产生，而出现暂时腹痛缓解的假象。老年人、儿童、免疫力低下、长期使用镇痛药物等患者腹痛可不明显。泌尿生殖系统感染特别是淋菌性尿道炎、阴道炎引起的原发性腹膜炎，其腹痛及腹部体征主要局限于下腹部。患者为缓解疼痛多保持固定体位。

（2）呕吐：早期由于腹膜炎性刺激，多为反射性呕吐，呕吐物为胃内容物。后期由于麻痹性肠梗阻，出现溢出性呕吐，呕吐物为肠内容物，可有臭味。

（3）体温：空腔脏器急性穿孔破裂产生腹膜炎，体温多正常甚至低于正常，随着病情发展体温逐渐升高，如果原发病是感染所致（胆囊炎、阑尾炎等），开始体温即升高。老年人、恶液质、免疫功能低下等患者体温可无明显变化，如果脉率增快，体温反而下降，提示病情恶化。

（4）其他：由于腹腔大量渗液、呕吐失水、毒血症加重，有效循环血量及血钾减少，患者常有口渴、血压下降、脉搏细速、呼吸急促、心率增快、少尿或无尿、腹胀、停止排气等休克征象。如果炎症累及膈肌会出现频繁呃逆。

（5）体征：急性痛苦面容，被动体位，呼吸表浅频数；咳嗽、体位变动都会加重腹痛；晚期由于高热、脱水、酸中毒等，患者会出现精神萎靡、全身厥冷、面色苍白、皮肤干燥、脉搏细速、额出冷汗等表现。腹部查体：可以发现典型的"腹膜炎三联征"：腹部压痛、反跳痛、腹肌痉挛。望诊：腹胀，腹式呼吸减弱或消失。听诊：肠鸣音减弱或消失。叩诊：胃肠胀气时可有鼓音，肝浊音界缩

788

小或消失往往提示胃肠穿孔，腹腔渗出液较多时，移动性浊音可呈阳性。触诊：局限性腹膜炎时，三联征局限于腹部的一处；弥漫性腹膜炎则全腹痛；压痛和反跳痛是腹膜炎主要标志，腹肌痉挛则因病因和患者全身情况而异，一般消化性溃疡急性穿孔，会出现腹肌木板样强直，而年老体弱、极度衰竭或肥胖体型等患者则不明显。直肠指检：若直肠前窝饱满并有触痛，提示盆腔感染或盆腔脓肿形成。

3. 辅助检查：

（1）实验室检查：白细胞计数和中性粒细胞比例增高，并常见核左移和中毒颗粒。严重病例、老年或免疫功能低下，白细胞计数可能正常甚至降低，但中性粒细胞比例大多增高。尿常规：可见蛋白与管型。血生化检查：可了解酸中毒、电解质紊乱及肾功能状况。

（2）影像学检查：腹部立位 X 线可见肠腔积气、肠麻痹征象、膈下游离气体等；B 超：显示腹腔积液，及胆囊、胆管、胰腺、肝、脾、阑尾等具体病变；腹部 CT：可以估计腹腔渗液量，了解腹腔实质性脏器病变。

（3）腹腔诊断性穿刺：取左下腹麦氏点或腹中线脐下 2cm 处为穿刺点（腹部有手术瘢痕时要避开，避免造成出血），抽取液体后第 1 管做细菌培养（同时做需氧菌及厌氧菌培养），最后 1 管送常规检查。液体外观呈草绿色一般是结核感染；黄色浑浊含食物残渣提示上消化道穿孔；血性液体，淀粉酶增高提示急性坏死性胰腺炎；脓性略臭考虑急性阑尾炎；脓性恶臭考虑绞窄性肠梗阻；如果穿刺抽出不凝血，提示腹腔实质脏器破裂出血。对诊断有困难者可进行诊断性穿刺灌洗，通过腹膜透析导管滴入 1L 生理盐水，检查流出液，阳性指标包括：红细胞 $> 50 \times 10^9/L$，白细胞 $> 0.5 \times 10^9/L$ 或涂片发现细菌。

4. 诊断注意事项：通过病史、腹痛、呕吐、被动体位，以及典型的"腹膜炎三联征"等临床表现，一般诊断不难。注意与胸膜炎、肺炎、急性心肌梗死、急性胰腺炎、带状疱疹、肾周围脓肿等鉴别。因原发性腹膜炎大多只能采取非手术治疗，而其临床表现、实验室检查和继发性腹膜炎相似，所以尤其注意鉴别：

（1）原发性腹膜炎常见于肝硬化腹水、肾病综合征等免疫功能低下者及婴幼儿。

（2）发生于肝硬化腹水者的原发性腹膜炎起病较缓，"腹膜炎三联征"不明显，婴幼儿原发性腹膜炎虽然起病急，但"腹膜炎三联征"没有继发性腹膜炎明显。

（3）原发性与继发性腹膜炎两者区别的关键是腹腔内有无原发感染病灶，如果 X 线提示膈下游离气体，考虑空腔脏器穿孔引起的继发性腹膜炎。

（4）腹腔穿刺液培养：原发性腹膜炎一般是单一细菌感染，继发性腹膜炎则往往是混合感染。

【治疗要点】

急性腹膜炎的治疗原则是控制和清除已存在的感染，纠正全身病理生理方面的紊乱。

1. 手术治疗：急性继发性腹膜炎一旦诊断明确，患者情况许可，应尽早施行手术治疗，如切除阑尾、胆囊，缝合胃肠穿孔或胃大部切除、肿瘤切除等。同时予腹腔冲洗、引流。目前有将臭氧加入生理盐水中冲洗腹腔作法，认为可以减少脓肿形成及降低病死率。高热患者可用 $4 \sim 10℃$ 生理盐水灌洗腹腔，有助于降温。将抗生素加入生理盐水冲洗腹腔，疗效不能肯定，一般不主张应用。

2. 非手术治疗：诊断明确的原发性腹膜炎，或弥漫性腹膜炎病程超过 2 天，炎症局限、腹部体征和一般情况有改善者，或老年、严重衰竭、中毒症状严重无法外科手术者，可先予非手术治疗，同时也要积极为手术治疗做准备。

（1）一般治疗：吸氧、卧床宜前倾 $30° \sim 45°$ 半卧位，休克则取平卧位。予禁食、胃肠减压。

（2）抗生素治疗：是急性腹膜炎最重要的内科治疗方，继发性腹膜炎常为多种需氧菌与厌氧菌的混合感染，故应选用广谱抗生素，或多种抗生素联合应用。尤其是抗革兰阴性菌和厌氧菌的抗生素联合使用至关重要。根据病原菌和药敏试验结果选用抗生素最佳。抗生素应在术前尽早给予并维持到术后。

（3）纠正体液及电解质失衡：予充分补液使之每日尿量维持在1500ml左右，最好用中心静脉压监测结果来计算补液量。一般补入晶体液加适量钾盐即可，必要时根据电解质测定结果，计算应补入氯化钾和钠盐量。根据血气分析结果考虑使用碳酸氢钠等治疗。

（4）支持治疗：予静脉内高营养，或/和少量血浆、全血以改善患者全身状况。

（5）对症治疗：剧烈疼痛或烦躁不安的患者，如果诊断明确，可酌情使用哌替啶、苯巴比妥等，如果有休克，积极抗休克治疗。

（王时光）

第 107 章　急性肠梗阻

【概述】

肠梗阻（Intestinal obstruction）是由于各种原因引起的肠内容物运行障碍所致的一组临床综合征。以腹痛、呕吐、腹胀、肛门停止排气、排便等为其临床特点，是急诊常见急腹症。按照病因可以分为三类：机械性、动力性和血运性肠梗阻。机械性肠梗阻最常见，是因肠腔堵塞、肠管受压和肠壁病变导致肠腔变狭小，肠内容物通过发生障碍。动力性肠梗阻又分为麻痹性和痉挛性两类，是由于毒素刺激或者神经反射引起肠壁肌功能紊乱，使肠蠕动消失或肠管痉挛。血运性肠梗阻较少见，是由于肠系膜血管血栓形成或血管栓塞引起肠管血运障碍，继而出现肠麻痹现象，可迅速发生肠坏死。肠梗阻也可按照部位分为高位和低位肠梗阻；根据梗阻程度分为完全性和不完全性肠梗阻；按肠壁有无血运障碍，分为单纯性和绞窄性肠梗阻；按照病程分为急性和慢性肠梗阻。其中急性肠梗阻病情发展快，常伴发水和电解质丢失，如不及时处理，病人常因水电解质紊乱、酸碱失衡、肠穿孔、肠坏死、腹膜炎和休克等死亡。

【诊断要点】

1. 病因和诱因：在我国临床上最常见是机械性肠梗阻；其中粘连性肠梗阻约占 40%，其他还包括炎症或肿瘤、肠外肿块压迫、嵌顿疝、肠套叠、肠扭转、蛔虫或粪块堵塞等；新生儿以先天性肠道畸形常见，2 岁以内小儿以肠套叠常见，老年人则是以粪块堵塞和肿瘤多见。动力性肠梗阻（麻痹性肠梗阻）的常见原因是腹部外科大手术和腹腔感染，全身脓毒血症、低血钾症、药物中毒等，铅中毒也会引起肠梗阻。

2.临床表现特点：

（1）腹痛：机械性肠梗阻时，主要是腹中部的阵发性绞痛，也可偏于梗阻部位；腹痛时可有肠鸣，自觉有气体在腹中移动并受阻于某一部位，有时可见肠型和肠蠕动；听诊肠鸣音亢进，呈气过水声或金属音；如果腹痛间期缩短，或者转为持续性剧烈腹痛，要考虑绞窄性肠梗阻；麻痹性肠梗阻呈持续性胀痛；结肠梗阻如果没有绞窄，一般为胀痛。

（2）呕吐：肠梗阻早期出现反射性呕吐，呕吐物为食物或胃液，进食或饮水都会引起。此后会进入一段静止期，再次出现的呕吐根据梗阻部位高低而不同：高位梗阻，静止期短，呕吐频繁，呕吐物为胃和十二指肠内容物及胆汁；低位梗阻，静止期长，呕吐物为粪样物；绞窄性肠梗阻，呕吐物呈棕褐色或血性；结肠梗阻很少呕吐。

（3）腹胀：一般在梗阻一段时间后出现，程度与梗阻部位有关。高位梗阻腹胀不明显，低位梗阻则是全腹膨胀，常伴肠型。麻痹性肠梗阻腹胀明显，但不伴肠型。

（4）停止排气排便：完全性肠梗阻时，肠内粪便和气体就不能排出，但在早期，梗阻部位以下的残存粪便和气体仍可排出；某些绞窄性肠梗阻如肠套叠、肠系膜血栓形成或栓塞可排出黏液脓血便或果酱样便。

（5）体征：早期单纯肠梗阻一般无显著全身情况症状，随着病情进展病人出现口渴、皮肤弹性消失、心跳加快、少尿等脱水症状。绞窄性肠梗阻则全身症状较严重，病人往往很快就出现烦躁不安、脉搏细速、血压下降等休克征象。

腹部查体：一般有不同程度的腹胀，可见肠型和蠕动波，肠扭转时腹胀多不对称。听诊：机械性肠梗阻有肠鸣音亢进，有气过水声或金属音，麻痹性肠梗阻则肠鸣音减弱或消失。叩诊：腹部多呈鼓音，绞窄性肠梗阻因腹腔有渗液，移动性浊音可呈阳性。触诊：单纯性肠梗阻可有轻度压痛，但无腹膜刺激征，绞窄性肠梗阻可有固定的压痛部位和腹膜刺激征，有时可触及绞窄的肠袢；腹中部触及条索状团块常见于蛔虫性肠梗阻。

3. 辅助检查：

(1) 单纯肠梗阻早期一般无明显变化。

(2) 随着肠梗阻病情进展，白细胞计数、血红蛋白、红细胞压积、尿比重由于脱水、血液浓缩而逐渐升高；生化、血气分析可了解酸碱失衡、电解质紊乱和肾功能情况。呕吐物和粪便有红细胞或隐血阳性，考虑肠管有血运障碍。绞窄性肠梗阻早期即可出现白细胞计数和中性粒细胞明显增高，核左移现象；CPK（血清肌酸磷酸激酶）及其同工酶、LDH（血清乳酸脱氢酶）在肠壁内含量丰富，肠管绞窄缺血时会大量释放入血，故 CPK 和 LDH 均升高，有很高的诊断价值。另外绞窄性肠梗阻时血清磷酸盐可在 2～6 小时内明显增高，也有助于早期诊断。

(3) 影像学检查：腹部 X 线检查是首选：一般在梗阻 4～6 小时后即可显示出肠腔内气体，一般取直立位拍摄，如果不能，则采用左侧卧位。腹部平片可见胀气肠袢和液平面呈典型的阶梯状。空肠充气时空肠黏膜环状皱襞可呈"鱼骨刺状"。在小肠梗阻时，CT 敏感性是 94％，特异性是 83％；B 超敏感性是 88％，特异性是 96％。

(4) 腹腔穿刺液为血性，或白细胞计数超过周围血，或者发现细菌，也高度提示肠管绞窄性梗阻。

(5) 新近也有学者采用荧光素钠进行肠管缺血程度的检查。

4. 诊断注意事项：通过病史以及腹痛、呕吐、腹胀、停止排气排便等典型的临床表现，一般诊断不难。绞窄性肠梗阻早期诊断缺乏典型症状，诊断有时困难，还需与输尿管结石、卵巢囊肿蒂扭转、急性胰腺炎等做鉴别。

诊断过程中还需注意下列几点：

(1) 是机械性肠梗阻还是动力性肠梗阻：机械性肠梗阻有上述典型表现，早期腹胀不明显，胀气限于梗阻以上肠管，充气肠袢大小不一，即使并发绞窄和麻痹，结肠也不会全部胀气。动力性肠梗阻一般腹部胀气明显，无明显腹部绞痛，肠蠕动减弱或消失，X 线显示大小肠全部充气扩张，小肠充气肠袢大小比较均匀一致。

（2）是单纯性肠梗阻还是绞窄性肠梗阻：两者鉴别非常重要，因为预后和处理不同，下列表现提示绞窄性肠梗阻：

1）腹痛急骤而剧烈，有时可有腰背痛。

2）呕吐早而频繁。

3）病情进展快，早期可出现白细胞计数增高，发热，脉率增快等，即休克倾向，抗休克治疗效果差。

4）出现明显腹膜刺激征。

5）呕吐物、胃肠减压物、肛门排出物为血性，或腹腔穿刺抽出血性液体。

6）腹部 X 线显示"咖啡豆征"：孤立突出胀大肠袢，位置固定；或肠间隙增宽，有腹腔积液，或有"假肿瘤征"：绞窄肠段内充满液体，这种含液体的扩张肠管类似软组织肿瘤阴影。

7）积极非手术治疗病情无明显改善。

（3）高位肠梗阻还是低位肠梗阻：除上述表现外，X 线显示低位小肠梗阻时，扩张的肠袢在腹中部，呈"阶梯状"排列，结肠内无积气。结肠梗阻时扩大的肠袢分布在腹部周围，可见结肠袋，胀气阴影在梗阻部位中断，小肠内胀气和液面不明显。

（4）完全性还是不完全性：完全性梗阻呕吐频繁，低位梗阻时腹胀明显，完全停止排气排便，X 线显示梗阻以上肠袢明显充气扩张，梗阻以下结肠内无气体。不完全梗阻时呕吐和腹胀都较轻，X 线显示肠袢充气扩张不明显，结肠内仍有气体存在。

（5）具体原因：综合患者年龄、现病史、既往史、体征、X 线等进行分析。

【治疗要点】

肠梗阻的治疗原则是解除梗阻以及纠正因肠梗阻而造成的全身生理紊乱，具体情况根据梗阻类型、部位、病人的全身情况具体而定。主要分三个阶段：观察、治疗、手术。是否手术也主要关注三个方面：病程、患者器官功能、是否有绞窄可能。

1. 非手术治疗：

（1）禁食和胃肠减压：是治疗肠梗阻的重要方法。一般用鼻胃管，但对于低位肠梗阻，可以用鼻肠管，注意用 X 线透视确定鼻肠管的位置。

（2）维持水、电解质和酸碱平衡。

（3）控制感染：单纯性肠梗阻一般不使用抗生素，但肠梗阻时间过长或发生绞窄时，要积极使用以抗革兰阴性杆菌为主的广谱抗生素静脉滴注，常用的有头孢类和氨基苷类，可以联合抗厌氧菌的如甲硝唑，研究表明可显著降低肠梗阻的死亡率。

（4）可以使解痉剂如东莨菪碱、山莨菪碱减轻腹痛症状；止吐药：①促胃动力药：甲氧氯普胺（胃复安），由于促动力类止吐药可能会引发腹部绞痛，故不推荐用于完全性机械性肠梗阻；②中枢止吐药：可根据病情选择神经安定类药物，如氟哌啶醇、氯丙嗪和丙氯拉嗪等，或抗组胺药，如茶苯海明、塞克利嗪；近年生长抑素类药物如奥曲肽（善宁），经外大量研究证实，与传统抗胆碱药物相比，奥曲肽能更好地控制患者恶心、呕吐症状，减少胃肠道分泌量。对于东莨菪碱治疗失败的上部肠道梗阻奥曲肽仍然有效；同时早期联合甲氧氯普胺、地塞米松，不仅可缓解症状，而且可协同促进肠运动功能的快速恢复，逆转肠梗阻。镇痛剂使用遵循急腹症原则，避免掩盖病情。

（5）可根据不同病因采取下列措施：

1）液状石蜡、生豆油或菜油 200～300ml 分次口服或由胃肠减压管注入。适用于病情较重体质较弱者。

2）中药　复方大承气汤适用于一般肠梗阻、气胀较明显者；甘遂通气汤适用于较重的肠梗阻、积液较多者。

3）麻痹性肠梗阻可用新斯的明注射、腹部芒硝热敷等。

4）针刺足三里、中脘、天枢、内关、合谷、内庭等穴位可作为辅助治疗。

5）结肠扭转性肠梗阻可选择结肠镜复位。

2. 手术治疗　原则上以非手术治疗为主，若出现呕吐腹痛加重，血白细胞增高，体温增高、腹部出现固定压痛时，则要采取手术治疗。急性肠梗阻的手术原则是在最短的时间内以简单而可靠的方法解除梗阻和恢复肠道的通畅。手术可分为四种：解除梗阻病因；肠切除肠吻合术；短路手术；肠造瘘术或肠外置术。术式的选择应根据肠梗阻的病因、性质、部位和病情严重程度来综合考虑；同时也要注意手术可能会造成新的梗阻。

（王时光）

第十五篇

血液系统疾病急诊

第108章 急性出血性疾病

第一节 原发性血小板减少性紫癜

【概述】

原发性血小板减少性紫癜，是临床上最为常见的一种血小板减少性疾病，也称为特发性血小板减少性紫癜（Idiopathic Thrombocytopenic Purpura，ITP），或者特发性自体免疫性血小板减少性紫癜（Idiopathic Autoimmune Thrombocytopenic Purpura，IATP）。它主要是由于体内产生的抗血小板抗体与血小板抗原结合，导致血小板迅速从循环中清除的一种自身免疫性疾病。ITP 的人群发病率约为 1/10000，男性：女性比例约 1：2～3。临床上分为急性型和慢性型。儿童患者多为急性型，大多数可完全恢复，仅约 10％患儿转为慢性型，而成人患者 80％为慢性型。

【诊断要点】

1. 临床表现特点

（1）起病情况：急性型 ITP 多见于儿童，起病突然，大多在出血症状发作前 1～3 周有感染病史。包括病毒性上呼吸道感染、风疹、水痘、麻疹病毒或 EB 病毒感染等。也可见于接种疫苗后。常常起病急，可有畏寒、发热等前驱症状。慢性 ITP 起病隐袭，以中青年女性多见。

（2）出血症状：ITP 的出血常常是紫癜性，表现为皮肤黏膜淤点、淤斑。紫癜通常分布不均。出血多位于血管淤滞部位或负重区域的皮肤，如手臂压脉带以下的皮肤，机体负重部位如踝关节周围皮肤，以及易于受压部位，例如腰带及袜子受压部位的皮肤。皮肤出血压之不褪色。黏膜出血包括鼻出血、牙龈出血、口腔黏膜出血以及血尿；女性患者可以月经量增多为唯一表现。严重的血小板减少，可导致颅内出血，但发生率小于1％。

（3）其他表现：除非出现大量出血，一般不伴有贫血；ITP病人体格检查一般无脾大。

2. 临床分型

（1）急性型：多见于儿童患者，常发生于感染、接种疫苗及服药后，既往可无出血病史。多以急性起病，主要是出血表现，可伴有发热、畏寒，急性型ITP病情多为自限性，一般4~6周，95％的病例可自行缓解。实验室检查血小板计数大多低于$20\times10^9/L$，骨髓检查可见巨核细胞增多或正常，分类以未成熟者居多，体积小，无颗粒，血小板形成显著减少或无血小板形成。

（2）慢性型：多见于20~40岁的成人，尤其是女性，女性发病率约为男性的3倍。一般起病较为隐匿，很少有前驱感染等病史，呈反复发作过程，自发性缓解少见，且难以完全缓解，每次发作可持续数周或数月，甚至迁延数年。实验室检查特点为血小板计数多波动在（20~80）$\times10^9/L$，骨髓检查示巨核细胞数增多或正常，以无血小板形成的颗粒型巨核细胞为主，血小板形成明显减少。

3. 诊断要点

诊断ITP除了结合该病的自身特点外，仍以排除诊断法为主，诊断要点如下：

（1）相关的病史和体征。

（2）多次实验室检查血小板计数减少。

（3）脾不大或者轻度大。

（4）骨髓检查巨核细胞增多或正常，有成熟障碍，但少数患者骨髓表现为低巨核细胞性。骨髓检查的目的是排除再生障碍与造血异常。

（5）仔细排除是否存在使血小板减少的其他疾病或因素，如脾功能亢进，药物性血小板减少症，HIV感染，淋巴细胞增生性疾病（淋巴瘤、慢性淋巴细胞白血病）、EDTA 依赖性假性血小板减少症及其他免疫性疾病（如抗磷脂综合征和系统性红斑狼疮）等。对于妊娠期妇女，需排除妊娠期血小板减少症及妊高征合并血小板减少；老年病例需慎重排除骨髓增生异常综合征。

（6）特殊的实验室检查

①抗血小板膜特异性抗体：可以鉴别免疫性与非免疫性血小板减少，主要适用于骨髓衰竭合并免疫性血小板减少；一线及二线治疗无效患者；药物性血小板减少以及部分复杂疾病，如单克隆丙种球蛋白血症。但该检查无法鉴别特发性血小板减少和继发性免疫性血小板减少。

②血小板生成素（EPO）：一般不作为常规检查，有助于诊断复杂病因引起的血小板减少，可用于鉴别 ITP（血小板生产减少，TPO 水平升高）和不典型再生障碍性贫血或低增生性骨髓增生异常综合征（血小板破坏增加，TPO 水平正常）。

（7）重症 ITP 的诊断要点

①有三个以上部位出血。

②血小板计数低于 $10\times10^9/L$。

【治疗要点】

ITP 治疗上应结合病人的年龄，血小板减少和出血程度，以及预期的自然病情予以综合考虑。急性 ITP，特别是儿童患者，多数可自行缓解，对于出血症状轻者可不治疗，慢性 ITP，如血小板计数大于 $30\times10^9/L$ 且无出血表现亦可不予治疗。但对于出血表现明显或存在出血高危因素（如高血压、消化性溃疡等），血小板计数小于 $20\times10^9/L$ 者，应入院接受治疗。具体方法和要点如下：

1. 祛除各种诱因及加重病情因素：如控制感染、停用各种可疑药物、避免使用有血小板减少作用的药物、治疗消化性溃疡、控制血压及减少有创性操作等。

2. 糖皮质激素：成人 ITP 治疗的一线药物，可口服泼尼松，剂量为 1mg/kg·d，对治疗有反应的病人血小板计数在用药 1 周后可见上升，2～4周达到峰值水平。待血小板数量恢复正常或接近正常，可逐渐减量，小剂量（5～10mg/d）维持3～6个月。出血严重者，可短时期内使用地塞米松（40mg·d^{-1}×4d）或甲泼尼龙（1.0g·d^{-1}×3d）静脉滴注。足量的泼尼松应用长达4周，仍未完全缓解者，需考虑其他方法治疗。用药期间注意观察皮质激素的副作用并对症处理。

3. 脾切除：ITP病人脾切除的适应证包括：①糖皮质激素治疗3～6个月无效；②糖皮质激素治疗有效，但减量或停药复发，或需较大剂量（15mg/d）以上维持者；③使用糖皮质激素有禁忌者。由于有些病人对激素的治疗效果呈延迟反应，故判断对糖皮质激素治疗反应应该个体化，以确定脾切除的最佳时间。50%～80%的ITP病人切脾后血小板持续地升高至正常水平。脾切除的禁忌证为①年龄小于2岁；②妊娠期；③因其他疾病不能耐受手术者。

4. 免疫抑制治疗：免疫抑制剂治疗ITP的总体效果仍有待进一步评价，由于副作用严重，使用时应慎重。该疗法仅适用于对糖皮质激素及脾切除疗效不佳或无反应者。临床上常用的药物有：

①环磷酰胺：口服剂量为1.5～3mg/kg·d，疗程3～6周，显效后逐渐减量，维持4～6周，或静脉注射剂量为400～600mg/d，每3～4周一次。治疗反应率约16%～55%。副作用包括白细胞减少、脱发及出血性膀胱炎等。

②长春新碱：每次1～2mg，静脉滴注，每周一次，给药后一周内可有血小板升高，持续时间较短，4～6周为一疗程。

③硫唑嘌呤：口服剂量为100～200mg/d，3～6周为一疗程，维持剂量25～50mg/d，使用8～12周。

④环孢素：主要用于难治性ITP的治疗，用法为口服剂量250～500mg/d，3～6周为一疗程，维持量50～100mg/d，可持续半年以上。

5. 高剂量免疫球蛋白：主要适用于以下情况①危重型ITP：广泛的黏膜出血、脑出血或其他致命性出血可能；②难治性ITP：泼尼松和切脾治疗无效者；③不宜用糖皮质激素治疗的ITP，如孕妇、糖尿病、溃疡病、高血压、结核病等；④需迅速提升血小板的 ITP 患者，如急诊手术、分娩等。其标准方案为 0.4g/kg·d，静脉滴注，连用 5 天。起效时间 5～10 天，总有效率 60%～80%。

6. 输注浓缩血小板：血小板明显降低伴有严重出血者，脾切除术前应输注浓缩血小板。

7. 达那唑：该药是一种弱化的雄激素，仅对部分 ITP 有效，该药具有肝毒性，用药期间应监测肝功能变化。常用剂量为 10～15mg/kg·d，分次口服，疗程 2 个月左右。

8. 抗 D 血清输入：可用于儿童型 ITP 或难治性慢性 ITP，静脉输入抗 D 血清给 Rh（D）抗原阳性的 ITP 患者，通过抑制巨噬细胞 Fc 受体功能，减轻其对抗体包被的血小板的清除而使血小板数量上升。抗 D 血清可引起轻度溶血性贫血，对 Rh（D）阴性病人无效；血小板增加反应较慢，不适宜于脾切除术后的病人。

9. 治疗效果评价标准

（1）显效：无出血，血小板数恢复正常，持续 3 个月以上，两年以上无复发者为基本治愈。

（2）良效：无或基本无出血，血小板升至 $50×10^9/L$ 以上或较原来水平升高 $30×10^9/L$ 以上，持续 2 个月。

（3）进步：出血改善，血小板有所上升，持续半月以上。

（4）无效：出血及血小板计数均无改善。

第二节　继发性血小板减少性紫癜

【概述】

继发性血小板减少性紫癜（Secondary Thrombocytopenic Purpura）是指有明确病因或在一些原发病基础上发生的血小板减少症。

【诊断要点】

1. 根据病因和发病机制，本病可分为四种类型即血小板生成减少、血小板分布异常、血小板破坏过多和血小板被稀释，但临床中继发性血小板减少性紫癜常常是多个因素综合作用的结果。

（1）血小板生成减少

凡是影响巨核细胞生成的因素均可导致血小板减少，其主要特点是骨髓中巨核细胞数量减少，血小板产生数量和血小板更新率相应低下。常见于以下几种疾病：

①电离辐射：多见于急慢性放射病，X线、γ射线和中子流有很强的穿透力，对机体有直接与间接损伤作用，造血功能损伤会导致血小板减少。

②化学因素：部分药物可干扰DNA合成，抑制细胞丝状分裂，导致骨髓增生低下和全血细胞减少，例如烷化剂、抗代谢和细胞毒药物，抗生素类（氯霉素、磺胺药）、解热镇痛药（保泰松、吲哚美辛）、抗甲状腺药（甲巯咪唑、卡比马唑）、抗糖尿病药（氯磺丙脲）、抗癫痫药（苯妥英钠）、苯及无机砷等，还有一些药物如氯噻嗪类、雌激素、甲苯磺丁脲等可选择性抑制巨核细胞，使血小板生成减少。

③感染：多种病原体如病毒性肝炎、登革热、艾滋病及败血症等，可抑制骨髓造血，导致血小板减少。

④多能干细胞病变：如再生障碍性贫血、阵发性睡眠性血红蛋白尿、Fanconi综合征。

⑤骨髓病性贫血：多见于骨髓转移癌、白血病、骨髓瘤、骨髓纤维化等疾病，主要由于异常细胞浸润骨髓，造血干细胞受抑，导致全血细胞减少。

⑥血小板无效生成：主要特征为骨髓巨核细胞数量正常或增多，但血小板产率降低，血小板寿命一般正常，可见于维生素 B_{12}、叶酸缺乏，血小板生成素缺乏、红白血病及骨髓增生异常综合征等疾病。

⑦血小板生成调控紊乱：可见于血小板生成素缺乏和周期性血小板减少症。

⑧遗传性血小板减少：如TAR综合征、血小板性血管性血友病和先天性无巨核细胞性血小板减少性紫癜。

806

（2）血小板分布异常

主要见于各种原因导致的脾脏肿大，包括脾肿瘤、脾充血、脾浸润（戈谢病、尼曼-皮克病）、黑热病及原发性脾大等，肿大的脾可增加对血小板的扣留而导致血小板减少。此外，低温能使滞留于脾脏的血小板数量明显增加，也可引起血小板减少。

（3）血小板破坏增加：由于各种因素导致血小板过早破坏或消耗过多，表现为外周血中血小板减少，血小板寿命缩短，而骨髓中巨核细胞数正常或代偿增生，主要与一些免疫性因素有关，少部分属于非免疫性因素，具体常见病因如下：

①药物免疫性：主要指某些半抗原药物，例如青霉素、奎宁、苯妥英钠、安眠药、苯巴比妥、磺胺类、地高辛、抗结核药和解热镇痛药等，或药物的代谢产物与血浆中大分子蛋白质结合，或吸附于血小板膜形成抗原复合物，使体内出现相应抗体，抗原抗体复合物在补体参与下附着于血小板表面或直接损伤血小板，导致血小板聚集、破坏，被单核-巨噬细胞清除，致血小板减少。

②脾功能亢进各种原因引起的脾大：主要由于血小板在巨脾中滞留时间过长、破坏增加，导致血小板减少，可见于斑潜综合征，戈谢病，地中海贫血等，

③感染相关血小板减少：主要与病毒抗原-抗体复合物致敏血小板或血中 PAIgG 水平升高引起起血小板过多破坏有关，多见于病毒及细菌感染，如流感、麻疹、水痘、出血热、肝炎、伤寒及败血症等疾病。

④某些免疫反应异常疾病：如系统性红斑狼疮、Evan 综合征、淋巴细胞白血病、淋巴瘤、骨髓瘤等均可引起免疫性血小板破坏。

⑤同种免疫性血小板减少：主要由于同种血小板抗体直接作用或抗原-抗体复合物结合到血小板表面所引起，常见于输血后紫癜及新生儿紫癜。

⑥非免疫性破坏：主要指由于血管内膜粗糙、血管内异物而引起血小板机械性破坏，例如血管炎、人工心脏瓣膜、动脉插管、体外循环和血液透析等。对于弥散性血管内凝血、血栓性血小板减少

性紫癜和溶血尿毒症综合征，由于血小板消耗过多导致血小板减少。

（4）血小板被稀释

常在大量输血后1～2周发生，病程可达数月之久。由于输入的血中血小板被破坏，输血后体内血小板被稀释，如超过骨髓代偿能力则致血小板减少。使用交换输血或血浆置换术可使少数病例有所改善，还可给予肾上腺皮质激素治疗。

2. 临床特点

患者有原发病表现或发病前有某种致病因素，轻、中度血小板减少（大于 $50×10^9/L$）可无出血表现，重度血小板减少常有皮肤、黏膜淤点、紫斑、淤斑、鼻出血、口腔疱疹、黑便、月经过多或术后伤口渗血等，主要死因是颅内出血。

3. 特点实验室检查

①血常规：血小板减少。

②束臂实验阳性，出血时间延长，血块退缩不佳，凝血象检查基本正常。

③免疫性血小板减少可见抗血小板抗体。

④对于再生障碍性贫血及骨髓浸润性疾病，骨髓检查见巨核细胞减少，提示生成障碍。对于血小板破坏、消耗过多或分布异常等疾病，骨髓检查见巨核细胞正常或增多，但可伴有成熟障碍。

⑤血小板生成素（TPO）检测和网织血小板计数，对鉴别血小板生成减少还是破坏加速有重要价值。前者血清 TPO 浓度升高，网织血小板计数正常或减少；后者血清 TPO 浓度正常，而网织血小板计数增加。

⑥对于原发疾病应该积极确诊，以便给予病因治疗，例如疑为HIV 感染应查血清 HIV 抗体、T 细胞功能和 CD4/CD8 细胞比例，疑为系统性红斑狼疮应查血清抗核抗体、抗 sm 抗体、抗 ds－DNA 抗体等。

4. 诊断思路

患者有出血症状伴有血小板减少，同时有下列征象时应考虑本病：

（1）发病前有服药、电离辐射、妊娠或输血史；

（2）既往有出血史或家族出血史；

（3）伴有发热、畏寒等感染症状；

（4）体检有肝、脾、淋巴结肿大，尤其是明显脾大者；

（5）失血不多而贫血较重的；

（6）伴有白细胞、红细胞量和质的异常。骨髓涂片检查或者活检，对骨髓性贫血及再生障碍性贫血的诊断有重要意义。若因脾大做脾切除，脾脏病理检查可能有助于发现血小板减少的病因。

【治疗要点】

治疗方案首要是针对原发病治疗，出血严重时肾上腺皮质激素可改善症状，必要时可输注血小板。免疫性血小板减少皮质激素大多有效，部分患者可行血浆置换治疗。药物性血小板减少应立即停服可疑药物，出血往往可自动好转。感染性血小板减少应积极抗感染治疗，一般在感染控制后 2～6 周血小板恢复正常，感染引起骨髓抑制者病程迁延较长。对脾功能亢进者，可做脾切除治疗。

第三节　血栓性血小板减少性紫癜

【概述】

血栓性血小板减少性紫癜（Thrombotic Thrombocytopenic Purpura，TTP）是一种弥散性血栓性微血管病。临床特征为典型的五联征：即血小板减少，微血管病性溶血性贫血，多变的神经系统症状和体征，肾损害和发热。该病多见于 30～40 岁左右的成人，女：男为 2：1。TTP 病因不明，目前研究发现的发病机制主要包括：血管内皮细胞损伤，血小板聚集物质和 vWF 加工机制障碍。溶血尿毒症综合征（Hemolytic Uremic Syndromes，HUS）也属血栓性微血管病的一种。临床上常常将伴有明显神经症状的成人血栓性微血管病称之为 TTP；而将以肾损害为主的儿童型血管性微血管病称之为 HUS。

TTP 可分为原发性和继发性。继发性可见于造血干细胞移植术后，或有药物接触、妊娠、流产、中毒、感染及自身免疫性疾病等病史，并有原发病的相应表现。

【诊断要点】

1. 临床表现

(1) 血小板减少、出血：皮肤紫癜和视网膜出血是最常见的出血部位，也可表现有胃肠道、生殖泌尿道出血，严重者可出现颅内出血。

(2) 微血管病性溶血性贫血，病人可出现黄疸及肝、脾大。

(3) 神经精神症状及体征：主要表现为头痛、脑神经麻痹、位置觉丧失、失语、轻瘫、意识模糊、偏瘫、木僵、昏迷和惊厥等。

(4) 肾损害：可出现蛋白尿、血尿、轻度肾损害。

(5) 发热：可见于约 50％ 的病人。

(6) 其他表现：也可有心脏传导异常、心肌梗死、胰腺炎性腹痛、肠壁梗死等表现，但发生率极低。

2. 实验室和特殊检查特点

(1) 血常规：血小板多低于 $50 \times 10^9/L$，大部分病人血红蛋白低于 100g/L，网织红细胞计数大多增高，红细胞异常表现有微血管病性红细胞破坏，血涂片检查显示红细胞嗜多色性，点彩样红细胞，有核红细胞及红细胞碎片。

(2) 溶血：一般情况下，TTP 患者以血管内溶血为特征，血清游离血红蛋白和间接胆红素升高，血清结合珠蛋白下降，血清乳酸脱氢酶（LDH）升高，尿胆原阳性，肝肾功能检查可出现异常。Coombs 试验阴性。

(3) 骨髓检查示增生性骨髓象，巨核细胞数目增加。

(4) 凝血试验及纤溶实验基本正常。

(5) 条件允许可测定血管性血友病因子蛋白裂解酶（vWF-CP）活性，TTP 患者的 vWF-CP 活性降低，可出现超大分子

vWF 多聚体。

3. 诊断要点

（1）典型的 TTP 患者具备"五联征"表现：微血管病性溶血的临床及实验室证据；血小板减少与出血倾向，骨髓中巨核细胞正常或增多；神经精神异常；肾损害表现和发热。

（2）目前认为诊断 TTP 的最低标准为：无明显临床病因的血小板减少和微血管病性溶血性贫血。病人有精神神经系统症状和体征，以及不同程度的肾损害。如果患者具备五联征前三项且排除 DIC 等疾病时应该高度怀疑 TTP。

（3）如果条件允许，测定 vWF-CP 活性及 vWF 多聚体有助于诊断。

（4）需要鉴别诊断的疾病包括：HUS、妊娠高血压综合征、活动性系统性红斑狼疮伴免疫性血小板减少和血管炎、严重的特发性血小板减少紫癜伴自身免疫性溶血性贫血以及阵发性睡眠性血红蛋白尿症等。

【治疗要点】

1. 血浆置换疗法：TTP 患者治疗的首选，可采用新鲜血浆、新鲜冰冻血浆进行血浆交换，每天血浆交换量为至少一个血浆体积，血小板计数恢复正常通常需要 10 天或更长时间。在血浆交换进行以前，无条件进行血浆交换或遗传性 TTP 者，可输入新鲜血浆或者新鲜冰冻血浆。对于严重肾衰竭患者，可联合进行肾替代治疗。

2. 使用免疫抑制剂：可使用糖皮质激素（口服泼尼松或者静脉使用氢化可的松、地塞米松）、长春新碱以及其他免疫抑制剂。

3. 静脉使用免疫球蛋白：非一线疗法，适用于血浆置换无效或多次复发病例。

4. 脾切除：可用于血浆置换无效或多次复发病例。

5. 避免输入血小板：输入血小板可加重 TTP 患者的神经系统症状和肾功能损害。

本病变化快，病程凶险，死亡率高，对于确诊或高度怀疑的患者应尽快积极治疗，轻型患者可首选药物治疗和输注新鲜血浆，重症患者除药物治疗外，应尽早进行血浆置换治疗，以挽救患者生命。

第四节　过敏性紫癜

【概述】

过敏性紫癜（Allergic Purpura）是一种常见的毛细血管变态反应性疾病，又称出血性毛细血管中毒症（Anaphylactoid Purpura）或许兰-亨诺紫癜（Schönlein - Henoch Purpura），由于机体对某些致敏物质发生变态反应，导致毛细血管脆性及通透性增加，血液外渗，而产生皮肤、黏膜及某些器官出血。可同时伴发血管神经性水肿、荨麻疹等其他过敏表现。其病理特征是小血管炎。过敏性紫癜的发病机制尚不完全清楚，目前的研究表明主要是免疫复合物介导的急性血管炎。本病多见于青少年，多见于7～14岁儿童，特别是3～7岁者，男性发病略多于女性，春、秋季发病者较多。

大多数患者难以找到明确的致病因素，部分患者发病前1～3周有明确的上呼吸道感染病史。与本病发生密切相关的致敏因素较多，主要包括：感染、食物过敏、药物接触以及接触花粉、疫苗接种、寒冷刺激等。

本病通常呈自限性，病程一般在2周左右，大多数在1～2月内自行缓解，肾型患者的病程往往最长。约半数以上的缓解患者在2年内出现一次或多次复发。95％以上的患者预后良好，少数肾型患者可转为慢性肾炎或肾病综合征。少数患者死于肾衰竭。

【诊断要点】

1. 临床表现

（1）本病起病可缓可急，起病方式多种多样，多数患者发病前

1～3周有全身不适、低热、乏力及上呼吸道感染等前驱症状。成人过敏性紫癜多与免疫性疾病有关。

（2）典型临床表现：包括皮肤紫癜、关节痛、腹痛、黑便和血尿等。典型的皮肤紫癜表现为猩红色，对称性分布，可分批反复出现，以四肢多见，可伴有皮肤水肿、荨麻疹、多形性红斑或溃疡坏死。

（3）少数本病患者还可因病变累及眼部、脑及脑膜血管，造成中枢神经系统血管炎而出现视神经萎缩、虹膜炎、视网膜出血、水肿，以及头痛、头晕、呕吐、癫痫、偏瘫、意识模糊等神经系统症状和体征。累及肺部者罕见，主要表现为肺出血和肺间质病变，肺出血多见于过敏性紫癜发病数年后的女性病人，死亡率较高，患者可出现呼吸困难、咯血和胸痛等症状。肺间质病变一般较轻，主要表现为弥散功能障碍。睾丸、胸膜和心脏等部位受累则更为少见。

2. 临床分型

（1）单纯型（紫癜型）：最常见的类型，主要表现为皮肤紫癜，多在前驱症状2～3天后出现，局限于四肢，尤其是下肢伸侧及臀部，躯干很少受累及。紫癜常反复成批出现，呈对称性分布，以四肢伸侧（尤其是双下肢）和臀部最为多见，最密集处一般在踝、膝和肘部。

（2）腹型（Henoch型）：除皮肤紫癜外，因消化道黏膜及腹膜脏层毛细血管炎症致血栓形成，引起肠黏膜下和浆膜下出血，肠壁水肿，而出现恶心、呕吐、呕血、腹泻及黏液便、便血等消化道症状及体征。男性患者还可并发阴囊痛和水肿。腹部症状、体征多与皮肤紫癜同时出现，偶可发生于紫癜之前。绝大多数患者的腹部症状可在1周内自然消退。约50％的患者出现腹痛，呈阵发性绞痛，位于脐周、下腹或全腹，腹部检查可发现弥漫性压痛，一般没有腹肌紧张或反跳痛，腹痛体征往往与症状不平行。发作时可因腹肌紧张及明显肠鸣音亢进而误诊为外科急腹症，尤其是儿童患者，可引起肠套叠，但肠道穿孔等少见。

（3）关节型（Schönlein型）：除皮肤紫癜外，因关节部位血管受累渗血、积液而出现关节肿胀、疼痛、压痛及功能障碍等表现。最多于膝、踝关节，其次是肘、腕和指间关节，多为非对称型，呈游走性、反复性发作，经数日后减轻或消退，无后遗症或关节畸形，但可反复出现，易被误诊为风湿性关节炎。

（4）肾型：最为严重的类型，多见于儿童及男性，发生率约为12%～40%。肾损害一般于紫癜出现后1～8周内发生，也可出现在皮疹消退后，但有些患者并无明显的皮肤紫癜史。一般多在3～4周内恢复，也可持续数月或数年。紫癜性肾炎根据临床进展可分为迁延性肾炎、肾病综合征、慢性肾小球肾炎和急进型肾炎4种类型。该类患者因肾小球毛细血管祥炎症反应而出现血尿、蛋白尿及管型尿，偶见水肿、高血压及肾衰竭等表现，少数患者发生短暂的肾功能不全，个别严重病例死于尿毒症。C_{4a}或C_{4b}缺乏往往预示病情严重，预后不佳。半数以上患者的肾脏损害可逐渐恢复，恢复不完全者可遗留有蛋白尿、高血压和肌酐升高等表现。

（5）混合型：该类患者除皮肤紫癜之外，合并腹型、关节型或肾型中的两种以上临床表现。

3. 实验室检查

（1）血常规、血小板功能及凝血相关检查：白细胞数轻度至中度增加，伴嗜酸粒细胞增多，血小板通常均正常，除BT可能延长外，各种止血、凝血试验的结果均正常。

（2）尿常规检查：肾型或混合型者可有血尿、蛋白尿和管型尿。

（3）肾功能：肾型及合并肾型表现的混合型者，可有程度不等的肾功能受损，如血尿素氮及肌酐增高，内生肌酐清除率下降等。

（4）毛细血管脆性试验：半数患者毛细血管脆性试验阳性。

（5）50%病例血清 IgA、IgM 增高。急性期血沉加快，C 反应蛋白升高，约 30% 患者出现抗链 O 效价增高。骨髓检查正常。肠道受累患者可能出现大便隐血阳性或血便。

4. 诊断要点

典型的紫癜最具敏感性和特异性，主要诊断依据如下：

（1）发病前 1～3 周有低热、咽痛、全身乏力或上呼吸道感染史；

（2）典型四肢皮肤紫癜（高于皮面），可伴腹痛、关节肿痛、血便及血尿；

（3）血小板计数、功能及凝血相关检查正常；

（4）活检发现粒细胞浸润（小动脉和小静脉壁有粒细胞浸润）；

（5）排除其他原因所致的血管炎及紫癜。

（6）鉴别诊断：需与血小板减少性紫癜、风湿性关节炎、肾小球肾炎、系统性红斑狼疮和外科急腹症等疾病进行鉴别。

【治疗要点】

1. 病因治疗：控制感染，清除局部病灶，驱除肠道寄生虫，消除过食物或药物敏原，并避免再次接触。

2. 一般治疗

（1）抗组胺药：抗组胺药物和钙剂可控制皮疹和血管神经性水肿，如盐酸异丙嗪 25mg 每日三次口服；氯苯那敏 4mg 每日三次口服；阿司咪唑 10mg 每日一次口服；去氯羟嗪、特非那定等，10％葡萄糖酸钙 10ml 静脉注射，每日一次。

（2）改善血管通透性药物：可选用维生素 C、曲克芦丁等，维生素 C 以大剂量（5～10g/d）静脉注射，持续用药 5～7 日。

3. 糖皮质激素：糖皮质激素有抑制抗原-抗体反应、减轻炎症渗出、改善血管通透性等作用，故对减少皮肤、肠道出血水肿和减轻症状有效，可缓解关节症状及腹痛，预防儿童肠套叠，但不能消除皮疹和减轻肾脏损害程度，且不能缩短病程和减少复发。一般用泼尼松 30mg/d，顿服或分次口服，直至紫癜消失后逐渐停药。重症者可用氢化可的松 100～200mg/d，或地塞米松 5～15mg/d，静脉滴注，症状减轻后改为口服。糖皮质激素疗程一般不超过 4～12 周，肾型者可酌情延长。

4. 对症治疗：腹痛较重者可予阿托品或山莨菪碱（654-2）口服或皮下注射；关节痛者可酌情用非甾体类抗炎药；尿少、水肿者给予利尿剂；呕吐严重者可用止吐药；伴发呕血、血便者，可给予抑制胃酸、止血等治疗。

5. 如上述治疗效果不佳或近期内反复发作者，可酌情使用：

（1）免疫抑制剂：对于进展性肾小球肾炎，可给予硫唑嘌呤（2.5mg/kg/d，连续口服 4～6 个月）、环孢素、环磷酰胺（2.5mg/kg/d，口服）等。

（2）抗凝疗法：适用于肾型患者，首先予以肝素钠或低分子肝素 100～200U/kg/d 静脉滴注，4 周后改用华法林 4～15mg/d，2 周后改用维持量 2～5mg/d，2～3 个月。

（3）中医中药：以凉血、解毒、活血化瘀为主，适用于慢性反复发作或肾型患者。

（杨 旻）

第109章 急性溶血、溶血危象和再生障碍危象

第一节 急性溶血、溶血危象

【概述】

1. 溶血的概念

溶血是指各种原因使红细胞寿命缩短（<120天），破坏加速，或红细胞受免疫性、机械性损伤发生破裂；当溶血致红细胞破坏过多，骨髓造血功能的代偿不足以使外周血红细胞计数和血红蛋白浓度维持在正常范围时，发生的贫血称为溶血性贫血。如骨髓造血功能能够代偿，则称之为代偿性溶血性贫血。

按发病速度可分为急性溶血和慢性溶血；按红细胞被破坏的部位可分为血管内溶血和血管外溶血；按病因和发病机制，则可分为遗传性溶血和获得性溶血。

急性溶血危象的概念

溶血危象指急性严重性溶血，骨髓造血功能严重失代偿，引起贫血突然加重，病情变化迅速，严重者可发生意识障碍，甚至危及生命。

2. 病因及发生机制

溶血主要由红细胞外源性异常或红细胞内源性异常所导致。红细胞外源性异常包括网状内皮系统功能亢进、免疫异常、机械性损伤和感染。其引起的溶血，红细胞形态是大致正常的。红细胞内源性异常导致的溶血包括遗传性和获得性红细胞膜缺陷、红细胞代谢异常和血红蛋白病。某些红细胞膜蛋白数量和功能缺陷引起的溶血发病机制尚不清楚。

在感染、劳累等诱因下，慢性溶血性贫血病程中可出现溶血危象：包括遗传性球形红细胞增多症、遗传性口形红细胞增多症、镰状细胞性贫血、自身免疫性贫血、Evans综合征、阵发性睡眠性血红蛋白尿、地中海贫血、异常血红蛋白病、丙酮酸激酶缺乏症、G‐6‐PD缺乏症中的先天性非球形红细胞溶血性贫血。

出现在伴有溶血性贫血的其他疾病：包括：系统性红斑狼疮伴有免疫性溶血性贫血、重叠结缔组织病伴有免疫性溶血性贫血、肝豆状核变性、溶血尿毒症综合征等。

无慢性溶血性贫血而发生急性溶血的因素：包括①G‐6‐PD缺乏症，②感染：甲型肝炎、传染性单核细胞增多症、流行性腮腺炎、HIV感染、DTP接种后、乙脑疫苗接种后。③药物：青霉素、氯霉素、诺氟沙星、呋喃唑酮（硝酸呋喃类）、复方新诺明、利福平、安乃近、苯妥英钠、蝮蛇抗栓酶、西沙必利。④毒物：有机磷农药、硫酸铜、苯、苯胺、铝、砷等。⑤物理因素：高温烧伤后。⑥心血管损伤后溶血：心脏、大血管异常、巨大血管瘤、心内膜修补术后、人工瓣膜替换术后等。

3. 病理生理

衰老的红细胞首先失去膜，然后大部分被肝脾、骨髓中的巨噬细胞清除。血红蛋白在巨噬细胞和肝细胞中被血红素加氧酶系统分解，铁被保存和再利用，亚血红素在一系列酶的作用下，转化为血红素、蛋白被再利用。当血红蛋白转化为胆红素的速度超过肝脏合成胆红素葡萄糖醛酸化合物，并将其排入胆汁的能力时，便可出现高（间接）胆红素血症以及黄疸。

大多数溶血发生在血管外，血管内溶血不常见。血管外溶血的主要场所是肝、脾和骨髓的巨噬细胞。

【诊断要点】

1. 病史

注意有无家族史。以往有无溶血史及其发作形式。近期服药史，以及化学因素、外伤、手术或感染史。

2. 临床表现

起病急，全身表现同其他贫血。除贫血、黄疸、肝脾肿大的典型表现外，还可出现腰背痛、腹痛、高热、头晕、乏力、苍白、心悸、气短、恶心、呕吐，甚至可出现血压降低、意识模糊、惊厥；可以出现少尿、无尿等急性肾衰竭的表现；如为血管内溶血，则可出现血红蛋白尿。急性溶血危象则主要表现为寒战、发热、背部和腹部疼痛，虚脱甚至休克。

3. 实验室检查

血常规：中重度贫血，血红蛋白一般低于 60g/L；网织红升高，一般在 5% 以上；半数患者白细胞升高，伴核左移；血小板计数一般正常；外周血可出现有核红细胞。红细胞形态异常不能直接诊断溶血，但对明确溶血的病因有很好的提示作用。如发现红细胞碎片，则提示血管内溶血。

骨髓象：有核细胞增生旺盛，粒/红比例倒置，红系增生活跃，并以中、幼红细胞增生为主。

其他：血浆游离血红蛋白升高，血清结合珠蛋白降低，血红蛋白尿，间接胆红素升高，尿胆原、粪胆原增多，尿含铁血黄素试验阳性，血清铁增高，高钾血症、代谢性酸中毒，低钙血症。

特殊溶血检测实验：①Coomb 试验（＋）；②红细胞渗透脆性及孵育渗透脆性试验阳性；③高铁血红蛋白还原试验 阳性；④ATP纠正试验阳性；⑤Ham 试验 阳性；⑥血红蛋白电泳出现异常血红蛋白；⑦在感染、药物、蛇毒咬伤、理化因素等导致溶血时，上述特殊试验阴性。大多数溶血会出现上述一项或几项阳性，为进一步检查提示方向。

虽一般可根据上述症状和体征以及实验室指标确诊溶血，但确切可靠的诊断方法是测量红细胞寿命，一般采用放射性标记物铬（^{51}Cr），所测得的放射标记的红细胞寿命不仅可判断有无溶血，而且还可判断红细胞被阻留部位。

4. 诊断与鉴别诊断

根据贫血、黄疸、脾大、网织红升高、外周血出现有核红细胞及骨髓增生旺盛、粒/红比例倒置可诊断溶血性贫血，结合特殊检查及近期感染、服药史等可诊断溶血性贫血的类型。红细胞形态异常不能直接诊断溶血，但对溶血的病因有很好的提示作用。

同时还应注意与急性失血性贫血、无效性红细胞生成或潜在内脏及组织缺血，骨髓癌转移等相鉴别。

【病情判断】

能及时寻找到病因者相对预后好，如疑药物引起者及时停药等。早期出现肾衰竭者预后不良。发病急骤，迅速出现休克及多脏器功能衰竭者预后差。血红蛋白低于 $40g/L$ 者，预后不佳；高龄、有心、脑、肾功能不全者，预后极差。体弱、骨髓功能异常、体内铁储存不足，同时伴感染、恶性肿瘤者，预后凶险。

【治疗】

应根据各种特异性溶血的机制采取个体化治疗。

1. 去因治疗

应立即停用可能诱发急性溶血的有关药物。避免再使用一切可能诱发溶血的药物。积极控制感染及原发病。针对基础疾病进行治疗。

2. 控制溶血发作

糖皮质激素静脉点滴地塞米松 $20\sim40mg/d$，次日用 $20mg/d$，待病情稳定后逐步减量。5％碳酸氢钠 $500ml$ 静脉滴注，每日一次，扩容并增加血红蛋白的排泄，减轻和终止溶血。

3. 输血

是治疗溶血危象的重要抢救手段，可输注浓缩红细胞、少白或去白红细胞，红细胞悬液和洗涤红细胞，避免含血浆（和补体 C3）的输血。输血指征：急性贫血，特别是严重进行性贫血；因贫血出现威胁生命的表现，如心脏代偿失调、昏睡、神智错乱、感觉迟钝等神经症状时，必须立即输血。一般慢性贫血，血红蛋白＞80g/L，病情稳定时，原则上不输血。对于 AIHA 和 PNH 病人，输注洗涤红细胞更安全。

4. 脾切除术

当溶血危象已控制，并且明确红细胞破坏与脾阻留有密切关系时，宜行脾切除术。需大剂量使用糖皮质激素维持治疗的 AIHA 以及某些类型的血红蛋白病，可考虑择期行脾切除治疗。

5. 其他治疗

对于暴发性溶血病例，血浆置换有效。对较难控制但病情不是很严重的溶血，输注免疫球蛋白可暂时缓解病情。使用糖皮质激素治疗和脾切除术失败的病例，长期使用免疫抑制剂（包括环孢素）可能见效。

6. 一般支持治疗

补液，注意纠正水、电解质酸碱紊乱，如血压下降，积极抗休克治疗。尿少时可酌情推注利尿剂。对出现血红蛋白尿和含铁血黄素尿的患者需要补铁治疗。长期输血导致铁负荷过大者，则需要驱铁治疗。

第二节　再生障碍危象

【概述】

1. 再生障碍危象的概念

再生障碍危象又称急性造血功能停滞，是指由于多种原因所致的骨髓造血功能急性停滞，血中红细胞及网织红细胞减少或三种血细胞减少。

2. 病因

感染（尤其病毒感染）或其他原因引起骨髓造血功能的急性衰竭，可见于溶血性贫血等血液病患者，也可见于非血液病患者或健康人。

【诊断要点】

1. 病史

可由多种原因所致的一种骨髓造血功能急性停滞状态，常先有上呼吸道感染或胃肠道感染史。可见于溶血性贫血等血液病患者，也可见于非血液病病人或健康者。常见诱因为感染、药物（氯霉素、秋水仙素、磺胺类等抑制 DNA 合成的药物）等。

2. 临床表现

临床表现不一，有原发病的症状，患者可突然贫血或原有贫血加重，可伴有高热、恶心呕吐、面色苍白、软弱、脉搏加快、出血和血压下降症状，预后良好，多数患者在 1～2 周内恢复。

3. 实验室检查

血象：血红蛋白、红细胞、网织红明显减少，网织红细胞急剧下降。粒细胞胞质内可见中毒颗粒，有的患者可见异形淋巴细胞或偶见组织细胞。

骨髓象：多数增生活跃，正常幼红细胞难见，可见巨大原红细胞，三系细胞形态正常。

其他检验：骨髓培养、铁代谢检查、溶血性贫血的实验室检查。

4. 诊断与鉴别诊断

再生障碍危象来势凶险，常以发热起病，有咽部肿痛，可有出血或贫血。外周血呈现全血细胞（红细胞、白细胞和血小板）减少。骨髓中粒、红、巨核细胞系减少程度不一、严重者呈增生低下，类似急性再生障碍性贫血，有时可出现特征性的巨大的原始红细胞。临床表现上，此病与急性再生障碍性贫血十分相似，但预后迥然不同，只要消除病因，积极对症和支持治疗，约经一个月左右骨髓就会恢复，故又称它为自限性再生障碍性贫血或可逆性急性再生障碍性贫血。

此外，急性造血功能停滞应与急性粒细胞缺乏症相鉴别。只要认真分析病史，根据临床表现、血象和骨髓象，特别是治疗效果，鉴别应较容易。

【治疗】

此病常为自限性，病程短、预后较佳。

1. 去除病因

积极控制感染，立即停用可疑药物。

2. 补充叶酸和复方维生素 B。

3. 抗胸腺细胞球蛋白（ATG）治疗

抗胸腺细胞球蛋白按 10～20mg/kg 剂量加入 500ml 盐水中，4～6 小时滴注完毕。连续使用 10 天。如果病情极其严重或对 ATG 或环孢素无效时，可采用骨髓移植或细胞因子（EPO、G-CSF 或 GM-CSF）治疗可能见效。

4. 干细胞或骨髓移植

已证明对严重性再生障碍性贫血有效，但需要同卵双胞胎或人类白细胞抗原相容的兄弟或姐妹提供的骨髓，故可在对患者作出诊断的同时，及时对患者的兄弟姐妹行人类白细胞相容性检查。因输血对以后的骨髓移植可能会产生不良影响，因而仅在必要时给予输注血制品。

（张　泓）

第 110 章　中性粒细胞减少和粒细胞缺乏症

【概述】

1. 中性粒细胞减少症的概念

中性粒细胞减少症（neutrophilic granuloaytopenia）是指外周血中性粒细胞绝对值计数（白细胞总数×中性粒细胞百分比）减少，其中<10 岁的儿童低于 $1.5 \times 10^9/L$，$10 \sim 14$ 岁儿童低于 $1.8 \times 10^9/L$，成人低于 $2.0 \times 10^9/L$ 称之。

2. 粒细胞缺乏症的概念

当粒细胞完全缺乏或低于 $0.5 \times 10^9/L$ 时，称为粒细胞缺乏症（agranulocytosis）。

根据中性粒细胞减少的程度不同，将其分为轻型（1000～1500μl）、中型（500～1000μl）和重型（<500μl）。中性粒细胞是机体抗御细菌与真菌感染的主要防线，当出现中性粒细胞减少时，机体对感染的炎症反应减弱。中性粒细胞降至 500μl 以下时，内源性正常菌群（如口腔和肠道）也能引起感染。

3. 病因及发生机制

中性粒细胞利用过快、破坏过多或生成障碍，常可发生急性中性粒细胞减少（可在数小时至数天发生）。

中性粒细胞减少可分为继发性（外来病因作用于骨髓髓系细胞）和髓系祖细胞内在缺陷性所致两类。前者与服用某些药物、骨髓浸润、某些感染或免疫反应有关，后者较少见。

髓系细胞或其前体细胞内在缺陷性所致中性粒细胞减少：这种类型不多见。其中周期性中性粒细胞减少症是一种罕见的先天性粒系造血异常，以常染色体显性方式遗传，特点为外周血中性粒细胞成周期性起伏不规则的变化。此外中性粒细胞减少也可能是骨髓发育不良以及再障的表现。

继发性中性粒细胞减少症：药物是其发病最常见原因之一。药物中毒、特异体质或过敏反应机制可以引起中性粒细胞生成减少，某些药物仅使易感患者发生粒细胞缺乏，与药物剂量大小无明显相关性，如氯霉素、抗甲状腺药以及抗癫痫药等。免疫机制则可以引起中性粒细胞破坏增多，即一些药物进入人体内成为半抗原，与粒细胞蛋白结合后形成全抗原，在体内产生抗体，当再次用药后，则可导致大量粒细胞被凝聚破坏。通常肝炎、肾炎、肺炎或再障的患者易合并有过敏反应诱导的中性粒细胞减少症。感染可引起中性粒细胞生成减少、免疫破坏过多或利用过度。脓毒症是中性粒细胞减少症的严重病因。HIV 感染常伴发慢性中性粒细胞减少症。

【诊断要点】

1. 病史

了解患者有无发热、极度乏力、咽痛以及肺部、口腔、皮肤、阴道和肠道的感染症状；用药情况（尤其是抗癌药、氯霉素、磺胺、硫氧嘧啶类、巴比妥类、氯丙嗪、苯妥英钠、安乃近和吲哚美辛等）；理化因素　X 线、放射性物质、苯、二甲苯等接触情况；有无伤寒、副伤寒、败血症、流感、病毒性肝炎、麻疹、疟疾等疾病的表现；白细胞减少的家族史。

2. 症状和体征

中性粒细胞减少症起病较缓慢，少数患者在出现发热前没有症状，多数患者可以有头晕、乏力、食欲减退、低热等表现，各个部位的感染表现较明显，而且常常反复感染。粒细胞缺乏症属急症，起病急骤，可突然出现畏寒、高热、头痛、咽痛及全身乏力，严重者面部潮红、出汗、咽喉部充血、水肿，甚至组织坏死，形成溃疡，如疾病进一步发展可以出现脓毒症的临床表现。

3. 体格检查

特别注意口咽部、呼吸道、肛周、皮肤的潜在病灶，以及全身淋巴结和肝脾肿大情况。

4. 实验室检查

包括血常规和粒细胞计数、尿常规、大便常规及骨髓检查；中性粒细胞缺乏症伴发热应做血细菌培养和咽、肛门以及可疑感染部位的细菌学检查；如考虑分布异常型粒细胞减少症可行肾上腺素试验，即予患者皮下注射 0.1‰肾上腺素 0.1~0.3ml 后，如观察粒细胞增加至原来水平的 2 倍或达到正常范围，则提示"假性（分布异常型）粒细胞减少症"。

5. 诊断标准与鉴别诊断

病史中可有化学、物理、药物等接触或服用史。血象：外周血中性粒细胞绝对值计数（白细胞总数×中性粒细胞百分比）减少，称为中性粒细胞减少症。外周血中性粒细胞数低于 $0.5×10^9/L$，称为粒细胞缺乏症。骨髓象：中性粒细胞成熟障碍、严重受抑，中性粒细胞极少或缺如，红系和巨核细胞系大致正常。高热病人须分辨感染与粒细胞缺乏症的因果关系；粒细胞缺乏症恢复期注意与急性白血病鉴别。

6. 诊断要点

中性粒细胞减少症是临床综合征，如患者有频繁、严重或特殊感染或高危患者（如服用过细胞毒性药物或接受过放疗），应考虑本病的诊断，再根据全血计数和分类可以确诊。诊断时应注意首先明确有无中性粒细胞减少，并确定有无感染存在，如果中性粒细胞减少症发病较急，必须迅速进行实验室检查，所有发热患者至少应作细菌和真菌两种血培养。可疑皮肤病变应作穿刺或活检以进行细胞学及培养。接下来确定中性粒细胞减少症的病因和机制，问诊要强调用药史及可能毒物接触史。体格检查要侧重了解有无脾大和其他潜在疾病。

【治疗要点】

1. 预防

预防急性中性粒细胞缺乏是关键。包括：加强自身保护，减少或避免接触放射性核素及其他放射源的照射。使用可能导致中性粒细胞减少的药物时，应定期检测血中白细胞数量变化，必要时停用或换用其他药物。若怀疑系药物或毒素诱发的及急性中性粒细胞较减少症，则应立即停用所有可能有关的药物。

2. 抗感染治疗

急性中性粒细胞减少：如考虑感染需立即进行治疗。如发热伴低血压表明感染可能很严重，需经验性静脉使用抗生素治疗。同时尽快送检血培养，若培养阳性，则根据药物敏感试验调整治疗药物。

如患者在 72 小时内退热，抗生素应持续使用至少 7 天，直至感染的临床表现全部消失。暂时性急性中性粒细胞减少症（如化疗引起的骨髓抑制）的抗生素治疗常需持续至中性粒细胞 $>500/\mu l$。尽管已经验性给予抗生素治疗，如发热在 72 小时内仍不能消退，提示非细菌性原因、细菌产生耐药、混合感染、血或组织中药物浓度不足、局部感染（如脓肿）等。真菌感染是中性粒细胞减少患者持续发热和病情恶化的重要原因。可在使用广谱抗生素治疗基础上，对体温未退的中性粒细胞减少患者经验性加用抗真菌治疗（如伊曲康唑、伏立康唑两性霉素 B、氟康唑）。如经验性抗生素治疗 3 周后（包括抗真菌治疗 2 周），患者发热未退，应考虑停用所有的抗生素，重新寻找发热原因。局部脓肿形成者应及时行切开引流术。

对于非发热性中性粒细胞减少症患者，预防性抗生素治疗的作用仍有争议，并且不提倡常规预防性的使用全身抗真菌治疗。

3. 输注中性粒细胞

可为患者直接补充吞噬细胞，对于严重感染的控制有利。鉴于中性粒细胞寿命较短，需频繁输注，但血制品来源紧张，加之输注白细胞可发生类免疫反应，故临床选择应慎重。

4. 粒细胞生长因子治疗

粒细胞生长因子（G‐CSF 和 GM‐CSF）已广泛应用于严重的中性粒细胞减少症患者（骨髓移植后和强烈化疗后）以增加中性

粒细胞生成和预防感染，但费用昂贵。如出现以下危险因素：中性粒细胞计数少于 $500/\mu l$ 前一次化疗后出现感染、有其他并发症或年龄大于 75 岁，则推荐使用细胞因子。针对某些药物发生反应的特异体质引发的中性粒细胞减少，尤其是中性粒细胞恢复时间迟于预期时间的患者，对细胞因子的治疗也可能有效。推荐剂量：G-CSF 皮下 $5\mu g/(kg \cdot d)$，GM-CSF 皮下 $250\mu g/(m^2 \cdot d)$

5. 肾上腺皮质激素及其他治疗

糖皮质激素、雄激素和维生素能够影响中性粒细胞的分布并减轻中性粒细胞的破坏，但无促中性粒细胞生成的作用。如确需使用糖皮质激素时，可在使用有效抗生素基础上使用，推荐剂量：静注地塞米松 $10\sim20mg$，疗程可 $5\sim7$ 天。

脾功能亢进者可考虑切脾治疗，但对粒细胞缺乏症并伴有严重感染的患者，不宜实行脾切除术（术后易感染荚膜病原体）；

6. 对症治疗

对重症患者应采取消毒隔离措施，防止继发感染。有条件者应将患者收治层流病房或隔离病房，室内定期消毒。给予患者进食高蛋白、高热量的食物。做好口腔护理，间隔数小时给予生理盐水或过氧化氢漱口液含漱，口咽部溃疡引起的不适可选用麻醉啶或氯已啶局部口腔冲洗。若合并口腔及食道念珠菌感染可用制霉菌素液口腔漱洗或给予全身性抗真菌治疗。保持大便通畅并保持肛周清洁。

分布异常型可不必治疗。

（张　泓）

第十六篇

泌尿系疾病急诊

第 111 章　肾绞痛

【概述】

肾绞痛（Renal colic）又称肾输尿管绞痛，是由于各种原因引起的肾盂或输尿管平滑肌痉挛或管腔的急性部分梗阻所造成的。它的发生与身体是否强壮无关。它是人类最痛苦的疾病之一，发病可以没有任何先兆，疼痛程度甚至可以超过分娩、骨折、烧伤或手术。肾绞痛最常见的原因是上尿路结石，也就是肾和输尿管结石，一般情况下，$5\sim7mm$ 的肾结石自排的机会为 50%，人群中大约有 12% 的男性和 4% 的女性一生中会患肾结石。有结石家族史的人，其患病的概率是普通人群的两倍。任何年龄都可能患肾结石，但主要集中在 $35\sim45$ 岁。

【诊断要点】

一、病因与诱因

肾绞痛的原因主要是肾输尿管结石，而结石的病因非常复杂。它与自然环境、社会条件、全身性新陈代谢紊乱及泌尿系统本身的疾患有关。代谢异常包括钙、草酸、尿酸、胱氨酸和腺嘌呤代谢异常。药物也可引起结石，如维生素 D 过量摄入，使用磺胺药物、皮质类固醇等。泌尿系统局部若有尿滞留、感染和异物等因素，也可形成结石。此外，肾输尿管结石有明显的个体差异，不同种族、性别、年龄、职业、不同营养状况和不同的地理环境以及不同季节都影响到其发病率。

二、临床表现特点

（一）肾结石

肾结石可能长期存在而无症状。特别是较大的鹿角形结石。较小的结石活动范围大，可能致输尿管痉挛，引起剧烈疼痛和血尿。其他症状如恶心、呕吐、腹胀、便秘和排石史。若并发感染可有尿频、尿急、尿痛和发热，若结石梗阻引起严重肾积水时，患侧腰部或上腹偏外侧部可摸到包块。

1. 疼痛：肾结石引起的疼痛有钝痛和绞痛。疼痛多发生在同侧肋脊角，腰部或上腹部、腹股沟部、会阴部可出现放射性疼痛；体力劳动、体育活动、舟车颠簸可促使疼痛发作或加重。绞痛为突然发作腰部剧烈疼痛，呈刀割样，可以用"痛不欲生"来形容。患者常辗转不安，屈腿压腹，大呼小叫。同时伴有面色苍白，全身冷汗，脉搏细速，甚至血压下降。发作时间短者数分钟，长者达数小时。一旦痉挛或梗阻解除，绞痛可自行缓解；患者常感筋疲力尽，呈极度虚弱状态，腰部酸胀隐痛。绞痛发作时尿少，缓解后常有多尿。

2. 血尿：由于结石直接损伤肾和输尿管黏膜，常在剧烈疼痛后出现镜下血尿或肉眼血尿。

3. 脓尿：肾结石并发感染时尿中出现脓细胞，临床可出现高热、腰痛、易诊断为肾盂肾炎。B超和X线平片可发现结石，以资鉴别。

4. 排石史：肾结石患者尿中可排出沙石，特别在疼痛和血尿发作时或发作后，应当注意收集尿中结石标本。

5. 局部体征：患侧肋脊角区叩击痛及压痛阳性率很高，疼痛发作时叩击痛更明显，有时疼痛消失后，仍有叩击疼。当结石并发明显肾积水或积脓时，肾区可摸及肿块，并发肾周围炎的肿块常有明显的固定性压痛点。

6. 辅助检查：

1）化验检查：尿液常规检查可见红细胞、白细胞或结晶，在

832

草酸盐及尿酸盐结石患者尿 pH 常为酸性；磷酸盐结石常为碱性。合并感染时尿中出现较多脓细胞，尿细菌学培养常为阳性。血常规检查白细胞总数及中性粒细胞升高。

2）X 线检查：约 95％以上的结石可在 X 线平片上显影，辅以排泄性或逆行肾盂造影，可确定结石的部位，有无梗阻及对侧肾功能是否良好，区别尿路以外的钙化阴影。少数低密度或透 X 线结石，在肾盂造影上，显示充盈缺损，为"负性阴影"。

3）B 超检查：B 超检查方便、快捷、无损伤，最适合急诊的初步诊断。肾结石典型的声像图表现为强回声光团并伴有典型声影。可显示直径 3～5mm 较小结石，而且对合并肾积水以及积水引起的肾皮质压迫、萎缩等变化的观察有独到之处。

4）CT 检查：CT 平扫可显示 100～586Hu 高密度结石影，用于鉴别结石、肿瘤、血块等。

5）核素检查：肾动态显像可以观察结石对肾功能的影响及尿路梗阻的程度。

7. 鉴别诊断：

需要与肾结石做鉴别诊断的疾病包括急性阑尾炎、急性胆囊炎、肾盂肾炎、急性胰腺炎、肾结核、肾盂肿瘤、肾盂血块、腹腔内淋巴结钙化等。

（二）输尿管结石

输尿管位于腹腔及盆腔后腹膜外，上起肾盂，下止膀胱，全长 25～30cm，直径 0.4～0.7cm。输尿管有三个生理狭窄处：第一个狭窄位于肾盂输尿管交界处，第二个经过髂总动脉分支处，第三个位于膀胱壁内段。据统计，肾结石下行时，70％容易滞留在盆腔，15％位于输尿管中 1/3，上 1/3 很少。直径小于 0.4cm 的小结石比较容易自动排出。原发于输尿管的结石非常少见。

1. 疼痛：约半数患者表现为剧烈的绞痛，另一半呈腰部或上腹部的钝痛。绞痛发作可很突然，数分钟后疼痛难忍，表情痛苦，烦躁不安，床上翻滚，不能平卧。与其他腹腔脏器穿孔等引起的急腹症的患者静卧怕动迥然不同。疼痛沿输尿管途径向下放射至耻骨上，腹股沟及会阴部。绞痛发作可能短暂，阵发或持续几小时后突然中止，但钝痛可持续数日。

2. 消化道症状：多数患者伴有恶心、呕吐、腹胀。绞痛不明显的患者，易与胃肠道疾患相混淆。

3. 膀胱刺激症状：输尿管膀胱壁段结石可引起尿急、尿频和尿痛。

4. 血尿：一般表现为镜下血尿，部分患者有肉眼血尿，绞痛发作时血尿更明显。

5. 全身症状：患者如有体温升高则应考虑合并感染的可能，此时如梗阻未很快予以解除，可发展成肾积脓。

6. 体征：输尿管管腔较小，结石容易造成梗阻，引起同侧肾积水和感染。体检可能触及肾脏并压痛，有时沿输尿管走行区有压痛。直肠指诊或女性阴道双合诊可触及输尿管下端结石。

7. 辅助检查：

1) 平片：输尿管结石的位置多在输尿管的解剖生理狭窄处。常为单发，多发者较少。结石一般较小，边缘多毛糙不整。呈圆形或卵圆形，少数呈桑葚形，不规则形。

2) 静脉尿路造影：可确定结石在输尿管的具体位置，并可显示结石近端输尿管扩张和肾积水，尚可区别尿路以外的钙化阴影。平片不显影的结石在造影上显示负性阴影。若尿路梗阻时间长，肾功能受影响可能使显影延迟或显影。

3) 逆行尿路造影：可显示结石以下输尿管。经输尿管导管注气造影，可发现密度相对较高的结石影。逆行尿路造影尚可鉴别结石与输尿管肿瘤。

4) B超检查：B超在输尿管结石的检查中不仅能了解结石的位置及大小，还能了解集合系统的扩张程度，肾皮质厚度，为治疗方法的选择提供有价值的资料。典型的输尿管结石具有以下声像图特征，即肾窦分离扩张，扩张的输尿管突然中断，并在管腔内显示强回声光团，与管壁分界清楚，后方伴声影。

5) CT检查：平扫显示输尿管内大小不等，边缘光滑，圆形或椭圆形高密度影，病变以上输尿管及肾盂扩张。利用多层螺旋CT进行尿路重建，可清楚地显示结石大小、部位、数量及肾积水情况。

8. 鉴别诊断：右侧输尿管结石应和胆囊结石、阑尾炎相鉴别。阑尾炎和输尿管结石症状相似，误诊率高达 25%。除结肠后阑尾贴近输尿管，发病时偶可致尿中红细胞增多外，注意尿中红细胞数可避免误诊。此外还应和肠梗阻、静脉结石相鉴别。

【治疗要点】

（一）肾结石

1. 肾绞痛的处理：

1）疼痛剧烈，不能耐受，使用 50mg 哌替啶和 0.5mg 阿托品肌肉注射。哌替啶可提高平滑肌张力，故应与阿托品联合应用。

2）疼痛程度不重，可以耐受，使用 100mg 吲哚美辛栓，肛内给药；硝酸甘油 0.5mg 舌下含服；硝苯地平 10mg 口服。

3）5% 葡萄糖氯化钠溶液 1000～1500ml 静脉滴注，以促进尿液形成和排出。

4）针灸可选三阴交、足三里、肾俞、命门等。

5）上述方法疼痛仍不能缓解的，有碎石条件的医院，可行急诊碎石治疗。

2. 非手术治疗：非手术治疗一般适用于结石直径小于 1cm，周边光滑、无明显尿路梗阻及感染者。

1）大量饮水可增加尿量起到冲洗尿路、促进结石向下移动的作用，而且还可稀释尿液减少晶体沉淀。

2）中草药：常用的有金钱草、海金沙、瞿麦、萹蓄、车前子、木通、滑石、鸡内金、石苇等可随症加减。

3）针刺肾俞、膀胱俞、三阴交、足三里、水道、天枢等可增加肾盂、输尿管的蠕动，有利于结石的排出。

4）做跳跃活动或对肾下盏内结石行倒立体位及拍击活动，也有利于结石的排出。

5）合并感染要选用有效的抗生素。

6）对于尿酸结石，口服溶石药物是首选的治疗措施。

3. 体外冲击波碎石术；（extracorporeal shock‑wave lithotripsy）对于直径 ≤ 20mm 或面积 ≤ 300mm² 的肾结石体外冲击波碎石术以其无创、低并发症、无需麻醉的优点而成为标准的治疗方法。结石越大，需要再次治疗的可能性就越大，但不宜超过 3～5 次。其间隔时间应该由所用冲击波的能量高低及冲击次数而定，一般应在 10～14 天。体外冲击波碎石术的禁忌证是孕妇、严重骨骼畸形、过度肥胖及主动脉和/或肾动脉瘤。也不适用于未控制的凝血障碍或尿路感染的患者。

4. 经皮肾镜取石术；（percutaneous nephrolithotripsy）是治疗完全和部分鹿角形结石的主要方法，可与体外冲击波碎石术联合应用。最常用的穿刺点位于肾下级的背侧肾盏，可以在 B 超及 X 线引导下进行。

5. 开放手术；肾结石的位置特殊，复杂性结石，肾盏漏斗部狭窄以及体外碎石、经皮肾镜取石术失败等可选择开放手术。

（二）输尿管结石

1. 非手术治疗；一般直径在 0.5cm 以下的输尿管结石常能自行排出。对于肾绞痛能排除其他急腹症的可能后，可使用哌替啶、吗啡等止痛剂，同时给予阿托品解痉。中药排石疗法是中医治疗的重要方法。由于输尿管内径多在 0.8cm 之内，所以把直径小于 0.8cm 的结石列为中医治疗的适应证。对于结石存在较久，粘连较重，已有梗阻积水存在的应采用积极的手术疗法。

2. 体外冲击波碎石术；对输尿管结石是非常有效的，而且并发症和副作用的发生率都很低。但是，治疗输尿管结石通常需要更高的冲击波能量及更多的冲击次数。

3. 输尿管镜取石术；目前，输尿管镜碎石已在全球得到了广泛运用，但毕竟属有创治疗，必须严格掌握适应证。手术碎石操作结束后是否放置支架，主要取决于输尿管黏膜被结石或输尿管镜损伤的程度。输尿管镜取石术主要的急性并发症是输尿管黏膜撕脱。

4. 开放手术取石；手术取石术的优点是可将结石完整取出，术后立即解除梗阻。手术适应证；①输尿管镜取石发生并发症（穿破输尿管或造成狭窄）；②输尿管憩室并发结石；③结石直径超过1.0cm或表面粗糙呈多角形者；④结石嵌顿过久，输尿管发生严重梗阻及上尿路感染；⑤非手术治疗失败。手术前必须拍泌尿系统平片以确定结石部位和选择最佳手术切口。对输尿管积水严重或怀疑结石移位者，术中应再照 X 线片，以明确结石位置。根据输尿管结石的部位，采取经腰经、腹或经耻骨上切口，暴露输尿管并取石，用输尿管导管探查上下通畅程度，放置输尿管支架后缝合输尿管并在术区放乳胶管引流。

（杨晓明）

第 112 章 泌尿、生殖系统感染

【概述】

　　急性泌尿、生殖系统感染是很常见的一组急性炎性疾病，原因复杂，病种多，发病率仅次于呼吸道及胃肠道感染。临床上以急性发作尿频、尿急、尿痛及尿液检查白细胞增多等为特点。根据发生部位不同，可分为上尿路感染和下尿路感染；根据尿路结构和功能情况不同，可分为单纯性泌尿感染和复杂性泌尿感染；根据有无尿路刺激该症状，泌尿感染分为症状性泌尿感染与无症状泌尿感染；根据感染病原体与病程不同，泌尿感染分为非特异性泌尿感染与特异性泌尿感染和急性与慢性感染。由于其解剖特点，泌尿、生殖系统感染可同时发生或相互传播，并可引起不孕不育和其他相关疾病。

【诊治要点】

　　1. 发病机制与常见病症

　　泌尿、生殖系统感染常因皮肤软组织感染、腹腔感染、手术、导尿、性生活、月经、妊娠及盆腔感染等所引起。最常见的致病菌为来自肠道细菌，60%～80% 为大肠埃希菌，其他为副大肠埃希菌、变形杆菌、葡萄球菌、粪链球菌、产碱杆菌、铜绿假单胞菌（绿脓杆菌）等。此外，尚有结核杆菌、淋球菌、衣原体、支原体、滴虫、厌氧菌、真菌、原虫或病毒及乳酸杆菌、链球菌等。其中以支原体和衣原体引起的泌尿、生殖道感染最为常见；非淋菌性尿道炎绝大多数是由衣原体（占 40%～50%）、支原体（占 20%～30%）等病原体感染所致。近年，此类感染明显增加，约占泌尿、生殖道感染的 30%～40%。

泌尿、生殖系统感染的常见方式有上行感染、血行感染、淋巴道感染和直接感染四种，其中上行感染最为多见，约占95%。女性感染极为常见，主要由于女性尿道短，细菌上行较男性更容易。另外，女性尿道口有大肠杆菌存在，性交是引起感染的重要原因。其次，由于结石、肿瘤、尿道狭窄、前列腺肥大、医源性操作、女性膀胱颈梗阻、神经性膀胱、膀胱憩室、肾下垂等原因出现尿流不畅，细菌不易由膀胱排出而大量繁殖导致发生感染。

常见急性泌尿生殖系统感染包括：急性尿道炎、急性包皮炎、急性膀胱炎，急性肾盂肾炎、复杂性尿路感染等；急性生殖系统感染：急性前列腺炎、急性睾丸炎、附睾炎、阴道炎、宫腔感染、子宫附件炎等。

2. 临床表现特点：

3. 临床症状　泌尿、生殖系统感染主要表现为：突然出现尿频、尿急、尿痛、排尿困难等膀胱刺激症状，或血尿、刺痛及脓性分泌物。或突然出现性交疼痛或性交出血，分泌物增加、色浊、异味等。严重者有发烧、乏力、消瘦、腰痛等一系列全身症状，部分患者可无症状。

体格检查：一般不发烧，重者可发烧，体温多在38.0℃左右。浅表淋巴结不大，或轻度肿大，肾区可有或无叩痛。尿道口红肿，严重者或可见泌尿生殖器处出现糜烂、斑丘疹、小脓包、一个或多个皮肤黏膜溃疡等炎性分泌物，或可见衣裤上有脓血尿污染痕迹及异臭味。

【辅助检查】

（一）基本检查

1. 尿常规检查：尿液常浑浊，可有异味。镜检可见白细胞>5个/HP，或红细胞>3个/HP，或脓（白）细胞管型、透明管型。

2. 尿沉渣镜检查：白细胞>5个/HP称为白细胞尿，对尿路感染诊断意义较大；部分尿感患者有镜下血尿，尿沉渣镜检红细胞数多为3～10个/HP，呈均一性红细胞尿，极少数急性膀胱炎患者可出现肉眼血尿；蛋白尿多为阴性～微量。部分肾盂肾炎患者尿中可见白细胞管型。

3. 尿液 pH 检查　对指导治疗用药有帮助，如为酸性，则用碱性药，反之用酸药。

4. 血常规：白细胞常升高，中性粒细胞增多，核左移。

5. 血沉可增快。成年男性 >20mm/1h，成年女性 >15mm/1h。

6. 影像学检查：

（1）B 超、X 线腹平片检查，以便了解泌尿生殖道情况，及时发现有无尿路结石、梗阻、反流、畸形等导致的泌尿生殖系感染反复发作的因素。男性患者无论首发还是复发，在排除前列腺炎和前列腺肥大之后均应行尿路 X 线检查以排除尿路解剖和功能上的异常。

（2）CT/MRI 检查，对 B 超、X 线腹平片检查难以明确诊断者可选择 CT/MRI 检查，有助于诊断。

（二）进一步检查

1. 细菌学检查：

（1）尿涂片细菌检查：清洁中段尿沉渣涂片，革兰染色用油镜或不染色用高倍镜检查，计算 10 个视野细菌数，取其平均值，若每个视野下可见 1 个或更多细菌，提示尿路感染。本法设备简单、操作方便，检出率达 $80\% \sim 90\%$，可初步确定是杆菌或球菌、是革兰阴性还是革兰阳性细菌，对及时选择有效抗生素有重要参考价值。

（2）尿细菌培养：可采用清洁中段尿、导尿及膀胱穿刺尿做细菌培养，其中膀胱穿刺尿培养结果最可靠。中段尿细菌定量培养 $\geqslant 10^5/ml$，称为真性菌尿，可确诊尿路感染；尿细菌定量培养 $10^4 \sim 10^5/ml$，为可疑阳性，需复查；如 $< 10^4/ml$，可能为污染。耻骨上膀胱穿刺尿细菌定性培养有细菌生长，即为真性菌尿。

如尿培养出现假阳性或假阴性结果时应分析。假阳性主要见于：①中段尿收集不规范，标本被污染；②尿标本在室温下存放超过 1 小时才进行接种；③检验技术错误等。假阴性主要原因为：①近 7 天内使用过抗生素；②尿液在膀胱内停留时间不足 6 小时；

③收集中段尿时，消毒药混入尿标本内；④饮水过多，尿液被稀释；⑤感染灶排菌呈间歇性等。

2. 支原体、衣原体检查：

（1）分离培养　取尿道分泌物或宫颈刮片，单克隆衣原体荧光抗体检查或培养。标本取法：男性 2h 以上不排尿，棉拭子插入尿道 2～4cm，轻轻旋转 5s，放置 2～3s，然后取出培养。女性用窥阴器充分暴露宫颈，第一根拭子将宫颈表面分泌物擦掉，第二根拭子插入宫颈 1～2cm，旋转 10s，停 2～3s，取出拭子培养（不要碰阴道壁）。阳性者即可诊断。

（2）免疫学检测　①聚合酶链反应法（PCR）阳性率高。②酶联免疫吸附法（ELISA）敏感性为 88%，第二代培养特异性为 97%～98%。

3. 造影检查：对于反复发作的泌尿生殖系感染或急性尿路感染治疗 7～10 天无效的患者尤为女性，应行静脉肾盂造影（intravenous pyelography，IVP）、排尿期膀胱输尿管反流造影、逆行性肾盂造影等。尿路感染急性期不宜做 IVP，则需 B 超检。

4. 其他辅助检查：①白细胞排泄率　准确留取 3 小时尿液，立即进行尿白细胞计数，所得白细胞数按每小时折算，正常人白细胞计数 $<2\times10^5/h$，白细胞计数 $>3\times10^5/h$ 为阳性，介于 $(2\sim3)\times10^5/h$ 为可疑。②急性肾盂肾炎可有肾小管上皮细胞受损，出现尿 N-乙酰-β-D-氨基葡萄糖苷酶（NAG）升高。③核磁共振水成像（MRU）或放射性核素检查对诊断有帮助。

（三）诊断注意事项

1. 详细询问病史，典型的尿路刺激症状及临床表现，通过仔细检查，结合尿液检查及细菌学检查，诊断一般不困难。①诊断中要注意寻找病因、病灶及病理改变基础，对病原和病变程度要有精确估计。②对诊断困难者可行 CT/MRI、培养、造影、或免疫学等检查，并行感染定位诊断，以便明确是上尿路感染还是下尿路感染。

2. 以下情况提示上尿路感染：①患者常有发热、畏寒或出现感染中毒症状,并伴有腰痛及肾区叩痛。②膀胱冲洗后尿培养阳性,③尿沉渣镜检查有白细胞管型,并排除间质性肾炎,狼疮性肾炎等疾病。④尿 NAG 升高、尿 β_2 - MG 升高。⑤尿渗透压降低。下尿路感染以膀胱刺激症状为突出表现,一般无发热、腰痛等症状。

3. 注意尿标本要新鲜、防止污染。

【治疗要点】

(一) 一般治疗

急性期注意休息,多饮水,勤排尿。发热者给予易消化、高热量、富含维生素饮食。膀胱刺激征和血尿明显者,尿液 pH 检查如为酸性,则用碱性药,可口服碳酸氢钠片 1g,每日 3 次,以碱化尿液,如为碱性,则用酸性药,可口服 Vit C、氯化铵加乌洛托品等,以便适应酸性环境的抗菌药物,可缓解症状、抑制细菌生长、避免形成血凝块。对应用磺胺类抗生素者还可以增强药物的抗菌活性并避免尿路结晶形成。蔓越莓胶囊(cranberry)$0.5 \sim 1g/$次,每日 $1 \sim 2$ 次,对泌尿系感染有预防治疗作用。尿路感染反复发作者应积极寻找病因,及时祛除诱发因素。注意卫生,治疗期禁止同房。

(二) 抗感染治疗

用药原则:①选用致病菌敏感的抗生素。无病原学结果前,一般首选对革兰阴性杆菌有效的抗生素,尤其是首发尿感。治疗 3 天症状无改善,应按药敏结果调整用药。②抗生素在尿和肾内的浓度要高。③选用肾毒性小,副作用少的抗生素。④单一药物治疗失败、严重感染、混合感染、耐药菌株出现时应联合用药。⑤对不同类型的尿路感染给予不同治疗时间。

1. 急性肾盂肾炎

首次发生的急性肾盂肾炎的致病菌 80% 为大肠埃希菌,在留取尿细菌检查标本后应立即开始治疗,首选对革兰阴性杆菌有效的药物。72 小时显效者无需换药;否则应按药敏结果更改抗生素。

（1）病情较轻者：可在门诊口服药物治疗，疗程 10～14 天。常用药物有喹诺酮类（如氧氟沙星 0.2g，每日 2 次；环丙沙星 0.25g，每日 2 次）、半合成青霉素类（如阿莫西林 0.5g，每日 3 次）、头孢菌素类（如头孢呋辛 0.25g，每日 2 次）等。治疗 14 天后，通常 90% 可治愈。如尿菌仍阳性，应参考药敏试验选用有效抗生素继续治疗 4～6 周。

（2）严重感染全身中毒症状明显者：需住院治疗，应静脉给药。常用药物，如氨苄西林 1.0～2.0g，Q4h；头孢噻肟钠 2.0g，Q8h；头孢曲松钠 1.0～2.0g，Q12h；左氧氟沙星 0.2g，Q12h。必要时联合用药。氨基糖苷类抗生素肾毒性大，应慎用。经过上述治疗若好转，可于热退后继续用药 3 天再改为口服抗生素，完成 2 周疗程。治疗 72 小时无好转，应按药敏结果更换抗生素，疗程不少于 2 周。经此治疗，仍有持续发热者，应注意肾盂肾炎并发症，如肾盂积脓、肾周脓肿、感染中毒症等。积脓或脓肿时行积脓穿刺或切开排脓手术。

（3）妊娠期尿路感染宜选用毒性小的抗菌药物，如阿莫西林、呋喃妥因或头孢菌素类等。孕妇的急性膀胱炎治疗时间一般为 3～7 天。孕妇急性肾盂肾炎应静脉滴注抗生素治疗，可用半合成广谱青霉素或第三代头孢菌素，疗程为两周。反复发生尿感者，可用呋喃妥因行长程低剂量抑菌治疗。

2. 急性膀胱炎

（1）单剂量疗法：常用磺胺甲基异噁唑 2.0g、甲氧苄啶 0.4g、碳酸氢钠 1.0g，1 次顿服（简称 STS 单剂）；氧氟沙星 0.4g，一次顿服；阿莫西林，3.0g，一次顿服。

（2）短疗程疗法：目前更推荐此法，与单剂量疗法相比，短疗程疗法更有效；耐药性并无增高；可减少复发，增加治愈率。可选用磺胺类、喹诺酮类、半合成青霉素或头孢类等抗生素，任选一种药物，连用 3 天，约 90% 的患者可治愈。

停服抗生素 7 天后，需进行尿细菌定量培养。如结果阴性表示急性细菌性膀胱炎已治愈；如仍有真性细菌尿，应继续给予 2 周抗生素治疗。

对于妊娠妇女、老年患者、糖尿病患者、机体免疫力低下及男性患者不宜使用单剂量及短程疗法，应采用较长疗程。

3. 淋菌性尿道炎

治疗以青霉素类药物为主，也可用头孢曲松（菌必治、罗氏芬）、大观霉素（淋必治），感染早期用头孢曲松 250mg 肌注一次，以后口服喹偌酮类、头孢类药物，7～14 天一疗程，如病情较重，合并生殖系统感染者，则治疗要延长，防止变成慢性或引起尿道狭窄。如尿道狭窄可行尿道扩张或手术治疗。并注意配偶要同治。

4. 非淋菌性尿道炎

常用米诺环素（美满霉素、康尼）0.1～0.2/次，每天 2 次，首次加倍，连服 7～14 天。或红霉素 500mg/次，每天 3～4 次，7 天一疗程。或罗红霉素 150mg，每日 2 次口服，连服 7 天。或氧氟沙星 200mg，每日 2～3 次口服，连服 7～14 天。或阿奇霉素 1g 顿服。配偶要同治。其他泌尿、生殖系统部位的感染治疗基本同前（此略）。

（熊光仲）

第十七篇

内分泌系统疾病急诊

第113章 垂体功能减退性危象

【概述】

垂体功能减退性危象（简称垂体危象），是在垂体功能减退症（常见病因为 Sheehan 综合征、颅咽管肿瘤、松果体肿瘤、垂体近旁肿瘤、脑炎、垂体手术或放射治疗后）基础上，未获得及时诊断和治疗，因各种诱因出现多种代谢紊乱和器官功能失调，出现精神失常、意识模糊、神志不清、谵妄甚至昏迷，危及生命的内科急、重症。

【诊断要点】

1. 发病诱因

各种应激如感染、败血症、腹泻、呕吐、失水、饥饿、寒冷、急性心肌梗死、脑血管意外、手术、外伤、麻醉及使用镇静药、安眠药、降糖药等均可诱发垂体危象。

2. 临床特点

垂体危象的临床类型有多种：

（1）低血糖性昏迷：此种类型的昏迷最为常见。发生低血糖时患者软弱、头晕、目眩、出汗、心慌、面色苍白，可有头痛、呕吐、恶心。血压一般较低，严重者不能测得。可烦躁不安或反应迟钝，瞳孔对光反射存在，腱反射初亢进后消失，划跖试验可为阳性，可有肌张力增强或痉挛、抽搐，严重时陷入昏迷。

（2）感染诱发昏迷：本病患者因缺乏多种激素，主要是缺乏 ACTH 和肾上腺皮质激素，故机体抵抗力低下，易于发生感染。在并发感染、高热后，易于发生意识不清以至昏迷和血压过低以至休克。由感染引起的意识丧失大多是逐渐出现的。体温可高达39～

40℃，脉搏往往不相应地增速。血压降低，收缩压常在 80～90mmHg 以下，严重时发生休克。

(3) 镇静、麻醉剂所致昏迷：本病患者对镇静、麻醉剂甚为敏感，一般常用的剂量即可使患者陷入长时期的昏睡以至昏迷。戊巴比妥钠或硫喷妥钠，吗啡、苯巴比妥及哌替啶可产生昏迷。接受一般治疗剂量的氯丙嗪（口服或肌注）后也可出现长期昏睡。

(4) 失钠性昏迷：胃肠紊乱、手术、感染等所致的钠丧失，可促发如同原发性肾上腺皮质功能减退症的危象。此型危象的周围循环衰竭特别显著。值得注意的是本病患者在开始应用糖皮质激素的最初数日内，可发生钠的排泄增多，可能是由于肾小球滤过率原来甚低，经治疗后被提高之故。有报告在用糖皮质素治疗后不到一周，患者进入昏迷状态，并伴有显著的钠负平衡。此外，在单独应用甲状腺制剂，尤其用量过大时，由于代谢率增加，机体对肾上腺皮质激素的需要量增加，肾上腺皮质激素的缺乏更加严重，另一方面，甲状腺制剂于甲减者有促进溶质排泄作用，从而引起失水、失钠。

(5) 水中毒性昏迷：临床表现有衰弱无力、嗜睡、食欲减退、呕吐、精神紊乱、抽搐，最后陷入昏迷。此型昏迷与失盐所致危象不同，患者无脱水征，反而可有水肿，体重增加。如不伴有明显失钠，血循环仍保持正常。红细胞比容降低，血清钠浓度降低，血钾正常或降低，一般无酸中毒或氮质血症。

(6) 低温性昏迷：部分患者在冬季即感到神志模糊，当暴露于寒冷时，可诱发昏迷，或使已发生的昏迷更加延长。此类危象常发生于冬季，起病缓慢，逐渐进入昏迷，体温很低，用普通体温计测温不升，须用实验室所用温度计测量肛温，才知其低温程度，可低达近 30℃。

(7) 垂体切除术后昏迷：因垂体肿瘤或转移性乳癌、严重糖尿病视网膜病变等而作垂体切除术后，患者可发生昏迷。手术前已有垂体功能减退症者，更易于发生。垂体切除术后发生昏迷，可由于局部损伤引起意识障碍，也可由于内分泌腺功能减退，尤其是手术

848

前肾上腺皮质功能减退，不能耐受手术所致之严重刺激，或是由于手术前后发生水及电解质代谢紊乱。患者在手术后神志不能恢复，呈昏睡或昏迷状态，可持续数日以至数月，大小便失禁，对疼痛的刺激可仍有反应，有时可暂时唤醒。握持反射及吸吮反射消失，脉率及血压可为正常或稍低，体温可高可低，或为正常。血糖及血钠亦可为正常或稍低。

（8）垂体卒中：起病急骤，头痛、眩晕、呕吐，继而可进入昏迷，系由于垂体肿瘤内发生急性出血，下丘脑及其他生命中枢被压迫所致。

3. 实验室检查

腺垂体分泌激素，如 FSH、LH、TSH、ACTH、GH、PRL 均减少。同时测定垂体促激素和靶腺激素水平，可以更好地判断靶腺功能减退为原发性或继发性。还可出现糖代谢、脂代谢、水及电解质代谢紊乱。

4. 诊断和鉴别诊断

本病须根据病史、症状、体检，结合实验室资料和影像学发现进行全面的分析，排除其他影响因素和疾病后才能明确诊断。应注意与糖尿病低血糖昏迷、甲状腺功能减退危象、肾上腺皮质功能减退危象、水中毒等鉴别。

【治疗要点】

应根据病史和体检，判断昏迷的病因和类型，以加强治疗的针对性。

1. 补充葡萄糖：先静脉注射 50％葡萄糖 40～60ml，继以 10％葡萄糖溶液静滴。为了避免内源性胰岛素分泌再度引起低血糖，除了继续静滴葡萄糖外，还需静滴氢化可的松。

2. 补充氢化可的松：100mg 氢化可的松加入 500ml 葡萄糖液内静滴，第一个 24 小时用量 200～300mg，有严重感染者，必要时还可增加。如无感染、严重刺激等急性并发症，而为低温型昏迷，则氢化可的松的用量不宜过大，否则有可能抑制甲状腺功能，使昏迷加重。

3. 有失钠病史（例如呕吐、腹泻）及血容量不足表现者，应静滴5%葡萄糖生理盐水，需用盐水量视体液损失量及血容量不足严重程度而定。

4. 有发热合并感染者，应积极采用有效抗生素治疗。有感染性休克者，除补液、静滴氢化可的松外，还需用升压药物。

5. 对水中毒患者，如能口服，立即给予泼尼松10～20mg，不能口服者，可用氢化可的松50mg溶于25%葡萄糖溶液40ml缓慢静注，继以氢化可的松100mg溶于5%或10%葡萄糖液250ml内静滴。

6. 对低温型患者，应予保温，注意避免烫伤。应给予甲状腺激素口服，如不能口服则鼻饲。可用干甲状腺片，每6小时30～45mg；如有T_3，则效果更为迅速，可每6小时静注25μg。低温型患者在用甲状腺激素治疗的同时，宜用适量的氢化可的松（如50～100mg静滴），以免发生严重肾上腺皮质功能不足。

7. 加强护理：严格监测各种生命指标和重要脏器功能；保证机体营养的需要，保持水电解质平衡等。

（史晓光　刘　志）

850

第 114 章　甲状腺危象

【概述】

甲状腺危象（thyroid crisis）也称甲状腺功能亢进危象（简称甲亢危象），是甲状腺毒症急性加重的一个综合征，发生原因可能与循环内甲状腺激素水平增高有关，多发生于较重甲亢未予治疗或治疗不充分的患者。甲亢危象的发生在女性明显高于男性，可发生于任何年龄，在老年人较多见。本病虽不常见，但死亡率在20％以上。

【诊断要点】

1. 发病诱因

（1）内科性诱因：是甲亢危象常见的诱发原因。诱因可以是单一的，也可由几种原因合并引起。常见的有：

①感染：4/5 的内科性危象是由感染引起。主要是上呼吸道感染，其次是胃肠和泌尿道感染，其他如皮肤感染等均少见。

②应激：精神极度紧张、过度劳累、高温、饥饿、药物反应（如过敏、洋地黄中毒等）、心绞痛、心力衰竭，糖尿病酮症酸中毒、低血糖、高钙血症、肺栓塞，分娩及妊娠毒血症等均可导致甲状腺突然释放大量甲状腺激素，引起甲亢危象。

③不适当停用抗甲状腺药物：突然停用碘剂，原有的甲亢表现可迅速加重。不规则的使用或停用硫脲类抗甲状腺药也会引起甲亢危象，但并不多见。

④少见原因：放射性碘治疗甲亢引起的放射性甲状腺炎、甲状腺活体组织检查以及过多或过重触摸甲状腺，均可使大量的甲状腺激素在短时间内释放入血中，引起病情突然增重。

（2）外科性诱因：甲亢患者在手术后 4～16 小时内发生危象者，要考虑危象与手术有关。而危象在 16 小时以后出现者，尚须寻找感染病灶或其他原因。甲状腺本身的外伤、手术或身体其他部位的急症手术均能诱发危象。手术引起甲亢危象的原因有：

①甲亢未被控制而行手术：甲亢患者术前未用抗甲状腺药准备，或准备不充分，或虽用抗甲状腺药但停用过久，手术时甲状腺功能仍处于亢进状态，或是用碘剂做术前准备时，用药时间长，作用逸脱，甲状腺又能合成及释放甲状腺激素。

②术中释放甲状腺激素：手术本身的应激、手术挤压甲状腺，使大量甲状腺激素释放入血中。另外，采用乙醚麻醉时也可使组织内的甲状腺激素进入末梢血中。

一般来说，内科原因诱发的甲亢危象，其病情较外科原因引起的甲亢危象更为常见，程度也更严重。

2. 临床特点

典型甲亢危象临床表现为高热、大汗淋漓、心动过速、频繁的呕吐及腹泻、谵妄甚至昏迷，最后多因休克、呼吸及循环衰竭以及电解质失衡而死亡。

（1）体温升高：本症均有体温急骤升高，高热常在 39℃以上，大汗淋漓，皮肤潮红，继而可汗闭，皮肤苍白和脱水。

（2）中枢神经系统：精神变态、焦虑很常见，也可有震颤、极度烦躁不安、谵妄、嗜睡，最后陷入昏迷。

（3）循环系统：窦性或异源性心动过速，常达 160 次/分以上，与体温升高程度不成比例。可出现心律失常，也可以发生肺水肿或充血性心力衰竭，最终血压下降，陷入休克。一般来说，伴有甲亢性心脏病者，容易发生甲亢危象，当发生危象以后，促使心脏功能进一步恶化。

（4）消化系统：食欲极差、恶心、呕吐频繁、腹痛、腹泻明显、恶心和腹痛常是本病早期表现。病后体重锐减、肝脏可肿大、肝功能不正常，随病情的进展，肝细胞功能衰竭，出现黄疸。出现黄疸则预示预后不良。

（5）电解质紊乱：由于进食差、吐泻以及大量出汗，最终出现电解质紊乱，约 50％患者有低钾血症，20％的患者血钠减低。

临床上，有一小部分患者的症状和体征不典型，突出的特点是表情淡漠、木僵、嗜睡、反射降低、低热、明显乏力、心率慢、脉压小及恶异质，甲状腺常仅轻度肿大，最后陷入昏迷，甚而死亡。这种类型临床上称为"淡漠型"甲亢危象。

3. 实验室检查

甲亢危象患者的血中甲状腺激素测量结果可以与临床表现不一致。测定血中甲状腺激素对甲亢危象的诊断帮助不大。只有当检测甲状腺激素水平显著高于正常时，对诊断和判断预后有一定意义。

4. 诊断标准

任何一个甲亢患者，当病情突然增重，均应想到有甲亢危象的可能。患者的甲亢病史、家族史和一些特殊体征，如突眼、甲状腺肿大或伴血管杂音以及胫骨前黏液性水肿等资料和表现对诊断有帮助。临床上怀疑有甲亢危象时，可先取血备查甲状腺激素。

目前甲亢危象尚无统一诊断标准。Burch 和 Wartofsky 总结前人的经验，于 1993 年提出以半定量为基础的临床诊断标准，分为甲亢危象、甲亢危象前期及无危象，以便于尽早诊断（表114-1）。

表 114-1　甲亢危象的诊断标准

	分数	心血管系统	分数
体温（℃）		次/min	
37.2	5		
37.8	10	99～109	5
38.3	15	110～119	10
38.9	20	120～129	15
39.4	25	130～139	20

	分数	心血管系统	分数
≥40	30	≥140	25
中枢神经系统症状		充血性心衰	
无	0	无	0
轻（焦虑）	10	轻度（脚肿）	5
中度（谵妄、精神病、昏睡）	20	中度（双侧肺底湿润）	10
重度（癫痫、昏迷）	30	重度（肺水肿）	15
消化系统		心房纤颤	
无	0	无	0
中度（腹泻、恶心/呕吐、腹痛）	10	有	10
重度（不能解释的黄疸）	20	诱因	
		无	0
		有	10

注：分数≥45 甲亢危象　　分数 25～44 危象前期　　分数＜25 无危象

【治疗要点】

甲亢危象前期或甲亢危象诊断以后，不需要等待化验结果，应尽早开始治疗。治疗的目的是纠正严重的甲状腺毒症和诱发疾病，其中占很重要地位的是保护机体脏器，防止功能衰竭的支持疗法，如有条件，应在内科 ICU 进行监护治疗。

1. 针对诱因治疗：如有感染应予抗感染治疗，有引发危象的其他疾病，应进行处理。

2. 抑制甲状腺激素合成：首选 PTU（丙硫氧嘧啶）600mg 口服或经胃管注入，以后给予 200mg 每 6 小时一次，待症状缓解后减至一般治疗剂量。

3. 抑制甲状腺激素释放：服 PTU 1 小时后再加用复方碘口服溶液 5 滴、每 8 小时一次，或碘化钠 1.0g 加入 10％葡萄糖盐水溶液中静滴 24 小时，以后视病情逐渐减量，一般使用 3～7 日。如果对碘剂过敏，可改用碳酸锂 0.5～1.5g/d，分 3 次口服，连用数日。

4. 抑制组织中 T_4 转换为 T_3 和（或）抑制 T_3 与细胞受体结合：PTU、碘剂、β-受体阻滞剂和糖皮质激素均可抑制组织中 T_4 转换为 T_3；大剂量碘剂还可抑制 T_3 与细胞受体结合。如无哮喘或心功能不全，应加用普萘洛尔 20～40mg，每 6～8 小时口服一次，或 1mg 经稀释后缓慢静脉注射，视需要可间歇给 3～5 次。氢化可的松 100mg 加入 5％～10％葡萄糖盐水中静滴，每 6～8 小时一次，氢化可的松除抑制 T_4 转换为 T_3、阻滞甲状腺激素释放、降低周围组织对甲状腺激素的反应外，还可增强机体的应激能力。

5. 降低循环中甲状腺激素水平：在上述常规治疗效果不满意时，可选用腹膜透析、血液透析或血浆置换等措施迅速降低血浆甲状腺激素浓度。

6. 降温：高热者给予物理降温，必要时可用中枢性解热药，如对乙酰氨基酚（扑热息痛）等，避免用乙酰水杨酸类药物，因为水杨酸盐可置换与蛋白结合的甲状腺激素，引起血游离甲状腺激素浓度升高。利血平 1mg，每 6～8 小时肌注一次。必要时可试用异丙嗪、哌替啶各 50mg 静脉滴注。

7. 支持、对症治疗：应监护心、肝、肾、脑功能，迅速纠正水、电解质和酸碱平衡紊乱，补充足够的葡萄糖、热量和多种维生素，供氧、防治感染等，积极治疗各种并发症。

8. 待危象控制后，应根据具体病情，选择适当的甲亢治疗方案，防止危象再次发生。

（史晓光　刘　志）

第 115 章　甲状腺功能减退危象

【概述】

甲状腺功能减退症（hypothyroidism，简称甲减），是由多种原因引起的甲状腺激素合成、分泌或生物效应不足所致的一组内分泌疾病，可分为原发性（甲状腺性）、继发性（垂体性）、三发性（下丘脑性）甲状腺功能减退症。甲状腺功能减退危象又称黏液性水肿昏迷（myxedema coma），是甲状腺功能低下失代偿的一种严重的临床状态。本病是内科急症，虽发病率不高，但死亡率很高。

【诊断要点】

1. 诱因

常见的诱因为低温；感染；充血性心力衰竭；某些药物如：镇静剂、安眠药、麻醉剂、碳酸锂等；应激状态，如消化道出血、外伤、手术、妊娠、分娩、脑血管意外等；以及代谢紊乱，如低血糖、低钠血症、酸中毒等。

2. 临床表现

多见于 60 岁以上的老年患者，甲减未被诊断或未予合理治疗者。发病年龄 10～90 岁，以 60～70 岁之间的女性多见，男女之比为 1：3～ 1：4。

患者可由嗜睡，以后逐渐发展为昏迷，前驱症状主要对寒冷不能耐受及疲乏。一般在发病前数月就出现明显疲乏无力、睡眠时间明显增加、甚至出现每天睡眠时间长达 20 小时以上，嗜睡。患者常出现便秘、听力减退或感觉异常。多数患者甲状腺无明显肿大。1/3 的患者出现伴心脏增大或出现心包积液、心动极度缓慢、心音明显低钝，可伴有心律不齐，严重时出现室性心动过缓。部分患者可出现胸腔积液或腹腔积液。

低体温是黏液性水肿昏迷的标志和特点，发病率约占 80％。约 20％患者的体温可以正常或略高于正常。多数的患者昏迷时，血压偏低。一部分患者首先出现中枢神经系统功能障碍的表现，如智能低下、健忘、情绪变化、嗜睡、活动障碍、共济失调步态。有些患者伴精神障碍，如幻觉、妄想及定向障碍。25％的患者于昏迷开始时有癫痫大发作。肠道症状除常见的便秘、腹胀外，也可发生麻痹性肠梗阻及腹水。

3. 辅助检查

（1）甲状腺功能的检查：血中甲状腺激素水平明显下降，原发性甲状腺功能减退症患者血中的 TSH 水平明显升高，而继发性或三发性者的 TSH 水平明显低或测不出。

（2）血常规＋生化检查：不少患者出现贫血。血钠及血氯正常或减低，血钾正常或升高。血糖正常或降低。血气检查显示低血氧，高碳酸及呼吸性或混合性酸中毒，CO_2 结合力可升高。胆固醇常升高，有 1/3 正常或降低。血尿素氮、肌酸磷酸激酶、血清乳酸脱氢酶往往升高。偶尔出现高血钙，其原因不明。

（3）脑电图：脑电图示 α 波波率减慢，波幅普遍降低。

（4）心电图：示心动过缓，各导联 QRS 波低电压，Q－T 间期延长。T 波低平或倒置，也可有传导阻滞。

（5）X 线检查：胸部 X 线检查可见心包积液引起的心影扩大。

4. 诊断与鉴别诊断

有长期甲减病史，凡是患者有低体温，临床存在不能解释的嗜睡、昏迷，应考虑到有发生黏液性水肿昏迷的可能，尤其是老年女性患者。但对本病的诊断须慎重，因为本病的主要治疗是应用大量甲状腺激素，这对确诊黏液性水肿昏迷的患者是非常必要的，但对老年而甲状腺功能正常者，可能会产生严重的后果。

典型病例诊断并不困难，但对不典型的病例，急诊条件下常难证实。临床上本病易与其他系统疾病混淆，特别是一些循环、消化、神经系统疾患及其他常见的昏迷原因，应尽快排除，便于治疗。

【治疗要点】

当排除了产生昏迷的其他原因，临床诊断确立后，不需要等待实验室检查结果（如甲状腺激素测定等），应尽早开始治疗。主要包括如下几个方面：

1. 甲状腺激素替代治疗

首选 $L-T_3$ 静脉注射，每 4 小时 $10\mu g$，直至患者症状改善，清醒后改为口服；或 $L-T_4$ 首次静脉注射 $300\mu g$，以后每日 $50\mu g$，直至患者清醒后改为口服。如无注射剂可予片剂鼻饲，$L-T_3$ $20\sim30\mu g$/次，每 $4\sim6$ 小时一次，以后每 6 小时 $5\sim15\mu g$；或 $L-T_4$ 首次 $100\sim200\mu g$，以后每日 $50\mu g$，直至患者清醒后改为口服。用甲状腺激素治疗时进行心脏监护是必要的，如出现心律不齐或缺血性改变，需及时减少用量。

2. 对症治疗

(1) 纠正代谢异常

有代谢紊乱并发症是危险的，应予以纠正。换气降低、呼吸频率降低，产生高碳酸血症及缺氧，应做血气监护。如发生二氧化碳潴留，必须给以吸氧，有时需行气管切开、气管内插管或应用人工呼吸机。

(2) 纠正心律失常及心力衰竭

甲状腺功能减退症病程长或老年患者，出现黏液性水肿时，特别是大量甲状腺素替代治疗后，易出现心律失常、心绞痛或心力衰竭。因此必须给予心脏监护，及时纠正上述改变。

(3) 控制液体出入量

甲减严重者，液体需要量较正常人少。如无发热，每天补液 $500\sim1000ml$ 已足够。低血钠时，应限制液体入量，如血钠很低（$<110mmol/L$），可用小量高渗盐水。但需注意，过多高渗盐水

可引起心力衰竭。

（4）纠正低血糖

可给予 50％葡萄糖纠正，继给予 5％葡萄糖静脉滴注。

（5）应用糖皮质激素

为预防肾上腺危象的发生及拮抗应激反应可补充糖皮质激素。可给磷酸（或琥珀酸）氢化可的松每天 200～300mg 静脉滴注，约 1 周。

（6）防治感染

积极寻找感染灶，包括血、尿培养及胸片检查，对体温不降低的患者，更要注意。不少患者对感染的反应差，体温常不升高，白细胞升高也不明显，为防止潜在感染的存在，常需加用抗生素。

（7）治疗肠梗阻

可插胃管，有时需做盲肠造瘘术。

（8）一般治疗

低体温患者，仅用甲状腺激素替代治疗，体温可恢复正常。一般保暖只需盖上被子或稍加升高室温已足够。加温保暖不只是不需要，而且可使周围血管扩张，增加耗氧，易致循环衰竭，甚至死亡。一般护理，如翻身，避免异物吸入，防止尿潴留等。

（史晓光　刘　志）

第 116 章　肾上腺危象

【概述】

　　原发或继发的，急性或慢性的肾上腺皮质功能减退时，不能产生正常量的皮质醇，应激时更不能相应地增加皮质醇的分泌，产生一系列肾上腺皮质激素缺乏的急性临床表现：高热，胃肠紊乱，循环虚脱，神志淡漠、萎靡或躁动不安，谵妄甚至昏迷，称为肾上腺危象。

【诊断要点】

　　1. 病因与诱因

　　（1）慢性肾上腺皮质功能减退症（Addison 病），因感染、创伤和手术等应激情况，或停服激素而诱发肾上腺皮质功能急性减低。

　　（2）长期接受皮质激素治疗的病人，下丘脑-垂体-肾上腺轴功能受到抑制，即使停药 1 年，其功能仍处于低下状态，尤其对应激的反应性差。遇到应激时，如不及时补充或增加激素剂量，将发生急性肾上腺皮质功能减退。

　　（3）因依赖下丘脑垂体的肾上腺皮质增生或肾上腺外疾病（如转移性乳腺癌），作肾上腺切除术；或者肾上腺腺瘤摘除术后，存留的肾上腺常萎缩，下丘脑-垂体-肾上腺轴的功能，由于腺瘤长期分泌大量皮质醇而受抑制，其功能的恢复，需时至少 9个月或 1 年以上，如不补充激素或在应激状况下不相应增加激素剂量，也可引起急性肾上腺皮质功能减退。

　　（4）严重败血症，主要是脑膜炎双球菌败血症，引起肾上腺出血，与弥散性血管内凝血有关。其他细菌所致败血症、流行性出血热等也可并发肾上腺出血。

（5）先天性肾上腺皮质增生　皮质醇合成所必需 $\Delta 5-3\beta$ 羟类固醇脱氢酶、22碳链酶与18羟化酶和18氧化酶等缺陷也可影响潴钠激素的合成。

2. 临床表现特点

肾上腺危象的临床表现包括肾上腺皮质激素缺乏所致的症状，以及促发或造成急性肾上腺皮质功能减退的疾病表现。肾上腺皮质激素缺乏大多为混合性的，即糖皮质激素和潴钠激素两者皆缺乏。

（1）发热：多见，可有高热达40℃以上，有时体温可低于正常。

（2）消化系统：厌食、恶心、呕吐等常为早期症状，如能及时识别，加以治疗，常很快好转。也可有腹痛、腹泻等症状。

（3）神经系统：软弱、萎靡、无欲、淡漠、嗜睡、极度衰弱状，也可表现为烦躁不安、谵妄、神志模糊，甚至昏迷。

（4）循环系统：心率快速，可达160次/min，四肢厥冷，循环虚脱、血压下降，陷入休克。由于本病存在糖皮质激素和潴钠激素两者均缺乏，因此比 Sheehan 危象更容易、更快速地出现周围循环衰竭。多数病人神志改变与血压下降同时出现；少数病人神志改变在前，随之血压下降继现。

（5）脱水征象：常不同程度存在。

3. 辅助检查

白细胞总数增高，中性多核细胞增多，血色素增高，血浓缩和感染所致。高血钾、低血钠、低血糖、血尿素氮轻度增高，轻度酸中毒以及血皮质醇总量降低。

4. 诊断注意事项　主要根据病史、症状和体征，当机立断，不必等实验室检查结果。如发病急骤或临床表现不典型，常常不易正确判断而耽误诊治时机，诊断本病时注意：①慢性肾上腺皮质功能减退者，出现发热、食欲缺乏、恶心、呕吐、腹痛和腹泻等消化道症状，有淡漠、萎靡、嗜睡或烦躁不安、神情恍惚等精神神经系统症状，即使无高热、血压降低、休克和昏迷等危象，也应警惕患者即将进入危象，如不及时积极处理，将迅速发展为危象；②遇不明原因的休克和昏迷，在鉴别诊断时应询问有无肾上腺皮质功能减退的病史，注意有无色素沉着，经过补充血容量和纠正电解质和酸碱失衡，以及其他抗休克措施后，仍无好转时，应考虑除外本病。

【治疗要点】

当考虑到本病时，不需等待化验结果，应尽快争取时间，立刻给予治疗。

1. 补充糖皮质激素：如有意识障碍和休克，应立即将氢化可的松琥珀酸钠酯 100mg 溶于少量液体中由静脉注入，随后氢化可的松 100～400mg 溶于 500～2000ml 等渗盐水或 5％葡萄糖中静脉滴注。激素剂量视病情轻重和治疗反应而定。应用糖皮质激素后常迅速奏效，胃肠道症状基本消失，神志清楚，血压恢复正常所需时间平均 6h（0.5～12h）。最初 24～48h 内应采取静脉滴注，为了避免静脉滴注液中断后激素不能及时补充，可在静脉滴注的同时，肌注醋酸可的松，两者可有一天的重叠。病情好转后，可单独肌注醋酸可的松每次 50mg，每 6h 一次，应迅速减量，约每日或隔日减量 50％，当能进食时，即改口服。多数病人的维持量为可的松 25～50mg/d。

2. 补充盐皮质激素：如用氢化可的松琥珀酸钠酯或氢化可的松后，收缩压不能回升至 13.3kPa（100mmHg），或者有低血钠症，则可同时肌注醋酸去氧皮质酮（DOCA）1～3mg，每日 1～2 次，也可在病情好转并能进食时改服 9α 氟氢可的松 0.05～0.2mg/d。严重慢性肾上腺皮质功能低减或双肾上腺全切除后的病人需长期服维持量。应用盐皮质激素期间要注意有无水肿、高血压和高血钠等潴钠、潴水药物过量的副作用。

3. 纠正脱水和电解质紊乱：在严重肾上腺危象时，脱水很少超过总体液的 10％，估计液体量的补充约正常体重的 6％左右，补液量尚需根据个体的脱水程度、年龄和心脏情况而定。输液的成分，开始给5％葡萄糖盐水1000ml，以后酌情而定，可补钠150～250mmol/L。例如病人体重55kg，血清钠125mmol/L，则补钠总量应为（142－125）×55×0.6＝561mmol，约合生理盐水3600ml。一般不需立即补充所有钠的丢失，开始可给总量的1/3或1/2，因随着适量糖皮质激素的应用，可帮助恢复总体钠。高渗盐水需慎用，可在低血钠症和应用糖与盐皮质激素仍无好转时采用，输高渗盐水时宜密切观察。由于肾上腺皮质功能减退的病人，肾脏排泄水负荷的能力减退，因此液体输入的总量和速度均需掌握，不能过量和过速，以防诱发肺水肿。如治疗前有高钾血症，当脱水和休克纠正，尿量增多，补充糖皮质激素和葡萄糖后，一般都能降至正常，在输入第3L液体时，可酌情补钾20～40mmol，以补充总体钾的不足。本病可有酸中毒，但一般不成为严重问题，不需补充碱性药物，当血二氧化碳结合力低于22Vol％（血碳酸氢＜10mmol/L）时，可补充适量碳酸氢钠。

4. 预防和治疗低血糖：虽然本病只缺乏皮质醇而不同时伴有生长激素的降低，因此低血糖的发生不如Sheehan病危象那么多见，但亦应注意，治疗期间需供给足量的葡萄糖。如果病人在家中或基层医疗单位已处于终末期，缺少上述特效药物，可立即静脉注入50％葡萄糖60～100ml，有助于延长生命，争取时间，使有可能采取特效的治疗措施。

5. 处理诱因：合并感染时应选用有效的抗生素，抢救同时积极处理其他诱因。肾上腺皮质功能减退者对吗啡、巴比妥类药物特别敏感，在危象特效治疗开始前，应禁用这类药物。

（李　莉　高艳霞）

第 117 章　嗜铬细胞瘤危象

【概述】

嗜铬细胞，主要分布在肾上腺髓质、交感神经节等嗜铬组织中，主管合成、贮存和释放去甲肾上腺素和肾上腺素。由成熟嗜铬细胞起源的肿瘤称嗜铬细胞瘤，临床表现以过量儿茶酚胺（去甲肾上腺素和肾上腺素）所致的一系列症群为特征，其中高血压为最突出的症状。由于肿瘤释放大量儿茶酚胺入血，导致剧烈的临床症群，如高血压危象、低血压休克及严重心律失常等，称为嗜铬细胞瘤危象。

【诊断要点】

1. 病因

嗜铬细胞瘤是家族性、多发性内分泌腺瘤综合征（MEA－Ⅱ型，Sipple 综合征）的一部分。家族性嗜铬细胞瘤病例中 50％为双侧肿瘤，散发病例中双侧者仅 10％。约 5％嗜铬细胞瘤病人有神经纤维瘤；而仅 1％神经纤维瘤病人有嗜铬细胞瘤。儿童嗜铬细胞瘤中 50％为肾上腺内单发肿瘤。嗜铬细胞瘤以不受控制地合成、贮存和不规则大量释放儿茶酚胺为特点。其释放的激素优势激活的受体不同，产生不同的病理生理状态，导致危象表现的多样性。肾上腺髓质嗜铬细胞瘤可以分泌肾上腺素为主，也可以分泌去甲肾上腺素为主。肾上腺外嗜铬细胞瘤只分泌去甲肾上腺素。

2. 临床表现特点

（1）典型表现　高血压是多数嗜铬细胞瘤病人的最重要症状。本病典型表现为发作性高血压。发作时血压骤然升高，收缩压可高达 26.7kPa（200mmHg）以上，伴有头痛、出汗、四肢震颤、心动过速、心前区紧迫感、心绞痛、焦虑、恐惧、视物模糊、瞳孔散大、面部潮红或苍白等。发作终止后血压回到正常或原有水平。半数以上病人血压持续升高或在此基础上阵发加重。情绪激动、吸烟、按压腹部、创伤、麻醉诱导期、术中按压肿瘤等是常见的诱发因素。肿瘤位于膀胱者常有血尿及排尿可引起发作。

（2）危象表现 按发作症群特点可分下列几型。

1）高血压危象型：是诸危象中发生率较高症群。由于肿瘤持续或阵发性释放大量儿茶酚胺入血，使血压呈急进性或阵发性剧烈升高。收缩压可高达 40kPa（300mmHg）以上，舒张压可达 17.3kPa（130mmHg）以上。伴有剧烈头痛、恶心、呕吐、视力模糊、视盘水肿、眼底出血等。可以迅速出现心肾功能损害，容易并发脑出血；或急性左心衰竭、肺水肿；或由于冠状动脉强烈收缩、闭塞，导致急性心肌梗死。

2）低血压休克型：嗜铬细胞瘤病人出现低血压休克有下述几种情况：①高血压发作时注射了利血平（耗竭儿茶酚胺作用）类降压药，或使用了大量 α 受体阻滞剂而未充分补足血容量，儿茶酚胺释放骤停后，突然血压降低而出现休克；②有的病人高血压与低血压休克交替出现，反复发作。由于肿瘤突然释放大量儿茶酚胺，导致高血压发作，常伴急性左心衰竭肺水肿。儿茶酚胺释放停止后，血管扩张，血容量严重不足，加之心肌损害，造成休克。血压降低后又刺激肿瘤释放儿茶酚胺，血压再度骤升。这样血压极度波动，极易并发脑血管意外及急性心肌梗死。而且治疗十分困难；③手术前缺乏充分内科治疗准备，术中失血失液未充分补偿，结扎肿瘤血管或肿瘤切除后，血压突然下降休克。若术前用了过量的长效 α 受体阻滞剂，α 受体被完全阻断，使升压药难以发挥作用，造成难治性休克；④极少数病人由于肿瘤内急性出血坏死，造成儿茶酚胺衰竭（肾上腺髓质衰竭），以突然血压下降，严重休克为突出表现。

3）严重心律失常型：出现期前收缩、快速性室上性心律失常在嗜铬细胞瘤病人中比较常见。若出现频发性、多源性室性期前收缩，是严重心律失常先兆。出现阵发性室性心动过速、心室扑动、室颤、阿-斯综合征，是严重的心律失常，不及时抢救可致猝死。也可出现各种传导阻滞，甚至房室分离。

4）其他型：有的病人可因大量儿茶酚胺引起高热，体温可达40℃以上，伴发绀、肢冷、大汗、心动过速及心律失常。极少数病人由于大量去甲肾上腺素影响，可使胃肠道血管损害甚至闭塞，引起肠梗死、溃疡、出血或穿孔等急腹症。以肾上腺素分泌为主的病人可并发糖尿病酮症酸中毒。恶性嗜铬细胞瘤偶可发生低血糖，甚至昏迷。

3. 辅助检查

测定血、尿中儿茶酚胺及其代谢产物是诊断嗜铬细胞瘤最重要依据。儿茶酚胺包括多巴胺、去甲肾上腺素及肾上腺素。去甲肾上腺素和肾上腺素的最终代谢产物是 3-甲氧-4-羟杏仁酸（VMA），中间代谢产物主要是 3-甲氧去甲肾上腺素（NMN）和 3-甲氧肾上腺素（MN）。多巴胺是去甲肾上腺素的前体，并非嗜铬细胞瘤分泌的主要产物。它的最终代谢产物为高香草酸（HVA）。恶性嗜铬细胞瘤可能产生较多的多巴胺及 HVA。

（1）尿儿茶酚胺（UCA）和代谢产物测定 通常测定 24h 的UCA 和 VMA 总量。由于方法较简便快速，诊断价值较高，是诊断嗜铬细胞瘤的主要依据。持续性高血压的嗜铬细胞瘤病人 UCA及 VMA 一般都显著升高。发作性高血压型病人在发作间歇日留尿UCA 及 VMA 常可正常，在发作日留尿可提高阳性检出率。在做激发试验前后 2h 各留尿作对比测定有助诊断。通过这两项测定90％的有功能的嗜铬细胞瘤可以得到确诊。若能分测尿中去甲肾上腺素及肾上腺素，可提高诊断阳性率并有助于定位诊断。加上尿NMN 及 MN 测定，可以进一步提高诊断阳性率。多种药物及咖啡、茶、香蕉等饮料和水果可以影响儿茶酚胺分泌及干扰测定。因此，留尿前必须停药及禁食有关饮食 2 天以上。

（2）血儿茶酚胺测定 由于血中儿茶酚胺浓度甚低，测定难度较大。荧光方法测定，其方法复杂，灵敏度和稳定性也不十分理想。近几年来采用高效液相色谱分离，用电化检测器检测，可以同时定量分析肾上腺素、去甲肾上腺素和多巴胺。但仪器设备昂贵，方法也较复杂，不宜常规应用。对诊断疑难病例，可适当采用。

（3）其他实验室检查 嗜铬细胞瘤病人中，相当部分病人血糖升高，糖耐量减低。个别病人可有血钾降低，一般很少低于3.0mmol/L。

1）激发试验和阻滞试验 对间歇发作病人，特别是间歇期长、发作短暂病人，可做激发试验。常用的有冷压试验、组织胺试验及胰高血糖素试验等。冷压试验一般不单独进行，只作其他激发试验的对照试验。所有激发试验都有一定危险性，甚至诱发危象发作。试验时应准备 α 受体阻滞剂，如酚妥拉明（苄胺唑啉），血压达到阳性标准时立即注射酚妥拉明，防止血压继续升高。这些试验都有一定假阳性与假阴性，结果判断时应综合分析。

对持续高血压或高血压发作期间，可进行阻滞试验。一般采用酚妥拉明试验。在老年人中做本试验时注射酚妥拉明应从小剂量开始，以 1.0mg 为宜（常用量 5.0mg），以免出现血压过低甚至休克。本试验假阴性很少，但假阳性率高。在临床上常将激发试验与阻滞试验（酚妥拉明试验）联合进行。当激发试验血压升高达到阳性标准时，立即开始酚妥拉明试验。这样不仅可以防止激发试验血压上升过高，又可提高试验诊断价值。

2）肿瘤定位检查 嗜铬细胞瘤定位检查对手术治疗必不可少。绝大部分病人通过 B 型超声探测、CT 扫描及核磁共振成像（MRI）等非创伤性检查可以达到准确定位。B 超简便、快速且较经济，但准确性不如后两者。CT 扫描现在已比较普及，对软组织肿瘤常需做增强扫描。MRI 对有些软组织肿瘤分辨率较好，可以选择采用。怀疑胸腔后纵隔肿瘤时，摄胸部 X 线片有一定帮助。怀疑膀胱嗜铬细胞瘤者，膀胱镜检查和膀胱造影必不可少。腹膜后充气造影、肾上腺血管造影及静脉肾盂造影等检查对病人有创伤或痛苦较大，又有诱发危象之危险，在 B 超、CT 和 MRI 越来越普及情况下，一般已无必要进行。因手术需要非做不可时，在充分准备条件下选择应用。

4. 诊断注意事项　根据临床表现和尿或血儿茶酚胺及其代谢产物测定以及定位检查,嗜铬细胞瘤诊断一般并不困难。但对危象发作急诊就诊病人诊断并不容易。通过仔细询问病史,密切观察病情可以提供重要诊断依据。有下列情况者应考虑到本病危象:①有反复发作性高血压或持续高血压阵发加剧病史者;②血压波动极大,有位置性低血压,或有高血压低血压休克交替出现者;③高血压伴有畏热、多汗、体重下降、情绪激动、焦虑不安、心动过速、心律失常、四肢震颤等儿茶酚胺分泌过多症状者;④高血压伴有糖耐量减低、糖尿病,甚至酮症酸中毒者;⑤有因外伤、小手术(如拔牙)、按压腹部、排尿及吸烟等因素诱发高血压发作史者;⑥腹部触及包块或 B 超、CT 等发现。肾上腺或腹主动脉旁等部位有实质性肿物者;⑦一般降血压药物治疗无效,用利血平、胍乙啶等促进儿茶酚胺释放的降压药后反使血压升高者;⑧高血压伴不好解释的血白细胞增高者。

疑为本病危象时首先应积极用 α 和 β 受体阻滞剂及其他相应急救治疗,同时急诊作 B 超探测肾上腺区及腹主动脉两侧,以发现肿瘤。必要时在病情允许条件下做 CT 或 MRI 检查,尽可能明确诊断。在危象控制后,再留尿或血测定 UCA 及 VMA 或其他有关检查,最后确诊。

【治疗要点】

危象急诊处理 嗜铬细胞瘤危象急救关键在于及早、恰当使用 α 和 β-受体阻滞药。危象病情变化迅速复杂,可从高血压危象突然转为低血压休克,也可几种危象伴发。因此必须准确分析病情,灵活采用治疗措施。急救时应立即建立至少两条静脉通道,一条给药,另一条补充液体。同时必须进行心电监护、血压监护及中心静脉压监测。

(1) 高血压危象治疗:急救时 α-受体阻滞剂药宜用酚妥拉明,因其作用迅速,静注后 1min 内见效,作用持续时间短(5～10min),易于控制剂量,不易蓄积。可立即静脉注射 1～5mg,并

868

持续静滴维持（250ml 液体中加入 10～20mg），滴速根据血压而定。必要时可以间歇静注 1～5mg。同时应积极补充液体，以尽快扩充血容量。根据血压下降情况及中心静脉压测定决定输液速度及补液量。除输入葡萄糖或盐水外，适当输入低分子右旋糖酐。降压药物应避免用利血平、胍乙啶类自主神经阻滞剂，这些药物可促进儿茶酚胺释放，加重高血压。静滴硝普钠也可达到良好降压效果。应用 α 受体阻滞剂后应合用 β 受体阻滞剂，以防止出现心律失常。

（2）严重心律失常治疗：由于儿茶酚胺所致的心律失常，β 受体阻滞剂有良好效果。一旦发生频发性室性期前收缩或快速心律失常，立即静脉注射普萘洛尔（心得安）1～2mg，推注速度每分钟不超过 1.0mg，或 5mg 加入 5％葡萄糖液 100～200ml 中静滴，心律控制后改为口服 10～20mg，1 次/6h。应用 β-受体阻滞药同时应合用 α-受体阻滞药，以免因 β_2 受体阻断后扩张小动脉作用消失，加重高血压。对有心力衰竭病人慎用。对有支气管哮喘史病人宜选用选择性心脏 β-受体阻滞药，如阿替洛尔（氨酰心安）。老年人常有冠心病所致心律失常，对 β-受体阻滞药疗效不佳者，应使用利多卡因等其他抗心律失常药，必要时可用电除颤，心内膜起搏等其他抗心律失常措施。

（3）低血压休克治疗：对休克危象治疗应根据具体情况灵活用药，切勿盲目用去甲肾上腺素升压。若由于血容量严重不足而休克者，应快速补充液体，扩充血容量。可快速输入低分子右旋糖酐 500～1000ml 或配以血浆或人血白蛋白等。为防止血压骤然上升，血压回升后应滴入适量的酚妥拉明。只当扩充血容量后血压仍不可测及时，可以滴注去甲肾上腺素，一旦血压高于正常，立刻改用滴注酚妥拉明。由于严重心律失常、心排血量降低引起休克时，应及时用 β 受体阻滞剂及其他抗心律失常措施纠正心律失常。对于高血压和低血压交替出现者，治疗应灵活变化。血压下降时应以快速扩充血容量为主，尽可能不用升压药。血压回升时及时改用酚妥拉明滴注，并应用 β-受体阻滞药防止心律失常。对肾上腺髓质衰竭导致低血压休克者，应快速输入低分子右旋糖酐或血浆，扩充血容量，同时滴注去甲肾上腺素。对顽固性严重休克者滴注大剂量氢化可的松，在 20～30min 内输入 500～1000mg，有抢救成功报道。

（4）急性左心衰竭，肺水肿治疗：本症群通常由血压过高所致，治疗上主要应用 α-受体阻滞药尽快控制血压，减轻心脏负荷。其他治疗措施同一般急性左心衰竭肺水肿治疗。老年人应用吗啡类药应慎重。心功能改善后慎重应用 β-受体阻滞药。

（5）心绞痛、心肌梗死治疗：嗜铬细胞瘤所致的心绞痛、心肌梗死治疗，应尽早使用 α-受体阻滞药迅速解除冠状动脉痉挛，改善心肌供血。同时应用 β-受体阻滞药防止心律失常。其他治疗方法同冠心病心绞痛及心肌梗死。

（6）低血糖和酮症酸中毒治疗：发生低血糖昏迷时立即静注 50％葡萄糖 40～60ml，并以 10％葡萄糖静滴，维持血糖在正常水平，切忌用高血糖素（胰高血糖素）或肾上腺素升血糖。对糖尿病酮症酸中毒治疗，除应用 α 和 β-受体阻滞药外，主要应用胰岛素治疗，宜用小剂量胰岛素连续静滴法，避免发生低血糖，尤其是在应用 β-受体阻滞药情况下。其治疗原则同糖尿病酮症酸中毒。

（7）其他对症治疗：危象病人除用 α 和 β-受体阻滞药外，应针对病情变化及时给予对症处理。高热者可酌情用冬眠合剂降温。消化道出血者应按胃肠出血治疗，但不宜使用去甲肾上腺素灌注法止血。对躁动不安者可用地西泮（安定）5～10mg 静注，或注射苯巴比妥等镇静治疗，不宜用利血平作镇静降压治疗。

在危象治疗中，其他综合急救措施，如吸氧、维持呼吸功能以至使用呼吸机、维持酸碱平衡及纠正电解质紊乱，以及抗感染等，也不可忽视。

（李　莉　高艳霞）

第118章 低血糖危象

【概述】

低血糖症（hypoglycemia）是由多种病因引起的血糖浓度低于正常所导致的一组临床综合征。一般以成人血浆血糖浓度（葡萄糖氧化酶法测定）＜2.8mmol/L，即可诊断低血糖症。儿童低血糖诊断标准比成人值低1.11mmol/L。低血糖症是否出现临床症状，个体差异较大。低血糖早期症状以交感神经兴奋为主，主要表现为心悸、乏力、出汗、饥饿感、面色苍白、震颤等。严重低血糖症造成意识障碍时，则称之为低血糖危象（hypoglycemic crisis）。

【诊断要点】

1. 病因与诱因 低血糖症的病因很多，据统计可多达100种疾病。临床上可分为以下三类：空腹低血糖、餐后低血糖、药源性低血糖。

（1）空腹低血糖：①葡萄糖利用过多：糖尿病患者由于延迟进餐、剧烈活动或胰岛素、降糖药物使用过量可造成严重的低血糖昏迷。对于非糖尿病患者，可由于胰岛素瘤或胰外肿瘤分泌释放胰岛素或胰岛素样物质导致低血糖的发生。②葡萄糖生成不足：严重的肝病、营养不良、尿毒症、酒精中毒、饥饿以及一些内分泌疾病如肾上腺皮质功能减退等可造成葡萄糖生成不足而引起低血糖。

（2）餐后低血糖：①糖尿病早期：由于患者进食后引起胰岛素和C肽分泌释放不同步，在餐后3～4h后出现低血糖发作，但低血糖表现一般不严重。②特发性低血糖：女性多见，多在餐后2～4h发作，可自行缓解。③胃肠手术后低血糖：如胃大部切除后的倾倒综合征、胃空肠吻合术后。由于进食后食物快速进入小肠，葡萄糖快速吸收，引起迷走神经过度刺激、胃肠激素过度分泌，从而导致胰岛素大量分泌引起低血糖。

（3）药源性低血糖：①胰岛素及口服降糖药物使用不当可诱发低血糖。其中格列本脲半衰期长，其代谢产物仍具有部分活性，常导致低血糖的发生。②阿司匹林、β受体阻滞剂、磺胺药物、苯妥英钠、单胺氧化酶抑制剂等中毒也可引起低血糖。

2. 临床表现特点　主要表现为交感神经兴奋和中枢神经系统功能障碍。患者临床表现与血糖水平不平行，与患者血糖下降的速度、持续的时间、个体差异、年龄、性别（女性耐受力强）及基础疾病等密切相关。长期慢性血糖较低者对低血糖有一定的耐受能力，临床表现可不明显；糖尿病患者血糖快速下降时，即使血糖在正常范围也可出现明显的交感神经兴奋症状。

（1）交感神经兴奋的表现：心悸、出汗、饥饿感、疲乏无力、一过性黑蒙、心动过速、收缩压升高、舒张压降低等。

（2）中枢神经系统功能障碍：轻者头晕、头痛、注意力不集中、思维迟钝、嗜睡、视物不清、步态不稳、共济失调、耳鸣、感觉异常、行为异常等；重症病人出现抽搐、昏迷、各种反射消失甚至死亡。长期低血糖者可引起永久性脑损害。

3. 辅助检查

（1）血糖的测定：低于 2.8mmol/L。

（2）血浆胰岛素的测定：一般而言，当血糖低于 2.8mmol/L 时，血浆胰岛素低于 10mU/L，血糖低于 2.2mol/L 时，胰岛素低于 5mU/L。如血浆胰岛素（10mU/L）血糖（mmol/L）比值大于 0.3，高度怀疑高胰岛素血症，如比值大于 0.4，则可能是胰岛 β 细胞瘤。

（3）C 肽的测定　胰岛 β-细胞分泌胰岛素时，首先合成一种胰岛素前体物质，谓之胰岛素原。胰岛素原在酶的作用下，裂解为一个分子的胰岛素和同样一个分子的连接肽，此连接肽谓之 C 肽。可以看出，胰岛 β-细胞分泌胰岛素和 C 肽呈等分子关系，胰岛素的分泌和释放数量和 C 肽是完全一致的。C 肽没有胰岛素的生理作用，但能全面反映胰岛β细胞生成胰岛素的能力，血中C肽水平降低，说明体内胰岛素的分泌也降低。当糖尿病患者正在使用胰岛素治疗时，由于血液中含有外源性胰岛素的原因，测定患者血中胰岛素水平并不能真实反映机体分泌胰岛素的情况，而测定C肽水平则不受胰岛素使用与否的限制。因此可以通过测定病人血中的C肽量的多少，可以准确反映胰岛细胞的功能。对于低血糖患者，测定C肽可鉴别低血糖原因。如C肽超过正常，可认为是胰岛素分泌过多所致；如C肽低于正常，则为其他原因所致。检测C肽，对诊断胰岛细胞瘤和判断其手术效果都很有临床价值。若手术后血中C肽水平仍很高，说明有残留的瘤组织。若在随访中，C肽水平不断上升，提示肿瘤复发或转移的可能性很大。

C肽测定的方法有两种。1.血清C肽测定：正常人用放射免疫测定法测C肽，一般为0.3～0.6pmoL/mL，均值为0.56±0.29pmoL/mL，葡萄糖负荷试验后，高峰出现的时间与胰岛素一致，比空腹时高5～6倍。2.24小时尿C肽测定：近年来国外已开展了24小时尿测定C肽水平的方法。这种方法不仅标本留取方便，病人乐于接受，而且可以准确的反映胰岛β细胞的贮备功能。

（4）糖耐量实验 可动态了解在糖负荷时血糖及胰岛素的变化情况。口服糖耐量实验延长到5h，可能会出现低血糖，这有助于诊断反应性低血糖。

（5）诱发试验：诱发试验阳性支持高胰岛素血症性低血糖的诊断，尤其是胰岛素瘤。包括以下试验：①饥饿试验 一般禁食12～18h后约2/3患者血糖降至3.3mmol/L，禁食24～36h加运动或单纯禁食48h后几乎所有胰岛素瘤患者发生低血糖，如禁食72h不发生低血糖者可除外胰岛素瘤的诊断。②胰升血糖素试验 用于饥饿试验未能确诊者。空腹快速静脉注射胰升血糖素0.03mg/kg，总量少于1mg，测定3小时血糖、胰岛素，如低血糖、胰岛素大于150 mU/L时视为异常。

（6）胰岛素抗体及胰岛素受体抗体测定 有助于诊断胰岛素自身免疫综合征。

（7）影像学检查　必要时可行腹腔 B 超检查。怀疑胰岛素瘤的患者，可做腹部 CT，特别是胰腺 CT，门静脉及脾静脉导管取血测定胰岛素，选择性胰动脉造影等。

4. 诊断注意事项　低血糖危象的诊断应包括：确诊有低血糖症和明确低血糖症的病因两方面。确定低血糖可依据 Whipple 三联征：①低血糖症状；②发作时血糖低于 2.8mmol/L；③供糖后低血糖症状迅速缓解。详细询问病史、细致的查体，结合辅助检查，一般可明确其病因。对发作性精神-神经异常、惊厥、行为异常、意识障碍或昏迷者，尤其是对用胰岛素或口服降糖药治疗的糖尿病患者，应考虑到低血糖症的可能。有些低血糖患者在就诊时血糖正常，并无低血糖症状，往往仅表现为慢性低血糖的后遗症，如偏瘫、痴呆、癫痫、精神失常、儿童智商明显低下等，应注意与其他中枢神经系统器质性病变的疾病如脑炎、多发性硬化、脑血管意外、癫痫、糖尿病酮症酸中毒昏迷、糖尿病非酮症高渗性昏迷、精神病、药物中毒等相鉴别。以交感神经兴奋为主要表现的低血糖症，应与具有交感神经兴奋表现的其他疾病，如甲状腺功能亢进症、嗜铬细胞瘤、自主神经功能紊乱、糖尿病自主神经病变、更年期综合征等相鉴别。另外，严重酒精中毒可由中毒本身导致昏迷，也可因酒精中毒致低血糖而引起昏迷，查血糖可以明确。

【治疗要点】

1. 升高血糖

（1）葡萄糖　轻度低血糖患者，可口服葡萄糖等治疗；对重症或无法口服者用 50％葡萄糖液 40～60ml，静脉注射。在大剂量应用胰岛素或口服降糖药的患者及胰岛细胞瘤患者，存在再发低血糖危险，需要持续维持静脉滴注葡萄糖液，维持血糖水平在 6～10mmol/L 左右。该类低血糖症的患者持续治疗至少 48h。

（2）胰高血糖素　严重低血糖者可使用胰高血糖素，常用剂量 1mg，肌肉或静脉注射，每 15～20min 给药 1 次，共 2 次。

（3）经上述处理，神志仍不清楚者，可短期使用糖皮质激素治疗，如氢化可的松 50mg 静脉注射。

2. 病因治疗

（1）胰岛素瘤　外科手术治疗。如无法手术的患者，可选择化疗，但疗效并不理想。

（2）肾上腺皮质功能减退　激素替代治疗，常用氢化可的松 100mg 静脉点滴，能快速有效地恢复正常血糖水平。

（3）反应性低血糖症　选择含低碳水化合物及高蛋白的食物，少食多餐；果胶可减轻胃手术后反应性低血糖。可用溴丙胺太林 15mg，3/d 口服。

（4）酒精性低血糖症　静滴葡萄糖液后尚未能迅速恢复者，可加用氢化可的松 100～300mg，静滴。

3. 脱水治疗：对昏迷时间长，有脑水肿者，使用甘露醇脱水治疗。

（刘世平）

第 119 章　糖尿病危象

第一节　糖尿病酮症酸中毒

【概述】

糖尿病酮症酸中毒（diabetic ketoacidosis，DKA）是由于糖尿病病人体内胰岛素绝对或相对不足，引起以高血糖、高酮血症和代谢性酸中毒为主要特征的临床综合征。糖尿病酮症酸中毒是糖尿病最为常见的急性并发症。据统计，本症的发病率约占住院糖尿病患者的14%，国内为14.6%。在胰岛素应用于临床前其病死率高达70%，目前即使在有经验的医院，病死率仍达5%以上。

【诊断要点】

1. 病因与诱因　糖尿病酮症酸中毒多见于1型糖尿病，据统计约1/3的1型糖尿病患者以酮症酸中毒为首发表现。2型糖尿病患者尤其晚期患者在一定诱因作用下也可导致酮症酸中毒。常见的诱因有：

（1）感染：是DKA最常见的诱因，占37%。以泌尿系感染和肺部感染最多见，其次有急性上呼吸道感染、化脓性皮肤感染、胃肠道感染、胆囊炎胆管炎、腹膜炎等；

（2）胰岛素治疗突然减量或中断；

（3）严重应激状态：如外伤、手术、麻醉、急性心肌梗死、心力衰竭、精神紧张等。

（4）妊娠；

（5）某些药物的使用：如糖皮质激素、甲状腺激素、噻嗪类利尿剂等可使血糖升高。

(6) 其他如脱水、电解质紊乱、甲亢等也可诱发糖尿病酮症酸中毒。

2. 临床表现特点

(1) 症状：多数患者在发生意识障碍前数天有多尿，烦渴多饮和乏力等原有糖尿病症状加重的表现，随着病情发展，出现食欲减退，恶心，呕吐，腹痛，头痛，嗜睡，烦躁，昏迷。

(2) 体征：由于脱水和酸中毒可以出现尿量减少，皮肤干燥，弹性差，心动过速，血压下降，呼吸深快，呼气中有烂苹果味，有时可有腹部压痛，易误诊为急腹症。进一步发展导致各种反射消失，昏迷。少数患者可表现为躁狂、谵妄。

3. 辅助检查

(1) 尿常规：尿糖、尿酮体强阳性，可出现蛋白尿或管型尿。肾功能严重受损时可使尿糖、尿酮减少，甚至阴性。

(2) 血常规：大多数病人可有白细胞总数增多，而且血酮浓度成比例，可达 $15000 \sim 30000/mm^3$。中性粒细胞增高。由于脱水血红蛋白及红细胞压积可升高。

(3) 血糖：多在 $16.7 \sim 33.3mmol/L$，有时高达 $55.5mmol/L$ 以上。

(4) 血酮：定性强阳性，定量一般在 $5mmol/L$ 以上可确诊，有时高达 $30mmol/L$。

(5) 血电解质：血钠大多小于 $135mmol/L$，少数正常，偶可升高；血钾可正常或偏低；当少尿、无尿和严重酸中毒时，血钾可升高；血磷、血镁可低于正常。

(6) 血气分析：血 pH 小于 7.35，重者小于 7.0；二氧化碳结合力（CO_2CP）常小于 $13.38mmol/L$,；剩余碱（BE）及实际重碳酸盐（AB）降低，阴离子间隙（AG）增加。

(7) 血尿素氮、肌酐：可因失水、循环衰竭及肾功能不全而升高。

(8) 血淀粉酶：常增高，但糖尿病酮症酸中毒伴胰腺炎罕见。

4. 诊断注意事项　根据病人临床表现及血糖、血气分析及尿酮体或血酮体检查，一般不难诊断。但要注意某些无糖尿病史，而以酮症酸中毒为首发症状者易被误诊或漏诊。糖尿病酮症酸中毒尚需与糖尿病高血糖高渗状态、低血糖危象、脑血管意外、尿毒症及肝性脑病等鉴别。通过详细询问病史及进一步检查可以明确诊断。还有一些病人主要表现为腹痛，易误诊为急腹症，应加以注意。

【治疗要点】

治疗原则是尽快补充血容量，纠正脱水，降低血糖，纠正电解质及酸碱平衡失调，积极寻找和消除诱因，防治并发症，降低病死率。

1. 小剂量胰岛素持续静脉滴注　一般采用小剂量胰岛素治疗，以 0.1U/kg. h 静滴或微泵给药；每小时静脉给药 4～8U，使血糖每小时下降 4.2～5.6mmol。血糖降至 13.9mmol/L 后，可给予 5%葡萄糖或糖盐水，并逐渐减少胰岛素用量，如酮体消失，可改为皮下注射胰岛素，如血糖降低不明显，可使胰岛素剂量翻倍。也可首先给予负荷量 10～20U 胰岛素静脉注射，而后给予小剂量胰岛素持续静脉滴注。

2. 补液治疗　补液治疗不仅有利于纠正脱水，也有助于血糖的控制及酮体的消除。

（1）补液总量：一般约为病人体重的 10%，或根据酮症酸中毒发生前体重减去发生后体重估计补液量，一般为 4～8L。

（2）补液种类：一般以生理盐水为主，如血糖降至 13.9mmol/L后，输入 5%葡萄糖或糖盐水。如同时合并高渗状态，可适当使用 0.45%低渗盐水。

（3）补液速度：开始补液速度宜快，尤其前 6 小时。根据病人情况，如无心衰第 1 小时可补液 500～1000ml，第 2～3 小时补液 1000ml，前 4 小时内补液达总失水量的 1/3～1/2，前 12 小时内补液达总量的 2/3，24 小时内补足。

（4）补液途径：一般以静脉为主，病人神志清楚者可鼓励病人自己饮用，补液量大、神志不清者可下胃管。

3. 纠正电解质紊乱：除病人已是高血钾、或无尿、肾功能不全暂缓补钾外，一般开始即需要补钾。补钾每小时不超过 20mmol，24 小时氯化钾总量 6～10g，病情恢复后可改口服，一般需要补钾 1 周左右。治疗过程中注意监测血钾水平，及时调整补钾速度与剂量。另外酌情补镁。

4. 纠正酸中毒：糖尿病酮症酸中毒治疗时，在纠正代谢紊乱过程中，酮症酸中毒也常常得到改善，补碱并非必要，然而严重的酸中毒可降低胰岛素的敏感性，抑制心肌收缩力，因此当 pH 低于 7.1 时应给予补碱。当 pH 大于 7.2 时应停止补碱。常用 5％碳酸氢钠 100～200ml 静脉滴注，不用乳酸钠，以免加重可能存在的乳酸酸中毒。

5. 清除诱因，防止并发症：及时使用抗生素控制感染等。补液注意防止过多过快，从而诱发肺水肿。降糖过快可诱发脑水肿，加重病情。

第二节　高血糖高渗状态

【概述】

高血糖高渗状态（hyperglycemic hyperosmolar status）是一种常发生在老年 2 型糖尿病患者和以往无糖尿病病史的患者的一种急性糖尿病并发症，在 1 型糖尿病患者比较少见。高血糖高渗状态以严重高血糖、高血浆渗透压、脱水为特点，无明显酮症酸中毒，患者常有不同程度的意识障碍或昏迷。好发年龄 50～70 岁，死亡率高，以往为 40％～70％，目前由于诊治水平的提高，死亡率已降至 15％～20％。

【诊断要点】

1. 病因与诱因　高血糖高渗状态的病因为胰岛素相对或绝对缺乏。引起血糖升高及脱水的因素均可诱发高血糖高渗状态，常见的诱因有：

（1）感染：尤其是上呼吸道感染、泌尿系感染等最常诱发。

（2）应激：急性胃肠道疾病、心绞痛、心肌梗死、脑血管意外、手术、创伤、严重烧伤等可诱发高血糖。

（3）糖摄入或输入过多：如大量摄入含糖饮料、高糖食物，诊断不明时或漏诊时静脉输入大量葡萄糖液，完全性静脉高营养，以及使用含糖溶液进行透析等情况，导致血糖升高。

（4）药物：糖皮质激素、利尿剂、免疫抑制剂、普萘洛尔、降压药、苯妥英钠等可能抑制胰岛素释放及使血糖升高，从而诱发本病。

（5）脱水：利尿、腹泻、呕吐、胃肠引流、烧伤等引起脱水，导致血浆渗透压升高。老年人渴感中枢不敏感，饮水少，易引起脱水。

2. 临床表现特点

（1）起病方式：起病隐匿，在发病前数天至数周，常有糖尿病症状逐渐加重的临床表现，包括烦渴多饮、多尿、乏力、头晕、食欲缺乏及呕吐等，常被忽略。

（2）脱水征象：少尿，甚至无尿，体重下降。严重脱水，皮肤黏膜极度干燥，缺乏弹性，舌干唇裂、眼球凹陷、血压下降，甚至出现休克。

（3）神经精神表现：病人表情迟钝，嗜睡，昏迷。出现癫痫大发作、一过性的偏瘫、肌肉松弛或不自主的收缩、失语、同侧偏盲、视觉障碍、眼球震颤、幻视、半身感觉缺失、巴宾斯基征阳性和中枢发热等。部分患者因此而被误诊为脑血管意外。

3. 辅助检查

（1）血糖　血糖显著升高，血糖多超过33mmol/L。

（2）血电解质　血钠可正常或升高，也可降低；血钾正常或降低，也可升高；总体钠和钾均为减少。

（3）血浆渗透压　血浆渗透压显著升高，多在330mOsm/L以上。血浆渗透压可直接测定，也可用公式计算：血浆渗透压$(mmol/L) = 2([Na^+] + [K^+]) + 血糖(mmol/L) + BUN(mmol/L)$。正

常人血浆渗透压为 280～300mmol/L

（4）肾功　尿素氮及肌酐多升高，尿素氮可达 21～36mmol/L，肌酐可达 163～600μmol/L，其程度反映严重脱水和肾功能不全。尿素氮及肌酐进行性升高提示预后不佳。

（5）血气分析　CO_2CP、pH 多正常或稍下降。

（6）尿常规　可有蛋白尿及管型、尿糖强阳性

（7）血常规　白细胞可明显升高，红细胞压积增大、血红蛋白升高。

4. 诊断注意事项　由于本病死亡率高，应注意早期诊断。血糖达到或超过 33.3mmol/L（一般为 33.3～66.8mmol/L），有效血浆渗透压达到或超过 330mOsm/L 可诊断本病。需要注意的是高血糖高渗状态可合并糖尿病酮症酸中毒或乳酸性酸中毒，个别病例的高渗状态主要是由高血钠，而不是高血糖造成的。此时尿酮体阳性、酸中毒明显或血糖低于 33mmol/L，不能排除本病的诊断。一些病人血糖很高，但因血钠低，渗透压未达到 330mmol/L，也应按高血糖高渗状态治疗。

【治疗要点】

由于高血糖高渗状态病情危重，并发症多，死亡率高，因此应强调早期积极治疗。治疗原则包括积极搜寻并除去诱因；纠正严重脱水，恢复血容量，纠正高渗状态及其相关病理生理变化，防治并发症，密切观察病情变化。

1. 补液

（1）补液量：补液总量的估计一般可按病人体重的 10％～12％估算，总量多在 6～10L。

（2）补液种类：一般使用等渗盐水，如血压正常而血 Na^+ ＞150mmol/L，可开始即用低渗盐水（0.45％NaCl）；如病人有休克，开始除补等渗液外可同时给予胶体。

（3）补液速度：按先快后慢的原则，第 1 小时输入 500～1000ml，前 4 小时应补总液量的 1/3，前 8 小时补总液量的 1/2

（含头 4h 输入量）加上当天尿量，余量在 24 小时内补足。

（4）补液途径：一般采用静脉补液。老年人和心功能不良者，为了防止液体过量引起的充血性心力衰竭、肺水肿和脑水肿等并发症，在输液过程中，应注意观察患者的尿量、颈静脉充盈程度，必要时测量中心静脉压和血细胞比容，以指导补液。胃肠道补液简单、安全有效，可减少静脉补液的量而减轻大量静脉输液引起的不良反应。因此能口服者，应鼓励病人饮水；不能口服者（昏迷），可不失时机的下胃管补充。给予温开水即可，速度可达 $1\sim2$L/h，尿量 >30ml/h 后，可每 500ml 加 10%氯化钾 $10\sim20$ml。

2. 降糖治疗

基本原则同糖尿病酮症酸中毒，但由于高血糖高渗状态病人对胰岛素较为敏感，因此给予胰岛素剂量宜偏小，并密切观测血糖及尿糖的变化，灵活使用胰岛素。一般以每小时 $4\sim6$U 静脉滴注，使血糖平稳下降至 13.9mmol/L 时，开始给予 5%的葡萄糖液或糖盐水，并按 $3\sim4$g 糖加 1U 的胰岛素。病情稳定或胰岛素常规皮下注射。

3. 纠正电解质紊乱

高血糖高渗状态常有失钠和失钾，同时也有不同程度钙、镁、磷的丢失。因此要注意纠正电解质紊乱，尤其是补钾。如开始有高血钾者，应在补液及胰岛素治疗开始后 $2\sim4$h 再补钾；开始血钾正常或降低，应在治疗开始时即应补钾。以 10%氯化钾 30ml 加入 1000ml 液体中，于 $4\sim6$h 内输入，24h 可补给 KCl $4\sim6$g。

4. 消除诱因，治疗并发症：选用有效的抗生素积极控制感染。对于继发于烧伤、心肌梗死等应激因素者，要积极治疗原发病。

（刘世平）

第十八篇

物理损害所致急诊

第 120 章 中 暑

【概述】

中暑（heat illness）是指人体在高温、无风和湿度较大环境中，机体以体温调节中枢功能障碍、汗腺分泌功能衰竭及水和电解质丢失过多为特征引起的以中枢神经系统和心血管系统功能障碍为主要表现的一组综合征候群疾病。中暑的病死率 20％～70％，50 岁以上患者可高达 80％。

在正常生理情况下，人体通过下丘脑体温调节中枢的作用，使体内产热和散热得到平衡，保持体温在 37℃ 左右。正常人腋窝温度波动在 36～37.4℃，直肠温度在 36.9～37.9℃。正常机体通过辐射、蒸发、对流、传导方式和周围环境进行热交换。对高温和高湿度的适应表现为心排出量、出汗量增加和醛固酮分泌增加，使汗液钠含量减少以维持有效循环血容量，并且机体的有氧代谢增加、能量利用增多以及产热减少。当在高温环境作业，或在室温＞32℃、湿度较大（＞60％）、通风不良的环境中长时间强体力劳动，又无充分防暑降温措施时，机体产热大于散热或散热受阻，体内有大量的热量蓄积就可能发生中暑。另外一些机体对高温环境的适应能力不足，如年老、体弱、产妇、肥胖、发热、甲状腺功能亢进和应用某些药物（如苯丙胺、阿托品）、汗腺功能障碍（如囊性纤维化、硬皮病、先天性汗腺缺乏症、广泛皮肤烧伤后瘢痕形成）等可成为中暑的易发因素。

中暑损伤主要是由于体温过高（＞42℃）对细胞的直接损害作用。此时，发生酶变性、线粒体功能障碍、细胞膜稳定性丧失和有氧代谢途径中断，导致多器官功能障碍。高温作用于神经系统，初期使注意力不集中，对外界反应不敏捷，肌肉工作能力低下，高热

885

能使大脑和脊髓细胞死亡，发生脑水肿、局部出血、颅内压升高和昏迷。由于散热的需要，皮肤血管扩张，血流重新分配，出现不同程度的脱水、低血压、心肌缺血坏死、心律失常、心功能减退。肺血管内皮损伤后可发生 ARDS，合并代谢性酸中毒和呼吸性碱中毒。由于脱水、肾血流量减少和肾小球滤过率下降、尿液浓缩，可出现蛋白尿及细胞管型尿，加之横纹肌溶解、溶血产物过多和尿酸盐肾病可最终导致急性肾小管坏死，出现急性肾衰竭。由于消化道血液减少，胃蠕动减弱，胃液分泌减少，引起食欲缺乏，同时大量饮水和出汗，使大量的氯离子丢失，胃液酸度降低，可引起消化不良等胃肠功能紊乱和出现缺血性溃疡，严重者发生大出血。近年来研究，MODS 的发生机制也有肠源性假说，是消化道缺血导致肠黏膜屏障破坏，从而肠道菌群经破坏的肠黏膜屏障为门户移位到血液和淋巴循环发生脓毒症。在血液系统中血液浓缩，白细胞计数明显升高，血液黏稠度增加后可发生血栓形成和不同程度 DIC。此外，大量出汗可导致失水、低钠，并且血钾、血磷增高，严重肌肉损伤时引起横纹肌溶解和血清 CK 明显升高也很常见。

高温环境下不良气象条件（包括气温、气湿、气流、热辐射强度）系指：①气温高于 35℃；②高气温同时存在高气湿（相对湿度 80％以上）或强热辐射 [热辐射强度超过 4.18J/（cm² · min)]；③夏季露天作业，受热来自太阳辐射和地表被加热后形成的二次辐射源的共同影响。

【诊断要点】

1. 临床表现

中暑根据临床表现的轻重程度分为三级：先兆中暑、轻症中暑和重症中暑。

（1）先兆中暑　人体在高温或高温高湿环境下作业或生活一定时间后，出现口渴、乏力、多汗、头晕、眼花、耳鸣、头痛、恶心、胸闷、心悸、注意力不集中、脸部或肢体皮肤发麻等，体温正常或略高。在阴凉通风处休息后即可恢复。

(2) 轻症中暑　先兆中暑加重，表现为早期循环系统功能紊乱，包括面色潮红或苍白、烦躁不安或表情淡漠、恶心呕吐、大汗淋漓、皮肤湿冷、脉搏细数、血压偏低、心率加快、体温常在38℃以上。若能及时救治，也能很快恢复。

(3) 重症中暑　先兆和轻症中暑症状加重，出现高热、痉挛、惊厥、休克、昏迷等症状。重症中暑根据发病机制和临床表现不同可分为热痉挛、热衰竭、热射病三型，而此三型可顺序发展，也可交叉重叠。

1) 热痉挛（heat cramp）：也称中暑痉挛，是高温环境下强体力作业或运动，出汗后水和盐分大量丢失，仅补充水或低张液而补盐不足，造成低钠、低氯血症，导致突然出现肌肉痉挛伴疼痛。多见于在高温环境中从事体力劳动而有大量出汗的年轻人，年老体弱者反较少见。

临床表现为以活动较多的四肢肌肉、腹部、背部肌肉的肌痉挛和收缩疼痛，尤以腓肠肌痛为特征，常呈对称性和阵发性。严重者也可出现肠痉挛性剧痛，持续数分钟至数小时。患者意识清楚，体温一般正常或略升高。热痉挛可以是热射病的早期表现。

2) 热衰竭（heat exhaustion）：也称中暑衰竭，常发生于年老体弱、产妇及未适应高温作业环境的新工人、热适应差者和慢性疾病患者。多起病较急，在热应激情况时因机体对热环境不适应引起脱水、电解质紊乱、外周血管扩张，周围循环血容量不足而发生虚脱。

临床表现为头晕、眩晕、头痛、恶心、呕吐、脸色苍白、皮肤湿冷、大汗淋漓、呼吸增快、脉搏细数、心律失常、晕厥、肌痉挛、血压下降甚至休克，但中枢神经系统损害不明显，体温正常或略升高。热衰竭可以是热痉挛和热射病的中间过程，如不治疗可发展成为热射病。

3) 热射病（heat stroke）：又称中暑高热，属于高温综合征（hyperthermia syndromes），是一种致命性急症，是中暑最严重的类型。高热、无汗和昏迷是本型的三大特征。在高温、高湿或强烈的太阳照射环境中作业或运动数小时（劳力性），或老年、体弱、有慢性疾病患者在高温和通风不良环境中持续数日（非劳力性），热应激机制失代偿，使中心体温骤升，导致中枢神经系统和循环系统功能障碍。

临床表现为在全身乏力、出汗、头晕、头痛、恶心等早期症状的基础上，出现高热、无汗、神志障碍，体温高达 40～42℃甚至更高，美国曾有报道体温高达 44.4℃的记录。可有皮肤干燥、灼热、谵妄、昏迷、抽搐、呼吸急促、心动过速、瞳孔缩小、脑膜刺激征等表现，严重者出现休克、心力衰竭、脑水肿、肺水肿、ARDS、急性肾衰竭、急性重型肝炎、DIC、MODS，病死率极高。

过去曾分一类称日射病（Sun stroke），认为是烈日辐射直接作用于头部，引起颅内温度升高，使脑细胞受损所致。国内学者多年来经过大量研究发现日射病的病理和临床与热射病基本相同，因而将日射病归于热射病一类。

2. 实验室检查

中暑时，应行紧急血生化检查和动脉血气分析等。根据不同病情轻重，可有白细胞总数增高和中性粒细胞增高、蛋白尿和管型尿、转氨酶升高、血肌酐和尿素氮升高、血乳酸脱氢酶（LDH）和肌酸激酶（CK）增高、血液浓缩、电解质紊乱、呼吸性和代谢性酸中毒、呼吸性碱中毒或混合性酸碱平衡失调、心电图改变、血小板减少、凝血功能异常等。若怀疑颅内出血或感染时，应行脑CT和脑脊液检查。

3. 诊断与鉴别诊断

在高温或高温高湿环境中，重体力作业或剧烈运动之后甚至过程中出现相应的临床表现即可以考虑诊断中暑。过高热、严重的中枢神经系统症状和干热皮肤被认为是热射病的三大特征。但须注意排除流行性乙型脑炎、细菌性脑膜炎、中毒性细菌性痢疾、脑型疟疾、脑血管意外、脓毒症、急腹症、甲状腺危象、伤寒、抗胆碱能药物中毒等原因引起的高热疾病。鉴别时均要做一些相关化验检查。

【治疗要点】

中暑虽然类型和病因不同，但基本治疗措施相同。

1. 先兆中暑和轻症中暑

将患者转移到阴凉、通风环境，环境温度应以不引起病人寒战和感到凉爽舒适为宜。口服淡盐水或含盐清凉饮料，休息后即可恢复。也可选服人丹、十滴水、霍香正气丸等。对有循环功能紊乱或循环衰竭倾向者，可静脉补充 5% 葡萄糖盐水，能较快恢复。

2. 重症中暑

使患者迅速脱离高温现场，并根据发病机理和临床类型予以急救。

（1）热痉挛：治疗重点为补钠，静脉滴注 5% 葡萄糖盐水或生理盐水 1000~2000ml。肌肉痉挛明显者，静脉注射 10% 葡萄糖酸钙 10~20ml 以解痉治疗。

（2）热衰竭：及时补足血容量，防止血压下降。可用 5% 葡萄糖盐水或生理盐水静脉滴注，可适当补充血浆。年老体弱者要适当控制补液速度，必要时监测中心静脉压指导补液。

（3）热射病

迅速降低患者过高的体温是急救的关键。

1）立即将患者转移到通风良好的低温环境，可使用电风扇、空调。按摩患者四肢及躯干，促进循环散热。

2）保持患者呼吸道通畅并给予吸氧。

3）降温：降温速度与预后密切相关。体温越高，持续时间越长，组织损害越严重，预后也越差。各种不同的降温过程均应监测体温、心电、血压，一般应在 1 小时内使直肠温度降至 38℃左右。

体外降温：头部降温可采用冰帽、电子冰帽（温度调至 4℃），或用装满冰块的塑料袋紧贴两侧颈动脉处及双侧腹股沟区，以降低进入颅内的血液温度。全身降温可使用冰毯（温度调至 4℃），或用 95％酒精加等量冰水擦拭皮肤。也可喷以凉水或以凉湿床单包裹全身。以冰水浸泡治疗已不再推荐，因发生低血压和寒战的并发症较多，但如经其他方法无法降温时，也可考虑此法，一旦中心体温低于 38.5℃时需停止冰水降温，以防体温过低。有条件者，可将患者放置在特殊蒸发降温房间。

体内降温：用 4℃的冰盐水 200ml 进行胃或直肠灌洗，必要时加氨基比林 0.5g；也可用 4℃的 5％葡萄糖盐水 1000～2000ml 静脉滴注，开始时滴速控制在 30～40 滴/分，至少持续 5～10 分钟，以免引起心律失常；或用低温透析液（10℃）进行血液透析；也可用 4℃的冰盐水腹腔灌注或使用人工冬眠合剂如可应用氯丙嗪 25～50mg 加入 500ml 液体中静脉滴注除了能控制寒战外，尚有直接降温作用，其降温机理主要是抑制体温调节中枢，并使外周血管扩张，加速散热，肌肉松弛，减少震颤，使机体产热减少，并降低耗氧量等而起作用。近年来研究阿片受体拮抗剂纳洛酮有明显的降温、促醒、升压等效应，可静注 0.4～1.2mg，0.5～1h 重复应用 1 次。

4）补钠和补液，维持水、电解质平衡，纠正酸中毒。低血压时应首先及时输液补足血容量，必要时应用血管活性药物（如多巴胺等）。严重休克和循环衰竭是中暑常见的死亡原因。

5）防治脑水肿和抽搐：应用甘露醇。尽早使用肾上腺糖皮质激素，激素有一定的降温、改善机体的反应性、降低颅内压作用，但剂量不宜过大，用药时间不宜过长，以避免发生消化道出血、继发感染、高血糖等并发症。可酌情应用白蛋白。有抽搐发作者，可静脉输注地西泮。

6）加强监测与对症处理：降温期间应监测体温变化，监测病人尿量，监测动脉血气和凝血功能。呼吸衰竭者行气管插管，用人工呼吸机辅助通气；肺水肿时可给予毛花苷 C 1/2 量、呋塞米、糖皮质激素和镇静剂；应及时发现和纠正肾功能不全；防治肝功能不全和心功能不全；控制心律失常；给予质子泵抑制剂预防应激性溃疡；必要时适当使用抗生素预防感染等。并注意各个脏器的灌注和保护，防止发生 MODS。

7）恢复期的治疗：患者度过急性期后可有 1～3 个月的热过敏状态，期间应避免再度于高温环境下工作和生活。

（褚　沛）

第 121 章 冻 伤

【概述】

冻伤（frostbite）即冷损伤（cold injury），是低温作用于人类机体的局部或全身引起的损伤或坏死。低温强度、作用时间、空气湿度和风速与冻伤的轻重程度密切相关。人体局部接触低温时，皮肤血管受交感神经调节而收缩，减少皮肤血流量；低温引起的血管收缩是机体对寒冷的适应性反应，严重寒冷时，甚至可闭塞末端血管，停止末端血流，以减少皮肤散热，保持体温。低温持续存在时，可使蛋白变性，酶破坏，细胞膜改变以及细胞结构破坏，此为冻伤Ⅰ期。而冻伤损害主要发生在冻融后，血管内皮细胞受损伤，局部血管扩张、渗出，细胞肿胀，氧自由基产生，形成花生四烯酸链导致小静脉和小动脉血栓形成，造成肢体的缺血、坏死或坏疽，此为冻伤Ⅱ期。

慢性疾病、营养不良、饥饿、疲劳、年老、神志不清、痴呆、醉酒、休克和创伤等是冻伤的易患因素。

【诊断要点】

1. 临床表现

冻伤按损伤范围可分为全身性冻伤（冻僵）和局部性冻伤（局部冻伤、冻疮、战壕足与浸泡足）。按损伤性质可分为冻结性冻伤（局部冻伤、冻僵）和非冻结性冻伤（冻疮、战壕足与浸泡足）。

（1）非冻结性冻伤　因人体长时间暴露于 0～10℃ 的低温、潮湿环境且保护较差造成的局部损伤，组织不发生冻结性病理改变。包括手、足、耳垂和鼻尖部的冻疮、战壕足和浸泡足。一般表现为局部有痒感或胀痛的红肿、丘疹或结节病变，可出现水疱，去除水疱上的表皮可见创面发红，有渗液。并发感染时可形成糜烂或溃疡。受冻局部可渐次出现皮肤发红、苍白、发凉，皮肤或肢端刺痛，皮肤僵硬、麻木、感觉丧失。冻疮治愈后可反复发作，与患病后皮肤的慢性血管炎以及皮肤抵抗力降低有关。

（2）冻结性冻伤　因人体局部或全部短时间暴露于极低气温，或者较长时间暴露于0℃（冰点）以下低温造成的损伤，组织发生冻结性病理改变。

1）局部冻伤：可发生在任何皮肤表层，但一般局限在鼻、耳、面部、手和足等暴露部位，偶有发生在阴茎、阴囊部位。患处温度低、皮肤苍白、麻木、刺痛。复温冻融后，根据创面损伤深度不同可分为以下四度。Ⅰ度冻伤（红斑性冻伤）：伤及表皮层，局部红肿、发热感、疼痛，愈合后不留瘢痕。Ⅱ度冻伤（水泡性冻伤）：损伤达真皮层，局部红肿，有水疱、疼痛、麻木、感觉迟钝。局部可成黑痂，2～3周脱痂愈合，少有瘢痕。如并发感染，创面溃烂，愈合后可有瘢痕。Ⅲ度冻伤（腐蚀性冻伤）：损伤达皮肤全层或深达皮下组织，局部皮肤紫红或紫黑色，感觉障碍或消失，皮温降低、创面周围红肿、疼痛，出现血性水疱，皮肤坏死，愈合后留有瘢痕。Ⅳ度冻伤（血栓形成与血管闭塞）：损伤达肌肉、肌腱、骨骼等组织，局部皮肤深紫黑色，皮温降低，剧痛，2～3周内成干性坏死，容易并发感染呈湿性坏疽，全身中毒症状严重。Ⅲ、Ⅳ度冻伤早期很难区分，可视为重度冻伤或深部损伤，治愈后多留有功能障碍。Ⅰ、Ⅱ度冻伤则为浅表性损伤。

2）冻僵：冻僵（frozen stiff，frozen rigor）又称意外低体温（accidental hypothermia），由于寒冷（-5℃以下）环境引起的全身体温过低，导致以神经系统和心血管系统损伤为主的全身性损害，通常暴露寒冷环境后6小时内发病。平时少见，常在严寒季节、高海拔地区或是在雪崩、暴风雪等灾害状况下发生。根据测得的中心体温（直肠温度）可将冻僵分为3度，中心温度在34～36℃为轻度冻僵；中心温度在30.1～33.9℃为中度冻僵；中心温度低于30℃为重度冻僵。受冻早期可表现为神经兴奋，皮肤血管和毛孔收缩、排汗停止、减少散热、代谢率增高、肌张力增加、出现寒战或肌肉震颤，随着体温继续下降，体温<33℃时，机体进入代谢和功能抑制状态，寒战停止，心肌收缩力下降，心动过缓，血压下降，意识模糊，知觉与反应迟钝，瞳孔开始散大。严重患者出现昏迷，皮肤苍白或青紫，四肢肌肉和关节僵硬，测不到脉搏和血压，肺水肿，室颤，心脏骤停，呼吸停止，瞳孔散大固定，无脑电活动。冻僵患者体温越低，病死率越高。通常中心体温在 25～27℃ 时为低温致死极限，往往难于复苏成功。

2. 实验室及辅助检查

冻僵时可有代谢性酸中毒、低氧和高碳酸血症、氮质血症、血淀粉酶增高、血小板减少、血液浓缩、凝血障碍等指标，心电图可表现为心动过缓和传导阻滞，PR、QRS 和 QT 间期延长，T 波倒置改变，心房颤动，室性心律失常，可出现 J 波等。严重患者出现心室颤动、心搏停止。

3. 诊断与鉴别诊断

通过了解受冻史、受湿冷史、保暖情况以及是否有诱因，不难作出诊断。并可作出冻伤类型与严重程度的判断。应注意患者出现低体温前是否伴有药物过量、滥用酒精或外伤。

中心体温的测量：临床上常以接近中心体温的部位测量。肺动脉测温最准确，直肠、膀胱、鼓膜、食管测温较常用，口腔测温可作为初筛监测。大多数以直肠、食管测中心体温。

【治疗要点】

冻伤程度与组织冻结时间长短有关，在未获得有确切的死亡证据前，必须积极抢救。从现场转送医院时，应将患肢用无菌纱布包敷，并抬高患肢。高压氧和全身支持治疗有助于冻伤组织的恢复。

1. 非冻结性冻伤

可在局部涂冻疮膏，局部用药应涂厚，每日数次湿敷创面。并根据创面情况每日换药，用无菌纱布包扎。

2. 局部冻伤

Ⅰ度冻伤：保持创面干燥。

Ⅱ度冻伤：复温消毒，干纱布包扎或暴露疗法。对较大的浆液性水泡，可于局部消毒后，先用注射器抽出其中浆液，再作包扎。

Ⅲ度、Ⅳ度冻伤：暴露疗法，保持创面清洁干燥，待坏死组织边界清楚时可在3～4周进行手术切除。酌情应用破伤风抗毒素、改善血液循环药物、营养支持、抗生素。对于浆液性水泡和（或）出血性水泡均可使用库拉索芦荟乳剂，它有对抗花生四烯酸的作用。肢体远端湿性坏疽可行截肢（趾）术，但由于发病早期很难区分冻伤组织的破坏程度，手术宜在较晚时间进行。

如果没有再结冰机会应当对冻伤局部进行快速复温，以免增加组织损伤。手套、鞋袜与手脚冻在一起难于分离时不可强行分离，应用温水（40℃左右）使冰冻融化后脱下或剪开。常可浸入38～42℃温水中复温（水温50～60℃将导致热损伤），水温要稳定，直至患肢转红润，感觉恢复，组织变软，关节柔顺易弯，皮温达36℃左右。一般需在20～30分钟内复温。严禁用拍打、冷水浸泡、雪搓等方法局部复温，也不能直接用火烤或直接放在发动机废气管或散热片上，以防加重损伤。可用柔软的棉花、软布包裹保护受冻部位。复温期间患处疼痛剧烈时，可使用止痛剂。复温后，用毛毯、加热毯等对冻伤部位继续保温，冻伤的皮肤应小心清洁、保持干燥，抬高病变部位、减轻水肿。

3. 冻僵

（1）急救　对尚能维持灌注心律的患者，救助的重点是保温和积极复温。避免患者继续暴露于受冻现场，将患者移置于温暖环境，除去湿衣服并隔绝冷热风吹以防进一步丢失热量。要尽早把患者送到医院，搬动时应保持水平体位、冻伤部位略抬高、避免动作粗暴，严防骨折发生。复温速度要求稳定、安全，通常复温速度为0.3～2℃/h。快速的复温常导致不可逆的低血压。重度患者复温速度应加快，体外循环是快速复温的重要措施，复温速度为10℃/h。

（2）心肺复苏　判断为心脏骤停，应立即按最新指南给予心肺复苏。应注意重度低体温时易出现室颤（或其他恶性心律失常），在进行急救处理如搬运、气管插管等动作时更易出现，但在体温未恢复之前药物和电击除颤反应又极差。

对低体温患者，可能无法确认是心脏骤停还是低体温。心脏骤停患者迅速发生的低体温对脑和其他器官有保护效应，不要因体温过低而认为完全无望，必须强调坚持积极复温和复苏直到作出确定的评估。如果体温升至28℃以上仍无脉搏，应行心肺复苏及相应药物治疗，复苏过程中一般不用肾上腺素，以免发生心室颤动，一旦出现室颤立即行电除颤和药物复律。体温升至36℃时，经各种复苏措施仍无效者，可终止复苏。

（3）综合措施和全身支持治疗　包括对脏器功能监护和支持的综合措施，给予高热量、高蛋白、富含多种维生素的热饮料和流质饮食、静脉输入温暖液体（38℃）、温盐水灌肠以及对低血容量、低血糖、应激性溃疡、胰腺坏死、心肌梗死、脑血管意外、深部静脉血栓形成、肺不张、肺水肿、肺炎等并发症的处理。可使用抗凝、扩血管、改善微循环药物以及温经、活血的中药，但要注意避免出血倾向。

（褚　沛）

第122章 淹 溺

【概述】

淹溺（near drowning）常称为溺水，是人被淹没于水中因为水、水中污泥和杂草堵塞呼吸道或因反射性喉、气管、支气管痉挛引起窒息、缺氧和二氧化碳潴留，吸收到血液循环的水引起血液渗透压改变、电解质紊乱和组织损害的状态。淹溺若急救不及时，可造成呼吸和心脏骤停而死亡。淹溺后窒息合并心搏停止者称为溺死（drowning）。全球每年发生淹溺超过50万例，大约90%淹溺发生于淡水，其中50%发生在游泳池，此外有极少数病例是不慎跌入粪坑、污水池和化学物质储器者。淹溺是引起儿童与青少年心脏骤停的主要原因。目前，在我国淹溺是人群意外伤害致死的第3位死因，0～14岁年龄组为第1位死因。

淹溺导致窒息的机制：液体吸入肺，含污泥、杂草等物堵塞呼吸道阻滞了气体交换所致称为湿性淹溺（wet near drowning），约占淹溺者的90%；因喉头、气管、支气管痉挛所致全身缺氧及窒息，无（或很少）液体吸入肺，称为干性淹溺（dry near drowning），约占溺水者的10%～20%。发生淹溺的液性介质以海水（salt water）和淡水（fresh water）最常见。淡水属低渗液，海水属高渗液。由于淹溺时水的成分不同，引起的损害也有所不同。吸入淡水，大量的低渗淡水经肺毛细血管很快进入血液循环，稀释血液，引起低钠、低氯和低蛋白血症，由于红细胞在低渗血浆中破坏而发生血管内溶血，引起高钾血症甚至心脏骤停。大量游离血红蛋白堵塞肾小管，引起急性肾衰竭。吸入海水，由于海水含3.5%氯化钠和大量钙盐及镁盐，对肺泡壁毛细血管有明显的化学刺激作用，动脉低氧血症较淡水淹溺更为严重而持久，加之大量血液中的水分及蛋白质渗入肺间质及肺泡内，引起急性肺水肿。由于血液浓缩，高钠血症或高氯血症、高钙血症、高镁血症可造成心血管和神经系统变化，如心律失常、血压下降甚至心脏骤停。一般血钾浓度变化不大。不论淡水与海水，进入呼吸道和肺泡后，都使肺通气功能障碍，并可阻碍肺内气体交换从而发生窒息。溺水后引起的全身缺氧，可引起各种并发症，如脑水肿、肺水肿，呼吸道吸入的污水可发生吸入性肺炎，进而发生 ARDS、DIC 和急性肾衰竭等；若跌入粪池、污水池，可同时引起皮肤和黏膜损害及硫化氢或其他化学毒物中毒。

【诊断要点】

1. 临床表现

患者的许多症状和体征只发生在淹溺现场。临床表现的严重程度与淹溺持续时间长短、吸入液体量及性质、重要器官损害程度及范围有关。缺氧是淹溺患者共同的和最重要的表现。尚处于濒死期溺水者获救后，患者常表现意识不清，血压下降或测不到，呼吸、心跳微弱或停止。一般表现有皮肤发绀，面部肿胀，双眼结膜充血，口鼻充满泡沫或杂质，四肢冰冷，胃内充满积水者可见上腹部鼓胀，寒战。常表现为不同程度的低体温。有的患者还合并颅脑及四肢外伤。溺入海水者有口渴感。重者 24～48 小时后出现肺水肿、脑水肿、ARDS、溶血性贫血、急性肾衰竭和弥散性血管内凝血（DIC）等。肺部感染常见。

2. 实验室及特殊检查

可有白细胞总数和中性粒细胞增高。吸入淡水较多时，可出现低钠、低氯、低蛋白血症及溶血，溶血时血钾增高，尿中出现游离血红蛋白。吸入海水较多时，可出现短暂性血液浓缩，高钠血症或高氯血症，以及高钙血症、高镁血症。X 线检查可见肺野有绒毛结节状密度增高阴影，以内侧带和肺底为多，肺水肿及肺不张可同时存在。心电监测可表现为窦性心动过速或过缓、ST 段和 T 波改变、室性心律失常、心脏传导阻滞。血气分析有不同程度的低氧血症、高碳酸血症、呼吸性酸中毒合并代谢性酸中毒。可出现急性肾衰竭和 DIC 指标等。

3. 诊断与鉴别诊断

根据淹溺的病史和打捞过程以及临床表现症状和体征，即可作出诊断。

【治疗要点】

1. 现场急救

（1）水中急救　根据溺水的发病机制和严重后果，淹溺急救应从落水时即开始，要尽可能迅速将淹溺者安全地从水中救出。①不会游泳者落水后，要保持冷静，设法呼吸，等待救援机会。最好采取仰面体位，头顶向后，口鼻向上露出水面，切不可将手上举或挣扎，否则容易下沉。②会游泳者溺水常因为腓肠肌痉挛而引起，及时呼救的同时，要把身体抱成一团，浮出水面，设法将痉挛下肢的拇趾用力往前上方拉，直至痉挛停止。③救护者应镇静，下水前尽可能脱去外衣裤，尤其是鞋靴，对挣扎中的溺水者，救护者应从其背后接近，救护者应防止被溺水者紧紧抱住，如已被抱住，应放手自沉，使溺水者手松开，再进行救护。④如救护者游泳技术不熟练，最好携带救生圈、木板或用小船进行救护，或投下竹竿绳索等，让溺水者抓住，再拖上岸。

（2）淹溺复苏　缺氧时间和程度是决定淹溺预后最重要的因素。对溺水者的抢救必须分秒必争，最重要的紧急治疗是尽快对淹溺者进行通气和供氧。一旦从水中救出，对无反应和无呼吸的淹溺者应立即清除口、鼻、喉内的杂草、污泥，保持气道通畅。必要时尽快倒水后立即进行心肺复苏（CPR）。复苏期间常会发生呕吐，注意防止呕吐物误吸。

（3）倒水方法　现场常用的倒水方法有：伏膝倒水，即将患者腹部置于施救者屈膝的大腿上，头部下垂，施救者平压患者背部，将呼吸道和胃内的水倒出；或抱腹倒水，由施救者抱起患者的腰腹部，使背部朝上，头部下垂予以倒水；或抱住溺水者的两腿，腹部放在急救者的肩部，快跑，而使呼吸道和胃内积水迅速倒出。但是，一般肺内水分吸收很快，残留不多，因此倒水时间不宜过长，以免延误复苏时间。

2. 院内急诊处理

经现场抢救复苏成功的淹溺患者应及时送至医院给予进一步的评估和监护治疗，采取综合措施支持循环呼吸等功能，防止并发症的发生。对监护24～48h无低氧血症或神经系统并发症者，可出院随访。

（1）补充血容量，维持水、电解质和酸碱平衡　淡水淹溺时，因血液稀释，应适当限制入水量，及时应用脱水剂防治脑水肿，并适量补充2％～3％氯化钠溶液、浓缩血浆和白蛋白，如有明显溶血或贫血，可输注红细胞和全血以增加血液携氧能力；海水淹溺时，由于大量体液渗入肺组织，血容量偏低，需及时补充液体，可用5％葡萄糖溶液、低分子右旋糖酐、血浆，严格控制氯化钠溶液；注意纠正高钾血症及酸中毒。

（2）对症支持治疗　予以吸氧或高压氧治疗；防治脑缺氧损伤、控制抽搐；对冷水中淹溺者按低体温处理，可采用体外和体内复温措施；并积极防治急性肾功能不全的发生，必要时给予透析治疗；早期应用糖皮质激素可有助于减低毛细血管通透性从而对抗脑水肿、肺水肿和溶血；防治多器官功能障碍；防治肺部感染；加强营养支持和护理工作。

（3）ICU综合治疗　一旦并发ARDS或需进一步脑复苏等应收住ICU。

（褚　沛）

第123章 电击伤

【概述】

电击伤 (electrical injury) 也称触电 (electrical shock)，在生产和生活中均可发生。是人体接触一定量的电流或被雷电与电弧击中，所引起的机体损伤和功能障碍、甚至死亡。电源直接接触体表所致电击最为常见，雷击即闪电 (lightning) 是一瞬间的超高电压电流。还有在高电压和超高电压的电场下，虽未直接接触电源，也有电流或静电电荷经空气或其他介质，对人体发生电击。在高温高湿场所或梅雨季节，衣服受潮时皮肤电阻减低，更易导电而触电。大风、暴雨、大雪或火灾时电线断裂，其断端直接接触身体或用手直接拖拉触电病人，均可造成意外电击伤。电流能量转化为热量还可造成电烧伤。

电击损伤程度与电流强度、电流种类、电压高低、通电时间、人体电阻、电流途径、频率有关。低频交流电最为危险，尤其是 $50 \sim 60Hz$ 的家用电危害最大，该交流电易落在心肌易激期，故致室颤者多。一般而言，交流电 (alternating current) 比直流电 (direct current) 危险，低频率比高频率危险，电流强度越大、接触时间越长，就越危险。身体各组织单独对电流的阻力按自小而大顺序排列为血管、神经、肌肉、皮肤、脂肪、肌腱、骨组织。电流通过人体主要产生两方面的作用：①化学作用，通过离子运动引起肌肉收缩；②热效应，使电能变为热能，造成组织的电灼伤。电流在体内一般沿电阻小的组织前行，引起损伤。电流通过心脏易导致心脏骤停，通过脑干使中枢神经麻痹、呼吸暂停。电灼伤局部，轻者出现水泡，组织破坏；重者出现炭化 (carbonization)、血液凝固、血管栓塞、肌肉断裂及血管破裂等。肢体肌间隙大量渗出导致骨筋膜室综合征（compartment syndrome）。电击后，大量肌红蛋白及血红蛋白的释放，可导致肾小管阻塞，引起急性肾衰竭。高压电流可引起肌纤维透明变性，甚至凝固性坏死及断裂。闪电为静电放电，电能在 1/2 秒内以 100 亿伏的静电压放电，峰值电流可达 20 万 mA，可击毙在电路中的任何生物体，可致电击性休克、心室颤动、呼吸中枢麻痹，也可由于高热和机械暴力，使击中者炭化、组织撕裂，并立即死亡。其他如强直性肌肉收缩或电击后患者从高处坠落，可致骨折等复合伤。

【诊断要点】

1. 病史

有带电作业或意外触电或雷电电击史。

2. 全身表现

触电后主要是中枢神经系统受抑制，尤其是自主神经系统。轻者可仅出现惊恐、面色苍白、头痛、头晕、心悸等；部分病人有肌肉收缩痛，室上性心动过速及束支传导阻滞等心律失常。重者可致意识丧失、休克、心脏呼吸骤停。低电压电流可引起室颤，继而发生呼吸停止，检查时既无心跳、也无呼吸或心搏和呼吸极其微弱，患者进入"假死"状态，此时不可轻易放弃对触电患者的抢救。有些严重电击患者虽当时症状不重，但在 1 小时后可突然加重。高电压电流引起呼吸中枢麻痹，患者昏迷、呼吸停止，但心跳存在，血压下降，皮肤发绀，若不及时抢救，10 分钟内即可死亡。若系高电压、强电流电击，呼吸、循环中枢同时受累，多立刻死亡。

3. 局部表现

高压电击的严重烧伤常见于电流进出部位，皮肤入口灼伤比出口处严重，烧伤部位组织焦化或炭化。进口与出口可能都不止一个。触电的肢体因屈肌收缩关节而处于屈曲位，在肘关节、腋部、腘窝部及腹股沟部，其相互接触的近关节皮肤可因电流经过产生间断性创面。电击创面的最突出特点为皮肤的创面很小，而皮肤下的深度组织损伤却很广泛并且隐匿。

血管病变为多发性栓塞、坏死；胸壁的电击伤可深达肋骨及肋间肌并致气胸；腹壁损伤可致内脏坏死或空腔脏器穿孔、坏死；触电时肌群强直性收缩可导致骨折或关节脱位。常因肌肉组织损伤、水肿和坏死，使肢体肌肉筋膜下组织压力增加，出现神经、血管受压体征，脉搏减弱，感觉及痛觉消失，发生骨筋膜室综合征（compartment syndrome）。肢体严重损伤可表现为肢体水肿、触之紧张发硬、被动伸展手指或足部时疼痛、肢体固定收缩、扪触不到脉搏、远端发绀、毛细血管再充盈极差。

闪电损伤时皮肤上出现的微红的树枝样或细条状条纹，是由电流沿着或穿过皮肤所致的Ⅰ度或Ⅱ度烧伤。患者所带指环、手表、项链或腰带处可以有较深的烧伤。大约半数电击者有单侧或双侧鼓膜破裂、视力障碍、单侧或双侧白内障。

4. 并发症　电击伤可引起永久性失明或耳聋，短期精神失常、肢体瘫痪、局部组织坏死继发感染、高钾血症、酸中毒、急性肾衰竭、心律失常、周围神经病、内脏破裂或穿孔及电烧伤后遗症等。

5. 实验室检查

各种相应的异常改变有：心电图可见各种心律失常、急性心肌损伤变化、非特异性 ST - T 改变，X 线显示可有骨折，心肌多项生化标记物升高，血淀粉酶升高，出现肌红蛋白、血红蛋白尿，血肌酐、尿素氮增高，高血钾，动脉血气分析有酸中毒、低氧血症等。

6. 诊断与鉴别诊断

根据患者触电病史和现场情况，即可作出诊断。应了解有无从高处坠落或被电击抛开的情况。注意有无颈髓损伤、骨折和内脏损伤等。测定血 LDH、CK 及淀粉酶、检测尿肌红蛋白、血红蛋白，可辅助判断组织损伤程度。

【治疗要点】

1. 现场急救

（1）脱离电源　应在第一时间切断触电现场的电源，或应用绝缘物使患者与电源分离，或采取相应保护措施将患者搬离危险区，防止进一步损伤。但应强调确保现场救助者自身的安全，尤其是在潮湿或高电压的情况下。

（2）心肺复苏　对心脏骤停和呼吸停止者立即按最新复苏指南的流程进行心肺复苏，不能轻易终止复苏。

2. 院内急诊处理

（1）保持呼吸道通畅，必要时给予吸氧。

（2）心电监测　由于电流对心脏的直接作用和组织损伤后产生的缺氧、酸中毒、高钾血症等均可引起心律失常，有条件者最好给予持续心电监护以便及时发现恶性心律失常，并作出相应处理。对所有电击伤患者，应连续进行 $24\sim48h$ 心电监测，以便发现电击后迟发性心律失常。

（3）补液　对低血容量性休克和组织严重电烧伤的患者，应迅速静脉补液并注意检查是否合并有内脏损伤，补液量较同等面积烧伤者要多。输液量应依据患者对输液治疗的反应来决定，包括每小时尿量、周围循环情况及中心静脉压监测。出现肌红蛋白尿时，要充分输液维持尿量并给予碳酸氢钠碱化尿液、保护肾脏功能。

（4）对症治疗　包括防治脑水肿、监测和防治高钾血症、纠正心功能不全、治疗急性肾功能不全、维持酸碱平衡等。

（5）创伤和烧伤的外科处理　积极清除电击创面坏死组织并常规预防注射破伤风抗毒素（3000U），有助于预防感染和创面污染，并减少继续释放肌红蛋白的来源。由于深部组织的损伤、坏死，伤口常需开放治疗。对于广泛组织烧伤、器官创伤和骨折者，应由有经验的专业医师及时给予相应处置，包括对皮肤和组织坏死进行清创术，对骨筋膜室综合征按需进行筋膜切开减压术，对于肢体电击伤后深部组织损伤情况不明的进一步检查，对继发感染给予抗生素治疗，内脏器官穿透伤的手术治疗，电烧伤创面的分期处理等。

（褚　沛）

第124章 蛇咬伤

【概述】

全世界有蛇类 2 700 多种,分布在我国的有 200 多种,其中毒蛇近 60 种,危害较大的有 10 余种,主要分布于长江以南地区,常见的毒蛇有金环蛇、银环蛇、海蛇、竹叶青、蝰蛇、五步蛇、眼镜蛇、眼镜王蛇、蝮蛇等,全世界每年被毒蛇咬伤的人数在 30 万以上,死亡率约为 10%,其中以东南亚国家为多,我国中东部等地区均有发病,被毒蛇咬伤机会较多的人群为农民、渔民、野外工作者和从事毒蛇研究人员,夏秋季节咬伤发生率高,咬伤部位以四肢常见。蛇毒的毒性成分主要是具有酶活性的多肽和蛋白质,目前认为与临床密切相关的毒素有神经毒素、血循毒素和肌肉毒素。

【诊断思路】

1. 病史

详细询问病史确认是否被某种蛇咬伤,若同时捕获到咬伤人的蛇则诊断意义较大。

2. 鉴别是否为毒蛇咬伤 毒蛇咬伤时伤口通常可见两个针尖大牙痕,局部伤口可出现水肿、渗血或坏死,同时患者可出现一些特殊的临床表现,而非毒蛇咬伤后伤口呈两行或四行锯齿状浅小牙痕,局部无水肿、渗血、坏死,常无类似毒蛇咬伤后出现的特殊临床表现。

3. 毒蛇咬伤后临床表现

各种毒蛇咬伤后发病快慢不同,眼镜蛇和海蛇的蛇毒分子小,咬伤后迅速进入血液循环,因而发病很快,蝰蛇的蛇毒分子较大,缓慢地由淋巴系统吸收后才出现症状,眼镜蛇和烙铁头的蛇毒接触黏膜吸收后可引起全身中毒。各种毒蛇所分泌的毒素主要包括神经毒素、肌毒、血循毒素，同一种毒蛇常可分泌多种毒素，因此不同毒蛇的临床特点可类似，如海蛇可分泌神经及肌肉毒素；许多眼镜蛇、蝰蛇常兼有神经毒、血循毒等相关的临床表现；蝮蛇咬伤后的临床表现与眼镜蛇相似，因此从临床表现很难鉴别是哪一种毒蛇咬伤，患者出现面部麻木、呼吸困难、心肌炎、急性肾衰竭、弥散性血管内凝血和呼吸衰竭，均提示预后严重。根据蛇毒的主要毒性作用，毒蛇咬伤的临床表现可归纳为以下三类：

（1）神经毒损害　主要见于银环蛇、金环蛇、眼镜蛇等毒蛇咬伤。临床可表现为全身不适、四肢乏力、头晕、眼花、恶心、晕厥、吞咽困难、言语不清、复视、眼睑下垂、流涎、窒息感、瞳孔对光反射与集合反射消失、昏迷、呼吸麻痹。重症患者由呼吸浅慢渐发展为中枢性或周围性呼吸衰竭，最终呼吸及心跳停止。

（2）血循毒损害　主要见于竹叶青、烙铁头、五步蛇、红脖游蛇、蝰蛇、蝮蛇等毒蛇咬伤后。竹叶青、烙铁头、五步蛇及红脖游蛇咬伤可出现DIC样综合征（凝血时间延长，APTT、PT、TT延长，Fg减少，"3P"试验和FDP阳性，但AT-Ⅲ活性和血小板下降不明显等），蝰蛇、蝮蛇咬伤后除局部症状外常合并DIC，表现为全身广泛出血，包括颅内和消化道出血，大量溶血引起血红蛋白尿，出现恶心、呕吐、口干、出汗、血压下降、心律失常、循环衰竭和急性肾衰竭。

（3）肌毒损害　主要见于海蛇等毒蛇咬伤，咬伤后局部仅有轻微疼痛，甚至无症状。约30分钟到数小时后，患者出现肌肉疼痛、僵硬和进行性无力、腱反射消失、眼睑下垂和牙关紧闭。若横纹肌大量坏死，可引起严重心律失常及少尿、无尿甚至急性肾衰竭。

4. 辅助检查

无毒蛇咬伤各实验室指标一般无改变或仅有轻度的白细胞增高。有毒蛇咬伤后根据中毒程度的深浅可出现不同程度的辅助检查指标的改变，常见的改变如下：

（1）血常规及凝血分析　大部分毒蛇咬伤后白细胞总数可呈反

应性增高，早期无明显贫血表现，如被血循毒素蛇咬伤，红细胞及血红蛋白可能减少，严重者血小板减少、凝血时间延长、纤维蛋白原下降、3P试验及D-二聚体阳性。

（2）尿液分析　血循毒素蛇或混合毒蛇咬伤者，可见血尿，血红蛋白尿，神经及肌肉毒素蛇咬伤亦可出现蛋白尿。

（3）血生化检查　血循毒素蛇咬伤者，血清酶学指标如AST、CK、CK-MB、LDH、CPK等均可增高，有研究显示上述酶学指标升高程度与伤口离心脏的距离大小相关，肌肉毒素蛇咬伤后亦可出现以肌酶水平升高为主的酶学指标改变。各种中重度毒素蛇咬伤后均可能出现肝、肾功能损害及血电解质异常，表现为Tbil、ALT、Cr、BUN、血钾及血钠等的升高，其中血循毒素蛇咬伤后肝、肾功能损害常较其他毒素蛇咬伤后明显。

（4）心电图检查　血循毒素蛇与混合毒蛇咬伤者，心电图可表现为窦性心动过速、传导阻滞、期前收缩等异常。

（5）上述辅助检查对于诊断毒蛇咬伤无特异性，通过ELISA法测定伤口渗液、血清、脑脊液和其他体液中的特异蛇毒抗原，15～30分钟即可测得何种蛇毒。

5. 注意事项

目前临床上主要根据病史及临床表现来诊断毒蛇咬伤可能，一般实验室检查主要有助于评估不同脏器损害情况，在患者不能确认现场为何种蛇时，诊断常较困难。接诊医师应该详细了解伤者的病史，认真检查伤口有无牙痕、牙痕特点、伤口局部情况及全身体征，尽早施行血常规、尿常规、凝血分析、血生化等实验室检查，有条件者及时行免疫法检查特异性毒素抗原。综合上述情况尽快判断何种毒素蛇咬伤可能性大，同时需与蜈蚣咬伤、蜂蜇伤等鉴别。

【治疗要点】

1. 加强监测

被蛇咬伤后如不能确切排除毒蛇咬伤者，应按毒蛇咬伤观察和处理。密切监测患者神志、血压、脉搏、呼吸、尿量和局部伤口等情况。

2. 阻止蛇毒的吸收、扩散

嘱患者保持冷静，将肢体放在低位，走动要缓慢，不要惊慌奔走，以免毒液迅速吸收和扩散。在伤口上方的近心端肢体伤口肿胀部位上方用绷带绑扎压迫，绑扎的目的仅在于阻断蛇毒经静脉和淋巴管回流入心脏，而不妨碍动脉的血液供应，从而暂时阻止或延迟蛇毒的吸收、扩散。绑扎物可为布条、手巾、绷带等，应避免用止血带，绑扎后每隔 20 分钟松开一次，每次 1～2 分钟，以免影响患肢血液循环造成局部组织缺血性坏死。直至伤口清创或静脉注射抗蛇毒血清 10～20 分钟后，方可解除绑扎。

3. 促进蛇毒的排出

在伤口进行有效绑扎后，局部伤口消毒，将留在组织中的残牙用刀尖或针头剔除，常用 1：5 000 高锰酸钾溶液或生理盐水彻底清洗伤口，毒蛇咬伤 15 分钟内，于伤口处用吸引器持续吸引约一小时以吸收部分毒素，咬伤 30 分钟后不宜行伤口切开，若切开伤口则不宜过深，以免伤及神经、血管，甚至把蛇毒引进深部组织。近年来，部分学者报道了血液净化治疗对于毒蛇咬伤后的抢救具有一定的作用，考虑其可能是清除蛇毒毒素的一种方法，确切疗效尚待进一步研究。

4. 应用解毒药物

胰蛋白酶是一种广谱解毒药，通常可用胰蛋白酶 2 000IU 加入 1％利多卡因 20～40ml 中局部浸润注射使伤口残留的蛇毒分解而失去毒性作用。用药前可先肌肉注射异丙嗪或静脉注射适量地塞米松以防止过敏反应。依地酸二钠是一种金属螯合剂，血液毒素多数属金属蛋白酶，依地酸二钠局部浸润注射可与蛇毒酶的活性中心的金属离子螯合使毒素失去作用。抗蛇毒血清是中和蛇毒的特效解毒药，是治疗毒蛇咬伤的首选药物。被毒蛇咬伤的患者应尽早使用，最好在半小时内。若能确定被何种毒蛇咬伤应首选单价特异抗毒素血清，若无法确认具体毒蛇种类则可选用多价抗蛇毒血清。使用前需先行皮试，一般采用静脉注射，疗程 3～4 天，常用抗蛇毒血清剂量为：抗眼镜蛇毒血清 2 000U、抗银环蛇毒血清 10 000U、抗五步蛇毒血清 8 000U、抗蝮蛇毒血清 6 000U，可用 5% 葡萄糖溶液 250～500ml 稀释后静脉滴注，药物起效后可见血压渐回升，神志渐转清，神经症状渐恢复等。

5. 中医中药治疗

中医中药治疗毒蛇咬伤宜祛风解毒、通利二便，不宜活血化瘀，以免促进蛇毒在体内的扩散、吸收。临床实践证明中医中药在抢救毒蛇咬伤中具有独到的优势，全国各地有多种有效的中药制剂，但各地的制剂多根据当地毒蛇的特点研制，因此选择当地蛇药为好，目前已有的蛇药有：南通蛇药、群生蛇药、上海蛇药、云南蛇药、广东蛇药、福建蛇药、郴州蛇药及青龙蛇药等。

6. 对症及支持治疗

适量使用糖皮质激素能抑制和减轻组织过敏反应和坏死，对减轻伤口局部反应和全身中毒症状有帮助；当蛇咬伤的伤口被污染时，治疗上应辅以抗生素和破伤风抗毒素。对呼吸肌麻痹或呼吸困难患者，应及时行气管插管或气管切开，应用呼吸机辅助呼吸；心脏骤停时，应及时行心肺复苏术；此外应注意防治高钾血症、心律失常、急性心力衰竭、肝功能衰竭、肾衰竭等并发症，适时采用血液净化治疗。

（黄　亮　梁显泉）

第十九篇

皮肤急诊

第125章 荨麻疹

【概述】

荨麻疹（urticaria）是由于皮肤黏膜小血管扩张及渗透性增加而引起的一种局限性、一过性水肿反应。根据病程可分为急性和慢性两型。前者发病急骤，经治疗或脱离诱因后多于数日内痊愈，多数患者可找到诱因，如食物、药物等。后者病程超过6周，风团反复发作，80%～90%以上的患者找不到病因，治疗较困难。临床上还有一些特殊类型的荨麻疹，如皮肤划痕症、寒冷性荨麻疹、胆碱能性荨麻疹、日光性荨麻疹、压力性荨麻疹。

【诊断要点】

1. 病因与诱因　病因复杂，食物及食物添加剂、吸入物、药物、感染、昆虫叮咬、物理因素、精神因素、内分泌改变、内脏和全身性疾病等都可能诱发本病。

2. 临床表现特点

（1）典型皮损：发作性的皮肤黏膜潮红或风团，风团形状不一、大小不等，颜色苍白或鲜红，时起时消，单个风团持续时间一般不超过24小时，消退后不留痕迹。

（2）瘙痒：患者自觉瘙痒剧烈。

（3）伴发症状：少数可伴有发热、关节肿痛、头痛、恶心、呕吐、腹痛、腹泻、胸闷、憋气、呼吸困难、心悸等全身症状。

（4）特殊类型荨麻疹的临床表现

①皮肤划痕症　亦称人工荨麻疹，属慢性荨麻疹范畴，常先有皮肤瘙痒或灼热，搔抓或轻划后局部皮肤出现线性风团。可单独发生或与荨麻疹伴发。可发生于任何年龄。常无明显的发病原因，也

可由药物（特别是青霉素）引起。

②寒冷性荨麻疹　属于慢性荨麻疹，是一种皮肤受寒冷刺激后在局部发生荨麻疹反应（风团或血管性水肿和红斑）的疾病。皮肤在暴露于冷风、冷水等后，数分钟内局部出现瘙痒性水肿和风团，可持续30～60分钟，保暖后缓解。

③胆碱能性荨麻疹　属于慢性荨麻疹，多青年期发病，常在遇热、情绪激动和运动后出现。皮疹为1～3mm大小的小风团，周围有红晕，多在躯干及四肢近端，伴瘙痒。部分患者伴有消化道症状。脱离热源、心情平静或休息后可迅速消失。

④日光性荨麻疹　以女性多发。可由中波及长波紫外线或可见光引起。风团发生于日光暴露部位，有瘙痒和针刺感。严重者可伴全身反应如畏寒、乏力、晕厥、痉挛性腹痛等。

⑤压力性荨麻疹　皮肤受压后4～6小时，局部发生肿胀，累及真皮及皮下组织，持续8～12小时消退。常见于行走后足底部和臀部受压部位。

⑥血清病性荨麻疹　是由于药物（青霉素、呋喃唑酮等）、疫苗或异体血引起。皮损以风团尤其是多环形风团最常见，还可有中毒性红斑、结节性红斑样表现。患者伴有发热、关节疼痛、淋巴结病等血清病或血清病样反应的症状。严重者可导致心脏和肾损害。

3. 诊断与鉴别诊断流程图

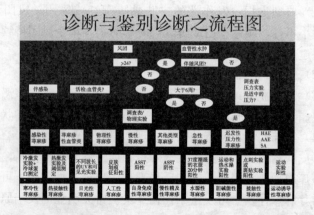

【治疗要点】

1. 尽量详询病史，全面体检，找出病因并去除之。对慢性荨麻疹患者，应尽量避免各种诱发加重因素。

2. 全身治疗

(1) 急性荨麻疹

①一般选用氯苯那敏、苯海拉明、赛庚啶、多虑平等第一代抗组胺药及特非拉丁、氯雷他定等新一代抗组胺药。可酌情选用1~2种，剂量应足以达到症状充分缓解，然后逐渐减量。

②兼有腹痛者，可给予解痉药如阿托品、溴丙胺太林等。

③病情严重并伴喉头水肿、哮喘或有低血压状态时，应立即皮下注射0.1%肾上腺素0.3~0.5ml；地塞米松5mg，即刻肌肉注射或静脉注射给药；同时开放静脉，给予5%葡萄糖液500ml加氢化可的松100~200mg及维生素C 2.0~3.0g，即刻静脉滴注；应予吸氧并持续生命体征监测。如经以上处理，喉头水肿无缓解，必要时气管切开、气管插管和辅助呼吸。

④伴高热、寒战、关节酸痛、白细胞总数升高及分叶核左移明显者，需查找感染灶，警惕败血症发生，并首先给予有效抗生素治疗。

(2) 慢性荨麻疹：积极寻找发病原因，不宜使用糖皮质激素，一般以抗组胺药为主。

①多选择两种不同类型的H1组胺受体拮抗剂配合应用（可选第一代或新一代抗组胺药）。剂量应足，当皮损控制后，可持续再服药月余，并逐渐减量。

②对顽固性荨麻疹，单独使用H1拮抗剂无效时，可以合并使用H2组胺受体拮抗剂，如西咪替丁200mg，2~3次/d口服或0.4g加入5%葡萄糖液中，每日一次静脉滴注或静脉注射给药；雷尼替丁300mg/d，每日2次口服。

③对常规抗组胺药治疗无效的患者还可以选用三环类抗抑郁药如多塞平25mg，每日2~3次口服。

④其他可以选择的药物还有：桂利嗪、氨茶碱、强力宁等。

(3)其他特殊类型的荨麻疹：常选择兼有抗 5 -羟色胺、抗乙酰胆碱的抗组胺药，如羟嗪、去氯羟嗪对物理性荨麻疹有较好效果，赛庚啶对寒冷性荨麻疹疗效好，胆碱能性荨麻疹首选美喹他嗪。

3.局部治疗　主要给予止痒剂，如炉甘石洗剂、复方樟脑醑等外用。

4.中医药治疗　风寒证，方用桂皮麻黄汤加减；风热证，方用消风散加减；胃肠湿热证，方用平胃散合多皮饮加减；气血亏损证，相当于慢性荨麻疹，方用八珍汤加减。

（辜小丹）

第 126 章　重症药疹

【概述】

药物性皮炎（dermatitis medicamentosa）也称药疹，是指药物通过各种途径，如注射、口服、吸入、外用等进入人体后引起的皮肤黏膜急性炎性反应，严重者伴有内脏损害（如重症型多形红斑型药疹、中毒性表皮坏死松解型药疹、剥脱性皮炎型药疹等）。常见引起本病的药物有解热镇痛药、磺胺类药物、抗生素类、镇静催眠药和抗癫痫药等、异种血清制剂及疫苗等，中药也可引起。

【诊断要点】

1. 重症型多形红斑型药疹　即 Steven-Johnson 综合征

（1）临床特征　发病前多有用药史，起病急，有轻重不等的前驱症状。典型皮损为水肿性鲜红或紫红色斑，其上迅速出现水疱或大疱，并迅速散布至全身。但损害面积小于体表 30%。自觉皮损疼痛明显。黏膜损害较重，可累及眼、鼻、口腔、肛门、外生殖器，甚至呼吸道及胃肠道黏膜，出现水疱、糜烂、溃疡甚至坏死。可伴有发热、头痛、关节疼痛等全身症状。

（2）实验室检查　血沉增快，白细胞总数增多，肝功异常，尿素氮升高，可见血尿、蛋白尿。

2. 中毒性表皮坏死松解型药疹（toxic epidermal necrolysis）即大疱性表皮松解坏死药疹。

（1）临床特征　发病前有用药史。发病急骤，皮疹于数小时～数天遍布全身，初起于面、颈、胸部，为红色、紫红色斑片，迅速扩大融合成大片，重者遍布全身；红斑处很快出现松弛性大疱，表皮松懈，尼氏征阳性；表皮极易擦掉而露糜烂面。损害面积大于体

917

表 30%。自觉灼痛及触痛。黏膜损害严重且广泛。可累及眼、鼻、口腔、肛门、外生殖器，甚至呼吸道及胃肠道黏膜，出现水疱、糜烂或剥脱。严重者眼角膜损伤导致角膜穿孔。有明显全身中毒症状，高热，体温常高达 40℃ 左右。烦躁不安、嗜睡甚至昏迷，内脏可受累。

（2）实验室检查　外周血白细胞总数增多，嗜中性粒细胞增多。可见蛋白尿，尿中白细胞和红细胞增多。部分患者血尿素氮及肌酐增高，肝功检查可出现转氨酶增高。

3. 剥脱性皮炎型药疹　也称红皮病型药疹，是重症药疹之一。

（1）常见诱因　可由巴比妥类、磺胺类、苯妥英钠、异烟肼、秋水仙碱、卡马西平、保泰松、金制剂等引起。

（2）临床特征多数是在长期用药或已发药疹的基础上继续用药后发生。皮疹初呈麻疹样或猩红热样，逐渐融合呈全身性水肿性红斑，随之全身皮肤呈鳞片状或落叶状脱屑。手足呈手套、袜套状剥脱，头发、指趾甲亦可脱落。眼及口腔黏膜也可受累。全身淋巴结肿大。可以合并肝肾损害、支气管炎、肺炎等。白细胞常升高。皮肤剥脱可持续数月，危重者可因全身衰竭或继发感染而死亡。

【治疗要点】

1. 立即停用、禁用致敏或可疑致敏药物及结构类似药物或其他类易致敏药物，以防止交叉或多价过敏。多饮水或静脉输液以促进药物排泄。饮食以高蛋白、高热量且富含维生素流质或半流质为主。

2. 全身治疗

（1）糖皮质激素：应尽早足量使用糖皮质激素，氢化可的松 200～500mg，加入 5%～10% 葡萄糖液 500～1000ml 中，每日一次静脉滴注，应争取在 2～4 天内控制病情，待病情稳定并进一步好转时再逐渐减量；或地塞米松 10～20mg/d，分 2～3 次静脉小壶滴注。

（2）使用抗组胺药类、维生素C、钙剂等。

（3）防治感染：选择有效的抗生素静脉滴注，同时要注意防治真菌感染。

（4）支持疗法：补充蛋白质、输全血或血浆。

（5）保持水、电解质平衡。

（6）当肝肾等内脏受累时，按内科治疗对症处理。

3. 局部治疗

（1）皮疹有大面积糜烂、渗液时，要注意环境消毒，糜烂面清洁后用单层浸有 0.05% 小檗碱溶液的纱布或 2% 庆大霉素生理盐水纱布贴敷。

（2）糖皮质激素霜剂外用，每日 3 次。

（3）加强眼、鼻、口腔、肛门、外生殖器黏膜清洁护理。

（辜小丹）

第 127 章　急性丹毒

【概述】

丹毒（Erysipelas）是皮肤及其网状淋巴管的急性炎症，全年可发生，常见于春、秋两季。1 岁以下的婴儿如发丹毒，病情凶险，死亡率较高。丹毒虽以"毒"命名，却并不是病毒感染引起的，而是由细菌感染引起的急性化脓性真皮炎症，其典型病理变化是真皮高度水肿，血管及淋巴管扩张，真皮中有广泛的脓性白细胞浸润，可深达皮下组织。

【诊治要点】

1. 病因与诱因　丹毒的病原菌为 A 族 β 型溶血性链球菌，偶有 C 型或 c 型链球菌所致。可由皮肤或黏膜破伤而侵入，亦可由血行感染。颜面丹毒多由鼻、咽、耳等处的病灶而引起；下肢丹毒则多由足癣或下肢外伤引起；婴儿多见于腹部，脐部感染有关。病原菌可潜伏于淋巴管内引起复发。其他如营养不良、过分饮酒、丙种球蛋白缺陷及肾性水肿等皆可为丹毒的促发因病原菌可潜伏于淋巴管内引起复发。其他如营养不良、过分饮酒、丙种球蛋白缺陷及肾性水肿等皆可为丹毒的促发因素。

2. 临床表现特点

（1）先驱症状：起病急，常有寒战、高热、头痛、恶心等全身症状，体温可达 39～40℃。出疹后症状可持续存在。

（2）好发部位：可发生于人体的任何部位，以小腿、面部、前臂、手足及婴儿腹部多见。蔓延很快，少有组织坏死。有反复发作的倾向，但复发时症状往往较轻。

（3）皮损特点：局部出现水肿状红疹，色呈玫瑰，压可褪色，